U0746058

行古今名医临证金鉴

外感热病卷（上）

单书健 ◎ 编著

中国健康传媒集团

中国医药科技出版社

内 容 提 要

古今名医之临床实践经验，乃中医学术精华之最重要部分。本书选取了古今名医对各种外感热病治疗的临床经验、医案、医论之精华，旨在为临床中医诊治外感热病提供借鉴。全书内容丰富，资料翔实，具有极高的临床应用价值和文献参考价值，以帮助读者开阔视野，增进学识。

图书在版编目（CIP）数据

重订古今名医临证金鉴．外感热病卷：全 3 册 / 单书健编著 . — 北京：中国医药科技出版社，2017.8

ISBN 978-7-5067-9312-4

Ⅰ．①重…　Ⅱ．①单…　Ⅲ．①外感病—中医临床—经验—中国　Ⅳ．① R249.1

中国版本图书馆 CIP 数据核字（2017）第 102072 号

美术编辑　陈君杞

版式设计　也　在

出版　**中国健康传媒集团** | **中国医药科技出版社**

地址　北京市海淀区文慧园北路甲 22 号

邮编　100082

电话　发行：010 - 62227427　邮购：010 - 62236938

网址　www.cmstp.com

规格　710 × 1000mm $^1/_{16}$

印张　63 $^1/_4$

字数　710 千字

版次　2017 年 8 月第 1 版

印次　2024 年 3 月第 2 次印刷

印刷　大厂回族自治县彩虹印刷有限公司

经销　全国各地新华书店

书号　ISBN 978-7-5067-9312-4

定价　**126.00 元**（全 3 册）

困惑与抉择

——代前言

单书健

从 1979 年当编辑起，我就开始并一直在思考中医学术该如何发展？总是处于被证明、被廓清、被拷问的中医学，在现代科学如此昌明的境遇下，还能不能独立发展？该以什么形态发展？

一、科学主义——中医西化百年之困

（一）浑沌之死

百年中医的历史，就是一部中医西化的历史……

百年来西医快速崛起，中医快速萎缩，临床范围窄化，临床阵地缩小，信仰人群迁移，有真才实学、经验丰富的中医寥若晨星……

科研指导思想的偏差。全部采用西医的思路、方法、评价标准。科研成果大部分脱离了中医药学的最基本特点，以药为主，医药背离，皮之不存，毛将焉附？

中医教育亦不尽人意。学生无法建立起中医的思维方式，不能掌握中医学的精髓，不能用中医的思维方式去认识疾病，这是中医教育亟待解决的问题。中医学术后继乏人，绝非危言耸听，而是严酷的现实。

傅景华先生认为，科学主义首先将科学等同于绝对真理，把近代以来形成的科学体系奉为不可动摇的真理，那么一切理论与实践都要符合"科学"，并必须接受"科学"的验证。一个明显错误的观念，却变成不可抗衡的共识。事实上，这种认识一旦确立，中医已是死路一条。再用笼罩在现代科学光环之下的西医来检验中医则是顺理成章。"用现代科学方法研究中医，实现中医现代化"的方针应运而生，并通过行政手段，使之成为中医事业发展的惟一途径。中医走上了科学化、现代化、实证化、实验化、分析化、还原化、客观化、标准化、规范化、定量化的艰巨而漫长的征程，中医被验证、被曲解、被改造、被消化的命运已经注定。在"现代化"的迷途上，历尽艰辛而长途跋涉，费尽心机地寻找中医概念范畴和理论的"物质基础"与"科学内涵"，最高奢望不过是为了求人承认自己也有符合西医的"科学"成分。努力去其与西医学不相容的"糟粕"，取其西医学能够接受的"精华"，直至完全化入西医，以彻底消亡而告终。

中国科学院自然科学史研究所研究员宋正海先生认为科学是人类社会结构中的一个基本要素。从古至今，任何民族和国家，均存在科学这个要素，所不同的只是体系有类型不同、水平有高低之分。并非如科学主义者所认为的，只有西方体系的近代科学才算是"科学"。[1]

近代科学为西方科学体系所独霸，它的科学观、方法论所形成的科学主义，无限度发展，逐渐在全球形成强势文化，取得了话语权，致使各国民族的科学和文化越来越被扼杀乃至被完全取代。近百年来以科学主义评价中医科学性、以西医规范中医，正促使中医走上一条消亡之路。要真正振兴中医，首先要彻底批判科学主义，让中医先从束缚中走出来。

《庄子·应帝王》中浑沌之死十分深刻，发人深省……

南海之帝为儵，北海之帝为忽，中央之帝为浑沌。儵与忽时相与遇于浑沌之地，浑沌待之甚善。儵与忽谋报浑沌之德，曰："人皆有七

---

[1] 宋正海. 要振兴中医首先要彻底批判科学主义. 中国中医药报社. 哲眼看中医. 北京科学技术出版社，2005，71-78.

窍以视听食息，此独无有，尝试凿之。"日凿一窍，七日浑沌死。

《经典释文》："倏忽取神速之名，浑沌以合和为貌。"成玄英疏："夫运四肢以滞境，凿七窍以染尘，乖浑沌之至淳，顺有无之取舍，是以不终天年，中途夭折。""浑沌"象征本真的生命世界，他的一切原本如此，自然而然，无假安排，无须人为地给定它以任何秩序条理。道的根源性在于浑沌。在浩渺的时空中按人的模式去凿破天然，以分析去破毁混融，在自然主义的宇宙观看来，乃是对道的整体性和生命的整体性的斫丧。把自己的价值观强加给中医学，加给多样性的生命世界，中医西化无疑是重演"浑沌"的悲剧！

（二）中医是不为狭义科学见容的复杂性科学

2015 年 10 月 5 日，中国科学家屠呦呦凭发现青蒿素的治疟作用而获得 2015 年诺贝尔生理学与医学奖，这是中国科学家获得的第一个科学类诺贝尔奖。2011 年，屠呦呦获得拉斯克奖（Lasker Award）时曾表示，青蒿素的发现，是团队共同努力的成果，这也是中医走向世界的荣誉。

围绕屠呦呦的获奖，关于中医科学性的争论再次喧嚣一时。然而不管如何争议，中医跨越几千年历史为中华民族乃至全世界的生存做出了不可磨灭的贡献。

朱清时院士认为中医药是科学，是复杂性科学。只是当前流行的狭义的"科学"还不接受。

发源于西方的现代主流科学总是把复杂事物分解为基本组成单元来研究（即以还原论为基础）；以中医为代表的中国传统科学总是把复杂事物看作整体来研究，他们认为，若把事件简化成最基本的单元，就要把许多重要信息都去除掉，如单元之间的连接和组合方式等等，这样做就把复杂事物变样了。

朱清时院士指出，解剖学发现不了经络和气，气实际上是大量细胞和器官相互配合和集体组装形成的一种态势。这种态势正如战争中兵家的部署，士兵组织好了，战斗力就会大增，这种增量就是气。或者像放在山顶上蓄势待下的石头。总之，是一个复杂系统各个部分之间的关系、组装方式决定了它能产生巨大的作用。

英国《自然》杂志主编坎贝尔博士就世界科技发展趋势发表看法说：目前对生命科学的研究仍然局限在局部细节上，尚没有从整个生命系统角度去研究，未来对生命科学的研究应当上升到一个整体的、系统的高度，因为生命是一个整体。

著有《东方科学文化的复兴》的姜岩博士曾著文指出：混沌理论推动了复杂科学的诞生。而复杂科学的问世彻底动摇了还原论——能用还原论近似描述的仅仅是我们世界的很小的一部分。哥德尔不完备性定理断言，不仅仅是数学的全部，甚至任何一个系统，都不可能用类似哥德尔使用的能算术化的数学和逻辑公理系统加以概括。哥德尔的结果是对内涵公理化一个致命的打击。

著名生物学家、生命科学哲学家迈尔强调科学的多元性。他认为，由于近代物理学的进步，"仿佛世界上并没有活生生的有机世界。因此，必须建立一种新的哲学，这种哲学主要的任务是摆脱物理主义的影响"。他指出生物学中还原是徒劳的、没有意义的……生物学领域重要的不是本质而是个体。

诺贝尔奖获得者、杰出现代科学家普利高津说过："物理学正处于结束现实世界简单性信念的阶段，人们应当在各个单元的相互作用中了解整体，要了解在相当长的时间内，在宏观的尺度上组成整体的小单元怎样表现出一致的运动。"而这些观念与中医的学术思想更为接近。美国物理学家卡普拉把现代物理学与中国传统思想作了对比，认为两者在许多地方极其一致。哈肯提出"协同学和中国古代思想在整体性观念上有深刻的联系"，他创立协同学是受到中医等东方思维的启发。以中国古代整体论思想为基础的中医将大大促进医学和科学的发展。

（三）哲学家的洞见

曾深入研究过中医的哲学家刘长林先生指出，当前困扰中医学的不是中医药学术本身，而是哲学。一些流行的认识论观念必须突破、更新，这样才能树立正确的科学观，破除对西方和现代科学的迷信，正确理解中医学的科学价值，划清中医与西医的界限，此乃发展中医学的关键。

刘先生认为：科学多元的客观依据是宇宙的无限性，宇宙和任一具体事物都具有无限多的方面和层面……任何认识方法都是对世界的一种选择，都是主客体的一种特殊的耦合关系。你的方法选择认识这一方面，就不能同时认识那一方面；你建立的耦合关系进入这一层面，就不能同时进入那一层面，因为世界是由各种对立互补的方面、层面所组成的。这就形成了不同的认识方法，而认识方法的不同，导致了认识的结果也就不同，所获规律的形态也不一样，从而形成不同的科学模型，但却都是对这一事物的正确认识。于是形成形态各异的科学体系，这就是科学的多元性。[1]

恩格斯说：一切存在的基本形式是空间和时间。孟庆云先生认为，《内经》的思想主旨是从时间结构的不同内容阐发有机论人体观，提出了关于阴阳始终、藏象经络、四时气化、诊法治则等学说中时间要素的生命特征，具有独特的科学价值。

刘先生指出：西方科学体系以空间为主。空间性实，其特性在于广延和并列。空间可以分割，可以占有。空间关系的特点是相互排斥，突显差别。对空间的深入认识以分解为条件。在空间中，人与物

---

[1] 刘长林. 关于中国象科学的思考——兼谈中医学的认识论实质. 杭州师范大学学报（社会科学版），2009, 31（2）：4-11.

是不平等的，人居主位，对物持征服和主宰的态度。因此，主体与客体采取对立的形式……以空间为本位，就会着重研究事物的有形实体和物质构成，这与主客对立的认识方式是统一的。认识空间性质主要靠分析、抽象和有控制条件的实验。抽象的前提是在思维中将对象定格、与周围环境分割开，然后找出具有本质意义的共性。在控制的条件下做实验研究，是在有限的空间范围内（如实验室），在实际中将对象与周围环境分割开，然后寻找被分离出来的不同要素之间的规律性联系。

刘先生还认为：东方科学体系以时间为主。时间性虚，其特性在于持续和变异。时间不能分割，不能占有，只能共享。在时间里，人与人、人与万物是平等、共进的关系。主体与客体采取相融的方式……从时间的角度认识事物，着眼在自然的原本的整体，表现为现象和自然的流行。向宇宙彻底开放的状态，在"因""顺"对象的自然存在和流行中，寻找其本质和规律。用老子的话说，就是"道法自然"，这是总的原则。

"现象联系的本质是'气'，气是万物自然生化的根源。现象层面的规律体现为气的运动，通过气来实现。中医学研究的是现象层面的规律，在认识过程中，严格保持人和万物的自然整体状态，坚持整体决定和产生部分，部分受整体统摄，因而要从整体看部分，而不是从部分看整体。西医学研究的是现象背后的实体层面，把对象看作是合成的整体，因而认为部分决定整体，整体可以用部分来说明，故主要采取还原论的方法。"

"现象表达的是事物的波动性，是各种功能、信息的联系。现象论强调的是事物的运动变易，即时间方面。庄子说：'与物委蛇，而同其波。'（《庄子·庚桑楚》）'同其波'，就是因顺现象的自然流变，去发现并遵循其时间规律。所以中医学研究的是整体。而西医学以实体为支撑事物存在的本质，将生命活动归结为静态的物质形体元素，故西医学研究的是'粒子'的整体。"

"中医学认为：'器者，生化之宇。'（《素问·六微旨大论篇》）而生化之道，以气为本。'气始而生化，气散而有形，气布而蕃育，气终而象变，其致一也。'（《素问·五常政大论篇》）可见，中医学以无形的人体为主要对象，着意关注的是气化，把人看作是气的整体。而西医学则以有形的人体为对象，研究器官、细胞和分子对生命的意义，把人看作是实体的整体。"

刘先生进而指出：时间与空间是共存关系，不是因果关系。人无论依靠何种手段都不可能将时空两个方面同时准确测定，也不可能从其中的一个方面过渡到另一方面。量子力学的不确定性原理告诉我们，微观粒子的波动特性的关系也是这样。它们既相互补充，又相互排斥。

部分决定整体和整体决定部分，这两个反向的关系和过程同时存在。但是，观测前者时就看不清后者，观测后者时又看不清前者，所以我们只能肯定二者必定相互衔接，畅然联通，但却永远不能弄清其如何衔接，如何联通。这是认识的盲区，是认识不可逾越的局限。要承认这类盲区的存在，因为世界上有些不可分割的事物只是共存关系，而没有因果联系。

刘先生从哲学的高度对中西医把握客观事物认识论原理，燃犀烛微，深刻剖析，充满了哲学家的洞见，觉闻清钟，发人深省。

李约瑟曾经指出：中西医结合在技术层面是可以探讨的，理论层面是不可能的。刘长林先生也认为：人的自然整体（中医）与合成的整体（西医），这两个层面之间尽管没有因果联系，但却有某种程度的概率性的对应关系。寻求这种对应关系，有利于临床。我们永远做不到将两者真正沟通，就是说，无论用中医研究西医，还是用西医研究中医，永远不可能从一方走到另一方。

早在 20 世纪 80 年代，傅景华先生就形成了中医过程论思想。傅先生认为：中医不仅包括对有形世界的认识，而且具有对自然和生命本源以及发生演化过程的认识。中医的认识领域主要在生命过程与枢机，而不仅是人体结构与功能，中医是"天地人和通、神气形和通"的大道。傅先生认为中医五脏属于五行序列，分别代表五类最基本的生命活动方式。《素问·灵兰秘典论篇》喻以君主、相傅、将军、仓廪、作强之官，形象地反映出五类生命运动方式的特征。在生命信息的运行机制中，心、肺、肝、脾、肾恰似驱动、传递、反馈、演化、发生机制一样，立足于生命的动态过程，而非实体器官。针对实体层面探求中医脏腑经络实质已走入死胡同，傅景华先生以"中医过程论"诠释中医实质，空谷足音，振聋发聩，惜了无唱和。笔者曾多次和傅景华讨论，好像那时他并不知道怀特海的过程哲学，只是基于对《周易》等典籍中过程思想的理解，能提出如此深刻的见解，笔者十分敬佩他深邃的洞见。十几年后，怀特海的过程哲学已在中国传播，渐至大行其道了。

怀特海明确地说过，他的过程哲学与东方思想更加接近！而不是更接近于西方哲学。杨富斌教授指出，怀特海过程哲学的"生成"和"过程"思想，与中国哲学关于生成和变易的思想相接近。

怀特海的有机体概念，通常是指无限"绵延"（持续）的宇宙运动过程的某一点上包含了与其他点上的事物的相互关系，因而获得自身的具体现实规定性的事物。意在取代以牛顿物理学绝对时空观为基础的机械唯物论宇宙观中的"物质"或"实在"观，即宇宙观问题。在他看来，传统的机械论宇宙观中所说的"物质"或"实在"实际上都是处于过程之中的存在物或实有（entity），都是与其他存在物相互作用、相互影响、相互依赖的，并在此过程中获得自身的规定性，不是单纯的、永恒的、具有绝对意义的东西，而是具有过程性、可变性和相对性的复杂有机体；认识过程中的主体和客体也是同一运动（认识）过程中彼此相关、相互渗透和相互依赖的两个有机体，因而并没有完全自主、自足的"主体"，也没有绝对不受主体影响的、具有绝对意义的客体，因此对于主体与客体的关系，也应当从二者的相互作用、相互影响和相互渗透及其与周围的关系等方面来考察。而中国古代哲学追求超现象的本质、超感觉的概念、超个体性的普遍性（同一性）为哲学的最高任务。在中国哲学家看来，天地人相通，自然与社会相通，阴阳相通相合。《黄帝内经》通过揭示自然变化对人体生理的影响，自然变化与疾病、自然环境与治疗的关系，认为"人与天地相参也，与日月相应也。"（《灵枢·岁露论》）怀特海的有机体思想与中国哲学的天人合一确有相通之处。

（四）医学不是纯粹的科学

除了极少数的哲学家、科学家认为中医是科学，而中医不是科学几乎成为世人之共识。但医学哲学家同样拷问：西医学是科学吗？

西医学之父威廉姆·奥斯勒说，"医疗行为是植根于科学的一种艺术"，进而他解释道，"如果人和人都一样，那医学或许能成为一门科学，而不是艺术。"

1981年6月密苏里大学哲学系的罗纳尔德·穆森在《医学与哲学》（The Journal of Medicine and Philosophy）发表了25页的长文"为什么医学不可能是一门科学"，医学圈里为之哗然，因为文章发表在暑月，因此常常被称为"暑月暴动"。依照穆森的观点，"医学是科学"缺乏有说服力的论证；从历史和哲学上可以论证医学"不是""不应该是"也"不可能是"（单一的、纯粹的）科学。在愿景、职业价值、终极关怀、职业目的与职业精神上，医学与科学之间是有冲突的；医学一旦成为科学，就会必然遮蔽偏离医学的职业愿景、价值、终极关怀、目的与精神。科学的基本目的是获得新知，以便理解这个世界和这个世界中的事物，医学的目的是通过预防或治疗疾病来增进人们的健康；科学的标准是获得真理，医学的标准是获得健康和疗效；科学的价值旨向为有知、有理（客观、实验、实证、还原）、有用、有利（效益最大化）；医学的价值旨向为有用、有理、有德、有情、有根、有灵，寻求科学性、人文性、社会性的统一。针对人的医学诉求和服务，科学存在严重的"缺损配置"。

穆森的结论是：尽管医学（知识）大部分是科学的，但它并不是、也不可能成为一门科学。

范瑞平先生指出，不能完全按照当代科学性与科学化的指标、方法与价值来衡量医学，裁判中西医之争，在当代科学万能和科学至上的意识形态中，技术乌托邦的期盼遮蔽了医学的独立价值，穆森的文章力矫时弊。

医学的原本是人学，这是众所周知的事实，其性质必须遵循人的属性而定。穆森和拥护者所做的，其实是站在我们所处的时代——医学有离科技更近、离人性更远，离具体更近、离整体更远的趋势——发出的"重拾医学人性"的呼吁。

我们还用为中医是不是科学而捶胸顿足地大声疾呼吗？

二、理论-实践脱节与"文字之医"

理论-实践脱节，即书本上的知识（包括教科书知识），并不能完全指导临床实践，这是中医学术发展未能解决的首要问题。形成理论-实践脱节的因素比较复杂，笔者认为欲分析解决这一问题，必须研究中医学术发展的历史，尤其是正确剖析文人治医对中医学术的影响。

迫医巫分野后，随着文人治医的不断增多，中医人员的素质不断提高，因为大量儒医的出现，极大地提高了医生的基础文化水平。文人治医，繁荣了中医学，增进了学术争鸣，促进了学术发展。通医文人增加，对医学发展的直接作用是形成了以整理编次医学文献为主的学派。由于儒家济世利天下的人生观，促使各阶层高度重视医籍的校勘整理、编撰刊行，使之广为流传。

文人治医对中医学术的消极影响约有以下诸端：

（一）尊经崇古阻碍了中医学的创新发展

两汉后，在儒生墨客中逐渐形成以研究经学、弘扬经书和从经探讨古代圣贤思想规范的风气，后人称之为"经学风气"。

儒家"信而好古""述而不作"一直成为医学写作的指导思想，这种牢固的趋同心理，削磨、遏制了医家的进取和创新。尊经泥古带给医坛的是万马齐喑，见解深邃的医家亦不敢自标新见，极大地禁锢了人们的思想，导致了医学新思想的难以产生及产生后易受抑压，也导致了人们沿用陈旧的形式来容纳与之并不相称的新内容，从而限制了新内容的进一步发展，极大地延缓了中医学的发展。

（二）侈谈玄理，无谓争辩

一些医学家受理学方法影响，以思辨为主要方法，过分强调理性作用，心外无物，盲目夸大了尽心明性在医学研究中的地位，对医学事实进行随意的演绎推理，以至于在各家学说中掺杂了大量的主观臆测、似是而非的内容（宋代以前文献尚重实效，宋代以后则多矜夸偏颇、侈谈玄理、思辨攻讦之作）。

无谓争辩中的医家，所运用的思辨玄学的方法，使某些医学概念外延无限拓宽，无限循环，反而使内涵减少和贫乏，事实上思辨只是把人引入凝固的空洞理论之中。这种理论似乎能解释一切，实际上却一切都解释不清。它以自然哲学的普遍性和涵容性左右逢源，一切临床经验都可以成为它的诠注和衍化，阻碍和束缚了人们对问题继续深入的研究。理论僵化，学术惰于创新，通过思辨玄学方法构建的某些理论，不但没有激起后来医家的创新心理，反而把人们拉离临床实践的土壤。命门之争，玄而又玄，六味、八味何以包治百病？

（三）无病呻吟，附庸风雅的因袭之作

"立言"的观念在文人中根深蒂固，一些稍涉医籍的文人，也常附庸风雅，编撰方书，有的仅是零星经验，有的只是道听途说，因袭之作，俯拾皆是。

（四）重文献，轻实践

受经学的影响，中医学的研究方法大抵停留在医书的重新修订、编次、整理、汇纂，呈现出"滚雪球"的势态。文献虽多，而少科学含量。从传统意义上看，尚有可取之处，但在时间上付出的代价是沉重的，因为这样的思想延缓了中医学的发展。

伤寒系统，有人统计注释《伤寒》不下千余家，主要是编次、注释，但大都停留在理论上的发挥和争鸣，甚或在如何恢复仲景全书原貌等问题上大做文章，进而争论诋毁不休，站在临床角度上深入研究者太少了。马继兴先生对《伤寒论》版本的研究，证明"重订错简"几百年形成的流派竟属子虚乌有。

整个中医研究体系中重经典文献，轻临床实践是十分明显的。

一些医家先儒而后医，或弃仕途而业医，他们系统研究中医时多已年逾不惑，还要从事著述，真正从事临床的时间并不多，其著作之实践价值仍需推敲。

苏东坡曾荐圣散子方。某年大疫，苏轼用圣散子方而获效，逾时永嘉又逢大疫，又告知民众用圣散子方，而贻误病情者甚伙。陈无择《三因方》云：此药实治寒疫，因东坡作序，天下通行。辛未年，永嘉瘟疫，被害者不可胜数。盖当东坡时寒疫流行，其药偶中而便谓与三建散同类。一切不问，似太不近人情。夫寒疫亦自能发狂，盖阴能发燥，阳能发厥，物极则反，理之常然，不可不知。今录以备寒疫治疗用者，宜审究寒温二疫，无使偏奏也。

《冷庐医话》记载了苏东坡孟浪服药自误：士大夫不知医，遇疾每为庸工所误。又有喜谈医事，孟浪服药以自误。如苏文忠公事可惋叹焉……

文人治医，其写作素养，在其学问成就上起到举足轻重的作用。而不是其在临床上有多少真知灼见。在中医学发展史上占有重要地位的医学著作并非都是经验丰富的临床大家所为。

《温病条辨》全面总结了叶天士的卫气营血理论，成为温病学术发展的里程碑，至今仍有人奉为必读之经典著作。其实吴鞠通著《温病条辨》时，从事临床只有六年，还不能说是经验宏富的临床家。《温病条辨》确系演绎《临证指南》之作，对其纰谬，前哲今贤之驳辨批评，多为灼见。研究吴鞠通学术思想，必须研究其晚年之作《医医病书》及其晚年医案。因《温病条辨》成书于1798年，吴氏40岁，而《医医病书》成于道光辛卯（1831）年，吴氏时已73岁。仔细研究即可发现风格为之大变，如倡三元气候不同医要随时变化，斥用药轻描淡写，倡治温重用石膏，从主张扶正祛邪，到主张祛除邪气，从重养阴到重扶阳……

《证治准绳》全书总结了明代以前中医临床成就，临床医生多奉为圭臬，至今仍有十分重要的学术价值。但是王肯堂并不是职业医生、临床家。肯堂少因母病而读岐黄家言，曾起其妹于垂死，并为邻里治病。后为其父严戒，乃不复究。万历十七年进士，选翰林院庶吉士，三年后受翰林院检讨，后引疾归。家居十四年，僻居读书。丙午补南行人司副，迁南膳部郎，壬子转福建参政……独好著书，于经传多所发明，凡阴阳五行、历象……术数，无不造其精微。著《尚书要旨》《论语义府》《律例笺释》《郁冈斋笔尘》，雅工书法，又为藏书大家。曾辑《郁冈斋帖》数十卷，手自钩拓，为一时刻石冠。

林珮琴之《类证治裁》于叶天士内科心法多有总结，实为内科之集大成者，为不可不读之书，但林氏在自序中讲得清清楚楚：本不业医。

目尽数千年，学识渊博，两次应诏入京的徐灵胎，亦非以医为业，如《洄溪医案》多次提及：非行道之人。

王三尊曾提出"文字之医"的概念（《医权初编》上卷论石室秘录第二十八）：

夫《石室秘录》一书，乃从《医贯》中化出。观其专于补肾、补脾、疏肝，即《医贯》之好用地黄汤、补中益气汤、枳术丸、逍遥散之意也。彼则补脾肾而不杂，此又好脾肾兼补者也……此乃读书多而临证少，所谓文字之医是也。惟恐世人不信，枉以神道设教。吾惧其十中必杀人之二三也。何则？病之虚者，虽十中七八，而实者岂无二三，彼只有补无泻，虚者自可取效，实者即可立毙……医贵切中病情，最忌迂远牵扯。凡病毕竟直取者多，隔治者少，彼皆用隔治而弃直取，是以伐卫致楚为奇策，而仗义执言为无谋也……何舍近而求远，尚奇而弃正哉。予业医之初，亦执补正则邪去之理，与隔治玄妙之法，每多不应。后改为直治病本，但使无虚虚实实之误，标本缓急之差，则效如桴鼓矣……是书论理甚微，辨症辨脉则甚疏，是又不及《医贯》矣……终为纸上谈兵。

"文字之医"实际的临床实践比较少，偶而幸中，不足为凭。某些疾病属于自限性疾病，即使不治疗也会向愈康复。偶然取效，即以偏概全，实不足为法。

"文字之医"为数不少，他们的著作影响并左右着中医学术。

笔者认为理论与实践脱节，正是文人治医对中医学术负性影响的集中体现。

必须指出，古代医学文献临床实用价值的研究是十分艰巨的工作。笔者虽引用王三尊之论，却认为《石室秘录》《辨证录》诸书，独到之处颇多，同样对非以医为业的医家，如王肯堂、徐灵胎、林珮琴等之著作，亦推崇备至，以为不可不读。

三、辨病下的辨证论治

笔者师从洪哲明先生临诊时，先生已近八旬。尝见其恒用某方治某一病，而非分型辨治。小儿腹泻概以"治中散"（理中丸方以苍术易白术）治之，其效甚捷；产后缺乳概用双解散送服马钱子；疝气每用《金匮》蜘蛛散。辨病还是辨证？

中医是先辨病再辨证，即辨证居于第二层次。《伤寒论》"辨太阳病脉证并治""辨阳明病脉症论治"……已甚明了。后世注家妄以己意，曲加发挥，才演绎出林林总总的"六经辨证"，已背离仲师原旨。

1985年，有一次拜谒张琪先生，以中医是辨病下的辨证论治为题就教，张老十分高兴地给我讲了一个多小时：同为中焦湿热，淋病、黄疸、湿温有何不同，先生毫分缕析，剀切详明。张老十分肯定中医是辨病下的辨证论治。

徐灵胎《兰台轨范》序：欲治病者，必先识病之名，能识病名，而后求其病之由生，知其所由生，又当辨其生之因各不同，而病状所由异，然后考其治之之法。一病必有主方，一方必有主药。或病名同而病因异，或病因同而病症异，则又各有主方，各有主药，千变万化之中，实有一定不移之法。

中医临床流派以经典杂病派为主流，张石顽、徐灵胎、尤在泾为其代表人物，《张氏医通》为其代表作。张石顽倡"一病有一病之祖方"，显系以辨病为纲领。细读《金匮要略》，自可发现仲景是努力建立辨病体系的，一如《伤寒论》。

外感热病中温病学派，临证每抓住疫疠之气外犯，热毒鸱盛这一基本病因病机，以祛邪为个易大法，一治到底，同样是以辨病为主导的。

《伤寒论》是由"三阴三阳"辨"病"与"八纲"辨"证"的两级构成诊断的。如"太阳病，桂枝证"（34 条）、"太阳病……表证仍在"（128 条）。首先是通过辨病，从整体上获得对该病的病性、病势、病位、发展变化规律以及转归预后等方面的全面了解，从而把握贯穿该病过程的始终，并明确其发生、发展的基本矛盾，然后才有可能对各个发展阶段和不同条件（如治疗、宿疾等）影响下所表现出来的症候现象做出正确的分析和估价，得出符合该阶段病理变化性质（即该阶段的主要矛盾）的"证"诊断，从而防止和克服单纯辨证的盲目性。只有首先明确"少阴病"的诊断，了解贯穿于少阴病整个发展过程中的主要矛盾是"心肾功能低下，水火阴阳俱不足"，才有可能在其"得之两三日"仅仅出现口燥咽干的情况下判断为"邪热亢盛，真阴被灼"，果断地用大承气汤急下存阴。正确的辨证分析，必须以明确的"病"诊断为前提，没有这个前提就难以对证候的表现意义做出应有的估价，势必影响辨证的准确性。

辨"病"诊断的意义在于揭示不同疾病的本质，掌握各病总体矛盾的特殊性；辨"证"诊断的意义在于认识每一疾病在不同阶段、不同条件下矛盾的个性和各病在一定时期内的共性矛盾，做到因时、因地、因人制宜。首先，辨病是准确诊断的基础和前提；结合辨证，则是对疾病认识的深入和补充。二者相辅相成，缺一不可。

"六经辨证"的说法之所以是错误的，就在于把仲景当时已经区分出的六个不同外感病种，看成了一种病的六个阶段，即所谓的太阳病是表证阶段，阳明病是里证阶段，少阳病是半表半里阶段等。这种认识混淆和抹杀了"病"与"证"概念区别，既与原文事实相违背，又与临床实际不相符合。按照这种说法去解释原文，就难免捉襟见肘，矛盾百出。"六经辨证"说认为太阳病即是表证，全不顾太阳病还有蓄血、蓄水的里证；认为阳明病是里证，却无视阳明病还有麻黄汤证和桂枝汤证。既为阳明病下了"里证"定义,却又有"阳明病兼表证"之说。试问阳明病既为里证,何以又能兼表证,则阳明病为里证之说又何以成立?

张正昭先生指出:"六经辨证"说无端地给三阴三阳的名称加上一个"经"字,无形中把"三阴三阳"这六个抽象概念所包括的诸多含义变成了单一的经络含义,使人误认为"三阴三阳"病就是六条经络之病,违背了《伤寒论》以"三阴三阳"病名的原义。可见,把"三阴三阳"病说成"六经病"固属不妥,而称其为"六经证"就更是错误的了。

李心机先生鉴于《伤寒论》研究史上"注不破经,疏不破注"的顽固"误读传统",就鲜明地指出"让伤寒论自己诠释自己"。

四、亚健康不是"未病"是"已病"

近年来,较多的中医学者把亚健康与中医治未病、欲病等同起来,亚健康不是中医的未病,机械的对应、简单的比附,不仅仅犯了逻辑上的错误,于全面继承中医学术精华并发扬光大十分不利。

(一)中医"未病"不能等同于亚健康

《素问·四气调神大论篇》:"圣人不治已病,治未病,不治已乱,治未乱,此之谓也。夫病已成而后药之,乱已成而后治之,譬犹渴而穿井,斗而铸锥,不亦晚乎。"体现了治未病是中医对摄生保健的指导思想,强壮身体,防于未病之先。

"未病"是个体尚未患病,应注意未病先防。中医的"未病"和"已病",是相对概念,健康属于未病,疾病属于已病。

《难经·七十七难》:"上工治未病,中工治已病者,何谓也?然所谓治未病者,见肝之病,则知肝当传之与脾,故先实其脾气,无令得受肝之邪,故曰治未病焉。"此时,未病是以已病之脏腑为前提,以已病脏腑之转变趋向为依据,务先安未受邪之地。

《灵枢·官能》中有"正邪之中人也微，先见于色，不知于其身。"指出病邪初袭机体，首先见体表某部位颜色的变化，而身体并未感到任何不适，然机体的气血阴阳已出现失衡，仅表现一些细微病前征象的状态便为未病状态。由健康到出现机体症状，发生疾病，并非是卒然出现的，而是逐渐形成，由量变到质变的过程。

《灵枢·顺逆》也指出，"上工刺其未生者也；其次，刺其未盛者也……上工治未病，不治已病，此之谓也"。

《素问·八正神明论篇》："上工救其萌芽，必先见三部九候之气，尽调不败而救之，故曰上工。下工救其已成，救其已败。"显示早期诊断，把握时机，早期治疗，既病防变之意。

唐孙思邈的《千金方》中有"古之医者，上医治未病之病，中医治欲病之病，下医治已病之病"的论述，明确地将疾病分为"未病""欲病""已病"三个层次。未病指机体已有或无病理信息，未有任何临床表现的状态或不能明确诊断的一种状态，是病象未充分显露的隐潜阶段。

中医的治未病是一种原则和指导思想，既包涵未病先防的养生防病、预防保健思想，也包涵既病防变、早期治疗、控制病情的临床治疗原则。

亚健康无论如何都是有明显身体不适而又不能符合（西医的）某种疾病诊断标准的状态，把未病和亚健康等同起来，是毫无道理的。

（二）亚健康是中医的已病

作为"中间状态"的亚健康，应包括三条：首先，没有生物学意义上的疾病（尚未发现躯体构造方面的异常）及明确的精神心理障碍（属"疾病"）；其次，它涉及躯体上的不适（如虚弱、疲劳等非特异性的，尚无可明确躯体异常、却偏离健康的症状或体验，但还够不上西医的"疾病"）；再次，还可涉及精神心理上的不适（够不上精神医学诊断上的"障碍"），以及社会生存上的适应不良。以亚健康状态常见的头痛、头晕、失眠等为例，均已构成中医"病"的诊断。多数亚健康个体，其体内的病机已启动，已经出现了阴阳偏盛偏衰，或气血亏损，或气血瘀滞，或有某些病理性产物积聚等病机变化。

"亚健康状态"指机体正气不足或邪气侵犯时机体已具备疾病的一些病理条件或过程，已有一些或部分病症（证）存在，但是未具备西医学疾病的诊断标准。我们不能采取把中医的"病"的概念与西医"疾病"的概念等同起来的思考和研究方式。

笔者认为全部中医的"病"只要还不具备西医学疾病诊断的证据，均属亚健康范畴。

中医生存和发展有一最关键的因素，就是临床范围日益窄化，中医文化基础日渐式微，信仰人群的迁移，观念的转变，后继乏人。很多研究都表明，人群中健康状态占 10%，疾病状态占 15%，75% 属于亚健康状态。西医还没有明确的方法和药物治疗亚健康。中医学在亚健康状态方面的潜在优势，不仅可拓展中医学术新的生存空间，而且必将促进整个世界医学的进化与发展，从而为全人类的健康做出新的贡献。

闫希军先生所著《大健康观》中提出了大健康医学模式。在大健康医学模式中，中医被赋予十分重要的地位，而拥有了更加广阔的空间。中医理论与系统生物学及大数据方法契合，并将与系统生物学和生态医学等领域取得的成果相互交通，水乳交融，这是未来西方医学和中医学发展必然的走向。

五、正本清源，重建中医范式

范式是某一科学共同体在某一专业或学科中所具有的共同信念，这种信念规定了它们的共同的基本观点、基本理论和基本方法，为它们提供了共同的理论模式和解决问题的框架，从而成为该学科的一种共同的传统，并为该学科的发展规定了共同的方向。

库恩认为"范式"是成熟科学的标志，由于"范式"的存在，科学家们一方面可以在特定领域里进行更有效率的研究，从而使他们的研究更加深入；而另一方面，"范式"也意味着该领域里"更严格的规定"，"如果有谁不肯或不能同它协调起来，就会陷于孤立，或者依附到别的集团那里去"。因此，同一范式内部，研究者拥有相同的世界观、研究方法、理论、仪器和交流方法，但在不同"范式"之间却是不可通约的。不同"范式"下的研究者对同一领域的看法就像是两个世界那样完全不同。这也是造成"一条定律对一组科学家甚至不能说明，而对另一组科学家有时好像直观那样显而易见"的原因。

李致重等学者从具体研究对象、研究方法及基础理论等方面论述了中西医范式的不可通约性。而且，中、西医关系的特殊之处还在于，它们不只是同一领域的两个不同"学派"，更是基于两种完全不同的文化而发展起来的，这也使得二者之间的不可通约性表现得尤其明显和强烈。正是由于这种不可通约性导致了中西医之争。屈于特定历史条件下"科学主义"的强势地位，中医最终被迫部分接受了西医"范式"。"范式丢失"是近现代中医举步维艰、发展停滞、甚至后退的根本原因。

任何一门科学的重大发展，都表现在基本概念的更新和范式的变革上……变革范式，是现时代中医理论发展的必经之路。

如何正本清源，重建范式？

正本清源是中医范式或重建的基础，这是一项十分艰巨浩大的工程。正本首先是建立传统范式。必须从经典著作入手，梳理还原，删汰芜杂，尽呈精华。

（一）解释学·语言能力与重建

东汉许慎在《说文解字·叙》中说："盖文字者，经艺之本，王政之始，前人所以垂后，后人所以识古。故曰：本立而道生。"给予中国古典解释学以崇高的地位。

解释学把生命哲学、现象学、存在主义分析哲学、语言哲学、心理学、符号学等理论融合在一起，强调语言的本体论地位，认为我们所能认识的世界只能是语言的世界，人与世界的关系的本质是语言的关系，不仅把解释当作人文科学的方法论基础，而且是哲学的普遍方法。

狭义解释学特指现代西方哲学领域中的解释学理论，它经过狄尔泰、海德格尔、伽达默尔、利科、哈贝马斯等思想巨匠在理论上的构建和推动，形成了哲学释义学；广义解释学则不限于西方哲学领域，一切关于文本的说明、注解、解读、校勘、训诂、修订、引申及阐释的工作都属于解释活动，都要依靠相应的解释方法和解释理论来完成，因而都可以称作解释学。中医书籍中只有少部分是经典原著，而其余大部分都属于关于经典原著的解释性著作。

从当代解释学观点看，任何现代理论或现代文化都发轫于传统，传统文化的生命力则在于不断的解释和再解释之中。传统文化和现代文化并不是对立的，而是统一的，确切地说，是对立统一。人类文化是一条河流，它从传统走来，向未来走去，亦如黑格尔所说，离开其源头愈远，它就膨胀得愈大。

拉法格相信：《老子》在其产生之初，在它的著者与当时的读者之间存在着一种共识，这种共识便是《老子》的初始意义，《老子》著者传达的是它，当时的读者从中读懂的也是它。那么，这种共识又是从何而来的呢？拉法格认为：处于同一时代同一环境中的人可能会在词义的联想、语言结构的使用、社会问题的关注上具有共同之处，所以他们之间能够彼此理解。拉法格采用语言学家乔姆斯基的"语言能力"一词来指代这种基于共有的语言与社会背景的理解能力。在他看来，这种"语言能力"是历史解释学的关键，是发现历史文本原始意义的途径。他建议读者利用多种传统方法增强自己理解《老子》的语言能力，如古汉语字词含义的研究、历史事件与古代社会结构的分析，其他古代思想家思想的讨论等。也就是说，旨在发现《老子》原始意义的现代读者应尽可能地将自己置于《老子》所处的时代，将当时的社会背景、语言现象等历史的事物内化为自己的"语言能力"。

历史的解释者的任务是利用历史的证据重新将《道德经》与它产生的背景联结起来，在该背景下对其进行分析研究。解释者首先必须去掉成见，不可以将我们现代的思想强加于古人，或用现代思想批判古人。

历史解释学方法是中医经典著作、传统理论研究的基本方法。其要旨在于忠实细密地根据经典话语资料和现代方法对原典重新解读。旧有的词语和概念通过词语组合方式和语境组件方式的特殊安排，突显出原典文本固有的基本意义结构。通过意义结构分析，探询其原始涵义、历史作用和现代意义。

（二）解构与重建

理解分析就是"解构"，而"解构"旨在重建，使新的理论概念或理论结构因此建立。自然科学家就是依循这一程序不断地改弦更张，发展其理论系统的……解构和重建与科恩所说的"范式变革"有所类同。何裕民先生认为：对原有理论概念或规则的重新理解和分析，对传统中医理论体系进行解构和重建，是现阶段中医理论发展的切实可行的最佳选择。

事实的确认和概念的重建是重建的途径与环节。

严肃的科学研究应以经验事实为基础，而不仅仅是古书古人的描述，古人的认识充其量只是帮助人们寻找经验事实，并在研究中给予一定的启示。

概念的重建与事实的确认可以说是互为因果的两大环节。梳理每个名词术语的历史演变和沿革情况、分析它们眼下使用情况及混乱原因，这两者有助于旧术语的解构；组织专家集体研讨以期相对清晰、合理地约定每一概念（名词术语）的特征和实质。

阴阳五行学说对传统中医理论之建构，具有决定性的作用。它们作为主导性观念和认识方法渗入中医学，有的又与具体的学术内容融合成一体，衍生出众多层次低得多的理论概念。藏象、经络、气血津液等可视作中医理论体系的第二层次，第三层次的是众多较为具体的概念或术语，其大多与病因病机、治法及"证"相关联。最低层次的是一些带有经验陈述性质的论述。形成这些概念，司外揣内、援物比类等起着主要作用，不少是从表象信息直接跳跃到理论概念的，许多概念与实体并不存在明确的对应关系，其内涵和外延有时也颇难作出清晰的界定。

一些学者主张：与学术内容融合在一起的阴阳五行术语，应通过概念的清晰化、实体化和可经验化而清理出去。亦即使哲学的阴阳五行与具体（中医）的科学理论分离……愚意以为不可，以其广泛渗透而不可剥离，阴阳五行已成为不可或缺的纲领框架，当以中医学理视之，而不仅仅视为居于指导地位的古典哲学思想。

（三）方法

正本清源，重建范式，必须有良好的方法。我们反对科学主义，但我们崇尚科学精神，我们必须学习运用科学方法，尤其是科学思维方法，科学观察方法，科学实证方法（不仅仅是实验室方法）。

"医林改错，越改越错"，《医林改错》中提出的"心无血，脉藏气"之说，显然是错误的。为什么导致错误的结论？主要是他不知道，观察是有其一定条件，一定范围的。离开原来的条件、时间、地点，观察结果会有很大差异。运用观察结论做超出原条件、原范围的外推时，必须十分审慎。他所观察的都是尸体，由于动脉弹力大，把血驱入静脉系统。这是尸体的条件，不可外推到活着的人体。对观察结果进行理解和处理时，必须注意其条件性、相对性和可变性。

在广泛占有资料的基础上，还必须要有正确的思维方法。对于马王堆汉墓出土的缣帛及竹木简医书成书年代的推定和对该批资料的运用，我国的有关专家认为："如果从《黄帝内经》成书于战国时期来推定，那么两部灸经的成书年代至少可以上溯到春秋战国之际甚至更早。"而日本山田庆儿先生认为，这种"推论的方法是错误的。不管我们最后会达到什么样的结论，我都不应该根据所谓《黄帝内经》是战国时期的著作这个还没有确证的假定，去推断帛书医书的成书年代，而必须相反地从关于后者已经确证了的事实出发，来推断前者成书的过程和年代"。山田庆儿先生基于"借助马王堆医书之光，可以逐渐看清中国医学的起源及其形成过程"。

吴坤安认为：喻嘉言、吴又可、张景岳辈，治疫可谓论切治详，发前人所未发。但景岳宜于汗，又可宜于下，嘉言又宜于芳香逐秽，三子皆名家，其治法之所以悬绝若此，以其所治之疫各有不同。景岳所论之疫，即六淫之邪，非时之气，其感同于伤寒，故每以伤寒并提，而以汗为主，欲尽汗法之妙，景岳书精切无遗。又可所论之疫，是热淫之气，从口鼻吸入，伏于募原，募原为半表半里之界，其邪非汗所能达，故有不可强汗、峻汗之戒；附胃最近，入里尤速，故有急下、屡下之法。欲究疫邪传变之情，惟又可之论最为详尽，然又可所论之疫，即四时之常疫，即俗名时气症也。若嘉言所论之疫，乃由于兵荒之后，因病致病，病气、尸气混合天地不正之气，更兼春夏温热暑湿之邪交结互蒸，人在气交中，无隙可避，由是沿门阖境，传染无休，而为两间之大疫，其秽恶之气，都从口鼻吸入，直行中道，流布三焦，非表非里，汗之不解，下之仍留，故以芳香逐秽为主，而以解毒兼之。是三子之治，各合其宜，不得执此而议彼。

学术研究中，所设置的讨论的问题必须同一，必须是一个总体，这是比较研究的基本原则。执此而议彼，古代医家多有此弊，六经辨证与卫气营血辨证、三焦辨证之争论，概源于方法之偏颇。

六、提高疗效是中医学术发展的关键

中医药学历数千年而不衰，并不断发展，主要依靠历代医学家临床经验的积累、整理提高。历代名医辈出，多得自家传师授。《周礼》有"医不三世，不服其药"，可见在很早人们即已重视了老中医经验。

以文献形式保留在中医典籍之中的中医学术精华仅仅是中医学术精华的一部分。为什么这样说？这是因为中医学术精华更为宝贵的部分是以经验的形式保留在老中医手中的。这是必须予以充分肯定、高度重视的问题。临床家，尤其是临床经验丰富、疗效卓著者，每每忙于诊务，无暇著述，其临床宝贵经验，留下来甚少。叶天士是临床大家，《外感温热篇》乃于舟中口述，弟子记录整理而成。《临证指南医案》，亦弟子侍诊笔录而成，真正是叶天士自己写的东西又有什么？

老中医经验，或禀家学，或承师传，通过几代人，或十几代或数百年的长期临床实践，反复验证，不断发展补充，这种经验比一般书本中所记述的知识要宝贵得多。老中医经验是中医学术精华的重要组成部分，舍全面继承，无法提高疗效。

书中的知识要通过自己的实践，不断摸索不断体会，有了一些感受，才能真正为自己所利用。真正达到积累一些经验，不消说对某些疾病能形成一些真知灼见，就是能准确地把握一些疾病的转归，亦属相当困难，没有十年二十年的长期摸索，是不可能的。很显然，通过看书把老中医经验学到手，等于间接地积累了经验，很快增加了几十年的临床功力，这是中青年医生提高临床能力的必由之路。全面提高中医队伍的临床水平，必将对中医学术发展产生极大的推动作用。

老中医经验中不乏个人的真知灼见，尤其是独具特色的理论见解、自成体系的治疗规律都将为中医理论体系的发展提供重要的素材。尤其是传统的临床理论并不能完全满足临床需要时，理论与临床脱节时，老中医的自成规律的独特经验理论价值更大。

在强大的西医学冲击下，中医仍然能在某些领域卓然自立，是因为其临床实效，西医学尚不能取而代之。这是中医学赖以存在的基础，中医学的发展亦系之于此。无论如何，提高临床疗效都是中医学术发展的战略起点和关键所在。

中医以其疗效，被全世界越来越多的人认可，仅在英国就有3000多家中医诊所（这已是多年前的数字）。在美国有超过30%的人群，崇尚包括中医在内的替代医学自然疗法。在医学界也认为有一些疾病，西医学是束手无策的，应从中医学中寻求解决的办法。美国医学会在1997年出版的通用医疗程序编码中特别增加两个针灸专用编码，对没有解剖结构，没有物质基础的中医针灸学予以承认；在2015年实施的"国际疾病分类"ICD-11，辟专章将中医纳入其中。我们应客观地对待百年中医西化历史，襟怀大度地包容对中医的批评，矜平躁释，心态平和，目标清晰，化压力为动力，寓继承于创新，与时俱进。展望未来，我们对中医事业发展充满了信心。

单书健

2016 年 12 月

序

十年前出版之《当代名医临证精华》丛书，由于素材搜罗之宏富，编辑剪裁之精当，一经问世，即纸贵洛阳，一版再版，被医林同仁赞为当代中医临床学最切实用、最为新颖之百科全书。一卷在手，得益匪浅，如名师之亲炙，若醍醐之灌顶，沁人心脾，开慧迪智，予人以钥，深入堂奥，提高辨治之水平，顿获解难之捷径，乃近世不可多得之巨著，振兴中医之辉煌乐章也，厥功伟矣，令人颂赞！

名老中医之实践经验，乃中医学术精华之最重要部分，系砺炼卓识，心传秘诀，可谓珍贵至极。今杏林耆宿贤达，破除"传子不传女，传内不传外"之旧规，以仁者之心，和盘托出；又经书健同志广为征集，精心编选，画龙点睛，引人入胜。熟谙某一专辑，即可成为某病专家，此绝非虚夸。愚在各地讲学，曾多次向同道推荐，读者咸谓得益极大。

由于本丛书问世迄已十载，近年来各地之新经验、新创获，如雨后春笋，需加补充；而各省市名老中医珍贵之实践经验，未能整理入编者，亦复不少，更应广搜博采，而有重订《当代名医临证精华》之议，以期进一步充实提高，为振兴中医学术，继承当代临床大家之实践经验，提高中青年中医辨治之水平，促进新一代名医更多涌现，发展中医学术，作出卓越贡献。

与书健同志神交多年，常有鱼雁往还，愚对其长期埋首发掘整理老中医学术经验，采撷精华，指点迷津，详析底蕴，精心编辑，一心为振兴中医事业而勤奋笔耕，其淡泊之心志，崇高之精神，实令人钦佩。所写《继承老中医经验是中医学术发展的关键》一文，可谓切中时弊，力挽狂澜，为抢救老中医经验而呼吁，为振兴中医事业而献策，愚完全赞同，愿有识之士，共襄盛举。

顷接书健来函，出版社嘱加古代医家经验，颜曰：古今名医临证金鉴。愚以为熔冶古今，荟为一帙，览一编于某病即无遗蕴，学术发展之脉络了然于胸，如此巨构，实令人兴奋不已。

书健为人谦诚，善读书，且有悟性，编辑工作之余，能选择系之于中医学术如何发展之研究方向，足证其识见与功力，治学已臻成熟，远非浅尝浮躁者可比。欣慰之余，聊弁数语以为序。

八二叟朱良春谨识
时在一九九八年夏月

凡　例

1.明清之季中医临床体系方臻于成熟，故古代文献之选辑，以明清文献为主。

2.文献来源及整理者，均列入文后。未列整理者，多为老先生自撰。或所寄资料未列，或转抄遗漏，间亦有之，于兹恳请见谅。

3.古代文献，间有体例欠明晰者，则略作条理，少数文献乃原著之删节摘录，皆着眼实用，意在避免重复，简而有要。

4.古代文献中计量单位，悉遵古制，当代医家文献则改为法定计量单位。一书两制，实有所因。药名多遵原貌，不予划一。

5.曾请一些老先生对文章进行修改或重新整理素材，使主旨鲜明，识邃意新；或理纷治乱，重新组构，俾叶剪花明，云净月出。

6.各文章之题目多为编纂者所拟，或对仗不工，或平仄欠谐，或失雅训，或难概全貌，实为避免文题重复，勉强而为之，敬请读者鉴谅。

7.凡入药成分涉及国家禁猎和保护动物的（如犀角、虎骨等），为保持方剂原貌，原则上不改。但在临床运用时，应使用相关的替代品。

8.因涉及中医辨证论治，故对于普通读者而言，请务必在医生的指导下使用，切不可盲目选方，自行使用。

目　录

述　要

一、寒温之辨

寒温之争、寒温之辨，是学习中医不能回避、必须加以解决的问题。而一些医家对广义伤寒、狭义伤寒理解的偏差是导致几百年寒温之争的主要原因。

由于《伤寒论》中讨论外感风寒证治较多，以致一些医家对《伤寒论》讨论的主体是广义伤寒，抑或狭义伤寒亦产生歧义，如"虽系广义伤寒，但以狭义伤寒为主"即为一说。其实《伤寒论》讨论的就是广义伤寒，而绝非狭义伤寒。仲景原序中言及："余宗族素多，向余二百，建安纪年以来，犹未十稔，其死亡者三分有二，伤寒十居其七。"历史上，建安纪年始，疫病流行，"家家有僵尸之痛，室室有号泣之哀"，这显系外感热病，而非普通流感之寒疫。

晋唐以前一般都把"寒"邪作为产生外感热病的主要原因，从而把外感热病统称为"伤寒"，但由于发病季节不同，发生于冬季为伤寒，发于春季为温病，发于夏季为暑病。因而温病隶属于伤寒之中。至明清以后，随着温病学的发展和体系的形成，广义伤寒概念的运用就逐渐减少了，为了辨证论治的需要，许多医家强调要区别伤寒与温病，大声疾呼："温病不得混称伤寒。"这实际上是强调

1

温病与狭义伤寒的区别，与此同时，温病的概念范围逐渐扩大。对以上的概念演变如认识不一致，势必导致论争的发生。推究历史上伤寒学派和温病学派之争，其重要的原因是伤寒学派从广义伤寒的角度立论，温病学派则从狭义伤寒的角度立论；伤寒学派对温病概念的扩充认识不足，温病学派对古代伤寒的广义性认识不足。

二、外感热病的几个流派

笔者认为，《温病学》于中医治疗外感热病规律与总结尚显不足，初学者只知叶、薛、吴、王，实际上他们仅创立了外感热病中的一个流派，而绝不是全部的外感热病学。

中医治疗外感热病的内容十分丰富，在中医学中举足轻重，中医学术史上的若干重大突破，均发刃于此。学习中医必须把这些学术精华继承下来，这首先应有一个准确完整清晰的概念，如此才能不以偏概全。

30余年前，笔者曾与知名学者、余之挚友黄煌先生讨论这一问题，颇多同感。黄煌先生在其大作《中医临床传统流派》中比较清楚地阐述了构成中医外感热病的几大流派，力纠流弊，振聋发聩，遗憾的是并未引起人们广泛的注意。于此，笔者拟再重述其梗概。

（一）通俗伤寒派

通俗伤寒派形成于北宋，明清两代多有发展。在《伤寒论》的基础上，总结历代各家经验，从而构筑起包括热病、中暑、温病、温疟、风温、瘟疫、秋燥、伏暑在内的外感热病辨证论治体系。显然通俗伤寒派是以广义伤寒为研究对象，主张伤寒是外感热病的统称。

通俗伤寒派强调六经，以其为基本框架。

清代的通俗伤寒派能兼容并蓄，消化吸收其他流派治疗外感热病的成果。如俞根初的《通俗伤寒论》、吴坤安的《伤寒指掌》、章虚谷的《伤寒论本旨》都能在六经的框架中吸收吴又可、叶天士、薛生白、吴鞠通的学说和经验，并广泛吸收民间经验，创制新方。

通俗伤寒派的代表人物有朱肱、陶华、戈维诚、张景岳、张璐、吴坤安、章虚谷等，俞根初为其集大成者，通俗伤寒派最典型的代表即绍派伤寒。

（二）温疫派

温疫派肇始于金元，昌盛于明清。温疫派以温疫为研究对象。强调温疫有特殊的致病因素，相对稳定的基本病机。就六经而言，病在阳明；就脏腑而言，病在肺胃。温疫派医家临证每每抓住这些基本病机，以祛邪为不易大法，一治到底，而少见按部就班，层层深入。

温疫派之代表人物为刘完素、缪仲淳、吴又可、余霖、杨栗山、陈耕道、蒋宝素等。

（三）温热派

温热派崛起于清，脱却传统的六经体系，而主张温病与伤寒分论。强调伤寒与温病之区别，病因病机截然不同，概念不可混淆，治疗更应严予区分。温热派长于治疗新感温病，创立了卫气营血与三焦辨证体系。治有浅深层次，缓急之法，重视养阴生津，擅用开窍，长于治湿。温热派创立的辨证治疗体系，对后世产生了很大的影响，或已成为中医治疗外感热病最重要的方法，以至形成了温病学。

温热派的代表人物如叶天士、薛生白、吴鞠通、王孟英、陈平伯等。

（四）经典伤寒派

经典伤寒派与通俗伤寒派不同，他们恪守六经辨证，坚决否定温热派理论。认为叶、吴之卫气营血、三焦辨证以及《温热论》《温病条辨》部分内容，缺乏临床实践的基础和经典理论的支持，缺乏作为理论的严密性。卫气营血仅是叶天士对温热病误治失治几种变证坏证的归纳，仅为个人局部之经验，不足以作为治疗温病的指导思想。经典伤寒派不似通俗伤寒派对温热派之成就能兼收并蓄。经典伤寒注重实效，倡用经方，反对轻灵之法。

对经典伤寒派，不可仅以尊经崇古视之，其理论方法，均值得深入研究。经典伤寒派的代表人物为陆九芝、恽铁樵、祝味菊、章巨膺、谢诵穆等。

黄煌先生尚论及伏气温病派。指出伏气温病派主要为晚清名医柳宝诒，柳氏认为温病有新感、伏气之分。随时感受之温病即叶天士、吴鞠通所论是也。伏气内发之温病即《内经》《难经》《伤寒》所论者是也，两者出入传变不同，治法轻重浅深有别。邪伏少阴是柳氏伏温学说之基本概念，治遵六经辨证，重视养阴托邪。

自《素问·生气通天论》论及"冬伤于寒，春必温病"，《素问·金匮真言论》谈及"藏于精者，春不病温"始，论及伏气，代不乏人。如王叔和"寒毒藏于肌肤"，巢元方之"寒毒藏于肌骨"。至明代王履，即已揭示外感热病、新感伏邪两类证候之端倪。《温热经纬》以新感伏气为纲，将温病析为两大类，证治方药，臻于细密，至孟英已成完璧矣。以新感、伏气类证，渐为医家所宗，以伏气论病因，概念理论混淆不清，今渐摒弃，愚意以为勿将伏气温病单列一派为是。

综上所述，温病学主要总结了温热学派的成就，以此来概括中医外感热病确为以偏概全。

三、应予高度重视并深入研究的医家

王履（1332~1391），字安道，明代医家，著《医经溯洄集》。王氏认为前代医家对外感病治疗方法的错误和片面性，其主要原因是温热病和伤寒在病名上没有区别清楚，所以他指出："夫惟世以温病热病混称伤寒，故每执'寒'字，以求浮紧之脉，以用温热之药"，为此，他强调："若此者，因名乱实而戕人之生，名岂可不正乎？"王氏这一将温热病与伤寒在病名上必须界划清楚的观点，为尔后温病突破伤寒框框而逐渐自成体系，在理论上打下了基础。

王氏认为：伤寒即发于冬令寒冷之时，而寒邪在表，闭其腠理，故非辛甘温之剂，不足以散之，此仲景桂枝、麻黄等汤之所以必用也；温病热病后发于天令暄热之时，佛热自内而达于外，郁其腠理，无寒在表，故非辛凉或苦寒或酸苦之剂，不足以解之。王氏并进一步指出：温热病春夏虽有恶风寒表证，其桂枝、麻黄二汤，终难轻用，勿泥于发表不远热之语也。辨清伤寒温病初起应分别论治的观点，这在当时来说，确是值得赞赏而富有积极意义的。王氏还认为：虽然，伤寒与温病热病，其攻里之法，若果是以寒除热，固不必求异。其发表之法，断不可不异也。王氏这种温病与伤寒发表虽异而攻里则同的主张，实即证异治亦异、证同治亦同的精神体现。清代章虚谷说："温病初起治法与伤寒迥异，伤寒传里变为热邪，则治法与温病大同。"其精神与王氏之说吻合。

另，王氏认为：凡温病热病，若无重感，表证虽兼见，而里病为多，故少有不渴者，斯时也，法当治里热为主，而解表兼之，亦有治里而表自解者。王氏这些论述，突破了《伤寒论》先表后里的治疗原则，特别是他所说的"治里而表自解者"，确属创见，近代文献报道和实践证明，温热病初起具有表证时，也有适用清热解毒方药，确能使热退病衰而表证自解者，可见王氏之说，洵系经验之谈。王氏另又指出：余每见世人治温热病，虽误攻之，亦无大害；误发其表，变不可言。这对后世吴又可、戴天章辈认为温疫病治宜攻下以逐邪，以及"温病下不厌早"的主张，都有一定的启发和影响。

喻昌（1585~1664），字嘉言。除独辟蹊径后，阐发秋燥外，喻昌首倡治疫须分三焦。喻氏认为：四时不正之气，感人致病，初不名疫，因病致死，"病气、尸气，混合不正之气，斯为疫"，所以饥馑兵凶之际，疫病盛行，大率春夏之交为甚。其受邪途径，为邪从口鼻而入，以人之鼻气通于天，故阳中雾露之邪者为清邪，从鼻息而上入于阳；人之口气通于地，故阴中水土之邪者，为饮食浊味，从口舌而下入阴，然从鼻从口所入之邪，必先注中焦，以次分布上下。上焦为清阳，故清阳从之上入；下焦为浊阴，故浊邪从之下入；中焦为阴阳交界，凡清浊之邪，必从此区分，甚则三焦相混。其防治方法是：未病前，先饮芳香正气药，则邪不能入，此为上也。邪既入，即以逐秽为第一义，上焦如雾，升而逐之，兼以解毒；中焦如沤，疏而逐之，兼以解毒；下焦如渎，决而逐之，兼以解毒。

喻氏从实践中感到，外感疾病，温热病多于伤寒，温病即时行外感，"触冒寒邪之病少，感发温气之病多；寒病之伤人什之三，温病之伤人什之七"。喻氏对春温病的病因，虽亦本于《内经》"冬伤于寒，春必病温"的理论，但其所以发病，则在于"感春月之温气"，亦即是说，"冬伤于寒"，仅是温病的远因，而其真正的发病原因，则是感受"温气"。叶天士所说的"温邪"，与此概念基本相同，而所指则更为明确。

关于温病的病变重心，喻氏认为"大率太阳、阳明二经，是邪所蟠踞之地，在太阳则寒伤营之证，十不一见；在阳明则谵语、发斑、衄血、蓄血、发黄、脾约等热证，每每兼见"，并认为：阳明经中久郁之热，一旦发出而外达于太阳，有略恶寒而即发热者，有大热而全不恶寒者。显而易见，喻氏认为，春温病变中所见诸症，以阳明为病变重心。清末陆九芝在《世补斋医书》中称"阳明为成温之薮"，亦即此意。

　　对温病易于伤阴的特点，喻氏有明确认识，他指出："缘真阴为热邪久耗，无以制亢阳而燎原不息也。"并认为：病温之人，邪退而阴气犹存一线者，方可得生。因此，喻氏对温病的治疗，强调用甘寒柔润，救胃阴，制亢阳。吴鞠通对此大加赞赏，谓"此喻氏甘寒之论，其超卓无比伦也，叶氏宗之，后世学者，咸当宗之矣"。对温病初起的治法，他极力主张避免辛温辛热之品，曾指出"凡发表不远热之法，适以增温病之困厄耳"。并谓"按温热病原无风伤卫、寒伤营之例，原无取于桂枝、麻黄二方也。表药中即败毒散、参苏饮等方，亦止可用于春气未热之时，若过时而发之温病暑病，尚嫌药性之常温，况于麻桂之辛热乎"。揆其意义，治温热病应以寒凉为主，亦自意在言外。另，对温热病兼有表证的治疗原则，喻氏很欣赏王履的主张，王氏说："凡温病热病，若无重感，表证虽兼见，而里病为多，故少有不渴者，斯时也，法当治里热为主，而解表兼之，亦有治里而表自解者"。而喻氏则谓"按温热病表证间见，而里病为多，故少有不渴者，法当以治里为主，而解表兼之，亦有治里而表自解者"。可见喻氏所述，与王氏所论，不仅观点相同，而且语言亦颇多类似。

　　吴坤安、邵登瀛、石寿棠等医家于外感热病之建树，尚未引起今人之重视，兹简述如次。

　　吴贞，字坤安，清乾嘉年间人，著《伤寒指掌》。吴氏论外感热病以"六经述古"阐明伤寒，以"六经新法概括温病"，六经新法则主要是叶薛方法，实际上是立论六经，熔治寒温，亦即通俗伤寒派中汲取兼容温病学派成就最为彻底者。

吴氏认为六气为病，皆能发热，但伤寒正病少，而类伤寒实居多数。必须指出，"六经新法"中的三阴病证，主要指邪在肺卫心营，与《伤寒论》之三阴又大相径庭矣。吴氏认为：湿邪之害，更有甚于暑者。盖盛暑之时必兼湿，而湿盛之时不兼暑。暑邪止从外入，而湿邪兼乎内外。暑邪为病，骤而易见，湿邪为病，缓而难知。凡处泽国水乡者，于湿证尤宜加以省察。如外感之湿，着于肌表者，或从雨雾中而得，或从地气潮湿中而得，或上受，或下受，或遍体均受，皆当以解肌法微汗之，兼风者，微微表散，兼寒者，佐以温药，兼热者，佐以清药，此为外受湿邪之治。如内生之湿，留于脏腑者，乃从饮食中得之，凡膏粱酒醴，甜腻厚味，及嗜茶汤瓜果之类，皆致内湿，治法不外上开肺气、下通膀胱、中理脾阳为治。然阳体多成湿火，而阴体多患寒湿，又当察其体质阴阳为治。用药之法，当以苦辛寒治湿热痹、风湿、头中寒湿、湿痰、湿着肌表、太阴湿伏、湿热内结、酒湿伤胃、湿兼痧秽、湿热为痹、三焦湿郁、湿温等病证，无不探本穷源，条分缕析，而方药类多切合临床实用。

吴氏于辨识斑疹深得要领，阐扬内斑之说，可供参考，于察目一法尤为详尽，颇多发挥。

吴氏辨暑分动静阴阳之谬。至于景岳所谈夏月受寒，静而得之之阴暑，吴氏认为：若纳凉于水阁山房，或感冒微风，或静夜着凉，此外受阴寒，遏其周身阳气，以致头痛恶寒，肤热无汗等症者，当以辛温之剂微微表散，如苏、薄、藿、朴之类；至若浮瓜沉李，冷水寒凉，以伤胃中之阳，又当温中散寒，可用理中加藿、朴主之，此乃暑月感寒之症，不得以"阴暑"名之。于暑邪属性，暑证之论，王孟英显然继承了吴氏的思想。

吴氏认为：喻嘉言、吴又可、张景岳辈，治疫可谓论切治详，发前人所未发。但景岳宜于汗，又可宜于下，嘉言又宜于芳香逐秽，三子皆名家，其治法之所以悬绝若此，以其所治之疫各有不同。景岳所论之疫，即六淫之邪，非时之气，其感同于伤寒，故每以伤寒并提，而以汗为主，欲尽汗法之妙，景岳书精切无遗。又可所论之疫，是热淫之气，从口鼻吸入，伏于募原，募原为半表半里之界，其邪非汗所能达，故有不可强汗、峻汗之戒；附胃最近，入里尤速，故有急下、屡下之法。欲究疫邪传变之情，惟又可之论最为详尽，然又可所论之疫，即四时之常疫。若嘉言所论之疫，乃由于兵荒之后，因病致病，病气、尸气，混合天地不正之气，更兼春夏温热暑湿之邪交结互蒸，人在气交中，无隙可避，由是沿门阖境，传染无休，而为大疫，其秽恶之气，都从口鼻吸入，直行中道，流布三焦，非表非里，汗之不解，下之仍留，故以芳香逐秽为主，而以解毒兼之。是三子之治，各合其宜，不得执此而议彼。并主张疫病之治，当分天时寒暄燥湿，病者虚实劳逸，因事制宜，不可偏执。如久旱天时多燥，热疫流行，宜清火解毒，忌用燥剂；天久霪雨，湿令大行，脾土受伤，民多寒疫，或兼泻痢，宜渗湿和脾，忌用润剂。吴氏强调疫之为病不一，不能一概而论，更不能执此非彼，治疫亦应因时、因地、因人而异，这一主张，比较客观，且符合辨证的观点。

邵登瀛，字步青，清代医家，乃薛生白之高足，著《四时病机》十四卷，《温毒病论》十八篇。

邵继叶天士、薛雪而起，且当乾隆乙亥（1755 年），吴中大荒，途多饿莩，尸气绵至丙子（1756 年），遂起大疫，沿门阖境，死者以累万计，邵经历颇多，故于温病、温疫，颇多体验心得。

关于春温邪伏少阴、入春发于少阳的治疗，叶天士指出以黄芩汤为主方，"苦寒直清里热，热伏于阴，苦味坚阴，乃正治也。"而邵氏认为：春温伏于少阴，发于少阳，是伏邪已注于经，由阴而出之于阳。然亦有肝肾素亏，伏邪内陷不出者。如陷伏于少阴，其人平素消瘦，兼以内郁之邪，灼其肾水，外观鼻煤舌黑，种种枯槁之象，治必益阴以救肾家将绝之水，水液既回，温邪得滋化而外达，宜仲景复脉汤去参、姜、桂，加白芍，虚者不去人参。并认为热邪耗液，液涸风动，肢强口噤，温邪内陷危笃者，宜甘缓生津息风，以仲景复脉汤去参、姜、桂、枣，加入青甘蔗汁治之。由此可见，叶氏所述是指春温发于少阳的实证，故治以苦寒之黄芩汤，旨在清热以坚阴，而邵氏所述是指春温邪在少阴的虚证，故治以甘咸寒之加减复脉汤，重在滋阴以达邪。吴鞠通《温病条辨》所述温病邪入下焦，热灼肝肾之阴而动风者，治用三甲复脉汤或大定风珠者，正与邵氏所述液涸风动之治则不谋而合。

关于温病邪伏少阴，治宜滋阴达邪，后人柳宝诒亦持同一观点，但主张用黄芩汤加豆豉、元参，以黄芩汤清泄里热，以豆豉宣发少阴伏邪，以元参补肾阴。是知邵、柳两氏立论虽同，而用药则异，这也是由于病机证候并不完全相同之故。邵氏所述纯以肾阴虚为主，而柳氏所述则为虚中夹实之治，合而观之，亦可知对肾虚病温之治，亦应具体分析。

邵氏认为：凡伏邪病，脉多郁伏不起，或三部、或六部脉俱伏，四肢逆冷，此系热深厥深所致，切忌误认为阴寒之证，照法迳用辛凉达解，伏邪从里透达，则脉自起。初起身微热，或壮热，口或渴或不渴，舌苔或黄、或白、或赤、或干、或湿，睡梦不宁，恶心胸闷，烦躁无奈，或吐或泻，小便秘赤，但脉不浮，无汗，即使发热亦不恶寒，以此辨其非新感之病。惟察其舌白，脘闷，恶心，气闷者，为邪伏气分。在气者，散以辛苦温，佐以微凉，热郁甚而耗津者，纯以辛凉解散，开结除热，使脉伏者渐转浮大数，微热者渐至畅热，无汗者渐至屡汗，便赤者渐至清利，如是则伏邪渐化。若舌绛干光，闷瞀厥逆，日轻夜重，烦躁不宁者，是属邪伏血分。在血分者，须审热甚宜清热，伤津液者宜滋，昏闷者宜解开，以宣膻中包络之热，心烦躁渴者宜轻清上焦心肺之热，陷入者宜扶正以托邪，使其提出阳分为要。这些论述，完全符合伏暑病的发病特点，在辨治上着重分清邪伏气分和邪伏血分，在气分者立足于辛透，在血分者着眼于清滋，确能把握要领，有助于指导临床。

邵氏治疗温毒疫邪的指导思想，和吴又可、喻嘉言一脉相承。他对吴又可的"白虎无破结之能，黄连有闭塞之害，惟承气有夺邪之能"以及喻嘉言的"上焦如雾，升逐解毒；中焦如沤，逐疏解毒；下焦如渎，决逐解毒"的观点，十分赏识，因而提出"治疫毒以逐解为功，不可以清热为能"的论点。如前所述，于发斑而用大黄攻下，也是这一论点的体现。

师承薛雪，但邵氏治疫思想源于吴又可，取方用药则有其自己的看法和实践体会。他认为：疫病首尾皆属为热，达原饮中草果、槟榔以辛烈之猛，每致津液愈耗，热结愈锢，因而闭陷者屡见不鲜。刘守真氏所立通圣散、凉膈散二方，通治表里三焦俱实，大有微妙。认为通圣散中防风、荆芥解表药也，疫邪之浮越于经者，得之由汗而泄；薄荷、连翘清上药也，疫邪之上蒸高巅者，得之由鼻而泄；大黄、芒硝通利药也，疫毒之在于肠胃者，得之由后而泄；滑石、山栀水道药也，疫毒之在于决渎者，得之由溺而泄；热淫于膈，肺胃受邪，石膏、桔梗清肺胃也，而连翘、黄芩又所以祛诸经之游火也。其凉膈中，上则薄荷、黄芩，从肺主卫者散而解之；中则连翘、山栀，从心主营者清而解之；下则芒硝、大黄，从胃与大肠下而解之。庶几燎原之场，顷刻为清虚之府，正所谓"驱而逐之，由窍出也"。邵氏借此二方以治疫毒之病，无汗者得汗，或发斑疹邪从外解，不致内陷，因而救活者甚众。据此不难看出，邵氏这一"逐解为功"之论，不仅仅指大黄攻下，一切祛邪之治，诸如透表发汗、清泄热邪、通利水道等，皆属逐邪之治。总之，治疫毒为病，既要解毒，尤须逐邪外出。邵氏逐邪之论虽源于吴氏，而用方遣药则不泥于吴氏，于此可悟，治疫病决不能泥守达原饮一法，亦应辨证论治。

石寿棠，字芾南。安东（今江苏省涟水县）人，晚清医家，世代业医，至寿棠，已历七世。石氏之论著汪洋恣肆，洞悉原委，医文俱茂，允为大家。石氏主张，外感先伤于肺，治疗以祛邪为先；治六淫致病，当以燥湿为纲。石氏于舌诊亦十分精湛，论述每多独到之见。

石氏对于湿邪为病的论述，是比较系统而全面的，且颇切临床实际。石氏认为：湿邪致病，应分本气、化气。湿之本气属阴，阴为寒湿；湿之化气，为阴中之阳，为湿热，为湿温。湿热与湿温，固同气异名者。湿热为病，湿与热犹分为二，湿温则湿与热直合为一，湿中有热，热中有湿，此与薛生白所说"湿热两分，其病轻而缓；湿热两合，其病重而速"的观点，是基本一致的。

关于湿热为病的治疗，石氏认为：湿之化气，为阴中之阳，氤氲浊腻，故兼证最多，变迁最幻，愈期最缓，治疗应辨湿多、热多，但总以轻开肺气为主，肺主一身之气，气化则湿自化，即有兼邪亦与之俱化，以湿气弥漫本无形质。湿多者宜用体轻而味辛淡者治之，辛如杏仁、蔻仁、半夏、厚朴、藿梗，淡如苡仁、通草、茯苓、猪苓、泽泻之类，启上闸，开支河，导湿下行，以为出路，湿去气通，布津于外，自然汗解。热多者及湿热合邪病温者，亦用前辛淡法，酌加芦根、淡竹叶、滑石轻淡辛凉之类，清金泄热，肺得清肃之权，自能化湿于无有之乡。若湿邪化热，气分邪热郁遏灼津，尚未传入血分者，宜用前辛凉淡法，加以微苦，如连翘、山栀之类，或加姜水炒木通之苦辛，内通外达，表里两彻，以冀汗解；湿热交合，加半夏、姜水炒黄芩、姜水炒川连等苦辛通降；渐欲化燥，加知母清滋肺金。盖湿热清肺，如溽暑炎蒸，金风骤起，顷刻湿收热退。"湿热治肺，乃千古定论"确系独具心得之言。

对湿热神昏的治疗，石氏认为：其有初起神烦而昏者，此湿热郁蒸过极，内蒙清窍，前辛凉淡法，去蔻仁、厚朴，加细辛二三分，白芥子钱许，辛润行水开闭，合之芦根、滑石等味，轻清甘淡，泄热导湿，蒙蔽即开；其有邪传心包，神昏谵烦，须辨舌苔，如舌苔黄腻，仍属气分湿热，内蒙包络，宜用半夏泻心、小陷胸等汤加减，或用杏仁、芥子、姜水炒木通、盐水炒黄连、连翘、滑石、芦根、淡竹叶、瓜蒌皮之类，辛润以通之，咸苦以降之，清淡以泄之，其湿热浊邪自化，其闭自开；更有邪传包络，化燥伤阴，神昏谵妄，舌赤无苔，伤阴确据。斯时用药，最要空灵。神昏为内闭之象，闭者宜开；心宫乃虚灵之所，虚则忌实。宜犀角、鲜地黄、连翘、银花、郁金、鲜石菖蒲、芦根、梨汁、竹沥，和姜汁少许，滚煎热服，凉药热饮，取其流通，即阴阳开阖之理。为彻底辨清温病神昏之治，石氏复提出腑实神昏的证候特点和治疗方法，以资比较。他指出：又有神昏谵烦，舌苔黄燥、黑燥而有质地，此胃肠实邪，宜承气汤急下其邪，以决壅闭，阴虚者加鲜生地、玄参、芦根清轻滑利之品，滋燥养阴足矣。若阴柔滋腻药多，虽用大黄亦恐不解，是滋阴转致伤阳。可见石氏对神昏之证，既辨其属燥属湿，复辨其在气在营，再辨其是邪蒙清窍，还是邪传包络。辨证细致入微，用药贴切而具妙思。

中医学术争鸣，对于打破崇古遵经、万马齐暗的僵化状态，对中医学术的发展无疑有推动作用。但是无谓的争辩，互相攻讦，却于事无补，古人囿于一得之见，其思维方法之不及处间或有之。余以为他们争论每每不能成立。进而言之，不同时期的热病，或不同质的热病，有着不同的特点。吴又可治疗的与叶天士所治根本不是同一种热病（如上述吴坤安所论三家所论之疫，原本不同），对于所治疾病来说，他们都是正确的，没有可比性，这种争论又有什么意义呢？他们虽然都是一代宗师，但并非完人，他们的医术，亦不无可商之处，吾辈择善而从，兼容并蓄足矣。

中医流派之存在，乃不争之事实。然而，于此又不可胶执。不同的流派，虽多争论，但流派之间，亦可见相互渗透。一些医家虽属某一流派，于其他流派医家之经验，亦每多师法，如吴坤安评价三家治疫之不同，熔治寒温。邵步青对吴又可攻下法的批判性继承。在争论、渗透、借鉴、继承、批判中使中医学术得以发展。

今人不同于古人，是因为有着因前人成就而搭起的阶梯。今人完全应该站得更高，看得更全面、更准确。而不应该陷入那些诸如广义伤寒、狭义伤寒、寒温应否统一之争，因为这些观点，实在没有为中医学术增加什么新的内容。六经、卫气营血、三焦辨证构成了中医外感热病诊治体系，三者均不可偏废，相得益彰，而无繁纷复杂之弊，统一与否，无关紧要。前人已经做到了，已经掌握了这样的思想方法，而我们仍陷入这种争论不休之中。中医学术，何以发展？

四、当代中医对外感热病学的贡献

现代医学对于病毒感染尚无疗效确切的针对药物。建国以来，中医药对于病毒施虐的急性传染病取得了卓越的疗效。这是应该载入史册的。

郭可明（1902~1968），字大德，出身于中医世家。1954 年石家庄洪水泛滥，乙脑爆发流行，死亡严重。郭可明带领治疗小组，用白虎汤和清瘟败毒饮，主要药物为石膏、全蝎、蜈蚣、犀角、羚羊、牛黄安宫丸等，收治 31 例，无一例死亡。1955 年治疗 20 例，治愈 17 例（死亡 3 例因就诊过晚、严重并发症等）。1955 年夏季，一位苏联专家患乙脑，经过四个月的治疗病情未见好转，一度垂危，经郭克明治疗 7 天清醒。1956 年 3 月 5 日毛泽东主席接见郭克明，称赞了不起。

1956 年北京乙脑流行，初期石家庄方有效，后期效果不理想，蒲辅周先生改用芳化利湿、辛香透窍后，乙脑病情则很快好转。49 例中 45 例治愈。

20 世纪 70 年代，流行性出血热肆虐欧亚大陆。周仲英教授通过观察上千例患者，率先提出病理中心在气营，热病、瘀毒、水毒鸱张。使野鼠型出血热患者病死率由 7.66% 降至 1.11%。特别是少尿期急性肾衰的病人通过泻下通瘀、滋阴利水，病死率降为 4%。

万友生先生领导的研究组治疗流行性出血热 413 例，中医药组 273 例，病死率 3.7%，西药对照组 140 例，病死率 10.7%（$P<0.01$）。

邓铁涛、任继学等老先生对于 2003 年抗击非典都提出了指导方案。

尤其应该指出的，周仲英先生高足全小林教授，报道了 16 例单纯使用中药治疗的非典病例。

是卷收集百余位医林名宿治疗外感热病之经验。现在中医治疗急性发热性疾病的优势已荡然无存，再积累这些经验的条件已不复存在，故其励练有得之作，弥足可珍。

20世纪70年代末，姜春华教授倡言治温病扭转截断，医坛为之一震。与此同时，临床大家朱良春先生亦发表《通利疗法在温热病中的应用》一文，实则稍早于姜老（姜文发表于《新医药学杂志》1978年第8期、第12期，朱文发表在《江苏医药·中医分册》1978年第1期）。前贤余师愚《疫疹一得》力主大剂清瘟败毒饮治疗瘟疫（《阅微草堂笔记》所载桐城医士），实寓扭转截断于其中。但姜朱之见，力矫时弊，厥功亦伟。姜氏所倡之"重用清热解毒、通腑攻下，早用凉血化瘀，先证而治"；朱老所倡之"先发制病早用通利"，皆从实践中得来，足资师法。

严苍山先生之"顾护津肠脑，妙用汗下清"，擅用汗法，气营不避，提前用清，卫兼清气，气顾凉营，亦寓发于机先，扭转截断之意。董廷瑶先生亦主张治发机先，攻逐邪毒。

匡萃璋先生阐扬杨栗山"虽有表证，实无表邪"之论，详述恶寒非表，脉浮非表，头痛身痛非表，汗之不汗非表，汗出而表不解非表，热不为汗衰非表，表而再表者非表，由里出表者非表，发斑发疹者非表，辨析入微，自有见地，诚为迷茫混沌者觉岸清钟。

温病学名家孟澍江教授于表证亦有自出机抒之见解：表证邪非单纯在表；治疗不限于发汗；温病之表可用辛温，表证必须疏泄肌卫，发人深省。

津门名医董晓初先生力辟门户之见，认为：六经、卫气营血、三焦辨证，互为补充，并行而不悖。若持一偏之见，而弃各家学说，乃自断己臂也。浙江名医叶熙春亦主寒温同治，因势利导，伏其所主。何炎燊先生亦主张不囿寒温之分，中病是求。

孔伯华先生论病重郁热伏气，力主清透疏解。重用石膏，善用鲜药；时逸人先生亦重伏温之说，临证每执气分伏温、血分伏温而治。

　　董建华教授主宣畅气机、因势利导，赵绍琴教授主宣郁祛邪，均各臻化境。李翼农先生治暑温，石膏每用至 500g，马云翔先生亦主张早用石膏。

　　孟澍江等诸多医家倡导用清，自有见地，细致入微；王伯岳、刘志明先生力主治热宜温凉并用，表里兼图。

　　朱莘农先生重阳虚邪伏，名曰夹阴伤寒，实承柳宝诒之余绪而自积心得，于辨体质、辨寒热、诊脐腹、诊脉舌，自有见地。其治辛温散邪，助阳消阴，滋肾镇逆，均为佳妙之法。

　　"热证禁灸"，几成千古定论。学验俱富，为灸疗之研究弘扬作出卓越贡献之周楣声教授既从理论上研究、论证热证可灸，又深入疫区实践，于疫证用灸，大胆探索，厥功伟矣。

　　是卷于以温治热的医家经验，亦有总结，经典伤寒论的代表人物祝味菊之经验，亦予收录。徐小圃早年擅用温病法，主清凉，哲嗣病温，清凉不效，祝氏以附子力挽危症，徐小圃转而皈依温热。对于多种外感热病，小圃先生擅用温热，每挽危急于顷刻。吴佩衡先生治伤寒病入少阴，阴极似阳，身热似火，大便数日未解，吴氏重用附子 100g 以破阴回阳，力挽沉疴。云南已故名医戴丽三，擅用经方，如治肠伤寒之陆某，发热 20 余日，戴氏诊为湿郁阳遏，太阳未解，重用附子 120g 以开太阳之闭。王乐匋先生，亦重附子之运用：温邪内陷、肾阳不振者，湿重于热、阳被湿困者，热逼入营、中阳闭郁者，中阳不振、不能抗邪者，皆用附子以鼓舞阳气、透解邪热。马云翔先生治疗湿温主张湿重于热，即用附子。各臻佳妙，每每令人心驰神往。

王 履

伤寒温病热病说

王履（1332~1391），字安道，元末明初医家

张仲景伤寒立法考

读仲景之书，当求其所以立法之意，苟得其所以立法之意，则知其书足以为万世法，而后人莫能加，莫能外矣。苟不得其所以立法之意，则疑信相杂，未免通此而碍彼也。呜呼！自仲景以来，发明其书者，不可以数计，然其所以立法之意，竟未闻有表章而示人者，岂求之而不得之欤？将相循习而不求欤？抑有之而余未之见欤？余虽不敏，僭请陈之。夫伤于寒，有即病者焉，有不即病者焉。即病者，发于所感之时；不即病者，过时而发于春、夏也。即病谓之伤寒，不即病谓之温与暑。夫伤寒、温、暑，其类虽殊，其所受之原，则不殊也。由其原之不殊，故一以伤寒而为称；由其类之殊，故施治不得以相混。以所称而混其治，宜乎贻祸后人，以归咎于仲景之法，而委废其大半也。吁！使仲景之法，果贻祸于后人，《伤寒论》不作可也；使仲景之法，果不贻祸于后人，《伤寒论》其可一日缺乎？后人乃不归咎于己见之未至，而归咎于立法之大贤，可谓溺井怨伯益，失火怨燧人矣。夫仲景，法之祖也。后人虽移易无穷，终莫能越其矩度，由莫能

越而观之，则其法其方，果可委废大半哉？虽然立言垂训之士，犹不免失于此，彼碌碌者，固无足诮矣。夫惟立言垂训之士，有形乎著述之间，其碌碌者，当趑趄犹豫之余，得不靡然从令，争先快觌而趋简略之地乎？夫其法其方，委废大半而不知返，日惟简便是趋，此民生之所以无籍，而仲景之心之所以不能别白矣。呜呼！法也，方也，仲景专为即病之伤寒设，不兼为不即病之温暑设也。后人能知仲景之书，本为即病者设，不为不即病者设。则尚恨其法散落，所存不多而莫能御。夫粗工妄治之万变，果可惮烦而或废之乎？是知委废大半，而不觉其非者，由乎不能得其所以立法之意故也。

今人虽以治伤寒法治温、暑，亦不过借用耳，非仲景立法之本意也。犹六书假借，虽移易无穷，终非造字之初意。夫仲景立法，天下后世之权衡也，故可借焉以为他病用。虽然，岂特可借以治温、暑而已，凡杂病之治，莫不可借也。今人因伤寒治法，可借以治温、暑，遂谓其法通为伤寒、温、暑设，吁！此非识流而昧原者欤？苟不余信，请以证之。夫仲景之书，三阴经寒证，居热证什之七八。彼不即病之温、暑，但一于热耳，何由而为寒哉？就三阴寒证而详味之，然后知余言之不妄。或者乃谓三阴寒证，本是杂病，为王叔和增入其中，又或谓其证之寒，盖由寒药误治而致，若此者皆非也。夫叔和之增入者，辨脉、平脉与可汗、可下等诸篇而已，其六经病篇，必非叔和所能赞辞也。但厥阴经中下利呕哕诸条，却是叔和因其有厥逆而附，遂并无厥逆而同类者，亦附之耳。至若以药误治而成变证，则惟太阳为多，纵使三阴证，亦或有寒药误治而变寒者。然岂应如是之众乎？夫惟后人以仲景书通为伤寒、温、暑设，遂致诸温剂皆疑焉而不敢用。

韩祗和虽觉桂枝汤之难用，但谓今昔之世不同，然未悟仲景书，本为即病之伤寒设也。且其著《微旨》一书，又纯以温、暑作伤寒立论，而即病之伤寒，反不言及，此已是舍本徇末，全不能窥仲景藩篱。又以夏至前，胸膈满闷，呕逆，气塞，肠鸣，腹痛，身体拘急，手足逆冷等证，视为温、暑，谓与仲景三阴寒证，脉理同而证不同，遂别立温中法以治。夫仲景所叙三阴寒证，乃是冬时即病之伤寒，故有此证。今欲以仲景所叙三阴寒证，求对于春夏温、暑之病，不亦惛乎？虽然祇和未悟仲景立法本旨，而又适当温、暑病作之际，其为惑也，固宜。以余观之，其胸膈满闷、呕逆、气塞等证，若非内伤冷物，则不正暴寒所中，或过服寒药所变，或内外俱伤于寒之病也。且祇和但曰寒而当温，然未尝求其所以为寒之故，能求其故，则知温、暑本无寒证矣。考之仲景书，虽有阴毒之名，然其所叙之证，不过面目青、身痛如被杖、咽喉痛而已，并不言阴寒极甚之证。况其所治之方，亦不过升麻、甘草、当归、鳖甲而已，并不用大温大热之药。是知仲景所谓阴毒者，非阴寒之病，乃是感天地恶毒异气，入于阴经，故曰阴毒耳。后之论者，遂以为阴寒极甚之证，称为阴毒。乃引仲景所叙面目青、身痛如被杖、咽喉痛数语并而言之，却用附子散、正阳散等药以治。窃谓阴寒极甚之证，固亦可名为阴毒，然终非仲景所以立名之本意。观后人所叙阴毒，与仲景所叙阴毒自是两般，岂可混论。后人所叙阴毒，亦只是内伤冷物，或不正暴寒所中，或过服寒药所变，或内外俱伤于寒而成耳，非天地恶毒异气所中者也。

朱奉议作《活人书》，累数万言，于仲景《伤寒论》多有发明，其伤寒即入阴经为寒证者，诸家不识，而奉议识之。但惜其亦不知仲景专为即病者立法，故其书中每每以伤寒、温、暑混杂议论，竟无所别。况又视《伤寒论》为全书，遂将次传阴经热证，与即入阴经寒证，牵合为一立说。且谓：大抵伤寒阳明证宜下，少阴证宜温，而于所识即入阴经之见，又未免自相悖矣。夫阳明证之宜下者，固为邪热入胃，其少阴证，果是伤寒传经热邪，亦可温乎？况温病、暑病之少阴，尤不可温也。自奉议此说行而天下后世蒙害者不无矣。

迨夫成无己作《伤寒论注》，又作《明理论》，其表章名义纤悉不遗，可谓善羽翼仲景者。然即入阴经之寒证，又不及朱奉议能识，况即病立法之本旨乎，宜其莫能知也。惟其莫知，故于三阴诸寒证，止随文解义而已，未尝明其何由不为热而为寒也。

至于刘守真出，亦以温、暑作伤寒立论，而遗即病之伤寒，其所处辛凉解散之剂，固为昧者有中风、伤寒错治之失而立，盖亦不无桂枝、麻黄难用之惑也。既惑于此，则无由悟。夫仲景立桂枝、麻黄汤之有所主，用桂枝、麻黄汤之有其时矣。故其《原病式》有曰：夏热用麻黄、桂枝之类热药发表，须加寒药，不然，则热甚发黄或斑出矣。此说出于庞安常，而朱奉议亦从而和之。殊不知仲景立麻黄汤、桂枝汤，本不欲用于夏热之时也。苟悟夫桂枝、麻黄汤本非治温、暑之剂，则群疑冰释矣。何也？夫寒之初客于表也，闭腠理郁阳气而为热，故非辛温之药不能开腠理以泄其热，此麻黄汤之所由立也；至于风邪伤表，虽反疏腠理而不能闭，然邪既客表，则表之正气受伤而不能流通，故亦发热也，必以辛甘温之药发其邪，则邪去而腠理自密矣，此桂枝汤之所由立也。其所以不加寒药者，盖由风寒在表，又当天令寒冷之时，而无所避故也。后人不知仲景立法之意，故有惑于麻黄、桂枝之热，有犯于春夏之司气而不敢用，于是有须加寒药之论。夫欲加寒药于麻黄、桂枝汤之中，此乃不悟其所以然，故如此耳。若仲景为温、暑立方，必不如此，必别有法，但惜其遗佚不传，致使后人有多岐之患。若知仲景《伤寒论》，专为即病伤寒作，则知麻黄、桂枝所以宜用之故，除传经热证之外，其直伤阴经，与太阳不郁热即传阴经诸寒证，皆有所归着，而不复疑为寒药误下而生矣。

若乃春夏有恶风恶寒，纯类伤寒之证，盖春夏暴中风寒之新病，非冬时受伤过时而发者。不然，则或是温、暑将发，而复感于风寒，或因感风寒，而动乎久郁之热，遂发为温、暑也。仲景曰："太阳病，发热而渴，不恶寒者，为温病。"观此，则知温病不当恶寒而当渴，其恶寒而不渴者，非温病矣。仲景虽不言暑病，然暑病与温病同，但复过一时，而加重于温病耳，其不恶寒而渴，则无异也。春夏虽有恶风、恶寒表证，其桂枝、麻黄二汤，终难轻用，勿泥于"发表不远热"之语也。于是用辛凉解散，庶为得宜，苟不慎而轻用之，诚不能免夫狂躁、斑黄、衄血之变，而亦无功也。虽或者行桂枝、麻黄于春夏而效，乃是因其辛甘发散之力，偶中于万一，断不可视为常道而守之。今人以败毒散、参苏饮、通解散、百解散之类，不问四时中风、伤寒，一例施之，虽非至正之道，较之不慎而轻用麻黄、桂枝于春夏以致变者，则反庶几。然败毒散等若用于春夏，亦止可治暴中风寒之证而已，其冬时受伤过时而发之温病、暑病，则不宜用也。用则非徒无益，亦反害之矣。纵或有效，亦是偶然，彼冬时伤寒，用辛凉发表而或效者，亦偶然也。

凡用药治病，其既效之后，须要明其当然与偶然，能明其当然与偶然，则精微之地，安有不至者乎？惟其视偶然为当然，所以循非踵弊，莫之能悟，而病者不幸矣。若夫仲景于三阴经，每用温药，正由病之所必须，与用之有其时耳。余有别论，兹不再具。若概以三阴寒证，视为杂病而外之，得无负于仲景济人利物之至仁，而误后世乎？自近代先觉，不示伤寒、温、暑异治之端绪，但一以寒凉为主，而诸温热之剂，悉在所略，致使后之学人，视仲景书，欲仗焉，而不敢以终决，欲弃焉，则犹以为立法之祖而莫能外，甚则待为文具，又甚则束之高阁，而谓其法宜于昔而不宜于今，由治乱动静之殊，治静属水，乱动属火，故其温热之药，不可用于今属火之时也。噫！斯言也，其果然耶？否耶？但能明乎仲景本为即病者设法，则桂枝、麻黄自有所用，诸温热之剂，皆不可略矣。

若谓仲景法，不独为即病者设，则凡时行及寒疫、温疟、风温等病，亦通以伤寒六经病诸方治之乎？伤寒例曰：冬温之毒，与伤寒大异，为治不同。又曰：寒疫与温及暑病相似，但治有殊耳。是则温、暑及时行寒疫、温疟、风温等，仲景必别有治法，今不见者，亡之也。观其所谓为治不同，所谓温疟、风温、温毒、温疫，脉之变证方治如说，岂非亡其法乎！决不可以伤寒六经病诸方通治也。夫《素问》谓人伤于寒，则为病热者，言常而不言变也。仲景谓或热或寒而不一者，备常与变而弗遗也。仲景盖言古人之所未言，大有功于古人者，虽欲偏废可乎？叔和搜采仲景旧论之散落者以成书，功莫大矣。但惜其既以自己之说，混于仲景所言之中，又以杂脉杂病纷纭并载于卷首，故使玉石不分、主客相乱。若先备仲景之言，而次附己说，明书其名，则不致惑于后人，而累仲景矣。昔汉儒收拾残编断简于秦火之余，加以传注，后之议者，谓其功过相等，叔和其亦未免于后人之议欤！

余尝欲编类其书，以伤寒例居前，而六经病次之，相类病又次之，瘥后病又次之，诊察、治法、治禁、治误、病解、未解等又次之。其杂脉杂病与伤寒有所关者，采以附焉，其与伤寒无相关者，皆删去。如此，庶几法度纯一，而玉石有分，主客不乱矣。然有志未暇，姑叙此，以俟他日。

伤寒温病热病说

有病因，有病名，有病形；辨其因，正其名，察其形，三者俱当，始可以言治矣。一或未明，而曰不误于人，吾未之信也。且如伤寒，此以病因而为病名者也；温病、热病，此以天时与病形而为病名者也。由三者皆起于感寒，或者通以伤寒称之。夫通称伤寒者，原其因之同耳。至于用药，则不可一例而施也。何也？夫伤寒，盖感于霜降后春分前，然不即发，郁热而发于春夏者也。伤寒即发于天令寒冷之时，而寒邪在表，闭其腠理，故非辛甘温之剂，不足以散之，此仲景桂枝、麻黄等汤之所以必用也。温病、热病后发于天令暄热之时，怫热自内而达于外，郁其腠理，无寒在表，故非辛凉或苦寒或酸苦之剂，不足以解之，此仲景桂枝、麻黄等汤，独治外者之所以不可用，而后人所处水解散、大黄汤、千金汤、防风通圣散之类，兼治内外者之所以可用也。

夫即病之伤寒，有恶风、恶寒之证者，风寒在表，而表气受伤故也。后发之温病、热病，有恶风、恶寒之证者，重有风寒新中，而表气亦受伤故也。若无新中之风寒，则无恶风、恶寒之证，故仲景曰："太阳病，发热而渴，不恶寒者，为温病。"温病如此，则知热病亦如此。是则不渴而恶寒者，非温热病矣。然或有不因新中风寒，亦见恶风、恶寒之证者，盖病患表气本虚，热达于表，又重伤表气，故不禁风寒，非伤风恶风、伤寒恶寒也，但卫虚则恶风，荣虚则恶寒耳。且温病、热病，亦有先见表证，而后传里者。盖怫热自内达外，热郁腠理，不得外泄，遂复还里，而成可攻之证，非如伤寒从表而始也。或者不悟此理，乃于春夏温病、热病，而求浮紧之脉，不亦疏乎？殊不知紧为寒脉，有寒邪则见之，无寒邪则不见也。其温病、热病，或见脉紧者，乃重感不正之暴寒，与内伤过度之冷食也，岂其本然哉！又或者不识脉形，但见弦便呼为紧，断为寒而妄治，盖脉之盛而有力者，每每兼弦，岂可错认为紧，而断为寒。夫温病、热病之脉，多在肌肉之分而不甚浮，且右手反盛于左手者，诚由怫热在内故也。其或左手盛或浮者，必有重感之风寒，否则非温病、热病，自是暴感风寒之病耳！

凡温病、热病，若无重感，表证虽间见，而里病为多，故少有不渴者，斯时也，法当治里热为主，而解表兼之，亦有治里而表自解者。余每见世人治温热病，虽误攻其里，亦无大害；误发其表，变不可言，此足以明其热之自内达外矣。其间有误攻里而致大害者，乃春夏暴寒所中之疫证，邪纯在表，未入于里故也，不可与温病、热病同论。夫惟世以温病、热病混称伤寒，故每执"寒"字，以求浮紧之脉，以用温热之药。若此者，因名乱实，而戕人之生，名其可不正乎？

又书方多言四时伤寒，故以春夏之温病、热病，与秋冬之伤寒一类视之，而无所别。夫秋冬之伤寒，真伤寒也；春夏之伤寒，寒疫也，与温病、热病自是两涂，岂可同治？吁！此弊之来，非一日矣。历考方书，并无救弊之论，每每雷同，良可痛哉！虽然，伤寒与温病、热病，其攻里之法，若果是以寒除热，固不必求异；其发表之法，断不可不异也。况伤寒之直伤阴经，与太阳虽伤，不及郁热即传阴经为寒证，而当温者，又与温病、热病大不同，其可妄治乎？或者知一不知二，故谓仲景发表药，今不可用，而攻里之药，乃可用，呜呼！其可用不可用之理，果何在哉？若能辨其因、正其名、察其形，治法其有不当者乎？彼时行不正之气所作，及重感异气而变者，则又当观其何时何气，参酌伤寒、温热病之法，损益而治之，尤不可例以仲景即病伤寒药通治也。

（《医经溯洄集》）

叶天士

温　热　论

叶天士（1667~1764），名桂，号香岩，清代医家

温邪上受，首先犯肺，逆传心包。肺主气属卫，心主血属营，辨营卫气血，虽与伤寒同，若论治法，则与伤寒大异也。

盖伤寒之邪，留恋在表，然后化热入里。温邪则热变最速，未传心包，邪尚在肺。肺主气，其合皮毛，故云在表。在表，初用辛凉轻剂，挟风则加入薄荷、牛蒡之属，挟湿加芦根、滑石之流，或透风于热外，或渗湿于热下，不与热相搏，势必孤矣。

不尔，风挟温热而燥生，清窍必干，谓水主之气，不能上荣，两阳相劫也。湿与温合，蒸郁而蒙蔽于上，清窍为之壅塞，浊邪害清也。其病有类伤寒，其验之之法：伤寒多有变证；温热虽久，在一经不移，以此为辨。

前言辛凉散风，甘淡驱湿，若病仍不解，是渐欲入营也。营分受热，则血液受劫，心神不安，夜甚无寐，或斑点隐隐，即撤去气药，如从风热陷入者，用犀角、竹叶之属；如从湿热陷入者，犀角、花露之品，参入凉血清热方中。若加烦躁，大便不通，金汁亦可加入，老年或平素有寒者，以人中黄代之，急急透斑为要。

若斑出热不解者，胃津亡也，主以甘寒，重则如玉女煎，轻则如梨皮、蔗浆之类。若其人肾水素亏，虽未及下焦，先自彷徨矣。必验

之于舌，如甘寒之中，加入咸寒，务在先安未受邪之地，恐其陷入易易耳。

若其邪始终在气分流连者，可冀其战汗透邪，法宜益胃，令邪与汗并，热达腠开，邪从汗出。解后胃气空虚，当肤冷一昼夜，待气还自温暖如常矣。盖战汗而解，邪退正虚，阳从汗泄，故渐肤冷，未必即成脱证。此时宜令病者安舒静卧，以养阳气来复。旁人切勿惊惶，频频呼唤，扰其元神，使其烦躁。但诊其脉，若虚软和缓，虽倦卧不语，汗出肤冷，却非脱证。若脉急疾，躁扰不卧，肤冷汗出，便为气脱之证矣。更有邪盛正虚，不能一战而解，停一二日再战汗而愈者，不可不知。

再论气病有不传血分而邪留三焦，亦如伤寒中少阳病也。彼则和解表里之半，此则分消上下之势，随证变法，如近时杏、朴、苓等类，或如温胆汤之走泄。因其仍在气分，犹可望其战汗之门户，转疟之机括。

大凡看法，卫之后方言气，营之后方言血。在卫汗之可也；到气才可清气；入营犹可透热转气，如犀角、玄参、羚羊等物；入血就恐耗血动血，直须凉血散血，如生地、丹皮、阿胶、赤芍等物。否则前后不循缓急之法，虑其动手便错，反至慌张矣。

且吾吴湿邪害人最广，如面色白者，须要顾其阳气，湿胜则阳微也。法应清凉，然到十分之六七，即不可过于寒凉，恐成功反弃。何以故耶？湿热一去，阳亦衰微也。面色苍者，须要顾其津液。清凉到十分之六七，往往热减身寒者，不可就云虚寒而投补剂，恐炉烟虽熄，灰中有火也。须细察精详，方少少与之，慎不可直率而往也。又有酒客里湿素盛，外邪入里，里湿为合，在阳旺之躯，胃湿恒多，在阴盛之体，脾湿亦不少，然其化热则一。热病救阴犹易，通阳最难。救阴不在血，而在津与汗；通阳不在温，而在利小便。然较之杂证，则有不同也。

再论三焦不得从外解，必致成里结，里结于何？在阳明胃与肠也。亦须用下法，不可以气血之分，就不可下也。但伤寒热邪在里，劫烁津液，下之宜猛；此多湿邪内搏，下之宜轻。伤寒大便溏，为邪已尽，不可再下；湿温病大便溏，为邪未尽，必大便硬，慎不可再攻也，以屎燥为无湿矣。

再人之体，脘在腹上，其位居中，按之痛，或自痛，或痞胀，当用苦泄，以其入腹近也。必验之于舌：或黄或浊，可与小陷胸汤或泻心汤，随证治之；或白不燥，或黄白相兼，或灰白不渴，慎不可乱投苦泄。其中有外邪未解里先结者，或邪郁未伸，或素属中冷者，虽有脘中痞痛，宜从开泄，宣通气滞以达归于肺，如近俗之杏、蔻、橘、桔等，是轻苦微辛具流动之品可耳。

再前云舌黄或浊，须要有地之黄。若光滑者，乃无形湿热中有虚象，大忌前法。其脐以上为大腹，或满或胀或痛，此必邪已入里矣，表证必无，或十只存一，亦要验之于舌：或黄甚，或如沉香色，或如灰黄色，或老黄色，或中有断纹，皆当下之，如小承气汤，用槟榔、青皮、枳实、玄明粉、生首乌等。若未现此等舌，不宜用此等法，恐其中有湿聚太阴为满，或寒湿错杂为痛，或气壅为胀，又当以别法治之。

再黄苔不甚厚而滑者，热未伤津，犹可清热透表。若苔薄而干者，邪虽去而津受伤也，苦重之药当禁，宜甘寒轻剂可也。

再论其热传营，舌色必绛。绛，深红色也。初传绛色中兼黄白色，此气分之邪未尽也，泄卫透营，两和可也。纯绛鲜泽者，包络受病也，宜犀角、鲜生地、连翘、郁金、石菖蒲等。延之数日，或平素心虚有痰，外热一陷，里络就闭，非菖蒲、郁金等所能开，须用牛黄丸、至宝丹之类以开其闭，恐其昏厥为痉也。

再色绛而舌中心干者，乃心胃火燔，劫烁津液，即黄连、石膏亦可加入。若口渴烦热，舌心干、四边色红，中心或黄或白者，此非血分也，乃上焦气热烁津，急用凉膈散，散其无形之热，再看其后转变可也。慎勿用血药，以滋腻难散。至舌绛望之若干，手扪之原有津液，此津亏湿热熏蒸，将成浊痰蒙闭心包也。

再有热传营血，其人素有瘀伤宿血在胸膈中，挟热而搏，其舌色必紫而黯，扪之湿，当加入散血之品，如琥珀、丹参、桃仁、丹皮等。不尔，瘀血与热为伍，阻遏正气，遂变如狂发狂之证。若紫而肿大者，乃酒毒冲心。若紫而干晦者，肾肝色泛也，难治。

舌色绛而上有黏腻似苔非苔者，中挟秽浊之气，急加芳香逐之。舌绛欲伸出口，而抵齿难骤伸者，痰阻舌根，有内风也。舌绛而光亮，胃阴亡也，急用甘凉濡润之品。若舌绛而干燥者，火邪劫营，凉血清火为要。舌绛而有碎点白黄者，当生疳也。大红点者，热毒乘心也，用黄连、金汁。其有虽绛而不鲜，干枯而痿者，此肾阴涸，急以阿胶、鸡子黄、地黄、天冬等救之，缓则恐涸极而无救也。其有舌独中心绛干者，此胃热心营受灼也，当于清胃方中，加入清心之品，否则延及于尖，为津干火盛也。舌尖绛独干，此心火上炎，用导赤散泻其腑。

再舌苔白厚而干燥者，此胃燥气伤也，滋润药中加甘草，令甘守津还之意。舌白而薄者，外感风寒也，当疏散之。若白干薄者，肺津伤也，加麦冬、花露、芦根汁等轻清之品，为上者上之也。若白苔绛底者，湿遏热伏也，当先泄湿透热，防其就干也，勿忧之，再从里透于外，则变润矣。初病舌就干，神不昏者，急养正，微加透邪之药；若神已昏，此内陷矣，不可救药。

又不拘何色，舌上生芒刺者，皆是上焦热极也，当用青布拭冷薄荷水揩之，即去者轻，旋即生者险矣。

舌苔不燥，自觉闷极者，属脾湿盛也。或有伤痕血迹者，必问曾经搔挖否，不可以有血而便为枯证，仍从湿治可也。

再有神情清爽，舌胀大不能出口者，此脾湿胃热，郁极化风而毒延口也，用大黄磨入当用剂内，则舌胀自消矣。

再舌上白苔黏腻，吐出浊厚涎沫者，口必甜味也，为脾瘅病，乃湿热气聚，与谷气相搏，土有余也，盈满则上泛，当用醒头草芳香辛散以逐之则退。

若舌上苔如碱者，胃中宿滞挟浊秽郁伏，当急急开泄，否则闭结中焦，不能从募原达出矣。

若舌无苔而有如烟煤隐隐者，不渴肢寒，知挟阴病。如口渴烦热，平时胃燥舌也，不可攻之。若燥者，甘寒益胃；若润者，甘温扶中。此何故？外露而里无也。

若舌黑而滑者，水来克火，为阴证，当温之。若见短缩，此肾气竭也，为难治，欲救之，加人参、五味子，勉希万一。舌黑而干者，津枯火炽，急急泻南补北。若燥而中心厚培者，土燥水竭，急以咸苦下之。

舌淡红无色者，或干而色不荣者，当是胃津伤而气不化液也，当用炙甘草汤，不可用寒凉药。

若舌白如粉而滑，四边色紫绛者，温疫病初入募原，未归胃腑，急急透解，莫待传陷而入为险恶之病，且见此舌者，病必见凶，须要小心。

凡斑疹初见，须用纸捻照看胸背两胁，点大而在皮肤之上者为斑，或云头隐隐，或琐碎小粒者为疹。又宜见而不宜见多。按方书谓斑色红者属胃热，紫者热极，黑者胃烂，然亦必看外证所合，方可断之。然春夏之间，湿病见发疹为甚。且其色要辨：如淡红色，四肢清，口不甚渴，脉不洪数，非虚斑即阴斑；或胸微见数点，面赤足冷，或下利清谷，此阴盛格阳于上而见，当温之。

若斑色紫、小点者，心包热也。点大而紫，胃中热也。黑斑而光亮者，热胜毒盛，虽属不治，若其人气血充者，或依法治之，尚可救；若黑而晦者，必死。若黑而隐隐，四旁赤色，火郁内伏，大用清凉透发，间有转红成可救者。若夹斑带疹，皆是邪之不一，各随其部而泄。然斑属血者恒多，疹属气者不少。

斑疹皆是邪气外露之象，发出宜神情清爽，为外解里和之意；如斑疹出而昏者，正不胜邪，内陷为患，或胃津内涸之故。

再有一种白㾦，小粒如水晶色者，此湿热伤肺，邪虽出而气液枯也，必得甘药补之。或未至久延，伤及气液，乃湿郁卫分，汗出不彻之故，当理气分之邪。或白如枯骨者多凶，为气液竭也。

再温热之病，看舌之后亦须验齿。齿为肾之余，龈为胃之络，热邪不燥胃津、必耗肾液。且二经之血皆走其地，病深动血，结瓣于上。阳血者色必紫，紫如干漆；阴血者色必黄，黄如酱瓣。阳血若见，安胃为主；阴血若见，救肾为要。然豆瓣色者多险，若证还不逆者尚可治，否则难治矣。何以故耶？盖阴下竭阳上厥也。

齿若光燥如石者，胃热甚也。若无汗恶寒，卫偏胜也，辛凉泄胃透汗为要。若如枯骨色者，肾液枯也，为难治。若上半截润，水不上承，心火炎上也，急急清心救水，俟枯处转润为妥。若咬牙啮齿者，湿热化风痉病；但咬牙者，胃热气走其络也。若咬牙而脉证皆衰者，胃虚无谷以内荣，亦咬牙也。何以故耶？虚则喜实也。

舌本不缩而硬，而牙关咬定难开者，此非风痰阻络，即欲作痉证，用酸物擦之即开，酸走筋，木来泄土故也。

若齿垢如灰糕样者，胃气无权，津亡湿浊用事，多死。而初病齿缝流清血，痛者，胃火冲激也；不痛者，龙火内燔也。齿焦无垢者，死；齿焦有垢者，肾热劫胃也，当微下之，或玉女煎清胃救肾可也。

再妇人病温，与男子同，但多胎前产后，以及经水适来适断。大凡胎前病，古人皆以四物加减用之，谓护胎为要，恐来害妊。如热极，用井底泥蓝布浸冷，覆盖腹上等，皆是保护之意，但亦要看其邪之可解处。用血腻之药不灵，又当审察，不可认板法。然须步步保护胎元，恐损正邪陷也。至于产后之法，按方书谓慎用苦寒药，恐伤其已亡之阴也，然亦要辨其邪，能从上中解者，稍从证用之，亦无妨也。不过勿犯下焦，且属虚体，当如虚怯人病邪而治，总之毋犯实实虚虚之禁。况产后当血气沸腾之候，最多空窦，邪势必乘虚内陷，虚处受邪，为难治也。

如经水适来适断，邪将陷血室，少阳伤寒言之详悉，不必多赘。但数动与正伤寒不同。仲景立小柴胡汤，提出所陷热邪，参、枣扶胃气，以冲脉隶属阳明也，此与虚者为合治。若热邪陷入，与血相结者，当宗陶氏小柴胡汤去参、枣，加生地、桃仁、楂肉、丹皮或犀角等。若本经血结自甚，必少腹满痛，轻者刺期门，重者小柴胡汤去甘药，加延胡、归尾、桃仁，挟寒加肉桂心，气滞者加香附、陈皮、枳壳等。然热陷血室之证，多有谵语如狂之象，防是阳明胃实，当辨之。血结者，身体必重，非若阳明之轻旋便捷者，何以故耶？阴主重浊，络脉被阻，侧旁气痹，连胸背皆拘束不遂，故祛邪通络，正合其病。往往延久，上逆心包，胸中痛，即陶氏所谓血结胸也，王海藏出一桂枝红花汤加海蛤、桃仁，原为表里上下一齐尽解之理。看此方大有巧手，故录出以备学者之用。

（《种福堂公选良方》）

三时伏气外感篇

夫春温、夏热、秋凉、冬寒，四时之序也。春应温而反大寒，夏应热而反大凉，秋应凉而反大热，冬应寒而反大温，皆不正之乖气也。病自外感，治从阳分。若因口鼻受气，未必恰在足太阳经矣。大凡吸入之邪，首先犯肺，发热咳喘。口鼻均入之邪，先上继中，咳喘必兼呕逆、膜胀，虽因外邪，亦是表中之里。设宗世医发散阳经，虽汗不解，幼稚质薄神怯，日期多延，病变错综。兹以四气常法列下。

春温一证，由冬令收藏未固，昔人以冬寒内伏，藏于少阴，入春发于少阳，以春木内应肝胆也。寒邪深伏，已经化热。昔贤以黄芩汤为主方，苦寒直清里热，热伏于阴，苦味坚阴乃正治也。知温邪忌散，不与暴感门同法。若因外邪先受，引动在里伏热，必先辛凉以解新邪，继进苦寒以清里热。况热乃无形之气，幼医多用消滞，攻治有形，胃汁先涸，阴液劫尽者多矣。

风温者，春月受风，其气已温。经谓"春气病在头"，治在上焦，肺位最高，邪必先伤。此手太阴气分先病，失治则入手厥阴心包络，血分亦伤。盖足经顺传，如太阳传阳明，人皆知之；肺病失治，逆传心包络，幼科多不知者。俗医见身热咳喘，不知肺病在上之旨，妄投荆、防、柴、葛，加入枳、朴、杏、苏、卜子、楂、麦、广皮之属，辄云解肌消食。有见痰喘便用大黄礞石滚痰丸，大便数行，上热愈结。幼稚谷少胃薄，表里苦辛化燥，胃汁已伤，复用大黄大苦沉降丸药，致脾胃阳和伤极，陡变惊痫，莫救者多矣。

春季温暖，风温极多，温变热最速，若发散风寒、消食，劫伤津液，变症尤速。初起咳嗽喘促，通行用薄荷（汗多不用）、连翘、象贝、牛蒡、花粉、桔梗、沙参、木通、枳壳、橘红、桑皮、甘草、山栀（泄泻不用）、苏子（泻不用，降气）。表解，热不清，用黄芩、连翘、桑皮、花粉、地骨皮、川贝、知母、山栀。里热不清，早上凉，晚暮热，即当清解血分，久则滋清养阴。若热陷神昏，痰升喘促，急用牛黄丸、至宝丹之属。

　　夏为热病，然夏至以前，时令未为大热，经以先夏至病温，后夏至病暑。温邪前已申明，暑热一证，幼医易眩。夏暑发自阳明，古人以白虎汤为主方，后贤刘河间创议迥出诸家，谓温热时邪，当分三焦投药，以苦辛寒为主，若拘六经分证，仍是伤寒治法，致误多矣。盖伤寒外受之寒，必先从汗解，辛温散邪是矣。口鼻吸入之寒，即为中寒阴病，治当温里，分三阴见证施治。若夫暑病，专方甚少，皆因前人略于暑详于寒耳。考古如《金匮》暑、喝、痉之因，而洁古以动静分中暑中热，各具至理，兹不概述。论幼科病暑热夹杂别病有之，而时下不外发散消导，加入香薷一味，或六一散一服。考本草香薷辛温发汗，能泄宿水。夏热气闭无汗，渴饮停水，香薷必佐杏仁，以杏仁苦降泄气，大顺散取义若此。长夏湿令，暑必兼湿。暑伤气分，湿亦伤气，汗则耗气伤阳，胃汁大受劫烁，变病由此甚多。发泄司令，里真自虚。张凤逵云：暑病首用辛凉，继用甘寒，再用酸泄酸敛，不必用下，可称要言不烦矣。然幼科因暑热蔓延，变生他病，兹摘其概。

　　暑邪必挟湿，状如外感风寒。忌用柴、葛、羌、防。如肌表热无汗，辛凉轻剂无误。香薷辛温气升，热服易吐，佐苦降如杏仁、川连、黄芩则不吐。宣通上焦，如杏仁、连翘、薄荷、竹叶。暑热深入，伏热烦渴，白虎汤、六一散。暑病头胀如蒙，皆湿盛生热，白虎、竹叶。酒湿食滞加辛温通里。

　　暑热邪伤，初在气分，日多不解，渐入血分，反渴不多饮，唇舌绛赤，芩、连、膏、知不应，必用血药，凉佐清气热一味足矣。轻则用青蒿、丹皮（汗多忌）、犀角、竹叶心、玄参、鲜生地、细生地、木通（亦能发汗）、淡竹叶，若热久痞结，泻心汤选用。又夏月热久入血，最多蓄血一证，谵语昏狂。看法以小便清长者，大便必黑为是，桃仁承气汤为要药。

　　夏令受热，昏迷若惊，此为暑厥。即热气闭塞孔窍所致，其邪入络，与中络同法。牛黄丸、至宝丹芳香利窍可效。神苏以后用清凉血分，如连翘心、竹叶心、玄参、细生地、鲜生地、二冬之属。此证初起，大忌风药。初病暑热伤气，竹叶石膏汤，或清肺轻剂。大凡热深厥深，四肢逆冷，但看面垢齿燥、二便不通或泻不爽为是，大忌误认伤寒也。

秋深初凉，稚年发热咳嗽，证似春月风温证。但温乃渐热之称，凉即渐冷之意。春月为病，犹冬藏固密之余，秋令感伤，恰值夏热发泄之后，其体质虚实不同，但温自上受，燥自上伤，理亦相等，均是肺气受病。世人误认暴感风寒，混投三阳发散，津劫燥甚，喘急告危。若果属暴凉外束，身热痰嗽，只宜葱豉汤，或苏梗、前胡、杏仁、枳、桔之属，仅一二剂亦可。更有粗工，亦知热病，与泻白散加芩、连之属，不知愈苦助燥，必增他变。当以辛凉甘润之方，气燥自平而愈，慎勿用苦燥，劫烁胃汁。

秋燥一证，气分先受，治肺为急。若延绵数十日之久，病必入血分，又非轻浮肺药可医，须审体质证端。古谓治病当活泼泼地，如盘走珠耳。

（《幼科要略》）

薛 雪

湿 热 条 辨

薛雪（1681~1770），字生白，号一瓢，清代医家

湿热证，始恶寒，后但热不寒，汗出、胸痞，舌白或黄，口渴不引饮。

湿热证，恶寒无汗，身重头痛，湿在表分，宜藿香、香薷、羌活、苍术皮、薄荷、牛蒡子等味；头不痛者，去羌活。

湿热证，汗出，恶寒发热，身重关节疼痛，湿在肌肉，不为汗解，宜滑石、大豆黄卷、茯苓皮、苍术皮、藿香叶、鲜荷叶、通草、桔梗等味；不恶寒者，去苍术皮。

湿热证，三四日即口噤，四肢牵引拘急，甚则角弓反张，此湿热侵入经络脉隧中，宜鲜地龙、秦艽、威灵仙、滑石、苍耳子、丝瓜藤、海风藤、酒炒川连等味。

湿热证，壮热口渴，舌黄或焦红，发痉，神昏谵语，或笑，邪灼心包，营血已耗，宜犀角、连翘、羚羊角、生地、玄参、银花露、钩藤、鲜菖蒲、至宝丹等味。

湿热证，发痉，神昏笑妄，脉洪数有力，开泄不效者，湿热蕴结胸膈，宜仿凉膈散；若大便数日不通者，热邪闭结肠胃，宜仿承气微下之例。

湿热证，壮热烦渴，舌焦红或缩，斑疹，胸痞，自利，神昏痉

厥，热邪充斥表里三焦，宜大剂犀角、羚羊角、生地、玄参、银花露、紫草、方诸水、金汁、鲜菖蒲等味。

湿热证，寒热如疟，湿热阻遏膜原，宜柴胡、厚朴、槟榔、草果、藿香、六一散、苍术、半夏、石菖蒲等味。

湿热证，数日后，脘中微闷，知饥不食，湿邪蒙绕三焦，宜藿香叶、薄荷叶、鲜稻叶、鲜荷叶、枇杷叶、佩兰叶、芦尖、冬瓜仁等味。

湿热证，初起发热，汗出胸痞，口渴舌白，湿伏中焦，宜藿香、蔻仁、杏仁、枳壳、桔梗、郁金、苍术、厚朴、草果、半夏、石菖蒲、六一散、佩兰叶等味。

湿热证，数日后自利，溺赤，口渴，湿流下焦，宜滑石、猪苓、茯苓、泽泻、萆薢、通草等味。

湿热证，舌遍体白，口渴，湿滞阳明，宜用辛开，如厚朴、半夏、草果、干菖蒲等味。

湿热证，舌根白，舌尖红，湿渐化热，余湿犹滞，宜用辛泄，佐以清热，如蔻仁、半夏、干菖蒲、大豆黄卷、六一散、连翘、绿豆壳等味。

湿热证，初起即胸闷不知人，瞀乱大叫痛，湿热阻闭中上二焦，宜草果、槟榔、鲜菖蒲、六一散、芫荽，各重用；或加皂角末，地浆水煎服。

湿热证，四五日，口大渴，胸闷欲绝，干呕不止，脉细数，舌光如镜，胃液受劫，胆火上冲，宜西瓜白汁、金汁、鲜生地汁、甘蔗汁，痞闷再磨服郁金、木香、乌药、香附等味。

湿热证，呕吐清水，或痰多黏腻，湿热内留，木火上逆，宜温胆汤加瓜蒌、碧玉散等味。

湿热证，呕恶不止，昼夜不瘥欲死者，肺胃不和，胃热移肺，肺不受邪也，宜用川连三四分，苏叶二三分，两味煎汤，呷下即止。

湿热证，咳嗽，昼夜不宁，甚至喘不得眠者，暑邪入于肺络，宜葶苈子、六一散、枇杷叶等味。

湿热证，十余日后，大势已退，惟口渴汗出，骨节痛，隐痛不已，余邪留滞经络，宜元米汤泡于术，隔一宿，去术煎饮之。

湿热证，数日后，汗出热不除，或痉，忽头痛不止者，营液大耗，厥阴风火上升，宜羚羊角、蔓荆子、钩藤、玄参、生地、女贞子等味。

湿热证，胸痞发热，肌肉微痛，始终无汗者，暑邪伏于腠理内闭，宜六一散一两，薄荷叶三四分，泡汤调下，即汗解。

湿热证，按法治之，数日后，或吐下一时并至者，中气亏损，升降悖逆，宜生谷芽、莲心、扁豆、米仁、半夏、甘草、茯苓等味；甚极者，用理中汤之意。

湿热证，十余日后，左关弦数，腹时痛，时圊血，肛门热痛，血液内燥，热邪传入厥阴之阴，宜仿白头翁汤法。

湿热证，十余日后，尺脉数，下利或咽痛，口渴心烦，下元不足，热邪直犯少阴之阴，宜仿猪肤汤凉润法。

湿热证，身冷脉细，汗泄胸痞，口渴舌白，湿中少阴之阳，宜人参、白术、附子、茯苓、益智等味。

暑月病，初起但恶寒，面黄，口不渴，神倦，四肢懒，脉沉弱，腹痛下利，湿困太阴之阳，宜仿缩脾饮、冷香饮子，甚则大顺散、来复丹等法。

湿热证，按法治之，诸证皆退，惟目瞑则惊悸梦惕，余邪内留，胆气不舒，宜酒浸郁李仁、姜汁炒枣仁、猪胆皮等味。

湿热证，曾开泄下夺者，恶候皆平，独神思不清，倦语不思食，溺数，唇齿干，胃气不输，肺气不布，元神大亏，宜人参、麦冬、生谷芽、川石斛、木瓜、生甘草、鲜莲子等味。

湿热证，四五日，忽大汗出，手足冷，脉细如丝或绝，口渴，茎痛，而起坐自如，神清语亮，乃汗出过多，卫外之阳暂亡，湿热之邪仍结，一时表里不通，脉故伏，非真阳外脱也，宜五苓散去术加滑石、酒淬川连、生地、芪皮等味。

湿热证，发痉神昏，独足冷阴缩，下体外受客寒，仍宜从湿热治，只用辛温之品，煎汤熏洗。

湿热证，初起壮热口渴，脘闷懊憹，眼欲迷闭，时时谵语，浊邪蒙闭上焦，宜涌泄，用枳壳、桔梗、淡豆豉、生山栀，无汗加葛根。

湿热证，经水适来，壮热口渴，谵语神昏，胸腹痛，或舌无苔，脉滑数，邪陷营分，宜大剂犀角、紫草、茜根、贯仲、连翘、银花露、鲜石菖蒲等味。

湿热证，上下失血或汗血，毒邪深入营分，走窜欲泄，宜大剂犀角、生地、丹皮、赤芍、连翘、紫草、茜根、银花等味。

湿热证，七八日，口不渴，声不出，与饮食亦不却，默默不语，神识昏迷，进辛开凉泄，芳香逐秽，俱不效者，此邪入厥阴，主客浑受，宜仿吴又可三甲散，醉地鳖虫、醋炒鳖甲、土炒穿山甲、生僵蚕、柴胡、桃仁泥等味。

湿热证，口渴，苔黄起刺，脉弦缓，囊缩舌硬，谵语昏不知人，两手搐搦，津枯邪滞，宜鲜生地、芦根、生首乌、鲜稻根等味；若脉有力，大便不解者，大黄加入亦可。

（《医学蒙求》）

吴鞠通

风温、温热、温疫、温毒、冬温条辨

吴鞠通（1758~1836），清代著名医家

上 焦 篇

一、温病者，有风温、有温热、有温疫、有温毒、有暑温、有湿温、有秋燥、有冬温、有温疟。

二、凡病温者，始于上焦，在手太阴。

三、太阴之为病，脉不缓不紧而动数，或两寸独大，尺肤热，头痛，微恶风寒，身热自汗，口渴，或不渴，而咳，午后热甚者，名曰温病。

四、太阴风温、温热、温疫、冬温，初起恶风寒者，桂枝汤主之；但热不恶寒而渴者，辛凉平剂银翘散主之。温毒、暑温、湿温、温疟，不在此例。

桂枝汤方

桂枝六钱　芍药炒，三钱　炙甘草二钱　生姜三片　大枣去核，二枚

辛凉平剂银翘散方

连翘一两　银花一两　苦桔梗六钱　薄荷六钱　竹叶四钱　生甘草五钱　芥穗四钱　淡豆豉五钱　牛蒡子六钱

五、太阴温病，恶风寒，服桂枝汤已，恶寒解，余病不解者，银翘散主之。余证悉减者，减其制。

太阴温病，总上条所举而言也。恶寒已解，是全无风寒，止余温病，即禁辛温法，改从辛凉。减其制者，减银翘散之制也。

六、太阴风温，但咳，身不甚热，微渴者，辛凉轻剂桑菊饮主之。

咳，热伤肺络也。身不甚热，病不重也。渴而微，热不甚也。恐病轻药重，故另立轻剂方。

辛凉轻剂桑菊饮方

杏仁二钱　连翘一钱五分　薄荷八分　桑叶二钱五分　菊花一钱　苦梗二钱　甘草八分　苇根二钱

七、太阴温病，脉浮洪，舌黄，渴甚，大汗，面赤，恶热者，辛凉重剂白虎汤主之。

脉浮洪，邪在肺经气分也。舌黄，热已深。渴甚，津已伤也。大汗，热逼津液也。面赤，火炎上也。恶热，邪欲出而未遂也。辛凉平剂焉能胜任，非虎啸风生，金飚退热，而又能保津液不可，前贤多用之。

辛凉重剂白虎汤方

生石膏研，一两　知母五钱　生甘草三钱　白粳米一合

水八杯，煮取三杯，分温三服，病退，减后服，不知，再作服。

八、太阴温病，脉浮大而芤，汗大出，微喘，甚至鼻孔扇者，白虎加人参汤主之；脉若散大者，急用之；倍人参。

浮大而芤，几于散矣，阴虚而阳不固也。补阴药有鞭长莫及之虞，惟白虎退邪阳，人参固正阳。使阳能生阴，乃救化源欲绝之妙法也。汗涌、鼻扇、脉散，皆化源欲绝之征兆也。

白虎加人参汤方

即于前方内加人参三钱。

九、白虎本为达热出表，若其人脉浮弦而细者，不可与也；脉沉者，不可与也；不渴者，不可与也；汗不出者，不可与也。常须识此，勿令误也。

十、太阴温病，气血两燔者，玉女煎去牛膝加元参主之。

气血两燔，不可专治一边，故选用张景岳气血两治之玉女煎。去牛膝者，牛膝趋下，不合太阴证之用。改熟地为细生地者，亦取其轻而不重，凉而不温之义，且细生地能发血中之表也。加元参者，取其壮水制火，预防咽痛失血等证也。

玉女煎去牛膝熟地加细生地元参方（辛凉合甘寒法）

生石膏一两　　知母四钱　　元参四钱　　细生地六钱　　麦冬六钱

水八杯，煮取三杯，分二次服，渣再煮一钟服。

十一、太阴温病，血从上溢者，犀角地黄汤合银翘散主之。其中焦病者，以中焦法治之。若吐粉红血水者，死不治；血从上溢，脉七八至以上，面反黑者，死不治，可用清络育阴法。

犀角地黄汤方（见下焦篇）

银翘散（方见前）

已用过表药者，去豆豉、芥穗、薄荷。

十二、太阴温病，口渴甚者，雪梨浆沃之；吐白沫黏滞不快者，五汁饮沃之。

此皆甘寒救液法也。

雪梨浆方（甘冷法）

以甜水梨大者一枚薄切，新汲凉水内浸半日，时时频饮。

五汁饮方（甘寒法）

梨汁　　荸荠汁　　鲜苇根汁　　麦冬汁　　藕汁（或用蔗浆）

临时斟酌多少，和匀凉服，不甚喜凉者，重汤炖温服。

十三、太阴病得之二三日，舌微黄，寸脉盛，心烦懊，起卧不安，欲呕不得呕，无中焦证，栀子豉汤主之。

栀子豉汤方（酸苦法）

栀子捣碎，五枚　香豆豉六钱

十四、太阴病得之二三日，心烦不安；痰涎壅盛，胸中痞塞欲呕者，无中焦证，瓜蒂散主之，虚者加参芦。

瓜蒂散方（酸苦法）

甜瓜蒂一钱　赤小豆研，二钱　山栀子二钱

十五、太阴温病，寸脉大，舌绛而干，法当渴，今反不渴者，热在营中也，清营汤去黄连主之。

十六、太阴温病，不可发汗，发汗而汗不出者，必发斑疹，汗出过多者，必神昏谵语。发斑者，化斑汤主之；发疹者，银翘散去豆豉，加细生地、丹皮、大青叶，倍元参主之。禁升麻、柴胡、当归、防风、羌活、白芷、葛根、三春柳。神昏谵语者，清宫汤主之，牛黄丸、紫雪丹、局方至宝丹亦主之。

化斑汤方

石膏一两　知母四钱　生甘草三钱　元参三钱　犀角二钱　白粳米一合

水八杯，煮取三杯，日三服，渣再煮一钟，夜一服。

银翘散去豆豉加细生地丹皮大青叶倍元参方

即于前银翘散内去豆豉，加：细生地四钱　大青叶三钱　丹皮三钱　元参加至一两

清宫汤方

元参心三钱　莲子心五分　竹叶卷心二钱　连翘心二钱　犀角尖磨冲，二钱　连心麦冬三钱

〔加减法〕热痰盛加竹沥、梨汁各五匙；咯痰不清，加栝蒌皮一钱五分；热毒盛加金汁、人中黄；渐欲神昏，加银花三钱、荷叶二钱、石菖蒲一钱。

安宫牛黄丸方

牛黄一两　郁金一两　犀角一两　黄连一两　朱砂一两　梅片二钱五分　麝香二钱五分　真珠五钱　山栀一两　雄黄一两　金箔衣　黄芩一两

上为极细末，炼老蜜为丸，每丸一钱，金箔为衣，蜡护。脉虚者人参汤下，脉实者银花、薄荷汤下，每服一丸。兼治飞尸卒厥，五痫中恶，大人小儿痉厥之因于热者。大人病重体实者，日再服，甚至日三服；小儿服半丸，不知再服半丸。

紫雪丹方（从本事方去黄金）

滑石一斤　石膏一斤　寒水石一斤　磁石水煮，捣煎去渣入后药，二斤　羚羊角五两　木香五两　犀角五两　沉香五两　丁香一两　升麻一斤　元参一斤　炙甘草半斤

以上八味，共捣锉，入前药汁中煎，去渣入后药。

朴硝、硝石各二斤，提净，入前药汁中，微火煎，不住手将柳木搅，候汁欲凝，再加入后二味。

辰砂研细，三两　麝香研细，一两二钱

入煎药拌匀。合成退火气，冷水调服一、二钱。

局方至宝丹方

犀角镑，一两　朱砂飞，一两　琥珀研，一两　玳瑁镑，一两　牛黄五钱　麝香五钱

以安息重汤炖化，和诸药为丸一百丸，蜡护。

十七、邪入心包，舌謇肢厥，牛黄丸主之，紫雪丹亦主之。

厥者，尽也，阴阳极造其偏，皆能致厥。伤寒之厥，足厥阴病也。温热之厥，手厥阴病也。舌卷囊缩，虽同系厥阴现证，要之舌属手，囊属足也。盖舌为心窍，包络代心用事，肾囊前后，皆肝经所过，断不可以阴阳二厥混而为一，若陶节庵所云："冷过肘膝，便为阴寒"，恣用大热。再热厥之中亦有三等：有邪在络居多，而阳明证少

者，则从芬香，本条所云是也；有邪搏阳明，阳明太实，上冲心包，神迷肢厥，甚至通体皆厥，当从下法，本论加载中焦篇；有日久邪杀阴亏而厥者，则从育阴潜阳法，本论加载下焦篇。

牛黄丸、紫雪丹方（并见前）

十八、温毒咽痛喉肿，耳前耳后肿，颊肿，面正赤，或喉不痛，但外肿，甚则耳聋，俗名大头温、虾蟆温者，普济消毒饮去柴胡、升麻主之，初起一二日，再去芩、连，三四日加之佳。

普济消毒饮去升麻柴胡黄芩黄连方

连翘一两　薄荷三钱　马勃四钱　牛蒡子六钱　芥穗三钱　僵蚕五钱　元参一两　银花一两　板蓝根五钱　苦梗一两　甘草五钱

上共为粗末，每服六钱，重者八钱。鲜苇根汤煎，去渣服，约二时一服，重者一时许一服。

十九、温毒外肿，水仙膏主之，并主一切痈疮。

水仙膏方

水仙花根，不拘多少，剥去老赤皮与根须，入石臼捣如膏，敷肿处，中留一孔出热气，干则易之，以肌肤上生黍米大小黄疮为度。

二十、温毒敷水仙膏后，皮间有小黄疮如黍米者，不可再敷水仙膏，过敷则痛甚而烂，三黄二香散主之。

三黄取其峻泻诸火，而不烂皮肤，二香透络中余热而定痛。

三黄二香散方（苦辛芳香法）

黄连一两　黄柏一两　生大黄一两　乳香五钱　没药五钱

上为极细末，初用细茶汁调敷，干则易之，继则用香油调敷。

二一、温毒神昏谵语者，先与安宫牛黄丸、紫雪丹之属，继以清宫汤。

安宫牛黄丸、紫雪丹、清宫汤（方法并见前）

中　焦　篇

一、面目俱赤，语声重浊，呼吸俱粗，大便闭，小便涩，舌苔老黄，甚则黑有芒刺，但恶热，不恶寒，日晡益甚者，传至中焦，阳明温病也。脉浮洪躁甚者，白虎汤主之；脉沉数有力，甚则脉体反小而实者，大承气汤主之。暑温、湿温、温疟，不在此例。

白虎汤（方见上焦篇）

大承气汤方

大黄六钱　芒硝三钱　厚朴三钱　枳实三钱

水八杯，先煮枳、朴，后纳大黄、芒硝，煮取三杯。先服一杯，约二时许，得利止后服，不知，再服一杯，再不知，再服。

二、阳明温病，脉浮而促者，减味竹叶石膏汤主之。

脉促，谓数而时止，如趋者遇急，忽一蹶然，其势甚急，故以辛凉透表重剂，逐邪外出则愈。

减味竹叶石膏汤方（辛凉合甘寒法）

竹叶五钱　石膏八钱　麦冬六钱　甘草三钱

水八杯，煮取三杯，一时服一杯，约三时令尽。

三、阳明温病，诸证悉有而微，脉不浮者，小承气汤微和之。

四、阳明温病，汗多谵语，舌苔老黄而干者，宜小承气汤。

汗多，津液散而大便结，苔见干黄，谵语因结粪而然，故宜承气。

五、阳明温病，无汗，小便不利，谵语者，先与牛黄丸；不大便，再与调胃承气汤。

六、阳明温病，面目俱赤，肢厥，甚则通体皆厥，不瘛疭，但神昏，不大便，七八日以外，小便赤，脉沉伏，或并脉亦厥，胸腹满坚，甚则拒按，喜凉饮者，大承气汤主之。

大承气汤（方法并见前）

七、阳明温病，纯利稀水无粪者，谓之热结旁流，调胃承气汤主之。

八、阳明温病，实热壅塞为哕者下之。连声哕者，中焦；声断续，时微时甚者，属下焦。

九、阳明温病，下利谵语，阳明脉实，或滑疾者，小承气汤主之；脉不实者，牛黄丸主之，紫雪丹亦主之。

小承气汤（苦辛通法重剂）

大黄五钱　厚朴二钱　枳实一钱

水八杯，煮取三杯，先服一杯，得宿粪，止后服，不知再服。

调胃承气汤（热淫于内，治以咸寒，佐以甘苦法）

大黄三钱　芒硝五钱　生甘草二钱

牛黄丸（方论并见上焦篇）

紫雪丹（方论并见上焦篇）

十、温病三焦俱急，大热大渴，舌燥。脉不浮而燥甚，舌色金黄，痰涎壅甚，不可单行承气者，承气合小陷胸汤主之。

承气合小陷胸汤方（苦辛寒法）

生大黄五钱　厚朴二钱　枳实二钱　半夏三钱　栝蒌三钱　黄连二钱

水八杯，煮取三杯，先服一杯，不下，再服一杯，得快利，止后服，不便再服。

十一、阳明温病，无上焦证，数日不大便，当下之，若其人阴素虚，不可行承气者，增液汤主之。

服增液汤已。周十二时观之，若大便不下者，合调胃承气汤微和之。

增液汤方（咸寒苦甘法）

元参一两　麦冬连心，八钱　细生地八钱

水八杯，煮取三杯，口干则与饮，令尽，不便，再作服。

十二、阳明温病，下后汗出，当复其阴，益胃汤主之。

益胃汤方（甘凉法）

沙参三钱　麦冬五钱　冰糖一钱　细生地五钱　玉竹炒香，一钱五分

水五杯，煮取二杯，分二次服，渣再煮一杯服。

十三、下后无汗脉浮者，银翘汤主之；脉浮洪者，白虎汤主之；脉洪而芤者，白虎加人参汤主之。

银翘汤方（辛凉合甘寒法）

银花五钱　连翘三钱　竹叶二钱　生甘草一钱　麦冬四钱　细生地四钱

白虎汤、白虎加人参汤（方论并见前）

十四、下后无汗，脉不浮而数，清燥汤主之。

清燥汤方（甘凉法）

麦冬五钱　知母二钱　人中黄一钱五分　细生地五钱　元参三钱

水八杯，煮取三杯。分三次服。

〔加减法〕咳嗽胶痰，加沙参三钱，桑叶一钱五分，梨汁（半酒杯），牡蛎三钱，牛蒡子三钱。

十五、下后数日，热不退，或退不尽，口燥咽干，舌苔干黑，或金黄色，脉沉而有力者，护胃承气汤微和之；脉沉而弱者，增液汤主之。

护胃承气汤方（苦甘法）

生大黄三钱　元参三钱　细生地三钱　丹皮二钱　知母二钱　麦冬连心，三钱

水五杯，煮取二杯，先服一杯，得结粪止后服，不便，再服。

增液汤（方见前）

十六、阳明温病，下后二三日，下证复现，脉下甚沉，或沉而无力，止可与增液，不可与承气。

此恐犯数下之禁也。

十七、阳明温病，下之不通，其证有五：应下失下，正虚不能运药，不运药者死，新加黄龙汤主之。喘促不宁，痰涎壅滞，右寸实大，肺气不降者，宣白承气汤主之。左尺牢坚，小便赤痛，时烦渴甚，导赤承气汤主之。邪闭心包，神昏舌短，内窍不通，饮不解渴者，牛黄承气汤主之。津液不足，无水舟停者，间服增液，再不下者，增液承气汤主之。

新加黄龙汤（苦甘咸法）

细生地五钱　生甘草二钱　人参另煎，一钱五分　生大黄三钱　芒硝一钱　元参五钱　麦冬连心，五钱　当归一钱五分　海参洗，二条　姜汁六匙

水八杯，煮取三杯。先用一杯，冲参汁五分、姜汁二匙，顿服之，如腹中有响声，或转矢气者，为欲便也；候一、二时不便，再如前法服一杯；候二十四刻，不便，再服第三杯；如服一杯，即得便，止后服，酌服益胃汤一剂（益胃汤方见前），余参或可加入。

宣白承气汤方（苦辛淡法）

生石膏五钱　生大黄三钱　杏仁粉二钱　栝蒌皮一钱五分

水五杯，煮取二杯，先服一杯，不知再服。

导赤承气汤

赤芍三钱　细生地五钱　生大黄三钱　黄连二钱　黄柏二钱　芒硝一钱

水五杯，煮取二杯，先服一杯，不下再服。

牛黄承气汤

即用前安宫牛黄丸二丸，化开，调生大黄末三钱，先服一半，不知再服。

增液承气汤

即于增液汤内，加大黄三钱，芒硝一钱五分。

水八杯，煮取三杯，先服一杯，不知再服。

十八、下后虚烦不眠，心中懊憹，甚至反复颠倒，栀子豉汤主

之；若少气者，加甘草；若呕者，加姜汁。

栀子豉加甘草汤

即于栀子豉汤内，加甘草二钱，煎法如前。

栀子豉加姜汁方

即于栀子豉汤内，加姜汁五匙。

十九、阳明温病，干呕口苦而渴，尚未可下者，黄连黄芩汤主之。不渴而舌滑者属湿温。

黄连黄芩汤方（苦寒微辛法）

黄连二钱　黄芩二钱　郁金一钱五分　香豆豉二钱

水五杯，煮取二杯，分二次服。

二十、阳明温病，舌黄燥，肉色绛，不渴者，邪在血分，清营汤主之。若滑者，不可与也，当于湿温中求之。

清营汤方（见上焦篇）

二一、阳明斑者，化斑汤主之。

方义并见上焦篇。

二二、阳明温病，下后疹续出者，银翘散去豆豉，加细生地、大青叶、元参、丹皮汤主之。

方义并见上焦篇。

二三、斑疹，用升提，则衄，或厥，或呛咳，或昏痉，用壅补则瞀乱。

二四、斑疹阳明证悉具，外出不快，内壅特甚者，调胃承气汤微和之，得通则已，不可令大泄，大泄则内陷。

此斑疹下法，微有不同也。斑疹虽宜宣泄，但不可太过，令其内陷。斑疹虽忌升提，亦畏内陷。

方用调胃承气者，避枳、朴之温燥，取芒硝之入阴，甘草败毒缓中也。

调胃承气汤（方见前）

二五、阳明温毒发痘者，如斑疹法。随其所在而攻之。

二六、阳明温毒，杨梅疮者，以上法随其所偏而调之，重加败毒，兼与利湿。

二七、阳明温病，不甚渴，腹不满，无汗，小便不利，心中懊憹者，必发黄，黄者栀子柏皮汤主之。

受邪太重，邪热与胃阳相搏，不得发越，无汗不能自通，热必发黄矣。

栀子柏皮汤方

栀子五钱　生甘草二钱　黄柏五钱

水五杯，煮取二杯，分二次服。

二八、阳明温病，无汗，或但头汗出，身无汗，渴欲饮水，腹满舌燥黄，小便不利者，必发黄，茵陈蒿汤主之。

茵陈蒿汤

茵陈蒿六钱　栀子三钱　生大黄三钱

水八杯，先煮茵陈减水之半，再入二味，煮成三杯，分三次服，以小便利为度。

二九、阳明温病，无汗，实证未剧，不可下，小便不利者，甘苦合化，冬地三黄汤主之。

冬地三黄汤方（甘苦合化阴气法）

麦冬八钱　黄连一钱　苇根汁冲，半酒杯　元参四钱　黄柏一钱　银花露冲，半酒杯　细生地四钱　黄芩一钱　生甘草三钱

水八杯，煮取三杯，分三次服，以小便得利为度。

三十、温病小便不利者，淡渗不可与也，忌五苓、八正辈。

三一、温病燥热，欲解燥者，先滋其干，不可纯用苦寒也，服之反燥甚。

三二、阳明温病，下后热退，不可即食，食者必复；周十二时后，缓缓与食，先取清者，勿令饱，饱则必复，复必重也。

三三、阳明温病，下后脉静，身不热，舌上津回，十数日不大便，可与益胃、增液辈，断不可再与承气也。下后舌苔未尽退，口微渴，面微赤，脉微数，身微热，日浅者亦与增液辈，日深舌微干者，属下焦复脉法也（方见下焦）。勿轻与承气，轻与者肺燥而咳，脾滑而泄，热反不除，渴反甚也，百日死。

三四、阳明温病，渴甚者，雪梨浆沃之。

三五、阳明温病，下后微热，舌苔不退者，薄荷末拭之。

以新布蘸新汲凉水，再蘸薄荷细末，频擦舌上。

三六、阳明温病，斑疹温痘、温疮、温毒，发黄、神昏谵语者，安宫牛黄丸主之。

心居膈上，胃居膈下，虽有膜隔，其浊气太甚，则亦可上干包络，且病自上焦而来，故必以芳香逐秽开窍为要也。

安宫牛黄丸（方见上焦篇）

三七、风温、温热、温疫、温毒、冬温之在中焦，阳明病居多；湿温之在中焦，太阴病居多；暑温则各半也。

下 焦 篇

一、风温、温热、温疫、温毒、冬温，邪在阳明久羁，或已下，或未下，身热面赤，口干舌燥，甚则齿黑唇裂，脉沉实者，仍可下之；脉虚大，手足心热甚于手足背者，加减复脉汤主之。

二、温病误表，津液被劫，心中震震，舌强神昏，宜复脉法复其津液，舌上津回则生；汗自出，中无所主者，救逆汤主之。

三、温病耳聋，病系少阴，与柴胡汤者必死，六七日以后，宜复脉辈复其精。

四、劳倦内伤，复感温病，六七日以外不解者，宜复脉法。

此两感治法也。甘能益气，凡甘皆补，故宜复脉。服二三帖后，身不热而倦甚，仍加人参。

五、温病已汗而不得汗，已下而热不退，六七日以外，脉尚躁盛者，重与复脉汤。

六、温病误用升散，脉结代，甚则脉两至者，重与复脉，虽有他证，后治之。

此留人治病法也。即仲景里急，急当救里之义。

七、汗下后，口燥咽干，神倦欲眠，舌赤苔老，与复脉汤。

在中焦下后与益胃汤，复胃中津液，以邪气未曾深入下焦。若口燥咽干，乃少阴之液无以上供，神昏欲眠，有少阴但欲寐之象，故与复脉。

八、热邪深入，或在少阴，或在厥阴，均宜复脉。

此言复脉为热邪劫阴之总司也。盖少阴藏精，厥阴必待少阴精足而后能生，二经均可主以复脉者，乙癸同源也。

加减复脉汤方（甘润存津法）

炙甘草六钱　干地黄六钱　生白芍六钱　麦冬不去心，五钱　阿胶三钱　麻仁三钱（按：柯韵伯谓：旧传麻仁者误，当系枣仁。彼从心悸动三字中看出传写之误，不为无见，今治温热，有取于麻仁甘益气，润去燥，故仍从麻仁。）

水八杯，煮取八分三杯，分三次服。剧者加甘草至一两，地黄、白芍八钱，麦冬七钱，日三夜一服。

救逆汤方（镇摄法）

即于加减复脉汤内去麻仁，加生龙骨四钱，生牡蛎八钱，煎如复脉法。脉虚大欲散者，加人参二钱。

九、下后大便溏甚，周十二时三四行，脉仍数者，未可与复脉汤，一甲煎主之；服一二日，大便不溏者，可与一甲复脉汤。

一甲煎（咸寒兼涩法）

生牡蛎碾细，二两

水八杯，煮取三杯，分温三服。

一甲复脉汤方

即于加减复脉汤内，去麻仁，加牡蛎一两。

十、下焦温病，但大便溏者，即与一甲复脉汤。

温病深入下焦劫阴、必以救阴为急务。然救阴之药多滑润，但见大便溏，不必待日三四行，即以一甲复脉法，复阴之中，预防泄阴之弊。

十一、少阴温病，真阴欲竭，壮火复炽，心中烦，不得卧者，黄连阿胶汤主之。

黄连阿胶汤方（苦甘咸寒法）

黄连四钱　黄芩一钱　阿胶三钱　白芍一钱　鸡子黄二枚

水八杯，先煮三物，取三杯，去滓，纳胶烊尽，再纳鸡子黄，搅令相得，日三服。

十二、夜热早凉，热退无汗，热自阴来者，青蒿鳖甲汤主之。

青蒿鳖甲汤方（辛凉合甘寒法）

青蒿二钱　鳖甲五钱　细生地四钱　知母二钱　丹皮三钱

水五杯，煮取二杯，日再服。

十三、热邪深入下焦，脉沉数，舌干齿黑，手指但觉蠕动，急防痉厥，二甲复脉汤主之。

二甲复脉汤方（咸寒甘润法）

即于加减复脉汤内，加生牡蛎五钱，生鳖甲八钱。

十四、下焦温病，热深厥甚，脉细促，心中大动，甚则心中痛者，三甲复脉汤主之。

三甲复脉汤方（同二甲汤法）

即于二甲复脉汤内，加生龟甲一两。

十五、既厥且哕（俗名呃忒），脉细而劲，小定风珠主之。

小定风珠方（甘寒咸法）

鸡子黄生用，一枚　真阿胶二钱　生龟甲六钱　童便一杯　淡菜三钱

水五杯，先煮龟甲、淡菜得二杯，去滓，入阿胶，上火烊化，纳鸡子黄，搅令相得，再冲童便，顿服之。

十六、热邪久羁，吸烁真阴，或因误表，或因妄攻，神倦瘈疭，脉气虚弱，舌绛苔少，时时欲脱者，大定风珠主之。

大定风珠方（酸甘咸法）

生白芍六钱　阿胶三钱　生龟甲四钱　干地黄六钱　麻仁二钱　五味子二钱　生牡蛎四钱　麦冬连心，六钱　炙甘草四钱　鸡子黄生，二枚　鳖甲生，四钱

水八杯，煮取三杯，去滓，再入鸡子黄，搅令相得，分三次服。喘加人参，自汗者加龙骨、人参、小麦，悸者加茯神、人参、小麦。

十七、壮火尚盛者，不得用定风珠、复脉。邪少虚多者，不得用黄连阿胶汤。阴虚欲痉者，不得用青蒿鳖甲汤。

十八、痉厥神昏，舌短，烦躁，手少阴证未罢者，先与牛黄紫雪辈，开窍搜邪；再与复脉汤存阴，三甲潜阳，临证细参，勿致倒乱。

十九、邪气久羁，肌肤甲错，或因下后邪欲溃，或因存阴得液蒸汗，正气已虚，不能即出，阴阳互争而战者，欲作战汗也，复脉汤热饮之。虚盛者加人参；肌肉尚盛者，但令静，勿妄动也。

二十、时欲漱口不欲咽，大便黑而易者，有瘀血也，犀角地黄汤主之。

犀角地黄汤方（甘咸微苦法）

干地黄一两　生白芍三钱　丹皮三钱　犀角三钱

水五杯，煮取二杯，分二次服，渣再煮一杯服。

二十一、少腹坚满，小便自利，夜热昼凉，大便闭，脉沉实者，蓄血也，桃仁承气汤主之，甚则抵当汤。

桃仁承气汤方（苦辛咸寒法）

大黄五钱　芒硝二钱　桃仁三钱　当归三钱　芍药三钱　丹皮三钱

水八杯，煮取三杯，先服一杯，得下止后服，不知再服。

抵当汤方（飞走攻络苦咸法）

大黄五钱　虻虫炙干为末，二十枚　桃仁五钱　水蛭炙干为末，五分

水八杯，煮取三杯，先服一杯，得下止后服，不知再服。

二十二、温病脉，法当数，今反不数而濡小者，热撤里虚也。里虚下利稀水，或便脓血者，桃花汤主之。

桃花汤方（甘温兼涩法）

赤石脂（半整用煎，半为细末调）一两　炮姜五钱　白粳米二合

水八杯，煮取三杯，去渣，入石脂末一钱五分，分三次服。若一服愈，余勿服。虚甚者加人参。

二十三、温病七八日以后，脉虚数，舌绛苔少，下利日数十行，完谷不化，身虽热者，桃花粥主之。

桃花粥方（甘温兼涩法）

人参三钱　炙甘草三钱　赤石脂细末，六钱　白粳米二合

水十杯，先煮参、草得六杯，去渣，再入粳米煮得三杯，纳石脂末三钱，顿服之。利不止，再服第二杯，如上法；利止停后服。或先因过用寒凉，脉不数，身不热者，加干姜三钱。

邪热不杀谷，亦有完谷一证，不可不慎，当于脉之虚实，并兼现之证辨之。

二十四、温病少阴下利，咽痛胸满心烦者，猪肤汤主之。

猪肤汤方（甘润法）

猪肤用白皮从内刮去肥，令如纸薄，一斤

上一味，以水一斗，煮取五升，去渣，加白蜜一升，白米粉五合，熬香，和令相得。

二十五、温病少阴咽痛者，可与甘草汤，不瘥者，与桔梗汤。

柯氏云：但咽痛而无下利胸满心烦等证，但甘以缓之足矣。不瘥者，配以桔梗，辛以散之也。

其热微，故用此轻剂耳。

甘草汤方（甘缓法）

甘草二两

上一味，以水三升，煮取一升半，去渣，分温再服。

桔梗汤方（苦辛甘升提法）

甘草二两　桔梗二两

法同前。

二十六、温病入少阴，呕而咽中伤，生疮不能语，声不出者，苦酒汤主之。

苦酒汤方（酸甘微辛法）

半夏制，二钱　鸡子去黄，纳上苦酒鸡子壳中，一枚

上二味，纳半夏着苦酒中，以鸡子壳置刀环中，安火上，令三沸，去渣，少少含咽之。不瘥，更作三剂。

二十七、妇女温病，经水适来，脉数耳聋，干呕烦渴，辛凉退热，兼清血分，甚至十数日不解，邪陷发痉者，竹叶玉女煎主之。

竹叶玉女煎方（辛凉合甘寒微苦法）

生石膏六钱　干地黄四钱　麦冬四钱　知母二钱　牛膝二钱　竹叶三钱

水八杯，先煮石膏、地黄得五杯，再入余四味，煮成二杯，先服一杯，候六时复之，病解停后服，不解再服（上焦用玉女煎去牛膝者，以牛膝为下焦药，不得引邪深入也。兹在下焦，故仍用之）。

二十八、热入血室，医与两清气血，邪去其半，脉数，余邪不解

者，护阳和阴汤主之。

护阳和阴汤方（甘凉甘温复法，偏于甘凉，即复脉汤法也）

白芍五钱　炙甘草二钱　人参二钱　麦冬连心炒，二钱　干地黄炒，三钱

水五杯，煮取二杯，分二次温服。

二十九、热入血室，邪去八九，右脉虚数，暮微寒热者，加减复脉汤，仍用参主之。

加减复脉汤仍用参方

即于前复脉汤内，加人参三钱。

三十、热病，经水适至，十余日不解，舌萎饮冷，心烦热，神气忽清忽乱，脉右长左沉，瘀热在里也，加减桃仁承气汤主之。

加减桃仁承气汤方（苦辛走络法）

大黄制，三钱　桃仁炒，三钱　细生地六钱　丹皮四钱　泽兰二钱　人中白二钱

水八杯，煮取三杯，先服一杯，候六时，得下黑血，下后神清渴减，止后服。不知，渐进。

三十一、温病愈后，嗽稀痰而不咳，彻夜不寐者，半夏汤主之。

半夏汤方（辛甘淡法）

半夏制，八钱　秫米即俗所谓高粱是也，古人谓之稷，今或名为芦稷，如南方难得，则以薏仁代之，二两

水八杯，煮取三杯，分三次温服。

三十二、饮退则寐，舌滑，食不进者，半夏桂枝汤主之。

此以胃腑虽和，营卫不和，阳未卒复，故以前半夏汤合桂枝汤，调其营卫，和其中阳，自能食也。

半夏桂枝汤方（辛温甘淡法）

半夏六钱　秫米一两　白芍六钱　桂枝虽云桂枝汤，却用小建中汤法。桂

枝少于白芍者，表里异治也，四钱　炙甘草—钱　生姜三钱　大枣去核，二枚

水八杯，煮取三杯，分温三服。

三十三、温病解后，脉迟，身凉如水，冷汗自出者，桂枝汤主之。

此亦阳气素虚之体质，热邪甫退，即露阳虚。故以桂枝汤复其阳也。

桂枝汤方见上焦篇。但此处用桂枝，分量与芍药等，不必多于芍药也；亦不必啜粥再令汗出，即仲景以桂枝汤小和之法是也。

三十四、温病愈后，面色萎黄，舌淡，不欲饮水，脉迟而弦，不食者，小建中汤主之。

此亦阳虚之质也，故以小建中，小小建其中焦之阳气，中阳复则能食，能食则诸阳皆可复也。

小建中汤方（甘温法）

白芍酒炒，六钱　桂枝四钱　炙甘草三钱　生姜三钱　大枣去核，二枚　胶饴五钱

水八杯，煮取三杯，去渣，入胶饴，上火烊化，分温三服。

三十五、温病愈后，或一月，至一年，面微赤，脉数，暮热，常思饮，不欲食者，五汁饮主之，牛乳饮亦主之。病后肌肤枯燥，小便溺管痛，或微燥咳，或不思食，皆胃阴虚也，与益胃、五汁辈。

前复脉等汤，复下焦之阴，此由中焦胃用之阴不降，胃体之阳独亢，故以甘润法救胃用，配胃体，则自然欲食，断不可与俗套开胃健食之辛燥药，致令燥咳成痨也。

（节录自《温病条辨》）

王孟英

论六气阴阳，发挥暑湿，详明证治
辨新感伏邪，斡旋枢机，清化痰热

王孟英（1808~1868），名士雄，清代医家

叶天士外感温热篇见解

仲景论伤寒，又可论疫证，麻桂、达原不嫌峻猛。此论温病，仅宜轻解。况本条所列，乃上焦之治，药重则过病所。吴茭山云：凡气中有热者，当行清凉薄剂。吴鞠通亦云：治上焦如羽，非轻不举也。观后章论中下焦之治，何尝不用白虎、承气等法乎！章氏未深探讨，曲为盖护，毋乃视河海为不足，而欲以泪益之耶。华岫云尝云：或疑此法仅可治南方柔弱之躯，不能治北方刚劲之质。余谓不然，其用药有极轻清、极平淡者，取效更捷，苟能悟其理，则药味分量或可权衡轻重，至于法则不可移易。盖先生立法之所在，即理之所在，不遵其法，则治不循理矣。南北之人强弱虽殊，感病之由则一也，其补泻温凉，岂可废绳墨而出范围之外乎！况姑苏商旅云集，所治岂皆吴地之人哉！不必因其轻淡而疑之也。又叶氏《景岳发挥》云：西北人亦有弱者，东南人亦有强者，不可执一而论。故医者，必先议病而后议药，上焦温证，治必轻清，此一定不易之理法，天士独得之心传，不

必章氏曲为遮饰也。

　　此虽先生口授及门之论，然言简义赅，不可轻移一字。本条主以甘寒，重则如玉女煎者，言如玉女煎之石膏、地黄同用，以清未尽之热，而救已亡之液。以上文曾言邪已入营，故变白虎加人参法，而为白虎加地黄法。杨云：慧心明眼，绝世聪明。不曰白虎加地黄，而曰如玉女煎者，以简捷为言耳。唐本删一"如"字，径作"重则玉女煎"，是印定为玉女煎之原方矣。鞠通、虚谷因而袭误。岂知胃液虽亡，身热未退，熟地、牛膝安可投乎！余治此证，立案必先正名，曰"白虎加地黄汤"，斯为清气血两燔之正法。至必验之于舌，乃治温热之要旨，故先发之于此，而后文乃详言之，唐氏于"必"上加一"此"字，则验舌之法，似仅指此条言者。可见一言半语之间，未可轻为增损也。

　　汪按：此条辨析甚当。心细如发，斯能胆大于身也。

　　以心肺同居膈上，温邪不从外解，易于逆传，故首节言内陷之治，次明救液之法，末言不传营者，可以战汗而解也。第邪既始终流连气分，岂可但以初在表者为释？盖章氏疑益胃为补益胃气，故未能尽合题旨。夫温热之邪，迥异风寒，其感人也，自口鼻入，先犯于肺，不从外解，则里结而顺传于胃。胃为阳土，宜降宜通，所谓腑以通为补也，故下章即有分消走泄以开战汗之门户云云。可见益胃者，在疏瀹其枢机，灌溉汤水，俾邪气松达，与汗偕行，则一战可以成功也。杨云：此与章注均有至理，不可偏废，学者兼观并识，而于临证时择宜而用之，则善矣。即暑疫之邪在膜原者，治必使其邪热溃散，直待将战之时，始令多饮米汤或白汤，以助其作汗之资。审如章氏之言，则疫证无战汗之解矣。且战汗在六七朝或旬余者居多，岂竟未之见耶！若待补益而始战解者，间亦有之，以其正气素弱耳，然亦必非初在表之候也。

　　章氏此释，于理颇通，然于病情尚有未协也。其所云分消上下之势者，以杏仁开上，厚朴宣中，茯苓导下，似指湿温，或其人素有痰饮者而言，故温胆汤亦可用也。杨云：此释精确，胜章注远甚。试以《指南》温湿各案参之自见。若风温流连气分，下文已云到气才可清气，所谓清气者，但宜展气化以轻清，如栀、芩、蒌、苇等味是也。虽不可遽用寒滞之药，而厚朴、茯苓亦为禁剂。彼一闻温病即乱投寒凉，固属可慨。

　　汪按：今人畏凉药，并轻清凉解每多疑虑，至温补升燥，则恣用无忌，实此等医人阶之厉也。而不辨其有无湿滞概用枳朴，亦岂无遗憾乎？至转疟之机括一言，原指气机通达，病乃化疟则为邪杀也，从此迎而导之，病自渐愈。奈近日市医，既不知温热为何病，柴、葛、羌、防、随手浪用，且告病家曰：须服几剂柴胡，提而为疟，庶无变端。病家闻之，无不乐从，虽至危殆，犹曰提疟不成，病是犯真，故病家死而无怨，医者误而不悔，彼此梦梦，亦可慨也夫。汪按：此辨尤精当明析，切中时弊。

　　又按：五种伤寒，惟感寒即病者为正伤寒。乃寒邪由表而受，治以温散，尤必佐以甘草、姜、枣，俾助中气以托邪外出，亦杜外邪而不使内入。倘邪在半表半里之界者，治宜和解，可使转而为疟。其所感之风寒较轻而入于少阳之经者，不为伤寒，则为正疟。脉象必弦，皆以小柴胡汤为主方。设冬伤于寒而不即病则为春温、夏热之证，其较轻者，则为温疟、瘅疟。轩、岐、仲景皆有明训，何尝概以小柴胡汤治之耶！若感受风温、湿温、暑热之邪者，重则为时感，轻则为时疟，而温、热、暑、湿诸感证之邪气流连者，治之得法，亦可使之转疟而出。统而论之，则伤寒有五，疟亦有五。盖有一气之感证，即有一气之疟疾，不过重轻之别耳！今世温热多而伤寒少，故疟亦时疟多而正疟少，温、热、暑、湿既不可以正伤寒法治之，时疟岂可以正疟法治之哉？其间二日而作者，正疟有之，时疟亦有之，名曰三阴疟，以邪入三阴之经也，不可误解为必属阴寒之病。医者不知五气皆能为疟；颠顶施治，罕切病情，故世人患疟，多有变证，或至缠绵岁月，以致俗人有疟无正治，疑为鬼祟等说。然以徐洄溪、魏玉横之学识，尚不知此，况其他乎！惟叶氏精于温、热、暑、湿诸感，故其治疟也，一以贯之。余师其意，治疟鲜难愈之证。曩陈仰山封翁询余曰：君何治疟之神哉？殆别有秘授也。余谓：何秘之有！第不惑于昔人之谬论，而辨其为风温、为湿温、为暑热、为伏邪，仍以时感法清其源耳。近杨素园大令重刻余案，评云：案中所载多温疟、暑疟，故治多凉解，但温疟虽宜凉解，尤当辨其邪之在气、在营也。缪仲淳善治暑疟，而用当归、牛膝、鳖甲、首乌等血分药于阳明证中，亦属非法。若湿温为疟，与暑邪挟湿之疟，其湿邪尚未全从热化者，极要留意。况时疟之外，更有瘀血、顽痰、阳维为病等证，皆有寒热如疟之象，最宜谛审。案中诸治略备，阅者还须于凉解诸法中，缕析其同异焉。

外感温病，如此看法，风寒诸感，无不皆然，此古人未达之旨。近惟王清任知之。若伏气温病，自里出表，乃先从血分而后达于气分。芷卿云：论伏气之治，精识直过前人，然金针虽度，其如粗工之聋聩何？故起病之初，往往舌润而无苔垢，但察其脉软而或弦、或微数，口未渴而心烦恶热，即宜以清解营阴之药，迨邪从气分而化，苔始渐布，然后再清其气分可也。伏邪重者，初起即舌绛咽干，甚有肢冷脉伏之假象，亟宜大清阴分伏邪，继必厚腻黄浊之苔渐生，此伏邪与新邪先后不同处，更有邪伏深沉，不能一齐外出者。虽治之得法，而苔退舌淡之后，逾一二日舌复干绛，苔复黄燥，正如抽蕉剥茧层出不穷，不比外感温邪，由卫及气、自营而血也。杨云：阅历有得之言，故语语精实，学者所当领悉也。秋月伏暑证，轻浅者邪伏膜原，深沉者亦多如此，苟阅历不多，未必知其曲折乃尔也，附识以告留心医学者。余医案中凡先治血分，后治气分者，皆伏气病也，虽未点明，读者当自得之。

热胜于湿，则黄如橘子色而鲜明；湿胜于热，则色沉晦而如熏黄。皆属阳证，而非阴黄也。

所谓六气，风、寒、暑、湿、燥、火也。分散阴阳，则《素问》云：寒暑六入，暑统风火，阳也；寒统燥湿，阴也。言其变化，则阳中惟风无定体，有寒风、有热风，阴中则燥湿二气有寒有热。至暑乃天之热气，流金铄石，纯阳无阴，或云阳邪为热，阴邪为暑者，甚属不经。经云：热气大来，火之胜也，阳之动，始于温，盛于暑。盖在天为热，在地为火，其性为暑，是暑即热也，并非二气。或云，暑为兼湿者亦误也。暑与湿原是二气，虽易兼感，实非暑中必定有湿也。譬如暑与风亦多兼感，岂可谓暑中必有风耶！若谓热与湿合，始名为暑，然则寒与风合，又将何称？更有妄立阴暑、阳暑之名者，亦属可笑。如果暑必兼湿，则不可冠以"阳"字，若知暑为热气，则不可冠以"阴"字，其实彼所谓阴者，即夏月之伤于寒湿者耳！设云暑有阴阳，则寒亦有阴阳矣。不知寒者，水之气也，热者，火之气也，水火定位，寒热有一定之阴阳。寒邪传变，虽能化热而感于人也，从无阳寒之说。人身虽有阴火，而六气中不闻有寒火之名。暑字从日，日为天上之火。寒字从"仌"，仌为地下之水，暑邪易入心经，寒邪先犯膀胱，霄壤不同，各从其类。故寒暑二气，不比风、燥、湿有可阴可阳之不同也。况夏秋酷热，始名为暑，冬春之热，仅名为温，而风、寒、燥、湿，皆能化火。今曰六气之邪有阴阳之不同，又随人身之阴阳变化，毋乃太无分别乎！至面白体丰之人，既病湿热，应用清凉，本文业已明言，但病去六七，不可过用寒凉耳！非谓病未去之初，不可用凉也。今云与面苍形瘦之治法正相反，则未去六七之前，亦当如治寒湿之用姜、附、参、术矣。阳奉阴违，殊乖诠释之体。若脾湿阴黄，又岂栀柏汤苦寒纯阴之药可治哉！本文云：救阴不在血，而在津与汗，言救阴须用充液之药，以血非易生之物，而汗需津液以化也。唐本，于血津上加"补养"字，已属蛇足，于汗上加"测"字，则更与"救"字不贯。章氏仍之，陋矣！

又按：寒、暑、燥、湿、风，乃五行之气合于五脏者也。惟暑独盛于夏令，火则四时皆有，析而言之，故曰六气。然三时之暖燠，虽不可以暑称之，亦何莫非丽日之煦照乎？须知暑即日之气也。日为众阳之宗，阳燧承之，火立至焉。以五行论，言暑则火在其中矣，非五气外另有一气也。若风、寒、燥、湿，悉能化火，此由郁遏使然，又不可与天之五气统同而论矣。

又按：茅雨人云：本文谓湿胜则阳微，其实乃阳微故致湿胜也。此辨极是，学者宜知之。

伤寒化热，固是阳邪，湿热凝滞者，大便虽不干结，黑如胶漆者有之，岂可目为阴邪，谓之浊邪可也。惟其误为阴邪，故复援温脾汤下寒实之例，而自诩下阳虚之湿热，为深得仲景心法，真为经临证之言也。似是而非，删去不录。

凡视温证，必察胸脘，如拒按者，必先开泄。若苔白不渴多挟痰湿，轻者，橘、蔻、菖、薤；重者，枳实、连、夏皆可用之。虽舌绛神昏，但胸下拒按，即不可率投凉润，必参以辛开之品，始有效也。连上章皆申明邪在气分之治法，而分别营卫气血之浅深，身形肥瘦之阴阳，苔色黄白之寒热，可谓既详且尽矣。而下又申言察苔以辨证，真千古开群朦也。

章氏所释：白为寒，非大温其湿不去是也。然苔虽白而不燥，还须问其口中和否，如口中自觉黏腻，则湿渐化热，仅可用厚朴、槟榔等苦辛微温之品。口中苦渴者，邪已化热，不但大温不可用，必改用淡渗苦降微凉之剂矣。或渴喜热饮者，邪虽化热，而痰饮内盛也，宜温胆汤加黄连。杨云：原论已极郑重周详，此更辨别疑似，细极毫芒，可见心粗胆大者，必非真学问人也。

热已入营则舌色绛，胃火铄液则舌心干，加黄连、石膏于犀角、生地等药中，以清营热而救胃津，白虎加生地之例也。

光绛而胃阴亡者，炙甘草汤去姜、桂，加石斛，以蔗浆易饴糖。干绛而火邪劫营者，晋三犀角地黄汤加元参、花粉、紫草、银花、丹参、莲子心、竹叶之类。若尤氏所云，不能饮冷者，乃胃中气液两亡，宜复脉汤原方。

汪按：以蔗浆易饴糖，巧妙绝伦，盖温证虽宜甘药，又不可滞中也。

舌心是胃之分野，舌尖乃心之外候，心胃两清，即白虎加生地、黄连、犀角、竹叶、莲子心也。津干火盛者，再加西洋参、花粉、梨汁、蔗浆可耳。心火上炎者，导赤汤入童溲尤良。

有初起舌干而脉滑脘闷者，乃痰阻于中而液不上潮，未可率投补益也。

秦皇士云：凡渴不消水，脉滑不数，亦有舌苔生刺者，多是表邪挟食，用保和加竹沥、莱菔汁，或栀豉加枳实并效。若以寒凉抑郁，则谵语发狂愈甚，甚则口噤不语矣。有斑疹内伏，连用升提而不出，用消导而斑出神清者。若荤腥油腻，与邪热斑毒纽结不解，唇舌焦裂，口臭牙疳，烦热昏沉，与以寻常消导，病必不解，徒用清里，其热愈甚。设用下夺，其死更速，惟用升麻葛根汤以宣发之，重者，非升麻清胃汤不能清理肠胃血分中之膏粱积热，或再加山楂、槟榔，多有生者。愚谓病从口入，感证夹食为患者不少，秦氏著《伤寒大白》，于六法外特补消导一门，未为无见。所用莱菔汁，不但能消痰食，即燥火闭郁，非此不清。用得其当，大可起死回生。郭云台极言其功，余每与海蛇同用。其功益懋。

浊气上泛者，涎沫厚浊，小溲黄赤，脾虚不摄者，涎沫稀黏，小溲清白，见证迥异。虚证宜温中以摄液，如理中或四君加益智之类可也。何亦以降浊为言乎？疏矣！辨别种种白苔证治之殊，似兼疫证之舌苔而详论之，试绎之，则白苔不必尽属于寒也。

更有阴虚而黑者，苔不甚燥，口不甚渴，其舌甚赤，或舌心虽黑，无甚苔垢，舌本枯而不甚赤，证虽烦渴便秘，腹无满痛，神不甚昏，俱宜壮水滋阴，不可以为阳虚也。若黑苔望之虽燥而生刺，但渴不多饮，或不渴，其边或有白苔，其舌本淡而润者，亦属假热，治宜温补。其舌心并无黑苔，而舌根有黑苔而燥者，宜下之，乃热在下焦也。若舌本无苔，惟尖黑燥，为心火自焚，不可救药。

茅雨人云：凡起病发热胸闷，遍舌黑色而润，外无险恶情状，此胸膈素有伏痰也，不必张皇，止用薤白、栝蒌、桂枝、半夏一剂，黑苔即退。或不用桂枝，即枳壳、桔梗亦效。

温热病舌绛而白苔满布者，宜清肃肺胃。更有伏痰内盛，神气昏瞀者，宜开痰为治。黑斑蓝斑，亦有可治者。

治温医案

一、气促自汗，神昏瘈疭案

许自堂令孙子社，患感，延至秋杪，证交二十八日，诸医束手。渠伯母鲍玉士夫人，荐孟英诊之，左部数，右手俨若鱼翔，痰嗽气促，自汗瘈疭，苔色灰厚，渴无一息之停，垂危若是。而皓首之祖、孀母、少妻，相依为命，环乞拯救，甚可悯也。孟英曰：据脉莫能下手，吾且竭力勉图。第恐一齐众楚，信任不坚，则绝无可望之机矣。其母长跽而言曰：惟君所命，虽砒鸩勿疑也。于是先以竹叶石膏汤加

减，至五剂，气平嗽减，汗亦渐收，苔色转黑，舌尖露绛。改投元
参、生地、犀角、石膏、知母、花粉、竹叶、银花等药，又五剂，瘈
疭渐减，舌绛渐退。彼妇翁召羽士为之拜斗，飞符噀水，鼓乐喧阗，
病者即谵妄不安，神昏如醉，羽士反为吓退。黉夜速（延）孟英视之，
与紫雪钱余，神即清爽，仍用前方，重加竹沥。服八剂，始解黑如胶
漆之大便，而黑苔渐退，右脉之至数始清。惟烦渴不减，令其恣啖北
梨，舌才不燥，痰出亦多。又六剂，舌色乃淡，溲出管痛，热邪得从
下行矣。凡十二日之间，共服大剂寒凉，已二十四帖。计用犀角三两
有奇，而险浪始平。续以前法缓制，服六剂，又解黑矢五次，手足始
知为己有。又五剂，筋络之振惕始定，略能侧卧，呓语乃息，渐进稀
糜。继灌甘润充其胃汁。七八剂后，渴止知饥，脉皆和缓。又浃旬，
谷食乃复。又旬余，便溺之色始正。前后共下黑矢四十余次，苔色亦
净，授滋填善后而康。是役也，凡同道暨许之族人戚友，莫不以为秋
冬之交，用药偏寒。况病延已久，败象毕呈，苟不即投峻补，必致失
手。既闻鲍夫人云：归许氏二十余年，目击多人，无不死于温补。此
等病曾见之，此等药盖未尝闻也。孰知如此之证，有如此之治，求之
古案亦未前闻，传诸后贤，亦难追步。盖学识可造，而肠热胆坚，非
人力所能及。此孟英所以为不世出之良医也。（《王孟英医案》）

二、伏暑在肺案

壬申八月，范蔚然，患感旬余，诸医束手。孟英治之，见其气
促音微，呃忒自汗，饮水下咽，随即倾吐无余。曰：伏暑在肺，必由
温散以致剧也。盖肺气受病，治节不行，一身之气，皆失其顺降之
机，即水精四布，亦赖清肃之权以主之，气既逆而上奔，水亦泛而上
溢矣。但清其肺，则诸恙自安。阅前服诸方，始则柴、葛、羌、防以
升提之，火借风威，吐逆不已，犹谓其胃中有寒，改用桂枝干姜以温

燥之，火上添油，肺津欲绝，自然气促音微，疑其虚阳将脱也。径予：（人）参、（当）归、蛤蚧、柿蒂、丁香以补而纳之，愈补愈逆，邪愈不出，欲其愈也难矣。亟摒前药，以泻白散合清燥救肺汤，数服而平。

按：伏暑在肺，误投温补，复误温燥，诸医束手，王氏辨证求本，以泻白散合清燥救肺汤救逆而愈。

三、戴阳证案

何叟，年近八旬，冬月伤风，有面赤气逆，烦躁不安之象。孟英曰：此喻氏所谓伤风亦有戴阳证也，不可忽视。以东洋人参、细辛、炙甘草、熟附片、白术、白芍、茯苓、干姜、五味、胡桃肉、细茶、葱白，一剂而瘳。孟英曰：此真阳素虚，痰饮内动，卫阳不固，风邪外入，有根蒂欲拔之虞。误投表散，一汗亡阳。故以真武、四逆诸法，回阳镇饮，攘外安内以为剂，不可施之阳实邪实之伤寒。

按：本例患者已近80高龄，下元衰惫，真阳式微，故伤风小恙虽未经发散，亦足以扰动元阳，夹宿疾之痰饮而浮越。细玩此案用方，理法严谨，温补又有散邪，助阳不过燥，无太过与不及之弊。

四、温病直陷营血案

翁嘉顺，亦染温病，初发热，即舌赤而渴，脉数且涩。孟英曰：非善证也。盖阴虚有素，值此忧劳哀痛之余，五志内燔，温邪外迫，不必由卫及气，自气而营。急予清营，继投凉血，病不稍减，病来颇恶，治虽合法，势必转重。病果日重，昏瞀耳聋，自利红水，目赤妄言。孟英惟以晋三犀角地黄汤加银花、石膏、知母、石斛、栀（子）、贝（母）、花粉、石菖蒲、竹沥、竹茹、凫茈、海蜇等，出入为用，至10余剂，舌上忽布秽浊垢苔，口气喷出，臭难向迩，手冷如冰，头面自汗。孟英曰：生机也。阴虚热邪深入，余一以清营凉卫（血）之法，服已逾旬，始得营阴渐振，推邪外出，乃现此苔，惟本元素弱，不能战解，故显肢冷，而汗仅出于头面，非阳虚欲脱也。复予甘寒频灌，越三日，汗收热退，苔化肢温。此病自始迄终，犀角共服三两许，未犯一毫相悖之药，继以滋填肾阴而康。

按：患者素体阴虚，忧劳哀痛，五志动火，温病伏邪内发，先投清营，继予凉血，病势转重，更见目赤妄言，自利红水，遂成营气两燔之候。王氏以犀角地黄汤凉营散血，加白虎以清气分之热，更佐以豁痰开窍，芳香解毒诸品。至10余剂，始得浊苔外露，口臭难闻，此时病邪始得从气分透发矣。然以本元弱，气阴两伤，不能战解，法惟甘寒频灌，益胃而愈。

五、阴虚温病案

姚某年未三旬，烟瘾甚大，吸受温邪，胁痛筋掣，气逆痰多，热壮神昏，茎缩自汗。孟英诊之，脉见芤数，舌绛无津，有阴虚阳越、热炽液涸之险。况初发即尔，其根蒂之不坚可知。予犀（角）、羚（羊）、元参、知母壮水息风，苁蓉、楝实、鼠矢、石英潜阳镇逆，沙参、麦冬、石斛、玉竹益气充津，花粉、栀子、银花、丝瓜络蠲痰清热，一剂知，四剂安。随以大剂养阴而愈。

按：石念祖在本案绎注中云："阴虚阳越，热炽液枯，本病也。气逆痰多，标病也。本急则本反为标，故方中治本之药多于治标，且阴虚之痰，补之则气行痰降。"（《王氏医案绎注》）本例已有阴虚阳越，热炽液涸之险，诚如吴鞠通曰："病温之人，精血虚甚，则无阴以胜温病，故死。"孟英对此本虚标实者，采用按势运筹的用药方法安内攘外。如此验证，仅四剂而转危为安。此案给后世提示了一个治疗阴虚温病的精妙法则。

六、风温"顺传胃腑"案

沈裕昆妻，偶发脘痛，范某予逍遥法，痛颇止，而发热咽痛，顾听泉知感温邪，予清解法，痛已止而热不退。七日后目闭鼻塞，耳聋肢搐、不言语、不饮食。孟英往诊，见其外候如是，而左手诊毕即缩回，旋伸右手备诊。曰：非神昏也。继挖牙关，察其苔色，白滑，询知大便未行。曰：病是风温，然不逆传膻中，而顺传胃腑，证可无恐。此证如此骇人，因素有痰饮盘踞胃中，外邪入之，得以凭借，苔色之不形黄燥，亦此故耳。不可误认为寒，脉象既形弦滑以数，但令痰饮一降，苔必转黄。昔人于温证，仅言逆传，不言顺传，后世遂误执伤寒在足经，温邪在手经，不知经络贯串，岂容界限？喻氏嘉言谓伤寒亦传手经，但足经先受之耳。吾谓温热亦传足经，但手经先受之耳。盖自肺之心包，病机渐进而内陷，故曰逆。自肺之胃腑，病机欲出而下行，故曰顺。今邪虽顺传，欲出不能，所谓"胃病则九窍不和"，与逆传神昏之犀角地黄汤证大相径庭。郭云台云："胃实不和，投滚痰而非峻。"可谓治斯痰之真诠。遂书小陷胸合蠲饮六神汤加枳朴，以莱菔煮水煎药，和入竹沥一杯，送下礞石滚痰丸四钱。且谓：既患骇人之病，必服骇人之药。药不瞑眩，厥疾勿瘳。翌日诊，脉症不甚减。询知昨药分数次而服下。孟英曰：是势分力缓之故，如法服之，黎明果解出胶韧痰秽数升，各恙即减，略吐语言，稍啜稀粥，苔转黄燥，药改轻清，渐以向安，嗣与育阴柔肝而愈。

按：本病初起，范某误认杂病，顾医知是温邪，忽略夹痰，七日后病情转剧，乃温热之邪与痰浊互结中焦，王氏从神识举动分析，症虽不语，而非神昏，亦非邪入膻中之候。此乃温邪顺传阳明，痰热内阻，"胃实而九窍不和"，孟英对本病着意通降祛痰，更用竹沥送礞石滚痰丸苦寒之峻剂，攻泄顽痰，荡涤腑垢。药中病所，一剂"闭开"

而痰去，诸症即减。

七、伏暑热炽阴涸案

陈芝田，仲夏患感，诸医投以温散，延至旬日，神昏谵妄，肢搐耳聋，舌黑唇焦，囊缩溺滴，胸口隐隐微斑。孟英诊之，脉细数而促。曰：阴亏热炽，液将涸矣。用西洋参、元参、生地、二冬、知（母）、（黄）柏、楝实、石斛、白芍、甘草梢、银花、木通、犀角、石菖蒲，大剂投之。次日其家人云：七八日来小溲不过涓滴，昨服药后六七个时辰解得小溲半杯。孟英曰：此即转机也。然阴气枯竭，甘凉濡润不厌其多，于前方再加龟甲、鳖甲、百合须、花粉，大锅煎之，频灌勿歇，如是者八日，神气始清，诸恙悉退，纯用滋阴之药，调治匝月而瘳。孟英云：温热液涸神昏，有投犀角地黄芩药至十余剂始得神清液复者。

按：伏暑误投温散，神昏谵妄，隐隐微斑，为热邪深入营分之候。舌黑唇焦，囊缩溺滴，是阴津涸竭之征。肢搐耳聋，乃肝风内动，孟英以救液养阴为第一要务，佐以清热解毒，息风开窍为治。服后阴津渐复，小便增多。更助以花粉、百合之生津化痰；龟甲、鳖甲之潜阳息风。频灌勿歇者，意增一分阴液，便多一分生机。本案乃两者之结合，冶增液救阴和急下存阴于一炉，匠心独具，启人茅塞。

八、春温用下案

王皱石弟，患春温，始则谵语发狂，连服清解大剂，遂昏沉不语，肢冷如冰，目闭不开，遗溺不饮，医皆惧。孟英诊其脉，弦大而缓滑，黄腻之苔满布，秽气直喷。投承气汤加银花、石斛、黄芩、竹茹、元参、石菖蒲，下胶黑矢甚多，而神识稍清，略进汤饮。次日，去硝、黄，加海蛇、莱菔、黄连、石膏，服二剂而战解肢和，苔退进粥，不劳余力而愈。

按：春温热结阳明腑实证，王氏以急下救阴为治，从秽气喷人一症以真识假知系实热内聚。故以釜底抽薪，方克有济。王氏因温病用下法"救活独多，不胜缕载"。柳宝诒云："邪热入胃，则不复他传，故温热病热结胃腑，得攻下而解者，十居六七"。(《温热逢源》) 于此可见，通下一法于温病治疗，至关重要。

九、湿温误补案

孟英切康伯侯脉，滑数而左歇右促。且肝部（左关）间有雀啄，气口（右寸）又兼解索。望其面宛如熏黄，头汗自出，呼吸粗促，似不接续，坐卧无须臾之宁，便溺涩滞，浑赤极臭，心下坚硬拒按，形若覆碗。舌色边紫苔黄，殊不甚干燥。问其所苦，曰：口渴甜腻，不欲饮食。苟一合眼，即气升欲喘，烦躁不能自持，胸中懊憹，莫可言状。孟英曰：此由湿热误补，漫无出路，充斥三焦，气机为其阻塞而不流行。蔓延日久，津液凝滞而成痰饮。医见肢冷自汗，不知病由壅闭而然，欲以培正。凡脉证多怪，皆属于痰，今胸痞如斯，略无痰吐，由痰能阻气，气不能运痰。宜于温胆（汤）中加薤白、蒌仁通其胸中之阳；又合小陷胸（汤），此为治饮痞之圣法。参以栀、豉泄其久郁之热以除懊憹；佐以兰草，涤其陈腐之气以醒脾胃。连投二剂，各恙皆减，脉亦略和。病者误服大黄丸二次，承气汤半帖，孟英急止之，曰：畏虚进补固非，欲速妄攻亦谬。盖湿蒸为热，灼液成痰，病非一朝一夕而成，治以上下分消为是，不比热邪传腑，可一荡而愈也。越日，下部果渐肿。以前法加黄芩合泻心（汤）意，再配雪羹投之，痰果渐吐，痞亦日消。而自腹至足以及茎囊肿势日加。孟英谓：势已如此，难以遽消，但从三焦设法，则自上而下，病必无虞。前药嫌力不足，拟用河间桂苓甘露（饮）意。众议仍投前药。次日痰中带血甚多。孟英曰：湿热熏蒸不已，自气及营矣。以知（母）、（黄）柏、犀角、鳖甲、白芍、苡仁、贝母、石斛、茅根、麦冬、滑石、栀子、藕汁、童便，投之而止。逾数日又吐，且肢冷自汗，心馁畏脱。孟英曰：脉来屡变，无怪疑为大虚。然望、闻、问、切，不可独凭于指下。今溲如赭石汤，浑赤有滓，其为湿热之病，昭然若揭。初伤于气分，则津液受灼以为痰。继及于营分，则阴血不安而妄溢。邪气内盛，岂非病实？而真实类虚，前方令服二剂，血果止。孟英曰：血之复吐，由气分之邪扰之。欲清气道之邪，必先去其邪所依附之痰。盖津液即为邪热灼烁以成痰，痰即为邪热之窝巢。不妨峻攻其实，而缓行其势。初进滚痰丸三钱，得下泄气一次，为四旬余未有之通畅，连投滚痰丸数日，始解胶痰黑矢多遍，而小溲亦见清长。苔色亦退，寝食遂安，惟下部之肿犹尔。孟英曰：谛参脉证，病不在脾，况善饥便燥，口渴溺多，吾方虑转"消证"，亟投甘润之不遑，安可渗利伤阴，补土劫液耶？且脾虚下陷之肿，与湿盛而肿之肿，其膝之上下内外，形势必然相贯。今膝之上下内外凹凸迥判，毫无毗连。盖由湿热所酿之痰饮，既误补而痞塞中焦，复妄攻以流窜隧络，所谓不能一荡而蠲，势必旁趋四射。吾当以法取之。今又咳痰带血，而精神食饮如常。孟英曰：无恐也，此乃前次嚼三七太多，兜涩留瘀，最不宜止，吐而去之极妙。但须金木同治，冀咳止而血络不震动为要耳。与甘露饮加藕汁、童溺服之，四剂而止。咳嗽亦宁。于是专治其下部之肿，以固本丸加知（母）、（黄）柏、贝母、花粉、旋覆、橘络、丝瓜络、羚羊角、楝实、葱须、豆卷、薏苡、竹沥，出入为剂，二三帖间，其高突隆肿之处，即觉甚痒，搔之出水如汗，而作葱气。六七日后，两腿反觉干瘦燥痛，茎囊亦随之而消矣。孟英曰：用此润药消肿，尚且干燥咽痛，设从群议，投燥脾利水之剂，更当何如？盖寒湿则伤阳，热湿则伤阴，血液皆阴也。善后之法，还宜滋养血液，稍佐竹沥以搜

络中未涤之痰，使愈后不为他日之患，更属法中之法。服之饮食中节，便溺有权，幸无消渴之虞，竟愈。(《王氏医案绎注》)

按：本案病情复杂，湿热成痰是致病之因，由气及营便咯血，痰窜经隧而腿肿。如此等等，皆为病机演变之表现。对其治疗自始至终，以涤痰清络为基础，清营凉血，滋阴固本诸法，皆随证配伍。在治疗中，患者又误服大黄丸、承气汤半帖，孟英急止之。而咯血止后孟英又用礞石滚痰丸下之，使病情大有转机。此奥中之秘，正如曹炳章氏在眉批中云："前云不可妄投，此又投峻下之剂，何也？盖前徒攻其热，故不中病，而致生他证；此则直攻其痰，始能与病相当也。"言颇中肯。

辨六气属性，发挥暑气暑温

王士雄重视温病病因的研究，对六气属性辨析甚精。认为暑统风火而属阳，寒统燥湿而属阴。阳中之风无定体，有寒风、热风，其为病则为风寒、风热；阴中燥湿两气，有寒有热，其为病有凉燥、温燥、寒湿。惟暑乃天之热气，纯阳无阴。王氏的见解深刻，符合临床实际。

关于暑的概念，王士雄言："暑为日气"，提出"故暑也、热也、喝也，皆夏令一气之名也"(《温热经纬》)。关于暑的属性，指出暑气独盛于夏季，纯阳无阴，其性酷烈，能烁石流金。又指出，自然界气候的变化，阳热未盛则曰温，阳热大盛而曰暑，即：温为热之渐，暑为热之气。暑邪致病，皆是热证。王士雄认为暑与湿原是二气，暑为日气，湿为土气，霄壤不同，虽可合而为病，实非暑中必定有湿也，从而澄清了暑温与湿温的概念混乱。王氏指出，盛夏季节，天暑下逼，地湿上腾，土润溽暑，人处气交中，既受暑，复感湿，此乃暑邪兼夹湿邪，"犹之寒邪夹食，湿证兼风，俱是二病相兼，非谓暑中必有湿也"（《温热经纬》）。王氏又提出暑与心有同气相求的联系，谓"暑是火邪，心为火脏，邪易入之"（《温热经纬》），阐明了暑热病邪直中心包而致昏厥的发病原理。此外，王士雄认为："暑之属性为热，纯阳无阴，若妄立阴暑、阳暑之名，则不可冠以阴字。其实彼所谓阴者，即夏月之伤于寒湿者耳。设云暑有阴阳，则寒亦有阴阳矣。不知寒者水之气也，热者火之气也，水火定位，寒热有一定之阴阳，寒邪传变，虽能化热而感于人也，从无阳寒之说，人身虽有阴火，而六气中不闻有寒火之名，暑……为天上之火，寒……为地下之水，暑邪易入心经，寒邪先犯膀胱，霄壤不同，各从其类，故寒暑二气，不比风燥湿有可阴可阳之不同也"（《温热经纬》）。王氏说："因畏热贪凉而反生寒湿之病，乃夏月之伤寒也。虽在暑令，实非暑证，昔人以阴暑名之，谬矣。譬如避火而溺于水，拯者但可云出之于水，不可云出之于阴火也。"（《温热经纬》）。夏月因暑贪凉而病伤寒者多，治疗必以外散寒湿为主，王氏的论述切合实际。

对于气分暑病的治疗，王氏归纳为："无湿者白虎汤，夹湿者六一散。"（《湿热经纬》）。阳明是十二经脉之海，多气多血，抗邪力强，非邪盛不能入侵，惟酷之暑热，常能迳犯。暑热内郁阳明，外而肌腠，内而脏腑，无不受其熏灼，治宜清透外达，王氏多用白虎汤，常以米仁易粳米。因暑贪凉，寒邪束表，暑热内郁者，则用白虎汤加香薷、苏叶，既散表寒，又清暑热。暑伤津气者，白虎汤功于解热，若加人参则能补气生津。然津气虚甚，该方清暑有余，益气生津犹嫌不足，薛生白虽出东垣清暑益气汤，但仅有清暑之名，而无清暑之实，王士雄变化其法，拟西洋参、石斛、麦冬、黄连、竹叶、荷梗、知母、甘草、粳米、西瓜翠衣等治之，"以清暑热而益元气，无不应手取效也"（《温热经纬》），该方为白虎汤化裁方，结构严谨，流传甚广，称为王氏清暑益气汤。若暑热骤退，津气欲脱，王氏亦主张生脉散益气敛津而固脱，但暑热未净者不可妄投，恐收敛邪气。暑湿阻滞气分，王氏喜用六一散。该方原出刘河间《伤寒直格》，方中滑石甘淡性寒，擅专清暑，质重体滑，又可利尿渗湿，佐甘草利湿而不伤津，故为治疗暑湿之良药。妇女夏季新产，户牖紧闭，暑热内逼，最易患此，王士雄说："六一散既清暑热，又行瘀血，当此酷暑之令，诚为产妇第一方"（《王氏医案续编·卷一》）。他指出，产妇中暑，粗工不察天时人禀不齐，动辄生化汤，常常覆杯而毙。王氏阐发和推广六一散的应用，实发前人之未发。

暑灼胃津，王士雄强调"专宜甘寒，以充津液，不当用苦燥"（《温热经纬》）。常用梨汁、蔗浆汁、竹沥、西瓜汁、藕汁等，认为如得蕉花上露更好，如不可得，蕉根汁亦妙，诸品皆取原生药汁，甘寒气全，是暑伤胃津的对证良药。此外，他认为鲜猪肉汤是治疗暑伤胃津妙品，如云："若邪火已衰，津不能回者，宜用鲜猪肉数斤切大块，急火煮清汤，吹净浮油，恣意凉饮，乃急救津液之无上妙品"（《温热经纬》）。

暑风多见于小儿，撤热息风是其主要治法，王士雄根据小儿暑热动风及小儿体质特点，提出："暑风，取净黄土铺地上，饮以益元散、鲜竹叶汤立效"（《潜斋医学丛书十四种·潜斋简效方》）。例如曾经治一小儿，"发热肢搐，幼科与惊风药，遂神昏气促，汗出无溺，适孟英至而视之，曰暑也，令取蕉叶铺于泥地，与儿卧之，投以辰砂六一散加石膏、知母、西洋参、竹叶、荷花露，一剂而瘳；继有胡氏女病略同，儿科不治，因恳于孟英，亦以此法活之"（《王氏医案续编·卷一》）。

暑厥是暑热直犯心包，导致机窍阻闭，神志异常的营（血）分证。病势危急，必用急救疗法。王士雄主张首先将病人移入清凉之地，避免暑热续害；闭者宜开，"必以清心之药为君"（《温热经纬》），以开窍苏神；心包受邪，则营（血）分受热，故当治以凉营（血）解毒。清心开窍用紫雪丹或武侯行军散，凉营（血）解毒多用叶氏神犀丹（犀角、石菖蒲、黄芩、粪清、连翘、生地、银花、板蓝根、豆豉、玄参、花粉、紫草），或自制解毒活血汤（连翘、丝瓜络、淡紫菜、石菖蒲、川连、蚕沙、地丁、益母草、生米仁、银花、地浆水、生绿豆、生藕汁、白茅根、童便）。王士雄推崇神犀丹的应用，他说："温热、暑疫诸病，邪不即解，耗液伤营，逆传内陷，痉厥昏狂，谵妄发斑等证，但看病人舌苔干光，或紫绛，或圆硬，或黑苔，皆以此丹救之；若初病即觉神情昏躁，而舌赤口干者，是温暑直入营分，酷热之时，阴虚之体，及新产妇人患此最多，急须用此，多可挽回"（《王氏医案续编》），并善将神犀丹、紫雪丹并用而取捷效。

对于暑毒内伏，昏愦如迷之证，王氏还主张配合针刺疗法，他说："治法宜刺曲池、委中，以泄营分之毒，再灌以紫雪，清透伏邪，使其外达或可挽回"（《温热经纬》）。

辨新感伏邪，论病机传变迥异

在新感学说形成前，伏邪学说占主导地位。但新感学说的形成，持其论者则往往不承认伏邪温病；相反，持伏气论者亦有不赞同新感之说者。王士雄根据临床实际，确认两类温病的客观存在，《温热经纬》即按新感伏邪分类，如既有"仲景伏气温病篇"，又有"仲景外感热病篇"；他又将叶天士的《温证论治》改名为《外感温热篇》，意在突出新感，复将《幼科要略》易名为《三时伏气外感篇》，旨在伏气与新感对应。陈平伯《外感温病篇》专论新感、抨击伏邪，王士雄收其入《温热经纬》时，特将"篇中非伏气之说，皆为节去，弃瑕录瑜"

（《温热经纬》）。

感邪即病的温病称为新感温病。温邪从口鼻上受，首先犯肺。邪在肺卫，其传变途径及其方式王士雄归纳为三个方面：其一，正气较盛者，因正能敌邪，邪受挫而外解。如云："温邪始从上受，病在卫分，得从外解，则不传矣"。其二，邪从肺卫顺传胃肠，若其大便不闭，则邪有出路，易于治愈。他说邪在肺卫"不从外解，必致里结，是从上焦气分以及中下二焦者为顺传"。其三，邪不从气分下行，而从肺卫内陷心营（血）者，称为逆传。逆传之证，病情危重，预后差，王氏说："惟包络居膻中，邪不外解，又不下行，易于袭入，是以内陷营分者为逆传也。"

伏气温病是指感邪后不立即发病，邪气伏藏，过时而发的温病。王士雄对冬不藏精的解释，不局限房室因素，他说："藏于精者，春不病温，小儿之多温何耶？良以冬暖而失闭藏耳。夫冬岂年年皆暖欤，因父母以姑息为心，惟恐其冻，往往衣被过厚，甚则衮之以裘帛，虽天令潜藏，而真气已暗为发泄矣，温病之多，不亦宜乎。此理不但幼科不知，即先贤亦从未道及也"（《温热经纬》）。说明将息失宜，肾精亦可暗耗，而致邪气伏藏。伏藏之邪，可因春阳升动而引发，也可因新感时邪而激发，对于后者的鉴别，王士雄说："新邪引起伏邪者，初起微有恶寒之表证"。至于伏邪传变，则自里达表，但有正气亏甚者，邪气虽然外达，而又复陷入里，反复再三，犹如剥蕉抽茧。王士雄在《温热经纬·叶香岩外感温热篇》中说："若伏气温病，自里出表，乃先从血分而后达于气分，故起病之初，往往舌润而无舌垢，但察其脉软而或弦，或微数，口未渴而心烦恶热，即宜投以清解营阴之药，迨邪从气分而化，苔始渐布，然后再清其气分可也。伏邪重者，初起即舌绛咽干，甚有肢冷脉伏之假象，亟宜大清阴分伏邪，继必厚腻黄浊之苔渐生，此伏邪与新邪先后不同处。更有邪伏深沉，不能一齐外出者，虽治之得法，而苔退舌淡之后，逾一二日舌复干绛，苔复黄燥，正如抽蕉剥茧层出不穷，不比外感温邪，由卫及气、自营而血也。"王氏以舌象的变化审视邪伏的深浅、治疗的依据、病邪外达的层次，并以此与新感温病作出鉴别，杨照藜对此评曰："阅历有得之言，故语语精实，学者所当领悉也。"王士雄在《温热经纬·叶香岩三时伏气外感篇》中还指出小儿伏气温病的证治，亦不超乎上述规律，他说："人有大小，感受则一也。"又云："感受既一，治法亦无殊。"

新感与伏邪，均有卫气营血生理失常而导致的病机演变，而卫、气、营、血的浅深层次变化，非截然划分，实际相互交错、重叠，故王士雄在《潜斋医学丛书十四种·王氏医案》中说："然气血流通，经络贯串；邪之所凑，随处可传，其分其合，莫从界限，故临证宜审病机而施活变，弗执死法以困生人。"

重辨证论治，斡旋枢机，清化痰热

王士雄论治温病注重辨证，即遵循叶天士卫气营血辨证而论治，他赞同叶天士"卫之后方言气，营之后方言血。在卫汗之可也，到气才可清气，入营犹可透热转气……入血就恐耗血动血，直须凉血散血"的原则，并说："外感温病，如此看法；风寒诸感，无不皆然，此古人未达之旨。"邪尚在肺，王士雄认为："治必轻清。"至邪传气分，虽当清气，但有温热、湿热之异，治法不同。以风温为代表的温热类温病，初入气分，抑郁气机，当以轻清之品展化气机，迨正气宣布，则邪气潜消。不可遽用寒凉，窒滞气机，邪气不能透泄。他说："若风温流连气分，下文已云到气才可清气，所谓清气者，但宜展气化以轻清，如栀芩蒌苇等味是也。"即指明了初入气分的治法。湿热流连气分，主张疏瀹枢机，再令饮水，资助汗源，助成战汗，病邪顿解，如三焦痰热（或湿热）阻滞，或湿热（暑湿）郁伏膜原，采用分消走泄，如"以杏仁开上，厚朴宣中，茯苓导下"，或开达膜原法，使邪机松动，正气宣布，鼓荡祛邪，可获战汗而解。王氏在注释叶天士"法宜益胃"时说："可见益胃者，在疏瀹其枢机，灌溉汤水，俾邪气松达，与汗偕行，则战可以成功也。即暑疫之邪在膜原者，治必使其邪热溃散，直待将战之时，始令多饮米汤或白汤，以助其作汗之资。"气分邪热传入营血分，火邪劫营，舌色干绛者，主张治以晋三犀角地黄汤（犀角、连翘、生地、生甘草）加元参、花粉、紫草、银花、丹参、莲子心、竹叶之类。其气血（营）两燔者，不可专治一边，如叶天士提出斑出热不解者，主以甘寒，王氏出方白虎加地黄汤，清气分未尽之热，救营分已伤之液；又如胃热而心营受灼，王氏用白虎汤加生地、黄连、犀角、竹叶、莲子心等，以两清心胃，亦即气营两清。凡此种种，皆按卫气营血辨证而论治。

王士雄论治温病，还强调斡旋枢机，清肃肺气而伸治节。肺为温邪首犯之脏，肺受邪郁，治节不行，气机升降出入窒滞，或郁热炼津为痰，或水湿停聚酿成痰浊。欲清气道之邪，必先去其邪所依附之痰，王氏常用苇茎汤、小陷胸汤、瓜蒌薤白汤、温胆汤、雪羹等清肃之剂，舒展气机，则痰热自降。方法灵活，择药精当，足资师法。

1. 痰热兼表证

"痰热内阻，风温外侵""外感风温煽动素郁之痰"，阻塞气机，致使肺失宣降之常，风温与痰浊互交为患。其症既见风温表症，又伴有"肢厥头肿，谵语遗尿"等。此时单用，辛凉解表难以奏效，需用解表涤痰。常用桑叶、菊花、连翘、白薇、丹皮、山栀、羚羊、竹茹、贝母、花粉、旋覆花等辛凉透邪，内泄痰热。

2. 气热兼痰证

热在气分，经久不愈，痰热交结，每于清气方中加入涤痰之品，病即霍然，并自谓"重病轻取之法"。如夏月患感，久医不效，症见胸闷频吐，咽喉阻塞，间有谵语。可投白虎汤加西洋参、贝母、花粉、黄芩、紫菀、杏仁、冬瓜仁、枇杷叶、竹茹、天竺黄，一面清气分之热，一面化痰。

3. 营热夹痰证

"五志内燔，温邪外迫，不必由卫及气，自气而营，急于清营。"（《王氏医案绎注》）症见狂妄莫制，大渴不寐，目赤苔黄，脉洪滑弦数等。常用晋三犀角地黄汤加银花、石膏、知母、石斛、栀仁、贝母、花粉、兰草、石菖蒲、竹沥、竹茹、竹叶等凉营涤痰之品。使"营阴渐振，推邪外出"。

4. 血热夹痰证

热邪深入营血，虽舌绛神昏，但若胸下拒按，或舌虽绛而润泽，或舌绛而有白苔，即为有痰，不可单纯投以凉润遏伏之品，应参辛开涤痰，始克有效。症见寒热如疟，唇肿咽痛，舌干短硬等症者，予犀角地黄汤加玄参、知母、银花、竺黄、花粉、胆星、石菖蒲、竹沥之类，以凉血涤痰而愈。

5. 痰瘀交阻证

自古有"痰瘀相因"之说。"瘀血既久，亦能化为痰水"。热入血室，如发狂之蓄血证亦可煎熬津液营血而成痰。形成"痰瘀相因"诸证。症见寒热而汛期适至，壮热狂烦，目赤谵语，气逆痰多，脘闷腹胀，热不可制。士雄常用"痰瘀同治法"，用桃仁承气汤加竹茹、胆星等清热涤痰之品，每多应手而愈。

6. 肝风夹痰证

"真阴素亏，水不涵木，风阳内炽，搏液成痰"。并认为温病若误施温补，内生痰火，引动风阳。症见肢搐而厥，目瞪神呆，气喘时作，舌绛不语。常予清热、息风、涤痰三法并用。清热常用犀角、黄芩、黄连、川楝；息风多取羚羊、龙骨、牡蛎、鳖甲；涤痰则选胆星、旋覆花、贝母、菖蒲、竹茹等。

7. 痰热互结证

热盛伤津，灼液成痰，痰积又化水，痰热交结，互为因果。症见溺闭痛楚欲死，口渴苔黄，脉坚体实。法当清热涤痰相互并用。药用犀角、知母、黄柏、黄芩、川楝、栀仁等苦寒清热；用瓜蒌、竹茹等以涤痰。

8. 阴虚夹痰证

对于真阴素亏，营阴受灼而阴虚有痰者，症见久患痰嗽，舌干质红，脉细涩等。王氏认为真阴不复，痰热难化，主张开痰药与养阴药合用。认为既无伤津之弊，还可助津液之敷布。常用沙参、天花粉、芦根、百合、石斛、竹茹、贝母、熟地、紫菀、燕窝、麦冬、枇杷叶、葳蕤、橘皮等，"顾阴豁痰，两善其长"。既顾其阴，又豁其痰，当然以清痰养化为务。

9. 阳明痰结证

热结在里，不但可伤津耗液，且易灼液成痰，症见谵语发狂，昏沉不语，肢冷如冰，目闭不开，遗溺不饮，秽气直喷，苔黄腻，脉弦大而缓滑。治当攻下法中酌加开泄涤痰之品，以通降肺胃，庶表里上下通透，则邪热荡然无存。方用大承气汤加竹茹、菖蒲、竹沥、莱菔等转危为安。

陆廷珍

春温条辨

陆廷珍（？~1884），清代医家

春温辨论

尝按，《内经》，冬伤于寒，春必病温。又云，冬不藏精，春必病温。语虽二致，理实一贯，所重在藏精而已矣。盖冬主藏，肾亦主藏，人能体冬之藏阳而藏精，则人不自伤于寒，寒岂遽伤乎人哉！故《四气调神篇》曰：逆冬气者，肾病，奉生者少；逆春气者，肝病，奉长者少；逆夏气者，心病，奉收者少；逆秋气者，肺病，奉藏者少。彼以春起论，而归本奉藏，可知奉时之藏以藏精，则四时生长收藏，于五脏各司一气，交相递运，无偏无胜，而顺一岁之气候也。若烦劳多欲之人，阳气疏泄，阴水先亏，时令之邪，易于凑袭，所谓至虚之处，便是客邪之处也。况春为岁首，冬为岁末，春之发生，赖冬之封藏。观夫诸阴在上，一阳在下，其时天气严寒，而井水反温；及诸阳在上，一阴在下，其时天气炎热，而井水反凉，是阴阳消长，天地阖辟之机也。人生一小天地，苟能顺天时而固密，则肾气内充，命门三焦之阳气，足以固腠理而护皮毛，虽当春令升泄之时，而我身之真气，内外弥沦，不随升令之泄而告匮，纵有寒邪，安能内侵。晋王叔和云：寒毒藏于肌肤，至春而变为温，至夏而变为热，以致后人翻驳，何不云：肾精不藏之人，至春易病温，至夏易病热，便能深入理谭矣。即《内经》冬伤于寒，春必病温之句，注家咸谓冬令闭藏，寒毒伏于肾中，病不即发，至春阳气大泄，内伏之寒邪，随升令而外达。后贤钱天来，已大非其说矣。谓冬伤于寒者，乃冬伤寒水之脏，即冬不藏精之互词，何得以寒邪误解耶！夫寒为杀厉之气，中人即病，非比暑湿之邪，能伏处身中，况肾为生命之本，所关最大，安有寒邪内入，相安无事，直待春时始发之理？由此推之，显系温之为病，由肾精之不藏矣。盖肾即失藏，坎水先亏，少阳之少火，悉化为壮火，与春时之温气，互相交炽，然亦必因外感微寒，而能引动，故初起亦似伤寒之头痛身疼，发热恶寒，较诸伤寒，则传变尤速，而于幼稚者为甚。以体属纯阳，阳与阳合，其感尤易，甚而化瘰化痘，为惊为厥者也。然此温字，又与瘟疫不同，温疫乃不正之戾气，四时皆有，而此温乃独发于春，故名春温。至于治法，总宜辛凉清解，预顾阴液，大忌辛温升散，鼓动风阳，苟能临症制宜，对症发药，庶为司命矣。故不揣谫陋，列为条辨，同道君子，知我罪我，其在斯乎。

春温条辨第一

春温初起，头痛身疼，无汗恶寒，发热目赤，口渴舌白，脉浮数，此温邪袭卫，宜用薄荷、大力、黄芩、杏仁、甘草、桑叶、连翘、葛根等味，凉辛解表也。

温邪初起，无异伤寒。仲景谓：口渴则为温证，不渴则为伤寒，是千古只眼也。盖伤寒必先太阳，而后阳明、少阳，以太阳经脉最长，由睛明穴，上额交巅络脑循项，挟脊抵腰入腘，行身之背，至足跟而终。故见证，必恶寒后热，头痛项强，腰痛足酸。而阳明则在太阳之次，其经起于面，挟鼻上额循目眶，行身之前，至足内踝而终，故见证必目痛、鼻干、不得卧。而少阳则又在阳明之次，其经起于目锐眦，上头角，络耳中，循胸胁，行身之侧，至足外跟而终，故见症必胸胁痛而耳聋，寒热，呕而口苦。至传入三阴，始太阴，则口燥咽干，腹满便泻，以其经脉循腹，绕嗌入口故也。继少阴，则咽痛舌干，身热下利，以其经脉入腹循喉咙、挟舌本故也。终厥阴，则舌卷囊缩，四肢逆冷，以其经脉循少腹，绕阴器。《伤寒例》中论之最详。若春温则木火炽乎中，微寒袭乎外，病起之时，憎寒壮热，虽与三阳伤寒相类，而口干舌燥则异，良由先感温邪，后再感寒，被引而发，故初起必头痛身疼，恶寒发热，与太阳伤寒似乎相同，虽宜表散，而目赤口渴，热自内蒸，必兼清凉，故用薄荷、大力、桑叶、葛根解表，黄芩、甘草、杏仁、连翘清里，无汗加葱白、淡豉以助之，咳嗽加枇杷叶以泄之，惟羌活为太阳表药，葛根为阳明表药，柴胡为少阳表药，今头痛身疼，不用羌活，而用葛根者，以阳明为太阳之次，邪既在表，先用葛根，薄荷、大力、桑叶，协力透表，以断太阳入阳明之路也，不然，传入阳明，则或气或血，为疹为斑，变幻恐无已时焉。

春温条辨第二

春温，汗出微恶寒，头额痛，发热口渴，脉弦长，此温邪在气，宜用杏仁、薄荷、连翘、葛根、大力、蒌皮、黑栀、桑叶、枇杷叶等味，轻苦微辛，以清气分也。

凡温证，犹伤寒初起，亦先伤阳经，而后传变，然伤寒以六经见症为主，迨传变，而后更分营卫、气血，温热则以营卫气血为主，势已成，而后兼分六经见证，何也？伤寒先太阳，次阳明少阳，以次相传而后入阴。温热，则太阳之后，便传变无穷，若不先将营卫气血分晰辨明，则茫无畔岸，何可措手！故种福堂《温热论》云：温邪上受，首先犯肺，逆传心包。又云：卫之后方言气，营之后方言血。聆此以权衡营卫气血，最为切要。乃既汗后，微恶寒，发热额痛，口渴脉长，此邪在阳明之表，卫外之邪既散，气分之热未清，欲传之象已着，故用葛根、薄荷、桑叶、大力、枇杷叶开泄透表，连翘、黑栀、蒌皮、杏仁宣清肺气，使卫分气分之邪两解，不致传入阳明之腑，而为斑黄狂妄也已。

春温条辨第三

春温，汗后头不痛，身热不恶寒，舌渐黄，咳嗽胁痛，脉弦数，此温邪犯肺，宜用杏仁、象贝、沙参、桑叶、薄荷、蒌皮、连翘、兜铃、枇杷叶等味，轻扬宣肺也。

肺位最高，其象空虚，外彻卫表，内司气化。温邪初起，首先犯肺，肺主气，其合皮毛。皮毛者，即卫表也。故温邪之始，亦有头不痛，而仅见凛凛恶寒者，今汗后头不痛，不恶寒，是皮毛表邪已透已泄，而惟身热舌黄，脉弦或数，是内热未清，兼咳胁痛，邪尚在肺，若不宣泄，必致传陷，故用沙参、桑叶、杏仁、象贝、薄荷、连翘、兜铃、枇杷叶，取气轻质薄之品，恰到肺位为度，非敢过清过表，而反致缠绵焉。

春温条辨第四

春温，汗多，头仍痛，而烦热口渴，舌黄脉洪，此邪在阳明气分，宜用白虎汤，加葛根、连翘、元参、杏仁等味，清气化热也。

前条汗后，头额痛，发热，脉弦长，乃阳明经病，自宜透表，今汗多，则表邪已解，反烦热口渴，舌黄脉洪，则邪不在经，而传及气分，非表散所能退，故用白虎汤之石膏、知母、连翘、元参清肺胃，杏仁、葛根透经邪，甘草、粳米养胃津。特葛根为阳明经病主药，石膏为阳明气热主药，犀角为阳明血热主药，邪既在气，仍兼经药者，以冀由气转经，由经达表，仍从汗泄耳。

春温条辨第五

春温，烦热口渴，舌黄尖绛，昏谵脉洪，此阳明气血燔蒸，宜用玉女煎加连翘、元参、鲜石斛、鲜菖蒲、青竹叶等味，两清气血也。

上条烦热口渴，舌黄脉洪，乃阳明气热，例宜清气，此乃舌黄尖绛，神昏谵语，血分已热，心营被灼，非两清之，病必不解，故用玉女煎之石膏、知母以清气，生地、元参以凉血，连翘、菖蒲、竹叶以清心营，甘草、粳米、石斛以养胃阴，庶不热灼津伤，而成痉厥为要。

春温条辨第六

春温，热不解，舌赤尖绛，神昏谵妄，口渴脉数，斑疹隐隐，此热传心营，宜用鲜生地、鲜石斛、鲜玉竹、元参心、连翘心、鲜菖蒲、竹叶、牛黄丸等味，清营透邪也。

上条舌黄尖绛，谵语脉洪，乃气热传营，此条舌赤尖绛，神昏脉数，热已入营，将延血分，故以生地、元参凉血，连翘、玉竹清热，菖蒲、竹叶清营，牛黄丸宣窍，不致入血成痉，便是回生之兆。

春温条辨第七

春温，舌绛或黑，谵妄烦躁，神昏脉促，斑疹紫黑，此热入血分，宜用犀角地黄汤加元参心、连翘心、鲜石斛、鲜菖蒲、紫草、至宝丹等味，凉血清热也。

上条神昏舌绛，斑疹脉数，热在心营。此条舌绛焦黑，昏谵妄笑，脉促斑紫，热传血分，古称斑色紫为胃热，黑则胃烂。邪在心包则妄笑，心主血，心热则血热，血热则斑黑。舌为心苗，心热则舌焦，斯非大剂凉血破瘀，则斑疹难化，须借犀角、生地、赤芍、丹皮凉血，元参、连翘、菖蒲、至宝清心，倘得斑红神爽，庶可望治，然亦九死一生之候。若见症如前，而或便闭腹硬，舌黑焦黄，可与凉膈散下之，俾大便一通，邪热顿祛，则病势霍然矣。

春温条辨第八

春温，烦热消渴，神迷如寐，舌卷囊缩，肢逆昏厥，此热陷厥阴，真阴欲涸，宜用犀角，羚角、生地、元参、连翘、天冬、麦冬、牡蛎、阿胶、钩藤、鲜菖蒲等味，清络息风也。

按仲景伤寒厥阴条云：烦热消渴，气上撞心，饥不欲食。今兼神昏舌卷，津液消耗，且厥阴为至阴之脏，有入无出，仲景所谓热深厥亦深，热微厥亦微。厥少热多，是为病解，厥多热少，病渐入深，其肢冷昏厥，势所必至。况厥阴肝脉，上循咽舌，下绕阴器，故为病必舌卷囊缩，斯时邪深正竭，勉用犀角、羚角、生地、元参以清营络，天冬、麦冬以壮水，阿胶、牡蛎以潜阳，钩藤、菖蒲以息风，俾阴充阳潜，热退神清，始有生机，然亦百中图一而已。

春温条辨第九

春温，舌黑神昏，烦躁咬牙，手足振颤，时或抽搐，此热极风生，已成痉厥，宜用东洋参、鲜生地、元参心、连翘心、鲜石斛、羚角、钩藤、石决明、白芍、鲜菖蒲等味，扶正息风也。

神昏舌黑，烦躁不安，阳津阴液俱耗，阴亏则阳乏交恋，少阳木火变为壮火，化出内风，肆横旋扰，内逼神明，外窜经脉，故手足振动，抽搐咬牙，然此亦有虚实之分。其虚者，阴伤风动，热走胃络，固宜清之补之。其实者，热结在腑，肠胃壅塞，便闭口噤，又宜攻之疏之。其间虚实，大相迳庭，若勿辨明，贻害无穷。兹云：手足振颤，咬牙切齿，一似啮物，兼之神昏舌黑，虚象昭然，故用生地、元参、连翘、石斛、白芍以养阴清热，羚角、石决明、钩藤、菖蒲以清络息风，东洋参以扶补正气，庶几可保万一焉。

春温条辨第十

春温，热渴不已，舌光色绛，心悸神迷，此热伤胃阴，宜用复脉汤去姜桂，加地骨皮、鲜石斛、牡蛎、白芍等味，甘凉养阴也。

舌绛而光，是无苔也。烦热消渴，胃津涸也。更兼心悸神迷，营液亦耗。若不养阴，必致痉厥。非借复脉之生地、鲜斛、麦冬、甘草以养胃阴，阿胶、牡蛎、白芍以滋肝阴，则恐阳动风生，难免昏痉之变。

春温条辨第十一

春温，经旬不解，舌干紫晦，烦热消渴，神迷脉数，此肝肾阴伤，宜用人参固本汤加阿胶、牡蛎、鲜石斛、鲜菖蒲、广郁金等味，凉肝滋肾也。

上条舌绛神迷，热渴不已，胃津营液俱耗，宜用甘寒。此条舌干紫晦，神迷脉数，是肝肾阴伤，宜与咸寒，故用二冬、二地以壮水，阿胶、牡蛎以柔肝，甘草、石斛以养胃，菖蒲、郁金以宣窍，毋使阳升风动，而变痉厥焉。

春温条辨第十二

春温，面晦肢冷，心腹热甚，舌卷囊缩，神迷如寐，默不思饮，此邪伏厥阴，宜用吴又可三甲散加柴胡梢、僵蚕、川芎、桃仁、丹皮、郁金、鲜菖蒲等味，升泄阴邪也。

邪伏厥阴，漫无泄越，气血沉混，阳反如阴，所以面反青晦，肢反逆冷，心腹反热，舌卷囊缩。此邪深入络，清浊混淆，以致清阳蒙蔽，如醉如痴，机窍不灵，默默如寐，与饮则饮，不与亦不思，一如脱症也。斯时权衡，既非清凉可解，又非温燥所宜，惟仿吴氏三甲散法，用醋炒鳖甲、土炒山甲、酒浸地鳖虫以搜剔厥阴隐伏之邪，更兼柴胡、川芎、僵蚕以升发少阳清阳之气，桃仁、丹皮以破血，郁金、菖蒲以清心，服后苟得肢温面赤，语出思食，反觉烦扰欠安，则邪得升泄之意，而病有转化之机矣。

春温条辨第十三

春温，头痛，发热恶寒，烦躁神昏，舌白尖赤，此邪着表里，宜用杏仁、薄荷、蒌皮、连翘、橘红、羚角、淡豉、桑叶、郁金、菖蒲等味，表里两解也。

凡头痛发热，无汗恶寒，乃温邪初袭肺卫之间，而兼烦躁神昏，舌白尖赤，则有已犯心营之界矣。若仅与开泄，则表邪虽解，而营热难清，故用杏仁、薄荷、桑叶、淡豉以疏卫，连翘、羚角、蒌皮、郁金、菖蒲以清营，此为泄卫透营之法，俾表里之邪有两解而无传陷也。

春温条辨第十四

春温，恶寒发热，头痛身疼，而忽大汗不止，或吐或泻，肢冷脉微，神昏烦躁，此阳证变阴，宜用十四味大建中汤，阴阳两顾也。

头痛身疼，发热恶寒，本系表证，因服升散太过，或被覆强逼，而忽大汗不止，或大吐大泻，遂致肢冷脉微，神昏烦躁，乃表邪尽泄，阳气随脱，反为阴症，非用十四味大建中汤之阴阳并补，则危在顷刻矣，是非温症正病，乃因病致变之险候也。

春温条辨第十五

春温，头痛发热，心烦多呕，咳逆胸闷，将发痧疹，宜用薄荷、大力、杏仁、连翘、淡豉、黑栀、枳壳、桔梗、生姜、竹茹等味，清泄肺胃也。

头痛发热，邪初在表，心烦咳呕，胸闷不舒，则涉及肺胃矣。夫肺热则化疹，胃热则化斑，若不开泄，势必入营，故用薄荷、大力、淡豉、杏仁疏泄表邪，连翘、黑栀清泄内热，枳壳、桔梗开提胸膈，生姜、竹茹和胃理痰，使膈上之痰，俱得宣化，则肺胃之气热自清，而邪无留停之患，若此用法，庶无偏弊焉。

春温条辨第十六

春温，头痛身热，恶寒无汗，胸闷泄泻，此表邪传里，宜用黄芩汤，加葛根、薄荷、杏仁、厚朴、赤苓、泽泻等味，通泄三焦也。

头痛身热，无汗恶寒，邪尚在表，理宜汗解，或加胸闷泄泻，是邪不外泄，反从内走，若不分清，恐成痞结，故仿仲景三阳合病，协热下利之例，用黄芩汤者，借黄芩之苦寒清热，白芍、甘草之甘酸化阴，加葛根、薄荷以透表，杏仁、厚朴以疏脾，赤苓、泽泻以分利，俾表里三焦之邪，一齐分解，得一击百中之义焉。

春温条辨第十七

春温，发热恶寒，脘痛拒按，舌黄便闭，呕恶脉滑，此温邪挟积，宜用保和丸加藿香、薄荷、淡豉、黑栀等味，消食透邪也。

东垣云：脘痛舌黄便闭，右关脉滑，痛而拒按，此为食积。若兼恶寒发热，且欲呕恶，是挟温邪，宜与两解，故用保和丸以消导，加藿香、薄荷、淡豉、黑栀以疏泄也。

春温条辨第十八

春温，恶寒发热，头痛无汗，颈颌核肿，牙关不宣，此温邪时毒，主以荆防败毒散，再按经加减，以疏风热可也。

凡时毒初起，亦必发热头痛，恶寒无汗，与温邪仿佛，但颈间核肿，名为时毒，须要辨明结在何经，而施主治。凡肿在颌下者，属阳明，以升麻、葛根为主；在耳下者，属少阳，以柴胡、黄芩为主；在颈项者，属太阳，以羌活、独活为主。此系风热上壅，蕴结而成，故用荆、防、薄荷以疏风热，枳壳、桔梗以开上焦，羌、独、升、葛、柴、芩为三阳经消风化邪之主药，临症时，再能按经加减，则症无不痊矣。

春温条辨第十九

春温，头痛，恶寒发热，面赤目红，咳逆嚏涕，咽痛口渴，此麻疹也，宜用薄荷、大力、荆芥、杏仁、蝉衣、桔梗、甘草、连翘、马勃、射干等味，疏风透疹也。

风温犯肺，热壅上焦，故初起面目俱赤，咳涕咽疼，皆手太阴见症。今头痛恶寒，发热无汗，是邪踞卫分，腠理不开，郁化斑疹，若不疏散，恐其内陷，故用薄荷、荆芥、蝉衣、大力以祛风，连翘、桔梗、马勃、射干以清热，使斑疹透露，不致传入心营，而变神昏之险。

春温条辨第二十

春温，汗多，不恶寒反恶热，口渴烦闷，舌黄脉洪，此邪传阳明气分，宜用大剂白虎汤，直清阳明也。

发热而微兼恶寒，目痛额疼，不得卧，此属阳明经病，宜用葛根汤辛凉解肌。若不恶寒而反恶热，口渴、舌黄、脉洪大，此属阳明气热，宜用大剂白虎汤辛寒清胃。如无汗，而舌淡黄者，不可用也。若舌黑尖绛，神昏谵语，烦热脉数，此属阳明血热，又宜犀角地黄汤凉血透邪也。若舌虽焦黑，而苔见老黄，此属阳明腑热，以凉膈散下之。总之，此皆阳明证，而有经病腑病血病气病之殊，俱当按证施治，不得丝毫混淆，而夭人性命，可不慎欤！

春温条辨第二十一

春温，不恶寒反恶热，烦躁神昏，斑黄谵妄，舌黄焦黑，扬手掷足，逾垣上屋，此阳明腑热，宜用大剂白虎汤加犀角、连翘、元参、人中黄、竹叶，若大便闭结，频转矢气者，更加大黄、元明粉，缓攻清热也。

上条阳明气热，只宜白虎汤以清气分，此条昏谵便闭，舌色焦黄，斑黄狂乱，乃热结胃腑，非清凉可解，故用大剂白虎合犀角、人中黄、元参、连翘以两清气血，兼大黄、元明粉，以缓逐其瘀，俾大腑一通，则邪热顿解，而狂妄皆平焉。仲景云：大便闭而转矢气者，有燥矢也，其腹必硬痛。若腹虽硬痛，而下利稀水者，此热结旁流，仍宜攻之，勿以大便既泄，而徘徊莫进，医者详之。

春温条辨第二十二

春温，经旬不解，神昏狂妄，舌绛焦黑，斑紫或黑，烦躁难禁，此热陷血瘀，宜用犀角地黄汤加紫草、元参、连翘、广郁金、鲜菖蒲、紫雪丹等味，凉血化斑也。

热传阳明不解，必致入血，热与血瘀，非清凉可退，必借犀角、生地、元参、连翘之凉血，又佐赤芍、丹皮、桃仁、紫草之破血，郁金、菖蒲之宣窍，紫雪、竹叶之清心，务得神清舌润，斑转红活，方有生机。然斑色紫黑，胃热已极，若见烦躁，则内闭外脱之势已成，其危可立而待也，虽欲逆挽天机，恐亦聊尽人工而已。

春温条辨第二十三

春温，热不解，少腹硬痛，小便自利，大便黑色，昏谵狂妄，此蓄血也，宜用犀角、生地、桃仁、丹皮、赤芍、归尾、灵脂、柴胡、黄芩等味，甚者加大黄、䗪虫，破瘀逐邪也。

上条热陷血瘀，此条热与血结。仲景云：小便自利，大便黑色，昼则明了，夜则谵语，此蓄血症也。热既入血，非破不解，故仿犀角地黄汤加归尾、桃仁、灵脂、䗪虫、大黄破血逐邪，俾瘀血破而邪热透，则狂妄之形自息也。按仲景论，蓄血有太阳不解，而由腑及血，用桃仁承气汤；有阳明不解，而由气及血，用犀角地黄汤，甚者，俱用抵当汤逐之。今温邪蓄血，必从阳明入血者居多，故用犀角地黄汤清之。陶氏用小柴胡汤，加归尾、山查、桃仁、丹皮，以有寒热往来涉及少阳者，且热既入血，非升泄不能解也。

春温条辨第二十四

春温，妇女往来寒热，经水适来，病发适断，昼明夜昏，此热入血室，宜用小柴胡汤去半夏加归尾、桃仁、山查、丹皮、赤芍、广郁金、鲜菖蒲等味，破瘀透邪也。

仲景云：妇女伤寒，经水适来，热则适断，寒热往来，昼则明了，夜则谵语，此热入血室，当刺期门穴。此穴在胁下，肝之络也。血室者，血海也。考《内经》，冲脉为血海，又心主血，脾统血，肝藏血，凡妇女经水贮于冲脉，必由肝脾心三脏之统摄而能蓄泄有常。今热由少阳传入血海，则瘀滞不行，血属阴，夜亦属阴，凡人卫气，昼则行阳，夜则行阴，故入血之邪，至夜则剧。陶氏仿小柴胡汤升泄少阳，加归尾、桃仁、赤芍、丹皮、山查凉血祛瘀，兼郁金、菖蒲宣窍透邪，甚者加大黄、䗪虫逐之。总之，临症之识，不外气血营卫，阴阳表里，用药之要，得中寒热温凉汗吐下和而已也。

春温条辨第二十五

春温，表证未解，大便忽泻，胸脘痞满，按之不痛，舌黄脉滑，此邪陷成痞，宜用泻心汤，苦降辛通也。

仲景论痞，都因误下邪陷而成。今表证未解，而忽加泄泻，与误下之意相同，以致表邪乘虚陷入，势欲下泄，奈其人胃气尚强，与热相抗，而邪难直泄，因而阻遏心下，蕴结不散，遂致有形，按之不痛，斯时表之则邪难外越，攻之则邪不下走，故仲景用泻心汤，得芩、连之苦寒泄热，半夏之辛温通阳，枳实之苦燥破结，虚者合人参之苦温扶正，名为泻心，非泻心也，乃泻心下之痞满耳。

春温条辨第二十六

春温，吐泻已多，舌光干赤，呃逆不食，脉软神疲，此胃阴大伤，宜用橘皮竹茹汤，和胃养津，呃不止，用代赭旋覆花汤，通胃镇逆也。

吐泻既多，胃气大伤，所谓大吐伤阳，大泻伤阴也。若舌既干红而无苔腻，镜面之象已成，胃津消耗已竭矣。加之呃逆不食，胃失冲和，肝邪横逆，侮其所胜，故用橘皮、半夏、党参、甘草和胃气、通阳明，麦冬、竹茹、粳米、白芍养胃阴、制厥阴。若呃再不止，更加代赭石、旋覆花以镇其逆；倘胃津消乏，舌不生苔，加乌梅、木瓜、蔗汁、芦根汁、姜汁，俾胃中之阴阳两协其和，则呃无不止也。此皆所论热劫胃阴之证，更有舌淡无热，肢冷脉软，乃胃中阳虚，阴浊上泛，后天坤阳大败，古称土败则其声哕。哕即呃也。胃阳既困，气失宣化，若非辛通，阳何由复？即以代赭旋覆花汤，加淡附、吴萸、姜汁，少入川连二三分。俾苦寒之味，引阳入阴，不致为阴所拒，而辛热药性得以斩关直入，犹仲景白通汤中，加人尿、猪胆之意也。然呃逆之症，阳虚者多，治呃之法，用凉者少。更有肝火上冲，胃气失降，而致呃逆者，其气必从少腹上冲咽喉，而轧轧连声，势甚雄壮，脉弦目赤，消渴易饥，又宜当归龙荟丸大苦大寒之直泄厥阴也。

春温条辨第二十七

春温，诸恙悉平，不饥不食，舌干无苔，此胃阴大伤，宜用《金匮》麦门冬汤加乌梅、木瓜、谷芽、金柑皮等味，甘酸化阴也。

病后不饥不食，舌干无苔，乃热伤胃阴，胃气不复也。然胃为阳土，非柔莫济，故用党参、麦冬、甘草、茯神之甘以养胃，乌梅、木瓜之酸以制肝，且得甘酸化阴，甲己化土之义，更兼半夏、谷芽，辛温通阳，使胃可醒，而食可进也。

春温条辨第二十八

春温，病退，舌淡脉微，不饥不食，泛泛欲呕，此胃阳大伤，宜用六君子汤加白蔻、吴萸、姜汁等味，温补胃阳也。

上条舌赤无苔，不饥不食，伤及胃阴，宜用甘酸柔润，以济其阴。此条舌淡脉微，不饥不食，伤及胃阳，宜用甘温刚燥，以扶其阳。此胃中之阴阳偏损，不可不辨，医者慎之！

春温条辨第二十九

春温，发热恶寒，喘逆胁痛，此邪滞肺络，宜用《金匮》旋覆花汤加苏子、橘络、杏仁、郁金、川贝、枳壳、桔梗等味，开肺和络也。

发热恶寒者，表邪未散，喘逆胁痛者，肺气壅遏，若不宣通，恐延痿痹缠绵，故用旋覆、新绛、橘络以通络气，苏子、杏仁、川贝以降肺气，枳壳、桔梗、枇杷叶以开上焦之气，使邪从上散，不致传变为妙。

春温条辨第三十

春温，热不解，咳逆胁痛，痰中带血，此肺络内伤，宜用《金匮》旋覆花汤加归须、柏仁、降香、苏子、沙参、甜杏、川贝、枇杷叶等味，清肺通络也。

上条发热恶寒胁痛，乃邪在表而阻及肺气，此条烦热胁痛痰血，为邪在里而伤及肺络，必得气血两通，庶可病解，故宜旋覆、新绛、归须、柏仁以和血络，苏子、降香以通气滞，沙参、杏仁、川贝、枇杷叶以清肺热，方为妥帖。

（《六因条辨》）

石寿棠

温病大纲

石寿棠，字芾南，清代医家

温病总纲

风温者，初春阳气始开，厥阴行令，风挟温也。温热者，春末夏初，阳气弛张，温盛为热也。温疫者，温盛为疫，乃湿土中郁蒸之气，多兼秽浊，家传户染，若役使然也。温毒者，诸温夹毒，秽浊太甚也。暑温者，乃暑湿交混黏腻之邪，而偏于热者也。湿温者，乃暑湿交混黏腻之邪，而偏于湿者也。秋燥者，乃秋金凉燥之气也。冬温者，冬应寒而反温，阳不潜藏，民病温也。温疟者，阴气先伤，又因于暑，阳气独发也。

风温大纲

仲景曰：若发汗已，身灼热者，名曰风温。风温为病，脉阴阳俱浮，自汗出，身灼热，身重，多眠睡，鼻息必鼾，语言难出，若被下者，小便不利，直视失溲，若被火者，微发黄色，剧则如惊痫，时瘈疭也。一逆尚行日，再逆促命期。指误治言。

喻嘉言曰：观仲景谓发汗已，身灼热一语，明明始先热在骨髓，发汗已，然后透出肌表也。其病责在少阴肾经，肾以膀胱为腑，被下则膀胱之阴益亏，而直视失溲者，肾经不上荣，肾气欲外夺也。被火则阴愈亏而邪愈无制，甚则如惊痫状而时瘛疭也。

邵新甫曰：风为天之阳气，温乃化热之邪，两阳相灼，先伤上焦，种种变幻，不外乎三阴为病薮。

棠按：三子之言，皆以风温为阳邪，最易伤阴，大忌辛温发散，苦寒攻下，劫烁津液。初起头胀汗出，身热咳嗽，必然并见，当与辛凉轻剂清解为先。重剂则遏病所。化燥之时，当审其在气分在血分，在气分则肺气不得舒转，周行气阻，身痛、脘闷、不饥，邪欲结痹，宜微苦以清降，微辛以宣通。在血分，则热伏伤阴，日轻夜重，烦扰不宁，宜与甘凉养阴，初入血分，甘凉药慎勿太过。仍须佐以疏达，俾邪有出路为是。若被苦寒沉降，损伤胃口，阳明顿失循序之职，又有复脉、建中之类以治之。风温咳嗽，虽系小病，常见误用辛温发汗，销烁肺液，骤变为痉厥，缓变为虚劳，学者宜加意焉。

温热大纲

温热病当主河间三焦治法，初起邪从口鼻而入，先干于肺，肺主周身之气，气窒不化，必然头痛、身痛、微恶寒，温邪内郁，必兼见烦躁口渴，脉息动数，或两寸独大，尺肤热，午后热甚。更有病邪在上，大便泻稀黄水，肺与大肠表里相应，亦由热迫下注耳。宜用辛凉轻剂解肌，轻扬易上，如银翘散去银花之类，最忌辛温发汗，致伤津液。亦忌阴柔滋腻，阻塞气机，不得开泄，反致脘闷内陷。若脉浮洪，恶热舌黄，面赤，大渴大汗，此邪在肺经气分，欲出表而未遂也，宜辛凉重剂退其邪热，保其津液，白虎汤主之。若舌微黄，寸脉盛，心烦懊憹，起卧不安，欲呕不得，无中焦证，此邪在上焦膈中也，在上者因而越之，宜栀子豉汤，快涌膈中之热。若舌绛而干，口不渴，此热入营分也，倘兼神识昏迷，痰潮呛血，此邪入包络也，谓之内闭，乃温邪郁蒸，无形无质，用药徒攻肠胃，不啻隔靴搔痒，欲宣窍闭，必藉芳香，牛黄至宝辈，通神明之窍，祛热痰之结。若阴亏液耗者，必佐清空滑利之品，如芦根、竹叶、川贝、竹沥、姜汁、鲜生地之类，以滋阴液，以理温邪，可冀百中图一，此上焦肺与心包治法也。最忌一派寒凉，逼邪内陷，是邪闭而药又闭之矣。更有邪在上焦，未入胃腑，医误下之，余邪陷入，而成结胸之证，小陷胸汤主之。又有上焦未清，邪入中焦胃腑，大热大渴，脉不浮而躁，舌苔燥黄，胸前拒按，阳明燥土，煎熬肾水，不下则阴液立见消亡，下则引上焦余邪陷入而为结胸，承气合陷胸汤治之。若脉沉数有力，甚则脉体反小而突者，乃病纯在里，大承气汤主之。若发斑疹，则以透达清化为主，有里邪者，清透之中仍佐攻下，银翘犀角合承气汤主之。此中焦阳明胃腑兼上焦治法也。若邪入下焦，口干舌燥，甚则齿黑唇裂，脉实胸满者，仍当下之。更有热伏少阴，暮热早凉，热伤厥阴，神昏痉厥，又以甘凉育阴，加以介类潜阳，且蠕动之物，能入络搜邪，如定风珠之类，此下焦肝肾治法也。对证施治，因时变通，是又存乎司命者矣。

温疫大纲

温疫，非风、非寒、非暑、非温，乃天地间别有一种厉气，有天受、有传染，皆从口鼻吸入。盖口鼻之气，通乎天气，本气充满，邪不能入，本气适逢亏欠，呼吸之间，外邪因而乘之，口为脾窍，邪入必干脾胃，故每见呕恶满闷，鼻为肺窍，邪入必干肺，故每见头痛恶寒，而肺胃交关之所，乃表里之分界，故吴又可曰：疫邪所客，外不在经络，内不在脏腑，舍于夹脊之内，去表不远，附近于胃，是为半表半里，即针经所谓膜原是也。故疫邪萌动，脊背先觉惊惕，再以气、色、舌、脉、神五者验之，则无差矣。温疫气多尸味，色多垢腻，脉多模糊，神多烦躁，而第一以舌苔为明证，初起舌苔满布，厚如积粉，此邪在膜原之候，此时头痛恶寒，甚则四肢厥逆，此格阳于内，不及于表之象。迨一日之后，阳气渐积，遏郁极通，则厥回而内外皆热，至是但热而不恶寒，此际应有汗，而或反无汗者，存乎邪结之轻重也。即使有汗，乃肌表之汗。若外感在经之邪，一汗而解。今半表半里，疫邪深伏，所有之汗，止得卫气渐通，热亦暂减，逾时复热，日晡热甚，必得里邪一通，始得正汗而解。治温疫者，初起头痛恶寒，以疏利为主，佐以解肌导邪，达原饮加豆豉、滑石、木通。呕恶满闷，以疏利为主，佐以逐秽，神术散加人中黄，二方皆能使伏邪溃散，速离膜原。一离膜原，便看传变。传虽有九，要认定三焦，审邪之所在，辨清表里，识邪之浅深，传表者轻，传里者重，表证虽多，以斑疹、汗为大，里证虽多，以胸腹满痛为大。传表者，辛凉透毒。传里者，攻下逐邪。至传变日期，又不拘迟速，总以舌苔为权衡。舌赤如朱，乃邪入营之确证。舌苔黄燥，乃邪传胃之铁凭。入营则神躁暮昏。上受秽邪，逆走膻中，辛凉芳香，清达血络，以防内闭。传胃则胸满拒按，膜原疫邪，下传胃腑，急用攻下，以防脏结。司命者知温邪最易伤阴，能处处照顾阴分，故在膜原时不用辛温发散伤阴，在里时而用承气攻下，俾病人阴液不至消亡。此便是照顾阴分，不是要用大队阴药滋腻其邪也。若邪传下焦，则又非养阴垫托不克矣。

温毒大纲

温毒，即温疫之秽浊最重者也。中物物死，中人人伤。尝见饥馑兵荒之岁，疫气盛行，大率春夏之交为甚。盖温暑热湿之气，交结互蒸，人在其中，无隙可避，举凡露雾之区，蛇龙之窟，监狱之内，乱冢之旁，燔柴掩席，委壑投崖，病气尸气，种种恶秽，上溷苍天清净之气，下败水土物产之气，人受之者，亲上亲下，病从其类，如世俗所称大头瘟者，头面腮颐，肿如瓜匏是也。所称虾蟆瘟者，喉痹失音，颈筋肿痛是也。所谓瓜瓢瘟者，胸高胁起，呕汁如血是也。所称疙瘩瘟者，遍身红肿，发块如瘤是也。所称绞肠瘟者，腹痛干呕，水泄不通是也。所称软脚瘟者，便清泄白，足重难移是也。考仲景平脉篇云：寸口脉阴阳俱紧者，法当清邪中于上焦，浊邪中于下焦，清邪中上，名曰洁也，浊邪中下，名曰浑也。阴中于邪，必内栗也。篇中大意，谓人之鼻气通于天，故阳中雾露之邪，为清邪，从鼻息而上入于阳，人则头肿项强颈挛，正当俗称大头瘟、虾蟆瘟之说符也。人之口气通于地，故阴中水土之邪，为饮食浊味，从口舌而下入于阴，人则其人必先内栗足膝逆冷，便溺妄出，清便下重，脐腹急痛，正与俗称绞肠瘟、软脚瘟之说符也。然从鼻从口，所入之邪必先注中焦，以次分布上下，故中焦受邪，则胃中秽浊，营卫不通，血凝不流，其酿变即见中焦证，正与俗称瓜瓢瘟、疙瘩瘟之类是也。此三焦定位之邪也。若三焦邪溷为一，上行极而下，下行极而上，声嗢咽塞，口烂断食，又复下血如豚肝，然营卫渐通，犹非危候。若上焦之阳，下焦之阴，两不相接，则脾气于中，难于独运，斯五液注下，下焦不阖，而命难全矣。治法于病之前，不受饥饿烦劳，以充实其本气，则邪不能入矣。若邪既入，急以逐秽为第一义。上焦如雾，升而逐之，兼以解毒；中焦如沤，疏而逐之，兼以解毒；下焦如渎，决而逐之，兼以解毒。营卫既通，乘势追拔，勿使潜滋，方详于后。

暑温伏暑大纲

暑兼湿热二气，偏于暑之热者，为暑温。若纯热不兼湿者，仍归温热例，不得混入暑也。暑何以必兼温，盖天之暑热一动，地之湿浊自腾，人在蒸淫热迫之中，正气设或有隙，则邪从口鼻吸入，先伤手太阴，初起舌苔白滑，头痛身痛，发热恶寒，形似伤寒，但暑温先发热而恶寒，盖火盛克金，肺性本寒而复恶寒也。右脉独洪大而数，甚则芤，以右手主上焦气分，且火克金也。非若伤寒之脉，左手独大也。而且口渴面赤，汗大出，与伤寒迥别，此当时为病者也。不即病者，其邪内舍于骨髓，外舍于分肉之间，盖气虚不能传送暑邪外出，必待秋凉金气相搏，暑无所藏而后出也。其有气虚甚者，虽金风亦不能击之使出，必待深秋大凉，初冬微寒相逼而出，名曰伏暑。初起头痛、舌白、微恶寒，有似伤寒，而面赤烦渴，则非伤寒矣。脉濡而数，更非伤寒矣。盖寒脉紧、风脉缓、暑脉濡，濡即离中虚火之象也，紧即坎中满水之象也。火之性热，水之性寒，象各不同，性则迥异。而且口舌必腻，脘痞气窒，渴闷烦冤，午后则甚，入暮更剧，热至天明，待汗则诸恙稍缓，而胸腹之热不除，日日如是，必要两三候外，日减一日，方得全解。倘如元气不支，或调理非法，不治者甚多。是病比之伤寒，其势觉缓，比之疟疾，寒热又不分明，若表之，汗不易彻，攻之便易溏泄，过清则肢冷呕恶，过燥则唇齿燥裂，每于秋末，最多是证，求之古训，不载者多，独《已任编》名之曰秋时晚发。感证似疟，总当以感证之法治之。要知伏气为病，四时皆有，但风寒之邪，一汗而解，温邪之邪，投凉即安，独暑与湿为熏蒸黏腻之邪，最难骤愈。若治不中窍，暑热从阳上蒸而伤阴化燥，湿邪从阴下沉而伤阳变浊，以致神昏耳聋，舌干龈血，脘痞呕恶，洞泄肢冷，棘手之证丛生，竟至溃败莫救矣。惟叶氏宗河间三焦论治，认明暑湿二气何者为重，再究其病实在气分营分，在气分脉浮洪而舌白，在血分脉沉数而舌赤。大凡六气伤人，因人而化，阴虚者火旺，邪归营分居多，阳虚者湿胜，邪归气分居多，一则耐清，一则耐温，脏性之阴阳，从此可知矣。于是在上焦者，无汗，治以辛温，香薷饮主之。有汗，治以辛凉，银翘散主之。大渴大汗，脉洪恶热，治以辛凉重剂，白虎汤主之。在中焦以苦辛宣通，如半夏泻心汤之类。在下焦以温行寒性，质重开下，如桂苓甘露饮之类。此治三焦大意也。至于治气分有寒温之别，寒者宗白虎法，及天水散意；温者从二陈汤，及正气散意。理营分知清补之宜，清者如犀角地黄，加入心之品；补者有三才、复脉等方。又如湿热沉混之苍术石膏汤，气血两燔之玉女煎，开闭逐秽，与牛黄及至宝、紫雪，扶虚益损，进参附及二仪诸法，随其变幻，审其阴阳，神而明之，存乎其人也。

湿 温 大 纲

湿温者，偏于暑之湿者也。湿中有热，氤氲黏腻，故兼证最多，最难分析，其间反复变迁，不可穷极，总要认定三焦，并气分血分，阴分阳分，湿热二气偏多偏少，方可论治。初起头痛恶寒，身重疼痛，有似伤寒，脉弦濡，则非伤寒矣。且湿温着于经络，身重身痛倍常，腿足更觉酸痛，亦非伤寒矣。舌白不渴，面色淡黄，又非伤暑之偏于火者矣。胸闷不饥，湿闭清阳道路也。午后身热，状如阴虚者，阴邪旺于阳分也。自长夏而来，暑、湿、温三气杂感，半阴半阳，其性氤氲黏腻，非若寒邪之一汗即解，温热之一凉即退也。世有误认头痛恶寒，身重疼痛，以为伤寒而汗之，汗伤心阳，湿随辛温发散之药，蒸腾上逆，内蒙心窍则神昏，上蒙心窍则耳聋，目瞑不言。见其中满不饥，以为停滞，而消之下之，误下伤阴，而重抑脾阳之升，脾气转陷，湿邪乘势内溃则洞泄。见其午后身热，以为阴虚，而用柔药润之，湿为胶滞，阴邪再加柔润阴药，二阴相合，同气相求，遂有锢结而不可解之势。治法病在上焦，以轻开肺气为主，盖肺主一身之气，气化则湿亦化矣。湿气弥漫，本无形质，以重浊滋味之药治之，愈治愈坏，宜三仁汤主之。此即启上闸，开支河，导水势下行之理也。湿温在上焦，若中阳不虚者，必始终在上焦，不致内陷。若中阳本虚或误伤于药，其势必内陷。首如裹，目如蒙，神识沉困，此与热邪直入心包、谵语神昏有间，但邪已内陷，不能还表。宜用苦降辛通，以从里治，如泻心汤之类。若至神识昏迷，小便不通，宜用芳香利窍，佐以利湿分消，如至宝丹、五苓散之类。若脾阳不建，常有上焦未清，即陷中焦，并入下焦，是为三焦受邪，升降失司，脘闷腹胀，或大便不爽，或大便溏泄，或邪阻气分而舌苔白滑，或邪渐化热而舌苔黄滑，或脾胃两作而上呕下泻。治法以中焦为扼要，兼治上下，如加减正气散、半夏泻心汤、黄芩滑石汤之类。亦犹窜下湿地，必得烈日以晒之，或用刚土以培之，或开沟渠以泄之。总之未化燥时宜苦辛温，既化燥时宜苦辛寒，皆以淡渗佐之。或加风药燥之。彼甘酸腻浊之品，在所不用。善治者使肺金清肃之气下降，膀胱之气通调，脾胃之气无阻无陷则善矣。否如失治，则肿胀、黄疸、泄泻、淋闭、痰饮、湿痹、水气、咳嗽、疟、痢、衄血、便血、疝气、痔疮、痈脓等证蜂起矣，可不谨哉！

秋燥大纲

《经》谓阳明司天，燥淫所胜，民病善呕，心胁痛，不能转侧，治以苦温，《内经》治燥之正法也。盖以燥气寒化乃燥气之正，本论多类及于寒湿、伏暑门中，如腹痛呕吐之类，此因寒而化之燥也。当以辛润治之。若热化之燥，乃干燥不通之疾，内伤外感宜分。外感者，由于天时，风热过胜，或因深秋偏亢之邪，始必伤上焦手太阴气分，右脉数大，或热或咳，燥气化火，清窍不利，如耳鸣目赤，龈肿咽痛之类。其治始用辛凉，桑杏汤是也。继用甘凉救肺胃之阴，喻氏清燥救肺汤，叶氏用玉竹、麦冬、沙参、桑叶、梨皮之类，及炙甘草汤诸法。内伤者，乃人之本病，精血下夺而成，或因偏饵燥药所致。病从下焦阴分先起，其法以纯阴静药柔养肝肾为宜，大补地黄丸、六味丸之类是也。要知是证大忌者苦涩，最喜者甘柔。上燥者，津液结而为患，治气为主，必佐辛润流通之气味。下燥者，精血结而为患，治血为主，必藉血肉之滋填。在表佐风药而成功。在腑以缓通为急务。若气分失治，则延及血分，下病失治，则祸及乎上，喘咳、痿厥、三消、噎膈之萌，总由于此。古之滋燥养营汤、润肠丸、琼玉膏、一炁丹、牛羊乳汁等法，各有专司也。

冬 温 大 纲

朱肱《活人书》曰：冬应寒而反大温折之，责邪在肾，宜葳蕤汤。丹溪朱彦修曰：冬温为非其时而有其气也。冬时严寒，当君子闭藏，而反发泄于外，专用补药带表药。吴又可曰：温乃天地中和之气，当严冬肃杀之令，权施仁政，未有因仁政而反蒙其害者。窃尝较之今时未受温暖，亦有温病，乃伏邪所发，多有安居静养，别无他故，倏焉而病，求其感受之由，且不自觉，故立论者，以冬时非节之暖，牵合为言，实无确据。

棠按：又可所言，乃天地之疠气，所谓温疫是也。当以疫法治之。《活人》丹溪所言，盖谓人身至冬月，阳气潜藏于至阴之中，若烦劳过甚，冬不藏精，肾气虚而失闭藏之职，温邪吸入，直传少阴，即喻嘉言所谓两感温病是也。至于冬月正伤寒，两感伤寒，与两感温病迥异。学者所当辨于其早，辨于其微也已。

温疟大纲

疟者，寒热如期而发，余时脉静身凉，此常疟也。若寒热往来，或一日二三次，或一次，而无定时，时疫初起多有之。盖因邪气盘踞膜原，欲出表而不能透达，欲入里而未及传变，故见半表半里证。设传胃者，必现里证，舌苔必聚，名为温疟。以疫法治者生，以疟法治者死。夫疟不传胃，惟疫乃传胃，传胃现里证者，下证也。下后里证除，寒热独存者，是温疫减而疟证在也。疟邪未去者，宜疏。邪去而疟势在者，宜截。疟势在而挟虚者，宜补。疏以清脾饮。截以不二饮，补以六君子，对证下药，临时裁酌。兼疟者，疟疾二三发或七八发，忽然昼夜发热烦渴不恶寒，舌上苔刺，心腹痞满，饮食不进，邪传胃腑，下证渐具，此温疫着，疟疾隐也，以疫法治之。更有暑温、湿温兼疟者，最难施治。夫暑湿、湿温皆三气杂感，与疟合病者，乃风寒暑湿温五气杂感，疟来时烦热加重，余时亦不退热，其证半阴半阳，最为缠绵，故宜清宜下之证少，宜宣利之证多。其法或用辛温兼辛凉法，如达原饮加柴胡；或用苦辛温法，如厚朴草果汤；或用辛寒复辛温法，如白虎加桂枝汤，苍术白虎加草果方；或用苦辛寒兼酸法，如草果知母汤；或用苦辛温复寒咸寒法，如加减人参泻心汤之类。总要认定三焦，随证施治，不可执一也。转疟者，温疫下后，脉静身凉，或间日或每日寒热复作有常期者，此温疫解而疟邪未尽也。夫疟兼疫者重，而疫转疟者轻，盖以汗下后邪气已衰，正气来复，邪正相争，故在先阳气独亢有热无寒者，今则以阴液渐回，而寒热相争矣。在先邪气偏胜，昼夜燥热无止时者，今则邪气渐退，正气渐复，而寒热发作有时矣。治法以养正为主，祛邪佐之，小柴胡汤、炙甘草汤、柴胡四物汤、参胡三白汤，量余邪之盛衰，视阴阳之盈亏，酌而用之。

再按：疫与疟仿佛，疫邪发于膜原，疟邪亦横连膜原，其受邪之处相同，故温疫初起用达原饮，疟证初起用清脾饮，药品亦多相类。欲辨疫与疟之分，在乎传胃不传胃辨之，而传胃不传胃又在舌苔之聚与不聚、神智清与不清辨之，斯无惑矣。

（《温病合编》）

邵登瀛

温毒病论

邵登瀛，字步青，清代医家，薛生白入室弟子

　　愚按：冬温、春温、温疫、湿温四证盛行之时，每夹杂温毒一症者有诸。嘉言谓：是病久热炽成毒，为病中之病。然考《金匮》则曰：七日不可治。三十年来亲历是病，其毙多在六七日之间。其病一起即剧，多在三四日之内。可知嘉言"病久成毒"之说为非是。而仲景所云"七日不可治"为的确也。尝细绎之，风、寒、暑、湿、热皆天地之常气，人感之入手足经，可以汗、吐、下、温、清、补常法治之。苟治法头头是道，无不应手取效。若温毒感天地之疠气，无岁不有，但有轻重耳！感入手经病在上，如头面腮颐肿如饱瓜，喉痹失音，颈项粗大，烂喉丹疹之类。感入足经则病在中，胃中有浊，营卫不通，血凝不流，发斑紫黑，阳毒痈脓，阴毒面青，身如被杖之类。若下入于阴，则下血如豚肝，清便下重，脐筑揪痛之类。感天地之常气者，病有传变，治有候数，可以常理测之，常法治之。若感天地之疠气者，一发暴不可御。寒之、散之、攻之，毫无一效，医者茫不知作何病治，束手待毙。热毒闪烁，七日内已消灭人之气津血液，不可治矣。然则治之奈何？曰：治温毒以逐解为功，不可以清热为能。嘉言云：上焦如雾，升逐解毒；中焦如沤，疏逐解毒；下焦如渎，抉逐解毒。吴又可云：白虎无破结之能，黄连有闭塞之

害。但求清热，犹扬汤止沸，且徒伐胃气，反抑邪毒，脉变细小不治。惟承气有夺邪之能，当乘人气血未乱，津液未枯，病人未至危殆，投剂不致掣肘。旨哉！二先生之论合而观之，温毒之治思过半矣。今人遇温毒病，但知扬汤止沸。迫至服寒凉而愈热，茫无头绪，迁延待毙。嗟乎！其亦知寒凉无破结之能，反抑邪毒之理乎！且亦知治温毒当于七日前下手，乘人气血未至消亡，驱逐解毒，乘势追拔之理乎！

述古

《金匮》云：阳毒之为病，面赤斑斑如锦纹，咽喉痛，唾脓血，五日可治，七日不可治。阴毒之为病，面目清，身痛如被杖，咽喉痛，五日可治，七日不可治。

王安道云：仲景所云：阴毒非阴寒之病，乃感天地恶毒之气入于阴经。

周禹载云：春至，病温之人，更遇时热，为未至而至之异气，变为温毒。

此论伏温与时热交并，表里俱热，温毒为病最重也。其脉浮沉俱盛，其症心烦闷、呕逆、喘咳，甚则面赤身体俱赤色，狂乱躁渴，咽肿痛，狂言下利，或发斑最为危候。

温毒发斑，因热毒内攻不得散，蕴于胃腑而发出肌表，或失于汗下，或汗下不解，足冷耳聋，胸中烦闷、咳嗽、呕逆、躁热、起卧不安者，便是发斑之候。

温毒发斑，并非因失汗下及汗下不解。

斑如锦纹，身热烦躁，大便燥结者，黄连解毒汤。

躁闷狂妄而无汗者，三黄石膏汤。

自汗烦渴而发斑为胃热，人参化斑汤。

烦热错语不得眠，白虎合黄连解毒汤。

斑不透，犀角大青汤。已透热不退，本汤去升麻、黄芩，加人参、生地、柴胡。

斑色紫者为危候，黄连解毒合犀角地黄汤。然须与病家言过方用，此症十中救二三。若黑色而下陷者，必死也。

发斑虽禁下，若大便秘，躁渴色紫者，可微下之。

发斑已尽，外热已退，内实不大便，谵语，小剂凉膈或大柴胡微下之。

发斑红赤者为胃热，紫为胃伤，黑为胃烂也。大抵鲜红起发者吉，虽大不妨。

稠密成片紫色者，半死半生。杂色青紫者，十死不一生矣。

凡斑既出，须得脉洪数有力，身温足暖者易治。若脉小足冷，元气虚弱者难治。狂言发斑，大便自利，或短气，燥结不通，而黑斑如果实黡者不治。

吴又可云：热留血分，里气壅闭则邪毒不得外透而为斑。若下之。内壅一通则卫气亦从而疏畅，或出表为斑，则邪毒亦从而外解矣。若下后，斑渐出，不可更大下。设有下症，少与承气缓缓下之。

愚按：发斑不可下，指伤寒时气而言。内实色紫者可微下，正指温毒而言，何也？时行发热内郁及伤寒失汗、失下、汗下后不解，烦躁呕闷，但得出表为斑，则呕逆止，烦闷解，热邪即从之外泄。非如温毒，斑虽见于肌表，热毒甚而内结，烦躁愈加，呕闷仍然，唇干齿燥，谵语昏昧，不大便，鼻煤，仅以犀、地、膏、连之类解之扬汤止沸，其如灶底加薪何？惟大黄走而不守，从营卫所出之源铲去邪毒之根，使里气一通，表气亦顺，则火毒消散、炎熇顿为清凉尔。昔滑伯仁治一人，身大热，脉沉实而滑，四末微清，遍体赤斑，舌黑芒刺神昏谵语，以小柴胡加石膏、知母，连进三服，次用大承气汤下之而愈。吕沧洲治一人，神昏脉伏，肌肤灼热，营热发斑。先与人参白虎汤化其斑，次以桃仁承气汤下之而愈。由此观之，以上诸条所论清解斑毒之法，仍不脱治伤寒时气之窠臼，以之治温毒，则否！否！惟用下三条，为有合于温毒之治法也。

发斑禁下可下辨

沈目南曰：经言，少阴所至，为疡疹身热，故疹属少阴，君火隐于皮肤之内；少阳所至，为嚏呕疮疡，故斑属少阳，相火发于皮肤之上。二者在春分以后，暑令以前，君相司令，感冒时热，风火内郁发斑，其症头疼、身热足冷、呕逆喘咳，而胸烦满闷、躁热、起卧不安、耳鸣耳聋、浑浑焞焞昏昧鼻干、呻吟，势甚者，发热一二日即出，六七日乃退；势缓者，四五日方出，一二日即退；亦有随出随退。有稀疏几点者，有稠密如麸者，然多细如蚊咬，色亦鲜红，或间有紫色细点，此手经为病，故无下法。

少阴疹治法，总以透达为主。若少阳斑，属三焦相火。其症与伤寒阳明发斑不同，与时令少阴发斑，神昏舌绛者亦异，不过风热内郁而已。治宜凉膈去硝、黄，加防风、荆芥、川芎、赤芍、桔梗，或柴芎香豉饮。

伤寒发斑，因失汗则表邪不解，失下则里邪不解，下早则邪陷不解，下迟则火盛不解，或阳症误阴，则热甚伤血，里实表虚，热邪乘虚蕴于肌肉而为斑也。轻者色红而赤，重者紫色而显。轻者细如蚊迹，只在四肢，重者成粒成丛，乃见胸腹，治宜透之解之。毒气外宣，火威下抑，中州之祸解免。如元气虚者，当扶元气，而兼化斑。若下之，则热毒内陷，症反变剧，故禁下法。温毒发斑，不因失汗失下一起，脉浮沉俱盛，壮热烦躁，起卧不安，外或头面洪肿，咽喉肿痛，吐脓血，面赤如锦纹，身痛如被杖。内则烦闷，呕逆腹痛，狂乱躁渴，或狂言下利。如是而发斑者，点如豆大而圆，色必紫黑而显，胸背腰腹俱稠，毒气弥漫营卫，三焦壅闭，燔灼气血。斯时而任白虎之化斑，犀角大青之解毒，邪毒得降而愈，郁反致不救。惟下之内壅一通，邪气因有出路，斑毒亦从而外解矣，治法当与疫病发斑参看。

瘟疫所因

四时不正之气，感而致病，初不名疫也。因病致死，病气、尸气混合不正之气，斯为疫矣。以故鸡瘟死鸡，猪瘟死猪，牛马瘟死牛马，推之于人，何独不然！所以饥馑兵荒之际，疫疠盛行。大率春夏之交为甚。盖温、暑、热、湿之气，交结互蒸，人在其中，无隙可避，病者当之，魄汗淋漓，一人病气，足充一室。况于连床并榻，沿门阖境，共酿之气，益以出户尸虫，载道腐墐，燔柴掩席，委壑投崖，种种恶秽，上混苍天清净之气，下败水土物产之气，人受之者，亲上亲下，病从其类，有必然之势。

疫邪中三焦

人之鼻气通于天，故阳中雾露之邪者为清邪、从鼻息而上入于阳，入则发热头痛，项强颈挛，正与俗称大头瘟、蛤蟆瘟之说符也。人之口气通于地，故阴中水土之邪者，为饮食浊味，从口舌而下入于阴，入则其人必先内栗，足膝逆冷，便溺妄出，清便下重，脐筑揪痛，正与俗称绞肠瘟、软脚瘟之说符也。然从鼻从口所入之邪必先注中焦，以次分布上下，故中焦受邪则胃中为浊，营卫不通，血凝不流，其酿变即现中焦，俗称瓜瓤瘟、疙瘩瘟等症。则又阳毒痈脓，阴毒遍身青紫之类也，此三焦定位之邪也。甚者三焦邪混为一，内外不通，脏气熏蒸，上焦怫郁，则口糜龈蚀。卫气先通者，因热作使，游行经络、脏腑，则为痈脓。营气先通者，因召客邪，嚏出声噎咽塞，热壅不行，则下血如豚肝。然以营卫渐通，故非危候。若上焦之阳下焦之阴两不相接，则脾气于中难以独运。斯五液注下，下焦不阖，而命难全矣！

治疫病与伤寒异

伤寒邪在外廓，故一表即散。疫邪行在中道，故表之不散。伤寒邪入胃腑，则腹满便坚，故可攻下。疫邪在三焦，散漫不收，下之复合。治法未病前预饮芳香正气药，则邪不能入，此为上也。邪既入，则以逐秽为第一义。上焦如雾，升而逐之，兼以解毒；中焦如沤，疏而逐之，兼以解毒；下焦如渎，决而逐之，兼以解毒。营卫既通，乘势追拔，勿使潜滋。

疫邪从口鼻直犯脏腑，正气闭塞，邪气充斥，顷刻不救。苦寒伤胃，温补助邪，如人中黄之类方为合法也。丹溪人中黄丸，补、降、散三法并施。《明医杂着》清热解毒汤，内外兼治，乃古治疫之大略。

吴又可论寻常所有疫疠，喻嘉言论天地不正之大疫，各极快畅，不可执一。要知疫有伤气、伤血、伤胃之殊，故见症不同，治亦稍异。若入藏者则必不知人而死矣。大法以症为则，毋专以脉为据也。

《素问》曰：不相染者，正气存内，邪不可干也。

疫重解毒

古人治疫，全以解毒为要。尝考古方，以解毒、消毒、败毒名，及以人中黄、生犀、大青、青黛、元参、黄连立方者凡几十首，皆解毒之品。可见感时邪天地之常气，故无毒。疫病感天地之疠气，故有大毒。盖疫起兵荒之后，道路死亡无虚日，以致千百一冢，埋藏不深。因天之风雨不时，地之湿浊蒸动，遂致死气、尸气、浊气、秽气随地气上升，混入苍天清净之气，而天地生物之气变为杀厉之气，无形无臭，从口鼻而入，直犯脏腑，正气闭塞，邪气充斥，顷刻云亡。故天下秽恶之气，至疫为毒极矣！善治者，分三焦伤气、伤血、伤胃之殊，随机解逐。大抵毒轻者愈，毒化者亦愈，毒重者危，毒陷者死。何谓毒陷？即周禹载云：入藏者，不知人而死也。乾隆乙亥冬，吴中大荒，途多饿殍，尸气绵亘。至丙子君相司令之际，遂起大疫，沿门阖境，死者以累万计。予手历是病，故将经验笔之于下。

大疫与常疫不同

吴又可云：疫邪传外，自汗而解；疫邪传里，下之而解。又云：疫邪留于气分，解以战汗。留于血分，解以发斑。皆为寻常疫病毒轻者言之也。若丙子年之疫，初起无不微有自汗，汗出不解，继无不发斑，斑透不解，又无不下之，下之亦不即解，最后而得战汗、狂汗、自汗，乃稍解。然余邪达表，尚发白㾦如痦，一病而全备诸症何哉？予细推之，是年之疫乃毒气深重之大疫，不可以常法拘也。始无不自汗者，以手少阳三焦，是动则自汗出，气所生病也。气者属阳，阳主开泄，火邪侵入，扰乱阴气，则自汗出，故不解。继而气血两伤，斑见肌表，此毒邪固结，营卫俱剧之症也。以寒、凉两清气血，毒虽渐化，营卫尚未通行，故不得汗解。必以大黄通地道，芒硝破坚燥，从营卫所出之源，铲去邪毒之根，斯里气一通，表气亦顺，因而大汗得解。最后尚发白痦者，直达肌表，余邪毕散也。参观之而觉得如此。

治疫略同治痘

治疫之法，大略与治痘相似。痘初见标，以解肌疏表则毒松而易出。若疫病初起，热格于外不达于表，凛凛恶寒，或咽痛喉痹，烦躁不宁，斯时不以轻凉解散之方达之外传，则毒未有不向里者。此疏解之与治痘相似也。及痘既发齐，以清凉解毒则化成脓浆。若疫病当五六日，陡然大发，火毒炽盛，发斑发狂。使不以气血并清、寒凉解毒之方，则温毒不化，渐至津亡液涸，神昏闭陷，此解毒之与治痘相似也。惟大黄抽薪之法，治痘用于火毒初萌之际，而治疫用于斑毒渐化之时，恐下早则斑毒内陷也。惟俟表热渐除，里热未去，斯时一大下之，火毒消散，火熇顿为清凉，此则先后不同尔。然亦有一起表里俱急，阳邪怫郁者，用凉膈散、双解散治之，内不去硝、黄也。

疫病二三日厌厌聂聂，以疏利为主

疫邪初发，恶寒凛凛，头胀眩晕，耳鸣耳聋，浑浑焞焞，或心中澹澹大动，及邪毒渐张，营卫受伤，外淫于经，则头疼身痛，目锐眦皆痛，壮热自汗，昏昧不爽，日渐加重。不惟不能即瘥，且见症反增，莫之能御。古人云：瘟疫莫治头，良有以也。此时但可疏利，使邪传外，由肌表而出，或斑消，或汗解为顺。

达原饮不可用

疫病首尾一于为热。达原饮中草果、槟榔以辛烈之猛，破膏原之伏。每至津液愈耗，热结愈固，邪无由化，因而闭陷者屡矣。予所用疏利法门，亦从又可之论悟入。其论云：诸窍乃人身之户牖也。邪自窍而入，未有不由窍而出。经曰：未入于腑者，可汗而已。已入于腑者，可下而已。总是导引其邪从门户出，可为治疫之大纲，舍此皆治标云尔。此段议论甚确，惜未立方耳。因思古之长于治火者，莫如守真氏，其立通圣散、凉膈散二方，通治表里三焦俱实，大有微妙。通圣散中防风、荆芥，解毒药也，疫邪之浮越于经者，得之由汗而泄。薄荷、连翘，清上药也，疫邪之上蒸高巅者，得之由鼻而泄。大黄、芒硝，通利药也，疫毒之在于肠胃者，得之由后而泄。滑石、山栀，水道药也，疫毒之在于决渎者，得之由溺而泄。热淫于膈，肺胃受邪，石膏、桔梗清肺胃也，而连翘、黄芩又所以祛诸经之游火也。其凉膈中，上则薄荷、黄芩，从肺主卫者，散而解之。中则连翘、山栀，从心主营者，清而解之。下则芒硝、大黄，从胃与大肠，下而解之。庶几燎原之场，顷刻为清虚之府，正所谓驱而逐之，由窍出也。予借用二方投之，无汗者得汗，或发斑疹，邪从外解，不从内陷矣。

疫病五六日陡然大发以驱逐解为主

毒之重者，五六日，火毒大发，口秽，气喷如火，目赤如鸠眼，大渴引饮，狂烦谵语，此时当以解毒为主。审其在气分，舌黄焦干，或黑苔芒刺，呕吐呃逆，胸膈痞闷，心下胀满，腹中痛或燥结便秘，热结旁流者，清解以白虎汤、竹叶石膏汤、竹茹汤、栀豉汤、泻心汤、陷胸汤等方。驱逐以三承气汤、三黄石膏汤、茵陈蒿汤等方。俾气分之毒，化浊为清，则脉之洪数转为和平，邪气溃散，卫气渐通，或战汗，或自汗，或斑疹。审其舌绛、神昏、唇紫、齿燥、烦躁发斑者，伤血分也。以犀角地黄汤、犀角大青汤、竹叶地黄汤、黑膏、紫雪等方治之。如昏闭者，必用牛黄清心丸、至宝丹加入犀、羚、金汁、人中黄、连翘、元参、鲜生地等汤剂中，以清营分之热，则毒气溃散而斑消汗解。

（《温毒病论》）

陈平伯

外感温病篇

陈平伯，名祖恭，清代医家

　　盖闻外感不外六淫，而民病当分四气。治伤寒家徒守发表攻里之成方，不计辛热苦寒之贻害，遂使温热之旨蒙昧不明。医门缺典，莫此甚焉！祖恭不敏，博览群书，广搜载籍，而恍然于温热病之不可不讲也。《内经》云：冬不藏精，春必病温。盖谓冬令严寒，阳气内敛，人能顺天时而固密，则肾气内充，命门为三焦之别使，亦得固腠理而护皮毛，虽当春令升泄之时，而我身之真气则内外弥沦，不随升令之泄而告匮，纵有客邪，安能内侵？是《内经》所以明致病之原也。然但云冬不藏精而不及他时者，以冬为水旺之时，属北方寒水之化，于时为冬，于人为肾，井水温而坚冰至，阴外阳内，有习坎之象，故立言归重于冬，非谓冬宜藏而他时可不藏精也。即春必病温之语，亦是就近指点，总见里虚者表不固，一切时邪皆易感受，学者可因此而悟及四时六气之为病矣。《难经》云：伤寒有五：有伤寒，有中风，有风温，有热病，有湿温。夫统此风寒湿热之邪，而皆名之曰伤寒者，亦早鉴于寒脏受伤，外邪得入，故探其本而皆谓之伤寒也。独是西北风高上燥，风寒之为病居多，东南地卑水湿，湿热之伤人独甚。从来风寒伤形，伤形者，定从表入；湿热伤气，伤气者，不尽从表入。故治伤寒之法不可用以治温热也。夫温者，暖也、热也，非寒之可比也。

风邪外束，则曰风温，湿邪内侵，则曰湿温，纵有微寒之兼袭，不同栗冽之严威。是以发表宜辛凉、不宜辛热，清里宜泄热、不宜逐热。盖风不兼寒即为风火，湿虽化热终属阴邪。自昔仲景著书不详温热，遂使后人各呈家伎，漫无成章。而凡大江以南，病温多而病寒少，投以发表不远热，攻里不远寒诸法，以致死亡接踵也，悲夫！

风温为病，春月与冬季居多，或恶风，或不恶风，必身热、咳嗽、烦渴，风温证之提纲也。

自注：春月风邪用事，冬初气暖多风，故风温之病多见于此。但风邪属阳，阳邪从阳，必伤卫气。人身之中，肺主卫，又胃为卫之本。是以风温外薄，肺胃内应，风温内袭，肺胃受病。其温邪之内外有异形，而肺胃之专司无二致。故恶风为或有之证，而热渴、咳嗽为必有之证也。三复仲景书，言温病者再。一则曰：太阳病，发热而渴，不恶寒者为温病。此不过以不恶寒而渴之证，辨伤寒与温病之异，而非专为风温叙证也。再则曰：发汗已，身灼热者，名曰风温。夫灼热因于发汗，其误用辛热发汗可知。仲景复申之曰：风温为病，脉阴阳俱浮，自汗出，身重多眠睡，鼻息必鼾，语言难出。凡此皆误汗劫液后变见之证，非温病固有之证也。续云：若被下者，直视失溲，若被火者，发黄色，剧则如惊痫状，时瘈疭。若火熏之，一逆尚引日，再逆促命期。亦止详用下、用火之变证，而未言风温之本来见证也。然从此细参，则知风温为燥热之邪，燥令从金化，燥热归阳明，故肺胃为温邪必犯之地，且可悟风温为燥热之病，燥则伤阴，热则伤津，泄热和阴，又为风温病一定之治法也，反此即为逆矣。用是不辞僭越，而于仲景之无文处求文，无治处索治，叙证施治，列为条例，知我罪我，其在斯乎？

风温证，身热畏风，头痛咳嗽，口渴，脉浮数，舌苔白者，邪在表也，当用薄荷、前胡、杏仁、桔梗、桑叶、川贝之属，凉解表邪。

自注：风属阳邪，不挟寒者为风温。阳邪必伤阳络，是以头痛畏风；邪郁肌表，肺胃内应，故咳嗽、口渴、苔白；邪留于表，故脉浮数。表未解者，当先解表，但不同于伤寒之用麻桂耳。

风温证，身热，咳嗽，自汗，口渴，烦闷，脉数，舌苔微黄者，热在肺胃也，当用川贝、牛蒡、桑皮、连翘、橘皮、竹叶之属，凉泄里热。

自注：此温邪之内袭者。肺热则咳嗽汗泄，胃热则口渴烦闷，苔白转黄，风从火化，故以清泄肺胃为主。

风温证，身灼热，口大渴，咳嗽烦闷，谵语如梦语，脉弦数，干呕者，此热灼肺胃，风火内旋，当用羚羊角、川贝、连翘、麦冬、石斛、青蒿、知母、花粉之属，以泄热和阴。

自注：此温邪袭入肺胃之络，灼烁阴津，引动木火，故有烦渴、呕逆等证，急宜泄去络中之热，庶无风火相煽，走窜包络之虞。

风温证，身热自汗，面赤，神迷，身重难转侧，多眠睡，鼻鼾，语难出，脉数者，温邪内逼阳明，精液劫夺，神机不运，用石膏、知母、麦冬、半夏、竹叶、甘草之属，泄热救津。

自注：鼻鼾面赤，胃热极盛，人之阴气，依胃为养，热邪内灼，胃液干枯，阴气复有何资？而能渗诸阳灌诸络，是以筋骨懈怠，机关失运，急用甘凉之品，以清热濡津，或有济也。

风温证，身热咳嗽，口渴下利，苔黄谵语，胸痞，脉数，此温邪由肺胃下注大肠，当用黄芩、桔梗、煨葛、豆卷、甘草、橘皮之属，以升泄温邪。

自注：大肠与胃相连属，与肺相表里，温邪内逼，下注大肠则下利。治之者，宜清泄温邪，不必专于治利。按《伤寒论》下利谵语者，有燥屎也，宜大承气汤。是实热内结，逼液下趋，必有舌燥、苔黄刺及腹满痛证兼见，故可下以逐热。若温邪不利，是风热内迫，虽有谵语一证，仍是无形之热蕴蓄于中，而非实满之邪盘结于内，故用葛根之升提，不任硝黄之下逐也。

风温证，身大热，口大渴，目赤唇肿，气粗烦躁，舌绛，齿板，痰咳，甚至神昏谵语，下利黄水者，风温热毒深入阳明营分，最为危候，用犀角、连翘、葛根、元参、赤芍、丹皮、麦冬、紫草、川贝、人中黄，解毒提斑，间有生者。

自注：此风温热毒内壅肺胃，侵入营分，上下内外，充斥肆逆。若其毒不甚重，或气体壮实者，犹可挽回，否则必坏。

风温证，身热痰咳，口渴神迷，手足瘛疭，状若惊痫，脉弦数者，此热劫津液，金囚木旺，当用羚羊、川贝、青蒿、连翘、知母、麦冬、钩藤之属，以息风清热。

自注：肺属金而畏火，赖胃津之濡养，以肃降令而溉百脉者也。热邪内盛，胃津被劫，肺失所资，木为火之母，子能令母实，火旺金囚，木无所畏，反侮所不胜，是以筋脉失养，风火内旋，瘛疭惊痫，在所不免，即俗云发痉是也，故以息风清热为主治。

风温证，热渴烦闷，昏愦不知人，不语如尸厥，脉数者，此热邪内蕴，走窜心包络，用犀角、连翘、焦远志、鲜石菖蒲、麦冬、川贝、牛黄、至宝之属，泄热通络。

自注：热邪极盛，三焦相火相煽，最易内窜心包，逼乱神明，闭塞络脉。虽是喻氏之言，而法以香开辛散，然热极似水，一派烟雾尘天，蒙住心胸，不知不识，如人行烟尘中，口鼻皆燥，非两解不能散其势，再入温热之药，则人当燥闷死矣。且温热多燥，辛香之品尽是燥，燥与热斗，立见其败。且心神为热邪蒸围，非闭塞也，有形无形，治法大异。遇此每在败时，故前人不能探其情。今补薛生白先生一法于后：极明雄黄一两，研极细，入铜勺内，又研提净牙硝六钱，微火熔化，拨匀如水时，急滤清者于碗，粗渣不用，凝定，此丹灶家

秘制也。凡遇前证，先用陈雨水十碗，内取出一碗，煎木通一钱、通
草三钱，倾入九碗冷水内，又取犀角磨入三钱，或旋磨旋与亦可，每
碗约二三分，再将制雄挑二三厘入碗，冷与服，时时进之，能于三日
内进之尽，必有清痰吐出数碗而愈，十救七八。盖此证死期最缓，而
医人无他法，每每付之天命，牛黄清心而已，可胜长叹！

风温证，热久不愈，咳嗽唇肿，口渴胸闷，不知饥，身发白㾦，
如寒栗状，自汗，脉数者，此风邪挟太阴脾湿，发为风疹。用牛蒡、
荆芥、防风、连翘、橘皮、甘草之属凉解之。

自注：风温本留肺胃，若太阴旧有伏湿者，风热之邪与湿热相
合，流连不解，日数虽多，仍留气分，由肌肉而外达皮毛，发为白
㾦。盖风邪与阳明营热相并则发斑，与太阴湿邪相合则发白㾦也。又
有病久中虚，气分大亏而发白㾦者，必脉微弱而气倦怯，多成死候，
不可不知。

风温证，身热咳嗽，口渴胸痞，头目胀大，面发泡疮者，风毒上
壅阳络。当用荆芥、薄荷、连翘、玄参、牛蒡、马勃、青黛、银花之
属，以清热散邪。

自注：此即世俗所谓大头病也。古人用三黄汤主治，然风热壅
遏，致络气不宣，头肿如斗，终不若仿普济消毒饮之宣络涤热为佳。

风温毒邪，始得之，便身热口渴，目赤咽痛，卧起不安，手足厥
冷，泄泻，脉伏者，热毒内壅，络气阻遏。当用升麻、黄芩、犀角、
银花、甘草、豆卷之属升散热毒。

自注：此风温毒邪壅于阳明气分者，即仲景所云阳毒病是也。五
日可治，七日不可治，乘其邪犯气分，未入营阴，故可升散而愈。

（《外感温病篇》）

吴有性

温疫论选要

吴有性（1582~1652），字又可，晚明医家

伤寒时疫不同论

或曰：子言伤寒与时疫有霄壤之别，今用三承气及桃仁承气、抵当、茵陈诸汤，皆伤寒方也，既用其方，必同其证，子何言之异也？曰：夫伤寒必有感冒之因，或单衣风露，或强力入水，或临风脱衣，或当檐出浴，当觉肌肉粟起，既而四肢拘急，恶风恶寒，然后头疼身痛，发热恶寒，脉浮而数，脉紧无汗为伤寒，脉缓有汗为伤风。若时疫初起，原无感冒之因，忽觉凛凛，以后但热而不恶寒，然亦有所触因而发者，或饥饱劳碌，或焦思气郁，皆能触动其邪，是促其发也，不因所触无故自发者居多，促而发者十中之一二耳。且伤寒投剂，一汗而解；时疫发散，虽汗不解。伤寒不传染于人，时疫能传染于人。伤寒之邪自毫窍而入，时疫之邪自口鼻而入。伤寒感而即发，时疫感久而后发。伤寒汗解在前，时疫汗解在后。伤寒投剂可使立汗；时疫汗解，俟其内溃，汗出自然，不可以期。伤寒解以发汗，时疫解以战汗。伤寒发斑则病笃，时疫发斑则病衰。伤寒感邪在经，以经传经；时疫感邪在内，内溢于经，经不自传。伤寒感发甚暴；时疫多有

淹缠二三日，或渐加重，或淹缠五六日，忽然加重。伤寒初起以发表为先；时疫初起以疏利为主。种种不同，其所同者，伤寒、时疫皆能传胃，至是同归于一，故用承气汤辈导邪而出。要之，伤寒、时疫始异而终同也。夫伤寒之邪，自肌表一径传里，如浮云之过太虚，原无根蒂，惟其传法，始终有进而无退，故下后皆能脱然而愈；若时疫之邪，始则匿于膜原，根深蒂固，发时与荣卫交并，客邪经由之处，荣卫未有不被其所伤者，因其伤故名曰溃，然不溃则不能传，不传邪不能出，邪不出而疾不瘳。然时疫下后，多有未能顿解者，何耶？盖疫邪每有表里分传者，因有一半向外传，则邪留于肌肉；一半向内传，则邪留于胃家。邪留于胃，故里气结滞，里气结表气因而不通，于是肌肉之邪不能即达于肌表，下后里气一通，表气亦顺，向者郁于肌肉之邪，方能尽发于肌表，或斑或汗，然后脱然而愈。伤寒下后，无有此法。虽曰终同，及细较之，而终又有不同者。

或曰：伤寒感天地之正气，时疫感天地之戾气，气既不同，俱用承气，又何药之相同也？曰：风寒疫邪与吾身之真气势不两立，一有所著，气壅火炽，气也，火也，邪也，三者混一，与之俱化，失其本然之面目，至是均谓之邪矣。但以驱逐为功，何论邪之同异也。假如初得伤寒为阴邪，主闭藏而无汗，伤风为阳邪，主开发而多汗，始有桂枝、麻黄之分，原其感而未化也。传至少阳，并用柴胡，传至胃家，并用承气，至是亦无复有风寒之分矣。推而广之，是知疫邪传胃，治法无异也。

瘟 疫 原 病

病疫之由，昔以为非其时有其气，春应温而反大寒，夏应热而反大凉，秋应凉而反大热，冬应寒而反大温，得非时之气，长幼之病相似以为疫。余论则不然。夫寒热温凉，乃四时之常，因风雨阴晴，稍为损益，假令秋热必多晴，春寒因多雨，较之亦天地之常事，未必多疫也。伤寒与中暑感天地之常气，疫者感天地之疬气，在岁运有多寡，在方隅有厚薄，在四时有盛衰。此气之来，无论老少强弱，触之者即病。邪自口鼻而入，则其所客，内不在脏腑，外不在经络，舍于伏脊之内，去表不远，附近于胃，乃表里之分界，是为半表半里，即《针经》所谓横连膜原是也。胃为十二经之海，十二经皆都会于胃，故胃气能敷布于十二经中，而荣养百骸，毫发之间，靡所不贯。凡邪在经为表，在胃为里，今邪在膜原者，正当经胃交关之所，故为半表半里。其热淫之气，浮越于某经，即能显某经之证。如浮越于太阳，则有头项痛，腰痛如折；如浮越于阳明，则有目痛，眉棱骨痛，鼻干；如浮越于少阳，则有胁痛，耳聋，寒热，呕而口苦。大概述之，邪越太阳居多，阳明次之，少阳又其次也。邪之所着，有天受，有传染，所感虽殊，其病则一。凡人口鼻之气，通乎天气，本气充满，邪不易入；本气适逢亏欠，呼吸之间，外邪因而乘之。昔有三人，冒雾早行，空腹者死，饮酒者病，饱食者不病。疫邪所着，又何异耶？若其年气来盛厉，不论强弱，正气稍衰者，触之即病，则又不拘于此矣。其感之深者，中而即发；感之浅者，邪不胜正，未能顿发，或遇饥饱劳碌，忧思气怒，正气被伤，邪气始得张溢，荣卫运行之机乃为之阻，吾身之阳气因而屈曲，故为病热。其始也，格阳于内，不及于表，故先凛凛恶寒，甚则四肢厥逆；阳气渐积，郁极而通，则厥回而中外皆热，至是但热而不恶寒者，因其阳气之通也。此际应有汗，或反无汗者，存乎邪结之轻重也。即使有汗，乃肌表之汗。若外感在经之邪，一汗而解。今邪在半表半里，表虽有汗，徒损真气，邪气深伏，何能得解！必俟其伏邪已溃，表气潜行于内，乃作大战，精气自内由膜原以达表，振战止而后热，此时表里相通，故大汗淋漓，衣被湿透，邪从汗解，此名战汗。当即脉静身凉，神清气爽，霍然而愈。然有自汗而解者，但出表为顺，即不药亦自愈也。伏邪未溃，所有之汗，止得卫气暂通，热亦暂减，逾时复热。午后潮热者，至是郁甚，阳气与时消息也。自后加热而不恶寒者，阳气之积也。其恶寒或微或甚，因其人之阳气盛衰也。其发热或短或长，或昼夜纯热，或黎明稍减，因其感邪之轻重也。疫邪与疟仿佛，但疟不传胃，惟疫乃传胃。始则皆先凛凛恶寒，既而发热，又非若伤寒发热而兼恶寒也。至于伏邪动作，方有变证，其变或从外解，或从内陷，从外解者顺，从内陷者逆。更有表里先后不同，有先表而后里者，有先里而后表者，有但表而不里者，有但里而不表者，有表里偏胜者，有表里分传者，有表而再表者，有里而再里者，有表里分传而又分传者。从外解者，或发斑，或战汗、狂汗、自汗、盗汗；从内陷者，胸膈痞闷，心下胀满，或腹中痛，或燥结便秘，或热结旁流，或协热下利，或呕吐、恶心、谵语、舌黄、舌黑、苔刺等证。因证而知变，因变而知治。此言其大略，详见脉证治法诸条。

杂　气　论

日月星辰，天之有象可睹；水火土石，地之有形可求；昆虫草木，动植之物可见；寒热温凉，四时之气往来可觉。至于山岚瘴气，岭南毒雾，咸得地之浊气，犹或可察；而惟天地之杂气，种种不一，亦犹天之有日月星辰，地之有水火土石，气交之中有昆虫草木之不一也。草木有野葛巴豆，星辰有罗计荧惑，昆虫有毒蛇猛兽，土石有雄硫砌信，万物各有善恶不等，是知杂气之毒亦有优劣也。然气无形可求，无象可见，况无声复无臭，何能得睹得闻！人恶得而知其气，又恶得而知其气之不一也。是气也，其来无时，其着无方，众人有触之者，各随其气而为诸病焉。其为病也，或时众人发颐，或时众人头面浮肿，俗名为大头瘟是也；或时众人咽痛，或时声哑，俗名为虾蟆瘟是也；或时众人疟痢，或为痹气，或为痘疮，或为斑疹，或为疮疥疔肿，或时众人目赤肿痛，或时众人呕血暴下，俗名为瓜瓤瘟、探头瘟是也；或时众人瘿痤，俗名为疙瘩瘟是也。为病种种，难以枚举。大约病偏于一方，延门阖户，众人相同者，皆时行之气，即杂气为病也。为病种种，是知气之不一也。盖当时适有某气，专入某脏腑某经络，专发为某病，故众人之病相同，是知气之不一，非关脏腑经络或为之证也。夫病不可以年岁四时为拘，盖非五运六气所能定者，是知气之所至无时也。或发于城市，或发于村落，他处截然无有，是知气之所着无方也。疫气者，亦杂气中之一，但有甚于他气，故为病颇重，因名之疠气，虽有多寡不同，然无岁不有；至于瓜瓤瘟、疙瘩瘟，缓者朝发夕死，急者顷刻而亡，此又诸疫之最重者，幸而几百年来罕有之证，不可以常疫并论也。至于发颐、咽痛、目赤、斑疹之类，其时村落中偶有一二人所患者，虽不与众人等，然考其证，甚合某年某处众人所患之病，纤悉相同，治法无异，此即当年之杂气，但目今所中不厚，所患者稀少耳。此又不可以众人无有，断为非杂气也。况杂气为病最多，而举世皆误认为六气。假如误认为风者，如大麻风、鹤膝风、痛风、历节风、老人中风、肠风、疠风、痫风之类，概用风药，未尝一效，实非风也，皆杂气为病耳至。又误认为火者，如疔疮、发背、痈疽、肿毒、气毒流注、流火、丹毒，与夫发斑、痘疹之类，以为诸痛疮疡，皆属心火，投芩、连、栀、柏，未尝一效，实非火也，亦杂气之所为耳；至于误认为暑者，如霍乱吐泻、疟、痢、暴注、腹痛、绞肠痧之类，皆误认为暑，因作暑证治之，未尝一效，与暑何与焉！至于一切杂证，无因而生者，并皆杂气所成，从古未闻者何耶？盖因诸气来而不知，感而不觉，惟向风寒暑湿所见之气求之，既已错认病原，未免误投他药,《大易》所谓或系之牛，行人之得，邑人之灾也。刘河间作《原病式》，盖祖五运六气，百病皆源于风、寒、暑、湿、燥、火，谓无出此六气为病，而不知杂气为病，更多于六气。良以六气有限，现在可测；杂气无穷，茫然不可测也。专务六气，不言杂气，焉能包括天下之病欤?

温疫初起

温疫初起，先憎寒而后发热，日后但热而无憎寒也。初得之二三日，其脉不浮不沉而数，昼夜发热，日晡益甚，头疼身痛。其时邪在伏脊之前，肠胃之后，虽有头疼身痛，此邪热浮越于经，不可认为伤寒表证，辄用麻黄、桂枝之类强发其汗。此邪不在经，汗之徒伤表气，热亦不减。又不可下，此邪不在里，下之徒伤胃气，其渴愈甚。宜达原饮。

达原饮

槟榔二钱　厚朴一钱　草果仁五分　知母一钱　芍药一钱　黄芩一钱
甘草五分

上用水二盅，煎八分，午后温服。

按：槟榔能消能磨，除伏邪，为疏利之药，又除岭南瘴气；厚朴破戾气所结；草果辛烈气雄，除伏邪盘踞。三味协力，直达其巢穴，使邪气溃败，速离膜原，是以为达原也。热伤津液，加知母以滋阴；热伤营气，加白芍以和血；黄芩清燥热之余；甘草为和中之用。以后四味，不过调和之剂，如渴与饮，非拔病之药也。凡疫邪游溢诸经，当随经引用，以助升泄，如胁痛、耳聋、寒热、呕而口苦，此邪热溢于少阳经也，本方加柴胡一钱；如腰背项痛，此邪热溢于太阳经也，本方加羌活一钱；如目痛、眉棱骨痛、眼眶痛、鼻干不眠，此邪热溢于阳明经也，本方加干葛一钱。证有迟速轻重不等，药有多寡缓急之分，务在临时斟酌，所定分两，大略而已，不可执滞。间有感之轻者，舌上白苔亦薄，热亦不甚，而无数脉，其不传里者，一二剂自解，稍重者，必从汗解，如不能汗，乃邪气盘踞于膜原，内外隔绝，表气不能通于内，里气不能达于外，不可强汗。或者见加发散之药，便欲求汗，误用衣被壅遏，或将汤火熨蒸，其非法也。然表里隔绝，此时无游溢之邪在经，三阳加法不必用，宜照本方可也。感之重者，舌上苔如积粉，满布无隙，服汤后不从汗解，而从内陷者，舌根先黄，渐至中央，邪渐入胃，此三消饮证。若脉长洪而数，大汗多渴，此邪气适离膜原，欲表未表，此白虎汤证。如舌上纯黄色，兼之里证，为邪已入胃，此又承气汤证也。有二三日即溃而离膜原者，有半月十数日不传者，有初得之四五日，淹淹摄摄，五六日后陡然势张者。凡元气胜者毒易传化，元气薄者邪不易化，即不易传。设遇他病久亏，适又染疫能感不能化，安望其传？不传则邪不去，邪不去则病不瘳，延缠日久，愈沉愈伏，多致不起，时师误认怯证，日进参芪，愈壅愈固，不死不休也。

急证急攻

温疫发热一二日，舌上白苔如积粉，早服达原饮一剂，午前舌变黄色，随现胸膈满痛，大渴烦躁，此伏邪即溃，邪毒传胃也。前方加大黄下之，烦渴少减，热去六七。午后复加烦躁发热，通舌变黑生刺，鼻如烟煤，此邪毒最重，复瘀到胃，急投大承气汤。傍晚大下，至夜半热退，次早鼻黑苔刺如失。此一日之间而有三变，数日之法一日行之，因其毒甚，传变亦速，用药不得不紧。设此证不服药或投缓剂，羁迟二三日必死。设不死，服药亦无及矣。尝见温疫二三日即毙者，乃其类也。

注意逐邪勿拘结粪

温疫可下者，约三十余证，不必悉具，但见舌黄、心腹痞满，便于达原饮加大黄下之。设邪在膜原者，已有行动之机，欲离未离之际，得大黄促之而下，实为开门祛贼之法，即使未愈，邪亦不能久羁。二三日后，余邪入胃，仍用小承气彻其余毒。大凡客邪贵乎早治，乘人气血未乱，肌肉未消，津液未耗，病人不至危殆，投剂不至掣肘，愈后亦易平复。欲为万全之策者，不过知邪之所在，早拔去病根为要耳。但要谅人之虚实，度邪之轻重，察病之缓急，揣邪气离膜原之多寡，然后药不空投，投药无太过不及之弊。是以仲景自大柴胡以下，立三承气，多与少与，自有轻重之殊。勿拘于下不厌迟之说，应下之证，见下无结粪，以为下之早，或以为不应下之证，误投下药，殊不知承气本为逐邪而设，非专为结粪而设也。必俟其粪结，血液为热所抟，变证迭起，是犹养虎遗患，医之咎也。况多有溏粪失下，但蒸作极臭如败酱，或如藕泥，临死不结者，但得秽恶一去，邪毒从此而消，脉证从此而退，岂徒孜孜粪结而后行哉！假如经枯血燥之人，或老人血液衰少，多生燥结；或病后血气未衰，亦多燥结。在经所谓不更衣十日无所苦，有何妨害？是知燥结不致损人，邪毒之为殒命也。要知因邪热致燥结，非燥结而致邪热也。但有病久失下，燥结为之壅闭，瘀邪郁热，益难得泄，结粪一行，气通而邪热乃泄，此又前后之不同。总之，邪为本，热为标，结粪又其标也。能早去其邪，安患燥结耶。

假令滞下，本无结粪，初起质实，频数窘急者，宜芍药汤加大黄下之。此岂亦因结粪而然耶？乃为逐邪而设也。或曰得毋为积滞而设软？余曰：非也。邪气客于下焦，气血壅滞，泣而为积，若去积以为治，已成之积方去，未成之积复生，须用大黄逐去其邪，是乃断其生积之源，营卫流通，其积不治而自愈矣。更有虚痢，又非此论。

或问：脉证相同，其粪有结有不结者何也？曰：原其人病至大便当即不行，续得蕴热，益难得出，蒸而为结也。一者其人平素大便不实，虽胃家热甚，但蒸作极臭，状如黏胶，至死不结。应下之证，设引经论初硬后必溏不可之句，诚为千古之弊。

大承气汤

大黄五钱　厚朴一钱　枳实一钱　芒硝三钱

水姜煎服，弱人减半，邪微者各复减半。

小承气汤

大黄五钱　厚朴一钱　枳实一钱

水姜煎服。

调胃承气汤

大黄五钱　芒硝二钱五分　甘草一钱

水姜煎服。

按：三承气汤功用仿佛。热邪传里，但上焦痞满者，宜小承气汤；中有坚结者，加芒硝软坚而润燥，病久失下，虽无结粪，然多黏腻极臭恶物，得芒硝助大黄，有荡涤之能，设无痞满，惟存宿结而有瘀热者，调胃承气宜之。三承气功效俱在大黄，余皆治标之品也。不耐汤药者，或呕或畏，当为细末。蜜丸汤下。

朱海畴者　年四十五岁，患疫得下证，四肢不举，身卧如塑，目闭口张，舌上苔刺，问其所苦，不能答。因问其子，两三日所服何药？云进承气汤三剂，每剂大黄两许不效，更无他策，惟待日而已，但不忍坐视，更祈一诊。余诊得脉尚有神，下证悉具，药轻病重也。先投大黄一两五钱，目有时而转动；再投舌刺无芒，口渐开能言；三剂舌苔少去，神思稍清。四日服柴胡清燥汤，五日复生芒刺烦热，又加再下之，七日又服承气养营汤，热少退，八日仍用大承气汤，肢体方能少动。计半月，共服大黄十—两而愈。数日后始进糜粥，调理两月方平复。

（《温疫论》）

缪仲淳

春温夏热病大法

缪仲淳（1546~1627），名希壅，明末医家

冬伤于寒，至春变为温病，大都头疼、发热，或渴或不渴，三阳证俱然。亦间有先微寒后发热者，大抵发热其常也。药用辛温，佐以辛寒，以解表邪。太阳宜羌活汤；阳明宜白虎汤，无汗不呕者间用葛根汤；少阳往来寒热等证，不可汗、吐、下，宜和解，小柴胡汤，渴者去半夏加栝楼根，耳聋、热盛去人参，加麦冬、知母、栝楼根，渴亦加之。

至夏变为热病，其表证大约与春温同，但热比于温则邪气更烈耳！解表用白虎汤、竹叶石膏汤。有太阳证则加羌活；有少阳证则加柴胡、黄芩；如发斑，用白虎汤、竹叶石膏汤，加玄参、栀子、桔梗、鼠粘、连翘、大青、小青、青黛，大剂与之。二证若大便秘，宜按之；其邪已结于内，便硬，宜察邪结中焦，小承气汤、调胃承气下之；邪结下焦，少腹坚痛，始用大承气汤下之。

伤寒温疫，其不可治及难治者，皆属下元虚。伤寒温疫三阳证中往往多带阳明者，以手阳明经属大肠，与肺为表里，同开窍于鼻；足阳明经属胃，与脾为表里，同开窍于口。凡邪气之入，必从口鼻，故兼阳明证者独多。邪在三阳，法宜速透，迟则胃烂发斑，或传入于里，则属三阴，邪热炽者，令阴水枯竭，于法不治矣，此治之后时之

过也。近代医师卤莽，既不明伤寒治法，又不识杂证类伤寒，往往妄投汗下之药，以致虚人元气变证丛生。元气本虚之人，未有不因之而毙者矣。戒之哉！汗下之药，焉可尝试也？

史鹤亭太史 丁亥春患瘟疫，头痛身热，口渴吐白沫，昼夜不休。医师误谓太史初罢官归，妄投解郁行气药，不效；又投以四物汤，益甚。诸医谢去，谓公必死。遣使迎仲淳至，病二十余日矣，家人俱以前方告。仲淳曰：误也。瘟疫者，非时不正伤寒之谓，发于春故谓瘟疫，不解表，又不下，使热邪弥留肠胃间，幸元气未尽，故不死。亟索淡豆豉约二合许，炒香，麦门冬两许，知母数钱，石膏两许，一剂，大汗而解。时大便尚未通，太史问故。仲淳曰：昨汗如雨，邪尽矣，第久病津液未回，故大便不通，此肠胃燥，非有邪也。令日食甘蔗二三株，兼多饮麦门冬汤，不三日，去燥粪六十余块而愈。

于润父夫人 娠九月，患伤寒阳明证，头疼，壮热，渴甚，舌上黑苔有刺，势甚危。仲淳投竹叶石膏汤。索白药子（编者注：草药名，具解毒清热凉血的作用）不得，即以井底泥涂脐上，干则易之。一日夜尽石膏十五两五钱，病瘳。越六日，产一女，母子并无恙。

姚平子 伤寒，头疼，身热，舌上苔，胸膈饱闷，三四日热不解，奄奄气似不属者。一医以其体素弱，病久虚甚，意欲投参少许。仲淳叱曰：参一片入口死矣。亟以大黄一两，瓜蒌二枚，黄连、枳实下之。主人惊疑，不得已减大黄之半。二剂便通，热立解，遂愈。

（《先醒斋医学广笔记》）

余 霖

疫疹穷源

余霖（1723~1793），字师愚，清代医家

上古无疫疹，亦无痘，有之自汉始，何也？盖因天地开辟于子丑，人生于寅，斯时人禀清静无为之性，茹毛饮血之味，内少七情六欲之戕，外无饮食厚味之嗜，浑然一小天地，是以无疫亦无疹。及汉始有者，亦由天地大运主之。自汉迄今，天地大运，正行少阳，即如仲夏，一日十二时论之，自子而丑、而寅、而卯、而辰，虽在暑天，人犹清爽，待交巳午，炎炎之势，如火炽烈。由此推之，疫疹之有于汉后者，可悟运气之使然也。但未经岐黄断论，后人纷纷但仿伤寒类推其治，即仲景所谓至春变温、夏变热、秋变湿，亦略而不察，且立言附和。有云瘟疫伤寒、瘟疹伤寒、斑疹伤寒，甚至热病伤寒。抑知既曰伤寒，何以有瘟、有斑、有疹、有热？认证既讹，故立言亦谬，是以肆行发表攻里，多至不救。至河间清热解毒之论出，有高人之见，异人之识，其旨既微，其意甚远。后人未广其说，而反以为偏，《冯氏锦囊》亦云：斑疹不可妄为发表，此所谓大中至正之论，惜未畅明其旨，后人何所适从？吴又可著《温疫论》，辨伤寒温疫甚晰，如头痛、发热、恶寒，不可认为伤寒表证，强发其汗，徒伤表气，热不退，又不可下，徒损胃气。斯语已得其奥妙，奈何以瘟毒从鼻口而入，不传于胃而传于膜原，此论似有语病。至用达原、三消、诸承

气，犹有附会表里之意。惟熊恁昭《热疫志验》首用败毒散去其爪牙，继用桔梗汤，同为舟楫之剂，治胸膈、手六经邪热，以手足少阳俱下膈络胸中。三焦之气为火，同相火游行一身之表，膈与六经乃至高之分，此药浮载，亦至高之剂，施于无形之中，随高下而退胸膈及六经之热，确系妙法。余采用其法，减去硝、黄，以疫乃无形之毒，难以当其猛烈，重用石膏，直入戊己，先捣其窝巢之害，而十二经之患自易平矣，无不屡试屡验。故于平日所用方法治验，详述于下，以俟高明者正之。

清瘟败毒饮治一切火热，表里俱盛，狂躁烦心，口干咽痛，大热干呕，错语不眠，吐血衄血，热盛发斑，不论始终，以此为主，后附加减。

清瘟败毒饮

生石膏大剂六两～八两，中剂二两～四两，小剂八钱～一两二钱　小生地大剂六钱～一两，中剂三钱～五钱，小剂二钱～四钱　乌犀角大剂六钱～八钱，中剂三钱～四钱，小剂二钱～三钱　真川连大剂六钱～四钱，中剂二两～四钱，小剂一钱～钱半　生栀子　桔梗　黄芩　知母　赤芍　元参　连翘　竹叶　甘草　丹皮

疫证初起，恶寒发热，头痛如劈，烦躁谵妄，身热肢冷，舌刺唇焦，上呕下泄，六脉沉细而数，即用大剂；沉而数者用中剂；浮大而数者用小剂。如斑一出，即加大青叶，并佐升麻四五分，引毒外透，此内化外解，浊降清升之法。

此十二经泄火之药也。斑疹虽出于胃，亦诸经之火有以助之，重用石膏，直入胃经，使其敷布于十二经，退其淫热；佐以黄连、犀角、黄芩泄心肺火于上焦；丹皮、栀子、赤芍泄肝经之火；连翘、玄参解散浮游之火；生地、知母抑阳扶阴，泄其亢甚之火，而救欲绝之水；桔梗、竹叶载药上行；使以甘草和胃。此皆大寒解毒之剂。重用

石膏，先平甚者，而诸经之火，自无不安矣。

疹出于胃，古人言：热毒未入于胃而下之，热乘虚入胃，故发斑；热毒已入于胃，不即下之，热不得泄，亦发斑。此指误下、失下而言。夫时行疫疹，未经表下，如热不一日而即发者，有迟至四五日而仍不透者，其发愈迟，其毒愈重。一病即发，以其胃本不虚，偶染邪气，不能入胃，犹之墙垣高大，门户紧密，虽有小人，无从而入，此又可所谓达于膜原者也。至有迟至四五日而仍不透者，非胃虚受毒已深，即发表攻里过当。胃为十二经之海，上下十二经都朝宗于胃，胃能敷布于十二经，荣养百骸，毫发之间，靡所不贯。毒既入胃，势必亦敷布于十二经，戕害百骸，使不有以杀其炎炎之势，则百骸受其煎熬，不危何待。瘟既曰毒，其为火也明矣。且五行各一其性，惟火有二，曰君、曰相，内阴外阳，主乎动者也。火之为病，其害甚大，土遇之而赤，金遇之而熔，木遇之而燃，水不胜火则涸。故《易》曰：燥万物者莫熯乎火。古人所谓元气之贼也。以是知火者疹之根，疹者火之苗也。如欲其苗之外透，非滋润其根，何能畅茂？一经表散，燔灼火焰，如火得风，其焰不愈炽乎？焰愈炽，苗愈遏矣。疹之因表而死者比比然也，其有表而不死者，乃麻疹、风疹、暑疹之类。有谓疹可治而斑难医，人或即以疫疹为斑耳。夫疹亦何不可治之有，但人不敢用此法耳。

正阳门外蒋家胡同口内祥泰布铺祁某，晋人也，长郎病疫，原诊谢以不治，又延一医亦不治，及至邀予，已七日矣。诊其脉，六部全伏，察其形，目红面赤，满口如霜，头汗如雨，四肢如冰；稽其症，时昏时躁，谵妄无伦，呕泄兼作，小水癃闭，周身斑疹，紫黑相间，幸而松活浮于皮面，毒虽盛而犹隐跃，此生机也。检视前方，亦用犀、连，大剂不过钱许，乃杯水之救耳。予曰：令郎之症最险，不畏予药过峻，死中求活，不然，变在十四日。祈恳甚切。予用大剂

（即清瘟败毒散），石膏八两，犀角六钱，黄连五钱，余佐以本方之味，加伏龙肝一两，滑石五钱，木通三钱，猪苓、泽泻各二钱，更加生地一两，紫草三钱，归尾三钱，大青叶二钱，以色紫黑也，连投二服，至九日脉起细数，手足回温，呕虽止而泄如旧，仍用本方去伏龙肝，又二服。至十一日，脉转洪数，头汗遂止，黑斑变紫，小水亦利，大便亦实，但妄谵如前，身忽大热，烦躁更甚，大渴不已，以火外透也。仍用本方，去滑石、木通、猪苓、泽泻，加花粉、山豆根，以喉微痛也，更以冰水与服，以济其渴。又二帖，色转深红，热势稍杀，谵妄间有，犹渴思冰，投本方减生地五钱，去归尾、紫草、豆根、花粉。又二服，诸症已退十分之三，药减四分之一，但饮水而不思食。祁疑而叩曰：病虽减而十数日不食，尚能生乎？予曰：生矣！按法治之，二十一日方可痊愈。又二服，斑化多半，胃气渐开，热亦大减，照本方药减四分之二，去大青叶。又二服，斑点全消，饮食旋食旋饿，方能起坐。诊其脉，尚有六至，犹有余热，不即清之，其热复张，更难为力，犹用石膏二两四钱，犀角三钱，黄连二钱，余亦类减。十九日用石膏一两二钱，犀角二钱，黄连一钱，加乌梅三个，酸以收之也。予曰：前言二十一日方能成功，今已十九日矣，令郎如此，可见前言之不谬也。祁某喜曰：若非立定主意，几为众口所误，初立此方，体全堂不肯卖药，叩其所以，言误开分两，以八钱写八两，六分写六钱耳。予历指同乡，服此得痊者颇多，虽卖，犹嘱以再三斟酌。二十日犹用石膏八钱，犀角钱半，黄连八分，加洋参二钱，麦冬三钱，归身二钱，川芎一钱，以调气血，二十一日用八珍汤加麦冬、五味，立方需大纸一张，昨言和方药店不肯发药，今令郎已愈，录一治法于方前，计服石膏、黄连、犀角若干，使彼知予用药之奇，即药铺亦未之见也。

安徽富藩台堂夫人病疫，初起但寒不热，头晕眼花，腰体疼痛。

医者误认虚寒，用六味加杜仲、续断、牛膝、木瓜，两服后，昏沉如迷，呼吸将绝，并不知其为病所苦。令叔五公，现任兵部郎中，邀予往看。诊其脉，沉细而数，稽其症，面颜红赤，头汗如淋，身热肢冷，舌燥唇焦。予曰：非虚也，乃疫耳。五曰：种种形状是虚，何以言疫？予曰：若是虚证，面颜不至红赤，舌不焦，唇不燥，通身大汗，乃元阳将脱之象，岂独头汗如淋，身热肢冷哉？大剂决不敢服用，暂用凉膈散，清其内热，明日斑疹微露，症自明矣。次日斑点隐隐，含于皮内，五见骇然，曰：几误矣！即投败毒中剂加大青叶钱半，升麻五分，次日周身斑见，紫赤松浮，身忽大热，肢亦不冷，烦躁大渴，即换大剂：石膏八两，犀角六钱，黄连五钱，加生地一两、紫草三钱、大青叶三钱。连投二服，斑转艳红，惟咳嗽不止，痰中带血粉红，此金被火灼。即按本方加羚羊角三钱、桑皮三钱、棕炭三钱、丹皮二钱，又二服，嗽宁血止，色转深红，热亦大减。照本方去紫草、羚羊、桑皮、棕炭，减生地五钱，石膏二两，犀角二钱，加木通钱半、滑石五钱。以小水不利也。又二服，诸症已减十分之六，犹用石膏二两四钱，犀角二钱，黄连钱半，生地四钱，去木通、滑石。又二服后，用犀角钱半，黄连八分，石膏八钱，加人参一钱、当归一钱、麦冬三钱、五味子五分，连服二帖，饮食倍增，精神渐复矣。

丙午夏，四月，塞道掌侄孙兆某者，病疫已十一日，原诊辞以备后事。塞公另延一医，用理中汤，兆某妻舅工部员外伊公，素精医术，不肯与服，曰：若治此症，非余某不可。其家因有人进谗言，予用药过峻，惧不敢请，伊公力争，恳予甚切，予因之知遇之感，慨然同往。诊其脉，沉细而数；验其症，周身斑点，紫黑相间，加以郁冒直视，谵语无伦，四肢如冰，呃逆不止，舌卷囊缩，手足动摇，似若循衣，此实危症。幸而两目红赤，嘴唇焦紫，验其是热，检视前方，不过重表轻凉，此杯水投火，愈增其焰，以致变症蜂起。予用大剂，更加元参三钱，大青叶二钱，使其内化外解，调服四磨饮。本家惧不敢服，伊公身任其咎，亲身煎药，半日一夜，连投二服，呃逆顿止，手足遂温，次日脉转洪数，身忽大热，以毒外透也。予问伊公曰：按法治之，二十一日得痊，但此剂不过聊治其焰，未拔其根，药力稍懈，火热复起，一方服至五日，病势大减，药亦减半，服至八日，药减三分之二，去大青叶，服至十日，药减其四分之三，以后诸症全退，饮食渐进，计服石膏五斤十四两，犀角四两六钱，黄连三两，举家狂喜，始悔谗言者之误也。

（《疫疹一得》）

戴天章

时疫五辨五法

戴天章（1662~1722），字麟郊，清代医家

发热与畏寒

一、发热

时疫发热与风寒杂证同，其发热时，气、色、神、脉、舌苔则不同。辨得为时疫发热，又当知有浅、深、表、里之异，不辨无以施治。发热表证居多，亦有里证发热，半表半里发热，余邪不尽复出于表发热，邪退正虚发热。

而表证发热，脉不浮、不沉而数，寸大于关尺，热在皮肤，扪之烙手，久按反轻，必兼头痛、项强、腰痛、胫酸，或头面、身体、皮肤有红肿疼痛。诸症不必全现，有一于此，便是表证发热，九味羌活汤、人参败毒散、六神通解散选用。冬月严寒及畏寒甚者，大青龙汤、葳蕤汤、越婢汤、阳旦汤可借用。全不畏寒者，白虎汤、黄芩汤可加减用。

里证发热，脉或滑，或沉数，或洪滑，关尺盛于寸，热必在肌肉、筋骨，初扪热轻，久按热甚，必兼烦渴，胸腹满，大便或不通，

或自利，或便血及脓，小便黄赤，或谵妄、狂昏。诸症虽不必全现，必兼二三证方是里证发热，栀子豉汤、黄连解毒汤、小陷胸汤、三承气汤、导赤散、泻心汤、猪苓汤、天水散选用。

半表半里发热，脉多弦，胸胁满，或热或止，或口苦咽干，目眩耳聋，或目赤，或喜呕心烦，或兼见表里证，达原饮、柴葛解肌汤、小柴胡汤选用。

时疫发热时，用药最要清楚，此处头绪不差，后传变多危，救援亦易，不然难于收拾矣。凡见发热，即当辨其气、色、神、脉、舌苔，为风寒，为时疫。系时疫，又当辨在表、在里、在半表半里。然时疫见证，纯表纯里者少，表里夹杂者多。表里夹杂，吴氏达原饮为主。表证多，加羌活；里证多，加大黄；半表半里证多，加柴胡、葛根、淡豆豉；或表里证均见，则诸药全用，即三消饮取效最多，诚时疫主剂。

至已愈数日而复发热者，乃募原伏有不尽之邪，复出于表，当察其证之表里多寡，以前法治之。大抵愈后复发，则里热多而表热少，虽有当用表药之证，不过葛根、柴胡、淡豆豉而已，无更用羌活之理。若愈后另受风寒，发热、无汗、舌上无苔者，不在此例。时疫愈后复热、无汗，重用葛根五钱最妙，以其性凉而解肌发汗，既不碍无汗之表，又不碍烦热之里。

更有平素虚损，或老人，或大病后复染时疫，屡经汗、下、清解，其热转甚，或全无表、里实证，或六脉豁豁然空，或较初起洪滑更甚，或用表药而身痛更甚，或屡用清热药而烦躁、昏沉更甚，或屡用下药而舌燥更甚，此皆邪退正虚之发热也。王太仆所谓：大虚有盛候，反泻含冤也。此时须略去症状，而消息阴阳、虚实。阴虚则热渴、枯竭之症多，责在肾，宜六味地黄汤；兼气虚，合生脉散，须大作汤液，昼夜频进效始捷。阳虚则呕利、悸眩之症多，责在脾，宜六君子汤；兼血虚，归脾汤、参胡三白散、清燥汤选用。若遇此等症，仍用汗、下、凉解、宣伐，断无生理矣。

又发热之为表、为里、为半表半里、为复、为虚，症状明显有据者，自易施治。若脉症夹杂模糊，难于分辨者，须以舌苔为据。初起舌苔薄白，或无苔而润，属在表。白苔而厚，或兼微黄，或中黄边白，中黄尖白，或二三色，属在半表半里。黄苔、酱色苔、黑苔属里。舌苔燥则不论何色皆属里证。屡经汗、下后，舌苔润而发热者，属阳虚；无苔而燥者，属阴虚。发热之表、里、虚、实，依此辨之，思过半矣。惟虚证发热有似实证，即舌苔亦难凭据，又当从病之来路探讨。若屡经汗、下、宣伐而热愈甚者，从虚治无疑。或虽经汗、下而热渐减，药有效则仍属余邪未尽，不可遽补致邪热复壅，夭人年寿。似此虚实关头，不可不细心体认也。

以上辨表里虚实诸法，虽指发热时言，然类而推之，凡证皆可依此为辨，惟在学者之善悟耳。

二、畏寒

时疫畏寒与风、寒、暑、湿诸证不同，诸证畏寒无时而势不甚，时疫畏寒有时而势甚；畏寒之后，必见发热，热时自热而不觉寒，寒时自寒而不觉热，非若诸证畏寒发热之相兼也。

时疫畏寒传里之后少，在表之时多，而辨气、色、神、脉、舌苔与发热同，但有浅、深、虚、实之异。邪浅而在表者，畏寒之时少于发热，治法方药同于发热，而以解表为主。邪在半表半里者，寒热往来如疟状，治法方药亦同发热。邪深入里，失于攻下，而热深厥深，反欲拥被向火，畏寒而不发热，或热亦微，甚则四肢反厥，此虽畏寒，实非寒也，乃阳气为邪所郁而不通，以通郁为主，达原饮、大柴胡汤、二承气汤选用，使里气通而郁阳发，反大热而烦渴也。此证在畏寒时最难辨其为热，须于九窍察之。如目大小眦赤，鼻孔干，唇红，舌苔黄黑燥，耳鸣或聋，小便黄、赤、涩、痛，大便燥结，或稀黄极臭，或鲜血，或心下至少腹有痛不可按处，此皆热深阳郁之象。

大抵周身皆见冷证，一二处独见热证，反当以热证为主，反此亦然，乃辨寒、热、真、假之机要也。余所见时疫不下数千，里证畏寒者，百中一二，即四肢厥逆，爪甲青紫，询其所苦，亦不畏寒，此可得其概矣。

至若本系时疫热证，因其人平素虚损衰老，及大病之后，用攻伐寒凉太过，至汗出不止，呕利俱作，四肢微厥，六脉细濡而畏寒，为阳虚，乃攻伐太过所致，当以参、芪、苓、术为主。寸口脉微者，佐以升、柴；尺脉微者，佐以桂、附。须知虽属阳虚，却从热证来，而阴必亏，桂、附亦不可过用，当佐以护阴药为妙，如白芍、麦冬、五味子之类。此证温补略缓，及温补不到，必死；或过用温补，阳虽回而阴竭，亦死，此处不可不斟酌至当。又有宣伐太过，而成虚证之畏寒；寒凉太早，而成实证之畏寒。以疫邪方伏于募原，未经传变之时，胸膈必多痰滞。有见其烦躁而遽用知、膏、芩、连者；有因其作渴而遽用生地、麦冬者，有病者自认火证而恣啖冷水、西瓜、梨、荸太早者，皆能抑郁阳气，壅闭邪热，热遏于中下二焦，冷物、停痰滞于上焦，每每见畏寒证。遇此惟以宣导痰滞为主，痰滞通则畏寒自止。不可过温，致下焦瘀热、蓄血、斑黄、呃逆而死；不可清凉，致胸腹痞闷而危。宜用草果、厚朴、槟榔、木香、半夏、苍术、莱菔、苓、泽导痰、开滞、逐水。痰滞水去，则畏寒止而热证见，随其传变以施凉解攻利之剂，乃有效也。此法特救药误，非治正病耳。

总之风寒以畏寒为重，时疫以畏寒为轻。多有初起畏寒，一二日不治，邪气传变，而畏寒自已者。与其误治，毋宁俟之，若误认畏寒为真寒，用辛温之药发散，未有不增其病势者也。

三、寒热往来

寒热往来与发热畏寒异：发热畏寒，一时兼至；寒热往来，寒已方热，热已方寒。亦与疟不同：疟发有时，寒热长短有定；此则寒热无时，长短无定。虽不同于疟，而邪俱在少阳半表半里之间。

在传变之初，是由轻入重，始则寒热往来，继则热多寒少，再则但热不寒，至昼夜壮热、谵妄、烦渴必现。在传变之后，是由重出轻，昼夜壮热，渐减而为发热，有时而止，又减而为寒热往来，又减而为战汗，至脉静身凉而愈。

夫疫邪自里出表者轻，自表入里者重。初起寒热往来，是自表入里，犯及少阳，里气与邪相争拒，继则邪深入里，表里并而为热，昼夜壮热而势日重。既传变之后，而寒热往来，是邪气向衰，正气来复，自里出表，经过少阳。前之昼夜壮热，邪气秉纲者，至此正气渐和而寒热有时矣。前之邪阳独盛，亢极无阴作纯热者，至此则阴气来复而寒热相争矣。前之邪并表里而热渴日加者，至此则里气逐出表邪而作战汗矣。治法于未传变之先，欲由表入里时，但透达其邪，使易传化为主，达原饮是也。于传变之后，欲自里出表时，以和解为主，小柴胡汤是也。于屡经汗下之余，脉或虚微、濡弱、结代，心或悸动，神或萎倦、形或羸弱过甚，当养阴益气，助正祛邪为主，参胡三白汤、炙甘草汤、清燥养荣汤、补中益气汤是也。

五　辨

一、辨气

风寒之气，从外收敛入内，病无臭气触人，间有作臭气者，必待数日转阳明腑证之时，亦只作腐气，不作尸气。瘟疫，气从中蒸达于外，病即有臭气触人，轻则盈于床帐，重则蒸然一室，且专作尸气，不作腐气，以人身脏腑气血津液，得生气则香，得败气则臭。瘟疫，败气也，人受之，自脏腑蒸出于肌表，气血津液逢蒸而败，因败而溢，溢出有盛衰，充塞有远近也。五行原各有臭气，木臊、金腥、心焦、脾香、肾腐，以臭得其正，皆可指而名之。若瘟疫乃天地之杂气，非臊非腥，非焦非腐，其触人不可名状，非鼻观精者，不能辨之。试察厕间粪气与凶地尸气，自判然矣。辨之既明，治之毋惑。知为瘟疫而非伤寒，则凡于头痛发热诸表证，不得误用辛温发散，于诸里证，当清当下者，亦不得迟回瞻顾矣。

二、辨色

风寒，主收敛，敛则急，面色多绷急而光洁。瘟疫，主蒸散，散则缓，面色多松缓而垢晦。人受蒸气则津液上溢于面，头目之间多垢滞，或如油腻，或如烟熏，望之可憎者，皆瘟疫之色也。一见此色，虽头痛发热，不宜轻用辛热发散。一见舌黄烦渴诸里证，即宜攻下，不可拘于下不厌迟之说。

三、辨舌

风寒在表，舌多无苔，即有白苔，亦薄而滑，渐传入里，方由白而黄，由黄而燥，由燥而黑。瘟疫一见头痛发热，舌上即有白苔，且厚而不滑，或色兼淡黄，或粗如积粉，若传经入胃，则兼二三色。又有白苔即燥，与至黑不燥者，大抵疫邪入胃，舌苔颇类风寒，以兼湿之故而不作燥耳。惟在表时，舌苔白厚，异于伤寒，能辨于在表时不用辛温发散，入里时而用清凉攻下，斯得矣。

四、辨神

风寒之邪伤人，令人心知所苦而神自清，如头痛作寒热之类，皆自知之，至传里入胃，始神昏谵语，缘风寒为天地正气，人气与之乖忤而后成邪，故其气不昏人神情也。瘟疫初起，令人神情异常而不知所苦，大概烦躁者居多，或如痴如醉，扰乱惊悸，及问其何所苦，则不自知，即间有神清而能自主者，亦多梦寐不安，闭目即有所见，有所见即谵妄之根。缘瘟疫为天地邪气，中人人病，中物物伤，故其气专昏人神情也。

五、辨脉

瘟疫之脉，传变后与风寒颇同，初起时与风寒迥别。风寒从皮毛而入，一二日脉多浮，或兼紧、兼缓、兼洪而皆浮；迨传入里，始不见浮脉，其至数亦清楚而不模糊。瘟疫从中道而变，自里出表，一二日脉多沉，迨自里透表，脉始不沉，乃不浮不沉而数，或兼弦、兼大而皆不浮，其至数则模糊而不清楚。其初起脉沉迟，勿作阴寒断，沉者邪在里也，迟者邪在阴分也，脉象同于阴寒，而气色、舌苔、神情，依前诸法辨之，自不同于阴寒。或数而无力，亦勿作虚视，缘热蒸气散，脉不能鼓指，但当解热，不宜补气。受病之因有不同，故同脉而异断也。

五　治　法

一、汗法

时疫贵解其邪热，而邪热必有着落。方着落在肌表时，非汗则邪无出路，故汗法为治时疫之一大法也。但风寒汗不厌早，时疫汗不厌迟。风寒发汗，必兼辛温、辛热以宣阳；时疫发汗，必兼辛凉、辛寒以救阴。风寒发汗，治表不犯里；时疫发汗，治表必通里。其不同有如此，故方疫邪传变出表时，轻者亦可得表药而汗散，若重者，虽大剂麻黄、羌、葛，亦无汗也，以伏邪发而未尽之故。亦有不用表药而自汗淋漓，邪终不解者。盖此汗缘里热郁蒸而出，乃邪汗，非正汗也，必待伏邪尽发，表里全彻，然后或战汗，或狂汗而解，所谓汗不厌迟者，此也。辛凉发汗，则人参败毒散、荆防败毒散之类是；辛寒发汗，则大青龙、九味羌活、大羌活之类是；发表兼通里，则吴氏三消饮、六神通解散、防风通圣散之类是。更有不求汗而自汗解者。如里热闭甚，用大承气以通其里，一不已而再，再不已而三，直待里邪逐尽，表里自和，多有战汗而解，此不求汗而自汗解者一。又如里热燥甚，病者思得凉水，久而不得，忽得痛饮，饮盏落枕而汗大出，汗出即解，此不求汗而自汗解者二。又如平素气虚，屡用汗药不得汗，后加人参于诸解表药中，覆杯立汗，凡不求汗而自汗解者三。又如阴虚及夺血，枯竭之极，用表药全然无汗，用大滋阴、润燥、生津药数剂而汗出如水，此不求汗而自汗解者四。

总之疫邪汗法，不专在乎升表，而在乎通其郁闭，和其阴阳。郁闭在表，辛凉、辛寒以通之；郁闭在里，苦寒攻利以通之。阳亢者，饮水以济其阴；阴竭者，滋润以回其燥。气滞者开导，血凝者消瘀。必察其表里无一毫阻滞，乃汗法之万全，此时疫汗法，理不同于风寒。

二、下法

时疫下法与伤寒不同。伤寒下不厌迟，时疫下不厌早；伤寒在下其燥结，时疫在下其郁热；伤寒里证当下，必待表证全罢；时疫不论表邪罢与不罢，但兼里证即下；伤寒上焦有邪不可下，必待结在中、下二焦，方可下，时疫上焦有邪亦可下，若必待结至中、下二焦始下，则有下之不通而死者；伤寒一下即已，仲景承气诸方多不过三剂；时疫用下药至少三剂，多则有一二十剂者。时疫下法有六：结邪在胸上，贝母下之，贝母本非下药，用至两许即解；结邪在胸及心下，小陷胸下之；结邪在胸胁连心下，大柴胡汤下之；结邪在脐上，小承气汤下之；结邪在当脐及脐下，调胃承气汤下之；痞满燥实，三焦俱结，大承气汤下之。

此外又有本质素虚，或老人、久病，或屡汗、屡下后，下证虽具而不任受攻者，则麻仁丸、蜜煎导法、猪胆导法为妙。下法之轻、重、缓、急，总以见证为主，详列于后。急下证：舌干，舌卷，舌短，舌生芒刺，舌黑，齿燥，鼻如烟煤，胸腹满痛，狂，昏沉，发热汗多，身冷，呃逆。当下证：舌黄，谵语，善忘，多言，协热利，头胀痛，烦躁。缓下证：舌淡黄苔，微渴，大便闭，小便黄赤，潮热，齿燥。以上诸症，缓下者不下，则必渐重而为当下证。当下者缓下，必加重而为急下证。急下者失下，则虽下之多不通，而致结热自下逆上，胀满直至心下，又逆上透过膈膜，有至胸满如石，咽喉锯响，目直视反白，或睛盲、瞳散，耳聋，九窍不通，虽有神丹，莫之能救矣。外更有蓄血、蓄水诸下法，前已散见诸条，兹再详列，以便翻阅。蓄水证：小便不利，大便微利。蓄血证：小便自利，大便黑。他若蓄水、蓄血在胸胁，不当下者，此不赘。

三、清法

时疫为热证，未有不当清者也。其在表宜汗，使热从汗泄，汗法亦清法也；在里宜下，使热从下泄，下法亦清法也。若在表已得汗而热不退，在里已下而热不解，或本来有热无结，则惟以寒凉直折以清其热而已，故清法可济汗、下之不逮，三者之用，可合而亦可分。时疫当清者十之六七，则清法不可不细讲也。凡清热之要，在视热邪之浅深。热之浅者在营卫，以石膏、黄芩为主，柴胡、葛根为辅；热之深者在胸膈，天花粉、知母、瓜蒌仁、栀子、豆豉为主。热在肠胃者，当用下法，不用清法，或下而兼清亦可。热入心包者，黄连、犀角、羚羊角为主。热直入心脏，则难救矣，用牛黄犹可十中救一，须用至钱许，少则无济，非若小儿惊风诸方，每用分许即可有效。当清诸证，详列于下。热在营卫证：身热汗自出，不畏寒反畏热，身重，头面项红肿，周身红肿，斑疹，鼻孔干，唇燥，烦躁，遗尿，舌苔白。热在胸膈证：身热反减，渴，呕，咳，咽干，谵语，多言，胸前红肿，舌苔厚白。热在肠胃证：便血，便脓血。余悉见下证条中。热在心包及心证：狂，昏沉，多睡，舌黑。

四、和法

寒热并用之谓和，补泻合剂之谓和，表里双解之谓和，平其亢厉之谓和。所谓寒热并用者，因时疫之热夹有他邪之寒，故用此法以和之也。凡方中有黄连与生姜同用，黄芩与半夏同用，石膏与苍术同用，知母与草果同用者皆是。所谓补泻合用者，因时疫之邪气实，人之正气虚，故用此法以和之。凡方中有参、芪、归、芍与硝、黄、枳、朴同用者是。所谓表里双解者，因疫邪既有表证，复有里证，故用此法以和之。凡方中有麻、葛、羌、防、柴、前与硝、黄、栀、芩、苓、泽、枳、朴合用者是。所谓平其亢厉者，因时疫之大势已去，而余邪未解，故用此法以和之，或用下法而小其剂料，缓其时日；或用清法而变其汤剂，易为丸散者皆是。凡此和法，虽名为和，实寓有汗、下、清、补之意，疫邪尤有宜和者。

凡热不清，用清凉药不效，即当察其热之所附丽。盖无所附丽之热，为虚而无形之气。如盛夏炎蒸，遇风雨即解，故人身之热，气清即退。有所附丽之热，为实而有物。如洪炉柴炭，虽沃以水，尤有沸腾之忧，必撤去柴炭而热始退。凡热之所附丽，非痰即滞，非滞即血，径清其热，不去其物，未能有效。必视其附丽何物，于清热诸方加入何药，效始能捷。此和法之精微神变者也。宜和之证，详列于下：寒热往来，盗汗，口苦，咽干，头眩，舌强，渴，胸胁满，耳聋，小便黄，呕吐下利而心下痛，口干舌强而畏寒，大小便闭而寒热，痞满而悸，二便自利而舌苔，形体瘦损而舌苔。凡此表、里、虚、实、寒、热相兼者不可枚举，引此数端，可以类推，其有似和而实非和证者，详后辨似条。

五、补法

时疫本不当补，而有屡经汗、下、清解不退者，必待补而愈。此为病药所伤，当消息其所伤在阴、在阳，以施补阴、补阳之法。疫邪为热证，伤阴者多，然亦有用药太过而伤阳者，则补阴、补阳又当酌其轻重，不可偏废。凡屡经汗、下、清、和，而烦热加甚者，当补阴以济阳。所谓寒之不寒，责其无水者是，六味、四物、生脉、养荣诸方酌用。屡经汗、下、清、和，热退而昏倦痞利不止者，当补阳。所谓养正以祛邪者是，四君、异功、生脉、六君、理中、建中、附子等方酌用，诸证详后。当补阴证：舌干无苔，舌黑无苔，耳聋，目直视，目不明，服清凉药渴不止，服清凉药烦热加甚，服攻下药舌苔愈长，服攻下药舌苔芒刺燥裂愈甚，服清凉药身热愈甚，身体枯瘦，用利水药小便愈不通，腰膝萎软，周身骨节痛不可移动，多睡。当补阳证：多冷汗，汗出身冷经日不回，小便清而多，大便利清谷，呕吐用清热开导药愈甚，自利用清下药愈甚，痞满。

（《广瘟疫论》）

杨栗山

治温十五方

杨栗山（1705～？），名浚，清代医家

伤寒自外之内，先伤气分；温病由内达外，先伤血分。故伤寒初感，利用发表；温病初发，利用攻里。伤寒后证多补气，温病后证多养血，温病与伤寒实出两门。自晋迄今，温病失传，无人不以温病为伤寒，无人不以伤寒方治温病，动云先解其表，乃攻其里，此仲景《伤寒论》也。所以温病一二日内，遇阳明腹胀满痛之症，少阴口燥咽干之症，厥阴舌卷囊缩之症，再不敢议下。明知厥深热深之阳症，下之已迟，万一侥幸，不过为焦头烂额之客，千余年来，孰任杀人之辜耶。

古今医书，非不有温病之条，然皆编入于伤寒之中，议论无非伤寒。所用之药，虽曰治温病，实治伤寒之的方也。余谓此等方论，但治伤寒未尝不验，若谬以治伤寒之方，而治春夏之温病，是犹抱薪投火。盖温病自内达外，虽有表证，实无表邪，终有得汗而解者，必里热清而汗始出，前一节治法与伤寒不同。本朝陈良佐曰：春分后，秋分前，一百八十二日半，诸病皆不可发汗，汗之多亡阳矣，温病尤忌。凡治正伤寒发汗解表，温中散寒之药一概禁用，今特摘其尤者，如麻黄、桂枝、羌活、独活、白芷、葛根、细辛、浮萍、苍耳、苍术、艾叶、胡椒、补骨脂、茴香、肉桂、附子、干姜、豆蔻、益智等味。古人亦未曾道破，余深体验而知其不可，以温病无风寒与阴证也。但今医家病家，未有不以温病为伤寒者，未有不以伤寒方治温病者，此固风气之使然，亦习俗之旧染也。舌敝唇促，难以遍谕。须知生死有命，误犯禁药，不过轻重之分，苟从死后而追悔前方，愚矣。

仲景《伤寒论》用参、姜、桂、附者，八十有奇，而温病非所论也。伏邪内郁，阳气不得宣布，积阳为火，阴血每为热搏，未解之前，麻黄、桂枝不可沾唇；暴解之后，余焰尚在，阴血未复，最忌参、姜、桂、附，得之反助其壅郁，余邪伏留，不惟目下淹缠，日后必变生异证。或周身痛痹，或四肢拘挛，或流火结痰，或两腿钻痛，或劳嗽涌痰，或毒气流注，或痰核穿漏，皆骤补之为害也。大抵温病愈后，调理之剂投之不当，莫若静养。节饮食为第一，而慎言语，谨起居，戒气恼，寡嗜欲，皆病后所宜留神也。

温病总计十五方。轻则清之，神解散、清化汤、芳香饮、大小清凉散、大小复苏饮、增损三黄石膏汤八方；重则泻之，增损大柴胡汤、增损双解散、加味凉膈散、加味六一顺气汤、增损普济消毒饮、解毒承气汤六方。而升降散，其总方也，轻重皆可酌用。察症切脉，斟酌得宜，病之变化，治病之随机应变，又不可执方耳。

按：处方必有君、臣、佐、使，而又兼引导，此良工之大法也。是方以僵蚕为君，蝉蜕为臣，姜黄为佐，大黄为使，米酒为引，蜂蜜为导，六法俱备，而方乃成。窃尝考诸本草，而知僵蚕味辛苦气薄，喜燥畏湿，得天地清化之气，轻浮而升阳中之阳，故能胜风除湿，清热解郁，从治膀胱相火，引清气上朝于口，散逆浊结滞之痰也。其性属火，兼土与木，老得金水之化，僵而不腐。温病火炎土燥，焚木烁金，得秋分之金气而自衰，故能辟一切怫郁之邪气。夫蚕必三眠三起，眠者，病也，合簿皆病，而皆不食也；起者，愈也，合簿皆愈，而皆能食也。用此而治合家之温病，所谓因其气相感，而以意使之者也，故为君。夫蝉，气寒无毒，味咸且甘，为清虚之品，出粪土之中，处极高之上，自感风露而已。吸风得清阳之真气，所以能祛风而胜湿；饮露得太阴之精华，所以能涤热而解毒也。蜕者，退也，盖欲使人退去其病，亦如蝉之脱然无恙也。亦所谓因其气相感，而以意使之者也，故为臣。姜黄，气味辛苦，大寒无毒，蛮人生啖，喜其祛邪伐恶，行气散郁，能入心脾二经，建功辟疫，故为佐。大黄，味苦，大寒无毒，上下通行。盖亢甚之阳，非此莫抑，苦能泻火，苦能补虚，一举而两得之。人但知其建良将之大勋，而不知有良相之硕德也，故为使。米酒，性大热，味辛苦而甘。令饮冷酒，欲其行迟，传化以渐，上行头面，下达足膝，外周毛孔，内通脏腑经络，祛逐邪气，无处不到。如物在高巅，必奋飞冲举以取之。物在远方及深奥之处，更必迅奔探索以取之。且喜其和血养气，伐邪辟恶，仍是华佗旧法，亦屠苏之义也，故为引。蜂蜜，甘平无毒，其性大凉，主治丹毒斑疹，腹内留热，呕吐便秘，欲其清热润燥，而自散温毒也，故为导。盖蚕，食而不饮，有大便无小便，以清化而升阳；蝉，饮而不食，有小便无大便，以清虚而散火。君明臣良，治化出焉。姜黄，辟邪而靖疫，大黄，定乱以致治，佐使同心，功绩建焉。酒引之使上行，蜜润之使下导，引导协力，远近通焉。补泻兼行，无偏胜之弊，寒热并用，得时中之宜。所谓天有覆物之功，人有代覆之能，其洵然哉。是方不知始自何氏，《二分晰义》改分两变服法，名为赔赈散，用治温病，服者皆愈，以为当随赈济而赔之也。予更其名曰升降散。盖取僵蚕、蝉蜕，升阳中之清阳；姜黄、大黄，降阴中之浊阴，一升一降，内外通和，而杂气之流毒顿消矣。又名太极丸，以太极本无极，用治杂气无声无臭之病也。乙亥、丙子、丁丑，吾邑连歉，温气盛行，死者枕藉。予用此散，救大症、怪症、坏症、危症，得愈者十数人，余无算。更将此方传施亲友，贴示集市，全活甚众，可与河间双解散并驾齐驱耳。名曰升降，亦双解之别名也。

（《温病医方撮要》）

升降散

白僵蚕酒炒，二钱　金蝉蜕去土，一钱　广姜黄去皮，三钱　川大黄生，四钱

为细末研匀，病轻分四次服，病重分三次服。转用黄酒一盅，蜜五钱，调匀冷服。余依次加半。

温病亦杂气中之一也，表里三焦大热，其证不可名状者，此方主之。

神解散

白僵蚕一钱　蝉衣五个　神曲三钱　银花二钱　生地二钱　木通　车前子　黄芩　黄连　黄柏　桔梗各一钱

水煎去渣，入冷黄酒半小杯，蜜三匙，和匀冷服。

温病初觉憎寒，体重，壮热，头痛，四肢无力，遍身酸痛，口苦咽干，胸腹满闷者，此方主之。

清化汤

白僵蚕二钱　蝉衣十个　银花二钱　泽兰叶二钱　广皮八分　黄芩二钱　黄连　栀子　连翘　龙胆草　元参　桔梗各一钱　白附子　甘草各五分

大便实加酒大黄四钱，咽痛加牛蒡子一钱，头面不肿去白附子。水煎去渣，入蜜酒冷服。

温病壮热憎寒，体重，舌燥口干，上气喘吸，咽喉不利，头面浮肿，目不能开者，此方主之。

芳香饮

玄参一两　白茯苓五钱　石膏五钱　蝉蜕十二个　白僵蚕　荆芥　天花粉　神曲　苦参各三钱　黄芩二钱　陈皮一钱　甘草一钱

水煎去渣，入蜜酒冷服。

主治温病多头痛、身痛、心痛、胁痛，呕吐黄痰，口流浊水，涎如红汁，腹如圆箕，手足搐搦，身发斑疹，头肿舌烂，咽喉痹塞等证。此虽怪怪奇奇，不可名状，皆因肺胃火毒，不宣之而成之耳。治法急宜大清大泻之。但有气血损伤之人，遽用大寒大苦之剂，恐火转闭塞而不达，是害之也，此方主之。其名芳香者，以古人元旦汲清泉以饮芳香之药，重涤秽也。

大复苏饮

白僵蚕三钱　蝉蜕十个　当归三钱　生地二钱　人参　茯神　麦冬　天麻　犀角磨汁入汤和服　丹皮　栀子　黄连　黄芩　知母　甘草各一钱　滑石二钱

水煎去渣，入冷黄酒、蜜、犀角汁，和匀冷服。

主治温病表里大热，或误服温补和解药，以致神昏不语、形如醉人，或哭笑无常，或手舞足蹈，或谵语骂人，不省人事，目不能闭者，名越经，误服表药而大汗不止者，名亡阳证。并此方主之。

小复苏饮

白僵蚕三钱　蝉蜕十个　神曲　生地各三钱　木通　车前子各二钱　黄芩　黄柏　栀子　黄连　知母　桔梗　牡丹皮各一钱

水煎去渣，入蜜三匙，黄酒半小杯，小便半小杯，和匀冷服。

主治温病大热，或误服发汗解肌药，以致谵语发狂，昏迷不省，燥热便秘，或饱食而复者。

大清凉散

白僵蚕三钱　蝉蜕十二个　全蝎三个　当归　生地　金银花　泽兰各二钱　泽泻　木通　车前子　黄连　黄芩　栀子　五味子　麦冬　龙胆草　丹皮　知母各一钱　生甘草五分

水煎去渣，入蜂蜜二匙，冷米酒半小杯，童便半小杯，和匀冷服。

主治温病表里三焦大热，胸满胁痛，耳聋目赤，口鼻出血，唇干舌燥，口苦自汗，咽喉肿痛，谵语狂乱者。

小清凉散

白僵蚕三钱　蝉蜕十个　银花　泽兰　当归　生地各二钱　石膏五钱　黄连　黄芩　栀子　牡丹皮　紫草各一钱

水煎去渣，入蜜酒。

温病壮热烦躁，头重面赤，咽喉不利，或唇口腮肿者，此方主之。

加味凉膈散

白僵蚕三钱　蝉衣十二个　广姜黄七分　黄连　黄芩　栀子各二钱　连翘　薄荷　大黄　芒硝各三钱　甘草一钱　竹叶三十片

水煎去渣，冲芒硝入蜜酒冷服。

此为温病主方。

加味六一顺气汤

白僵蚕三钱　蝉衣十个　大黄四钱　芒硝二钱五分　柴胡三钱　黄连　黄芩　白芍　生甘草各一钱　厚朴一钱五分　枳实二钱

水煎去渣，冲芒硝入蜜酒，和匀冷服。

此亦为温病主方，治口燥咽干，怕热消渴谵语，神昏，大便燥实，胸腹满硬，或热结旁流，绕脐疼痛，厥逆脉沉者。

增损大柴胡汤

柴胡四钱　薄荷二钱　陈皮　黄芩　黄连　黄柏　栀子　白芍　枳实各一钱　大黄二钱　广姜黄七分　白僵蚕三钱　全蝉衣十个

呕加生姜二钱。水煎去渣，入冷黄酒一两，蜜五钱，和匀冷服。

此乃内外双解之剂，主治温病热郁腠理，此辛凉解散，不至还里而成可攻之证。

增损普济消毒饮

玄参　白僵蚕　黄芩　大黄各三钱　黄连　连翘　栀子　牛蒡

子　板蓝根如无以青黛代之　桔梗各二钱　陈皮　生甘草各一钱

水煎去渣，入蜜酒、童便冷服。

太和年，民为疫疬，初觉憎寒壮热体重，次传头面，肿盛，目不能开，上喘咽喉不利，口燥舌干，俗名大头瘟。此方主之。

解毒承气汤

白僵蚕三钱　全蝉蜕十个　黄连　黄芩　黄柏　栀子各一钱　枳实二钱五分　厚朴五钱　大黄五钱　芒硝三钱

主治温病三焦大热，痞满燥实，谵语狂乱不识人，热结旁流，循衣摸床，舌卷囊缩及疙瘩瘟，上为痈脓，下血如豚肝，厥逆，脉沉伏者。

增损双解散

白僵蚕二钱　蝉蜕十二个　广姜黄七分　防风一两　薄荷叶　芥穗　当归　白芍　黄连　连翘　栀子　黄芩　甘草各一钱　桔梗二钱　石膏六钱　滑石三钱　大黄　芒硝各二钱

水煎去渣，冲芒硝入蜜三勺，黄酒半小杯，和匀冷服。

温毒流注无所不至，上干则头痛目眩耳聋，下流则腰痛足肿，注于皮肤则斑疹疮疡，壅于肠胃则毒利脓血，伤于阳明则腮脸肿痛，结于太阴则腹满呕吐，结于少阴则喉痹咽痛，结于厥阴则舌卷囊缩，此方解散阴阳内外之毒无所不至矣。

增损大黄石膏汤

石膏八钱　白僵蚕三钱　蝉衣十个　薄荷二钱　豆豉三钱　黄柏　黄连　黄芩　栀子　知母各二钱

水煎去渣，入米酒、蜜冷服，腹胀疼或燥结加大黄。

为温病主方，主治表里三焦大热，五心烦热，两目如火，鼻干目赤，舌黄唇焦，身如涂朱，燥渴引饮，神昏谵语，服之皆愈。

（《伤寒温疫条辨》）

俞根初

伤寒要义

俞根初（1734~1799），名肇源，清代医家

伤寒，外感百病之总名也。有小证，有大证，有新感证，有伏气证，有兼证，有夹证，有坏证，有复证，传变不测，死生反掌，非杂病比。奈扁鹊《难经》但言伤寒有五，一曰中风，二曰伤寒，三曰湿温，四曰热病，五曰温病，仅载脉候之异同，并无证治之陈列，语焉不详，后学何所依据。惟中风自是中风，伤寒自是伤寒，湿温自是湿温，温热自是温热，已可概见。就皆列入伤寒门中者。因后汉张仲景著《伤寒杂病论》，当时不传于世，至晋王叔和以断简残编，补方造论，混名曰《伤寒论》，而不名曰四时感证论，从此一切感证，通称伤寒，从古亦从俗也。予亦从俗，名曰《通俗伤寒论》。人皆谓百病莫难于伤寒，予谓治伤寒何难，治伤寒兼证稍难，治伤寒夹证较难，治伤寒复证更难，治伤寒坏证最难，盖其间寒热杂感，湿燥互见，虚实混淆，阴阳疑似，非富于经验而手敏心灵、随机应变者，决不足当此重任，日与伤寒证战。谚云："熟读王叔和，不如临证多。"非谓临证多者不必读书也，亦谓临证多者乃为读书耳！喻嘉言尝云："读书无眼，病患无命。"旨哉言乎！予业伤寒专科四十余年矣，姑以心得者，历言其要。

一、六经形层

太阳经主皮毛，阳明经主肌肉，少阳经主腠理，太阴经主肢末，

少阴经主血脉，厥阴经主筋膜。太阳内部主胸中，少阳内部主膈中，阳明内部主脘中，太阴内部主大腹，少阴内部主小腹，厥阴内部主少腹。

二、六经病证

太阳经病证 太阳标证：头痛身热，恶寒怕风，项强腰痛，骨节烦疼，无汗者寒甚于风，自汗者风重于寒。太阳本证：渴欲饮水，水入则吐，小便不利，甚或短数淋沥，或反小便自利，蓄血如狂。太阳中见证：凡见太阳标证，而大便不实，小便清白，甚则男子遗精，女子带多，腰脊坠痛，痛如被杖，甚或气促而喘，角弓发痉，若目睛上视，尤为危候。太阳兼证：兼肺经证，鼻塞流涕，鼻鸣喷嚏，嗽痰稀白，甚则喘而胸满；兼脾经证，肢懈嗜卧，口腻腹泻；兼胃经证，饱闷恶食，嗳腐吞酸。

少阳经病证 少阳标证：寒热往来，耳聋胁痛。少阳本证：目眩咽干，口苦善呕，膈中气塞。少阳中见证：手足乍温乍冷，烦满消渴，甚则谵语发痉，四肢厥逆。少阳兼证：兼胃经证，烦闷恶心，面赤便闭，身痛足冷，斑点隐隐；兼脾经证，四肢倦懈，肌肉烦疼，唇燥口渴，膈中痞满，斑欲出而不出；兼肾经证，耳大聋，齿焦枯，腰背酸痛如折，甚则精自遗，冲任脉动；兼肺经证，喉痛红肿，咳则胁痛，甚则咯血；兼心经证，舌红齿燥，午后壮热，神昏不语，甚则郑声作笑；兼小肠经证，舌赤神呆，语言颠倒，小便赤涩，点滴如稠；兼大肠经证，胸膈硬满而呕，腹中痛，发潮热，大便秘，或反自利。

阳明经病证 阳明标证：始虽恶寒，二日自止，身大热，汗自出，不恶寒，反恶热，目痛鼻干不得眠，或多眠睡。阳明本证：上脘病尚浅，咽干口苦，气上冲喉，胸满而喘，心中懊恼；在中脘病已重，大烦大渴，胃实满，手足汗，发潮热，不大便，小便不利；在下脘，由幽门直逼小肠，且与大肠相表里，病尤深重，日晡所热，谵语发狂，目睛不和，腹胀满，绕脐痛，喘冒不得卧，腹中转矢气，大便胶闭，或自利纯青水，昏不识人，甚则循衣摸床，撮空理线。阳明中见证：四肢烦疼，口腻而淡，脘腹痞满，便如红酱，溺短数热，甚或小便不利，便硬发黄，黄色鲜明，或斑点隐隐，发而不透，神识模糊，躁扰异常。阳明兼证：兼肺经证，头胀心烦，胸闷嗽痰，痰色黄白相兼，喉燥渴饮，若热壮胸闷、呕恶足冷者，将发痧疹，若胸胁滞痛、咳嗽气喘者，肺多伏痰；兼心经证，嗌干舌燥，口糜气秽，欲寐而不得寐，或似寐而非寐，甚则郑声作笑，面色娇红；兼肾经证，口燥咽干，心下急痛，腹胀便闭，或自利酸臭水；兼包络证，口燥消渴，气上冲心，膈上热痛，神昏谵语，甚或晕厥如尸，口吐黏涎；兼肝经证，脘中大痛，呕吐酸水，或吐黄绿苦水，四肢厥逆，泄利下重，或便脓血，甚则脐间动气，跃跃震手。

太阴经病证 太阴标证：四肢倦怠，肌肉烦疼，或一身尽痛，四末微冷，甚则发黄，黄色晦暗。太阴本证：腹满而吐，食不下，时腹自痛，自利不渴，即渴亦不喜饮，胸脘痞满，嗌干口腻，热结则暴下赤黄，小便不利；若腹痛烦闷，欲吐不吐，欲泻不泻，多挟痧秽。太阴中见证：腹痛痞满，呕吐不纳，大便秘结，小溲不利，或下赤黄，或二便俱闭，发黄鲜明。太阴兼证：兼心经证，神烦而悸，汗出津津，似寐非寐，或不得卧；兼肝经证，心中痛热，饥不欲食，食即呕酸吐苦，胸胁疼，甚则霍乱吐泻。

少阴经病证 少阴标证：肌虽热而不甚恶热，反畏寒战栗，面赤目红，咽痛舌燥，胸胁烦闷而痛，痛引腰背、肩胛、肘臂，泄利下重，甚或躁扰呓语，自汗肢厥。少阴本证：肢厥四逆，腹痛吐泻，下利清谷，引衣蜷卧，喜向里睡，甚则面赤戴阳。少阴中见证：里寒外热，手足厥冷，身反不恶寒，下利清谷，腹痛干呕，面色娇红，咽痛口燥，渴而饮，饮而吐，吐而复渴，甚则烦躁欲死，扬手踯足，或欲坐卧水中。少阴兼证：兼肺经证，微见恶寒，发热不已，咳嗽不渴，咯痰稀白，身静蜷卧，似寐非寐；兼心包证，初起发热，即神呆不语，欲寐而不得寐，心烦躁扰，口干舌燥，欲吐黏液而不吐，身虽热，仍欲暖盖，或目睛上视；兼脾经证，初虽头痛恶寒，继则发热不止，口燥而渴，一食瓜果即腹痛自利，脘满而吐；兼肝经证，初起口干舌燥，心烦恶热，即吐泻如霍乱，陡然神识昏昧，虽醒似睡，手足瘛疭。

厥阴经病证 厥阴标证：手足厥冷，一身筋挛，寒热类疟，头痛吐涎，面青目赤，耳聋颊肿，胸满呕逆，甚或男子疝疼，女子少腹肿痛。厥阴本证：口渴消水，水气上冲心，心中痛热，饥不欲食，食则吐蛔，泄利下重，误下则利不止，或便脓血，甚则晕厥如尸，手足瘛疭，体厥脉厥，舌卷囊缩，妇人乳缩，冲任脉动跃震手。厥阴中见证：头晕目眩，口苦耳聋，乍寒乍热，寒则四肢厥冷，热则干呕渴饮，呕黄绿水，或吐黑臭浊阴，或兼吐蛔，甚则蛔厥，两胁串痛，痉或厥。厥阴兼证：兼肺经证，气咳痰黏，胸痛串胁，则咯血，或痰带血丝血珠；兼心经证，舌卷焦短，鸦口撮嘴，昏不知人，醒作睡声，撮空上视，面青目紫；兼脾经证，脘满而吐，腹痛自利，四肢厥逆，渴不喜饮，面色萎黄，神气倦怠；兼胃经证，胸脘满闷，格食不下，两胁抽痛，胃疼呕酸，饥不欲食，胃中嘈杂；兼肾经证，面色憔悴，两颧嫩红，喘息短促，气不接续，手足厥冷，腰膝酸软，男子足冷精泄，女子带下如注。

三、六经脉象

太阳脉浮，浮为在表。浮紧浮迟皆主表寒，浮数浮洪皆主表热；浮而细涩，浮而软散，凡证皆虚；浮而紧数，浮而洪滑，凡证皆实。

浮紧风寒，浮数风热，浮濡风湿，浮涩风燥，浮虚伤暑，浮洪火盛。

少阳脉弦，弦主半表半里。弦而浮大，偏于半表；弦而紧小，偏于半里；弦迟风寒，弦数风热，弦滑夹痰，强急多痛；浮弦寒饮，沉弦热饮。浮弦而长，腠理邪郁；浮弦而数，相火已盛。弦少而实，邪实胃强；弦多而虚，正虚胃弱。右弦勒指，土败木贼；左弦细搏，水亏木旺。

阳明脉大，大主诸实，亦主病进，统主阳盛。大偏于左，邪盛于经；大偏于右，热盛于腑。大坚而长，胃多实热；大坚而涩，胃必胀满。浮取小涩，重按实大，肠中燥结；浮取盛大，重按则空，阴竭阳越。诸脉皆大，一部独小，实中夹虚；诸脉皆小，一部独大，虚中夹实。前大后小，阳邪内陷，其证多变；乍大乍小，元神无主，其病必凶。

太阴脉濡，濡主湿滞气虚。浮濡风湿，沉濡寒湿。濡而兼数，湿郁化热；濡而兼涩，湿竭化燥；濡而兼微，脾阳垂绝；濡而兼细，脾阴将涸。

少阴脉细，甚则兼微，细主阴虚，微主阳虚。寸细而浮，心阴虚竭；尺细而沉，肾阴涸极。细而兼数，阴虚火亢；细而兼弦，水亏木旺；细而兼涩，阴枯阳结；细而兼微，阴竭阳脱。沉细欲绝，亡阴在即；沉微欲绝，亡阳顷刻。

厥阴脉涩，涩主阴虚化燥。初病右涩，湿滞血结；久病左涩，血虚精极。右寸浮涩，上燥主气；左关尺涩，下燥主血。两寸弦涩，心痛亡血；两关弦涩，络中瘀结；两尺涩弱，阴阳并竭。举之浮涩，按之数盛，阴虚伏热；举之浮大，按之反涩，阳盛挟积。

四、六经舌苔

太阳表证初起，舌多无苔而润，即有亦微白而薄，甚或苔色淡白，惟素多痰湿者，苔多白滑，舌色淡红；素禀血热者，苔虽微白，舌色反红。若传入本腑，膀胱蓄溺，苔多纯白而厚，却不干糙；膀胱蓄热，苔多白兼微黄，薄而润滑。

少阳主半表半里，偏于半表者，舌多苔色白滑，或舌尖苔白，或单边白，或两边白；偏于半里者，舌多红而苔白，间现杂色，或尖白中红，或边白中红，或尖红中白，或尖白根黑，或尖白根灰。若白苔多而滑，黄灰苔少者，半表证多；红舌多而白苔少，或杂黄色灰色者，半里证多：如边白滑润，虽中心黄黑，仍属半表半里，惟白苔粗如积粉，两边色红或紫者，温疫伏于膜原也。

阳明居里，舌苔正黄，多主里实。黄白相兼，邪犹在经；微黄而薄，邪浅中虚；黄而粗涩，邪已入腑；浅黄薄腻，浮黄厚腻，胃热大盛，老黄焦黑，或加灰黑，或起芒刺，胃热已极。黄滑痰火，黄腻湿热。黄而垢腻，湿热食滞；黄起黑点，温毒夹秽。黄厚不燥，舌色青紫，多夹冷酒，或夹冷食；黄而晦暗，多夹痰饮，或挟寒瘀。

太阴主湿，舌多灰苔，甚则灰黑。灰而滑腻，湿重兼寒；灰而淡白，脾阳大虚；灰而糙腻，湿滞热结；灰而干燥，脾阴将涸。灰生腻苔而舌质粗涩干焦，刮之不能净者，湿竭化燥之热证也；灰黑腻苔而舌质嫩滑湿润，洗之不改色者，湿重夹阴之寒证也，凡舌苔或灰或黑相兼，病多危笃，切勿藐视。

少阴主热，中藏君火，多属血虚，舌色多红，淡红浅红，血亏本色；深红紫红，血热已极；鲜红灼红，阴虚火剧；嫩红干红，阴虚水涸。舌红转绛，血液虚极；绛润虚热，绛干燥热；绛而起刺，血热火烈；绛而燥烈，阴伤液竭。

厥阴气化主风，风从火化，舌多焦紫，亦有寒化，舌多青滑。舌见青紫，其病必凶，浮紫而赤，肝热络瘀，或阳热酒毒；淡紫带青，寒中肝肾，或酒后伤冷。

五、六经治法

太阳宜汗，少阳宜和，阳明宜下，太阴宜温，少阴宜补，厥阴宜清。太阳、太阴、少阴，大旨宜温；少阳、阳明、厥阴，大旨宜清。吾四十余年阅历以来，凡病之属阳明、少阳、厥阴而宜凉泻清滋者，十有七八；如太阳、太阴、少阴之宜温散温补者，十仅三四。表里双解，三焦并治，温凉合用，通补兼施者，最居多数。

阳道实，故风寒实邪从太阳汗之；燥热实邪，从阳明下之；邪之微者，从少阳和之。阴道虚，故寒湿虚邪，从太阴温之；风热虚邪，从厥阴清之；虚之甚者，从少阴补之。阳道虽实，而少阳为邪之微，故和而兼补，阴道本虚，而少阴尤虚之极，故补之须峻。

伤寒证治，全藉阳明。邪在太阳，须藉胃汁以汗之；邪结阳明，须藉胃汁以下之；邪郁少阳，须藉胃汁以和之。太阴以温为主，救胃阳也；厥阴以清为主，救胃阴也。由太阴湿胜而伤及肾阳者，救胃阳以护肾阳；由厥阴风胜而伤及肾阴者，救胃阴以滋肾阴，皆不离阳明治也。

风寒风湿，治在太阳；风温风火，治在少阳；暑热燥火，治在阳明；寒湿湿温，治在太阴；中寒治在少阴；风热治在厥阴。

凡伤寒病，均以开郁为先，如表郁而汗，里郁而下，寒湿而温，火燥而清，皆所以通其气之郁也。病变不同，一气之通塞耳。塞则病，通则安，无所谓补益也，补益乃服食法，非治病法，然间有因虚不能托邪者，亦须略佐补托。

六、六经用药法

太阳宜汗。轻则杏、苏、橘红，重则麻、桂、薄荷，而葱头尤为发汗之通用。

少阳宜和。轻则生姜、绿茶，重则柴胡、黄芩，浅则木贼、青皮，深则青蒿、鳖甲，而阴阳水尤为和解之通用。

阳明宜下。轻则枳实、槟榔，重则大黄、芒硝，滑则桃、杏、五仁，润则当归、苁蓉，下水结则甘遂、大戟，下瘀结则醋炒生军，下寒结则巴豆霜，下热结则主生军，应用则用，别无他药可代，切勿以疲药塞责，药稳当而病反不稳当也。惟清宁丸最为缓下之通用，麻仁脾约丸亦为肠之要药。

太阴宜温。轻则藿、朴、橘、半，重则附、桂、姜、萸，而香砂尤为温运之和药，姜枣亦为温调之常品。

少阴宜补。滋阴，轻则归、芍、生地，重则阿胶、鸡黄，而石斛、麦冬，尤生津液之良药；补阳，刚则附子、肉桂，柔则鹿胶、虎骨，而黄连、官桂，尤为交阴阳之良品。

厥阴宜清。清宣心包，轻则栀、翘、菖蒲，重则犀、羚、牛黄，而竹叶、灯心，尤为清宣包络之轻品；清泄肝阳，轻则桑、菊、丹皮，重则龙胆、芦荟，而条芩、竹茹，尤为清泄肝阳之轻品。

七、六经总诀

以六经钤百病，为确定之总诀；以三焦赅疫证，为变通之捷诀。凡勘外感病，必先能治伤寒；凡勘伤寒病，必先能治阳明。阳明之为病，实证多属于火，虚证多属于水，暴病多属于食，久病多属于血。凡伤寒证，恶寒自罢，汗出而热仍不解，即转属阳明之候，当此之时，无论风暑湿，所感不同，而同归火化。

伤寒本无定体，中阳溜经，中阴溜腑，惟入阳经气分，则太阳为先；入阴经血分，则少阴为先。

凡勘伤寒，先明六气，风寒在下，燥热在上，湿气居中，火游行其间，不病则为六气，病即为六淫。

凡勘伤寒，首辨六气，次辨阴阳虚实，阴证必目瞑嗜卧，声低息短，少气懒言，身重恶寒；阳证必张目不眠，声音响亮，口臭气粗，身轻恶热。虚证必脉细、皮寒、气少，泄利前后，饮食不入；实证必脉盛、皮热、腹胀、闷瞀、前后不通。

伤寒新感，自太阳递入三阴；温热伏邪，自三阴发出三阳，惟疫邪吸自口鼻，直行中道，流布三焦，一经杂见，二三经证者多，一日骤传一二经或二三经者尤多。

凡病伤寒而成温病者，阳经之寒变为热，则归于气，或归于血，阴经之寒变为热，则归于血，不归于气。

病无伏气，虽感风寒暑湿之邪，病尚不重，重病皆新邪引发伏邪者也。惟所伏之邪，在膜原则水与火互结，病多湿温；在营分则血与热互结，病多温热，邪气内伏，往往屡夺屡发，因而殒命者，总由邪热炽盛，郁火熏蒸，血液胶凝，脉络窒塞，营卫不通，内闭外脱而死。

六经实热，总清阳明；六经虚寒，总温太阴；六经实寒，总散太阳；六经虚热，总滋厥阴。

外风宜散，内风宜熄。表寒宜汗，里寒宜温。伤暑宜清，中暑宜开，伏暑宜下。风湿寒湿，宜汗宜温，暑湿芳淡，湿火苦泄。寒燥温润，热燥凉润，上燥救津，中燥增液，下燥滋血，久必增精。郁火宜发，实火宜泻，暑火宜补，阴火宜引。

伤寒一发汗而表寒即解，温热一发汗而里热愈炽，故伤寒以发表为先，温热以清里为主。伤寒多伤阳，故来路以扶阳为急务，温热多伤阴，故来路以滋阴为要法，扶阳滋阴，均宜侧重阳明。

邪留气分，每易疏透，轻则自汗而解，重则解以战汗狂汗；邪留血分，恒多胶滞，轻则发疹而解，重则解以发斑发疹。

《内经》治伤寒只有汗下两法，谓未入于腑者，可汗而已，已入于腑者，可下而已。又云：发表不远热，攻里不远寒。治法何等直捷。余谓发表不仅一汗法，凡发疹、发斑、发瘖、发痘，使邪从表而出者，皆谓之发表。攻里亦不仅一下法。凡导痰、蠲饮、消食、去积、通瘀、杀虫、利小便、逐败精，使邪从里而出者，皆谓之攻里。

邪去正乃安，故逐邪以发表攻里为先；正足邪自去，故扶正以滋阴补阳为主。古人去病补虚，总不外发表、攻里、滋阴、补阳四大法。

（《通俗伤寒论》）

吴坤安

瘟疫指掌

吴坤安，名贞，清代医家

按："傩"为古礼，疫之由来尚矣。奈何仲景伤寒书非全璧，只言温病、热病，并无片言及疫，是以后人无善治之法。惟近世喻嘉言、吴又可、张景岳辈，可谓论切治详，发前人所未发。但景岳宜于汗，又可宜于下，嘉言又宜于芳香逐秽。夫三子皆名家，何治法之悬绝若此？要知三子之治法皆当，顾其所治之疫，各有不同耳。景岳所论之疫，即六淫之邪，非时之气，其感同于伤寒，故每与伤寒并提，而以汗为主，欲尽汗法之妙，景岳书精切无遗。又可所论之疫，是热淫之气从口鼻吸入，伏于膜原。膜原为半表半里之界，其邪非汗所能达，故有不可强汗、峻汗之戒；附胃最近，入里尤速，故有急下、屡下之法。欲究疫邪传变之情，惟又可论最为详尽。然又可所论之疫，是四时之常疫，即俗名时气证也。若嘉言所论之疫，乃由于兵荒之后，因病之死，病气、尸气混合天地不正之气，更兼春夏温热暑湿之气，交结互蒸，人在气交中，无隙可避，由是沿门阖境，传染无休，而为两间之大疫。其秽恶之气，都从口鼻吸入，直行中道，流布三焦，非表非里，汗之不解，下之仍留，故以芳香逐秽为主，而以解毒兼之。是三子之治，各合其宜，不能执此而议彼也。兹于是证，亦参三法为治，而分为两途。盖汗与下，即同伤寒表里之治（从足经治而用汗下之法，与风寒之治法相同）；而逐秽解毒一法，乃疫邪匿伏三焦，非表非里之治也（从手经治，用芳香开泄三焦，与伤寒之治法不同）。分列于下，治疫之大法得矣。

长幼传染，众人一般（疫邪淫溢，受其气而病，病气传染，故沿门阖境为患也），此疫气流行，俗名时气是也。乃天地秽恶之气（不正之房气），都从口鼻吸入。然有兼六淫者，亦有不兼六淫者；有入足经而为表里者，有入手经而忌汗下者。当分途而治，其辨在舌。

凡舌苔由白而黄，由黄而黑者，疫邪由表达里也。宜汗下法。

舌苔由白而变鲜红者，疫邪由卫及营，不入足经而入手经也。忌汗下，宜逐秽解毒，清泄营分。

疫邪兼六气，入足经，从表里汗下。

初起头疼发热恶寒（表邪见症，邪从肌表而入），舌苔白而薄者（表邪舌苔则薄白），邪在表也，败毒散散之（疏散表邪），微汗而解。如未解，鼻干口渴（阳明见症）、耳聋胁痛（少阳见症）、舌苔白中带黄（半表半里舌苔），此阳明少阳见症，须解肌法，柴、葛、连翘、防风、薄荷、牛蒡、黄芩、木通之类（少阳、阳明同治）。如再不解，须看有无斑疹或见心烦膈闷，足冷耳聋，身痛如束，或咳或呕，寸关沉伏，或躁动，便是发斑之候，须提透之，以斑发尽为度。脉伏心烦，谓之欲斑（见此脉症极宜留心）；烦止人静，肌肤无隐隐之点，始为斑尽。已出而口干，脉洪滑者（斑出而仍口干脉洪，内之火热未尽也），宜化斑解毒为主。当以斑疹门参看。

已汗而热不解，气口脉弦滑（已汗仍热邪不解；右脉弦滑，停食之据）、饱闷恶心（邪食滞于胃之上脘，故饱闷恶心），必是胃中宿食为患。消导为主，如牛楂肉、麦芽、枳实、连翘、青皮、莱菔子等凉疏之。若脉弦滑、潮热、谵语、脐腹胀痛（又食滞已化，糟粕而下，肠中已成燥屎，故谵语、腹痛）、舌苔渐渐黄厚燥刺者（胃实舌苔），乃燥屎在肠中也。大柴、承气，看微甚下之，更衣舌润为愈。

如表已解，尚身热脉浮，小便不利者，是热结膀胱也，五苓去术，合六一散利之。

如表已解，余热未净，其人如狂不甚、小腹硬痛而小便自利者，乃血蓄膀胱也，桃仁承气汤加减。

若无表里证，但热而泻，或寒热而泻者，此湿邪在于气分也，小柴胡合五苓主之。渴者去桂留苓，不渴去苓留桂。疫邪必兼湿者，以当湿热司令之时也。（以上诸条同伤寒施治。）

疫疠热毒郁极则发黄，二便俱秘。若投茵陈五苓，小水必不能利。须茵陈蒿汤加黄柏，则小便利而黄退矣。

亦有发黄兼发斑者，无非热毒郁结所致，宜犀角、连翘、赤芍、栀子、茵陈、黄柏、牛蒡、薄荷、银花之类主之。瘟疫发于春夏之间，必热证为多。如初起即大热大渴、目赤唇焦、烦躁不宁、六脉洪滑、舌苔燥黄焦刺，急用三黄石膏汤去黄柏，加连翘汗之。取汗在于速，一服无汗，即再进之，得汗热退为愈。若延至四五日，毒遍三焦，表里俱病，用三黄石膏汤，加连翘、银花（清除热毒）表里双解之。其妙在麻黄、石膏二味，不可去一（麻黄散表，石膏清里，二味必须同用）。此方通解三焦表里，治疫最妙。

如见目赤唇焦、舌黄燥刺、大热烦渴、汗出津津，此阳明血热火盛。切忌风药升散，宜凉膈散加石膏清降之。

大都疫疠初起，宜辛凉解散，次则和解解毒。必里证全具、脉实口燥、心下坚满，方可攻下。若胃中饮食未化，虽芩、连、瓜蒌尚宜缓进，况硝、黄乎？如用寒凉，食为寒凝，结而不散，必变结胸。（以上诸条照温热施治。）

疫疠当分天时寒暄燥湿，病者虚实劳逸，因证制宜，不可执泥。如久旱天时多燥，热疫流行，宜清火解毒，忌用燥剂。天久淫雨，湿令大行，脾土受伤，民多寒疫，或兼泻痢，宜渗湿和脾，忌用润剂。

春应暖而反寒，夏应热而反凉，感此非时之寒为寒疫。宜太无神术散加羌活、紫苏温散之，或藿香正气散加减（二方均是温中散寒之剂），亦可从正伤寒治。（此条寒疫。）

秋应凉而反热，冬宜寒而反温，感此非时之暖为温疫。宜用犀角、连翘、黄芩、薄荷、银花、牛蒡之类清解之，宜从温热证治之。（此条温疫。）

（此与上条同是疫病，因寒因热，判然不同，用药各别，大宜着眼。）

疫证先从颐额（阳明部位）肿起者，阳明风热也。肿于耳之前后（少阳部位）者，少阳风热也。并宜辛凉散之，二活、荆、防、连翘、黄芩、薄荷、元参、牛蒡、桔梗、犀角汁汗之。阳明加升麻，少阳加柴胡、钩藤，解散后，加清火解毒之品，净银花、人中黄之类。

时毒从颐肿者，名颅鹚瘟。耳下颈项与咽中肿胀，声不出者，名虾蟆瘟。皆风热不正之气干于上焦所致。治宜散邪清热，不可一味寒凉。

疫证有兼咽喉肿痛者，必辛散为主，不可骤用寒凉，反闭其邪。宜荆防败毒散（辛凉解散）加甘、桔、射干、马勃、牛蒡之类（提透解毒）。

冬应寒而反温，感之多咽喉肿痛、寸关脉浮洪而数、舌燥唇干。宜甘桔汤加牛蒡、薄荷、防风、射干、连翘、黄芩、银花、犀角汁之类，凉解以升阴消阳。（此是冬温。）

夏应热而反凉，感之邪伏于少阴之经，每多咽痛，或兼泄泻，舌润不渴，寸口脉沉伏而小。宜甘桔汤加半夏、天蚕、陈皮、桂枝、射干、防风、姜皮之类温散之，以助阳消阴。此夏令寒湿阴邪。

疫邪入上焦（上焦者，心营肺卫也）

如口糜、丹疹、喉哑、咽痛（肺卫见症）、舌苔红中间白（营多卫少）或白中兼红（卫多营少），此邪在肺与包络也。宜犀角、鲜生地、元参、连翘、石菖蒲、郁金、牛蒡子、射干、银花、人中黄之类。（此条营卫均病。）

疫邪入膻中（膻中，即包络也）

如见舌苔鲜红、神昏谵语（包络舌胎见症），或发丹疹（营血热则发丹疹），或兼喉痛（肺尚有热），疫邪逆传膻中也。非比伤寒客邪，无庸发散（病不在表，忌用发散）；亦非停滞里证，无庸消导（病非胃实，忌用攻消）。治当清血络以防内闭，大宜解毒逐秽、宣窍开闭，如犀角、连翘、元参、生地、银花、人中黄、川郁金、石菖蒲、西黄、琥珀之类（清营解毒、宣络化邪之剂），兼用至宝丹（芳香开闭）。（此条邪入心包。）

疫邪遍三焦

疫疠秽邪，从口鼻吸入，分布三焦，久则血分渐瘀，其邪愈深，其热愈结。当以苦咸之制，仍佐轻扬理上为治，如犀角汁、银花露、白金汁、西瓜翠衣、栝蒌皮、黑元参之类。（以上均参《叶案》。）

此邪入下焦血分，三焦均病。

瘟 疫 九 传

但表不里

疫之传有九，然亦不出表里之间而已。但表不里者，必见头疼身痛（表证）、发热而复凛凛（表热）、内无胸满（里无病）等症。

谷食如常（胃和无邪），此伏邪传外，由肌表而出，或从斑消，或从汗解（斑与汗是邪出之路），为顺，轻剂可愈。有汗出不彻而热不退者，宜白虎汤（表解未净，热在阳明之经，用白虎以清阳明经热）。或斑出不透而热不退者，宜举斑汤（斑出而邪未净透，仍透斑以达邪）。有斑汗益行而并不透，合用二方煎汤（斑与汗俱不畅快，仍宜发汗透斑）。

但里不表

但里不表者，惟胸膈痞闷，欲吐不吐，吐而不快（所见之症，邪在里之上焦），宜瓜蒂散吐之（在上者因而越之，吐法是也）。若邪传之中下二焦，则心腹胀满（邪在中焦），不吐不呕，或燥结便闭，或热结旁流（邪注下焦，正粪未行，为旁流），或热结下利，或大肠胶闭（胶闭者，便溏而闭也），并宜承气辈（邪入中下二焦，宜下之）。有里而再里，或至于三，皆依前法。

表而再表

表而再表者，所发未尽，膜原尚有隐伏之邪，故三四日后，依前发热，脉洪而数。及其解也，斑者仍斑，汗者仍汗而愈。至于三表者亦稀有也。

表里分传

表里分传，始则邪气伏于膜原，尚在半表半里。二证俱见，必先通其里，令里邪去，自能达表。或斑或汗，随其性而升泄之。病退而热未除者，膜原尚有未尽之邪也，宜三消饮调之。若分传至再至三，未之频见，亦照前同治。

表里二证同见者，治宜先通其里，里通则表达，与伤寒先表后里之法大异。从表解者，或斑或汗两门，随证治之。膜原之邪，未能尽传，表里证并见者，用三消饮内外并解之。若分传再三之证，亦属稀少，治法同前。

再表再里

有再表再里，或再表里分传者，医家不解，反责病患不善调养，以致反复；病家不解，反咎医师疏于救治。彼此归怨，胥失之矣。不知病势之当然，其气性本如此。

先表后里

先表后里者，始则但有表证而无里证，宜达原饮。有三阳经证者，加三阳经药。继而脉大而数，自汗而渴（白虎主症），邪离膜原，未能出表，宜白虎汤（邪在阳明之经，宜白虎以清解之）辛凉解散，邪从汗解，脉静身凉而愈。二三日后，或四五日后，依然发热，尚宜达原饮（日数虽多而仍发热，膜原尚有留邪，故宜达原饮以宣达之）。至后反加胸满腹胀、不思谷食、烦渴等症，加大黄（里证见而邪已传胃，故达原饮中加大黄以下之）下之。

先里后表

先里后表者，始则发热，渐加里证，下之便愈。后复发热，反加烦疼、身重脉浮者，宜白虎汤主之。不得汗者，津液枯竭也，加人参，覆杯即愈。

若大汗、大下后，表里之证悉去，继而一身尽痛，身如被杖，脉沉细者，此汗出太过，阳气不周，骨寒而痛，非表证也。此不必治，二三日后阳回自愈。

表证偏胜

表证偏胜者，膜原之伏邪发时，传表之邪多，传里之邪少。当治其表，里证兼之。

里证偏胜

若里证多而表证少，但当治其里，而表证自愈。

（《伤寒指掌》）

张景岳

论虚邪治法

张景岳（1563~1640），名介宾，明代医家

凡伤寒治法，在表者宜散，在里者宜攻，此大则也。然伤寒死生之机，则全在虚实二字。夫邪之所凑，其气必虚，故伤寒为患多系乘虚而入者。时医不察虚实，但见伤寒则动曰伤寒无补法，任意攻邪。殊不知可攻可愈者原非虚证，正既不虚，邪自不能害之，及其经尽气复，自然病退，故治之亦愈，不治亦愈，此实邪之无足虑也。惟是挟虚伤寒，则最为可畏，使不知固本御侮之策，而肆意攻邪，但施孤注，则凡攻散之剂未有不先入于胃而后达于经，邪气未相及而胃气先被伤矣！即不尽脱能无更虚？元气更虚，则邪将更入，虚而再攻，不死何待？是以凡患伤寒而死者，必由元气之先败，此则举世之通弊也。故凡临证者，但见脉弱无神、耳聋手颤、神倦气怯、畏寒喜暗、言语轻微、颜色青白、诸形证不足等候，便当思顾元气。若形气本虚，而过散其表，必至亡阳；脏气本虚，而误攻其内，必至亡阴，犯者必死。即如元气半虚而邪方盛者，亦当权其轻重而兼补以散，庶得其宜。若元气大虚，则邪气虽盛，亦不可攻，必当详察阴阳，峻补中气。如平居偶感阴寒，邪未深入，但见发热身痛，脉数不洪，内无火证，素禀不足者，即当用理阴煎加柴胡或加麻黄，连进一二服，其效如神。此常用第一方也。此外诸证，如虚在阳分，则当以四柴胡饮、

补中益气汤或八珍汤、理中汤、温胃饮之类，此温中自能发散之治也。若虚在阴分，而液涸水亏不能作汗，则当用补阴益气煎、三柴胡饮，或三阴煎、左归饮之类。此壮水制阳、精化为气之治也。若阴盛格阳、真寒假热者，则当以大补元煎、右归饮、崔氏八味丸料之类，此引火归原之治也。其有阴盛阳衰之证，身虽发热而畏寒不已，或呕恶，或泄泻，或背凉如冰，或手足厥冷，是皆阳虚之极，必用大温中饮或理阴煎，不可疑也。若果邪火热甚，而水枯干涸者，或用凉水渐解其热。表未解而固闭者，或兼微解，渐去其寒。若邪实正虚，原有主客不敌之势，使但能保定根本，不令决裂，则邪将不战而自解。此中大有玄妙，余常藉此而存活者，五十年业若干人矣。谨书之以为普济者之则。

（《景岳全书·伤寒典》）

柳宝诒

审伏邪暴感，辨六经形证

柳宝诒（1842~1901），字谷孙，号冠群，晚清医家

论温病与伤寒病情不同，治法各异

冬月伤寒，邪由皮毛而入，从表入里，初见三阳经证，如太阳病，则头项强痛而恶寒之类。三阳不解，渐次传入三阴。其中有留于三阳，而不入于三阴者；有结于胃腑，而不涉他经者；亦有不必假道三阳，而直中三阴者。凡此伤寒之症，初起悉系寒邪见象。迨发作之后，渐次化热内传，始有热象。故初起治法，必以通阳祛寒为主。及化热之后，始有泄热之法。此伤寒病之大略也。若夫温病，乃冬时寒邪，伏于少阴。迨春夏阳气内动，伏邪化而为热，由少阴而外出。如邪出太阳，亦见太阳经证，其头项强痛等象，亦与伤寒用。但伤寒里无郁热，故恶寒不渴，溲清无内热；温邪则标见于外，而热郁于内，虽外有表证，而里热先盛，口渴溲黄、尺肤热、骨节疼，种种内热之象，皆非伤寒所有。其见阳明、少阳，见证亦然。初起治法，即以清泄里热，导邪外达为主。与伤寒用药，一温一凉，却为对待。盖感寒随时即发，则为伤寒，其病由表而渐传入里；寒邪郁久，化热而发，则为温病，其病由里而郁蒸外达。伤寒初起，决无里热见证；温邪初

179

起，无不见里热之证。此伤寒、温病分证用药之大关键。临证时能从此推想，自然头头是道矣。

论伏气发温与暴感风温病原不同，治法各异

冬时伏邪，郁伏至春夏，阳气内动，化热外达，此伏气所发之温病也。《内经》云：冬伤于寒，春必病温。又云：凡病伤寒而成温者，先夏至日为病温，后夏至日为病暑。《伤寒论》云：太阳病，发热而渴，不恶寒者为温病。凡此皆指伏邪所发之温病言也。另有一种风温之邪，当春夏间感受风邪郁于肺，咳嗽发热，甚则发为痧疹。《内经》所谓"风淫于内，治以辛凉"，叶氏《温热论》所谓"温邪上受，首先犯肺"者，皆指此一种暴感风温而言也。伏气由内而发，治之者以清泄里热为主，其见症至繁且杂，须兼视六经形证，乃可随机立法。暴感风温，其邪专在于肺，以辛凉清散为主；热重者，兼用甘寒清化。其病与伏气温病之表里出入，路径各殊；其治法之轻重深浅，亦属迥异。近人专宗叶氏，将伏气发温之病，置而不讲，每遇温邪，无论暴感伏气，概用叶氏轻浅之法，银翘、桑菊，随手立方；医家病家，取其简便，无不乐从。设有以伏气之说进者，彼且视为异说，茫然不知伏气为何病。嗟乎！伏温是外感中常有之病，南方尤多，非怪证也。其病载在《内经》《难经》《伤寒论》诸书，非异说也。临证者，竟至茫然莫辨，门径全无，医事尚堪问哉！

论伏邪外发须辨六经形证

《伤寒绪论》曰：初发病时，头项痛、腰脊强、恶寒，足太阳也；发热面赤、恶风，手太阳也；目疼、鼻干、不得卧，足阳明也；蒸热

而渴，手阳明也；胸胁苦满、口苦，足少阳也；耳聋，及病寒热往来，手少阳也；腹满、自利而吐，足太阴也；口干、津不到咽，手少阴也；脉沉细、口燥渴，足少阴也；舌干、不得卧，手太阴也；耳聋、囊缩、不知人事，足厥阴也；烦满、厥逆，手厥阴也。

《医略》曰：太阳之脉上连风府，循腰脊，故头项痛，腰脊强；阳明之脉，挟鼻络于目，故身热，目疼，鼻干，不得卧；少阳之脉，循胁，络于耳，故胸胁痛而耳聋；太阴脉布胃中，络于嗌，故腹满而嗌干；少阴脉贯肾，络于肺、系舌本，故口燥舌干而渴；厥阴脉循阴器，而络于肝，故烦满而囊缩。凡外感病，无论暴感伏气，或由外而入内，则由三阳而传入三阴，或由内而达外，则由三阴而外出三阳。六经各有见证，即各有界限可凭。治病者只其见证，即可知其病之浅深。问其前见何证，今见何证，即可知病之传变。伤寒如此，温病何独不然！《素问·热病论》、仲景《伤寒论》均以此立法，圣人复起，莫此易也。近贤叶氏，始有伤寒分六经，温病分三焦立论，谓出河间。其实温热病之法，至河间始详；至温病分三焦而论，河间并无此说，其书俱在，可复按也。厥后吴鞠通著《温病条辨》，遂专主三焦，废六经而不论。殊不知人身经络，有内外浅深之别，而不欲使上下之截然不能也。其上焦篇提纲云：凡温病者，始于上焦，在手太阴。试观温邪初发者，其果悉见上焦肺经之见证乎？即或见上焦之证，其果中下焦能丝毫无病乎？鞠通苟虚心诊视，应亦自知其说之不可通矣。况伤寒温热，为病不同，而六经之见证则同；用药不同，而六经之立法则同。治温病者，乌可舍六经而不讲者哉！

伏温从少阴初发证治

经曰：冬伤于寒，春必病温。又曰：冬不藏精，春必病温。分而

言之，则一言其邪之实，一言其正之虚。合而言之，则惟其冬不藏精
而肾气先虚，寒邪乃得而伤之。语势虽若两平，其义原归一贯也。喻
氏以冬伤于寒，与冬不藏精，又以既不藏精更伤于寒，分立三纲，各
为证治。试思如果冬不藏精，别无受寒之事，则其病为纯虚，与温病
何涉？盖喻氏只顾作文之排场，而不自觉其言之不切于病情也。

　　原其邪之初受，盖以肾气先虚，故邪乃凑之而伏于少阴。迨春时
阳气内动，则寒邪化热而出。其发也，有因阳气内动而发者，亦有时
邪外感引动而发者。凡阳气内动，寒邪化热而发之证，外虽微有形寒
而里热炽甚，不恶风寒，骨节烦疼，渴热少汗（初起少汗至阳明即多
汗矣）。用药宜助阴气，以托邪外达，勿任留恋。其为时邪引动而发
者，须辨其所挟何邪，或风温，或暴寒，或暑热。当于前法中，参入
疏解新邪之意（详"外挟新邪"条内）。再看其兼挟之邪，轻重如何。
轻者可以兼治；重者即当在初起时，着意先彻新邪，俟新邪既解，再
治伏邪，方不碍手。此须权其轻重缓急以定其治法，不可预设成见
也。寒邪潜伏少阴，寒必伤阳；肾阳既弱，则不能蒸化而鼓动之。每
见有温邪初发而肾阳先馁，因之邪机冰伏，欲达不达，辗转之间，邪
即内陷，不可挽救，此最难着手之危证（另详"邪郁少阴"条内）。其
或邪已化热，则邪热燎原，最易灼伤阴液，阴液一伤，变证蜂起，故
治伏温病当步步顾其阴液。当初起时，其外达之路，或出三阳，或由
肺胃，尚未有定程，其邪仍在少阴界内。前人治温病之法，如《千金》
用阳旦汤，则偏于太阳；陆九芝用葛根芩连汤，则偏于阳明；张石顽
用小柴胡汤，则偏于少阳；至喻嘉言之麻附细辛，则过于猛悍矣；叶
香岩之辛凉清解，则失之肤浅矣。愚意不若用黄芩汤加豆豉、元参，
为至当不易之法。盖黄芩汤为清泄里热之专剂，加以豆豉为黑豆所
造，本入肾经，又蒸罯而成，与伏邪之蒸郁而发相同，且性味和平，
无逼汗耗阴之弊，故豆豉为宣发少阴伏邪的对之药。再加元参以补肾

阴，一面泄热，一面透邪。凡温邪初起，邪热未离少阴者，其治法不外是矣。至兼挟别项外感，或兼内伤，或邪虽未脱少阴，而已兼有三阳见证者，宜临证参酌施治，固非可刻舟以求剑矣。

伏温由少阴外达三阳证治

寒邪潜伏少阴，得阳气鼓动而化热，苟肾气不至虚馁，则邪不能容而外达。其最顺者，邪不留恋于阴而径出于三阳，则见三阳经证。太阳则恶寒发热、头项疼、腰脊强，治宜豉、芩，合阳旦汤；阳明则壮热、鼻干、不得卧，治宜豉、芩合葛根、知母等味；少阳则寒热往来、口苦胁痛，治宜芩、豉，合柴胡、山栀等味。其邪初出三阳，或兼新感，外有恶寒无汗等证，则桂、葛、柴胡自当参用。若里热已一则不宜桂枝，壮热汗多则不宜葛根，内风易动则不宜柴胡，此则又在临时之化裁矣。《难经》曰：温邪行在诸经，不知何经之动也。故其发也，本无定处，大略乘经气之虚，或挟别邪而发，如太阳虚则发于太阳，阴气虚则恋于阴分。其有温邪化热已出三阳，而未尽之邪尚有伏于少阴而未化者（此肾气不充，宜兼温托）。即或全数化热，而其热有半出于阳，半恋于阴者（此阴气不足不能托邪，当兼养阴）。用药总宜随证化裁，活泼泼地，方能应手取效也。

伏温热结胃腑证治

伏温化热外达，其证由少阴而出三阳者，于法为顺。惟无形之热，可从经气而达。若中焦挟有形食积浊痰，则邪热蕴蒸，每每乘机入胃，热结于中，而为可攻之证。盖胃为五脏六腑之海，位居中土，最善容纳，邪热入胃则不复他传。故温热病热结胃腑，得攻下而解者十居六七。前人如又可所论，虽名瘟疫，其实亦系伏邪。所列治法，用攻下者十之七八。盖伤寒重在误下，温病重在误汗，温病早投攻下不为大害。前贤本有此论，吴氏又确见病证之可下者多，故放胆言之，而不自觉其言之偏重也。陆九芝谓温病热自内燔，其最重者，只有阳明经腑两证。经证用白虎汤，腑证用承气汤。有此两法，无不可治之温病矣。其意专重阳明，若温病决不涉及别经者，其言亦未免太偏。总之，温病邪热蒸郁，入于阳明者居多。热在于经，犹属无形之热，其症烦渴多汗、狂谵、脉洪，此白虎证也。若热结于腑，则齿垢唇焦、晡热、舌苔焦黄、神昏谵语、脉沉实，此承气证也。只要认证清楚，确系热在于胃，则白虎、承气依法投之，可以取效反掌。切勿因疑生怯，反致因循贻误也。

伏温化热郁于少阴不达于阳

伏温之邪，冬时之寒邪也。其伤人也，本因肾气之虚，始得入而据之。其乘春阳之气而外达也，亦以肾气暗动，始能鼓邪化热而出。设其人肾阳虚馁，则邪机冰伏，每有半化半伏、欲达不达之证。如外面热象炽盛，或已见昏谵、痉厥之候，而少阴之伏邪尚有未经化热，仍留滞于阴分者。此时就热象论，已有热扰厥阴之险，清泄之药不容缓。而内伏之邪又以肾气内馁不能化达。设专用凉泄则邪机愈滞，设用温化，又属抱薪救火。辗转之间，内则阴液干涸，外则邪热蒙闭，迟之一二日即不可挽救矣。此等病情在温病中为最险重之候，即使竭力挽回，亦属冒险图功。治病者，必须预为道破，庶免疑谤。此证邪伏少阴，喻氏仿仲景少阴病治例，用麻黄附子细辛汤及麻黄附子甘草汤两方以透邪，增入生地以育阴扶正，其用意颇为切当。惟温邪既动，必有热象外现，其甚者邪热蒙陷，已有痉厥之象。此时麻附细辛断难遽进。然非此大力之药，则少阴之沉寒，安能鼓动？治当师其意而变其制，如用麻黄汁制豆豉、附子汁制生地，至凉肝息风治标之药，仍宜随症参入。似此面面周到，庶可收功。

及门生金石如，戊戌三月初旬，患时感。初起恶寒发热，服疏散药一剂，未得汗解，而热势转淡，神情呆钝，倦卧耳聋，时或烦躁，足冷及膝，指尖、耳边、鼻准亦冷，两便不利，腰俞板硬，不能转侧，脉迟细而弱，呕恶不能纳水饮，惟嚼酱姜稍止，舌苔厚燥微灰，此由新感引动伏邪，而肾阳先馁，不能托邪化热，故邪机冰伏不出。其已化之热，内陷厥阴，欲作痉厥；证情极为险重。赵生静宜先往，用栀、豉、桂枝、羚羊角，合左金法，小便得通，足温呕止。余则证情如故，邪仍不动。议用麻、附，合洋参、生地等扶正托邪，而余适至，遂令赶紧煎服。两进之后，尺脉始弦，而神情之呆钝、腰脊之板痛仍尔也。拟用麻黄制豆豉，附子制大生地，桂枝制白芍，合人参、牛膝、元参、淡芩、羚羊、生牡蛎等味出入。三剂后，以舌苔灰厚而干，又加大黄。服后忽作寒栗战汗，而腰脊顿松，随之大解，而里热亦泄，神情爽朗，调理一月而愈。此证就邪之深伏而未化热者论之，则只宜温托，大忌寒凉；然痉厥神糊，舌苔灰燥，若再助其热，势必内陷厥阴，而为昏狂蒙闭之证，无可挽也。就邪之已动而化热者论之，则只宜清泄，何堪温燥。然脉情迟细，神呆形寒，经腑俱窒，若专用凉化，则少阴之伏邪不出，迁延数日，势必内溃，而为厥脱之证，其去生愈远矣。再四筹审，决无偏师制胜之理。不得已，取喻氏法以治其本，合清泄法以治其标，一面托邪，一面化热。幸赖少阴之气，得扶助而伸。凡经邪腑邪，已化未化之邪，乘肾气之功，一齐外达。故战汗一作，大便一行，而表里诸病若失也。

光绪初年冬仲，徐君声之，因欲服补剂，嘱为定方。予诊其脉，两尺浮数弦动而不静。予谓据此脉证，当发冬温，补剂且从缓进。因疏方，黄芩汤加生地，嘱其多服几剂。当其时饮啖如常，并无疾苦，勉服三两剂，即停不服。迨十二月十七，忽振寒发热。两日后，渐觉神情昏糊困倦，热势蒸郁不达，神呆耳聋面垢。此少阴伏邪，化热外达。其势外已入胃，而内发于阴者，尚未离少阴之界，而并有窜入厥阴之势，病情深重而急。予以至戚，谊无可诿，不得不勉力图之。先与栀、豉、黄芩二剂，继进清心凉膈法两剂，均无大效。而痉厥昏谵，舌燥唇焦，病势愈急。乃用调胃承气，加洋参、生地、犀角、羚羊、元参养阴清泄之品。两剂之后，始得溏粪如霉酱者二遍。间进犀、羚、地、芍、豆豉、栀、丹、芩、元参，养阴熄热、清透少阴之剂，而热仍不减。乃再与调胃承气合增液法，又行垢粪一次。此后即以此法，与养清泄之法相间叠用。自十二月二十三起，至正月初十，通共服承气八剂，行宿垢溏黑者十余次，里热始得渐松，神情渐清朗。用养阴之剂，调理两月而痊。

按：此证少阴伏邪本重，其化热而发也；设热邪全聚于胃，即使热壅极重，犹可以下泄之药，背城借一，以图幸功。乃中焦之热势已剧，而伏热之溃阴分者，又内炽于少、厥两阴之界，岌岌乎有蒙陷痉厥之险。不得已用助阴托邪之法，从阴分清化，使其渐次外透。其已达于胃者，用缓下法，使之随时下泄。战守兼施，随机应变。如是者，将及两旬，邪热始得退清。假使攻下一两次后，即畏其虚而疑不能决，则其险有不堪设想者。然则焦头烂额，得为今日上客者，幸也。

伏温内发，由胃腑涉及少阳、厥阴。壮热夜重，舌绛唇焦，脉象左手按之愈数，虽经汗便两泄，而阴分深伏之邪犹未外达。凡未化之邪须从阴分达之，已化之热宜从胃腑泄之，两法不可偏废也。

鲜生地八钱　薄荷同打，八分　豆豉炒，四钱　丹皮钱半　黑山栀钱半
玄参二钱　黄芩钱半　知母钱半　带心连翘二钱　天花粉一钱　枳实八分

茅根六钱　竹叶心钱半

复诊：伏温之热蒸郁于厥阴之界者，经旬始退。刻下热势已解，而营阴被烁已甚，所有痰热尚恋于脏者，未能一律清泄。向晚渐热，语言时错者，皆痰热未净之故也。用养阴法乃兼疏化之意。

鲜生地四钱　薄荷同打，八分　鲜石斛四钱　细生地四钱　丹皮炭钱半　玄参钱半　牡蛎八钱　麦冬钱半　广郁金一钱　炒远志八分　川贝钱半　丹参一钱　橘红八分　白薇二钱　竹叶心一钱

（《温热逢原》《柳宝诒医案》）

蒋宝素

伤寒、暑证、火证、伏邪发微

蒋宝素（1795~1873），字问斋，号帝书，清代名家

伤　　寒

伤寒者，乃冬寒司令，从霜降以后，至春分节前，触冒霜露，体中寒邪即发之证，而为伏邪温热之原，正与夏暑司令，从谷雨后至秋分前，触冒太阳君火，炎蒸亢热之气，即发之中暑相对之证也。《素问·阴阳应象大论》曰：冬伤于寒，春必病温。又《热论篇》曰：今夫热病者，皆伤寒之类。此《内经》温热诸症乃冬时伤寒内伏所致。余因立伏邪门，专论温热。张长沙《伤寒论》三百九十七法、一百一十三方，发尽伤寒奥旨，文多兹不选。言其要，一日太阳受病，太阳主气，其脉上连风府，循腰脊，故头项痛，腰脊强。二日阳明受病，阳明主肉，其脉挟鼻络于目，故身热目疼，鼻干不得卧。三日少阳受病，少阳主胆，其脉循胁络于耳，故胸胁病而耳聋。三阳经络皆受其病，未入于腑者，可汗而已。四日太阴受病，太阴脉布胃中，络于嗌，故腹满而嗌干。五日少阴受病，少阴脉贯肾络于肺，系舌本，故口燥舌干而渴。六日厥阴受病，厥阴脉循阴器而络于肝，故烦满而囊缩。三阴经络皆受其病，已入腑者可下而已。六日为传经

尽，则病当愈。不愈者，仍自太阳经来复。此言传次之大体，非必如是也。有间经而传者，有越经而传者，有传至二三经而止者，有始终只在一经者，有自少阳阳明而入者，有初入太阳，不传阳明，遽入少阴，变成真阴证者。有直中三阴者，有二阳三阳合病者，有二阳并病者，有少阳倒入阳明胃腑者。神而明之，存乎其人。然世转风多，近代正伤寒稀少。若大江以南，风气温和，正伤寒尤鲜，惟见伏邪温热诸症。然伏邪温热诸症，皆由冬时伏寒所致。或曰：人身营卫阴阳不失其常，虽微感风寒，病即随见，寒邪岂能伏于冬而发于春夏乎？曰：正邪可伏，贼邪不可伏，寒乃冬月之正邪也。《灵枢·邪气藏府病形》篇曰：正邪之中人也微，先见于色，不知于身，若有若无，若亡若存，有形无形，莫知其情。《素问·八正神明论》曰：正邪者，身形若用力，汗出腠理开，逢风寒，其中人也微。故莫知其情，莫见邪形。盖冬三月阳气闭藏于内，寒邪本不能伤。因逢肾气之亏，形体之劳，精摇于内，汗泄于外，寒氛得以乘之。同气相求，深入少阴之地，真阳复敛，进不能攻，腠理返密，退无归路，逡巡进退于其间，势必盘踞膜原之分。膜原者，脏腑之外，形骸之内是也。有形积聚，尚且能容，而况无形寒气，因春之温气而发，故名温。因夏之暑热而发，故名暑热，即伏邪也。由是言之，其人肾气不虚，腠理又密，而触冒严寒杀厉之气，寒邪不能入肾，直袭足太阳膀胱寒水之经。膀胱为肾之府，此为正伤寒，当从仲景伤寒论治。所以正伤寒罕见者，以今世之人，肾气多亏，形体多劳，而知避严寒杀厉之气故也。若肾虚之人，不避严寒杀厉之气，则为直中三阴危证。今三冬所见感寒之证，不过畏寒发热，头疼身痛而已，如医案之用九味羌活汤、南阳败毒散、医话新制十味羌防散之类，一汗而解，甚者二三剂即愈。未闻循日以传经，依经以见证，究非真正伤寒。其辛苦之人，形劳汗泄，鼎食之家，肾虚难免，形劳伤肾，肾劳伤精，虽不触冒严寒杀厉之气，正邪由是潜伏于中，为伏邪诸病。今人但知严寒之可避，不觉正邪之潜侵，乐于以欲竭其精，不解奉闭藏之令，病患故多藏于隐微，而发于人之所忽。前哲以春夏诸病，总名伤寒者本此。此所以寒伏于冬，而蔓延于春夏及秋冬为病滋甚也。兹故略于伤寒，而详于伏邪温热诸证。

暑　证

暑证者，乃夏暑司令，从谷雨以后至秋分节前，触冒太阳君火，炎蒸亢热之气，即发之病，而为痎疟之原，非冬伤于寒，夏必病暑之暑病。正与冬寒司令，从霜降以后至春分节前，触冒严寒之气，即发之伤寒，相对之证也。冬寒因暑而发之暑病，即伏邪，当从伏邪门论治，不在此列。《素问·生气通天论》曰：因于暑，汗，烦则喘喝，静则多言。又《阴阳应象大论》曰：夏热于暑，秋必痎疟。又《刺志论》曰：气虚身热，得之伤暑。又《五运行大论》曰：暑以蒸之。又《气交变大论》曰：岁火太过，炎暑流行。此《内经》诸篇，言因暑则汗出，伏暑为痎疟，气虚身热为伤暑。暑以蒸之，岁火太过，炎暑流行，暑为热证明矣。而张洁古谓静而得之为中暑，中暑者阴证，何耶？《难经》以中暑当身热而烦。《左传》言阳淫热疾。京房言暑有暍死者。《淮南子》言荫暍人于樾下，皆以暑暍为热证，与《内经》相合。盖以暑为夏月天令之当然，暑甚则人病为暍，暍甚则死，则暍为中暑之名，故《金匮要略》《伤寒论》、巢元方、陈无择，俱以暑病名中暍。孙思邈以热死为暍，差矣。乃张洁古误以静而得之为中暑，中暑者阴证，李东垣宗之曰：或避暑热于深堂大厦，其病头痛身疼，畏寒发寒无汗，为房室之阴寒所遏，使周身阳气不得伸越，大顺散主之。盖不知此乃夏月有意违时之凉，犹冬时因寒就暖之温。且夏月天令非时之凉致病，尚不得名中暑，犹冬时非节之暖之冬温，不得名伤寒，而况因暑贪凉之病乎。冬温不可名伤寒，则静而得之，避暑凉阴，有意违时之夏感，不可名中暑，王安道已辨其误，谓夏时阳气在外，阴气在内，岂可空视阴气为寒，而用温热之药，何以夏则饮水。所谓静而得之之证，虽当暑月，即非暑病，诚是也。然未及冬温，不可名伤寒，夏凉不可名中暑为证据，王节斋以夏至后病热为暑，此误以冬伤于寒，后夏至日为病暑之暑为中暑。戴元礼以中暑猝倒不识人名暑风。盖不知即中暍之甚，如死之状。巢元方、陈无择所谓不可得冷，以尿和土罨脐中，多有得生之证也。王肯堂谓市井之人，日间冒暑经营，夜间开窗露卧，先伤于暑，复感于凉，诚有之矣。然非静而得之可比，亦犹先伤于寒，复感冬温之意。张景岳承洁古、东垣之弊，而立阴暑之名，盖不知暑月感违时之凉，仍是感寒，犹冬时受有意之暖，即是受热。喻嘉言是安道之论，以静而得之为中暑非是，又以避暑热反受阴湿风露，仍为暑证，盖亦不知避暑贪凉致病，不得名中暑也。由是言之，伤寒畏寒，伤暑畏热。伤寒无汗，伤暑有汗。寒乃冬月之正邪，暑乃夏月之正邪。冬寒内伏，为四时之伏邪。夏暑内伏，为四时之痎疟。是以伏邪或转为痎疟者，兼有夏暑内伏也。痎疟或转为伏邪者，兼有冬寒内伏也。寒暑互伏，如环无端，若冬之正伤寒，夏之中暑，俱是中而即发之病，无邪内伏，故无互转之证。治暑之法，《金匮》用白虎汤，清肃炎氛，加人参辅正气，可以类推矣。瓜蒂散，治饮冷水，水行皮中。大顺散，治违时凉气，皆非治暑。巢元方、陈无择治暍死谓不可得冷，用姜蒜及溺土罨脐等法，以热极则闭，寒不能入，必假温通之意，即同气相求，衰之以属，非治暑不可用冷也。刘河间宗《金匮》，用白虎不加人参，通治暑证，无问表里，盖未达白虎汤加人参之意，用补天真元气。且虚人中暑，岂可例用白虎，故东垣制清暑益气汤及生脉散，以治虚人中暑善矣。然不舍洁古静而得之为中暑，仍用大顺散，盖不知洁古所论，乃避暑贪凉，有意违时致病，不可名暑也。朱丹溪推《金匮》用白虎不加人参之意，用黄连香薷饮，清心发汗，随证加减。兼内伤，则宗东垣清暑益气汤固是。王节斋清心利小便亦好。王肯堂以市井之人，日间冒暑经营，夜间开窗露卧，先伤于暑，后感于寒，用六和汤、五苓散，此乃圆机。大要暑证，常人白虎加人参汤、黄连香薷饮。兼虚者，清暑益气汤、生脉散。非时之凉，有意避暑及饮冷，为夏感，犹冬温，非中暑，瓜蒂散、大顺散，或藿香正气散。先伤于暑，复感于凉，六和汤、正气散、五苓散。若医案用白虎合生脉，诚为活法。医话樾荫汤，乃中正和平之剂，可通用也。

火　证

火证者，君相二火之证也。君火以明，相火以位。天之日，人之心，君火也。万物百病之火，皆相火也。君火本无自病之证，以心为君主之官，心火自病则死。天之君火伤人为暑暍疠瘅，人之君火伤己为斑疹疮疡。然暑暍斑疹，仍是守位相火受病，而曰君火证者，证因君火所伤，不可无君故也。要之百病之火，皆相火证也。以天言之，太阳君火也。天地之内，万物之火，皆相火也。万物之有火，必资太阳之光明以化生。太阳之光明，必受南方之正气，及万火之精灵以凝结，而太阳阳和之气，塞乎天地之间者元气也。太阳光明，生此元气，化生万物。万物守位，禀此元气以生化火。明位相生，君相相资，如环无端，亢变则病生焉。如溽暑流行，烁石流金，此天地六淫君火伤人之证也。龙雷震荡，光焰诣天，此天地之藏火，火不归源之证。赤旱千里，川源枯竭，此天地之府火，火从邪化之证。阴霾四翳，交通不表，此天地无火之证。皆相火也。以人言之。心，君火也。皮肤之内，脏腑筋骨血肉之火，皆相火也。脏腑筋骨血肉之有火，必资心君之灵明以化生。心君之灵明，必受固有良能之正气，及脏腑筋骨血肉之精华以凝结，而心君冲和之气，塞乎五内之间者元气也。心君灵明，生此元气，化生脏腑筋骨血肉。脏腑筋骨血肉守位，禀此元气，以生化火。明位相生，君相相资，如环无端，亢变则病生焉。如斑疹疮疡，一时暴起，此人之六淫君火伤己之证也。肝肾阳升（即龙雷之火），面戴阳色，此人之脏火，火不归原之证。伏邪化热，苔刺唇焦，此人之腑火，火从邪化之证。形神暗淡，食少便溏，此人无火之证。皆相火也。《素问·阴阳应象大论》曰：南方生热，热生火。又《天气纪大论》曰：君火以明，相火以位。又《六微旨大论》曰：显明之右，君火之位也。君火之右，退行一步，相火治之。复行一步，土气治之。复行一步，金气治之。复行一步，水气治之。复行一步，木气治之。复行一步，君火治之。又《气交变大论》曰：岁火太过，炎暑流行。此《内经》诸篇，分明以太阳光明之火为君火，万物守位之火为相火。天之君火伤人为暑暍疟痹，人之君火伤己为斑疹疮疡。故人五内无君火自病之证，以心火自病即死。凡言火证皆相火也。后世不达经旨，火之君相明位如此，遂至议论多歧。河间每言心火暴甚，盖不知心君无自病之理。凡火之暴甚为病，皆守位之相火也。东垣言相火为元气之贼，若火从邪化，有伤冲和，则可名贼，若守位之相火，岂可以贼名乎？丹溪言君火为人火，相火为天火，以名而言，形气相生，配于五行谓之君，以位而言，生于虚无，守位禀命谓之相。盖不知君火以明之明字，犹日之光明为君火。凡万物之火皆相火也。其意欲以名易明，以名位分君相，反以君火为人火，谬矣。李时珍言火其纲凡三，其目凡十有二，其论博而不精。盖不知太阳光明之火为君火，万物守位之火为相火。张景岳讥东垣指相火为贼，以脏腑各有君相，又何君之多乎。诸家所论虽偏，然其治火之法有足取者。王太仆以水折人火，制其燔烱，以火逐龙火，同气相求。丹溪之持心主静，使相火守位，裨补造化。张景岳效薛立斋，用八味丸料煎数碗，水浸冷服，治格阳假热之证。是皆良法。故医案宗太仆之意，壮水之主，以治相火之有余。益火之源，以治相火之不足。若医话既治其有火之火，复治其无火之火，则有无虚实，一以贯之。治火之法，无余义矣。

伏　邪

伏邪者，本篇创立之名。本之《内经》，参之诸家，验之今世，即世人泛指伤寒、温疫、春邪、秋邪、时邪、温病、热病诸证之本原也。然所谓伏者，冬寒伏于膜原之间，化热伤阴，表里分传，多为热证。以始得病，溲即浑浊，或黄或赤为据，其症则溲赤而浑，神烦少寐，或洒洒振寒，或蒸蒸发热，或但热不寒，或汗出热不退，或潮热往来，或寒热如疟，或头疼身痛，或狂躁谵语，或渴或不渴，或反欲热饮，或有汗，或无汗，或汗不达下，舌苔或白或黄、或灰或黑、或滑或涩、或生芒刺、或反无苔而色紫赤，大便或秘或溏、或下利臭水、或如败酱、或带瘀血，或遇湿土司令，酿成湿温，则身痛异常，溲更浑浊，当与湿证门参治。然湿从土化，土无成位，湿无专证，但治伏邪为主，辅以温通治湿之意。其解或战汗自汗，躁汗狂汗，发斑发疹，其剧或发痉，或神昏如醉，或黑苔起刺，唇齿焦枯，或鼻煤舌裂，或呃逆从少腹上冲，或摇头，肢体振掉，或气急痰涌，其脉则忌紧涩细数，而喜和缓滑大。其治或先用吴氏达原饮加减，从乎中治。然后或汗或下。如见三阳表证，加羌活、葛根、柴胡之类。见三阴里证，加大黄、芒硝之类。或先汗而后下，或先下而后汗，或汗而再汗，或下而再下，或但汗不下，或但下不汗，或养阴化邪，或补泻兼施。无为夹阴所感，误服桂、附则死。察其证脉表里虚实，老少强弱，风土寒暄，高粱藜藿，参合为治。善后则宜和胃养阴，汗则九味羌活汤、活人败毒散、柴葛解肌汤、小柴胡汤、吴氏达原饮，加三阳表药，医话柴胡白虎汤之类。下则大小承气汤、调胃承气汤、桃仁承气汤、大柴胡汤、柴胡加芒硝汤、凉膈散、拔萃犀角地黄汤、吴氏达原饮加大黄、医话中承气汤、蒌贝二陈汤之类。养阴化邪，则犀角地黄汤、医话柴胡生地汤之类。补泻兼施，则陶氏黄龙汤、医话大黄人参汤，或半夏泻心汤、十味温胆汤之类。善后则医话归芍二陈汤，加谷芽、神曲之类。此其大略，神而明之，存乎其人。《灵枢·邪气脏腑病形》曰：正邪之中人也微，先见于色，不知于身，若有若无，若亡若存，有形无形，莫知其情。又《五变篇》曰：百病之始期也，必先生于风雨寒暑，循毫毛而入腠理，或复还，或留止。《素问·生气通天论》曰：冬伤于寒，春必病温。又《八正神明论》曰：正邪者，身形若用力，汗出腠理开，逢虚风，其中人也微，故莫知其情，莫见其形。又《热论篇》曰：今夫热病者，皆伤寒之类也。此《内经》诸篇，分明以正邪内伏，而后发为温疫。又《六元正纪大论》六经司天之气，气温草荣民康之际，温厉乃作，远近咸若。此其先有伏邪可据。《难经》温病之脉，行在诸经，不知何经之动。此经中有伏气可知。《周礼》四时皆有厉疾。盖邪伏之深，亦可期年而发。《吕览》《礼记》，以非时之气为疫，即伏邪因感而发。《史记》齐中御府长信，冬时堕水濡衣，病热伏寒，化热可证。《金匮要略》百合病，必待日数足而后解，亦伏邪之类。《伤寒论》平脉篇，直以伏气为病名。又伤寒例，以寒毒藏于肌肤，春变为温，夏变为暑。春时阳气发于冬时伏寒。冬伤于寒，发为温病，本于经旨。又太阳篇，太阳病发热而渴，不恶寒者为温病。既不畏寒，邪非在表，而渴属内热伏气显然；又阳明篇诸下证，与伏邪入胃之意同；又少阴篇之自利，心下痛；厥阴篇之厥深热亦深诸下证，与伏邪化热伤阴之意同。《太平御览》（七百四十二卷）

载曹植说疫气致病，悉被褐茹藿之子，荆室蓬户之人，若夫殿处鼎食之家，若是者鲜矣。此亦饥寒伤正，邪伏而后发。巢元方以疫厉与时气温热相类，盖不知由于一气所伏，而有轻重多寡之分耳。《通鉴·唐纪》，关中比岁饥馑，兵民率皆瘦黑，至是麦始熟，市有醉人，当时以为嘉瑞，人乍饱食，死者五之一。此人饱食，非受风寒，盖有伏邪内动。刘河间《宣明方》，治疫厉不宜热药解表，而用白虎汤、凉膈散，明其伏热在内。李东垣《辨惑论》，载壬辰改元，京师戒严，受敌半月，解围之后，都人之不病者，万无一二，既病而死者，继踵不绝，将近百万。岂俱感风寒，皆伏邪所致。《丹溪心法》，温疫，众人一般病者是，治有三法：宜补、宜散、宜降，首用大黄、黄连、黄芩，先攻其里，亦见其内有伏邪。《丹溪心法附余》，附《伤寒直格》心要论，证治诸法，治伏邪甚善，当与吴氏《温疫论》互阅。方约之谓温热之病，因外感内伤，触动郁火，自内而发之于外，此明指邪伏于中。《元史》耶律楚材，用大黄治士卒病疫，足见邪伏于里。王履《溯洄集》，温病热病发于天令暄热之时，怫热自内而达之于外。又云：每见世人治温热病虽误，攻其里亦无大害，误发其表，变不可言，足以明其热之自内达外矣。张景岳以温疫本即伤寒，多发于春夏，必待日数足，然后得汗而解，此与《金匮》百合病之义同，皆有内伏之邪故也。吴又可《温疫论》，治伏邪最切，而反以冬伤于寒，春必病温为非是，盖不知寒乃冬月之正邪，正邪之中人也微，先见于色，不知于身，若有若无，若亡若存，及身形若用力，汗出腠理开，逢虚风为正邪，可伏而后发也。医案医话诸方，治得其中，切于时用，可谓备前人之未备。由是观之，伏邪所从来远矣。然人之强弱不同，攻守有异，大法有三：攻邪为上策、辅正祛邪为中策、养阴固守为下策。盖邪伏于中，犹祸起萧墙之内，邪正交争，势不两立，正气无亏，直攻其邪，邪退而正自复也。若正气有亏，不任攻邪，权宜辅正，且战且守，胜负未可知也。若正气大亏，不能敌邪，惟有养阴一法，悉力固守，冀其邪氛自解，不已危乎。是以正气不虚，伏邪虽重，治得其宜，可奏全捷。惟正虚可畏，不知者反以攻邪太峻，乐用平稳之方，致使邪氛日进，正气日亏，正不胜邪，则轻者重，重者危，卒至不起，乃引为天数，岂不谬哉。

始得病苔黄如杏，寒战后身热如烙，无汗溲红，脉数。《金匮要略》言舌黄者下之黄自去，不必拘一二日不可下之说。有是症则投是药，《医话》双解饮加减主之。

羌活　柴胡　尖槟榔　川厚　朴草　果仁　黄芩　赤芍　炙甘草　生大黄

第二日：昨服《医话》双解饮加减得汗，热稍退，脉仍数，便未解，溲更赤，苔更黄，卧反不安，间有谵语，伏邪入胃之据，宜再下之。

生大黄　枳实　厚朴

第三日：昨服小承气，大解色如败酱，黄苔反觉干焦，中见灰黑，夜烦更甚，小便更红，脉象更数，伏邪贯入阳明胃腑，宜更下之，《医话》中承气汤主之。

生大黄　元明粉　枳实

第四日：昨进《医话》中承气汤，大解仍然不爽，诸症未见退机，舌心灰苔变黑起刺，如小舌之状，伏邪全入阳明胃腑，阳明居中土也，万物所归，邪气入胃，无所复张，宜猛下之。

生大黄　芒硝　枳实　厚朴

第五日：服大承气汤猛下结粪盈盆，竟得躁汗而解；《医话》归芍二陈汤加减和之。

当归身　大白芍　赤茯苓　炙甘草　制半夏　新会皮元参　大麦　冬活水　芦根

（《医略十三篇》《问斋医案》）

陆九芝

叶氏温热论批判

陆九芝（1818~1886），名懋修，清代医家

《温证论治》，在华邵辈所编《临证指南》之外，乃顾景文假托叶先生之语，而刻于唐笠三《吴医汇讲》者也。唐刻有小引云：先生游于洞庭山，门人顾景文随之舟中，以当时所语，信笔记录，一时未经修饰，是以词多倍屈，语亦稍乱，读者未免眩目，不揣冒昧，窃以语句稍为条达，前后稍为移掇，惟使晦者明之，而先生立论之要旨，未敢稍更一字也。据此，则所刻云云，已经唐氏加以删润，尚且如此不堪，然则顾景文之原文，当更何如？不意托名大医，便能行世，贮春仙馆刻之，拜石山房刻之，种福堂又刻之，而其贻祸于病人者，直如此其大也。顾所记名曰《温证论治》，而章虚谷乐为之注，改其名为《外感温热》。王孟英又乐取之，谓仲景所论温热，是伏气，叶氏所论温热，是外感。故以"温邪上受，首先犯肺，逆传心包"十二字揭之篇首，以自别异。果如其说，则所称温热者，不过小小感冒，即俗称所谓小风热、小风温，如目赤，头肿喉梗、牙疼之类，却只须辛凉轻剂，其病立愈。然何以不出数日，遽入心包，为一场大病，以致于死？若不数日而病即入心，即可死者，则必非如其所说，只须轻剂之辛凉，且何以如其所言，不即愈于辛凉之轻剂耶。夫其所谓热入心包者，不可谓丝无其病也，然总不在仅称外感，仅病及肺，仅用此无

名轻剂之时，是故古之人不轻言热入心包也。而顾其信者，确凿言之若此，迹其所以有是作者，是欲以所用轻剂愈人之病也，似又欲以所用犀角愈人之病也。乃用其所谓轻剂，而病不解，渐欲入营，血液受劫，心神不安，斑点隐隐，即随其所用不言何物之轻剂次第而来，然则用轻剂而液受劫者，轻剂不可用矣，用其所谓犀角而斑出热不解，胃津告亡，肤冷至一昼夜，仅仅未成脱证，亦即随其视同花露之犀角次第而来，然则用犀角而津告亡者，犀角又不可用矣，此皆顾景文自己所说，皆成景文自己所告人。夫医之教人以必用此药，教人以必不可用他药者，不过恐以他药使病增重，不过欲以此药使病速愈，不过期其此后之种种恶候，一用此药，尽消弭于无形，故必谆谆告诫，不惮烦言，饷遗来学。而人之生其后者，有心济世，乐为之反复引申，一刻再刻，使其愈病之法，昭然若发聋振愦，而惟恐其勿传，断无因其用此法则液受劫，用此法则津告亡，而谓此劫液亡津之法，有未可任其不传者，然而后之人，则必用其法矣，一用其法，则所说津劫津亡者，即于初用轻剂接用犀角时予言之而无不准，若有先见者然，并恐不用其法，则血液未定受劫，胃津未定告亡，而所谓先见者，便不十分稳作，何由取信于病家，此所以生其后者，万不肯不用其法也。人心愈幻，其法愈巧。后数十年而又有吴鞠通者，鞠通即本顾景文"温邪上受，首先犯肺，逆传心包"之十二字，而为《温病条辨》，自条自辨，可发一笑者也。开卷捏造温病以桂枝汤主之为仲景原文，继复承《指南》之讹，以喻昌治瘟之法，谓是刘河间之所以治温，两失已不待言，乃以温病之本在中焦者，先移之于上焦，谓切不可用中焦药，痛戒中焦之芩连，而其下即云：热邪久羁，吸烁真阴；邪热久羁，肌肤甲错，皆鞠通所自言，皆鞠通自己所告人者。先是自制银翘、桑菊二方，即顾景文之辛凉轻剂不名一药，而鞠通为之引申者也。嗣是方名清宫，用犀角牛黄；方名增液，用元参麦冬，以及一甲二甲三甲之复脉汤、小定风珠、大定风珠，无非滋腻伤阴，引邪内陷，病至此，不可为矣！而因其中焦篇，亦或有偶用芩、连、膏、黄时，凡温病之一用芩、连、膏、黄，无不可祛邪撤热者，鞠通又若未尚不知，然苟非布置上焦，则邪热未必久羁，真阴即未定劫烁；苟非诃斥芩、连，则邪热未必久羁，肌肤又未定甲错，顾景文延之数日，鞠通再加缓缓两字，何以必缓缓也？不可解而实可解也，此所以后乎鞠通者，亦万不肯用其法也，以滋腻留邪之药，缓缓延之，邪热方盛之时，阴无不伤，病无不死，陶节庵之一提金，杀车锤，截江网，书名之恶极者也，比之一甲、二甲、三甲、定风珠，方名之恶极者也，病何等事，医何等人，顾可儿戏若斯乎！"

再论"温邪上受首先犯肺逆传心包"十二字

此十二字者，温证论治之所以发凡而起例者也。初不言邪之何以独伤肺，肺之何以遽传心，但云若论治法，宜用辛凉轻剂，延之数日，夫人病之热，惟胃为甚，胃热之甚，神为之昏。从来神昏之悉属胃家。即使热果入心，亦必先病及胃，病苟仅在于肺，则断无神昏之事，即断无入心之理。乃于病之明明有神昏者，特将神昏二字，始终不提；又明知神昏不属于肺，即暗将神昏移入于心，其曰上受，曰先犯，曰逆传者，皆所以抹杀胃病之故，加未入心包，邪专在肺二句，说成此时之病，不心则肺，一肺即心，若绝无与阳明胃者，而不可用胃药之语。适在此种种胃病之时，欲成一家之言，翻尽千古之局，锻炼周内，病者不能呼冤也！其时病者或为太阳阳明两经递病，或为太阳阳明两经合病。太阳行身之后，由背贯胸；阳明行身之前，由胸彻前；肺为华盖，位在胸背之上，而胸为近，胃为五脏六腑之海，其清气上注于肺。注者射也，太阳之邪射肺，阳明之邪亦射肺，而阳明为近，故必阳明胃之热降，而在上之肺气略安，所病本只在胃，肺仅为病所累，于此而必曰肺病，势必徒用肺药，转将胃之支脉络于心，胃热之最，易蒸心者，一任其逼近心包，日逼日近，而神昏益甚，又以为此即心病，此即肺病之传心，轻剂之后，即用犀角，将胃中之药，非特搁置勿用，遂令胃中射肺之邪，直攻心脏，是其所以逆传者，全赖此药以为之也。夫胃者，腑也，肺与心，脏也，本是腑病，而偏要说成脏病，遂乃舍腑治脏，夫岂有脏腑而可以不分者？人病腑为轻而脏为重，此时一治其腑，病无不除，亦何至领邪入脏，死于非命哉！独无如兔园册子，只有顾景文之《温证论治》、吴鞠通之《温病条辨》等物，以为道在是矣，宜乎今日盛名之下，并脏腑之不言也。

（《世补斋医书》）

张锡纯

论治外感热病

张锡纯（1860~1933），字寿甫，晚清民国医家

伤寒风温始终皆宜汗解说

伤寒初得，宜用热药发其汗，麻黄、桂枝诸汤是也。风温初得，宜用凉药发其汗，薄荷、连翘、蝉蜕诸药是也。至传经已深，阳明热实，无论伤寒风温，皆宜治以白虎汤。而愚用白虎汤时，恒加薄荷少许，或连翘、蝉蜕少许，往往服后即可得汗，即但用白虎汤，亦恒有服后即汗者。因方中石膏，原有解肌发表之力（为其含有硫酸也），故其方不但治阳明府病，兼能治阳明经病，况又少加辛凉之品引之，以由经透表，其得汗自易易也。

曾治邻村武生夏彭龄，年三十余，于冬令感冒风寒，周身恶寒无汗，胸间烦躁，原是大青龙汤证，医者投以麻黄汤，服后分毫无汗，而烦躁益甚，几至疯狂，诊其脉洪滑异常，两寸皆浮，而右寸尤甚。投以拙拟寒解汤（方系生石膏细末一两，知母八钱，连翘、蝉蜕各钱半，载《衷中参西录》第五卷），覆杯之顷，汗出如洗而愈。又治一于姓某，年四旬，为风寒所束不得汗，胸间烦热，又兼喘促，医者治以苏子降气汤，兼散风清火之品数剂，病益进。诊其脉，洪滑而浮。

投以寒解汤，须臾上半身即汗，又须臾觉药力下行，其下焦及腿亦皆出汗，病若失。又治一少年得温病，延医治不效，迁延十余日，诊其脉洪而实，仍兼浮象，问其头疼乎？曰然。渴欲饮凉水乎？曰有时亦饮凉水，然不至燥渴耳。知其为日虽多，阳明之热犹未甚实，表证犹未尽罢也，投以寒解汤，须臾汗出而愈。又治一妊妇伤寒三日，脉洪滑异常，右脉关前浮，舌苔白厚，精神昏愦，间作谵语，为开寒解汤方。有一医者在座，问方中之意何居？愚曰，欲汗解耳。问此方能得汗乎？曰，此方用于此等证脉，必能得汗。若泛作汗解之药服之，不能汗也，饮下须臾，汗出而愈。医者讶为奇异，愚因晓之曰，此方在拙著《医学衷中参西录》是。原治寒温证，周身壮热，心中热而且渴，舌苔白而欲黄，其脉洪滑，或兼浮，或头犹觉疼，周身犹有拘束之意者。果如方下所注脉证，服之覆杯可汗，勿庸虑此方之不效也。盖脉洪滑而渴，阳明府热已实，原是白虎汤证，特因头或微疼，外表犹似拘束，舌苔犹白，是仍有些些表证未罢，故方中重用石膏、知母，以清胃腑之热，而复少用连翘、蝉蜕之善达表者，引胃中化而欲散之热，仍还于表，作汗而解，斯乃调剂阴阳，本其自汗，非强发其汗也。

至其人气体弱者，可用补气之药助之出汗。曾治本村刘叟，年七旬，素有劳疾，薄受外感，即发喘逆，投以小青龙汤，去麻黄，加杏仁、生石膏辄愈。上元节后，因外感甚重，旧病复发，五六日间，热入阳明之府，脉象弦长浮数，按之有力，却无洪滑之象（此外感兼内伤之脉），投以寒解汤，加潞参三钱，一剂汗出而喘愈，再诊其脉，余热犹炽，继投以白虎加人参汤，以生山药代粳米，煎一大剂，分三次温饮下，尽剂而愈。

至其人阴分虚损者，可用滋阴之药，助之出汗。曾治邻村高姓少年，因孟夏长途劳役，得温病，医治半月不效。延愚诊视，其两目清白，竟无所见，两手循衣摸床，乱动不休，谵语不省人事，其大便从前滑泻，此时虽不滑泻，每日仍溏便一两次，脉象浮数，右寸浮尤甚，两尺按之即无，因思此证，目清白无见者，肾阴将竭也。手循衣摸床者，肝风已动也，病势之危，已至极点，幸喜脉浮，为病有还表之机。右寸浮尤甚，为将汗之势。其所以将汗而不汗者，人身之有汗，如天地之有雨，天地阴阳和而后雨，人身亦阴阳和而后汗。此证尺脉甚弱，阳升而阴不能应，汗何由作？当用大润之剂，峻补真阴，济阴以应其阳，必能自汗。遂用熟地、玄参、阿胶、枸杞之类，约重六七两，煎汤一大碗，徐徐饮下，一日连进二剂，即日大汗而愈。

至其人阴分阳分俱虚者，又宜并补其阴阳，以助之出汗。张景岳曾治一叟，得伤寒证，战而不汗，于其翌日发战之时，投以大剂八味地黄汤，须臾战而得汗，继因汗多亡阳，身冷汗犹不止，仍投以原汤，汗止病愈。用其药发汗，即用其药止汗，是能运用古方，而入于化境者也。

至于当用承气之证，似非可发汗之证矣，然愚临证经验以来，恒有投以大小承气汤，大便犹未降下，而即得汗者，盖因胃府之实热，既为承气冲开。其病机自外越也，若降之前，未尝得汗，既降之后，亦必于饮食之时，屡次些些得汗，始能脉净身凉。若降后仍分毫无汗，其热必不徒尽消，又宜投以白虎加人参汤，或竹叶石膏汤，将其余热消解将尽，其人亦必些些汗出也，此所谓伤寒风温，始终皆宜汗解也。

温病之治法详于《伤寒论》解

伤寒、温病之治法，始异而终同。至其病之所受，则皆在于足经，而兼及于手经。乃今之论寒温者，恒谓伤寒入足经不入手经，温病入手经不入足经，夫人之手足十二经，原相贯通，谓伤寒入足经不入手经者，固为差谬。至谓温病入手经不入足经者，尤属荒唐。何以言之？《伤寒论》之开始也，其第一节浑言太阳之为病，此太阳实总括中风、伤寒、温病在内，故其下将太阳病平分为三项。其第二节论太阳中风，第三节论太阳伤寒（四节、五节亦论伤寒，当归纳于第三节中）。第六节论太阳温病，故每节之首，皆冠以"太阳病"三字。此太阳为手太阳乎，抑为足太阳乎，此固无容置辩者也。由斯知其中风、伤寒、温病，皆可以伤寒统之，此《内经》所谓热病者，皆伤寒之类也，亦即《难经》所谓伤寒有五，中风、温病皆在其中也。至其病之初得，皆在足太阳经，故又可浑名曰太阳病也。至所谓太阳之为病者，若在中风、伤寒，其头痛、项强、恶寒三证，可以并见。若在温病，但微恶寒，即可为太阳病（此所谓证不必具，但见一证，即可定为某经病也）。然恶寒须臾，即变为热耳。曾治一人，于季春夜眠之时，因衾薄冻醒，遂觉周身恶寒，至前午十点钟，表里皆觉大热，脉象浮洪，投以拙拟凉解汤。（方载《医学衷中参西录》第五卷，系薄荷叶三钱，蝉蜕二钱，生石膏一两，甘草钱半。）一汗而愈。又尝治一人，于初夏晨出被雨，遂觉头疼，周身恶寒，至下午一点钟，即变为大热。渴嗜饮水，脉象洪滑，投以拙拟寒解汤（方载《医学衷中参西录》第五卷，系生石膏一两，知母八钱，连翘钱半，蝉蜕钱半），亦一汗而愈。至如此凉药，而所以能发汗者，为其内蕴之燥热，与凉润之药化合，自然能汗，而又少加达表之品，以为之引导。故其得汗甚速，汗后其热亦尽消也，此二则皆温病也，以其初得，犹须臾恶寒，故仍可以太阳病统之，即其化热之后，兼涉阳明，然亦必先入足阳明经，迫至由胃及肠，大便燥结，而后传入手阳明经，安得谓温病入手经不入足经哉。

由斯知《伤寒论》一书，原以中风、伤寒、温病，平分三项，特太阳首篇，详悉言之。以示人以入手之正路，至后论治法之处，则三项中一切诸证，皆可浑统于六经。但言某经所现之某种病，宜治以某方，不复别其为中风、伤寒、温病，此乃纳繁于简之法，亦即提纲挈领之法也。所尤当知者，节中明言中风者，皆确指中风而言。若明言为伤寒者，又恒统中风、温病而言，伤寒二字，为三项之总称。其或为中风，或为伤寒，或为温病，恒于论脉之处，有所区别也。至于六经分篇之中，其方之宜于温病者，不胜举，今将其显然可见者，约略陈之于下。

一为麻杏甘石汤。其方原治汗出而喘，无大热者，以治温病，不必有汗与喘之兼证也。但其外表未解，内有蕴热者，即可用。然用时须斟酌其热轻重，热之轻者，麻黄宜用钱半，石膏宜用六钱。石膏必须生用，若煅之则闭人血脉，断不可用。若热之重者，麻黄宜用一钱，石膏宜用一两，至愚用此方时，又恒以薄荷叶代麻黄，汉时薄荷未列于药品，不得不用麻黄，今以薄荷代麻黄，分量宜加倍。服得微汗，其病即愈。盖同为解表之药，而以治温病，麻黄之温解，不如薄荷之凉解也。

一为大青龙汤。《伤寒论》中，用大青龙汤者有三节，一为第三十七节，其节明言太阳中风脉浮紧。夫《伤寒论》首节论太阳之脉曰浮，原统中风、伤寒而言。至第二节，则言脉缓者为中风，是其脉为浮中之缓也。第三节则言脉阴阳俱紧者为伤寒，是其脉为浮中之紧也。今既明言中风，其脉不为浮缓，而为浮紧，是中风病中现有伤寒之脉，其所中者当为厉烈之寒风，而于温病无涉也。一为第三十八节，细审本节之文，知其确系温病，何以言之？以其脉浮缓，身不痛但重，无少阴证也。盖此节之开端，虽明言伤寒，仍是以伤寒二字，为中风、伤寒、温病总称。是以伤寒初得脉浮紧，温病实际得脉浮缓（风温初得之脉，恒同于中风），伤寒初得身多痛，温病初得身恒不痛而但重（《伤寒论》第六节，温病提纲中，原明言身重）。伤寒初得恒有少阴证，温病则始终无少阴证（少阴证有寒有热，此指少阴之寒证言，为无少阴证，所以敢用大青龙汤。若少阴热证，温病中恒有之，正不妨用大青龙汤矣）。此数者皆为温病之明征也，况其病乍有轻时，若再伤寒，必不复重用石膏，惟系温病，则仍可重用石膏（方中石膏如鸡子大，约有今之四两，故曰重用）。因温病当以清燥热，救真阴为急务也。至愚用此方时，又恒以连翘代桂枝，虽桂枝、连翘均能逐肌肉之外感而一则性热，一则性凉，温病宜凉不宜热，故用桂枝，不如用连翘。而当日仲师不用者，亦因其未列入药品也（《伤寒论》中所用之连轺，是连翘之根，能利水不能发汗），况大青龙汤中，桂枝之分量，仅为麻黄三分之一。仲师原因其性热，而不欲多用也。

一为小青龙汤。其方外能解表，内能涤饮，以治外感痰喘，诚有奇效，中风、伤寒、温病皆可用。而用于温病之痰喘者，宜加生石膏两许，以调麻桂姜辛之热，是以《伤寒论》小青龙汤，无加石膏之例，而金匮有小青龙加石膏汤，所以补伤寒论之未备也。至愚用此汤时，遇挟有实热者，又恒加石膏至一两强也。

一为小柴胡汤。其方中风、伤寒、温病皆可用。而温病中小柴胡汤证，多兼呕吐黏涎，此少阳之火，与太阴之湿化合而成也。"少阴传经之去路为太阴"，宜于方中酌加生石膏数钱或两许，以清少阳之火，其黏涎自能化水从小便出。夫柴胡既能引邪上升，石膏更能逐热下降，如此上下分消，故服药后无事汗解，即霍然痊愈也。若温病之热入血室者，用小柴胡汤时，亦宜加生石膏。

以上所述诸方，大抵皆宜于温病初得者也。至温病传经已深，若清燥热之白虎汤，白虎加人参汤，通肠结之大小承气汤，开胸结之大小陷胸汤，治下利之白头翁汤、黄芩汤，治发黄之茵陈栀子檗皮等汤，及一切凉润清火，育阴安神之剂，皆可用之于温病者。又无庸愚之赘语也。

至于伏气之成温者，若《内经》所谓冬伤于寒，春必温病，冬不藏精，春必温病类，《伤寒论》中，非无其证，特其证现于某经，即与某经之本病，无所区别。仲师未当显为指示，在后世原难明辨，且其治法，与各经之本病无异，亦无需乎明辨也。惟其病在少阴，则辨之甚易。何者？因少阴之病，寒热过分两途，其寒者为少阴伤寒之本病，其热者大抵皆为伏气化热之温病也。若谓系伤寒入少阴，久而化热，何以少阴病两三日，即有宜用黄连阿胶汤、大承气汤者。盖伏气皆伏于三焦脂膜之中，与手足诸经皆有贯通之路，其当春阳化热而萌动，恒视脏腑虚弱之处，以为趋向，所谓邪之所凑，其气必虚也。其人或因冬不藏精，少阴之脏必虚，而伏气之化热者，即乘虚而入，遏抑其肾气不能上升，与心气相接续，致心脏跳动无力，遂现少阴微细之脉，故其脉愈微细，而所蕴之燥热愈甚，是以方用黄连以清少阴之热，阿胶鸡子黄以增少阴之液，即以助少阴肾气之上达，俾其阴阳之气相接续，脉象必骤有起色，而内陷之邪热，亦即随之外透矣。至愚遇此等证时，又恒师仲师之意，而为之变通，单用鲜白茅根四两，切碎，慢火煎，两三沸，视茅根皆沉水底，其汤即成，去渣，取清汤一大碗，顿服下。其脉之微细者，必遽变为洪大有力之象，再用大剂白虎加人参汤，煎汤三茶杯，分三次温饮下。每服一次，调入生鸡子黄一枚，其病必脱然痊愈。用古不必泥古，仲师有知，亦当不吾嗔也。

治 温 医 案

一、温病结胸与寒痰结胸相并治验

奉天警务处科长郝景山年四十余，心下痞闷，杜塞饮食，不能下行，延医治不效，继入西人医院。治一星期仍然无效，浸至不能起床，吐痰腥臭，精神昏愦。再延医诊视，以为肺病已成，又兼胃病不能治疗，其家人怕恐无措，适其友人斐云峰视之，因言从前曾患肠结证，亦饮食不能下行，经愚治愈，遂代为介绍。迎愚诊治其脉，左右皆弦，右部则弦而有力，其舌苔白厚微黄，抚其肌肤发热，问其心中亦觉热，思食凉物，大便不行者已四五日，自言心下满闷异常，食物已数日不进，吐痰不惟腥臭，且又觉凉。愚筹思再四，知系温病结胸，然其脉不为洪而有力，而为弦而有力，且所吐之臭而且凉者何也？盖因其人素有寒饮，其平素之脉必弦，其平素吐痰亦必凉（平素忽不自觉，今因病温，咽喉发热，遂觉痰凉），而因有温病之热与之混合，所以脉虽弦而仍然有力，其痰虽凉而为温病之热熏蒸，遂至腥臭也。为疏方用蒌仁、赭石各一两，玄参、知母各八钱，苏子、半夏、党参、生姜各四钱，煎汤冲服。西药留苦四钱一剂，胸次豁然，可进饮食，上脉较前柔和，舌苔变白，心中犹觉发热，吐痰不臭，仍然觉凉，遂将原方前四味皆减半，加当归三钱，服后大便通下，心中益觉通豁，惟有时觉有凉痰，自下发动，逆行上冲，周身即出凉汗，遂改用干姜、党参、赭石各四钱，半夏、白芍各三钱，川朴、五味、甘草各二钱，细辛一钱，连服数剂，寒痰亦消矣。愚生平治愈寒温结胸之证不胜纪，治愈寒痰结胸之证亦不胜纪，若此证之二证相并以结胸者，固愚临证四十余年所仅见，为其证甚异，故详录之，以质诸医界同人。

二、温病虚极并大气下陷

天津公安局科长康国屏君之幼女晓卿，年九岁，于孟秋得温病。

因得罪其母，惧谴谪，藏楼下屋中，屋窗四敞，卧床上睡着，因被风袭，遂成温病。

初得病时，服药失宜，热邪内陷，神错不语，后经中西医多位，治二十余日，病益加剧。医者见病危至极点，皆不出方，继延愚为诊视。其两目上窜，几不见黑睛，精神昏愦，毫无知觉，身体颤动不安，时作嗳声，其肌肤甚热，启其齿，其舌缩而干，苔薄微黄，偶灌以温水或米汤，犹知下咽，其气息不匀，间有喘时，其脉数逾六至。左部弦细而浮，不任重按，右部弦细微浮，重诊似有力，大便旬日未行。此外感之热，久不愈，灼耗真阴，以致肝脏虚损，木燥生风，而欲上脱也。当用药清其实热，滋其真阴，而更辅以酸收敛肝之品，庶可救此极危之证。

生石膏轧细，二两　野台参四钱　生地黄一两　生怀山药六钱　净萸肉一两　甘草二钱

共煎汤两大盅，分三次温服下，每次调入生鸡子黄一枚。

此方即白虎加人参汤，以生地黄代知母，生山药代粳米，而又加萸肉也。此方若不加萸肉，为愚常用之方。以治当用白虎加人参汤。而体弱阴亏者，今加萸肉，藉以收敛肝气之将脱也。至于方中之用人参，原非藉以补气也。

盖欲用白虎汤，以退此证之热，必有人参助之。而热始能退。欲用地黄；山药以滋此证之阴。又必有人参助之，而阴始能滋，即欲振其昏愦之精神，亦必石膏与人参并用也。

复诊　将药煎服后，目睛即不上窜，身体安稳，不复颤动，嗳声已，气息已匀。精神较前明了，而仍不能言，大便犹未通下。肌肤犹热，脉象数较愈，不若从前之浮弦，而右部重诊，仍似有力，遂即原方略为加减，俾再服之。

生石膏轧细，两半　野台参四钱　生地黄一两　净萸肉六钱　天冬六钱　甘草二钱

共煎汤两盅，分两次温服下。

三诊　日服药一剂，连服两日，热已全退，精神亦明了，似将复原，而仍不能言，大便仍未通下，间有努力欲便之象，遂灌肠以通其便。再诊其脉，六部皆微弱无力，知其所以不能言者，胸中大气虚陷，不能上达于舌本也。宜于大剂滋补药中，再加升补气分之品。

生怀山药一两　大甘枸杞一两　沙参一两　天冬六钱　麦冬六钱　生箭芪三钱　野台参三钱　升麻一钱　桔梗一钱

共煎汤一盅半，分两次温服下。

煎服两剂，遂能言语。原方减升麻、沙参之半，加萸肉、麦芽各三钱，再服数剂，以善其后。医者救脱，喜用人参，而喻嘉言谓气若上脱，但知重用人参，转令人气高不返，必重用赭石以辅之，始能奏效，此诚千古不磨之名论也。此方中之用人参，原非藉之以救脱，因此证真阴大亏，惟石膏与人参并用，独能于邪火炽盛之时，立复真阴。此白虎加人参汤之实用也，至于萸肉，其补益气分之力，远不如参，而其挽救气分之上脱，则远胜于参，诚以肝主疏泄，人之元气上脱，恒因肝脏之过于疏泄，重用萸肉以敛肝，使之不复疏泄，则元气之欲上脱者，即可不脱。此愚屡经试验，而确知其有然也。

崇尚六经　寒温一统

张锡纯对仲景《伤寒论》推崇备至，故其自云"生平临证用药，皆窃师南阳夫子"，然张氏并未囿于仲景原文，泛泛作注，而是结合临证实践，在寒温统一、方药运用等方面进行了独到发挥。

张锡纯主张统一论析外感寒温热病，推崇仲景六经辨证，提出"伤寒温病始异而终同"，认为寒温外感病，除"疫与伤寒温病不同""必须兼用解毒之药"外，其他均可以伤寒六经进行辨证论治。他认为仲景《伤寒论》与《内》《难》之说一脉相承，实包含温病之治疗，指出："《伤寒论》中原有温病，浑同于六经分篇之中，均名之为伤寒，未尝明指为温病也，况温病之因各殊，或为风温，或为湿温，或为伏气成温，或为温热，受病之因既有不同，治法即宜随证各异，有谓温病入手经不入足经者，有谓当分上中下三焦施治者，皆非确当之论。斟酌再四，惟仍按《伤寒论》六经分治为是"。由于伤寒、温病始病有异，故"伤寒发表可用温热，温病发表必须辛凉，为其终同也。故病传阳明之后，无论寒温，皆宜治以寒凉而大忌温热。"

方剂之运用，亦常仿其法而不泥其方，灵活变通，颇多创新，务求合乎病情，切中病机。张氏尝云："用古人之方，原宜因证、因时为之变通，非可胶柱鼓瑟也。"

麻黄汤由麻黄、桂枝、杏仁、甘草组成，具发汗解表、宣肺平喘之功效，本为太阳伤寒，风寒外束，卫阳被遏而设，张氏于方中加知母名麻黄加知母汤，认为麻黄汤服后常有不愈者，非因汗出未愈，实因余热未清，故加寒润清热之知母兼清蕴热，自无汗后不解之虞。

大柴胡汤具有和解少阳，通腑泻下之功，为治伤寒邪在少阳而入阳明者，然《伤寒论》原方无大黄，张氏认为该方宜用大黄而不宜用枳实，因大黄能引阳明之热下行，而枳实则易伤胸中大气，故提出方中用柴胡以解在经之邪，大黄以下阳明在腑之热，方中以此二药为主，其余诸药，可加可减，不过参赞以成功也。并制通变大柴胡汤，由柴胡、薄荷、知母、大黄组成，取柴胡以解少阳在经之邪，升之以防邪气下陷，薄荷散邪于外，知母清热于内，大黄通腑泻下，如是表里同治，经腑同治，既不失原方之宗旨，又具变通之新意，故泛用"治伤寒温病，表证未解，大便已实者"。

大陷胸汤为治外感结胸之方，由大黄、甘遂、芒硝组成，具有泻热逐饮、荡涤实邪之功效，效虽捷，然方峻猛，临证者多畏其烈而不敢用，张氏统析诸陷胸汤、丸之方意，将结胸诸方荟萃变通而组成荡胸汤一方，于大陷胸汤中取芒硝，小陷胸汤中取蒌实，又于治心下痞硬之旋覆代赭汤中取用赭石，复加苏子以为下行之向导，重剂服之可代大陷胸汤、丸，少服之可代小陷胸汤，不失为稳妥效确之方。

温病肇端于《内经》，代有发展，至明清已渐趋成熟，形成了卫气营血、三焦辨证施治的独立体系。随着温病学的形成，特别是新的理论体系的确立，围绕着对温病学及《伤寒论》的评价问题，展开了迄今未息的激烈争论，形成了寒温两派。

张锡纯先生对叶、吴、王、薛温病学说评价比较公允，在评《南医别鉴》一书中说："自叶香岩之《温热论》出，而温病之治法明，薛一瓢《湿热条辨》出，而湿温之治法明"。对《伤寒论》一书，先生亦认为："详于论伤寒，略于论温病，遂使后世之治温热者，各执己见，鲜所折衷"。但遍观《医学衷中参西录》全书，张氏观点比较接近伤寒派，对叶吴之学不甚看重，他崇尚仲景学说，力主寒温统一。他的这一观点，主要表现在以下三个方面。

一、伤寒统辖温病

张氏论治温病，并不遵从叶吴的卫气营血、三焦辨证施治的体系，力主温病统于伤寒，温病当按伤寒六经分治。张氏云："《伤寒论》一书，原以中风、伤寒、温病平分三项，……三项中一切诸证皆可浑统于六经，但言某经所现之某种病宜治以某方，不复别其为中风、伤寒、温病"。张氏批评了温病的三焦论治，他说："有谓温病当分上、中、下三焦施治者，皆非确当之论，斟酌再四，惟仍按《伤寒论》六经分治乃为近是"。由此可见，张氏并不赞同叶吴的温病辨证施治体系，而是主张伤寒统辖温病，温病应依伤寒六经辨证施治。

二、温邪袭入和传变途径与伤寒同

"温邪上受，首先犯肺，逆传心包"十二字，被称为叶香岩《外感温热篇》之提纲。吴鞠通崇之，谓"凡病温者，始于上焦，在手太阴"。然对此亦有非议者，恽铁樵曰："温风从口鼻入之说论出无稽，纯属杜撰。邪从口入则伤脾，又与上焦何涉"。张锡纯对此提纲也采取了否定态度，他说："人之足经长，手经短，足经原可统贯全身，但言足经，手经亦即寓其中矣。并谓温病入手经不入足经者，其说尤为不经"。张氏认为无论伤寒、中风、温病，"其据之初得，皆在足太阳经，又可浑以太阳病统之也。"

对于湿温感受的途径，张氏却采纳了叶吴的理论。他说："湿温，其证多得之褥暑，阴雨连旬，湿气随呼吸之气传入中焦，窒塞胸中大气，因致营卫之气不相贯通"。对于温病的传变，张氏亦摒弃了卫气营血和三焦传变的学说，认为是由太阳迅速传入阳明。其与中风、伤寒传阳明之不同，在于化热迅速，"恶寒须臾即变为热耳"。"其化热之后……亦必先入足阳明，迨至由胃及肠，大便燥结，而后传入手阳明"。

三、温病治法详于伤寒

张氏认为，温病治法详于《伤寒论》，伤寒温病治法的区别，在于"始异而终同，为其始异也，故伤寒发表可用温热，温病发表必用辛凉；为其终同也，故病传阳明之后，无论寒温，皆宜治以寒凉，而大忌温热"。

即使温病与伤寒初起，治有辛凉与辛温之异，辛凉之法亦备于伤寒，"麻杏石甘汤实为温病表证之的方"，用以治温病，不必有汗与喘之兼证也，但其外表未解，内有蕴热者即可用。张氏又恒以薄荷代麻黄，服后得微汗病即愈。其他如大青龙汤、小青龙汤、小柴胡汤等方，"大抵宜于温病初得者也"。至温病传经已深，若清燥热之白虎汤、白虎加人参汤，通肠结之大小承气汤，开胸结之大小陷胸汤，治下利之白头翁汤、黄芩汤，治发黄之茵陈栀子柏皮等汤，及一切凉润、清火、育阴、安神之剂，皆可用于温病。

至于伏气温病，《伤寒论》中同样有论述，并提出了辨证施治方法。张氏曰："至于伏气之成温者，若《内经》所谓冬伤于寒，春必病温，冬不藏精，春必病温之类，《伤寒论》中非无其证，特其证见于某经，即与某经之本病无所区别"。其内热之发，可外达三阳，内窜厥阴少阴。"其发于阳明者，初得即表里壮热，脉象洪实，其舌苔或白而欲黄者，宜投以白虎汤，再加宣散之品，若连翘、茅根诸药"。

伏热亦有乘虚窜入少阴者，盖少阴为水火之脏，有寒化热化两途。寒化者，为少阴伤寒本病。热化者，其在冬令，为少阴伤寒；在春令，即为少阴温病。张氏于《温热逢原评》中亦说："伤寒少阴篇两三日内即有大热数条，皆解为伏温发动，所谓独具卓识，戡破千古疑团"。少阴篇之黄连阿胶汤、大承气汤，即为少阴伏气温病者设。

据上所述可以明显看出，张氏论温病，并不遵从叶吴之学，而是以伤寒六经辨证体系来辨治温病，力主寒温统一。

温病初起，清透并举

张氏对温病的贡献，主要表现在临床实践上，其特点可概括为三，即：温病初起，清透并举；扼守阳明，善用白虎；以汗测证，见识卓绝。

张氏依据临床特点，将温病分为三类，曰风温、春温、湿温。风温属新感温病，春温属伏气温病，湿温为溽暑湿气窒塞胸中大气而致。

三类温病虽表现不同，但初起张氏皆清透并举，着意汗解，务求透邪外达。尝云："自拟治温病初得三方，一为清解汤，一为凉解汤，一为寒解汤。三方皆以汗解为目的，视表邪内热之轻重，分途施治"。

温病初起即用清解里热之品。张氏曰："大凡病温之人，多系内有蕴热，至春阳萌动之时，又薄受外感拘束，其热即陡发而成温"。又曰："患风温之人，多系脏腑间先有蕴热"。新感与伏气温病都先有蕴热，那么二者的区别何在呢？张氏认为风温多属实热，而伏气温病除有蕴热外，又必兼有阴虚，故云："冬不藏精之人，必有阴虚，所生之热积于脏腑，而其为外感所拘束而发动"。既然新感与伏气温病都有内之蕴热，故温病初起即当清解里热。

张氏这一见解，深刻揭示了温病属于"郁热"这一本质问题，明确了这一点，对温病的理解及辨证施治，都有重大的指导价值。这一见解与叶氏理论并不抵牾。叶氏云："温邪上受，首先犯肺。"温为阳邪，易化热伤津，且温邪首先侵袭的部位在肺。肺中郁热若失于清肃，必致热势鸱张，迅即深传，或逆传心包，变证丛生。清其里热，则截断传变，扭转病势。

伤寒派批评叶吴用药轻淡，撤热不利，视同儿戏，虽层层设防，病却步步深入。锡纯先生亦持此见，他说，银翘、桑菊诸方，"在大江以南用之，原多效验……而北人用其方者，恒于温病初得不能解散，致温病传经深入，终成危险之证"。因此，张氏自拟温病初得三方，皆迳以石膏清其内热，清解汤石膏六钱，凉解汤石膏一两，寒解汤除石膏一两外，更佐知母八钱。石膏性寒味辛，清而能透，凉而不遏，能使在里之郁热透达肌表而解，清透之力远胜银花、连翘，一改叶吴轻淡之风。

何以清热之中又伍以宣透之品？盖缘于温病初起之热乃为郁热，

又薄受外感所激发。既为郁热，就当遵循"火郁发之"之旨，宣散郁结，疏瀹气机，透邪外达。若徒执寒凉，只清不透，则邪无由出，气机更形冰伏。张氏温病初起三方，选用薄荷、连翘、蝉蜕，即取其宣透之力，与石膏相伍，相得益彰。连翘、蝉蜕乃善达表者，能"引胃中化而欲散之热，仍还太阳作汗而解"。薄荷"最善透窍，其力内至脏腑筋骨，外至腠理皮毛，皆能透达"。先生于温病初起即立足于"透"，正是基于对温病是"郁热"这一本质深刻认识的基础上提出来的。当代名医赵绍琴曾云：即使热入气分，卫分之症全无，清解气分方剂中，亦应佐清透之品，如连翘、竹叶、薄荷、蝉蜕、僵蚕、桑叶等，宣畅气机，使郁伏于里之热易于外达。

扼守阳明，善用白虎

张氏认为，邪入阳明之后，无论伤寒、中风、温病，皆入里化热，呈阳明热盛之象，治则皆以寒凉清热为主，不复有伤寒、温病之分。张氏治寒温，独重阳明，敢委白虎以重任，灵活化裁，通权达变，大大扩展了白虎汤的应用范围，挽救了众多危证。

一、阳明经热必用白虎

关于白虎汤的用法，后世悉遵仲景之明训，用于阳明经证，其典型症状为"四大"，即大热、大渴、大汗、脉洪大。四者俱备，固然用之无疑，但临床如此典型者寡，因而吴鞠通有白虎四禁，示人使用白虎之规矩。吴氏曰："白虎本为达热出表，若其人脉浮弦而细者不可与也，脉沉者不可与也，不渴者不可与也，汗不出者不可与也"。张氏评曰："吴氏谓脉浮弦而细者禁用白虎，此诚不可用也。至其谓脉沉者、汗不出者、不渴者皆禁用白虎则非是"。这就把吴氏的白虎四禁打破了三禁。张氏还列举了大量验案来证实他的观点，案例俱在，兹不赘述。

若阳明热盛郁伏于内者，气机为热邪所闭塞，不能外达以鼓荡气血，脉亦可转沉、转细，然必兼躁疾之象，此因火郁于内，奔冲激荡而不宁，白虎汤亦可用之。兹援引张氏一案以证之。

一人年五十，周身发冷，两腿疼痛。医投以温补，其冷益甚，欲作寒战。脉甚沉伏，重按有力，舌苔黄厚。欲用白虎加连翘治之，病人闻之骇然。用生石膏四两煎汤。分三次温饮下，其热遂消。

此案即热伏于内，气机壅塞，故脉沉伏。张氏未拘"脉沉不可予也"之禁，仍然用石膏清透郁热而愈。若伍以升降散，则透解之力更胜。

二、阳明腑实，亦用白虎

《伤寒论》中，阳明经证用白虎汤，阳明腑证用三承气汤，此乃大法，亦为医者所熟知。然承气力猛，倘或审证不确，即足偾事。张氏据其三十余年临证经验，得一用白虎汤代承气之法。曰："凡遇阳明应下证，亦先投以大剂白虎汤一二剂。大便往往得通，病亦即愈。其间有服白虎汤数剂，大便犹不通者，而实火既消，津液自生，肠中不致干燥，大便自易降下。"

阳明腑实服白虎汤时，张氏更改其服法，将石膏为末而不入煎，以药汤送服之。因屡用此方奏效，张氏遂名之曰白虎承气汤。自曰："生石膏若服其研细之末，其退热之力，一钱可抵煎汤者半两；若以之通其大便，一钱可抵煎汤者一两。"

先生据其丰富临床经验，用白虎清热通便，治阳明腑实，更扩大了白虎汤的使用范围。石膏以末服之，其质重坠，可以趋下而通便，且又擅清燥热以生津。津复，大肠得以滋润，便即易解，且伍以知母寒滑通便，故可用之于阳明腑实。然阳明热结甚者，亦必以承气汤荡之。只有热结未甚，或仅大便干结者，以白虎代承气，不失为一妙法。

关于温病应下之指征，叶天士曾详论其舌："或黄甚，或如沉香色，或如灰黄色，或老黄色，或中有断纹，皆致下之，如小承气汤……若未见此等舌，不宜用此等法"。这是以舌苔变化作为判断下法的指征。张氏更于脉上断其应下与否，云："阳明病既当下，其脉迟者固可下，即其脉不迟亦不数者亦可下，惟脉数之五六至则不可下，即强下之病必不解，或病更加剧。"又曰："脉虚数而舌干者，大便虽多日不行，断无可下之理，即舌苔黄而且黑亦不可下。"惟以白虎加人参汤，石膏为末服之，使其热消津回，大便自通为是。

三、肝风欲动，亦用白虎

张氏云："肝风欲动，其治法当用白虎加人参汤，再加：生龙骨、生牡蛎各八钱。方中之义，以人参补其虚，白虎汤解其热，龙骨、牡蛎以镇肝息风"。盖温病热邪深入下焦，消灼肝肾真阴，筋脉失去濡润，必拘急而痉。肝风内动者，"大抵皆体弱之人。为其体弱，又经外感之邪热多日烁耗，则损之又损，以致气血两亏，肝风欲动"。吴鞠通以二甲复脉、三甲复脉治之，方中重用鳖甲八钱。然鳖甲开破之性猛烈，《金匮》用治疟母。"况当病剧之候，邪实正虚，几不能支，而犹可漫投以鳖甲，且重用鳖甲乎"。张氏直诋鞠通之非，而力主以白虎撤其内热，治肝风内动之证，不失为张氏之卓见。

四、神昏谵语，亦用白虎

温病神昏谵语，叶氏创热陷心包之说，张氏并未首肯，而是遵从陆九芝之说："胃热之甚，神为之昏。从来神昏之病，皆属胃家"。

张氏又进一步将热病神昏分为虚实两种，他说："当详辨其脉象之虚实，热度之高下，时日之浅深，非可概以阳明胃实论也"。其脉象果洪而有力，按之甚实者，可按阳明胃实治之，投以大剂白虎汤；若脉兼弦、兼数或重按乃不甚实者，宜治以白虎加人参汤。伤寒派批评叶吴，一见神昏，率用脑麝，将未入心营之热，反送入心营之中。主张从胃热论治，撤阳明胃热。张氏见解与陆九芝等人立论相合。

五、妙用白虎加人参汤

白虎加人参汤，一般用于阳明热盛、伤气耗津而脉芤者。张氏根据丰富的临床经验，将该方使用范围扩展，曰："凡用白虎而宜加人参者，不必其脉现虚弱之象也。凡稔知其人劳心过度，或劳力过度，或在老年，或有宿疾，或热已入阳明之腑，脉象虽实而无洪滑之象，或脉有实热而至数甚数者，用白虎汤时，皆宜酌加人参。凡遇产后寒温证，其阳明腑热已实，皆治以白虎加人参汤，更以玄参代知母、得山药代粳米，莫不随手奏效"。盖人参能益气生津，石膏生人参之助，一可益气而助石膏药力之运行，以发挥其清热透邪之功；一可使寒温之后真阴顿复，而余热自消。兹举张氏一案以证之：

一少年伤寒已过旬日，阳明火实，大便燥结。投一大剂白虎汤，一日连进两剂，共享生石膏六两，至晚九点，火似见退，而精神恍惚，大便亦未通行。再诊其脉，变为弦象，知此证清解已过。而其大便仍不通者，因其元气亏损，不能运行白虎汤凉润之力也。遂单用人参五钱，煎汤服之，须臾大便即通，病亦遂愈。

此案为伤寒已过旬日，阳明火实未除，正气业已耗伤。本当用白虎加人参汤，然未予加参，不仅热未清、便未通，反见精神恍惚，脉转弦，元气虚衰之象显露。何以致此？盖元气虚弱，无力运行药力，故热未清，便未通。增服人参益气生津，白虎之凉啸，借人参之力而发挥，须臾热退便通病遂愈。人参配白虎之妙义，于此可窥一斑。

白虎汤及白虎加人参汤，对治疗急性热病确有卓效，张氏力陈再三，现代报道亦甚多。1956年石家庄治乙脑经验，曾名噪一时。其治则为："总的宜清，并以存津液为原则"。1954年治愈率为100%，1955年治愈率为90%。他们取得显著疗效的第一条体会就是："温为伏邪，宜于清透，重用辛凉重剂白虎汤"。

六、灵活化裁，巧出新意

张氏擅用白虎，能依据不同病证，灵活加减，巧为裁夺，组成众多新方。

1. 仙露汤

为白虎汤去知母、甘草，加玄参、连翘，主治阳明经热。以玄参之甘寒，易知母之苦寒，加连翘之轻清散结，以解阳明在经之热。

2. 石膏粳米汤

由生石膏、粳米组成，治温病初得，脉浮有力，不恶寒而心中热者。若热已入阳明之腑，亦可用代白虎汤，取石膏清热透邪，粳米稠润之法能逗留石膏，不使其由胃下趋，致寒凉有遏下焦。

3. 镇逆白虎汤

由生石膏、法半夏、竹茹粉组成，治伤寒、温病邪传胃腑，躁渴身热，白虎汤证具而兼有胃气上逆，心下满闷者。用半夏、竹茹代甘草、粳米，取二药降逆，参赞石膏、知母苦降重坠下行之力。

4. 白虎加人参汤

以山药代粳米，治寒温实热已入阳明之腑，躁渴嗜饮冷水，脉象细数者。以山药代粳米，益胃滋阴，兼能固摄下元，既祛寒火，又清虚热，内伤外感同治。

5.寒解汤

白虎汤以连翘、蝉蜕易甘草、粳米，治周身壮热，心中热渴，脉洪滑苔欲黄者。连翘、蝉蜕善达表，引胃中化而欲散之热，仍还太阳作汗而解。

6.变通白虎加人参汤

即白虎加人参汤以芍药代知母、山药代粳米，治下痢身热、脉有实热者。以人参助石膏，使深陷之热邪外散，山药滋阴固下，芍药、甘草和阴以止腹痛。

他如清疹汤、白虎承气汤、白虎续命汤、鲜茅根水煎白虎加人参汤、生地代知母、白虎加蜈蚣等，皆由白虎衍化而生，纵横捭阖，得心应手。

以汗测证，见识卓绝

以汗测证，是外感热病中据汗以测病情转归的一种方法。该法为叶天士所创，首载于《吴医汇讲·温热论治篇》中，曰"救阴不在补血，而在养津与测汗"。惜后人未悟测汗之旨意，竟将"测"字删去。王孟英将该篇收入《温热经纬》中时，改为"救阴不在血，而在津与汗"。现行中医学院统编教材《温病学》中，亦依王氏所改而录，不仅湮没了叶氏测汗法这一重要学术观点，而且使原文晦涩难明。张氏虽未明确将测汗法升华为理论，但在实践中已不断运用，这是长期实践中的宝贵经验，恰与叶氏理论不谋而合，可谓英雄所见略同了。

张氏云："人身之有汗，如天地之有雨。天地阴阳和而后雨，人身亦阴阳和而后汗"中悟出。阴阳和是汗出的必备条件。所谓阴阳和，首先须阳气与阴精的充盛，阴精足而作汗之资不乏，阳气充而蒸腾气化有权；其次是阴阳升降有序，阳气布施而能蒸腾气化，阴精敷散而能达于表以为汗。反之，无汗之阴亦不越此二端；一为阴阳虚衰，阳虚无蒸化之力，阴虚无作汗之资；二为邪气壅塞，气机不畅，阳气不敷，阴精不布，皆不得作汗。这两类无汗，在热病各个阶段中皆可见到，二者一虚一实，机理迥异。因而，测汗之法亦广泛适用于热病的各个阶段。

新感温病邪在卫分时，可发热微恶风寒而无汗。这种无汗的原因，是由于"温邪上受，首先犯肺"，肺气膹郁而寒热无汗，卫阳依肺气而宣发，津液赖肺气而敷布。今肺郁则卫阳郁而为热，外失卫阳之温煦而恶寒。阳不布津，故尔无汗。

既然卫分证的病机在于温邪犯肺而肺气膹郁，那么治疗就当重在宣解肺郁，使肺气宣发，透邪外达，故用辛凉之剂，凉以解热，辛以宣达。当肺郁一开，气机通畅，卫阳得宣，津液得布，里解表和，自然津津汗出。反过来，临床见此汗，就可以推断肺郁已除，阳布津敷，此即测汗法在卫分证的应用。叶天士所说的"在卫汗之可也"，正是指的这种汗，意即卫分证予辛凉宣透之剂后，见到这种汗就可以了，与测汗法理出一辙，互为阐发。惜今多误解"汗之可也"为汗法，与"温病忌汗"之旨相悖。赵绍琴深得叶氏之真谛，曰"汗之可也是目的，不是手段"，可谓一语破的。

当然，卫分证亦可有自汗出，那么，已然有汗，测汗法是否仍然适用？答曰，仍然适用。因卫分证之自汗出，是因阳热郁极而伸，热迫津泄而为汗，此时之汗并非正汗，而为邪汗。所谓正汗，标准有四：微微汗出、遍身皆见、持续不断、随汗出而热减脉静，四者相关，此即正汗。用以测病之汗，即此正汗。邪汗恰与正汗相对，往往汗出不彻或大汗、头胸汗出而非遍身皆见、阵阵汗出而非持续不断、汗出热不衰脉不静。故见邪汗时，只要卫分证未罢，就仍要清解宣透，直到正汗出现方止。由邪汗而转见正汗，标志着肺郁已开，表解里和矣。

当邪入气分阶段时，虽病位不同，邪正盛衰有异，类型各殊，然测汗法仍普遍适用。如阳明腑实证，因热与糟粕相搏结，阻于肠腑，气机阻塞不通，可灼热无汗，迨通下之后，热结一开，气机畅达，阳可布，津可敷，可遍体津津汗出。孰能谓承气汤为发汗剂？此乃里解表和，阴阳和调的结果，诚不汗而汗者也。阳明经证虽有大汗，测汗法依然适用。白虎汤证之大汗，乃邪热炽盛，迫津外泄之邪汗，予白虎辛凉清解后，热衰汗敛，转而可见遍体微汗。

当营分、血分证时，不仅因邪热深陷而气机郁闭更甚，且因热邪灼伤阴液，作汗之资匮乏，因而灼热无汗。当透其营热，滋其营阴，可见遍身津津汗出。临床据此汗，即可推断营热已然透转，营阴已复矣。温病后期，因津亏液耗而无汗者，待养阴生津之后，亦可见周身微微汗出，临床可据此汗断定阴液已复。测汗的意义，正如章虚谷所说："测汗者，测之以审津液之存亡，气机之通塞也"。

张氏于测汗法有精辟的论述，他说："发汗原无定法，当视其阴阳所虚之处而调补之，或因其病机而利导之，皆能出汗，非必发汗之药始能汗也"。又曰："白虎汤与白虎加人参汤，皆非解表之药，而用之得当，虽在下后，犹可须臾得汗。不但此也，即承气汤，亦可为汗解之药，亦视用之何如耳"。又曰："寒温之证，原忌用黏腻滋阴，而用以为发汗之助，则转能逐邪外出，是药在人用耳"。张氏还列举大量医案以为证。这就是"调剂阴阳，听其自汗，非强发其汗也"。

测汗一法，究其渊源，可溯自《伤寒论》。试观桂枝汤将息法中云："遍身漐漐，微似有汗者益佳，不可如水流漓，病必不除。若一服汗出病差，停后服，不必尽剂。若不汗，更服依前法。又不汗，后服小促其间……若汗不出，乃服至二三剂"。仲景突出提出以汗作为继服与否的指征，只要正汗出，则标志营卫已和，不必继续服药了，这

就是测汗法。(据郑赢洲主编《张锡纯学术研究》改写)

虚火白喉案

孙抟九，年二十岁，贵州人，高等师范学生。

虚火白喉。得白喉症，屡经医治，不外《白喉忌表抉微》诸方加减，病日酸重。医者诿谓不治，始延愚为诊视。

喉关纯白，黏涎甚多，须臾满口，即得吐出。脉细弱而数，舌胖嫩淡红。知系脾肾两虚，肾虚气化不摄，则阴火上逆，痰水上泛，而脾土虚损，又不能制之，故其咽喉肿疼黏涎若是之多也。投以六味地黄汤，滋补脾肾以清虚火，又加于术，少加苏子，制痰水上泛。

大熟地六钱　怀山药生打，四钱　山萸肉二钱　云茯苓三钱　粉丹皮钱半　福泽泻钱半　生于术钱半　苏子八分

连服十剂而痊。

廉按：此为脾肾双补之和剂，妙在加苏子一味，不但能治痰水上泛，且能降阴火上逆，十剂而痊，信然。张君平时最喜用熟地，尝用六味地黄丸作汤，加川芎、知母以治如破之头疼，加胆草、青黛以治非常之眩晕，加五味、枸杞、柏子仁以敛散大之瞳子。且信其煎汁数碗、浩荡饮之之说，用熟地四两、茯苓一两以止下焦不固之滑泻，用熟地四两、白芍一两以通阴虚不利之小便。又尝于一日之中，用熟地斤许，治外感大病之后忽然喘逆脉散乱欲脱之险证。且不独治内伤也，又尝用熟地、阿胶大滋真阴之类治温病脉阳浮而阴不应，不能作汗，一日连服两剂，济阴以应其阳，使之自汗。可谓深悉熟地之医治作用矣。

时疫霍乱

病者　寇媪，年过六旬，住奉天小南关。

孟秋下旬，偶染霍乱。经医数人，调治两日，病势危，医者辞不治。其子寇汝仁来院，恳往为诊治。

证候　前本吐泻交作，至此吐泻已止，奄奄一息，昏昏似睡，肢体甚凉，六脉全无。询之犹略能言语，惟觉心中发热难受。

此证虽身凉脉闭，而心中自觉发热，仍当以热论。所以身凉脉闭者，因霍乱之毒菌窜入心脏，致心脏行血之机关停，血脉不达于周身，所以内虽蕴热，而仍身凉脉闭也。当用药消其菌毒，清其内热，并以助心房之跳动。症虽危险，仍可挽回。

镜面朱砂钱半　粉甘草细末一钱　冰片三分　薄荷二分

共研细，分作三次服。病急者，四十分钟服一次，病缓者，一点钟服一次，开水送下。

将末药服二次，心热与难受皆愈强半，而脉犹不出，身仍发凉，知其年过花甲，吐泻多次，未进饮食，其气血衰惫已极，所以不能鼓脉外出以温暖于周身也。遂又为疏方，用野台参一两以回阳，生怀山药一两以滋阴，净萸肉八钱以敛肝气之脱（此证吐泻之始，肝木助邪侮土，至吐泻之极而肝气转先脱），炙甘草三钱以和中气之漓，因其心犹发热，又加玄参四钱以凉润之。煎汤一大钟，分两次温服下，脉出，周身亦热。惟自觉心中余火未清，知其阴分犹亏，而不能潜阳也。又用玄参、沙参、生山药各六钱，俾煎汤服下，病遂痊愈。

此证初服之药末，载在拙著《衷中参西录》，名急救回生丹。因己未孟秋霍乱盛行时，愚在奉天拟得此方，登报广告，凡用此方者皆愈。友人袁林普为故城县尹，用此方施药二百六十剂，即全活二百六十人。次年南半又有霍乱证，复为寄去卫生防疫宝丹方（此方亦与前方同时拟者，方用粉甘草细末十两、细辛细末两半、白芷细末一两、冰片细末二钱、薄荷冰细末三钱、镜面朱砂三两。将前五味共和，泛水为丸，桐子大，阴干透，用朱砂为衣，勿令余剩，每服百丸，病重者可服一百三四十丸）。袁君按方施药六大料，自救愈千人。大抵前方治霍乱阳证最宜，后方则无论阴证阳证，用之皆效。《三三医书》第八种时行伏阴刍言，载此二方并能治愈伏阴若干证，谓霍乱为至险之证，而千古治霍乱无必效之方，幸拙拟二方用之皆效云。

廉按：张氏寿甫曰：霍乱之证，或因饮食过量，或因寒凉伤其脾胃，将有吐泻之势，疫毒即乘虚内袭，遂挥霍撩乱而吐泻交作矣。吐泻不已，其毒可由肠胃而入心（胃大络虚里、小肠乳糜管，皆与心相通，其症间有自心包直传心者，多不及治），更由心而上窜于脑（心有四支血脉管通脑），致脑髓神经与心俱病，左心房输血之力与右心房收血之力为之顿减，是以周身血脉渐停而通体皆凉也。故治此证者，当以解毒之药为主，以助心活血之药为佐，以调阴阳奠中土之药为使，爰拟急救回生丹一方。若霍乱吐泻已极，精神昏昏，气息奄奄，虚极将脱，危在目前，病势至此，其从前之因凉因热，皆不暇深究，惟急宜重用急救回阳汤，固其阴阳之将离，是此汤虽为回阳之剂，实则交心肾和阴阳之剂也。服此汤后，若身温脉出，觉发热有烦躁之意者，宜急滋其阴分，若玄参、生芍药之类，加甘草以和之，煎一大剂，分数次温饮下。其言如此。发明霍乱之病理及其处方，可谓独出心裁，别开生面者矣。似此佳案，的是传作，宜其《衷中参西录》山西医学校定为教授学生之讲本也。

（《医学衷中参西录》《张锡纯医学论文集》）

恽铁樵

温 热 案 绎

恽铁樵（1875~1935），名树珏，民国医家

吾乡先辈刘少寅先生，光绪中为嘉兴知府，后即入嘉兴籍，其所居四保忠埭，民伍少寅先生之女公子病，由其孙问筹世兄来沪延诊。病者二十二岁，尚未出阁。其病症初起发热，医谓是温病，服药不效，前后易五六医，延时两月，愈病愈重，旧方纸厚寸许。略一审视，初起豆豉、豆卷，其后均鲜石斛为主药，共四十余纸，每纸石斛三钱，有五钱者，最后则为霍山石斛，总计所服各种石斛，当有十二两。又其后则为羚羊犀角，又其后旋覆花、代赭石，其后紫雪丹，最后则为稽豆衣、糯稻根须，嗣是五日无方，盖已谢不敏矣。视病人，则不能动，不能言，肉削殆尽，热不退而脉数，遍身无汗，日进粥汤一两羹匙，舌色厚腻灰润，热百零四度，溲有而甚少，气短，不蜷卧，似寤似寐，目尚能瞬而已。病家问如何，余曰：此坏病也，纯为药误，恐不可救。病家固请挽回。余思既远道来此，亦断无不用药之理，乃为处方。此方已不记忆，仅忆是麻黄、附子为主，炙麻黄五分，制附块一钱。书方已，内问筹偕往游鸳鸯湖……游兴既阑，复往饭店晚餐，延至九钟，当日已无火车可行，乃偕归。因病人不能言，亦不能动，故药后无所表现，余诊其脉，其数度如梨园之板鼓，骤如急雨不可数，急以热度表量之，得百零五度零六，为之大惊失色。病

家问如何，余拑舌不能答也。乃至其家厅事中，屏人独处，深长以思，已而复入诊视。按病人之胸脘，觉鸠尾骨下软膛中板然而硬，复回，边按之，察其有无边际，则硬处大如五寸径碟子，俨如癥痞，乃处方如下：

制附片三钱　柴胡一钱半　姜半夏钱半　吴萸钱半　薤白三钱　炙甘草一钱　云苓三钱

煎成已十二钟，即予服十之七，寻思药已入腹，更无推敲余地，苟不予药，宁有幸者，虽冒险不悔也。乃嘱问筹四钟时醒我，是夜充得酣寐，黎明时更入诊脉已软缓，以热度表测之，得百零一度，心为释然，乃将头煎余药并二煎予服。至八钟能言矣。将原方去柴胡，减附子为一钱，吴萸半之，其余药略相称，嘱服四剂，以十点钟车返沪。越四日，复延诊，他无所苦，惟腹胀不得大便，乃以半硫丸下之，计每次一钱，服两次而便行，嗣后竟弗药，仅以糜粥调理。至翌年五月，始完全复原，遍身肌肉再生，可谓绝处逢生也。

按：此病本是伤寒系之温病，医者误认为暍病，而以叶天士医案之法治之，遂致误入歧路。夫暍病是暑温，在伤寒范围之外，通常所谓风温、温热，乃伤寒类之热病，在伤寒范围之内，此古人所未明者，且叶天士、顾景文等仅知暑温不可用伤寒法，而不自知其石斛、羚羊、犀角杀人反掌，即暑温亦不可用。后人复漫不加察，谬种流传，滔滔皆是，固不必为嘉兴医生咎也。以上所说，《温病明理》详之，至吾所用之方，为变相真武汤，为舒驰远所常用者。

有住英租界南京路逢吉里金姓者延诊，不知其为何许人也。病者为二十余妇人，其病至重，发热二十余日，肢寒脉软，热不退，昏不知人，舌色灰腻而润，不能食，大便如水，不能起而更衣，粪溺皆壅以败絮，臭秽殊甚，其最可怕者，遍身均微见痉挛，手指梢动，而谵语时作，目直视，自言自语，省其所言，皆鬼话，……按其胸腹，不知痛，亦不见蹙额手拒诸反应动作，而前板齿则燥。视前方计二十余纸，皆上海著名高价之中医，而某甲之方最多，近二十纸，每纸皆石斛三钱，有五钱者。石斛之名称不一，曰鲜石斛，曰金钗石斛，曰铁皮石斛，曰风斛，曰霍山斛，曰耳环石斛，每方之药价，从一元四五角起，其最高价一剂药可二十元。……研究其病情，发热三候，神昏谵语，益以自利，不问可知是伤寒。伤寒之误治，曰误下、误汗、误清、误温，无不可以原谅，独无用甘凉之石斛，遏热不出之理，即让一步说，照叶派治法，亦自有变换，断无一味石斛，自始至终，三候不变之理。……此病为伤寒，已不待言，所当考虑者，是伤寒之阳明腑症，抑是少阴症。少阴有自利，俗称漏底伤寒，阳明亦有热结旁流之症。少阴自利是粪水，热结旁流亦为粪水，绝相似而至难辨。又阳明矢燥则谵语，少阴亦有谵语。自来医家分谵语为两种：一种曰郑声，一种曰谵语。谵语者，语无伦次，其人狂；郑声者，语音细微，言而再言。郑声为虚，谵语为实，实者阳明，虚者少阴，然纸上言之了了，施之实际，仍不能无疑义，所以然之故，病情变动不居，绝不能与印板文字恰恰吻合。病有弃衣疾走，登高而呼者，实之极端也；有仅仅唇吻辟阖，恍恍惚惚，若有所见者，虚之极端也。走极端者易辨，疑似者难知。古人又以小便之清赤辨虚实，舌苔之润燥辨虚实，其言则是，而事实上则全非，少阴证有舌燥溲赤，得大剂附子、吴萸，后舌转润而溲清长者，《内经》所谓阳扰于外，阴争于内，则九窍不通。舌无津，溲短赤，即九窍不通之谓也。古人又以脉辨虚实，谓脉任按者为实，沉微者为虚，则更不然。脉缓软而沉，沉而弱，沉弱而至于伏，皆阳明腑证所有者，以大承气攻之，其脉始出，正是习见不鲜之事。少阴证脉数，数而硬，硬而忤指者，比比皆是，予以大剂附子，其脉转和，所谓脉有阳和之气，即指此也。此外又有肝阳胆火载痰逆行，神经剧变，笑啼并作者，此病与伤寒迥殊，而医者不察，往往混施医药，多致不救者，此当于他日详之。今只言伤寒，伤寒之阴阳虚实，既如此难辨，则将奈何？曰医学所以贵乎根本解决也，读者知脉之所以硬，由于纤维经起反应之故，则阳明证不能滥于少阴，知肠胃廓张过当，手足可以见抽搐，则少阴不能滥于阳明，何以故？因阳明证是阳盛而热，第二步事，少阴证是阳虚而寒，阴虚而热，第三第四步事。就种种方面推考，灼然可见，不致有混淆也。金姓妇之病，脉软舌苔灰润而腻，即此二端，何可知非第三第四步事，非阳虚或阴虚之证，然则非大承气不为功，……而承气之用极有出入，药力太重，将伤元气，太轻则药不及彀，最好用轻剂，药后六点钟，如无动静，斟酌情形继进一剂，此即仲景一剂药分数次服之法也。……乃为处方：生大黄一钱，元明粉六分，厚朴四分，枳实一钱，嘱一次尽剂。六钟后更往，谵语略少，别无动静，脉软如故，嘱更进一剂。明日复诊，已得大便，鬼物悉不复见，神志清楚，热亦渐退矣。更调理五六日竟愈。

（《临证笔记》）

王普耀

斑疹痧痱㾦分别论治说

王普耀，字香岩，清末民国时期医家

夫外感六淫者，风寒暑湿燥火也。其六淫之邪，风伤卫，寒伤营，暑伤气，湿伤阳，惟燥与火最易伤阴，为患尤烈。经谓邪之所凑，其气必虚，阴虚者阳必凑之，阳虚者阴必乘之，里虚则表不固，一切时邪疫疠皆易感受。受之即发，其病轻而浅；受之不即发，其病重而深。热深者为斑、为痱、为疹；浅者为痧、为㾦。五种之传变，不容混而视之也。

考发斑之源，有阴阳之别。阳斑者，皆属伤寒、瘟疫诸证，往往初起失于宣解，余邪逗留胃腑，走入营分，发于肌肉之间，或稠如锦纹，或稀如蚊迹，成点或片为多，急与清胃（宜化斑汤加牛蒡、薄荷、连翘、羚羊角之属）降火（如黄芩、山栀、银花、花粉等），不宜温燥升阳（禁用参、术、半夏等）。阴斑者，先伤于暑，再食生冷，纳凉过度，伏寒在下，迫其无根失守之火上灼肺胃而发斑者，或布于胸腹，或见于四肢，宜乎升阳达表（如六和汤，芎、芷、夏、藿、甘、桔、橘皮、砂仁等），不宜苦寒清里（禁用黄芩、山栀、花粉等）。

发㾦之证，有虚实之分。虚㾦者，气阴已虚，郁邪未泄，久之自内达外，所发之㾦，其色枯白，或如麸壳，邪虽外出而气液内枯，治以扶正之中默寓化邪之意（吴鞠通加减复脉汤去姜、桂，加石斛、沙参）。实痦者，由湿热郁蒸肺胃，自里达表，其色明亮，润如水晶者为轻，粗如含浆者为重，用药清解之中必兼化湿之品（宜羚羊散、银翘散加芦根、荷叶、石斛、蔗汁）。考痦之隐现，每随汗之出没，汗由湿蒸，痦由湿郁，有屡发数次者，亦有瘥后发出白痦者。凡油腻荤腥之属，皆能助湿生痰，故戒口为第一要义。苟中宫肃清，内湿不生，虽有外邪，势成孤立，庶几热退津回，肤痒脱皮，不为反复。此治痦之要略也。

试舍痦而论疹，疹即火之苗，火即疹之根。疹之出也，由于肺气不清，冬温太过，吸受非常之气，郁于脏腑之中，经络之间，当春夏发泄之时，亦随气流行。所以春发者为冻疹（形似鱼子而色白，宜消风散加减），夏发者为痱疹（形如米粟，色红，外科书谓之暑痱，宜清暑解毒，如银花、青蒿、荷花露、荷梗等，或苦参汤洗之），风客皮毛曰风疹（由脾虚血热，感受风邪，色淡红，成点成片为多，宜调中汤加减，不可专以风药，酌加凉血之品），湿游肌表曰瘾疹（由脾家蓄热，更兼风湿，隐见肌肉，古人称曰瘾疹，宜消风散治之），邪在气分发白痦（因血不足，宜养血益营汤；因虚寒，宜辛温解肌扶正法），邪在血分则发红疹（宜化斑汤）。惟温病门中，红白痦发者较多，余皆似疹非疹，实疹之别类也。考斑疹之形色，总以鲜明红润为轻，紫赤晦暗为重，黑为胃烂（宜犀角解毒汤、大青丸法），色青不治。

若夫有头粒而带尖刺者，即痧之名也。痧与疹本属相，类，或谓南方之痧即北方之疹，二者异路同归，名虽殊而理则一。大于痧者为疹，小于疹者为痧。究其受邪之处，不外上中二焦，由外袭风温，内蕴湿热，郁久不解而发。从气分出者色淡红，其邪较浅；从营分出者色深红，其邪较一深。治法首以辛凉透发（宜防风解毒汤加减），继以清热化湿（如石斛、元参、知母、连翘之属）为宜。

更有痏之一种，在大人疫病为多，小有丹毒起潦浆水泡者；在小儿胎毒为盛，即赤游丹之属。疿之吉凶在顺逆，从肚腹而达四肢者为顺，从四肢而归肚腹者为逆，顺者可治（治法详见《颅囟经》《千金方》诸书），逆者皆不可治。五种之分治，大略如此。总之，斑疹轻重在形色，疿之轻重在顺逆，痦之轻重在虚实，痧之轻重在浅深。医者能兼参吴坤安先生《伤寒指掌》斑疹门中论治诸法，条分缕晰，甚属精良，并天时寒暄燥湿，邪在足经手经，气分营分，或纯然外感，兼挟内伤，更察脉之盛衰而详辨之，随证施治，自无余蕴矣。

（《医学体用》）

张鹤腾

辨寒暑各异

张鹤腾（？～1635），字符汉，号凤逵，明代医家

伤寒伤暑二证，流毒天地，沿袭古今，人率习而不察，据其外证头痛身痛，发热恶寒等证相同，皆混于外象，而不审内景，不观乎时因，一名之曰寒，而不知其歧多端，甚不可一律论者。寒之伤人也，一二日在肤宜汗，三四日在胸宜吐，五六日在脏宜下，确有定期可据者。若暑则变幻无常，入发难测，不可寻想。彼暴中之激烈，扁鹊不及撝指而投嘴；久伏之深毒，长桑不能隔肤而见脏，最为难察而难救已。即寻常之感，亦难觉知，非若伤寒之有定期定证，可救可疗者。不拘表里，不以渐次，不论脏腑，冒暑蒸毒，从口鼻入者，直中心胞络经，先烦闷，后身热；行坐近日，熏烁皮肤肢体者，即时潮热烦渴。入肝则眩晕顽麻，入脾则昏睡不觉，入肺则喘咳痿躄，入肾则消渴，非专心主而别脏无传入也。中暑归心，神昏卒倒，暑伤肉分，周身烦躁，或如针刺，或有赤肿，盖天气浮于地表，故人气亦浮于肌表也。冒暑入肠胃，腹痛恶心呕泻，伏暑即冒暑，久而藏伏三焦肠胃之间，热伤气而不伤形，旬日莫觉，变出寒热不定，霍乱吐泻，臌胀中满，疟痢烦渴，腹痛下血等（自“入肝”至此，采《医学入门》)，并主治法皆以清内火为主，而解表兼之。寒之中人乘其虚，暑则虚实并中，而实更剧。盖气血强盛之人，内已有伏火，加之外火，炎炎相

235

合，故焦灼为甚。经虚处寒栖之，经实处暑栖之，寒凌其弱，而暑亲其类也。又藜藿常被寒，惟膏粱独能御，若暑则不问膏粱藜藿，而咸能胜之侮之。虽广厦累冰，蕙质生栗，轻罗纨绮，冷冷玉树，一犯其烈焰，讵能却之乎？是以知暑气之毒甚于寒，乃古人专以寒为杀厉之气，而不及暑何也？试观寒病，至七八日方危，暑病，则有危在二三日间者，甚至朝发暮殂，暮发朝殂，尤有顷刻忽作，拯救不及者，如暑风、干霍乱之类，然则暑之杀厉之气，视寒尤甚，彰明较著矣。寒病止一途，察脉审候，执古方以疗之易为力。暑证多歧，中热、中暍、中内、中外，甚至为厥、为风、为癫痫。即发，则泄泻、霍乱、干霍乱，积久后发，则疟、痢、疮疡，种种病名，约有十余科，皆暑为厉，则暑杀厉之气，视寒不几倍哉！除暴中暴发，久伏后发，不可度量，其余受发，亦有渐次焉。盖盛夏之时，热毒郁蒸，无论动得静得，其初入人也，不识不知；外之流火与内之阳气骤遇而争，阳气不服，先昏愦倦疲；及火与气合，气不能胜，火力渐强，散为外热，烧灼不已，气耗而血枯，故燥渴、痞塞、腹痛诸恶证作焉。此其变化，或乍或久，人莫自觉，医家亦不能辨，至病深而后施治，故难速愈，宜早辨而早治之，则易愈而取效速。

（《伤暑全书》）

邵新甫

暑　湿　论

邵新甫，清代医家

　　天之暑热一动，地之湿浊自腾，人在蒸淫热迫之中，若正气设或有隙，则邪从口鼻吸入，气分先阻，上焦清肃不行，输化之机，失于常度，水谷之精微，亦蕴结而为湿也。人身一小天地，内外相应，故暑病必挟湿者，即此义耳。前人有因动因静之分，或伤或中之候，以及入心入肝，为疟为痢，中痧霍乱，暴厥卒死，种种传变之原，各有精义可参，兹不重悉。想大江以南，地卑气薄，湿胜热蒸，当此时候，更须防患于先。昔李笠翁记中所谓使天只有三时而无夏，则人之病也必稀，此语最确。盖暑湿之伤，骤者在当时为患，缓者于秋后为伏气之疾。其候也，脉色必滞，口舌必腻，或有微寒，或单发热，热时脘痞气窒，渴闷烦冤，每至午后则甚，入暮更剧，热至天明，得汗则诸恙稍缓，日日如是，必要两三候外，日减一日，方得全解。倘或元气不支，或调理非法，不治者甚多。然是病比之伤寒，其势觉缓，比之疟疾，寒热又不可分。其变幻与伤寒无二，其愈期反觉缠绵。若表之汗不易彻，攻之便易溏泻，过清则肢冷呕恶，过燥则唇齿燥裂。每遇秋来，最多是证，求之古训，不载者多，独《己任编》名之曰秋时晚发。感证似疟，总当以感证之法治之。要知伏气为病，四时皆有，但不比风寒之邪，一汗而解，温热之气，投凉即安。夫暑与湿为熏蒸黏腻之邪也，最难骤愈。若治不中窍，暑热从阳上熏而伤阴化燥，湿邪从阴下沉而伤阳变浊，以致神昏耳聋，舌干龈血，脘痞呕恶，洞泄肢冷，棘手之候丛生，竟至溃败莫救矣。参先生（叶天士）用意，宗刘河间三焦论立法，认明暑湿二气，何者为重，再究其病，实在营气何分。大凡六气伤人，因人而化，阴虚者火旺，邪归营分为多，阳虚者湿胜，邪伤气分为多，一则耐清，一则耐温，脏性之阴阳从此可知也。于是在上者以辛凉微苦，如竹叶、连翘、杏仁、薄荷之类；在中者以苦辛宣通，如半夏泻心之类；在下者以温行寒性，质重开下，如桂苓甘露饮之类。此皆治三焦之大意也。或有所夹，又须通变。至于治气分有寒温之别，寒者宗诸白虎法及天水散意，温者从乎二陈汤及正气散法；理营分知清补之宜，清者如犀角地黄加入心之品，补者有三才复脉等方。又如湿热沉混之苍术石膏汤，气血两燔之玉女法，开闭逐秽与牛黄丸及至宝、紫雪等剂，扶虚进参附及两仪诸法。随其变幻，审其阴阳，运用之妙，存乎心也。

（《临证指南按语》）

喻 昌

秋 燥 论

喻昌（1585~1664），字嘉言，清代医家

燥之与湿，有霄壤之殊。燥者，天之气也；湿者，地之气也。水流湿，火就燥，各从其类，此胜彼负，两不相谋。春月地气动而湿胜，斯草木畅茂；秋月天气肃而燥胜，斯草木黄落。故春分以后之湿，秋分以后之燥，各司其政。今指秋月之燥为湿，是必指夏月之热为寒然后可。奈何《内经》病机一十九条，独遗燥气，他凡秋伤于燥，皆谓秋伤于湿。历代诸贤，随文作解，弗察其讹，昌特正之。大意谓春伤于风，夏伤于暑，长夏伤于湿，秋伤于燥，冬伤于寒，觉六气配四时之旨，与五运不相背戾，而千古之大疑始一决也。然则秋燥可无论乎！夫秋不遽燥也，大热之后，继以凉生，凉生而热解，渐至大凉，而燥令乃行焉。经谓"阳明所至，始为燥、终为凉者"，亦误文也。岂有新秋月华露湛，星润渊澄，天香遍野，万宝垂实，归之燥政？迨至山空月小，水落石出，天降繁霜，地凝白卤，一往坚急劲切之化，反谓凉生，不谓燥乎？或者疑燥从火化，故先燥而后凉，此非理也。深乎深乎！《上古脉要》曰：春不沉，夏不弦，秋不数，冬不涩，是谓四塞。谓脉之从四时者，不循序渐进，则四塞而不退也。所以春夏秋冬孟月之脉，仍循冬春夏秋季月之常，不改其度，俟二分二至以后，始转而从本令之王气，乃为平人顺脉也。故天道春不分不

温，夏不至不热，自然之运，悠久无疆。使在人之脉，方春即以弦应，方夏即以数应，躁促所加，不三时而岁度终矣，其能长世乎？即是推之，秋月之所以忌数脉者，以其新秋为燥所胜，故忌之也。若不病之人，新秋而脉带微数，乃天真之脉，何反忌之耶？且夫始为燥，终为凉，凉已即寒矣，何至十月而反温耶？凉已反温，失时之序，天道不几顿乎？不知十月之温，不从凉转，正从燥生，盖金位之下，火气承之，以故初冬常温，其脉之应，仍从乎金之涩耳。由涩而沉，其涩也为生水之金，其沉也即为水中之金矣。珠辉玉映，伤燥云乎哉！然新秋之凉，方以却暑也，而夏月所受暑邪，即从凉发。经云：当暑汗不出者，秋成风疟。举一疟而凡当风取凉，以水灌汗，乃至不复汗而伤其内者，病发皆当如疟之例治之矣。其内伤生冷成滞下者，并可从疟而例治矣。以其原来皆暑湿之邪，外内所主虽不同，同从秋风发之耳。若夫深秋燥金主病，则大异焉。经曰：燥胜则干。夫干之为害，非遽赤地千里也。有干于外而皮肤皱揭者，有干于内而精血枯涸者，有干于津液而荣卫气衰、肉烁而皮著于骨者，随其大经小络所属，上下中外前后各为病所。燥之所胜，亦云熯矣。至所伤则更厉，燥金所伤，本摧肝木，甚则自戕肺金。盖肺金主气而治节行焉，此惟土生之金，坚刚不挠，故能生杀自由，纪纲不紊。若病起于秋而伤其燥，金受火刑，化刚为柔，方圆且随型埴，欲仍清肃之旧，其可得耶？经谓：咳不止而出白血者死，白血谓色浅红而似肉似肺者，非肺金自削，何以有此？试观草木菁英可掬，一乘金气，忽焉改容，焦其上首，而燥气先伤上焦华盖，岂不明耶？详此，则病机之"诸气膹郁，皆属于肺，诸痿喘呕，皆属于上"二条，明指燥病言矣。《生气通天论》谓秋伤于燥，上逆而咳，发为痿厥。燥病之要，一言而终，与病机二条适相吻合。只以误传伤燥为伤湿，解者竟指燥病为湿病，遂至经旨不明。今一论之，而燥病之机了无余义矣。其左肋胁痛，不能转侧，嗌干面尘，身无膏泽，足外反热，腰痛惊骇筋挛，丈夫癫疝，妇人少腹痛，目昧眦疮，则燥病之本于肝，而散见不一者也。《内经》燥淫所胜，其主治必以苦温者，用火之气味而制其胜也；其佐以或酸或辛者，临病制宜，宜补则佐酸，宜泻则佐辛也；其下之亦以苦温者，如清甚生寒，留而不去，则不当用寒下，宜以苦温下之，即气有余，亦但以辛泻之，不以寒也。要知金性畏热，燥复畏寒，有宜用平寒而佐以苦甘者，必以冷热和平为方，制乃尽善也。又六气凡见下承之气，方制即宜少变，如金位之下，火气承之，则苦温之属宜减，恐其以火济火也。即用下，亦当变苦温而从寒下也。此《内经》治燥淫之旨，可赞一辞者也。至于肺气膹郁，痿喘呕咳，皆伤燥之剧病，又非制胜一法所能理也。兹并入燥门，细商良治，学者精心求之，罔不获效。若但以润治燥，不求病情，不适病所，犹未免涉于粗疏耳。

（《医门法律》）

丁梦松

外感秋燥篇

丁梦松，民国医家

燥邪为病，多见于秋，或恶寒，或微恶寒，或恶风，必身热而咳，头晕鼻燥口干，此秋燥病之提纲也。秋燥证，身热咳嗽，头晕鼻燥口干，微恶寒者，邪在表分，宜连翘花、花粉、山栀花、梨皮、象贝、天生白露饮之类。秋燥证，恶寒，或微恶风，身热咳嗽，头晕鼻燥口干者，宜连翘、薄荷、前胡、桔梗、葱管、花粉、淡竹叶之类，或少加荆芥、防风，仅一二剂则可。秋燥证，身热而咳，口渴唇焦，烦闷足冷者，宜花粉、银花、梨肉、象贝、天生白露饮之类。秋燥证，壮热大渴，舌红胸闷，谵语干呕，脉弦数者，宜羚羊角、川贝、芦尖、石斛、柿蒂、菊花上露、枇杷上露、竹茹、茶叶上露之类。秋燥证，头面浮肿，鼻衄如泉，灼热而咳，烦渴足冷，脉浮数者，宜苇茎、芦尖、赤芍、玄参、侧柏叶炭、菊花炭、荷花上露、桑叶上露、丝瓜叶上露之类。秋燥证，灼热大渴，面赤唇焦，舌心干，舌边红，气粗烦闷，朝轻夕重，甚至齿枯微喘，此燥邪壅遏肺胃，渐欲入营，宜蕉花上露、枇杷上露、花粉、知母、银花、玄参、芦根、竹沥、梨肉、芦菔上露之类。秋燥证，舌绛干，或黑干，或卷，或断纹，或折纹，且多眠睡，夕如狂妄，筋肉瞤动，手足瘈疭，脉数，或弦，或细，或虚者，为阳明津液劫夺，燥邪内侵，阴阳告困，宜桑叶上露、菊花上露、生白芍、生地黄、丹皮、知母、桑椹子、菖蒲上露、五汁饮之类。秋燥证，身热夜剧，烦闷昏愦，目赤神呆，鼻齆啮齿，或不语如尸厥，此燥邪极盛，内灼心包络，蒙住心胸，最危之候，宜至宝、紫雪之类。秋燥证，按法施治病小愈，延之日久，复热咳嗽，口渴烦闷，申酉热甚，自下而上，神昏谵语，脉细数者，此燥邪流入中下，耗其津液，胃气不主下行，致肠中传送失司，宜生地黄、象贝、知母、梨肉、建菖蒲、枳壳、犀角、玄参之类。秋燥证，诸证悉退，惟唇干齿枯，舌干光如镜，脉细数者，此胃津劫夺，液不上输，宜西洋参汁、冬瓜仁、糯稻根须、知母、玄参、五汁饮之类。秋燥证，初起即舌绛，暮热甚，咳嗽烦闷，或鼻衄，或失血，脉数者，此燥邪直入营分，宜生白芍、生地黄、丹皮、象贝、桑椹子、花粉、枇杷上露、荷叶上露，或犀角之类。秋燥证，灼热大渴，咳嗽自汗，舌红苔黄，甚至干黄起刺，喘不得卧，脉大而数者，此必先有伏暑，宜仿白虎汤，加花粉、栀仁、竹沥、蕉花上露之类。秋燥证，发热微寒，咳嗽，渴不引饮，身重胸痞，舌苔微黄而滑，四肢不举，此必先有伏湿，宜半夏、厚朴、云苓、滑石、通草、猪苓、茵陈、防己、枇杷叶、桑叶之类。秋燥证，身热足冷，舌绛咽痛，脘闷欲呕，或烦躁，或昏愦，脉数，颇现锦纹者，此斑疹之方萌也，宜犀角、丹皮、赤芍、连翘、菊花炭、银花露、牛蒡、紫草、荷叶露、绿豆衣之类。秋燥证，息微而咳，懒于言语，四肢困倦，不饥不食，身热口渴，舌红唇焦，脉虚数者，宜西党参汁、麦冬汁、生扁豆、生甘草、生谷芽、稻头上露、枇杷上露之类。秋燥证，始得之便鼻燥咽干，齿枯心烦，渴不多饮，身热而咳，脉细数者，乃真阴素亏，宜冬瓜仁、桑叶上露、柿花、石斛、玄参、生牡蛎、龟甲、女贞、猪肤汤之类。秋燥证，头晕异常，耳目失聪，妄见妄闻，举止若失，身热足冷，鼻干而咳，宜山栀花、青菊叶、霜桑叶、藕荷叶、竹叶卷心、连翘、花粉、通草、冬瓜仁之类。秋燥证，产后以及经水适来适断，寒热往来，咳嗽口渴，舌绛唇焦，昼轻夜重，或少腹满痛，脉数者，宜赤芍、丹皮、细生地、川贝、荆芥炭、银花炭、藕荷上露、菊花上露，或青蒿、桃仁之类。秋燥证，产后以及经水适来适断，壮热气粗，谵语神昏，舌绛干，唇齿枯，暮热甚，脉数者，宜犀角、紫草、桑椹、花粉、建菖蒲、韭叶上露、鲜生地、生白芍、菊花炭、桑叶上露、藕叶露，或五汁饮之类。秋燥证，经不当期而至，或咳血，或鼻衄，或齿缝流血，身热夜甚，舌绛口渴，谵语烦躁，脉数者，宜犀角、丹皮、生地黄、柴胡、玄参、桑椹、栀炭、藕汁、梨叶上露之类。

（《温热经纬补录》）

费绳甫

伤寒、温热、时疫、霍乱论治

费绳甫（1851~1914 年），字承祖，近代中医大家

伤 寒 论 治

《伤寒论》一书，历代医家注述颇多，立论各异，千头万绪，后学无所适从，难以掌握。兹将各经之主证、治法，简明扼要地提出，使初学者一览便懂，胸有成竹，再阅各家注述，便不为所惑。

伤寒必辨六经，太阳、阳明、少阳三阳也，太阴、少阴、厥阴三阴也。三阳有经有腑，三阴有传有中。有太阳经即有太阳之腑——膀胱，有阳明经即有阳明之腑——胃，有少阳经即有少阳之腑——胆。然胆为清净之腑，无出入之路，故治法如经。三阴有传经者，乃由三阳传入，此热邪也。有直中者，不由阳经传入而直中三阴，此寒邪也。

风寒伤阳，自太阳经入。太阳经证头痛发热，项强身痛，鼻鸣干呕，恶风自汗，脉浮缓者，名曰中风，风伤卫也，宜桂枝汤解肌。若前症悉具，恶寒无汗，或喘咳，脉浮紧者，名曰伤寒，寒伤营地，宜麻黄汤发表。太阳经邪不解，当传阳明，乃有不传阳明而入膀胱腑者，是谓犯本。从本经入本腑，其症发热自汗，小便不利，口渴

引欲，水入即吐，热结膀胱气分，蓄水证也，宜五苓散利其水则热自清。若其人如狂，少腹硬满，小便自利，大便黑色，热结膀胱血分，蓄血证也，宜桃核承气汤攻其血则热自退。倘其人发狂，少腹满痛，小便自利，大便黑，血瘀热炽，则非抵当汤不可。此治太阳经腑四法也。邪自太阳传阳明经是为顺。传阳明经证但发热不恶寒，头痛目痛，鼻干唇焦，漱水不欲咽，脉长，葛根汤主之。经邪不解而传入胃腑，其症壮热汗多，口渴引饮，或谵语，脉洪大者，胃腑中散漫之热销津灼液，津液有立尽之虞，宜用白虎汤生津清热。如潮热谵语，狂乱不得眠，烦渴，手足腋下汗多，腹满绕脐硬痛，便闭，脉实，乃腑中邪热食滞已结实，宜用承气汤急下存阴。此治阳明经腑三法也。邪自阳明传少阳经，其症头痛目眩，口苦耳聋，胸满胁痛，寒热往来，呕吐盗汗，头汗，舌滑脉弦，宜小柴胡汤和解之。凡少阳病但见一二症即是，不必悉具。此经有三禁，汗、吐、下是也。然少阳有兼表兼里者，务在随时变通，不得以三禁之说而拘泥之。邪自少阳传入太阴，其症腹满嗌干，用小柴胡汤去人参加白芍以和之。如腹满痛甚，脉沉实者，可用大柴胡汤下之。有太阳病误下内陷太阴而腹痛者，用桂枝汤加白芍以和之。如大实痛，脉沉实，则用桂枝汤加大黄以下之。邪从少阳来，仍从少阳治，邪自太阳来，仍从太阳治，回龙顾母，立法丝丝入扣。太阴传经热邪以及内陷太阴，治法如此。有寒邪直中太阴者，腹满而吐，食不下，自利益甚，时腹自痛，口鼻冷，口多清涎沫，四肢发冷，脉沉细，宜四逆汤以温之。此治太阴传经热邪及直中寒邪三法也。太阴热邪传入少阴，咽干口燥而渴，或咽痛，或下利清水，色纯青，心下及腹硬痛，或下利肠垢，目不明，脉沉实，舌苔灰黄中心厚瘩，热邪消灼肾水，有顷刻立尽之势，宜大承气汤急下之，以救肾家将涸之水。有寒邪直中少阴者，但欲寐蜷卧，腹中冷痛，下利清谷，四肢厥冷，舌黑而润，口鼻气冷，身痛如被杖，脉沉细无力，小溲白，急用四逆汤温经散寒。如阴盛格阳，热药相拒不入，宜白通加人尿猪胆汁从治之。此治少阴传经热邪，直中寒邪二法也。少阴热邪传入厥阴，消渴，气上冲心，心中疼热，饥而不欲食，食则吐蛔，下之利不止，此上热下寒之症，宜用乌梅丸清上温下。如手足厥逆而脉滑有力，舌干口燥，烦渴引饮，是热极阳郁，宜用白虎汤清解。如热利下重，便带黏腻脓血，脉数而渴，是热伤下焦血分，宜用白头翁汤清热止利。有寒邪直中厥阴，手足厥冷，脉细欲绝，是血虚营寒之症，宜当归四逆汤温经通脉。若手足厥冷而脉微欲绝，指爪皆青，胁下及腹中绞痛，下利恶寒，呕吐，小便清，宜用四逆汤温经散寒。如再见汗出而厥者，此阴盛于内，格阳于外，急用通脉四逆汤回阳救逆。此治厥阴传经热邪、直中寒邪三法也。

温 热 论 治

温热与伤寒同属热病，然伤寒乃本寒而标热，病邪自肌表侵袭，用六经辨证。温热则本热而标寒，病邪自口鼻而入，用卫气营血和三焦辨证，其治法则更与伤寒大异。

温热有主邪、客邪、伏邪之异。春病温，夏病暑，长夏病湿，秋病燥，冬病寒，此主邪也。春应温而反大寒，夏应热而反大凉，秋应凉而反大热，冬应寒而反大温，非其时而有其气，皆阴晴风雨使然，此客邪也。故往往春夏病伤寒，秋冬病温热。冬伤于寒，至春发为温病，至夏发为热病；夏伤于暑，至秋末冬初发为伏暑证，此伏邪也。伏邪脉症与主邪客邪不同，主邪客邪自表入里，脉必浮滑弦大，伏邪自里达表，脉必弦软，以此为别。

温邪上受，首先犯肺，逆传心包。邪入包络，必昼夜神昏谵语，毫无清楚之时，宜用芳香宣窍，如牛黄丸、至宝丹、紫雪丹之类。若有时神清有时神昏而谵语无伦者，此邪在他经而波及包络，非包络正病。如肺经邪热熏蒸包络，宜凉膈散去硝黄加桑叶、竹叶。湿热熏蒸包络，宜叶氏甘露丹。阳明热邪散漫上蒸包络，宜白虎汤。阳明邪滞结实，上蒸包络，宜三承气汤随症选用。热入肝经与血相结，上扰包络，宜吴又可三甲煎。热入膀胱血分与血相结，上扰包络，宜桃核承气汤。辨证施治，无不应手取效。

邪热入营，不独逆传心包一证。如邪热入肺经营分，则鼻衄便血，宜犀角地黄汤加白茅根。邪热入胃经营分，或发斑，或吐血，发斑宜白虎汤加犀角、大青叶、升麻，吐血宜犀角地黄汤加童便。邪热入肝经营分与血相结，神识昼清夜昏，少腹胀痛，宜三甲煎。如热入血室，妇女经水不及期而至，男子便血者，宜犀角地黄汤加茅根、白薇。邪热入膀胱营分，与血相结，其人如狂发狂，少腹满痛，大便黑色，小便自利，宜桃核承气汤。倘辨证不明，动手便错。兹将先祖对温热病的临证经验要记录如下。

发热有汗不解，头痛，口干引饮，小溲甚赤，苔黄，脉浮弦滑大。此风邪化热灼津也。治宜辛凉解散。

牛蒡子一钱半　薄荷叶一钱　金银花三钱　冬桑叶一钱半　净蝉蜕一钱　淡豆豉三钱　生甘草五分　冬瓜子四钱　鲜竹叶三钱

发热有汗不解，口渴引饮，小溲赤。苔腻，脉来浮弦数滑。此热袭气分，津液受劫也。治宜生津清热。

天花粉三钱　生甘草五分　金银花三钱　净连翘二钱　薄荷叶一钱　牛蒡子一钱半　黑山栀一钱半　酒炒黄芩一钱　淡豆豉三钱　鲜竹叶三钱　鲜芦根去节，二两

壮热汗多，口渴引饮，谵语，神识乍昏乍清。苔黄，脉来洪大。此肺热顺传于胃，上蒸包络，非包络正病也。治宜清解肺胃之散漫

热邪。

生石膏八钱　肥知母一钱　生甘草五分　天花粉三钱　冬桑叶一钱半
鲜竹叶三钱　粳米一撮

若痰多作呕加制半夏一钱，胸脘饱闷加川厚朴一钱。

发热有汗不解，口干谵语，神识乍昏乍清，绕脐胀痛，大便不
通，小溲黄赤。苔黄带灰，中心厚瘩，脉来沉实或迟涩。此阳明邪滞
结实，热气上蒸包络，与邪入包络迥殊。治宜攻下，以调胃承气汤
主之。

酒炒大黄三钱　芒硝三钱　粉甘草一钱

若胸脘痞闷加枳实一钱，腹满作胀加厚朴一钱。

如前症悉具，又见发痉发厥、循衣摸床、撮空理线、气喘摇头等
危候，皆以此法治之。倘气虚欲脱，前方加人参一钱，通补兼施。若
阴液虚极，前方加生地三钱、麦冬三钱、玄参三钱，以增水行舟。

发热有汗不解，口渴引饮，心烦溲赤。舌绛无苔，扪之干燥，脉
来弦大。此邪热入营，心胃火盛。治宜清解营热，兼清心胃之火。

犀角尖磨冲，五分　鲜生地四钱　牡丹皮二钱　京玄参一钱　生石膏
八钱　酒炒黄连三分　生甘草五分　肥知母一钱　冬桑叶一钱半　鲜竹叶
三钱

发热有汗不解，日夜神昏谵语，竟无清醒之时。舌绛鲜泽，脉
来弦滑或滑大。此邪热逆传包络，里窍已闭。治宜芳香宣窍。如牛黄
清心丸一钱开水化服，至宝丹一分开水化服，紫雪丹三分开水调服之
类。如痰重者，再用豁痰煎方。

石菖蒲一钱　陈胆星一钱　川贝母三钱　净连翘三钱　天花粉二钱
细木通酒炒，一钱　鲜竹沥冲服，二两　冬萝蔔汁冲服，二两

发热有汗不解，口渴引饮，溲赤，发痉发厥。苔黄，脉来弦滑，
此邪热灼津，三焦火盛，引动肝风，上扰包络则识乱神迷，外窜经络

则筋挛脉急。治宜清解三焦实热，兼息肝风。

酒炒黄芩一钱半　羚羊角先煎，八分　黑山栀一钱半　酒炒黄连三分
薄荷叶一钱　净连翘一钱半　冬桑叶一钱半　象贝母三钱　天花粉三钱
鲜竹茹一钱　薄橘红五分　鲜芦根去节，二两

发热有汗不解，吐血、鼻衄、便血。舌绛口干，脉来浮芤弦大。
此邪热入营，血得热而沸腾。治宜凉血清热。

犀角尖磨冲，五分　鲜生地四钱　牡丹皮二钱　京赤芍一钱半　天花
粉三钱　川石斛三钱　冬桑叶一钱半　生甘草五分　鲜竹叶三钱　白茅根
去心，三钱

发热有汗不解，妇女经水适来，热入血室与血相结，经血行而即
止，少腹胀痛，昼则明了，夜见鬼物，神昏谵语。脉来沉牢。行其血
则热自解。宜三甲煎加减。

炙穿山甲一钱　炙鳖甲四钱　黑芥穗一钱　薄荷炭一钱　延胡索一钱
金银花五分　桃仁泥一钱　生龟版四钱　䗪虫二枚

发热有汗不解，妇女经水不及期而至。舌绛口渴，脉来弦大。此
邪热入营，逼血妄行。治宜清营热则血自止，不可用行血药。

犀角尖磨冲，五分　鲜生地四钱　牡丹皮二钱　京赤芍一钱半　冬桑
叶一钱半　京玄参一钱　鲜竹叶三钱　白茅根去心，三钱

发热有汗不解，其人如狂或发狂，少腹满痛，小便自利，大便黑
色，舌色绛而晦，此蓄血证也。治宜下血则热自退。

桃仁泥一钱　酒炒大黄三钱　芒硝三钱　粉甘草五分　川桂枝八分
䗪虫二枚

发热无汗，红疹满布，头痛口干。苔黄脉数。此风热袭肺也。治
宜辛凉肃肺。

牛蒡子一钱半　薄荷叶一钱　净蝉蜕一钱半　冬桑叶一钱半　淡豆
豉三钱　苦杏仁三钱　川通草八分　冬瓜子四钱　茯苓皮三钱　鲜竹叶三钱

发热有汗不解，胸背白㾦满布。口干苔黄，脉来滑大。此津虚不能托邪外泄，而邪留气分。治宜生津泄邪。

金银花三钱　牛蒡子一钱半　薄荷叶一钱　净连翘一钱半　天花粉三钱　川石斛三钱　生甘草五分　净蝉蜕一钱半　冬瓜子四钱　光杏仁三钱　川通草八分　鲜竹叶三钱

发热得汗不解，发斑成片，色红带紫，心烦溲赤。舌绛口干，脉来弦数。此胃热发斑也。治宜两清阳明气血，兼托斑法。

犀角尖磨冲，五分　大青叶二钱　生石膏八钱　肥知母一钱　生甘草五分　炙升麻三分　金银花三钱　净连翘二钱　冬桑叶一钱半　鲜竹叶三钱

发热有汗，饮食无味，口干不欲饮，胸脘饱闷，小溲不利，大便溏泄，足胫冷。舌苔白厚，自觉舌厚数寸，脉来弦细。此湿温证也。湿热交蒸，气失宣布。治宜渗湿清热。

飞滑石三钱　制半夏一钱半　川厚朴一钱　冬瓜子四钱　大腹皮一钱半　生薏苡仁四钱　淡豆豉三钱　川通草一钱　黑山栀一钱半　荷梗去刺，一尺

发热有汗不解，热盛胸闷，口干不欲饮，溲赤。舌苔中微黄，边白而厚腻。治宜燥湿清热，苍术白虎汤主之。

焦茅术五钱　生石膏一两　生甘草二钱　肥知母五钱　飞滑石四钱　赤茯苓三钱　川厚朴二钱　陈广皮一钱　鲜芦根去节，一两

如湿重热不盛，可加附子三钱或五钱，湿化热方退。

湿热交蒸，如油入面，面不去则油不净，湿不化则热不退。医者遇此种重症，必须坚持化湿原则，往往需经1~2个月，方能渐渐收效，亦有转疟而愈者，可参考先贤各家湿温证辨证论治学说。如心急用事，犹疑不决，半途而废，甚则杂药乱投，致成不救败症，慎之慎之！

时 疫 论 治

时疫皆因秽浊内伏，与风、寒、暑、湿自表入里不同，然有兼风、寒、暑、湿而发者，有不兼风、寒、暑、湿而发者。夫风、寒、暑、湿为病，有主邪，有客邪，有伏邪，必先研究精详，毫无疑义，而后辨别时疫邪因秽浊，源流自清。

若时疫，必感天地之疬气，水土毒气，山岚瘴气，道路秽气，秽浊盘踞于内，而一发难收。其病情之危险，岂风、寒、暑、湿所可同日而语哉。《经》论：水疫、火疫、木疫、金疫、土疫，规模已具，而惜乎治法未传也。仲景论疫之因：清邪中上，浊邪中下。论疫之脉：寸口脉阴阳俱紧。论疫形症：阳中于邪，发热头痛，项强颈挛，腰痛胫酸；阴中于邪，必内栗，足胫逆冷，便溺妄出。论疫传变：三焦相混，内外不通，口烂食断，声哑咽塞，痈脓下血，脐筑湫痛，剖晰更详。而惜乎治法失传也。

刘河间以清热解毒为治，暗室一灯，补长沙所未备，开后学之法门，厥功甚伟。吴又可《温疫论》，疫脉必数，须内外分解。外解汗与斑，内解吐与下。余师愚《疫疹一得》，论脉浮数、沉数，分别邪气浅深，重用辛寒清气，咸寒凉血，各有精义。治必用芳香解秽，惟张石顽、叶天士知之。石顽治疫每用豆豉、人中黄；天士治疫，每用银花、陈金汁。皆宗河间清热、解毒之法，导浊下行，表里分传之患自少。试观一乡一邑，互相传染，蔓延甚广，无非感触秽浊之明征。其秽浊之气，自口鼻而入，自鼻入者伏于肺，自口入者伏于胃。秦皇士谓：时行疫气，肺胃先受，所见诚然。又可指邪伏募原，似有语病，师愚已力辨其非，而尚未透彻。又可谓：疫邪外不在经，内不在腑，伏在表里分界，宗《内经·疟论》横连募原，自诩为独得之秘。殊不知疟因风、寒、暑、湿，其邪自表而入募原，口鼻吸入之秽浊，亦内伏募原，与风、寒、暑、湿之邪自表入里，有何分别？《经》谓：天食人以五气，自鼻入藏于肺；地食人以五味，自口入藏于胃。足征疫邪自口鼻而入，内伏肺胃无疑。吴氏所云邪伏募原，未免邪说惑人，断难凭信。

疫邪既伏肺胃，右寸关脉必数。《医通》所论疫邪，右手脉独盛者，最征卓识。右寸脉浮数，肩背懔寒，发热苔黄，口渴引饮，头额晕胀，手指酸麻，咳嗽脘闷，小溲色赤，此秽浊内伏于肺。宜用豆豉、桑叶、桔梗、甘草、银花、山栀、薄荷、杏仁、冬瓜子、竹叶、人中白、芦根之类。有关脉浮数洪大，壮热汗多，头晕肢麻，舌苔黄腻，口渴引饮，小溲赤痛，此秽浊内伏于胃。宜用石膏、知母、豆豉、银花、人中黄、花粉、连翘、竹叶、橘白之类。右寸关脉浮、弦、数、大，头痛如劈，倾侧难举，头汗如雨，两目错瞀，鼻干唇焦，喉痛，舌绛，苔黄起刺，口渴引饮，秽气喷人，壮热谵语，红疹满布，烦躁狂越，小溲赤痛，此秽浊内伏肺胃，气血两燔。宜用石膏、犀角、黄连、鲜生地、山栀、桔梗、黄芩、知母、赤芍、玄参、连翘、甘草、丹皮、竹叶、银花、陈金汁之类。

时疫初起，脉细数或模糊，面色青惨，神气昏愦，胸腹搅痛难忍，摇头鼓颔，肢麻作恶，此为闷疫。秽浊深伏，气血皆闭，非清解所能治，急用紫雪丹芳香开透之。

时疫初起，六脉沉伏，四肢冰冷发麻，或周身麻冷，头晕作恶，舌苔白腻满布到尖，口渴引饮，溲赤，茎中作痛。此气道壅塞，表里不通，非通降所能治，急用飞龙夺命丹芳香宣泄之。

如发热汗多，头晕作恶，舌苔灰黄，中心厚痞，或起芒刺，口渴引饮，胸腹胀满，绕脐作痛，溲赤热疼，大便闭结，脉急滑或缓涩，热已结实。以大承气汤加人中黄攻下之。

如发热肢麻，头痛汗多，脘闷作恶，苔黄满布，口渴引饮，小溲短赤，大便泄泻，脉浮弦数大，秽浊充塞三焦。以黄芩汤去芍药、大枣，加黄连、银花、滑石、木通、豆豉、桑叶、人中白、冬瓜子分消之。

或热入血分，血得热而沸腾，吐血、鼻衄、便血，当用犀角、玄参、鲜生地、丹皮、赤芍、白茅根、童便。

或三焦热盛，引动肝风，发痉发厥，当用羚羊、钩藤、山栀、连翘、黄芩、银花、薄荷、花粉、童便。

或热盛毒重，销烁气血，壮热无汗，斑疹满布，咽喉肿痛白腐，当用犀角、玄参、丹皮、黄连、石膏、牛蒡、薄荷、银花、人中黄。

或痰热阻气，呃逆不止，当用枇杷叶、竹茹、贝母、瓜蒌、橘红、杏仁、荸荠、桑叶、童便。

或热毒壅塞肺气，音哑气喘，当用射干、兜铃、桑叶、贝母、瓜蒌、芦根、苡仁、杏仁、桃仁、冬瓜子、童便。

疫有兼风寒而发者，有兼暑湿而发者，临症必须兼治。病起恶寒发热，头痛无汗。舌苔白薄，肢麻作恶，脉浮弦紧大，此疫挟风寒，泄邪解秽，莫如藿梗、防风、荆芥、葱白、蚕沙、甘草、陈皮、佛手之属。喻嘉言首推败毒散。熊恁昭亦宗此法，用桔梗汤先剪牙爪。

病起恶寒发热，头晕作恶，四肢酸麻，胸膈痞闷，舌苔白如积粉，满布到尖。脉细弦迟缓，此疫挟寒湿。泄湿化浊，莫如槟榔、厚朴、草果、半夏、杏仁、藿香、葱白、甘草、蚕沙之属。吴又可达原饮，治疫气挟湿最合。若谓邪伏募原，用此令邪速溃则非也。

病起壮热汗多，头眩作恶，口渴引饮，舌苔黄腻，手指酸麻，脉来浮弦洪数，此疫气挟暑。清暑逐秽，莫如石膏、竹叶、豆豉、桑叶、银花、甘草、知母、童便之属。

病起发热汗多，头晕作恶，口干苔黄，胸膈痞闷，四肢酸麻，小便短赤，大便泄泻，脉细弦数，此疫挟暑湿。清暑渗湿，莫如滑石、通草、冬瓜子、大腹皮、黄芩、黄连、豆豉、桑叶、甘草、童便之属。

有头面肿胀，名为大头瘟。颐肿，名为虾蟆瘟。普济消毒饮去升、柴，加陈金汁主之。目赤暴下，名为瓜瓤瘟，甘露消毒丹主之。颐颊发黑成片，名为玳瑁瘟，栀豉汤加人中黄主之。瘰核发赤，神气昏愦，名为疙瘩瘟，至宝丹主之。凡疫已解，阴液虚者，甘凉养胃；阳气虚者，甘温扶中。是一定不易之法。倘因风而复者，散风，葱豉汤加防风；因食而复者，消食，栀豉枳实汤加山楂、神曲；因气而复者，顺气，四磨饮；因劳而复者，补虚，异功散。早犯女色而病者名女劳复，女犯者为男劳复。其症头重目眩，腰痛肢酸，面热如烘，心胸烦闷，麦冬汤加人参、枸杞。若舌出寸余，累日不收，名曰阳强，以冰片研细掺之即缩。倘长至数寸者多不救。

考金元时疫，有外感而兼内伤。李东垣所云饥劳停食，罗谦甫所云惊扰受寒而成疫气者，虽近代所罕见，而病气传染，滋蔓难图，中挟秽浊，已可概见。壬寅春，沪上喉症盛行，咽喉肿痛白腐，发热汗，红疹满布，口渴引饮，苔黄溺赤，脉来浮弦数大，作时疫治，无不就痊。陈继宣所著《喉痧草》专论此症属疫，非先得我心者欤？妇孺患疫，治法皆同。兹不复赘。

霍 乱 论 治

无湿不成霍乱，薛生白所著《湿热条辨》论之已详。殊不知霍乱必挟秽浊而成，不独因湿而已。若仅因湿，不过为泻、为痢、为湿温，未必即成霍乱。霍乱必以秽浊为主，又兼乎湿，与痧胀挟秽浊，兼寒、兼热，时疫挟秽浊，兼湿、兼火无异。外触污秽之气，自口鼻而入，直行中道，淆乱清浊，升降失常，腹痛吐泻，挥霍扰乱。治必芳香逐秽。但有热有寒，最宜分别。如见胸腹作痛，上吐下泻，肢冷且麻，头晕作恶，汗出，舌苔白滑，口不作干，即干亦喜热饮，脉沉迟或伏，是中挟秽浊而兼寒湿也，名曰寒霍乱。宜荆芥、苏叶、白芷、藿香、蚕沙、陈皮、苍术、厚朴、腹皮之类，转筋加肉桂。如见腹痛吐泻，肢冷且麻，头晕作恶，汗多，心烦内热，舌苔黄腻，口渴引饮，溲赤气秽，脉细弦或数，是中挟秽浊，而兼暑湿也，名曰热霍乱。宜豆豉、山栀、黄连、吴萸、蚕沙、薄荷、黄芩、滑石、木通、竹茹、橘红之类。口大渴加石膏，转筋加木瓜、川楝子、羚羊角。

寒霍乱按法治之，大势平复，若遽投温补则已谬。只可运脾阳兼泄余邪，如白术、苍术、陈皮、厚朴、茯苓、甘草、藿香、佩兰、蔻仁等。

热霍乱按法治之，大势平复，若遽投清补则更谬。只可养胃阴兼泄余邪，如石斛、花粉、甘草、茯苓、桑叶、竹叶、冬瓜子、芦根、贝母、橘红等。

更有干霍乱症，欲吐不得吐，欲泻不得泻，胸腹胀痛难忍，秽浊极重，病势极危。外用烧盐探吐，内服紫雪丹开透，得吐泻即松，再辨其属寒属热而治之。倘见夏月中寒，腹痛绵绵，上吐下泻，皆澄澈清冷，四肢冰冷，苔白不渴，口鼻气冷，汗多睛突，咽喉阻痹，颈筋粗大，烦躁脉微，似霍乱而非霍乱，是寒邪伤阳，真阳欲脱之象，与伤寒门中寒症相同。彼在冬春，此在夏秋，时虽殊而病则一，非温经散寒，安能引阳归窟。与夏月中暑，猝然昏仆，不省人事，暑邪直中包络，神明出入之窍皆闭，必须芳香宣窍，一热一寒，正相对待。世每以中寒症，认为寒霍乱而治之，岂知寒霍乱中挟秽浊而兼寒湿，与中寒系寒邪伤阳，真阳飞越，大相径庭。病有疑似，倘辨之不明，临症时动手便错，虽悔已无及矣。

前论霍乱必挟秽浊。每见一方传染，人病皆同，非感触秽气而何?《经》谓:"太阴所至,为中满、霍乱吐下。"又谓:"岁土不及,民病飧泄霍乱。"皆指寒霍乱而言,中挟秽浊而兼寒湿已著。《经》谓:"土郁之发为呕吐霍乱。"又谓:"不远热则热至,热至则身热,吐下霍乱。"皆指热霍乱而言,中挟秽浊而兼湿更著,惜无治法,后人无所适从。

考之《金匮》有转筋之为病:"其人臂脚直,脉上下行。微弦,转筋入腹者,鸡矢白散主之。"霍乱时行,多因秽浊,以鸡矢白之秽浊,导秽浊下行,意美法良,至当不易,从此治霍乱何患无阶可升乎?

然有似霍乱而非时行霍乱,因其吐泻,又不得不以霍乱名之者,如《伤寒论》所载:"呕吐而利,名曰霍乱,霍乱头痛发热,身疼痛,热多欲饮水者,五苓散主之。"寒多不用水者,理中丸主之。以五苓散治伤寒挟湿热之霍乱,以理中丸治中虚挟寒之霍乱。

推之温热病,邪热上冲为吐,下迫为泻,而成霍乱。用黄芩汤去白芍、大枣,加黄连、竹茹、豆豉、山栀、桑叶、连翘、滑石、苡仁、半夏之属。

推之暑湿病,发热苔黄,口大渴引饮,小溲赤痛,汗多,脉浮洪,上吐下泻,邪走中道而成霍乱。宜用石膏、竹叶、滑石、木通、茵陈、豆豉、桑叶、冬瓜子、腹皮、银花之属。

又有饮食阻膈,及食腐败之物,肠胃气乱而成霍乱。当用探吐而兼消导。

人偶患病如此,未必人人皆然,是霍乱之变局,非霍乱之正局也,霍乱正局必沿门阖户,互相传染。非触污秽之气充塞中道之明征哉。

先大父伯雄公,尝论霍乱、痧胀、时疫,同源异流,多因感触天地疠气而成。治必芳香逐秽,以浊导浊,最为扼要,深得仲景薪传。王孟英所辑《霍乱论》,未免庞杂。惟用蚕矢导浊下行之法,庶几近之。

徽州程君瑞芝　壬辰秋，患霍乱吐泻，腹痛肢冷，苔白不渴，诊脉沉迟，寒霍乱症也。秽浊内伏，兼受寒湿，淆乱清浊，升降失常，倘用寒凉遏抑，中阳更伤，秽浊蟠踞于中，正气散失于外，变端甚速，非芳香解秽，燥湿散寒，终难补救。

藿香梗一钱　苏梗一钱　荆芥一钱　陈皮一钱　茅术一钱　厚朴一钱　甘草八分　茯苓二钱　蚕沙三钱　大腹皮一钱五分　制半夏一钱五分

一剂而愈。

南京马寿臣　霍乱吐泻，胸腹胀痛，发热头痛，舌苔白腻，诊脉浮弦而缓。此风邪外袭，湿热内结，气机皆阻。

藿香梗一钱　荆芥一钱五分　防风一钱五分　陈皮一钱　苍术一钱　厚朴一钱　大腹皮一钱五分　六神曲四钱　香豆豉三钱

连服二剂，汗出热退，吐泻腹痛皆止。惟脘闷口干，不思饮食，夜不成寐，外邪已解而胃阴虚也。治宜甘凉益胃。

南沙参四钱　麦门冬二钱　川石斛二钱　生白芍一钱五分　生甘草四分　冬瓜子四钱　生谷芽四钱

三剂全安。

癸巳季夏望日，遇广东马君蔼初于途，向余称谢云，昨病霍乱吐泻，腹痛肢麻，命不绝如缕，蒙公诊视，药到病除，感何可喻。今有要事，必须亲往经理，体虽困倦，精力尚可支持。余谓病退体虚，当静养数日，切勿过劳。

忆其方如下：

苏叶一钱　蚕沙包，三钱　制半夏一钱五分　藿香梗一钱　荆芥一钱　陈皮一钱　茅术一钱　川厚朴一钱　甘草一钱　茯苓二钱　大腹皮一钱五分

煎汤送下麝香一厘。

芳香逐秽，燥湿祛寒，是治寒霍乱之正法也。

宁波杨君文蔚 乙未秋，病霍乱吐泻，腹痛肢冷，苔白不渴，腿足转筋，延余往诊。六脉沉伏，此寒霍乱也。秽浊内伏，寒湿伤中，清浊混淆，木来克土，非温中化浊不为功。

肉桂—钱　干姜—钱　蚕沙三钱　木瓜—钱　藿香—钱　苏梗—钱　陈皮—钱　半夏—钱五分　茅术—钱　甘草八分

一剂知，二剂已。

郭君清溪 霍乱吐泻，腹痛肢麻，头眩作恶，口渴引饮，苔黄溲赤，六脉沉伏，显系热霍乱症，勿因脉伏生疑。秽浊内蕴，暑湿交蒸，淆乱清浊，气阻津伤，倘因脉伏而投温药，势必痉厥。

酒炒黄芩—钱　酒炒黄连五分　吴萸—分　豆豉三钱　桑叶三钱　滑石三钱　冬瓜子四钱　蚕沙包，三钱　银花三钱　橘红—钱　竹茹—钱　通草—钱　薄荷—钱

一剂而安。

安徽汪瑞庭 霍乱吐泻，发热头晕，胸腹疼痛，腿足转筋，舌苔黄白相间，诊脉弦细而缓。此暑湿内蕴，淆乱清浊，木旺克土，气闭不宣。

藿香梗—钱　紫苏叶—钱　荆芥—钱　陈皮—钱　焦茅术—钱　川厚朴—钱　酒炒黄连二分　淡吴萸二分　豆豉三钱　木瓜—钱五分　大腹皮—钱五分　川楝肉—钱五分

一剂而愈。

某 霍乱必挟秽浊，暑湿霍乱，中无秽浊者，往往有之。

苏州高妪 庚申夏，病暑湿霍乱，胸腹作痛，上吐下泻。发热脘闷，舌苔黄腻，口渴引饮，小溲短赤，脉象弦数。暑湿交蒸，上壅下迫，中道窒塞，否象毕呈。法当清暑渗湿。

酒炒黄芩—钱五分　酒炒黄连三分　滑石三钱　酒炒木通—钱　豆豉三钱　桑叶—钱五分　山栀—钱五分　薄荷叶—钱　连翘—钱五分　银

花三钱　枳壳一钱　甘草五分　竹茹一钱

一剂病减，再剂霍然。

南京沙君聚东之室　癸亥春，病湿热霍乱，胸腹作痛，呕吐泄泻，发热头痛，口渴苔黄，脉来浮弦洪数。肺邪顺传于胃，下迫大肠，津液宣布无权，气机流行失职，与挟秽浊之霍乱迥殊。此霍乱之变局，非霍乱之正局，刘河间苦、辛、寒，泄邪清热，最合机宜。

酒炒黄连三分　吴茱萸一分　豆豉三钱　山栀一钱五分　桑叶一钱五分　石斛三钱　薄荷一钱　甘草五分　冬瓜子四钱　生熟谷芽各四钱

进一剂，汗出热退，腹疼、头痛、吐泻皆止。改用甘凉生津，以善其后。

常州杨君廷选　甲午冬，病伤寒霍乱，吐泻交作，胸腹作痛，恶寒发热，头痛苔白，脉象浮迟。寒湿蕴结于中，淆乱清浊，风寒外袭，营卫因而不和，似霍乱而非霍乱，因其吐泻，又不得不以霍乱名之，仲景所谓伤寒霍乱者是也。法当温中解表，理中、五苓散主之。

干姜一钱　生甘草八分　焦茅术一钱　云茯苓二钱　防风一钱五分　桂枝一钱

一剂而安。

杭州凌海槎之妻　己酉中秋，病霍乱吐泻，腹痛肢冷，发麻发热，苔黄，口渴引饮，小便色赤，脉来弦数。秽浊内蕴，暑湿外侵，中道气阻，清浊淆乱，病势虽危，尚可设法。芳香解秽，清暑祛湿，最合机宜。

酒炒黄连三分　滑石三钱　酒炒黄芩一钱　粉葛根二钱　苦桔梗一钱　晚蚕沙包，三钱　粉甘草一钱　枳壳一钱　车前子三钱　竹茹一钱　荷叶一角

进一剂，腹痛吐泻即止，四肢转温。秽浊已解，暑湿未清，发热

尚炽，口渴引饮，苔黄溲赤。照前方去葛根、桔梗、蚕沙、枳壳、荷叶，加薄荷一钱、蝉衣一钱、桑叶一钱。进一剂，汗出热退，苔化溲清，惟心悸口干，头眩不寐，饮食少进。暑湿皆退，胃阴已虚，当用甘润养胃。

沙参四钱　麦冬三钱　茯苓二钱　川石斛三钱　天花粉三钱　甘草八分川贝母二钱　陈皮白五分

连服五剂而跃然起。

常州杨廷选之夫人　发热头痛，呕吐泄泻，胸腹痛不可忍，舌苔白，诊脉浮弦而缓。此寒温内蕴，风寒外袭，气机皆阻。

酒炒羌活一钱　防风一钱五分　荆芥一钱五分　苏梗一钱五分　陈皮一钱　苍术一钱　厚朴一钱　甘草五分　赤苓三钱　生姜三片

一剂而愈。

上海曹瑞生　己酉秋，病干霍乱，胸腹绞痛难忍，欲吐不得吐，欲泻不得泻，头晕肢麻，六脉沉伏。秽浊极重，闭塞气道，上下不通，危在顷刻，非芳香逐秽，断难挽回。遂用紫雪丹五分，服后即吐两次，泻三次，腹痛顿止，饮以冬瓜汤而愈。

曾记己卯夏，治孟河丘达春干霍乱症，腹痛难忍，欲吐不吐，欲泻不泻，四肢麻冷，用太乙玉枢丹八分，得吐泻交作而安。此症最险，皆借芳香逐秽之力，以奏其功。

夏月中寒，每有腹痛吐泻见症，倘误认为霍乱，而治失其宜，危殆立至。

郭善臣军门驻节申江　甲午夏，病腹痛吐泻，舌苔白，口不干，肢冷汗多，口鼻气冷，脉来沉细而迟。寒中太阴，中阳不司旋运。群医或主清解，或主温散。余谓辛热通阳，犹恐力有不逮，若用清解温散，真阳即有飞越之虞。遂用四逆汤加白术主之。

制附子五钱　淡干姜三钱　炙甘草一钱　生白术二钱

军门知医，力排众议而用余药，一啜而安。此症本是伤寒门中之中寒病，与霍乱大相径庭，夏月避暑贪凉，间或有患此病者，特时记于此，以便治霍乱者临症时当明辨之，否则误人非浅。

（《费绳甫医案医话》）

张骧云

宣泄郁热透表邪，伤寒热病重豆豉

张骧云（1855~1925），名世镳，字景和，号君扬，晚年又号冰壶，
清末民初上海名家

透解宣郁用豆豉

外感热病不外乎新感外袭和伏气内发二端。新感虽有寒温之分，但外邪侵犯，由表入里，治疗只宜表散；伏气因新感引动，由里出表，治疗亦宜透达。除里结阳明的实证可下可夺外，新感与伏气的出路同在肌表，故"表"与"透"实为治疗外感热病的要法。新感务求"表透"，勿使内入；伏气务求"透表"，令其外达。惟豆豉一味，兼擅"表"和"透"的功效，乃治新感与伏气的至当不易之品。豆豉是黑大豆经与表散药物同制发酵而成，故有疏散宣透之性，既能透解表邪，又能宣泄郁热，具有散不伤阴的特点。应用豆豉治疗伤寒热病起源于仲圣，在《伤寒论》中有 5 个方剂使用了豆豉。栀子豉汤用于虽经汗吐下，伤寒之邪仍未解，致虚烦不得眠、心中懊憹等症；也用于下后，热郁胸膈而出现的烦热、胸中窒；还用于因结致痛的心中结痛证。在栀子豉汤的基础上，作为随证施治之法，仲圣尚有两方：若热伤气，出现少气者，加甘草益气和中，即栀子甘草豆豉汤；若呕吐加生姜降逆止呕，此即栀子

生姜豉汤。至于大病瘥后，余热未尽，气血未复，若起居不慎，饮食不节，而致劳复者，仲景用枳实栀子豉汤以清其热，调其里气，去邪安正。此外，在治疗"病如桂枝证，而见胸中痞硬，气上冲不得息"的瓜蒂散中，也发挥了豆豉轻清宣泄的作用。由此可见，仲景无论在治疗伤寒五六日，或大病瘥后，不论伤寒前、中、后期，只要见到外邪未尽，内有郁热，均可应用豆豉以透解表邪，宣郁除烦。

所以"表"与"透"是伤寒热病临床治疗的中心环节，重点在于祛除病邪。同时结合天候地气，考虑到南方多湿，且无北地的寒凝，所以除太少两感的夹阴伤寒，邪在表者，若偏于寒，不必专赖麻、桂之辛温，辛温反助邪热；偏于温者也不宜于桑菊、银翘的辛凉，辛凉恐遏邪温。张氏认为豆豉兼擅"表"和"透"的功效，性味微苦微温，苦而不寒，温而不燥，发汗不伤阴，并能针对伤寒热病易于夹滞的特点而除烦化滞，且无凉遏之弊，因此是治疗新感与伏气的至当不易之品。张氏在治疗伤寒热病的整个病程中，打破了温热学派传统的汗禁，充分发挥豆豉所具有的既表且透的双重作用，无论早、中、后期均以豆豉为主组方，灵活化裁葱豉、栀豉、黑膏（生地、豆豉、猪脂、雄黄、麝香等）、玉雪救苦丹诸方。

但应指出，对豆豉的运用，必须在辨证论治的基础上，根据卫气营血的病程传变，不同阶段，采取不同的配伍，才能达到"表"或"透"的目的。如邪在卫分者，以葱豉汤加减。盖南方多湿而无北地的寒邪阴凝，故卫分之邪偏于寒者，不必赖麻、桂之辛温，辛温则燥湿化热；偏于温者也不宜于桑菊、银翘之辛凉，辛凉恐遏其邪。章虚谷："始初解表用辛，不宜太凉，恐遏其邪，反以内走也"，为经验之谈。此际惟葱豉的微辛微温，恰到好处。邪留气分者，以栀豉汤加减。邪入营分或血分者，以黑膏加减。三方都有豆豉，通过配伍，葱豉着重发汗解表，犹叶氏"卫汗之可也"的原则；栀豉着重轻清泄热，表里双解，犹叶氏"到气才可清气"的原则；黑膏着重在育阴达邪，犹叶氏"乍入营分，犹可透热，仍转气分而解，入血犹恐耗血动血，直须凉血散血"的原则。但适应证的掌握，应该是很严格的。邪未传入气分化热，不宜轻予栀子的清泄；邪未传入营分或血分，劫烁津液，不宜轻予地、斛之育阴生津。进一境始转一法，独豆豉的"表"与"透"可贯彻于病程的始终。近世医家，拘泥于朱肱的"风温不可发汗"及王履"每见世人治温热病，误攻其里，亦无大害，误发其汗，变不可言"等说法，视汗法为畏途。然治疗上实有得汗而解的机理，薛生白说："温病发汗，昔贤有禁，此不微汗之，病必不除。盖既有不可汗之大戒，复有得汗始解之治法，临证者当知所变通矣"。吴鞠通亦说："伤寒非汗不解，最喜发汗，伤风亦非汗不解，最忌发汗，只宜解肌，此麻、桂之异其治，即异其法也。温病亦喜汗解，最忌发汗，只许辛凉解肌，辛温不可用，妙在导邪外出。俾营卫气血调和，自然得汗，不必强责其汗也"。

实践体会，治内伤杂病的前提在扶正，治外感时气的前提在祛邪。新感非表不解，伏气非透不愈，救阴尚易，达邪最难。邪去则正安，热退则津还，与其养痈贻患，无如曲突徙薪。除了阳气虚弱，脉细肢冷，或汗出甚多及有不可汗的见症者，外感临床的祛邪，舍汗法就没有更适当的治疗途径了。所谓"表"或"透"，虽均从属于"汗法"，但"表"有发表、解表、育阴以滋发汗之源之异，"透"有清透、温透、化湿以开达邪之路之殊。这方面的治法，当审察病机、灵活化裁。

此外，湿温证每多布发白痦，虽属"湿郁卫分，汗出不彻之故"，但不应否认，白痦的显现，既是伏邪深重的标志，又为湿邪透达的佳象。因其邪伏在里，决非一汗能除，需保持微汗状态，则痦随汗出而陆续透达，如炎夏溽暑蒸腾，或强责其汗，痦点必大，甚至大似黄豆，色黯有浆，且带馊气，称浆痦。乃逼汗伤阴，元气暗耗之征，不容忽视，比枯如白骨的枯瘪预后更坏。所以，在湿温证的发瘪阶段，仍应强调宣气化湿，泄热透邪，冀得微汗以养瘪，方用薏苡竹叶散酌加清水豆卷、青蒿、白薇等味。并取谷露水代水煎药，因谷露有生津液、益元气的功效，而无阴柔滋腻，胶固邪湿的流弊。

葱豉汤的加减运用

葱豉汤出《肘后方》，乃微温微辛之剂。《伤寒论》第 314 条："少阴病，下利，白通汤主之。"成无己注："葱白辛温。肾苦燥，急食辛以润之，葱白之辛以通阳气。"可以体会，葱白虽性味辛温，但辛而带润，温而不燥。豆豉是黑豆蒸罯而成，苦寒的性味已转微温。缪希雍说："豉，诸豆皆可为之，惟黑豆入药，有盐淡二种，惟江右淡者治病。经云：味苦寒无毒，然详其用，气应微温。盖黑豆性本寒，得蒸晒之气必温，非苦温不能发汗开腠理，治伤寒头痛发热及瘴气恶毒也。"所以葱白和豆豉结合，微辛微温，发汗不伤阴，无凉遏之虞。伤寒初起，邪在卫分者，第一剂知，二剂已。即新感引动伏邪的证候，立可促使伏邪由里出表，而获从速透邪之效。苏颂说："古今方书用豉治病最多，江南人善作豉，凡得时气即先用葱豉汤服之取汗，往往便瘥"，洵非虚语。

加减的原则，如表邪较重，发热，头痛，骨楚明显，入柴胡、干葛。还有春冬季节的风温证，每并发咳嗽气逆，两胁或半边胁肋引痛的，称插肋伤寒，因瘀留于肺肝血络之中，络道深邃，药力既非一时可到，而又不宜猛剂攻消，只宜通络化瘀泄热之法，葱豉之外，必须参以归须、新绛、旋覆花等行气血、疏经隧的药物。有时取葱管易葱白，借其通阳利气。

栀豉汤的加减运用

《伤寒论》的栀豉汤，主虚烦懊侬，适用于伤寒热病表证未罢，上焦膈中有热，相当于邪热过卫入气的阶段。豆豉透达解肌表，山栀轻清泄膈热，表里双解，最为恰当。如表证犹重，合柴胡、牛蒡、荆芥；里热较盛加知母、连翘。

黑膏的加减运用

黑膏亦出《肘后方》，由生地、豆豉、猪脂、雄黄、麝香等药组成，主温毒发斑。常选取生地、豆豉二味同捣，结合凉血、散血、息风、清热、祛痰之品，以治邪热已入营分或血分，劫烁真阴，神昏谵语，肝风煽动。妙在于育阴而不滞邪，透邪而不伤正。正如柳宝诒所说："鲜生地为此证清营泄热必用之药，欲兼疏散之意，重则用豆豉同打，轻则用薄荷叶同打，均可。"这是"透表"的另一种治法运用。

临床上对这一方剂的掌握，迟早先后间，确有其不可移易者。一般无营分或血分症状呈现，决勿浪投，恐生地的阴柔滋腻，壅热滞邪。如营分或血分的症状大显，那么，放手施与，绝不犹豫。因为这时候，在滋阴的基础上，洵可参入豆豉的透达，托邪外出，否则，邪热燔灼，化源告竭，透达之机全失，治疗便更加困难了。

予黑膏的主要指征，为脉洪数或弦数，舌苔黄糙腻、灰糙腻，边尖露红，或焦黄焦黑燥裂、质绛。服药二三天，糙腻焦燥的舌苔像壳样脱出，转成光绛，热势渐衰，神识渐清，乃正胜邪却，阴液来复的先兆，疗效可期。

欲去糙腻或焦燥苔的关键，除主用生地、豆豉之外，还有竺黄、胆星。盖胆星虽经胆汁制过，犹微带燥性。此时，大部分有形的邪湿已化成无形的燥热，育阴清热，固可摒退炎蒸，然剩下无多的邪湿，必假豆豉的透达，胆星的苦凉微燥，才能与痰热尽蠲。没有生地的柔润，竺黄的甘寒，焦燥的舌苔脱不掉；没有豆豉的透达，胆星的苦凉微燥，糙腻的舌苔是化不净的。

无汗取豆豉，有汗取豆卷，热盛取生地，津伤取石斛。邪热内炽，劫夺津液，并取生地、石斛，灵活加减，颇获疗效。陆九芝"论黑膏不全方"，实乃偏激之辞。

玉雪救苦丹的运用

玉雪救苦丹见《良方集腋合璧》。主伤寒时行瘟疫，寒热头痛，胸闷髀酸，身热神昏，谵语气逆，痰涎壅塞，一切咽喉急证，小儿痧痘，时疹，急慢惊风，兼治痈疽发背，脑疽疔毒，无名肿毒等证。全方共 48 味药物组成，看似芜杂，实极谨严。它以麻黄、桂枝、荆芥、防风、豆豉、豆卷、柴胡、前胡、牛蒡子、桔梗、象贝、秦艽等药发汗解肌，疏风泄肺为君，以厚朴、茅术、白术、藿香、木香、陈皮、青皮、半夏曲、甘草、鹅管石、白螺丝壳等药燥湿散寒，化痰理气，和苏合香油、安息香、麝香、冰片等药开窍镇痉，辟邪祛秽为臣；以犀黄、廉珠、寒水石、石膏、血珀、川连、连翘、赤芍、生军、天花粉、辰砂等药泻火清热，解毒定惊为佐；以枳实、枳壳、建曲、神曲、大腹皮、大麦仁、赤茯苓、茯苓皮、木通、车前子等药和中利水，导滞消积为使。每粒潮重 4.5g，晒干重 3g。

通过上述药物的配伍，此丸无苏合香丸的偏于温，无至宝丹的偏于镇，无牛黄丸、紫雪丹的偏于凉，独擅"开泄疏托"的胜场。凡伤寒时邪，湿遏热伏，不能透达，因而壮热无汗，胸宇烦闷，神昏谵语，脉紧数，舌苔厚腻的证候，予苏合香丸则嫌其温，恐抱薪救火，助长热势猖狂；予至宝丹则嫌其镇，恐落井陷石迫使邪湿郁遏；予牛黄丸、紫雪丹则嫌其凉，恐引寇入室，导致厥闭深沉。这时候，非玉雪救苦丹不为功，轻者半粒至 1 粒，重者 2 粒，真有"体若燔炭，汗出而散"的灵效。

程门雪对此丸曾有精辟的评价，他说："玉雪救苦丹，治伤寒瘟疫，内外俱实，表里并闭不通，头身俱痛，寒热壮盛，无汗，烦躁无宁时，胸腹痞满，气塞，二便不行，神昏谵妄如狂，渴不多饮，脉紧数，浮沉皆有力，苔厚腻或黄白垢浊相杂者。服后得畅汗出，二便通，身热减，神清腹舒，则轻松矣。此丹治壮实人，表不开，里已结，湿不化，邪已陷者，颇有奇功，取汗尤捷，用之当者，得一身畅汗，病去七八矣"，又谓"牛黄、至宝、神犀大旨相近，独玉雪救苦丹乃大异，既不用羚羊、犀角，且其间清温解热药味亦少，分两既皆平均，则余药量多，温燥力大，清寒功浅矣。其意似重辛芳开泄，辟浊通结，与宋人所定辟秽瘅，解疫毒方颇相近，与后世诸丹丸类偏清温解热者，诚大异也。又似三消饮、防风通圣散等方意，寓解表通里，和中化浊，清热开闭于一方之中，而稍重辛开为主，药味虽杂，分之亦有理解，此方用之得当，确有捷效，不可以其芜而忽之也。"

玉雪救苦丹的适应证，必须是壮热无汗或汗出极少，脉紧数、弦数，舌苔白腻满布、或黄白垢浊相杂，体质比较坚实，湿痰素盛的初期患者，最属对证。它的"开泄疏托"的疗效机理，重点在发表以宣通闭塞的肌腠，通里以疏泄郁遏的湿浊，肌腠能宣通，湿浊得疏泄，自然汗出邪达，热退神清。如湿遏热伏，濒于逆传化火的，亦可和至宝丹，或清热、息风、育阴的药物同用。倘壮热有汗，舌苔黄燥质绛，邪热已经化燥，或年老体弱，阴虚火旺之躯，决不是玉雪救苦丹所能合辙的。

总之，运用玉雪救苦丹的前提，首应抓住热势、脉象、舌苔、体质等四个基本条件，但它的主要关键在于一个"汗"字，合与不合，取决于有汗与无汗。效与不效，亦取决于有汗与无汗。至于剂量的权衡，则体壮邪盛者每服一粒，分 2~4 次送吞；体弱邪轻的每服半粒，分 2~3 次送吞。或先服半粒，不验再服半粒，防药过病所。若服二粒而病势仍未转机，或服丸后湿从热化，这就当考虑改易治疗方针了。

外感热病"表"与"透"

伤寒本寒而标热，邪自肌肤侵袭，它的传变从六经。温病本热而标寒，邪自口鼻吸入，它的传变从卫气营血及三焦。寒温的病源和感受途径虽不相侔，但是寒邪外客，始于太阳，太阳主一身之肌表；温邪上受，首先犯肺，肺主气属卫，卫亦是表。所以外邪的感受，无论属寒、属温、自肌肤、自口鼻，它由表入里的规律是一致的。新感如此，伏气在感受的最初也是如此，不过当时不即病，等到蕴发的时候，其病程传变便成为由里出表了。

根据"由表而入者，亦必由表而出之"的原理，邪未离表，只应解表。故伤寒邪在三阳，有辛温发散者；温病邪在卫分，有辛平疏解者。诚如戴北山说："邪热必有着落，方着落在肌表时，非汗则邪无出路"。邪已入里，还应尽可能抓住透达的机缘，导邪外出。故伤寒邪入三阴，有温经发表者。诚如喻昌注伤寒麻黄附子细辛证说："三阴之表法与三阳迥异，三阴必以温经之药为表，而少阴尤为紧关，故麻黄与附子合用，俾外邪出而真阳不出，才是少阴表法之正也。"又如章虚谷说："阴经在里，故以身热为反，风为阳，寒为阴，阳胜于阴，则发热而浮于表，邪在阴经，故脉沉而不头痛也。以附子温藏，佐细辛、麻黄从少阴导邪而出太阳，开腠以泄之也。"温病邪入气营血分或伏邪内发，有清透达邪者，诚如柳宝诒说："凡阳气内功，寒邪化热而发之证，外虽微有形寒，而里热炽甚，不恶风寒，骨节烦疼，渴热少汗，用药宜助阳气以托邪外出。"

由此可见，外感热病的治疗，离不开"表"与"透"两大法门。

历来伤寒学派，持本寒而标热的论点，注重麻、桂、柴、葛的辛温；温热学派，持本热而标寒的论点，注重桑、菊、银、翘的辛凉。病源不同，治法有异，本未可厚非。然伤寒化热，温病化寒，寒热之间的传变转化，往往交互错综，难以绝对划分界线，必须见微知著，知常达变，决不可胶柱鼓瑟。

尤以江南地卑湿重，气候暖燠，挟温挟湿的患者居多，一般腠理疏松，表不出汗的极少。设或壮热无汗，柴、葛就足胜任，毋需乎麻、桂的辛温。若是恶寒微，继而发热不恶寒，咳呛、脉浮数的病例，表证未罢，总宜从表解散，桑、菊、银、翘犹嫌其凉遏。因此，当以麻黄汁拌制的豆豉为主药，再参照病情的偏寒偏热，酌入或温或凉之品，每获表解之捷效。

临床体会，豆豉经麻黄水拌制，微苦微温，苦而不寒，温而不燥，既擅解表，又擅透达。即使邪已过卫入气，或热邪已传营血，仍可结合清气、凉血、育阴的方药同时应用，争取里邪透达外泄。古代的葱豉、栀豉、黑膏三方，正是外感热病病程传变的各个阶段有效地贯彻"表"与"透"的治法典范。至于玉雪救苦丹的开泄疏托，则为伤寒热病表不开，里已结，湿不化，邪已陷的证候，提供了一得力的治疗方法，或堪补牛黄、至宝、紫雪诸丸之不逮。

（张镜人　整理）

何廉臣

热病重伏气

何廉臣（1861~1929），字炳元，号印岩，晚清近代医学大家

何氏在《重订广温热论》中致力于全方位地阐述伏气温病的理论，将此书作为伏气温病的专著。他说："务使后之阅者，知此书专为伏气温热而设，非为新感温暑而言，辨证精，用药当，庶几与戴氏结撰之精心，陆氏删订之苦心，心心相印，永垂久远，而余心始慊。"

病因伏火，源自兼感郁化

首先，何氏肯定《内经》的观点，认为伏气温病不仅是伤寒伏气，还有伤暑伏气。他说："伏气有二：伤寒伏气，即春温夏热病也；伤暑伏气，即秋温冬温病也。"其次，他发挥《内经》的观点，认为伏气温病不仅仅局限于"先夏至日"和"后夏至日"，而是四时皆可产生温病。他在《重订广温热论·论温热四时皆有》中说："其病萌于春，盛于夏，极于秋，衰于冬，间亦有盛发于春冬者，然总以盛发于夏秋为多。"

何氏将伏气温病的病因归结为伏火。他在《重订广温热论·论温热即是伏火》中说："凡伏气温热，皆是伏火。虽其初感受之气，有伤寒、伤暑之不同，而潜伏既久，蕴酿蒸变，逾时而发，无一不同归火化。"他还将发病机制归结为兼感郁化，认为伏邪化火，还不能自生温

病，必须感受新邪方能发病。他在《重订广温热论·论温热四时皆有》中说："温热，伏气病也，通称伏邪。病之作，往往因新感而发，所谓新邪引动伏邪也"。

绍地湿重，治主清化

绍兴地区水乡多湿，伤寒外感多兼夹湿邪。《通俗伤寒论》指出："浙绍卑湿，凡伤寒恒多夹湿。"何廉臣也说："吾绍地居卑湿，天时温暖，人多喜饮茶酒，恣食瓜果，素禀阳旺者，胃湿多。素体阴盛者，脾湿亦不少，一逢夏秋之间，日间受暑，夜间贪凉，故人病伤寒兼湿为独多。""吾绍寒湿证少，湿热最多。湿热者，湿与热互结不解也。其先受湿，后化热，在秋、冬、春三时，但名湿热。先受湿，后冒暑，在夏令即名暑湿。其实皆湿热之证也。"何氏以为绍地湿热之邪充斥四季，感证远较寒湿为多。湿邪宜化，热邪宜清，绍地感证以清化为其治则。其曰："其间因湿而蒸热者，必化其湿而热方退。因暑而蒸者，必清其暑而湿方行。"而用药上主张清渗宣透："通用如蔻仁、藿香、佩兰、滑石、通草、猪苓、茯苓、茵陈、泽泻。重者五苓、三石亦可暂用以通泻之，所谓辛芳疏气、甘淡渗湿也。"

六经三焦，辨证并重

何氏说："伤寒为外感之总名，仲景《伤寒论》统论外感之祖书。"反对将《伤寒论》仅仅作为钊对寒邪而作的狭隘观点，而主张仲景伤寒之法可以通治外感。故其还说："定六经以治百病，乃古来历圣相传之定法。"另一方面他又不同意卫气营血和三焦辨证专用于温病的观点，他说："温热病只究三焦，不讲六经，故属妄言。仲景之六经，自病不出其范围，岂以伤寒之类，反于伤寒截然两途乎？叶案云温邪吸自口鼻，此亦未确。"他十分赞同俞根初在《通俗伤寒论》中所提出的"以六经钤百病，为确定之总诀；以三焦赅疫证，为变通之捷径"的观点，主张外感辨证既要推崇《伤寒论》的六经辨证，又要结合温病学的三焦辨证，两者结合，方为完整。他指出："张长沙治伤寒法，虽分六经，亦不外三焦。言六经者，明邪所从之门，经行之径，病之所由起所由传也；不外三焦者，以有形之痰涎、水饮、瘀血、渣滓，为邪之抟结，病之所由成，所由变也。窃谓病在躯壳，当分六经形层；病入内脏，当辨三焦部分。详审其所夹何邪，分际清析，庶免颟顸之弊。"

治温八法，全面发挥

针对伏气温病与新感温病传变规律的不同，何廉臣指出了两者治疗上的区别。"新感温热，邪从上受，必先由气分陷入血分，里证皆表证侵入于内也；伏气温热，邪从里发，必先由血分转出气分，表证皆里证浮越于外也。新感轻而易治，伏气重而难疗，此其大要也。"（《重订广温热论·论温热伏气与新感不同》）伏气温病要紧紧抓住血分，一方面要清解血分的邪热，另一方面则要灵转气机，透邪外出。"邪伏既久，血气必伤，故治法与伤寒、伤暑正法大异。且其气血亦钝而不灵，故灵其气机，清其血热，为治伏邪第一要义。"（《重订广温热论·论温热伏气与新感不同》）

何氏说："温热病，首用辛凉以解表，次用苦寒以清里，终用甘寒以救液，此治温热本症初、中、末之三法也。然有兼症、夹症、复症、遗症及妇人、小儿种种之不同，不得不多备方法以施治，庶免医家道少之患。"（《重订广温热论·验方妙用》）何氏根据自己一生的临床经验，结合其师樊开周的用药心得，在戴天章治疗五法（汗、下、清、和、补）的基础上，总结出了自己的治疗八法，即发表、攻里、和解、开透、清凉、温燥、消化、补益，载入了该书第二卷"验方妙用"之中，将戴氏原先收集的 83 首方剂，扩充到 320 多首。使伏气温病的治疗得到了深刻而全面的发挥。

何氏发汗解表给以正名。认为："凡能发汗、发痦、发疹、发斑、发丹、发痧、发瘄、发痘等方，皆谓之发表法。"（《重订广温热论·验方妙用》）它所针对的是伏邪在皮肉肌腠部位之时，其关键有两点，一是宣发气机，"其大要不专在乎发汗，而在乎开其郁闭，宣其气血。郁闭在表，辛凉芳淡以发之；郁闭在半表半里，苦辛和解以发之"（《重订广温热论·验方妙用》）。二是还要针对温病的性质时刻注意补充津液。"阳亢者饮水以济其液，阴虚者生津以润其燥。"（《重订广温热论·验方妙用》）

（《近代浙东名医学术经验集》）

胡宝书

湿热重气化，三法宣、运、导

胡宝书（1869~1933），名玉涵，浙东近代名家

胡氏以为绍地气候温热，地处卑湿，不但真伤寒少见，纯粹之温热亦不多见，所致外感多夹湿邪为患，因此，治时病当化"湿"为先。认为"治湿先须治气，气化则湿自化。湿之所以停滞者，皆因气之不运，运之则湿焉能留！运气之法，叶氏最精，即辛苦淡并用，上中下同治是也"。他将上中下同治，归纳为"宣、运、导"三法，并阐释道："上焦宜宣，开肺气，疏腠理，甚则开窍，均属宣之范畴。中焦宜运、燥湿、化湿、开膈、快脾，均可归纳于'运'字之中。下焦宜导、渗湿、导湿，旨在分利小便，即古人'治湿不利小便，非其治也'之义。"胡氏认为湿喜归脾，脾属太阴，与胃同居中央，为运化之枢纽。脾胃有病每见胸膈痞闷，纳少肢倦。湿祛则脾运，脾运则胃苏，水谷之道路畅通。得谷者昌，此倍后天之本也。为此，胡氏告诫说："湿犯中焦，实则阳明，虚则太阴，此乃人所共知；而中宫为运化之枢机，不利则全身之气化皆不行，上下焦之湿亦因之而凝滞，故治湿虽须宣上、运中、导下并用，尤以运中为先，此乃人所未尽知也。"胡宝书所著《伤寒十八方》记载了疏表散邪方、祛暑调中方。

疏表散邪方

淡豆豉　桑叶　薄荷　焦栀子　厚朴　陈皮

方中淡豆豉、桑叶、薄荷发散透热，使邪从汗解，焦栀子与厚朴温开而凉泄，陈皮助厚朴温燥散满，理气化湿。

祛暑调中方

青蒿　六一散　焦栀子　枳壳　郁金　瓜蒌

用青蒿、六一散配焦栀子，意在清热解暑，走下焦、入膀胱，促使湿热从小便而出；枳壳、郁金、瓜蒌宽胸开膈以调中，实为清暑泄浊、调畅气机而设。方中宣、运、导三法有机结合而各有侧重。

胡氏针对当时治湿热证，喜寒清而畏寒泄；治寒湿证，喜温补而畏温通之弊，于治湿证特设透湿达邪法，分清透、凉透、宣窍透邪，俾湿由内达外而去，可补宣、运、导三法之未备。

化湿透热方　主治湿遏热伏、不得外达、身热不扬、胸膈痞塞等证。

枳壳　瓜蒌皮　郁金　夏枯草　绿豆衣　连翘　淡竹叶　焦栀子　晚蚕沙

方中枳壳、瓜蒌皮、郁金破气解郁，散痞宽中，夏枯草、绿豆衣、连翘、淡竹叶既清又透，再配焦栀子、晚蚕沙理三焦之湿，诸药共力，使湿有出路，而热亦随之而去。

清营凉血方　主治热入营血，心烦不寐，身热夜甚，舌绛脉数。

鲜生地黄　大豆卷　郁金　丹皮　金银花　连翘　焦栀子　瓜蒌皮　卷心竹叶　灯心草

虽热入营血，逼近心包，当务之急为亟须清营凉血，以恐动血耗血，然仍未忘透湿。方中鲜生地黄拌捣大豆卷、郁金、丹皮，清热化湿，凉中兼透，并配金银花、连翘、焦栀子、瓜蒌皮、卷心竹叶、灯心草清心泄热。

宣窍透邪方　专为邪闭心包，身热自溺，神昏谵语，角弓反张者设。其病机有二，一为浊痰蒙窍，一为热盛动风。

细辛　石菖蒲　半夏　枳壳　天竺黄　僵蚕　钩藤　金银花　连翘　瓜蒌皮　焦栀子　益元散

方中重用细辛、石菖蒲急开其窍，半夏、枳壳、天竺黄豁痰，僵蚕、钩藤息风，金银花、连翘、瓜蒌皮、焦栀子、益元散泄热透湿而达邪。

胡氏还认为临床遇到湿热不扬、病程延滞不愈者，发痉者，蒙闭者，或高热持续不退者，尤应注意运用透湿祛邪法。胡氏在清气泄热方后注释道："方中寒水石清热泻火虽为主药，倘若见患者痞疹隐隐，则当去寒水石之凉遏，改用桔梗、杏仁、金银花之属，以利宣透肺气。"而桔梗、杏仁、金银花能助方中焦栀子、益元散、瓜蒌皮透湿而祛邪。胡氏常对学生说，透湿达邪法若应用恰当，每能收意外之功，不能等闲视之。

温病家都认为留得一分阴液，即有一分生机，在治疗热病过程中十分重视保护患者津液。温病多兼湿，化湿药多为香燥之品，易伤津耗液；若欲养阴，滋腻之物又碍湿。如何既能化湿，又能保护津液，是一个颇难解决的棘手问题。胡氏所言卓尔不群，颇有见地："南方偏热，阴液常苦不足，故香燥峻利、伤津耗液之品务须慎用，率而误投，则亡阴动风之险立至，救之不易，诚不如保之为妥也。南方又多湿邪，中宫常苦不运，故阴柔滋腻、呆脾滞胃之品务戒勿用，否则健运失职，生气日索，即药力亦未能运至病所，欲病之愈，不亦难哉！"故胡氏所选之化湿药多为连翘、栀子、瓜蒌皮、枳壳、郁金、碧玉散、藿香、陈皮、茯苓、六一散之类，既无香燥耗液之虞，亦无滋腻碍胃之弊。治疗热病后期阴津匮乏者，胡氏用清养胃阴方。

清养胃附方

银柴胡　秦艽　带皮茯苓　扁豆衣　冬瓜仁　仙半夏　川石斛

方中银柴胡、秦艽散余邪而清余热，带皮茯苓、扁豆衣、冬瓜仁、仙半夏、川石斛助运化而清养胃津。胡氏认为处理好了化湿与保阴的关系，则决无伤津之忧。胡氏独具匠心的化湿经验，足堪后人玩味。

伤寒十八方提要

问曰："伤寒十八方"中，提示宣、运、导三者，何谓也？治气之依据何在？

师曰：绍郡水乡，地处卑湿，湿邪为患困顿三焦，日所常见，故立方用药区区毋忘一个"湿"字。上焦宜宣，开肺气，疏腠理，甚则开窍，均属宣之范畴；中焦宜运，燥湿、化湿、开膈、快脾（健脾），均可归纳于"运"字之中；下焦宜导，渗湿、导湿旨在分利小便，古人亦有"治湿不利小便，非其治也"之说，"导"字之义则更明矣！此即宣、运、导三者之理也。欲使湿祛，必先治气，气化则湿化。《难经》三十一难曰："三焦者，水谷之道路，气之所终始也。"其中贯穿一个气字，此乃治湿之关键也。所谓"湿喜归脾"，脾属太阴，与胃同居中央，为运化之枢纽。脾胃病，每见胸膈痞闷，纳少肢倦，治以气化，则湿可祛；湿祛则脾运，脾运则胃苏，水谷之道路畅通，"得谷者昌"，此倍后天之本也。余故曰：宣、运、导三者，以运为主，一通百通，非气化而不行也。

问曰：十八方之立方、用药如何选择？其要领何在？迄道其详。

师曰：立方与选药，务求精简而不杂，由博返约，方称合度。从《伤寒十八方》的基础用药来讲，所选药味不多，统治病证较广，权条陈缕析于下。

疏表散邪一方，重用焦栀子与厚朴二味。按其性，栀子寒凉，厚朴辛温，温凉搭配，温开而凉泄，这是用药的特点。栀子得豆豉（卷）

即栀子豉汤，能透邪泄热，可以助桑叶、薄荷之发散，令邪从汗解；厚朴合陈皮，温燥散满，理气化湿，实开寒湿之凝滞也。

祛暑调中一方，重在祛暑，用青蒿、六一散配焦栀子，意在清热得暑，走下焦，入膀胱，促使热从小便而出；调中者，加用枳壳、郁金、瓜蒌宽中、开膈、除烦，实为清暑泄浊，调畅气机而设。

芳淡轻宣一方，重用茅苍术之芳香运气，配赤茯苓、薏苡仁之淡渗利湿，佐以建曲、佩兰消导醒胃。取运中之力，使中焦湿浊得化，所谓轻宣之举，实乃芳香化浊之义也。

辟浊散痧一方，重用藿香、厚朴辟秽而散痧，配半夏开膈、降逆而止呕，加陈皮、白豆蔻仁芳香理气之品，从而又能调整四时不正之气。

化湿透热一方，用枳壳、瓜蒌皮、郁金以破气、解郁、散痞而宽中，用夏枯草、绿豆衣、连翘、淡竹叶既清又透之性，配焦栀子与晚蚕沙理三焦之湿邪。如此搭配，故定名为化湿透热之方。

清气泻热一方，重用寒水石之清热泻火，配连翘、竹叶、薄荷以清气热。加焦栀子、益元散，导热下行以洁净肠腑。用枳壳、瓜蒌皮以散胸痞。倘若痞疹隐隐，则当去寒水石之凉遏改用桔梗、杏仁、金银花之属，以利宣透肺气。

苦辛通降一方，以大承气汤加味，通肠胃之热结。加焦栀子、瓜蒌皮、山楂、神曲之类，直达中焦，既能宽中，又可散积。待腑气一通，热结同消。

清营凉血一方，热入营血，逼近心包，当务之急，亟待清营凉血，毋忘清透。故用鲜生地黄拌捣大豆卷，加丹皮为主，凉中兼透。配金银花、连翘、焦栀子以泄热，加竹叶、灯心草以清心。

宣窍透邪一方，重在开窍。浊痰蒙窍是其一；热盛动风而窍闭者是其二，此两者，危象也。当重用细辛、石菖蒲急开其窍，前者可配僵蚕、半夏、天竺黄、瓜蒌皮以豁痰；后者可选金银花、连翘、钩藤、焦栀子、益元散，取息风、镇痉、泻热透邪的目的。上药配伍，宜当灵活运用，随证变通。对急救之丸散，应该先投，如至宝丹、紫雪、牛黄清心丸之类，利于热闭；苏合香丸则救痰蒙。切切牢记，不可有误。

消食化滞一方，实乃保和丸之变法也。所不同者，加厚朴、焦栀子、滑石，促使中焦之湿食得温化而从下泄，即利小便，又通大便。利小便而泄湿浊，通大便以导食积。此方不用峻药攻泄以防伤正，同时避免留湿复发之祸根。

祛湿通络一方，立方本意，可分二端，一是用独活、防己、郁金、桑枝通筋络而止痛；一是用厚朴、焦栀子、通草化湿而利三焦，两者配合，相得益彰也。

清泻少阳一方，适用于类疟之病，非截疟之专方也。弃柴胡而重用蒿、藿二梗，加半夏、陈皮、枳壳、白豆蔻仁理气化痰，配黄芩、焦栀子、碧玉散以清热而理三焦。

清热止痢一方，重用木香、茉莉、秦皮理气止痛，燥湿和中以治痢，配金银花炭、地榆炭以清肠热，佐以冬葵子、碧玉散利小便而实大便。若遇里急后重，身热口燥，下利赤白者，不能止，当另选枳实导滞丸方加减为妥，达到通因通用的目的。

清热破血一方，重用桃仁、赤芍、延胡索行血散瘀，配郁金、紫草凉血热而解郁结，加焦栀子、路路通以通达三焦而走脉络。对热入血室与蓄血证有一定的作用，与《伤寒论》用桃仁承气汤有同病异治之功效。

问曰：清热解毒方与清咽利肺方，两者之间机制若何？

师曰：两者均有咽喉肿痛，前者属暴肿而水饮不入，后者属咽痛而咳嗽痰多，故投药亦有区别。今分析于下。

清热解毒一方，全方均属清热解毒之品。突出紫草、玳瑁以助金银花、连翘、绿豆衣清热解毒，重用板蓝根、金锁匙清利咽喉，药性专一，单刀直入，以救其急。

清咽利肺一方，药用玄参、板蓝根、苦甘草、焦栀子、连翘苦寒之剂，以清咽利喉。配桔梗、杏仁、橘红、浙贝母宣肺化痰，如若添上一味僵蚕，则豁痰利咽之力更强，其效更显。由此可见，两者岂非同中有异，机制不同，方名有别焉？

（《近代浙东名医学术经验集》）

夏应堂

外感热病经验案撷萃

夏应堂（1871~1936），民国沪上名家

先父治温热病出入于叶、薛二氏，旁及孟英，但临床别有心得，不拘于诸家绳墨。兹就管窥所及，略举一斑。

一、辨高热证候顺逆

温热病一般都有高热，可根据其症状表现，辨别顺逆，推测预后。

如热势上午能减轻，口渴能饮水，夜间能安睡，热势虽高，尚属顺候，盖发热为邪正交争，上午有轻时，正气尚能支持；口渴能饮水，阴津不致干涸；夜间能安睡，心神可保安宁，不致发生闭脱之变。反之，如见吐泻昏迷或烦躁不寐等，往往昏厥可虑。

二、耳聋与目糊轻重不同

温病过程中每多耳聋，而以湿温病为最多，一般多见于二三候之间，早者在一候左右小可出现，病退后白能恢复。其证因不尽如伤寒之邪在少阳，亦不尽如伤寒之因发汗过多所致，往往由湿蔽清阳，即叶天士所谓"湿与温合，蒸郁而蒙蔽于上，清窍为之壅塞，浊邪害清也"（《外感温热篇》"不尔风挟温热而燥生"节）或由于金受火凌，即

薛一瓢所谓"金之结穴在耳中，名曰笼葱，专主乎听。故热证耳聋，皆为肺金受灼，治与清肺，不可泥于少阳一经，而再以小柴胡汤益其病也"。（《重庆堂随笔·卷下》）惟目糊不清，或夜间灯光甚明，而患者反云光线不亮，凡见此症，应加注意，往往有昏厥之变，尤以初病1周之内出现者更为重要。按《灵枢·热病篇》云："目不明，热不已者死。"

因心系上系于目，而心包络之精与脉，并为目系，上属于脑，而《难经·二十难》亦谓"阴脱者目盲"。故此证之出现，很可能为邪陷阴伤之先兆，临床遇此，不可疏忽。

三、对下血的注意点和治疗方法

下血为温病之险候，一般发生在三候左右为多，有热已退清而突发者亦复不少，最早在一候左右亦可出现。曾遇一患者，发热甫8日，体温仅38℃，他无所苦，苔黄，脉细弦。论症状似极轻浅，但精神极为委顿。问其大便，答曰方解，略带溏薄。询其色泽，谓未加注意。再细询之，则谓裤上曾有污染。因即掀被视之，则已满沾血污。设当时稍一疏忽，其后患不堪设想矣。故凡临床上见面色㿠白，或神情委靡，腹痛便溏等，必须注意其大便色泽，庶免漏误。至于治法，以《外台秘要·卷二·伤寒下痢及脓血黄赤方》秦皮汤为主（范汪疗伤寒腹中微痛不止，下利，秦皮汤方：秦皮三两，黄连四两，白头翁二两，阿胶三两），随证加人参、西洋参、生地、银花炭等味。按本方即白头翁汤去黄柏加阿胶。先父所以选用此方者，以出血之后，阴津大伤，黄柏过于苦寒，殊非所宜，而黄连却有一特点，即是厚肠。按刘潜江云："愚谓《别录》为黄连调胃厚肠，不得混而称之曰厚肠胃也。夫肠胃中皆有脂膜一道，包裹其内，所以护导滓秽使下行者。若有湿热混于其间，则脂膜消熔，随滓秽而下……胃体扩大，容垢纳污，虽有所留，亦未必剥及脂膜，故但和其中之所有，边际自不受伤，故曰调。肠势曲折盘旋，惟其曲折盘旋之处，更为湿气留聚，湿阻热益生，热阻脂膜益消，去其所阻，则消铄之源绝而薄者厚矣，故曰厚。"（《本经疏证·卷三·黄连》）如此一比，则连优于柏。且阿胶可以止血。先父常用此方以治温病下血，颇见功效，因而得以挽救者，为数不少，兹举一例于下。

李某，病湿温已旬余，突然下血不止，脉细如丝，舌红无液，奄奄一息，危在顷刻，家属已准备为之易箦。先父投以生脉散合秦皮汤，得以转危为安。

他日，尝请于先父曰：昔人谓"有形之血不能速生，无形之气所当急固"（《医贯·卷之三》）。今其脉证俱有脱象，何以不用参附以回阳固本？下血不止，何以不用桃花汤以固涩下焦？先父曰：病者脉细而不微，是阴虚而非阳衰；舌红而干，乃热炽而非寒盛。血脱固须益气，但阴伤应忌燥热，用参麦而不用参附者以此。至于桃花汤乃治久利属寒之滑脱，汪苓友注《伤寒》桃花汤条曰："今言少阴病下利，必脉微细，但欲寐，而复下利也。下利日久，至便脓血，乃里寒而滑脱也。"（《伤寒论辨证广注·卷中·辨太阴少阴厥阴病脉证并治法》）故对暴病属热之虚脱，则非所宜。且温病下血，由于热伤血分者居多，故血色紫黑而光亮如漆，张石顽谓："白头翁治热毒下利，紫血鲜血，因此并效。但胃虚大便完谷不化、利久下稀淡血水者勿服。"（《本经逢源·卷一·山草部·白头翁》）寒热之辨显然。即以白头翁汤而论，不仅能治热利，即兼虚证者，仲景早有加减之法，如《金匮要略·妇人产后病篇》曰："产后下利虚极，白头翁加甘草阿胶汤主之。"后世诸家，认为此方非专为产后而设，如魏念庭谓："治虚热下利之妙方，不止为产后论治矣。"（《金匮本义·妇人产后病脉证治篇》）是方与秦皮汤相差仅黄柏、甘草二味，用之以治本证，可谓若合符节，具见临床上辨证辨药之要，常须识此，勿令误也。

四、对汗、痦、疹、斑的看法

温邪之出路有四，即汗、痦、疹、斑。一般说来，汗属卫分，痦属气分，疹属营分，斑属血分。但卫分为一身之藩篱，因此，病之解虽不一定见痦、疹、斑，而汗总是必见之证；即使痦、疹、斑已见，也大都仍须由汗而解；不过汗泄太多，很可能导致亡阴亡阳，所以无汗要使有汗，汗多要使汗少。所谓无汗要使有汗，并不是说凡是无汗的都须用表药发汗。盖取汗之法多端，例如病在气分，开展气分也能发汗；即使病在血分，张景岳谓："犀角地黄汤乃治斑之要药，人知此汤但能凉血解毒，而不知善于解表散邪，若用之得宜，则必通身大汗。"（《景岳全书发挥·卷二》）故临床上遇到壮热无汗，而舌质红绛，或黄糙无津，投以沙参、石斛之类，每多汗泄热退，正如周学海所谓："凡欲发汗，须养汗源，非但虑其伤阴，亦以津液不充，则邪无所载，仍不得出也。（《读医随笔·卷五》）至于汗多要使汗少，也不是说汗多要用回阳固表之药。如病在阳明气分，汗多口渴之白虎证，辛凉清热，亦可使汗收热解。再如热郁肺经之麻杏石甘证，虽有汗出而喘，投剂后，亦可喘平汗收。即使病在卫分，如果汗泄既多，发表药亦宜慎用，或适当减轻，但不能骤进固表之品，以敛其邪，盖目的不在于止汗而在于使汗少，正如桂枝证之不可使其"汗出淋漓"之意也。

痦是气分邪湿之出路，王孟英谓："湿热之邪郁于气分，失于轻清汗泄，幸不伤及他经，而从卫分发白痦者，治当清其气分之余邪。"白痦在湿温证中最为多见，若谓失于开泄而起，亦未必尽然，以湿温患者之发痦，未必均系治不得法也。也有人谓痦系汗疱，其他病证，均可得见，甚至虚劳证亦有发痦，如此说来，好似痦之发与不发，在诊断上无关重要。固如此论，白痦在其他病证或可得见，然则汗在其他病证亦或可见，是则伤寒、温病之有汗无汗，在临诊时亦无须辨证耶？更何况在临床上常见白痦在将透未透之前，辄有胸痞烦懊之象，一透之后，往往热退神安，实践证明，非虚构也。凡白痦乍见，治宜松肌，如蝉蜕、牛蒡子之类，不必发表。此与麻疹不同，正如叶天士所谓"宜见而不宜见多"，恐伤气液也。白痦以晶莹饱绽为顺，若干枯者，津液伤也，治当顾其津液。其部位一般多在胸腹颈项，若延及面部手足者，此为正气大伤，治当扶正，宜用人参，曾治疗多人，均获显效。

红疹从血络而出，应属营分，虽叶氏谓"疹属气者亦不少"（《外感温热篇》"若斑色紫而小点者"节），章虚谷解释为："邪由气而闭其血，方成疹也。故治斑疹，必当两清气血；况欲透发，必通其血中气。"（《医门棒喝·二集·卷六》）故红疹白痦，每可同时并见。吴鞠通主以银翘散去豆豉加细生地、丹皮、大青叶，倍玄参（《温病条辨·卷一·上焦稿》十六条），但亦须斟酌使用。若舌不红绛，阴液未伤，不必太寒太滋，正如叶氏所谓"乍入营分，犹可透热转气"（《外感温热篇》"大凡看法"节）也。一般红疹每见不多，其部位大都在于胸腹；惟斑疹伤寒则发疹较多，面部及四肢均可见，见后神志每易昏糊，不必慌乱，此不过热入营分，并非邪陷心包，可用神犀丹，于清热解毒中寓以透发，常可化险为夷。

至于斑则比疹更进一层，虽由肌肉而发，但终属邪入血分，故一面清血解毒，另一面仍冀其邪从肌表而外达，化斑汤之用石膏，恐系此意。

五、对痧疹及大头瘟毒的看法

治痧疹以透为主，虽有烂喉，亦当清透。疹得透则邪能外达，邪达则热清，热清则喉证自愈。初起每用豆豉、桑叶、薄荷、僵蚕、牛蒡子、蝉蜕、金银花、连翘之类。此病在四五日为出进关头，邪热不透，每易伤阴劫津，可加鲜石斛、玄参等，慎勿早用滋腻苦寒，盖白喉以治喉为主，痧痧以透痧为要也。

大头瘟毒头面肿泡，以上行为顺，此平彼起，环绕头面一周，即愈；以下行为逆，如下循躯体者多不治。先父生平虽见1例，余亦遇到1例，结果均不起。至于治法，普济消毒饮极有效验，宜宗吴鞠通法去升、柴、芩、连（《温病条辨·卷一·上集篇》十八条），如发热可加豆豉。数十年来，除逆证外，大都痊愈。

六、桑菊、银翘、豆豉等用法

先父应用成方，很少原方照搬，不独伤寒方如此，即温病方亦如此，对风湿、温病初起，银翘散、桑菊饮也很少用全。温病在卫分气分时，桑叶常用，而菊花则必须有头目症状者才用，若湿重者更不宜用，因服后每易引起口淡乏味。连翘翘出众草，有升发作用，透表药中最为适合。金银花以清热解毒为主，大都用于热象显著或兼有喉痛赤肿等症，否则如前胡、象贝之类，似转较金银花、菊花为妥。以栀豉汤而论，在当时豆豉类有大豆卷（有麻黄水渗入）、淡豆豉、炒香豉、清水豆卷四种（目前不尽相同）。大豆卷与淡豆豉无汗者用之，然亦需因人而施。对形体壮实，或用豆豉而汗不出，则用大豆卷，一般淡豆豉已足以取汗矣。炒香豉有无汗能发、有汗能止之说，故宜于汗少者；有汗者则用清水豆卷，湿温证中用之最多，如症状不变，常有连续用至二三候者。加山栀则多在病起数日后，有烦懊及大便不畅者，如有呕吐则用姜汁炒，大便泄泻者忌用，盖宗仲景法也。此外，清热方中常用白薇、青蒿。如病在阳明而无白虎证者，或邪在气分而逼近营分者，以白薇最为适合；若湿渐化燥，而热多于湿者，则以青蒿为最妙。盖同一苦寒，芩连之苦寒治湿热，青蒿之苦寒治燥热，同中求异，不特辨证如此，辨药亦应如此。

七、如何养阴保津

陈修园尝谓"存津液"是《伤寒论》全书宗旨(《医学三字经·卷二·伤寒瘟疫第二十二》)。不独伤寒也,温病亦然。温乃热之渐,更易伤阴,养阴保津,尤关重要。叶氏谓:"救阴不在血而在津与汗。"(《外感温热篇》"且吾吴湿邪"节)喻氏谓:"人生天真之气,即胃中之津液是也。"(《湿热病篇》"湿热证三四日即口噤"节王孟英按语引)是知津为汗液之源,胃是津液之本,阴液未伤之时,慎汗亦是保津;津液已伤之后,养阴首宜养胃。盖大汗固能亡阳,而过汗亦能耗液,泉源枯竭,汗何从来!强劫其津,必然化火。津液既伤,固须养阴,但胃气亦应加注意,否则滋腻胶结,胃气不苏,水谷不入,津液何来?常见舌质红绛无津,糜点满布者,往往能食者无妨,不能食者多不起。董废翁所谓:"胃中津液不竭,其人必不即死。"(《湿热病篇》"湿热证三四日即口噤"节王孟英的按语引)凡遇此等证候,不但冬、地须加考虑,即石斛亦宜用霍斛,以其香甘悦胃也。故先父之用药,解表慎用辛温,化湿慎用刚燥,清热慎用苦寒,养阴慎用滋腻,所谓刻刻顾其津液也。

八、治湿温要懂得一"守"字

湿温一证,虽非慢性病,但病程一般需两候至三四候方愈,甚或更有迁延者。盖湿热相合,最属淹缠,非旦夕可以解决,因此症状每多持续不变,此时医者宜处以镇静,根据辨证,证不变,方法亦不变,否则朝寒暮热,杂药乱投,每每造成坏病。盖治得其法,守即是攻,邪不得逞,终期于尽。故先父之治湿温证,按部就班,一丝不乱,即一"守"字决也。

张某 男,青年。

患冬温病。延某医诊治。初起用解表,继用养阴,因病势不退,再用荆防发表，一身大汗之后，发生歧视，即据《内经》"精散则视歧"（《灵枢·大惑论》）之说，投大剂滋阴补肾如熟地、首乌、枸杞等药，病仍无起色，改延先父诊治。经诊案后，就根据病情，提出下列的看法：认为本病特征在于歧视。就歧视而论，前医用补法，虽根据《内经》经旨，但在原文之上，尚有"邪中于项"及"邪其精"（《备急千金要方·卷六上·目病第一》作"邪中其睛"）之句，说明本证涉及邪正两个方面，正虚的固当扶正，邪盛的还应祛邪。许学士治歧视有服补肝药无效，用祛风入脑药而愈的记载（《普济本事方·卷第五·眼目头面口齿鼻舌唇耳》），可以参证。今服补药不应，当从祛邪着手。本证病系冬温，邪属温邪，温热文献虽未有歧视之说，但《伤寒论·辨阳明病脉证并治》有"伤寒六七日，目中不了了，睛不和，无表里证，大便难，身微热者，此为实也。急下之，宜大承气汤"之文，症情虽有不同，而病机却有相似之处，可资借镜。今病已三候，身热不退，口渴能饮，大便不畅，苔黄质红，脉细弦数，是温邪郁而化热，流连于气分，熏蒸于阳明，引动肝火，火性上炎，清窍被蒙，盖肝脉连目系，胃脉亦系目系故也。今表已离卫，发汗徒伤其津；里未及营，滋阴必滞其邪。邪热既无出路，积火自焚，势必劫津伤阴。患者脉不沉实，急下存阴虽不可用，而清热保津之法，正堪一施。盖阳明腑证之实热，须下达而得出路，而阳明气分之邪热，亦须外达而得出路也。因拟轻清泄热，肃肺制肝，俾邪得透达，则蕴热自清；金令下行，而肝火自熄。热清火熄，阴津自保，一举两得，有利无弊。遂订方用：

鲜沙参一两　天花粉六钱　桑叶二钱　白薇钱半　金银花二钱　连翘三钱　鲜竹茹二钱

投剂后，患者见咳呛鼻衄。先父曰，邪得出路矣。翌日热势渐退，不数剂而歧视亦瘳。

某　女，中年。

　　形体瘦弱，向有头晕作痛，心悸耳鸣等症。秋初病疟，先寒后热，已有一周，口渴呕恶，苔黄，脉细弦而滑。前医用小柴胡汤加减，疟势不已，头晕头痛更甚，因邀先父诊治。诊毕，即以原方将柴胡一味改为青蒿，投剂即瘥。诊后顾余曰：医者临诊，不但辨证，更须辨药；不仅酌古，还须斟今。今本病确系少阳证，投柴胡反剧者，以伤寒与伏暑不同故也。《经》云："夏伤于暑，秋为痎疟。"是病由伏暑可知。莫枚士谓："伤寒邪从表入，其里无根以柴胡提之即出。夏秋之病，新凉在外，而蕴暑在中，其里有根，若以柴胡提出，则外邪虽解，而内热即升，横流冲决不可复制，往往有耳聋目赤，谵语神昏，汗漏体枯，延成不治者。"（《研经言·卷一·疟论》）况患者为阴虚肝火偏旺之质，刘潜江曾说："柴胡为用，必阴气不舒致阳气不达者，乃为恰对；若阴气已虚者，阳方无依而欲越，更用升阳，是速其毙耳。"（《本经疏证·卷二·柴胡》）昔人讥叶天士治疟不用柴胡为不合《经》旨，恐天士亦有鉴于此耳。今改用青蒿，亦入少阳之经，清暑疗疟，适宜于血虚有热之人，而无劫阴升动肝阳之弊，用古方应当如此；但非谓治疟必不用柴胡也，终须以辨证为主。否则胸有成见，议药而不议病，每致偾事，汝须切识之。

　　某　男，青年。

　　病湿温三候，热退已清，纳食自可，清便自调，苔薄腻，脉濡，惟白㾦续发不已，投芳香宣化等药十余剂无效。先父遂于原方加贯众一味，即见小效；连进数剂，㾦化不再复布。及门请问其故。先父笑曰：余亦无所本，特设想得之耳。不忆前日诊脉时，其母在旁，曾谓此儿平日喜游泳，因思可能由于水毒蕴伏于肌腠之间。贯众能解时邪湿热之毒，凡遇天行时疫不正之气，人多用此置于水缸中，饮之使人不染，姑试用之，不图其效竟捷如影响也。

　　　　　　　　　　　　　　　　　　　　（《近代中医流派经验选集》）

王慰伯

风温、湿温临证见解

王慰伯（1894~1948），江苏昆山人，民国医家

风温见解

风温之发，虽属春令时感之邪，但四时都有，然从春冬二季为多。风温之治，清代叶天士论之最详，主用辛凉解表、清肃上焦，如薄荷、连翘、牛蒡、象贝、桑叶、沙参、山栀皮、蒌皮、花粉之属。先父认为辛凉解表，固众所周知，但运用得恰到好处，则并非容易。盖辛能泄风，凉可解热；偏于辛则温易化热，偏于凉则邪不得透；疏风药须轻清，清温勿宜苦寒。叶氏之方，清解则有余，辛透则不足。先父治风温初期，常于叶氏方中加用前胡、蝉蜕、僵蚕、蒺藜等以宣肺泄风；如恶风头痛，苔白，脉浮，外感证候显著者，参用栀豉汤加荆芥以透表达邪，甚者不忌麻黄，如一经化热，由肺及胃，则以石膏为君，配合前胡等清泄气分之热（参阅本文所附"顾某"案，下同）；如邪重热盛，痰鸣喘息，则以麻杏石甘汤为主方，佐以清热豁痰之品，麻黄、石膏二味的剂量，视表邪与里热之轻重而定。对邪热内传心包，神昏谵语者，认为风温内陷，治疗上应与湿温有所区别。湿温多由湿热蒙蔽清窍，当以开窍为主；风温多挟痰热内闭，必以涤痰清热为主（"吕某"案）。先父于

诸牛黄丸中，最赏用万氏方，以万氏方药简洁，无香窜之品，并用竹沥送服，可奏涤痰开窍之功；对小儿则常用猴枣散、羚羊角粉，因小儿痰热易升、肝风易动也。如顺传阳明，而现胃家实大便秘结者，善用急下存阴、釜底抽薪之法。先父对风温各个时期的用药，有其一定顺序：初期透表，每用前胡为君；邪传气分，则重用石膏。其理由是：因风温之邪，由肺表而入，其出，亦从肺卫外达；且风为阳邪、温易化热，故用宣透之品，不宜辛散；用清温之剂，不可过于凉润；惟前胡入肺经，能解表泄风、清热涤痰，无辛散之弊；石膏辛甘性寒，《本经》主"中风寒热，心下逆气惊喘，口干舌焦不能息"，既能清温泄热，又能解肌透邪，用于风温，最为合宜。

此外，对桔梗、旋覆花之应用，亦各有其特点。桔梗功能开肺豁痰，旋覆花降气下痰，一升一降，同为治痰喘要药，但升降之用，必须恰当。如风邪初感、痰多不利，每用桔梗开肺达邪，而奏豁痰定喘之功；如邪已化热、喘急痰鸣，或咳嗽胁痛，则用旋覆花降气下痰、和络止痛。如痰中见红，更必须用旋覆佐以宁络凉血之品，不适合用桔梗矣（"杨某"案）。其平时处方，在小儿用桔梗为多，因小儿易于肺气痹闭；对老人则用旋覆为多，因老年多疲喘也。

一、风温热聚阳明

顾某 3 月 12 日。

温邪外侵，由肺及胃，壮热 8 日，有汗不解，口渴引饮，唇红便秘，咳嗽痰多。脉象滑数，舌红苔黄。无形之温热与有形之痰浊互阻上焦，病势方张。姑拟清温泄热、肃肺涤痰，太阴阳明并治。

方用白虎汤合银翘散加减。

生石膏　知母　前胡　牛蒡子　蝉蜕　桑叶　连翘　象贝　瓜蒌皮　金银花　竹叶　天花粉　鲜芦根

2剂。

按：本例风温热聚太阴阳明，症见烦躁引饮，痰多咳逆，虽大便秘结，但无唇焦齿燥、矢气、谵语等阳明腑实证候，其邪热仍在肺胃之分，故方取白虎汤合银翘散加减，清泄肺胃，使不致化燥传营。这符合《伤寒论》阳明经证的治法。

二、风温逆传心包

吕某 初诊4月16日。

温邪上受，由肺逆传心包，壮热4日，陡然神志昏迷，谵语烦渴，痰鸣气急。脉象滑数，苔黄舌绛，津液干燥。症情危重，将次痉厥。急拟清营泄热、涤痰开窍，以冀应手。

方用清营增液汤加减。

鲜石斛　鲜生地　天竺黄　陈胆星　冬桑叶　连翘心　金银花　川贝母　天花粉　丹皮　石菖蒲　前胡　钩藤

另：万氏牛黄清心丸二粒，用竹沥分二次化服。鲜芦根、鲜茅根，煎汤频服。

二诊：昨投清营泄热、涤痰开窍，今神志较清，热势亦减，痰鸣喘急渐平。舌津得润，苔黄化薄，均系转机佳兆。惟邪势尚盛，仍防传变，再拟前法增删。

前方加牛蒡子、竹叶、茯神，除胆星、石菖蒲、川贝母。

2剂。

三、风温恋肺，气阴两伤

杨某 12月20日。

温邪袭肺，发热6日，咳嗽气逆，胸胁引痛，痰稠见红。舌质绛根糙，津液不充。高年气阴素亏，温邪留恋，失于透泄，痰热内炽，阴液更伤。法当清肺透邪、化痰存津。

鲜石斛　鲜生地　前胡　牛蒡子　桑叶　连翘　杏仁　川贝　旋覆花　橘络　枇杷叶　芦根　天花粉　藕节

2剂。

按："吕某"案乃风温逆传心包，已现神昏谵语，痰鸣喘急，劫津化燥之象，幸未动风。方取清营增液汤化裁，存津液、化痰热、清营开窍，得转危为安。"杨某"案为高年气阴先伤，温邪痰热恋肺，络损血溢。症方6日，仍取清热透邪、化痰存津法，希温热之邪从肺经外达，不致化热传营。

湿温见解

湿温虽属时令之邪，必先内蕴湿热，发于夏者，多挟暑热；发于秋者，多由新凉引动。先父认为湿温证病机之特点，一为湿热交蒸，一为邪滞互阻。临床辨证，主要分析湿热之偏胜和邪滞之深浅；故其论治，主分化湿热，消导肠滞。盖湿不化则温不解，滞不清则邪不撤也。此外，更要分辨表里传变、邪正盛衰、宿恙兼病等。先父对辨滞、导滞方面，有其深切研究，足以充实前人论述之不及。兹重点介绍于下。

一、辨滞

观察大便色泽形态，可以探知湿热邪滞蕴阻的情况，从而推论病势趋向和转归。湿温病开始，其大便一般都色泽形态如常，或仅略有燥结，亦有始终大便仅色泽较深者，这是湿温轻证，或者仅是暑湿内蕴，予以芳香疏化，就能热解病退。较重的湿温证，大便多见溏垢黏腻，色泽深褐，邪热炽则色泽尤深，质更黏腻而胶着肠壁，中间稀薄者排出，形成便泄现象。此乃肠滞不清，仍可应用下法，如便泄纯属稀水，日夜频繁，色褐或火黄者，是协热下利，此为逆候；如下利不止，津液内夺，势必导致神昏内陷，须先止其利，以固津液，然后导其滞。

辨滞之法，如见舌苔黄腻厚浊，口苦气臭，矢气频传，脘腹拒按，都属里滞内结之征。先父更重视诊察唇齿，认为对辨滞的价值甚大，以口唇内应肠胃，正如《灵枢·邪气脏腑病形》："十二经脉、三百六十五络，其血气皆上于面而走空窍……其浊气出于胃走唇口而为味。"《伤寒大白》亦说"唇焦为食积"。因此，湿温证如见唇燥唇焦，则必有里滞；如唇焦齿板互见，则热极滞甚，将次传营而昏厥。如药后肠滞逐渐下达，唇红唇焦亦必逐步消退，一般都从上唇开始消失，热势亦接着逐步下降。

二、导滞

先父对湿温各个阶段应用不同法则来导滞。主张趁早清导肠滞，使湿热之邪无所凭借，既可削弱病势，又可减少出血机会。导滞方法：早期表邪未达，里滞已结，则用表里双解，一般先用枳实栀子豉汤加槟榔、山楂、六曲，滞甚加用大黄、玄明粉（"金某"案）。如邪已传里，温已化热，症现阳明腑实，则用急下存阴之法（"王某"案）。如症已逾旬，粪便黏着肠壁，非攻导之剂所能下者，则用坚肠清热、化滞缓导方法，常用下药，如黄连、黄芩、枳实炭、楂炭、金银花、赤芍等（"徐某"案），使粪便逐渐干燥，分离肠壁，药后多矢气频传，乃肠滞逐步向下之兆；如仍无大便，此时可用猪胆汁或蜜煎导灌肠；若所下不多，切勿躁急，可稍增剂量。如大便稀泄，色褐如水，次数频多，必须先止其泄。一般先用六一散、赤苓、扁豆衣、白芍炭、方通草等利小便而实大便；甚者参用坚肠清热之剂，加炙粟壳以止泄。

先父治协热下利，每用熟石膏、生甘草二味，其效甚著。因熟石膏能清热而敛肠，生甘草能解毒而固液，二味协同，具有清热止泄之功（"范某"案）。应用固液止泄的方法，是以守为攻，目的亦是保津导滞，在病势鸱张复杂情况下，能掌握辨证应用，确可转危为安。

总结先父导滞的经验是："旬日前可用攻导，旬日后要坚肠消导。攻导宜早，迟则多变；消导宜缓，峻则不去。"

先父对湿温病各个阶段，都非常重视阴液之保存。早期应用达邪导滞的方法，目的亦是减少阴液之耗失。在温病极期，症现唇燥舌绛，劫津化燥，每用大剂三鲜、五汁、增液汤等救治，并另用石斛、生地、沙参、芦根、茅根等煎汤代茶，或用西瓜汁、银花露等代茶，日夜频频给服，勿使中断（"顾某"案）；如津液得复，每能出险入夷。

湿温后期，每有亡阳之变，也有少数在早期发汗过多而致者，患者多属体质素虚之人。先父常用独参汤加红枣煎服，重者加附子、龙、牡回阳固脱。尝曰："温病之亡阳，与伤寒不同，多为阴液先耗，阴不敛阳而致阳气续脱；待阳气一回，仍须气阴兼顾。"

先父治肠出血，势盛、正气尚未衰者，每用犀角地黄汤加熟大黄；体虚、脉见细软者，则用黄连阿胶汤。另用蒲黄、地榆末吞服，每多获效。

对风温、湿温的辨证论治，昔贤阐述甚多。先父仅在前人论述的基础上，通过多年临证，获得上述的点滴体会。片面不当之处，还希批评指正。

金某　初诊6月19日。

湿温证，发热8日，有汗不解，烦躁谵语，胸闷气窒，大便多日未更，胸膺痞布未透。苔黄根糙，脉弦濡数。湿热挟滞，互阻肠胃，邪热由气传营，虑其化燥内陷。法当清泄宣导，使湿热分化、邪滞两解。

清水豆卷　黑山栀　黄芩　连翘　建兰叶　竹茹　鲜芦根　赤

苓　生薏苡仁

1剂。

另：生枳实一枚，生大黄二钱，郁金二钱，三味水磨冲入。

二诊：昨晚腑气通后，今晨热势较衰、烦躁谵语亦减，苔黄糙化薄，脉形弦数，转机佳象也。湿热邪滞，虽得表里分导，但其势尚盛，仍守上意，以观动静。

原方除三味磨冲，加川黄连、焦枳实。

2剂。

王某　6月15日。

湿温一候，壮热有汗，烦渴引饮。昨忽神志昏糊，谵语狂躁。大便秘结，唇焦齿干，舌绛苔黄，扪之无津，脉象滑数，小溲短赤。平素体实喜饮，湿热挟滞互阻肠胃，阳明腑实之候，势已燎原。急投大剂清热导下，以救津液之耗亡。

凉膈散（加重芒硝、大黄剂量同煎）　生石膏　川连　黄芩　鲜生地　鲜石斛　天花粉　连翘　山栀　竹卷心

1剂。

按：此案温热燔灼，热结阳明，劫烁津液，前医主清营开窍存津。

先父曰："邪火虽炽，尚在阳明经腑之间，未传心营，与湿热蒙蔽清窍不同，大剂承气白虎，急下存阴，釜底抽薪，可望挽救。"药后加用猪胆汁灌肠，先下燥矢多枚，当晚复下宿垢甚畅，秽臭不堪。翌晨神志转清。时余随待诊右，目见其效。

徐左　11月21日。

湿温症已延1月，真阴自虚，而热势不解，白㾦已透，两耳失聪，齿燥唇焦，舌绛根灰，津液干涸，大便溏而色褐。正气已虚，而肠滞未清。拟存津清热，坚肠化滞，以希应手。

鲜藿斛　上川连　黄芩炭　金银花炭　青蒿　炒白芍　桑叶　丹皮　扁豆衣　朱茯神　黑山栀　生熟谷芽　芦根　竹卷心

2剂。

按：本案湿温1月，痦布而热不撤，症现唇齿焦燥，苔根灰腻，舌绛津干，便溏色褐，此乃阴液已伤，肠垢未清。但病已四候，正气已虚，非攻导可下，故采用厚肠泄热化滞之法，佐以存津养胃之品。药后连续解浆褐色粪便多次，热势即退。

范某　9月12日。

湿温旬日，壮热汗多，口渴引饮，神昏呓语，协热下利。舌绛津干，苔根黄，脉象细数。邪已由气入营，津液内夺。急拟清营泄热、存津固液为治。

熟石膏　生甘草　鲜霍斛　金银花　连翘　清豆卷　桑叶　黄芩　芦根　竹茹

另：万氏牛黄清心丸2粒，化服。

按：本案为湿温协热下利之危症，由于大便频频溏泄，津液耗失，以致邪热内陷，已见神昏呓语，先父用熟石膏、生甘草二味以止其溏泄，而固津液之下夺，金银花、连翘、桑叶、黄芩以清热；霍斛以存津；牛黄丸解毒而清心营之邪热。药后下利得减，津液内存，转危为安。

顾某　9月13日。

湿温三候，身热不解，痦布虽透，但邪热仍内传心包，以致神昏呓语，舌绛劫津，唇燥齿干而不索饮。脉象细数。此乃温邪化热传营，劫烁阴液，症情危急。亟进大剂甘寒存津、清营泄热，以希挽救。

鲜霍斛　鲜生地　鲜沙参　天花粉　知母　连翘心　玄参　丹皮　生石膏　麦冬　竹卷心　紫雪丹冲入，六分另用鲜芦根、鲜石斛煎汁，西瓜汁，米饭汤，轮流由口腔滴入。约每分钟1汤匙，昼夜勿停。

按：此例温病邪热传营血之分，劫津化燥，舌绛津干、唇焦齿板、神昏呓语，危象迭见。当时农村缺乏补液条件，先父采用口腔补液法，用上述药液从口腔徐徐滴入，以纠正亡津，每挽危症于旦夕。

一般用鲜石斛、鲜生地、鲜芦根、鲜茅根等作为补液的主要药品（各1~2两，无鲜者可用干者代替，剂量较鲜者减半），分别煎汁备用。夏令季节，可加入西瓜、藕汁等清热生津之品，每1分钟用羹匙从口腔徐徐滴入1~2毫升。各种液体轮流给服，要持续进行，直至患者舌津回复，脱离险境为止。同时，配合蔬菜汤（加适量食盐）、米汤，或绿豆、赤豆煮汁，以补充营养。

临床所见，温热病邪热内传营分、血分时，阴液虽被温热灼伤，但反不索饮，与在气分壮热时大渴引饮者不同，因而更易导致亡津。此时患者神志大都不清，而不能正常给药。先父采用甘寒凉润药物煎汁、小量频饮的口腔补液法，在当时确实挽救了不少危重病者。实践证明，这一方法安全而有效，简便而易行，今天仍然有实用价值。

（《近代中医流派经验选集》）

陈务斋

温毒喉痧，透毒清下

陈务斋，广西人，民国医家

黄云之　年四十岁。

温毒喉痧。素因嗜酒无量，并食辛热太过，以致肠胃积热，适秋感温燥疠气而发。

初起发热，痧疹并见，咳嗽音哑，喉头痒痛。继则目赤面青，大热昏狂。延旬日间，焦躁异常，更见昏迷，手常撕其喉腭，不能制止，鲜血常流，形枯体瘦，唇焦面黑，不能语言。左脉洪弦，右则浮大而数，舌苔黑燥，边尖深赤起刺。脉证合参，此喉痧危证也。查阅前医方法，太遵修园禁令，绝无清凉，纯用温散，耗津助火，则毒火升炎，胃腑热燥，津液将竭，疠邪与气血交混，达之不得，清之亦不易，势甚危急。今所幸者，脉尚有根未散，或可救治。

先用卧龙丹嗅鼻通关，开窍通气。紫雪消解邪火，透毒清神。继用羚羊黑膏汤加减，取羚角、莲心、生地、元参、紫草清心平肝，凉血润燥为君，桑叶、蒺藜、麦冬、贝母润肺清热，降逆化痰为臣，生军、元明粉败毒荡下，釜底抽薪为佐，淡香豉、人中黄泄浊解毒为使。连进二服后，人事已醒，手不撕喉，血出已止，体热亦减。诊其左脉略静，右仍躁数。又用桑丹泻白散为汤加减，取其润肺降逆，平胃清热，凉血养阴，化痰败毒。连进十余服后，食量已进，喉中不痛。惟有微咳微燥，不能安眠，诊脉左则缓静，右关略数。又用石斛元参汤加减，取其润肺降逆，清热养胃。

卧龙丹方

西牛黄一分　麝香一分　梅冰片一分　蟾酥一分半　猪牙皂二分　羊踯躅即闹羊花，三分　北细辛二分　灯草灰一钱　金箔十张

共研末，飞过，瓶贮，用一分吹鼻，用五厘冲。后服紫雪八分，用竹叶心五十支、灯心五分，煎汤调下。

羚羊黑膏汤方

羚羊角二钱　淡豆豉钱半　鲜生地五钱　冬桑叶二钱　白蒺藜钱半　黑元参四钱　破麦冬三钱　老紫草钱半　莲子心四钱　杏仁三钱　生大黄三钱　元明粉钱半　川贝母二钱　人中黄半钱

桑丹泻白散为汤加减方

冬桑叶五钱　牡丹皮二钱　元参四钱　天花粉三钱　杏仁三钱　川贝母二钱　桑白皮四钱　地骨皮四钱　甘草一钱　鲜生地三钱　知母三钱　大黄三钱

石斛元参汤加减方

鲜石斛四钱　黑元参三钱　杏仁五钱　瓜蒌仁三钱　鲜生地四钱　破麦冬三钱　生甘草钱半　煎服。

五日人事已醒，喉痧亦减，血止热退。十五日食量已进，喉症亦除。二十日食进体健，元气已复。

廉按：此仿曹心怡《喉痧正的》之方法，妙在先用卧龙丹开窍宣气，紫雪芳透清神。惟人中黄不如用金汁，泄热逐毒，较有肤功。

（《全国名医验案类编》）

陈务斋

燥疫白喉，仙方活命

陈务斋，广西人，民国医家

梁德荣 年三十岁，体壮，商业，住广西梧州。

燥疫白喉。素因过食酸滞，嗜酒无量。诱因秋天炎燥，是年白喉盛行，毒菌飞扬，由口鼻吸受，直接传染。

恶寒发热，头目眩痛，背胀腰刺，全体骨节疼痛，咽喉干涸，微现硬痛。继则体中大热，咽喉疼痛势不可忍，喉头起白点白块微烂，外面微肿，口干而渴，头部更痛，声破不能言，目赤唇焦，气逆喘急，气热而臭，顽痰上涌，鼻流鲜血，神志烦闷，睡寤恍惚，神识昏迷，面色微黑。脉左洪弦，右浮数，体温一百零五度，此燥疫白喉证也。查阅前医方药，纯为表散治风之方，反使其毒分窜经络，火势愈猛，血涌于鼻，痰阻关窍，顿致心神昏聩，危在顷刻。今所幸者，左脉尚存根气，或可救治。

先用仙方活命汤加减。取犀角、莲心、胆草、山栀清君相之火为君，石膏、知母、黄柏平阳明燥热为臣，生地、人中白、银花、白芍、甘草凉血养阴，和中败毒为佐，元参、兜铃、蓝根、瓜蒌下气化痰，润肺降逆为使。

连进三服，鼻血止，人事醒，体热亦退，面唇略润。继用养阴清肺汤加减。

连进五服，白喉已退，咽润津复，略能言语，稍进薄粥。惟腹中满胀，大便不行，诊脉左则缓静，右关尺数有力。用白虎承气汤加减，推荡瘀热。

二服后，泻下黑燥粪数次，眠安食进，诊脉已缓。终用生脉散合白虎汤，助气生津，清胃润燥。

仙方活命汤加减方

龙胆草三钱　马兜铃三钱　栝蒌仁五钱　元参三钱　川黄柏二钱　鲜生地八钱　板蓝根二钱　生石膏八钱　犀角尖磨冲，二钱　白芍三钱　生甘草一钱　焦山栀三钱　莲子心三钱　人中白三钱　白知母四钱　济银花三钱

养阴清肺汤加减方

鲜生地六钱　麦冬四钱　白芍三钱　薄荷六分　元参三钱　丹皮二钱　川贝二钱　生甘草钱半　胆草三钱　生石膏研细，五钱　犀角三钱

白虎承气汤加减方

芒硝三钱　生大黄四钱　生石膏研细，四钱　瓜蒌仁三钱　知母四钱　鲜生地五钱　黑元参四钱

生脉散合白虎汤方

生石膏研细，四钱　麦冬三钱　五味子一钱　知母四钱　洋参三钱　粳米五钱　甘草钱半

五日人事已醒，热退体和，白喉已减，鼻血亦止；十日喉证已除，略能言语，食量略进；二十日病除食进，元气已复。

廉按：此仿张善吾、郑梅涧辈治燥疫白喉之法，耐修子《白喉抉微》一书皆用此等方药，全在临证者辨明真燥白喉，始可仿用，否则贻误反多，学者宜注意之。

（《全国名医验案类编》）

丁甘仁

透痧解毒，散邪为先
清营凉气，疏达泄火

丁甘仁（1865~1926），名泽周，民国医家

顾君 年十余岁，在上海南市，开设水果行。

疫喉痧。从时疫传染而得，患已七天。

寒热无汗，咽喉肿痛，牙关拘紧，痧麻布而隐约，甚则梦语如谵。脉郁数不扬，舌苔薄腻而黄。余曰：此疫邪失表，将欲内陷之候也。非麻黄不足以发表，非石膏不足以清里，急进麻杏甘膏汤主之。

净麻黄四分　生石膏研细，四钱　光杏仁三钱　甘草六分

连服两头煎，得畅汗，痧麻满布，热解神清，咽喉红肿亦退，数日而安。

廉按：疫喉痧一症，不外乎风寒温热瘟疠之气而已。其症片起，凛凛恶寒，身热不甚，并有壮热而仍兼憎寒者，斯时虽咽痛烦渴，先须解毒透痧为宜，即或宜兼清散，总以散字为重，所谓火郁则发之也，俾汗畅则邪达，邪达则痧透，痧透则喉烂自止。此即是案用麻杏甘膏汤之原理也。惟麻黄用于喉痧之理由，曹无心怡阐发最详。其《喉痧正的》云：瘟疠之邪，郁之深而发之暴，不能自出于表，以至上窜咽喉。苟非洞开毛窍，何以泄其毒而杀其势，此开手所以必用麻黄也。用麻黄之法，有独用者，有炙入豆豉内者（吴人称过桥麻黄）。凡

时令严寒，或症起数日，表邪郁极，当急与解散者，可独用，分量少只三分，多至五分，不过取其轻扬之性以达毛窍，非若西北正伤寒之需重汗也。或时令温暖，邪郁不甚者，可炙入豆豉内用之，分量亦少至三分，用豆豉三四钱，同水炙透，去麻黄，煎服，仿佛仲圣麻沸汤之法，然亦不可拘。若时令虽暖，而表邪甚急者，仍当专用为捷。若在暑月，可用桑白皮监之。或其人素有痰血，或病中曾见衄血者，俱宜兼用桑白皮，此《局方》华盖散之遗制也。至于救逆诸法，则有麻黄与白膏同用者，如邪郁数日，已从火化，苔黄口渴者，以麻黄、豆豉、鲜石斛同用，舌尖微绛者尚可用。有与黑膏同用者，如误治在前，表邪未达，痧透不畅，而舌色绛赤者，麻黄可与豆豉、生地同用。手足瘈疭者，可参用羚羊角，并有与石膏同用者。如发于暑月，而复误治，痧火与暑邪交并，热甚生风，手足瘈疭，神识瞀乱，而邪仍未达，舌焦黑口渴者，不得已可试用之。即非暑月，但见以上诸证者，亦可参用。活法在人，是在临证者审体之。其言之鲜明如此。奈近世病家，辄畏麻黄、石膏而不敢服。医者迎合其意，随改用薄荷、蝉衣、牛蒡、银花、连翘、细辛、芦笋、玉枢丹等，或用葱白、豆豉、紫背浮萍、青蒿脑、紫草、丹皮、青箬叶、鲜茅根、太乙紫金丹等，皆轻清芳烈之品，仿洄溪治温疫之法，服之虽亦能发汗透痧，然总不及麻杏甘膏汤之速效。曹氏心怡所谓喉痧一证，历来鲜善治者，以不敢用麻黄畅发其表也。丁君在沪行道数十余年，医名甚盛，乃敢用数千余年历劫不磨之经方，可谓医林之铮铮者矣。

周童 年十四岁，住中法学堂后面。

疫喉痧。今春天时不正，喉痧盛行，传染而患已八天。

痧虽布而未透足，热势不退，喉关肿腐，颈项左右肿硬疼痛，欲成痧毒，大便泄泻。脉滑数，舌苔黄。脉证合参，风毒欲达而不能遽达，已有内陷之象也。

先进葛根芩连汤加味，以止便泄。继投败毒汤去牛蒡加元参，以消痧毒。

生葛根钱半　净蝉衣八分　青连翘三钱　苏薄荷钱半　片黄芩酒汁，一钱　小川连酒洗，七分　生甘草五分　炙僵蚕二钱

接方　荆芥穗钱半　薄荷叶一钱　炙僵蚕三钱　板蓝根钱半　青连翘三钱　象贝母二钱　生蒲黄包煎，三钱　京赤芍三钱　益母草三钱　元参三钱　生甘草六分　生石膏研细，四钱

初方一剂，服后即得汗热减，泄泻即止。惟痧毒肿硬益甚，喉关肿腐不脱，汤饮难进。继投接方，并外敷药，痧毒即消，咽喉肿腐亦去，数日而安。

廉按：风毒喉痧，初起即当用荆防败毒汤加减，以表散开达，苦寒清滋等味，一味不可兼杂，使其痧从汗透，病毒自然不留。毒既外泄，喉疫当然轻减，直待痧回肿退，鼻有清涕，遍身作瘭蜕皮，方进凉血清解之味，靡不应手速效。此案亦同此意"稍嫌芩、连苦泄，用得太骤，致有肿硬甚益，汤饮难进之反应。幸而改进败毒，犹得挽回于中道，否则殆矣。故曹心怡《喉痧正的》谓："凡遇风毒喉痧，先以得畅汗为第一要义，"旨哉言乎。

李氏　年四十余岁，南京人，住上海老北门内。

温疫喉痧。由侍他人之喉痧，遂致传染。前数医谓此妇素体阴亏，仅用薄荷、元参、桑、丹、茅芦根等，方药平淡而不效。

发热五六天，麻疹布而不匀，咽喉肿痛欲闭，牙关拘紧，喉中痰声辘辘，滴水难下，便闭数日。脉郁数不扬，舌不出关，苔薄腻黄。余断之曰：此温疫之邪，为外寒所束，痰热交阻膈中，壅塞肺胃之间，危在旦夕也。

急投透痧解毒汤加六神丸、凉膈散、竹沥、萝卜汁等，解其表邪，通其腑气，以挽救之。

荆芥穗钱半　粉葛根生，二钱　炒牛蒡二钱　嫩射干二钱　前胡钱半　净蝉衣八分　紫背浮萍三钱　青连翘二钱　淡香豉三钱　白僵蚕三钱　淡竹茹三钱　生甘草五分　桔梗一钱　六神丸先吞，七粒　凉膈散包煎，三钱　淡竹沥　萝卜汁冲，各一瓢

一日两剂，服后得汗与便。外以香菜煎水，揩其肌肤，以去外束之寒。次日痧布，喉关渐开，数日而愈。

廉按：风温时毒，酿成喉痧，近今发现为最多。此案疗法，表里双解，合解肌透痧、涤痰通肠等药，使疫毒半从汗出，半从便出，双方兼顾，面面周到。惟方中生甘草一味，凉膈散内已备，可删。症既喉肿欲闭，痰声辘辘，葛根太升，亦可减去。

夏君　年二十余，扬州人，住上海陈大弄。

温毒喉痧。患时疫喉痧五天，痧痧虽已密布，独头面鼻部俱无，俗云白鼻痧，最为凶险。曾经服过疏解药数帖，病势转重。

壮热如焚，烦躁谵语，起坐狂妄，如见鬼状（病家以为有祟为患），咽喉内外关均已腐烂，滴水难咽，唇焦齿燥。脉实大而数，舌深红。余曰：此疫邪化火，胃热熏蒸心包，逼乱神明，非鬼祟也。

头面鼻部，痧虽不显，然非但用升葛等升散可治，投犀角地黄汤解血毒以清营，白虎汤泄胃热以生津，二方为佐以硝黄之咸苦达下，釜底抽薪。

黑犀角磨汁冲，六分　鲜生地一两　赤芍二钱　丹皮二钱　风化硝分冲，三钱　生石膏研细，一两　白知母四钱　生甘草六分　生锦纹四钱

服后，过数时得大便，即能安睡。次日去硝、黄，原方加金汁、竹油、珠黄散，服数剂，即热退神清，咽喉腐烂亦去。不数日而神爽矣。

廉按：同一喉痧，有时喉痧、疫喉痧之别。无传染性者为喉痧，因于风温者最多，暑风及秋燥亦间有之，其症喉虽红肿且痛，而不腐

烂，痧虽发而不兼骁。有传染性者为疫喉痧，因于风毒者多，因于温毒者亦不鲜，其症喉关腐烂，而不甚痛，一起印骁痧并发，骁则成片，痧则成粒。丁君自制解肌透痧汤，为治风毒喉痧之正方，凉营清气汤为治温毒喉痧之主方，各有攸宜，慎毋混用。若不辨而误用，无不起剧烈之反应，而其寿立倾。临证之时，必先注意而慎重之。

傅君 年二十余岁，住上海塘山路。

风毒喉痧。传染而得，已有八天。前医之方，皆是养阴清肺汤等类。

壮热无汗，微有畏寒，痧麻隐约，布而不显，面色紫暗，咽喉肿腐，滴水难咽，烦躁泛恶，日夜不安。脉郁数不扬，舌苔黄腻。余曰：此喉痧误认白喉也。傅氏数房，仅此一子，老母少妻，哭泣求救。余对之曰：症虽凶险，正气未败，尚可挽回。

随投透痧解毒汤，加枳实、竹茹疏达开豁，兼刺少商出血，开闭泄火。

荆芥穗钱半　净蝉衣八分　粉葛根二钱　青连翘二钱　紫背浮萍三钱　炒牛蒡二钱　炙僵蚕三钱　淡香豉三钱　嫩射干一钱　轻马勃包煎，八分　小枳实钱半　鲜竹茹二钱　生甘草五分　前胡钱半

一日夜服两剂后即得畅汗，麻痧渐布，面色转红，咽喉肿腐亦减。连进数剂，三四日即愈。喉痧之证，有汗则生，验之信然。

廉按：治病必先其所因。凡烂喉痧原因，都由瘟毒吸入肺胃，又遇暴寒折郁，内伏肠胃膜原，复触时令之厉风而发。其发也，蕴蒸之毒，弥漫三焦。幸而获治，则毒散而气化，不致牵连传染。不幸失治，则毒聚成疫，触之即病，以次递传，甚至累年不已，如近日沪绍情形，愈发愈盛，迄今未之或息也。陈氏所谓疫痧，余氏所谓疫疹，信矣。其症重在痧子，不重咽喉。初起治法，必先急与开达，轻则如蝉衣、牛蒡，重则如麻黄、葱白之类。其次祛风，荆、薄在所必

需，若已从火化者，桑、菊、银翘亦可参用。又次开肺，肺气开则皮毛亦开，自无壅滞不透之患，故前胡、射干亦为要药。又次解毒，玉枢丹、太乙紫金丹等又当兼用。其他如杏仁、橘红之化痰，青箬、柽柳之循经速达，皆为此症辅佐之良品。此初起一二日之大概情形也。至于二三日间，外束之风寒已解，内蕴之毒火方张，凉泻攻毒，急急宜投，如犀角、鲜地、川连、生大黄、风化硝、金汁等，尤为釜底抽薪之妙法，腑气通畅，瘀火自熄，咽喉亦渐愈矣。若仍执辛散开透之方，则火势愈炽，肿势方增，腐亦滋蔓，必至滴水下咽，痛如刀割，炎势燎原，杀人最暴。遇有议用凉泻者，反以郁遏诽谤之此偏于发散开达之为害亦巨也。总而言之，要惟于先后次第名间，随机权变，对症发药，斯为中其窾矣。此案但用解肌透痧即愈者，特其病势之轻浅者耳。

王君　年二十岁，本丹阳人，客居沪上。

烂喉痧痧。新婚之后，阴液早伤，适因喉疫盛行，遂传染而甚重。

痧痧虽布，壮热不退，烦躁不寐，汤饮难咽。延余诊治，病已七天，切脉弦洪而数，舌鲜红起。此温疫之邪，化火入营，劫津伤阴，内风欲动，势将痰涌气喘，危在旦夕间矣。

急投犀角地黄汤清营解毒为君，竹叶石膏汤清气达邪为臣，佐以金汁珠黄散清喉制腐，使以竹沥清润涤痰。

磨犀粉五分　赤芍二钱　青竹叶三十片　金银花三钱　鲜生地八钱　丹皮二钱　生石膏研细，八钱　青连翘三钱　金汁分冲，二两　淡竹沥分冲，一两　珠黄散（珠黄、琥珀各七分　西黄五分　西瓜霜一钱）

药汤调下。先用活水芦笋二两，同生石膏煎汤代水。

叠进二剂，诸症大减，调理数日而痊。

廉按：丁君案后自注云：行道数十年，诊治烂喉痧痧，不下万余人，方不外汗清下三法。其汗法约有四方：解肌透痧汤、加减麻杏甘膏汤、加减升麻葛根汤、败毒汤。

解肌透痧汤 专治痧麻初起，恶寒发热，咽喉肿痛，妨碍咽饮，遍体酸痛，烦闷泛恶等证（痧麻见咳嗽为轻，无咳嗽为重）。

荆芥穗钱半　净蝉衣八分　嫩射干一钱　生甘草五分　粉葛根二钱 炒牛蒡二钱　轻马勃八分　苦桔梗一钱　前胡钱半　连翘壳二钱　炙僵蚕三钱　淡豆豉三钱　鲜竹茹二钱　紫背浮萍三钱

如呕恶甚，舌白腻，加玉枢丹四分冲服。

加减麻杏甘膏汤 专治痧麻不透，憎寒发热，咽喉肿痛或内关白腐，或咳嗽气逆之重证。

净麻黄四分　生石膏四钱　象贝母三钱　鲜竹叶三十张　光杏仁三钱　射干八分　炙僵蚕三钱　白萝卜汁一两　生甘草六分　连翘壳二钱　薄荷叶一钱　京元参钱半

加减升麻葛根汤 专治痧麻虽布，而头面鼻独无，身热泄泻，咽痛不腐之症。

川升麻五分　生甘草五分　连翘壳二钱　炙僵蚕三钱　粉葛根钱半　苦桔梗一钱　金银花三钱　鲜荷叶一角　薄荷叶八分　京赤芍二钱　净蝉衣八分　萝卜缨三钱

败毒汤 专治痧麻未曾透足，项颈结成修毒，肿硬疼痛，身热无汗之症。

荆芥穗钱半　薄荷叶一钱　连翘壳三钱　生蒲黄三钱　生石膏四钱　炒牛蒡二钱　象贝母三钱　益母草三钱　生甘草六分　京赤芍三钱　炙僵蚕三钱　板蓝根钱半

如大便泄泻，去牛蒡、石膏，加葛根、黄芩、黄连。

其清法亦有四方：加减黑膏汤、凉营清气汤、加减滋阴清肺汤、加减竹叶石膏汤。

加减黑膏汤 专治疫邪不达，消烁阴液，痧麻布而不透，发热无汗，咽喉肿红，做痛白腐，口渴烦躁，舌红绛起刺，或舌黑糙无津之重证。

淡豆豉三钱　薄荷叶八分　连翘壳三钱　炙僵蚕三钱　鲜生地四钱　生石膏四钱　京赤芍二钱　净蝉衣八分　鲜石斛四钱　生甘草六分　象贝母三钱　浮萍草三钱　鲜竹叶三十张　茅芦根各一两

凉营清气汤　专治痧麻虽布，壮热烦躁，渴欲冷饮，甚则谵语妄言，咽喉肿痛腐烂，脉洪数，舌红绛，或黑糙无津之重症。

犀角尖磨冲，五分　鲜石斛八钱　黑山栀二钱　牡丹皮二钱　鲜生地八钱　薄荷叶八分　川雅连五分　京赤芍二钱　京元参三钱　生石膏八钱　生甘草八分　连翘壳三钱　鲜竹叶三十张　茅芦根各一两　金汁冲服，一两

如痰多，加竹沥一两冲服，珠黄散每日服二分。

加减滋阴清肺汤　专治疫喉、白喉，内外腐烂，身热苔黄，或舌质红绛，不可发表之症。

鲜生地六钱　细木通八分　薄荷叶八分　金银花三钱　京元参三钱　川雅连五分　冬桑叶三十张　连翘壳三钱　鲜石斛四钱　甘中黄八分　川贝母三钱　鲜竹叶三十张　活芦根去节，一两

如便闭，加生川军三钱，开水泡，绞汁冲服。

加减竹叶石膏汤　专治痧麻之后有汗，身热不退，口干欲饮，或咽痛蒂坠，咳嗽痰多等症。

青竹叶三十张　桑叶皮各钱半　金银花三钱　鲜苇茎去节，一两　生石膏六钱　光杏仁三钱　连翘壳三钱　白萝卜汁一两　生甘草六分　象贝母三钱　冬瓜子四钱

其下法亦有四：或单用生川军汁苦寒直泻；或并用硝、黄咸苦达下；或兼用凉膈散，发表攻里，肃清三焦之邪热；或重用陈金汁，以浊泄浊，且有防腐止烂之效能。究其来历，大都从陈氏《疫痧草》、夏氏《疫喉浅说》、曹氏《喉痧正的》三书脱化济出，已扼喉痧证治之大要矣。

（《全国名医验案类编》）

袁桂生

养阴清解治喉痧

袁桂生，江苏扬州人，民国医家

牛筱川夫人 忘其年，住本镇。

春温喉痧。今年二月患喉痧症，服药不效，遂邀予诊。

痧出鲜红，咽喉右边破烂，色红而兼有白腐，并不大肿，颧红唇红，身热作恶，汤水不能下咽。脉数，舌前半红赤无苔。此阴液素亏，感受温热为病。先宜养阴清热解毒，外吹锡类散。

细生地三钱　原麦冬三钱　金银花三钱　紫花地丁三钱　川贝母三钱　白知母二钱　生甘草五分　青连翘三钱　西藏橄榄三枚

作煎剂。

次诊：次日上午九时复诊，述昨药服后，夜间能安睡两小时，热减恶定。能进茶汤，仍用原方。

三诊：下午十时复诊，诸恙无大进退，惟舌光红无津，片刻不饮茶，则燥硬不柔，身微热，不能寐。盖日间亲戚问病者多，言语劳神，以阴亏之病，骤然劳神，则津液益亏，脑力益衰，而虚火亦益炽，此所以舌本燥硬，而光赤无津，不能寐也。非大剂养液安神之法，断难有济，乃以大剂增液汤为主。

干地黄八钱　原麦冬四钱　元参六钱　朱拌茯神四钱　百合三钱　鲜石斛三钱　炒枣仁四钱　甘草五分　莲子心四分

四诊：第三日复诊，诸恙悉减，喉烂亦退，惟精神疲弱，夜间不能多寐。仍以原方减轻其剂，并加茅根、沙参、地骨皮等药。

五诊：接服两剂，喉烂全平，身热亦退，痧亦脱皮。但不思饮食，舌淡无苔，脉息软小而兼有滑象。盖津液虽复，胃气尚虚，乃以四君子汤加味。

潞党参三钱　生于术钱半　云茯苓三钱　清炙草五分　干地黄三钱　炒熟地炭四钱　生谷芽二钱　炒扁豆三钱　湘莲七枚

调补旬日而痊。

廉按：喉痧有轻有重，轻则温邪仅在经络，疏而达之，则痧透而喉痛即解；重则疫火灼伤脏腑，虽用疏达，而痧出鲜红，喉烂起腐者，以阴液素亏，不耐疫火之熏蒸也。余曾数见不鲜矣。此案初方，即用养阴清热为君，参以解毒，继用大剂增液安神，终用益气滋阴，双补阴气以收全功，纯为阴虚者患春温喉痧而设。陈继宣谓喉痧阴虚者，灼热无汗，喉烂神昏，痧红成片，舌绛且光，阴液燥涸，其毙甚速，故其方不得不注重养阴清喉也。

金平卿哲嗣　年八岁，住本镇。

烂喉疫痧。体质素瘦，今年三月出痧，痧后又生泡疮，至六月初旬，又病喉痧，发热咽痛。初由西医蒋某治之，用冷水浸毛巾罨颈项，又用水浴法，及服安知必林，与盐剥水漱喉等法，均无效。病势益剧，其岳家童姓荐予治，时六月十五日也。

身热，咽喉两旁上下，皆溃烂腐秽，口渴溲黄。脉息软数，舌红无苔。盖阴液大亏，热邪燔灼于上焦也。热不难解，惟咽喉全部腐烂，而阴液亏耗，断非实证可比。危险已极，幸神不昏，呼吸不促，不烦躁，尚可挽救。

内服以加味增液汤为主，外以吹喉锡类散频频吹之。先用淡盐汤漱喉，漱后吹药。金君自以体温计，置病人口中验热度，已有一百零五度（40.6℃）之高。予谓体温计虽能验热度之高下，能分虚实，万不可泥以论病。若只准体温计所验之热度以法，则当用三黄白虎。然就脉象舌色而论，则不独三黄白虎不可误投，即西药中之退热剂，亦非所宜。否则危亡立见，噬脐无及矣。金君韪之，遂以予方煎服焉。

鲜生地一两　原麦冬三钱　元参三钱　金银花三钱　肥知母一钱　鲜石斛三钱　天花粉二钱　黄芩一钱　青连翘三钱　生甘草六分

次诊：十六日复诊，四肢不热，身热亦轻，舌色红艳而光，毫无苔垢，大便通利，溲色黄浊，言语多，口不渴，彻夜不寐，喉烂如故，脉息虚数。原方去黄芩、花粉、知母、鲜生地，加西洋参、枣仁、茯神、百合等品。

次方：西洋参钱半　炒枣仁三钱　朱拌茯神三钱　原麦冬三钱　干地黄五钱　鲜石斛三钱　元参三钱　青连翘三钱　生甘草六分　金银花三钱
先用百合一枚，煎汤代水煎药。

三诊：十七日复诊，舌上红色转淡，夜间能睡一二时，谵语亦减，咽喉上部腐烂较退。惟下部及隔帘等处，仍然腐烂，精神疲惫，脉息虚细无神，是气血大虚之候也。急宜培补，拟方以大补元煎合增液汤法，惟吹药仍用锡类散，日吹数次。

西洋参二钱　炒熟地炭四钱　干地黄四钱　怀山药三钱　元参二钱　鲜石斛二钱　朱茯神四钱　麦门冬二钱　人中黄四分

四诊：十八日复诊，夜寐甚安，谵语亦止，稍能进粥汤，烂减退大半，脉息仍细弱无神。仍用原方加味。

西洋参二钱　炒熟地四钱　干地黄四钱　朱茯神四钱　怀山药三钱　元参二钱　鲜石斛二钱　原麦冬二钱　人中黄四钱　湘莲三钱　女贞子三钱

五诊：十九日复诊，喉烂全退。用毛笔蘸水拭之，腐物随笔而出，全部皆垷好肉，不比前数日之黏韧难拭矣。脉息亦较有神，而现滑象，舌色仍淡无苔，小便清，能进薄粥。仍用原方加减。

西洋参二钱　炒熟地三钱　干地黄四钱　朱茯神四钱　元参二钱　湘莲三钱　原麦冬二钱　怀山药三钱　人中黄四分　贞子三钱　扁豆三钱

六诊：二十日复诊，饮食较多，乃以原方减轻其剂。接服两日，眠食俱安。但忽又发热，或轻或重，而热之时间又不一致。金君复以体温计验之，仍在一百零五度及一百零三四度之间，甚以为忧。予曰：无恐也，此气血未能复原，营卫未能调和，而邪热之内伏者，仍不免有余蕴耳。且现在喉烂痊愈，眠食俱安，种种生机，与七日以前之危险现状，相去不啻天渊。乃以前方去熟地，酌加青蒿、佩兰、苡仁、地骨皮等药。接服两剂，遍身发出白痦，如水晶、如粟米，而热遂退，饮食亦渐多。但仍不能起床行立，嘱以饮食培养，如鸡鸭汤、粥饭之类尽量食之，自是遂不服药。

越数日，为其祖母诊病。此儿犹未能起床，但饮食甚多，每日夜须食六七餐。至半月后，始稍能行动，一月后，始能出卧室。可以想见其病之危，体之虚矣。当其未能出卧室之时，亦间有发热便秘，面目浮肿诸现状，皆未以药治之。此为病后应有之现象，一俟气血精神恢复原状，则自痊矣。此病得瘥，固由病家始终坚信，旁无掣肘之人，而夏君子雨赞助之力亦足多焉。予用熟地时，病家不敢服，虑其补也，赖夏君为之解说，盖夏与金固旧交，而亦精于医者也。

廉按：疫痧时气，吸从口鼻，并入肺经气分者则烂喉，并入胃经血分者则发痧。故烂喉者色多白，病在肺而属气；发痧者色多赤，病在胃而属血，其疫则一也。一发于咽喉之地，一达于肌表之间，在肺则曰烂喉，在胃则曰发痧，是以名烂喉痧。喉痧气血同病，内外异形，其病根不外热毒，热胜则肿，毒胜则烂，热非清凉不解，毒非芳香不除，清凉解毒，芳香逐秽，治疫要领；再视其气质之虚实何如，随症而变通之。此案为救误而设，纯仿阴虚烂喉例治，故以救阴为主，略参解毒，乃治烂喉疫痧之变法也。

(《全国名医验案类编》)

刘荣年

地龙蛋清开喉闭，葛根石膏通表里

刘荣年，民国医家

许童　年十余岁，住省城。

烂喉痧。外感风热时毒而成。喉中肿烂白腐，顽涎甚多，浑身大热，兼有疹子，尤渴饮冷，昏迷不识人，大便闭结，小溲短赤。脉象浮洪，舌红苔黄腻。合参各证，确系烂喉痧。此缘外受风温入于阳明，上蒸于肺，故咽喉溃烂，兼有疹子，正是温热欲出不得所致。与白喉证之喉中干燥，五心烦热者，迥乎不同。医家泥于《白喉忌表抉微》一书，以白喉法治烂喉痧，专用滋阴之药，闭塞外邪，使不得出，故致神昏不识人。夫风寒温散，风温凉散，凡是外感，自无不用表散之理，喉痧乃温证最重之一端，非用大剂清解，何以祛此温邪也。

内服汤药，外用吹药，葛根主身大热烦渴，用以为君，佐以薄荷、菊花以解其表，再用石膏以清其里，板蓝根、贝母、土牛膝以清理咽喉，鲜苇根以透发疹子，双花、丹皮、芍药以为之使。又因过服滋腻之药，再加栝蒌以治胸结。又恐喉间肿甚，不能下药，先用圣惠方地龙、鸡子白法，以开喉闭，外吹锡类散，以治腐烂。

生葛根五钱　菊花二钱　板蓝根三钱　土牛膝三钱　金银花二钱　苏薄荷二钱　生石膏捣，三钱　川贝母三钱　鲜苇根五钱　粉丹皮二钱　生白芍二钱　全栝蒌三钱　粉甘草一钱用水六茶碗，单煮葛根成五茶碗，再纳诸药煮成三碗，分三次服。

又方 《圣惠方》治喉闭法，用鲜地龙（一名蚯蚓，俗名曲鳝）一条，研烂，以鸡子白（即鸡蛋清，去黄用）搅和，灌入即通。

又方 锡类散见尤在泾《金匮翼》、王孟英《温热经纬》二书，故不赘录。

服地龙后喉肿渐消，饮水即不再呛。服药后身热渐退，疹子渐消。吹锡类散后，白腐即随涎而出。次日即将原方减去葛根、菊花、薄荷，共服药三剂，即行痊愈。

余愤时医以白喉法治烂喉痧，枉死者众，因将二症异点细心分辨，征之历年经验，著有《烂喉痧证治辨异》一书。

廉按：辨证明晰，用药切当，惟此属普通治法。如现舌绛，咽喉红肿，肌红如锦，音哑口干，灼热神昏，亦须大剂滋营增液，清热解毒之法，不可执守成法为妥。

（《全国名医验案类编》）

叶鉴清

疫喉痧宜大剂清解，生津败毒

叶鉴清，近代医家

钱左 年八岁，苏州人，寓唐家弄。

疫喉痧。传染时疫致病。喉痛红肿有腐，凛寒壮热，面赤肤红如锦纹，胸头手肢稍见点粒，杂有白色细点，烦闷大渴，时有谵语，便闭溺赤，头面有汗，阳明热甚，气血两燔。脉来洪数，右部尤甚，舌鲜绛，苔黏浊，体温一百零四度半，来势速而且险，此疫疠传染极重之喉痧也。幼稚质弱，抵抗力薄，防津涸陷闭骤变。

宜以大剂清解，生津败毒，冀其转机，速请高明酌进为妥。喉痧是疫毒最危之候，余师愚有清瘟败毒饮，重用石膏，直入胃经，退其淫热，生地、石斛保其津液为君，羚羊角、丹皮、赤芍清泄气血之热，参以凉肝为臣，银翘、甘中黄之解毒，兼元参之清喉养阴为佐，葛根、蝉衣、茅根转扬宣透为使也。

生石膏研细，二两　鲜石斛先煎，一两　牡丹皮三钱　甘中黄八分　净连翘五钱　鲜生地一两　羚羊片先煎，钱半　赤芍二钱　板蓝根四钱　金银花五钱　粉葛根一钱　润元参四钱　蝉衣一钱　茅根去心衣，煎汤代水，四两　另用茅根、芦根，煎汤代茶。

次诊：红痧较透，壮热汗多，喉腐红痛，而有稠痰，渴思生冷，脘闷烦躁，间有谵语，舌绛苔黏浊，便闭，溺赤如血，脉数大，体温一百零四度二，此时疫传染，直入阳明，气血均受燔灼，病仅三日，津液已经大伤，症势危险，变迁极速，与寻常感冒风痧不同。今拟生津凉胃，清解热毒。

生石膏研细，二两　鲜石斛一两　大青叶三钱　甘中黄八分　牡丹皮三钱　鲜生地一两　元参五钱　天花粉四钱　川贝四钱　黑山栀三钱　金银花五钱　净连翘五钱　茅根肉去心衣，五扎　犀角磨冲，四分

三诊：红痧稠布，神识尚清，仍壮热汗多，大渴大饮，喉痛红腐，舌干绛，苔垢厚，烦躁气闷，未见轻减，大便五日未行，溲赤茎痛热甚，为毒充斥阳明，津液灼伤殊甚，致肠腑宿垢，不得下行，频转矢气奇臭，即是明证，脉来六部一律数大，体温一百零四度半，病势正在险途。今日仍议清胃生津，通利大便。

生石膏研细，二两　鲜石斛一两　瓜蒌仁五钱　生草梢七分　黑山栀三钱　鲜生地一两　肥元参五钱　元明粉与瓜蒌仁同打，一钱　生大黄三钱　丹皮三钱　青连翘五钱　金银花五钱　犀角磨冲，四分

四诊：大便两次，先燥屎，后微溏，解后热势较和，烦躁气闷渴饮亦稍缓，红痧稠密，喉腐已化，红痛略减，溺赤茎痛，脉来数大稍静，体温一百零三度，舌干绛，津伤热甚。稚年阴分不充，病虽小愈，不足恃也。治再清胃，生津解毒。

生石膏一两半　鲜石斛八钱　生草梢七分　牡丹皮三钱　净连翘四钱　鲜生地八钱　元参四钱　细木通四分　焦山栀三钱　金银花四钱　大竹叶三钱　茅根肉去心衣，五扎

五诊：红痧稍回，蒸热有汗，喉痛较和，而有稠痰，夜寐稍安，烦躁渴饮等亦较平，溺赤茎痛，脉大虽似稍敛，数象尚甚，舌质绛，苔已化，体温一百零二度。阳明邪热有余，津液不足，慎防生变，治守原意。

生石膏研细，一两　鲜石斛七钱　天花粉四钱　净连翘四钱　竹叶心

三十根　鲜生地八钱　川贝母去心，三钱　元参四钱　金银花四钱　灯心三扎　生草梢七分　塘西甘蔗皮五钱

六诊：红痧渐回，身痒，表热较淡，内热烦闷渴饮等亦较和，种种邪退之象，邪既退化，津液即可保全，舌绛稍淡而润，喉痛已和，溺赤茎痛，脉来弦数，体温一百零一度半。邪疠虽退，蕴热尚盛，童年阴未充足，须加意谨慎，勿变方妥。今日仍议生津清化。

生石膏研细，七钱　元参三钱　生草梢五分　净连翘四钱　竹叶心三十根　鲜石斛七钱　天花粉四钱　绿豆衣五钱　金银花四钱　灯心三扎　嫩芦根去节，一两　塘西甘蔗皮五钱

七诊：热势大衰，红痧循序而回，诸恙悉见和平，脉来右弦数，左尚和平，舌红润，根薄，体温一百零一度。邪势日退，津液日回，胃纳亦展，种种逢凶转吉，化险为夷，治再清养。

西洋参一钱　元参三钱　净连翘三钱　大竹叶三钱　灯心三扎　鲜石斛四钱　嫩芦根去节，八钱　金银花三钱　绿豆衣四钱　甘蔗皮塘西，四钱

八诊：痧回热减，惟寐醒后，嗌燥口干苦，须饮汤水，方能言语。喉痧乃疫毒之病，极伤津液，大便欲行而不解，肠燥有留热也。脉来右尚弦数，体温一百度。治守原法，参以润肠。

西洋参一钱　元参三钱　净连翘三钱　瓜蒌仁四钱　大竹叶三钱　鲜石斛四钱　大麻仁研，四钱　金银花三钱　松子仁三钱　嫩芦根去节，八钱

九诊：大便仍欲解不行。后用洋蜜锭纳谷道中，逾时始得下行，尚畅，即古人蜜煎导法，最稳妥效速。暮分尚形肌热口干，津液不复，余热未清，所幸粥饮渐加，夜寐顿安，体温一百度。静养调理，自可复元。

西洋参一钱　元参三钱　净连翘三钱　绿豆衣四钱　原金斛三钱　东白薇钱半　金银花三钱　嫩芦根去节，八钱　甘蔗皮塘西，四钱

十诊：表热已解，大便又行，溺黄，邪热已退，津液来，脉至数

象已和。病后调理，贵乎平淡。

西洋参一钱　稽豆衣三钱　绿豆衣三钱　淡竹叶钱半　甘蔗皮四钱
原金斛三钱　生谷芽三钱　嫩芦根四钱　灯心三扎

十一诊：诸恙皆和，脉来和软有神，安谷甜睡，再以平淡调理。

西洋参一钱　川石斛三钱　稽豆衣三钱　淡竹叶钱半　橘白一钱　南
沙参三钱　生谷芽三钱　绿豆衣三钱　灯心三扎

服三剂痊愈。

廉按：治喉痧之法，宜辛凉横开，以陈氏《疫痧草》《喉疫浅说》
两书，最为善本，其次余氏《疫疹一得》。此案亦守是法，首尾十一
方，随机应变，法稳方妥，可为后人效法，诚有功于世之佳案也。

（《全国名医验案类编》）

尹榘山

紫雪银翘，芳透解毒
竹叶石膏，清胃和中

尹榘山，民国医家

郑继功，年逾三旬，平阴县自治员，住城北郑家庄。

瘟毒喉痧。本年正月下旬赴诸城，路经济南，与友人盘桓多日。家人专丁送信报告云：阖家俱染瘟证，已殇一幼女矣，闻耗变欢乐为忧伤，匆匆旋归，见家人皆病，非常忧闷，不但殇女之悲也，因之己亦感染。

初得时，喉疼咽干而呛，满嗓色白腐烂，水难下咽，目赤唇焦，全身现疹，危险已极。经医生张某，用刀割三次，病势益剧。

六脉洪数，惟尺浮大有力，舌白而尖绛，干燥少津液。予向家人曰：此瘟毒喉痧也。乃阳明三焦郁火炽盛，上干肺脏之病。其喉生肿疼者，皆挟热为之。若风毒结于喉间，其热盛则肿塞不通，而水浆不入，俗名狼掐脖，症势险而速。按世医疗此证者，尽知忌发表，诚恐用荆防等品因风吹火，酿成燎原之势，因执定养阴清肺汤以为主方。不知此证，若专系燥热在内，但现白喉，养阴药犹可重用；既兼痧疹，必有表邪，当痧疹将现未现之际，经络贵乎透泄，而用地、冬滋腻等品以填补之，反将瘟毒遏住，大非所宜，当用竹叶石膏化毒汤为治。

先服紫雪丹以救急，次服银翘散以透解热毒，又次加减竹叶石膏汤。而以生石膏直清胃热为君，金汁、银翘、元参以解火毒为臣，竹叶、木通、人中白等以泄小肠之积热为佐使，末用粉草，引用苇根者，所以和中气而使邪热透出肌表也。

生石膏四钱　研细金银花二钱　净连翘二钱　大元参四钱　淡竹叶一钱　木通一钱　鲜生地五钱　甘中黄钱半　粉甘草八分　鲜苇根二两　鲜茅根去衣，二味煎汤代水，一两　金汁分冲，二两

又方　生石膏研细，三钱　犀角一钱　金汁冲，二两　川贝母去心，三钱　细木通一钱　竹叶一钱　粳米一大撮

调服丹散后，继服前汤药方三剂，后汤药方三剂，病遂痊愈。

廉按：喉痧与白喉，医者辄多误治。今揭其异点于下，俾学者一览了然。一、喉痧由于风温时毒，或湿热秽浊之毒；白喉由于风燥煤毒，或煎炒辛热之毒，其异点一。一、喉痧初起，即憎寒壮热，或乍寒乍热；白喉初起，即浑身发热，或身反不热，其异点二。一、喉痧初起，即痧点隐约，甚或密布，肌红且多，发于邪盛火旺之时，其色鲜红而紫艳；白喉初起，并不发痧点，即或见痧点，亦多发于邪退毒轻之际，其色淡红而枯燥，其异点三。一、喉痧初起，喉红肿黏涎，继即色现深紫，或紫黑黄腐灰白不等；白喉初起，喉微痛，或不痛，有随发而白随现者，有墨二三日而白始见者，有白腐假膜成片者，有白点白条白块不等者，甚至有满喉皆白者，其异点四。一、喉痧初起，皆毒盛火亢，初陷则耳前后肿，颊车不开，再陷则神昏谵语，痉厥立至，鼻扇音哑，肺阴告竭而毙；白喉初起，即毒烁阴虚，初溃则白自落，鼻孔流血，再溃则两目直视，肢厥神倦，黏汗自出，肺气上脱而毙，其异点五。而其所殊途同轨者，同为喉烂，同为疫毒，同为传染，同为毒盛血热，同为气液两伤，阴津枯涸耳。惟治疗之法，喉痧繁杂，白喉简单。喉痧之繁，繁在初治，初治杂，杂在新邪。盖因喉痧一证，虽由疫毒内伏，其发也，往往伏邪因新邪引动而出，或因

风寒，或因瘟毒，或因风热风燥，或因湿热秽浊，皆当查明原因，对症发药。此案系瘟毒喉痧，初用紫雪银翘二方，芳透解毒于前，继以竹叶石膏汤加减，清凉透解为后盾，处方步骤井然，宜其应手奏效。堪为温毒喉痧之独树一帜。

（《全国名医验案类编》）

范文甫

乳蛾非属火，"家方"一服可愈

范文甫（1870~1936），名赓治，字文甫，又字文虎，晚清民国医家

乳蛾起病急骤，畏寒壮热，咽喉肿痛，甚则溃烂。一般治法，多用清热解毒，滋阴凉血。先生认为，本病不尽属火，而以寒包火者居多，创用大黄附子细辛汤治疗，并自诩为"家方"：

生大黄三钱　淡附子一钱　细辛三分　玄明粉三钱　姜半夏三钱　生甘草一钱

"举凡乳蛾，其舌苔白，舌质微红，及有其他寒包火征象者，皆可用之"。并说："寒邪外束，非辛温不散，清凉之剂安可祛之？而阳明郁热，非硝、黄不泻，仅解毒之品，难以荡涤。若用家方，常可一服而热解，二服而肿痛皆愈矣。"门生有问之者，则曰："余之处方，皆有依据。如《灵枢·经脉》云：足少阴肾经，循喉咙，挟舌本，故《伤寒论》将咽痛列入少阴病中，我乃参会《伤寒论》各条，而立此方。"查《伤寒论·少阴病脉证并治》篇有："少阴病二三日，咽痛者，可与甘草汤，不差，与桔梗汤""少阴病始得之，反发热，脉沉者，麻黄附子细汤主之""少阴病，咽中痛，半夏散及汤主之""少阴病，得之二三日，口燥咽干者，急下之，宜大承气汤"等论述，先生综合上述之治，以附子、细辛辛热善走散其寒；大黄、芒硝苦寒咸软消其热，正如陈修园所说："少阴病本热而标寒，上火而卜水，但明神机枢

转上下出入之理，故其方有寒热、攻补，表里不同。"先生之"家方"，既广伤寒之法，又创温病之治，其圆机活法，非朝夕之功所能达也。

某年除夕，先生与诸友、门生正进年饭。忽然，抬来一人，高热咽痛，咽中乳蛾焮肿，且白腐而烂，口不能言，已三四日未进饮食，病情严重，服药均不见效。先生诊脉之后，处大剂大黄附子细辛汤与之。次日泻下十余次，热减痹开，且能进食。足见其方之神效。

此外，若见喉痹而舌红且绛、苔黄而燥，纯属实热者，先生则纯用清热解毒之剂。且对病情严重之患，每配以外治之法。如早期乳蛾，红肿化脓时，吹以锡类散、玉钥匙（玄明粉五钱，硼砂五钱，朱砂六分，冰片五分，僵蚕五分）。若乳蛾日久，溃脓而不易收敛，则吹以月白散（月石三钱，青黛一钱，煅石膏五钱，冰片三分，珍珠粉三分），使之早收早敛。

（《范文甫专辑》）

何拯华

燥疫白喉 3 案

何拯华，民国医家

周增福　年三十八岁，业商，住干溪。

燥疫白喉。深秋吸受燥气，内伏肺络而不发，至初冬新感暴冷，与所伏之燥火互相冲激，猝乘喉间清窍而发。

身痛发热，恶寒无汗，喉间初发白点，继发白块，咽燥无痰，咳则胸痛。脉左浮紧，右浮数，按之反涩，舌边尖红，苔罩白滑。此肺经伏燥内发，太阳新寒外束也。

吴氏鞠通曰："燥气为病，轻则为燥，重则为寒，化气为湿，复气为火。"故先用麻杏为君，宣肺气以达皮毛，迅散其外束之新寒，臣以甘石。石膏为治燥火主药，其气腥，能达表，其性凉，能清里。凡喉间一见白点白块，此味急不容缓，配以炙草之甘缓，一以监制麻黄，一以濡润喉关。切不可误于耐修子"忌表"二字，使外寒与内燥互相牵引也。佐以生莱菔汁，使以鲜枇杷叶者，借其辛润止咳，轻清肃肺耳。

麻黄五分　光杏仁三钱　生莱菔汁后煎，两瓢　生石膏研细，五钱
清炙草五分　鲜枇杷叶去毛筋，三大片

连服两剂头煎，津津微汗，而身痛恶寒除。惟热势大盛，喉间发白未退，遂去麻黄，倍石膏，加西洋参二钱、元参四钱，冲鲜银花

露、陈金汁各二两，又用活水芦笋、鲜白茅根各二两，先煎代水。连进三剂，白去八九，喉中但觉燥痛。又加鲜生地汁、雅梨汁、淡竹沥各两大瓢。叠服两剂，病遂痊愈。

廉按：凡时疫白喉起于秋冬之间，遇有新寒外束者，放胆用麻杏甘石汤，颇有捷效。奈近时病家畏麻黄石膏如虎，以致医不敢用，坐失病机，良堪太息。今援吾友恽铁樵君以证明之。其言曰：小女毛头，才六岁，呼喉痛。视之一边有白腐，如花生仁大，其症状发热恶寒无汗。余于评白喉忌表时，即认定此种症状等于伤寒太阳病。惟此病传变，始终不离咽喉，且舌绛口渴，是温热症状，其脉类洪数，大都无汗，于初起时得汗，则喉痛立减，此表闭阳郁之证也。今不问其喉烂与否，仅解其表而清其热，在法当瘥。其时已夜三钟，不及买药，姑俟明日。乃晨六钟视之，喉间白腐，两边均有，其面积较三钟前增加一倍，病毒进行之迅速，良为可惊，即以麻杏石甘汤予服。而内子见报端广告，有某药房保喉药片，急足往购，每半钟含药一片。向午汗出，傍晚热退，喉间白腐面积缩小，作黄色，微带绿，其不腐处则作殷红色，痛则大瘥，是夜得安寐，翌晨霍然。余深信麻杏石甘汤之中肯，而内子颂保喉药片之功德不置。讵女儿才瘥，十二岁之儿子复病，病状尽同。余已有把握，不复惊惶。然颇欲知保喉药片与麻杏石甘功效孰胜，因勿予药，专服保喉药片。越三钟视之，白腐仍增大，惟不如不服药片者之速，痛亦不甚剧，而壮热无汗则略不瘥减。更进保喉药片，胸闷泛恶，不能受矣。内子惶急，促余予药。余曰：君谓药片佳，故余欲一观其成绩也。内子怒余以目，谓此何等事，乃作隔岸观火态度。余乃令屏保喉片弗服，更两钟，喉痛觉增剧，乃予麻杏石甘汤。喉遂不痛，越宿霍然愈矣。嗣是每值此证，予麻杏石甘，无不效者。

赵运发 年卅二岁，供职他省，住绍兴昌安门外富陵村。

燥疫白喉。秋冬之交，久晴无雨，燥气流行，从口鼻吸入，潜伏化火，适感风而暴发。

初起头痛恶风，身热微寒，咽干无痰，喉间介介如梗，发白如粉皮样，或干咳或不咳，或咽痛或不痛。脉右寸浮数，按之微涩，舌苔薄白而糙，此肺病燥火本证也。其他肺热喉病少发白，而此独发白者，以实扶的里菌盘踞喉头，乃生假膜，其色呆白，刮之亦甚坚韧也。

先嘱其用白喉血清注射，内服喻氏清燥救肺汤加减。以色白微苦性清质轻之西洋参，色白气腥味淡性寒之生石膏为君者，此二味为清肺经燥火之特效药，臣以桑叶、薄荷、苦杏、甘草，取其辛凉而合苦甘也。悉遵燥淫于内，治以辛凉，佐以苦甘之经旨。然疫必有菌，菌必有毒，故佐以金汁、银花露之甘咸解毒，而使以白蛇退者，以蛇性喜清洁，一染秽气细菌即褪壳而换新皮，取其善退喉间之假膜也。

真西参二钱　苏薄荷钱半　光杏仁三钱　生甘草八分　白蛇退三寸生石膏研细，八钱　霜桑叶二钱　银花露二两　陈金汁二味同冲，一两

注射后，喉间假膜渐化，色转淡黄。继服汤药，一日二剂，诸证轻减。三日喉间白腐退净，色转嫩红，微咳黏痰。原方去石膏、薄荷、杏仁、蛇退、金汁五味，加栝蒌仁四钱，京川贝、鲜石斛各三钱，雅梨汁、枇杷叶露各两瓢。连服四剂，咳止胃动而痊。

廉按：白喉之证甚多，其因不一。必喉间发白生假膜成片者，乃为真时疫白喉也。互相传染，大人易治，小儿难疗者，以小儿在四五岁内，咽喉服药处处不能如法，故治之较难也。此案探源辨证，按经处方，从喻氏救肺汤加减，不拘于养阴清肺，而应效反速者，注重于燥火二字耳。方中发明蛇退之生理作用及医治效用，语虽新颖，却有理由。

张明仙　年二十六岁，业商，住水沟营。

白喉并病。白喉虽由肺经伏燥，今则挟君相火而发。

初起头痛身热，口干咽燥，喉旁发白，中间红肿而痛，甚则腮颈亦肿，咳逆痰多，胸闷心烦，不寐昏谵。脉右滑数，左关浮弦搏数，

舌根微硬，中紫尖绛。此燥热合君相火并发，乃肺心胆三经并病。遂明告之曰：其来势之猛烈，寿可立倾，勿谓言之不预也。

外内并治，先于喉间红肿处，用喉刀刺出恶血以杀其势。继则三经药并用。故以叶氏犀角地黄汤加桑、丹为君，泻心胆以清营，白虎汤去草、米加蒌、贝为臣，涤热痰以清气，佐以大青、地丁、金汁凉解血毒，使以莱菔、青果，既清燥火之闭郁，亦开痰涎之停留也。

磨犀粉药汤调下，钱半　鲜生地一两　银花三钱　青连翘四钱　鲜桑芽五钱　粉丹皮二钱　生石膏研细，一两　肥知母四钱　瓜蒌仁杵，五钱　京川贝去心，四钱　鲜大青五钱　紫花地丁四钱　陈金汁分冲，二两

先用生莱菔四两（切片）鲜青果两枚（切去头尾，劈）煎汤代水。

一日连进两剂，一剂而诸证略减，再剂而痰火渐清。原方略减用量，去犀角、青果，加生玳瑁四钱、淡海蜇四两（同生莱菔先煎代水）。又进两剂，便畅热退，神清谵除。改用吴氏五汁饮加减（鲜生地汁、甜梨汁、生藕汁、解晕草根汁、青蔗浆）调理以善其后。

廉按：凡燥疫白喉，其发白或点、或片、或块，色如鸡脂，或发热后数日始见，或一起即白喉满布，其来势虽各有轻重，而其为肺经燥毒则一。其间如有红肿者，或紫而痛甚者，挟有心经君火，胆经相火，相助为虐也。若火毒盛极，喉间紫胀，甚则两颐项背俱肿者，乃三经并病，危在顷刻之喉痹急症也，往往朝发夕死，夕发朝死。急急刺出恶血，以泄其气，用杜牛膝汁漱喉，以涌吐其痰，然后用重剂急灌，庶可转危为安。此案确系燥火白喉之三经并病，治虽急救得法，药亦大剂频服，然就余所见，间亦有不效者。

骆开明　年二十五岁，住骆家莳。

白喉坏证。病本燥疫白喉，前医误认为风毒喉痧，用荆防葛根汤，大剂透发而剧变。

初起身热白汗，咽燥无痰，喉间发白块。七八日后，忽白块自

落，音哑气喘，痰声辘辘，势如潮涌。脉右浮大滑搏，左反细数，舌绛且干。此由燥火过盛，肺液将涸，反用大剂辛燥升散，遂致激动肝风，冲气挟龙雷之火，随肾水而上逆，壅聚于喉咙之间，悉化为痰。余遂晓之曰：病不可为，无药可救。奈病家再四哀求，不得不于百无一活之中，筹万有一生之策。

潜镇摄纳为首要，先用羚角、西参、淡秋石煎汤，调下真猴枣以消息之。幸而药能下咽，痰气稍平。于是重用龟甲、牡蛎、珍珠母、玳瑁等，得至静之精介以潜阳为君，冬、地、西参专保肺液，胶、芍、玄参兼导龙雷为臣，佐以金汁水清咽润喉，载引诸药以下行，使以熟地露滋肾救肺，增阴液而不滞，仍用猴枣镇纳冲气，以坠上壅之热痰也。

羚角片先煎，一钱　西洋参一钱　淡秋石五分　真猴枣药汤调下，三分

接方　珍珠母生打，一两　左牡蛎生打，八钱　提麦冬四钱　玄参八钱　生白芍六钱　龟甲心生打，六钱　生玳瑁剪细，四钱　大生地一两　西洋参三钱　真陈阿胶烊冲，二钱　陈金汁冲，二两　猴枣药汤化下，三分　熟地露代水煎药，二十两

日服接方两剂，一剂而喘促稍安，再剂而痰声如失。原方酌减用量，去金汁、猴枣，加鲜石斛四钱、甘蔗浆、甜梨汁各两瓢同冲。连服四剂，声音清亮，胃纳稀饭，竟侥幸而得奏全功。

廉按：此为白喉极重之危候，妙在首先用具有灵性、善能息风之羚角；而猴枣坠痰，尤为神应。其色青黑，与肝肾二脏相合，故能摄纳龙雷之火，故闭证之痰热上塞，得之足以泄降。即脱证之虚痰上壅，亦可借以摄纳，并不虑其镇坠之猛，故一服后即痰气稍平。接方用大剂潜镇摄纳，又是必不可缓之要药，以平其逆涌之势，镇其龙雷之动。一日叠进两剂，亦属急证急治之方良。似此危证，幸奏全功，堪为遇此疑难大证者，别开益智之宗，新增续命之汤也。

（《全国名医验案类编》）

萧瑞器

阴寒白喉，附子破阴

萧瑞器，湖南湘乡人，清代医家

周某 忘其年，住邵阳。

阴寒白喉。素禀阳虚，传染阴毒而发。

喉间初现白点，继则白块满喉，饭粒可进，惟饮水及咽津则痛甚，身微热，四肢厥逆。脉沉缓无神，舌苔灰白而滑，如结痂状。此即《金匮》阴毒之为病，咽喉痛，五日可治，七日不可治也。

非助阳不足以破阴，故用附姜之辛热为君，佐以炙草者，甘平以解毒，使以童便，速驱喉毒从下而泄也。

黑附块蜜炙，三钱　川干姜蜜炙，二钱　炙甘草一钱　童便冲，二大瓢
一剂知，二剂已。

家严瑞器公，自弱冠厌弃科举，究心医学，于《伤寒》《金匮》二书确有心得，里敝咸称颂之。前清光绪癸未甲申间，吾乡数十百里内，多患阴寒白喉，他医率用表散或清滋，不一治，家严独得其秘，每用通脉四逆汤奏效，甚者方中用生乌附八钱至一两，连服五六剂七八剂而愈。同道中莫不骇为奇异，一遇上证，咸逊谢推荐。计当时经手治愈者，不下数十百人。伯章自行医以来，经验他种白喉极多，独于以上阴寒剧证，未曾一见，不审当日何以若此之多，而家严独能于仲景伤寒方中探骊得珠，宜为同辈所叹服也。男伯章敬志

廉按：阴寒白喉，患之者多属阳虚，虽少所见，然亦未尝无其证。前清归安名医包岩曰：白喉混称也，其中有阴虚、有阳虚。阳虚白喉，并不痛痒，并不寒热，饮食偶或不利，望之不红不肿，证属阳衰火息，非附桂不能疗是也。但就余在光绪十一年间所见，其证有表里轻重之别。一为轻证，初起白见于关内或关外，色必明润而平，满喉淡红，微肿略痛，头痛恶寒发热，饮食如常，二便和，脉多沉紧而弦，舌苔白，此阴寒尚在表之候也，治宜荆防败毒散加减；一为重证，一起白见于关内，成点成块，或满喉俱白，色如凝膏，喉内淡红微肿，时痛时止，头项强痛，身重恶寒，发热咳嗽，结胸声低，痰壅，不思饮食，目眩倦卧，手足逆冷，腹痛欲吐，脉多沉微欲绝或沉缓无神，舌苔白滑而厚，此阴寒直入里之候也，治宜椒附白通汤加减，王氏桂姜汤亦可酌用（紫徭桂、黑炮姜、炙甘草各五分，共归碗内，取滚水冲入，仍将碗炖于滚水，掉药含口，慢慢咽下，颇效）。若证在疑似之间，先用生川附切片，涂白蜜，火炙透黑，取如细粞一粒，口含咽津，如咽喉痛减轻，然后再用汤药，较为稳健。此案初起，即用通脉四逆汤，非辨证精确，胆识兼全者不办。

（《全国名医验案类编》）

李纪方

荆防败毒驱表邪，坎宫回生祛疫毒

李纪方，民国医家

沈筱岚　忘其年，住善化。

风毒白喉。初由大舌边起白泡数颗，医用元、麦、赤芍、竹叶之类，连进三剂。一宵忽痰涎上涌，精神疲倦，恶寒发热，胸结，饮食不能下咽，延余往治。喉内白块已满，色如霜雪，痰涎稠黏不断，胸膈痞满。脉两寸浮弦，右关沉紧，舌苔白滑。此风毒挟寒在表，未经宣发，误以寒凉迭进，变成坏证也。

用荆防败毒散以驱表邪，吹坎宫回生丹以祛疫毒。

荆芥钱半　防风钱半　羌活一钱　独活一钱　制僵蚕二钱　柴胡一钱　前胡钱半　枳壳一钱　桔梗一钱　法半夏二钱　银花钱半粉　甘草一钱　鲜生姜三片

坎宫回生丹

已见周案。

次诊：次日白块退净，而胸膈为风痰阻隔，食入少顷即吐，不能直达中下二焦，症类关格。其家惧甚，复巫医杂投，百计罔效。余细察脉证，犹属风痰之毒阻隔，与喉无干。遂以拔毒及龙归海之法，始两耳颈项稍发红疹；再用艾叶、皂角、白酒炒热，布包熨之，随熨随发，遍体红疹无间。其家以为变证，惧之尤甚。余曰：此佳兆也。必欲提毒表出，始能开其阻隔。次日果胸膈豁然，饮食即进，随以人参败毒散再提表以托毒。

西洋参二钱　防风去芦，二钱　白芷二钱　浙贝去心，二钱　桔梗三钱　银花三钱　白僵蚕姜汁炒，三钱　鼠粘三钱　荆芥一钱　人中黄一钱　蝉退七只　皂角刺三针

平险如意散　治一切白喉内外俱肿急症。

赤小豆四钱　大黄四钱　芙蓉叶四钱　文蛤三钱　四季葱三根　鼠粘三钱　燕子窝泥五钱

共研细末，将四季葱杵汁，以陈茶水、白酒各半共调和，炒微热，敷颈项，拔毒外出，消肿止痛。

引龙归海散　治寒证白喉急证。

本制附片四钱　吴茱萸三钱

共研细末，白酒调作二饼，贴两足心涌泉穴。若天气寒，用火微烘。庶无根之火浮越于上，得此引之而自降，亦以类相求之法也。

以人参君主之药保元，鼠粘、僵蚕利咽，法夏、陈皮以消痰饮，银花、蝉退以清余毒。连进三剂，诸证悉除。后用六君、八宝以收全功。

廉按：此由喉痧误用凉遏而喉转白烂，故用内外兼治，多方透表以排毒外出，可见凡治白烂喉，以查析原因、辨明证候为首要。爰将陆氏辨证法，节录其要，以告当世之研究喉疫者。陆培初云：比年来白烂喉盛行，死亡相继，此非不治之症，皆由医家未能辨别病源，误药所致。证分三种：一为外感实证，表受风温，病在肺。病状恶寒发热，白腐仅在外面，浮面多系白点，不至成块，舌质赤，舌苔薄润，身上或有疹或无疹。治宜辛凉解表，用前、蒡、翘、贝、勃、蝉之属，外治用薄荷、真青黛、硼砂、马牙硝等研末吹之；一为内伤虚证，阴亏燥热，病亦在肺。病状无寒热，白腐在里，如粉如石灰，发呆白色，初起成点成块，一二日即黏连成片，满布喉间，舌质红，舌苔或白或微黄或无，而必燥

涩，毫无滑腻黏涎。治宜凉润清降，用养阴清肺汤之属，外治用金银花、生甘草、象牙屑、濂珠粉、指甲、灯心灰等研末吹之；一为内伤实证，湿热熏蒸，病在胃而袭于肺。病状无寒热，间亦有寒热者，必在午后，而热不扬、寒不甚，白腐处带黄明色，必黏沫满喉，舌质红，舌苔厚腻黄滑，重者口喷秽气。治宜化湿清热，如三仁汤之属，或滑石、通草、子芩、茯苓、苡仁、金果榄、山豆根等，外治亦用金果榄、山豆根加滑石、人中白等研末吹之。其辨别全在舌苔之为燥为润为腻，以及平素体质、大小二便详察之，三证互误，均能杀人。

陈汉仙　忘其年，住长沙。

风毒白喉。患烂白喉痛数日，医用清润解毒诸剂而病愈剧，已二日余矣。其家视变证蜂起，仓皇惧甚，延余往治。发热恶寒，痰涎上涌，声如曳锯，汤水不能下咽，视喉内淡红微肿，内关白点已陷，小便不通。两手脉弦而紧，舌苔白滑。此误以清凉凝闭风寒，阻滞经络，使病毒不得外泄，遂化生痰涎，上涌咽喉，恐骤变喉闭急症。

即用坎宫回生丹合开关立效散，连吹二三次，立下交通，饮食即进。随以柴胡饮提已陷之邪。不数剂诸证悉除。后以加减六君子汤十剂而全愈。

坎宫回生丹　已载周案。

开关立效散　治一切白喉牙关紧闭，汤水难入等症。

真雄精一钱　北细辛一分　真牛黄一钱　生牙皂二分　真麝香四分　苏薄荷去梗, 六分　大梅片五分

除片麝、牛黄外，共研极细末，过绢筛，合片麝、牛黄再研极细，磁瓶收贮，蜡封固瓶口，勿使泄气。临用时以三四厘吹两腮内，或以少许吹鼻孔，立刻开窍。

柴胡饮

川柴胡二钱　羌活二钱　法半夏二钱　制僵蚕二钱　桔梗钱半　济银

花钱半　净蝉衣七只　川厚朴五分　陈皮一钱　粉甘草一钱　鲜生姜三片

加减六君子汤

西潞党五钱　生白术三钱　东白芍三钱　云茯神三钱　法半夏二钱
白归身钱半　制僵蚕钱半　陈皮一钱　济银花一钱　清炙草一钱　煨
姜三片

水煎服。连服十剂而痊。

廉按：风毒白喉，有挟寒挟热之分。挟寒者，初起头痛恶寒，身
疼发热，满喉淡红，微肿略痛，白腐多见于关外，或见于关内，形色
多明润而平，尚能饮食，二便通利，脉多浮细而紧，舌苔多白滑，此
风邪尚在表之候也。治宜荆防败毒散加减，祛风解毒，开痰发表，使
疫毒从汗排泄，则喉痛自愈。喉如腐烂，轻则用玉钥匙品白金丸频
吹，重则用坎宫回生丹。即使汗已出透，但有一毫恶寒胸闷，或身尚
作热，苦寒药仍不得夹杂，惟有轻清泄热，以尽余邪而已，必俟皮脱
肤凉，胸闷全消，鼻见清涕，而或有里热未清，及阴虚津亏者，方可
酌进甘寒之品，庶几无害。此案为风毒挟寒之白喉救误而设，尚非初
起之正治法。若挟热者更非其治，惟用坎宫回生丹合开关立效散连吹
喉间，却属外治急救之要法。然就余所见白喉险证坏证，牙关紧闭，
痰涎上涌，有不能服药亦无可吹药者，法宜先开关以扫其痰涎，甚则
针刺各穴以出恶血，通经活络，使立时清醒，再行吹药服药，庶有挽
回之希望。虽然，白喉无论寒热证，汗出似油者不治，失音动痰气喘
者不治，目光直视者不治，用针无血者不治，吹药无涎者不治，吹药
即刻痛止白落、过日复患者不治，满喉皆白、刮之紫肿带黑者不治。
医者如遇此等证候，切勿轻与用药，纵人尽天同，其能侥幸于万一
者，亦未可知，但总不如先事告明之为愈也。

长沙李兰生夫人　忘其年。

风火白喉。素因血虚肝旺，现因风热传染而发。初患喉痛，发热

恶寒，头疼心烦，口渴便涩，鼻出血丝，继见内关白块两条，肿痛异常，汤水难咽。脉左关浮数，右寸独大，舌苔边白中黄。此足厥阴风火上冲手太阴而成也。

初用银翘败毒散，吹离宫回生丹，以除肿痛。次用八物甘桔汤，以退白烂。终用六味地黄汤加瓜蒌皮、鲜茅根育阴柔肝以善后。

银翘败毒散

银花三钱　荆芥一钱　蝉蜕八分　牛蒡子二钱　西洋参一钱　连翘三钱　薄荷一钱　僵蚕钱半　甘中黄一钱　川贝母二钱

离宫回生丹　治热证白喉及乳蛾喉风等证，极效。

熊胆二钱　西洋参二钱　硼砂二钱　人中黄一钱　上青黛五分　黄连六分　山慈菇一钱　儿茶五分　真麝香三分　苏薄荷七分　大梅冰一钱　真牛黄一钱

除熊胆、牛黄、片麝外，共研极细末，过绢筛，合牛黄、片麝、熊胆（如湿润放银窝子内微火焙干），再乳精细，磁瓶收贮，蜡封固瓶口，勿使泄气。临时计每次以三厘，用喷药器吹入白处。含噙片时，使毒气随风涎吐出，便立刻回生。

八物甘桔汤

生甘草二钱　银花钱半　制僵蚕一钱　霜桑叶三钱　苦桔梗一钱　麦冬钱半　牛蒡子一钱　陈金汁分冲，二两

六味地黄汤

大熟地四钱　怀山药三钱　粉丹皮钱半　瓜蒌皮钱半　山萸肉钱半　云茯苓二钱　福泽泻一钱　鲜茅根一两

初用败毒散及吹喉药，肿痛俱减。次用八物甘桔汤，白块退净，诸证悉除。终用六味地黄汤加味，调养而痊。

廉按：时疫白喉虽以白喉杆菌为原因，而其发病之诱因，或因燥热，或因风火，或因虚热，或因阴寒。医者临证之时，必先其所因，

伏其所主，而用药始能奏效。此案系风火白喉，所用初中末三方，虽
亦寻常，然足以破白喉忌表之偏见。故凡治时疫白喉，风寒外束则宜
表，郁燥化火则宜清，风火交扇、标本两急则宜表清双解，且有全系
寒郁、则宜用温剂，无非凭证用药。凡与证不对者，均所宜忌，何独
忌表乎。熟玩之，自悟其谬。

周定安夫人　忘其年，住常宁。

阴寒白喉。病已数日，杂证多端，尚不知为白喉，因不甚痛故
也。一日偶言喉痛，始延余往治。头痛项强，身重恶寒，咳嗽痰壅，
肢冷腹痛，视内关白块两条，色如凝膏。脉沉细弦紧，舌苔白厚而
滑。余曰：此阴寒白喉也，幸而未服凉剂，犹可以治。

先用姜桂二陈汤以破阴通阳，顺气开痰，继以壮阳温胃汤散其寒
凝，去其阴毒，外治吹坎宫回生丹。

姜桂二陈汤

生姜汁冲，十滴　姜半夏三钱　浙茯苓六钱　制僵蚕二钱　青化桂五
分　炒广皮钱半　粉甘草一钱　春砂仁一钱

接方　姜半夏三钱　制附片三钱　丽参条五钱　制僵蚕三钱　炒广
皮一钱　黑炮姜一钱　粉甘草一钱　炒银花钱半

坎宫回生丹　治寒疫白喉，及乳蛾喉风等证。

真血竭一钱　大梅片四分　生附片炙焦，一钱　制牙皂二分　郁金一
钱　真雄精二钱　真麝香六分　北细辛一分　飞月石一钱

上药除片麝外，共研极细末，过绢筛，合片麝再乳精细，瓶收
贮，蜡封固瓶口，勿使泄气。临时计每次以三厘对掺艮宫害丹一厘，
用铜风鼓吹入白处，含噙片时，使毒气随风涎吐出，便立刻回生。

艮宫除害丹　专治一切白喉证。

真珍珠放水豆腐上蒸三尺香久，三钱　地虱婆放银窝微火焙焦，二厘　真
琥珀三钱　真玛瑙入沙坛内火煅七尺香久，三钱　手指甲瓦焙焦，五分　真

麝香五分　真珊瑚入沙坛内火煅七尺香久，三钱　蚯蚓瓦焙枯，六分　大梅片六分　真辰砂水飞，三钱　蚕茧烧灰存性，七只　苏马勃三厘

共研极细末，过绢筛，再研精细，磁瓶收贮，蜡封固瓶口，勿使泄气。辨寒热证，临时对用。

服初方二剂，白块减半，惟痰嗽肢冷不减，腹仍冷痛。继服接方三剂，诸证皆痊。

廉按：时疫白喉，虽属燥热证多，阴寒证少，其间寒热二证，判若冰炭，临证时若不详审，杀人易如反掌。且每见白喉之死，死于热证者少，死于寒证者多，大抵人知有热证，而不知有寒证，皆误于"疫"之一字也。即以疫论，岂皆染热疫，独不染寒疫乎？况其病多见于黄河以北诸省之天气寒冷地方，发生于冬令之时为多。兹特约选萧李二家验案二则，以破世俗之迷信《白喉抉微》一书者。

（《全国名医验案类编》）

杨德馨

王氏蚕矢汤治疗霍乱转筋案

杨德馨，清代医家

李焕亭　年四十余岁，保定人。

霍乱转筋。由暑湿挟秽，扰乱肠胃所致。上吐下泻，腹痛转筋，目陷肢厥，口渴溺无，音嘶汗多，烦躁不宁。六脉皆伏。脉证合参，乃时行霍乱之急病也。

初仿王梦隐蚕矢汤加减，清暑利湿以和其中。服一剂，泻止、汗止、音清，脉息已起，惟溺闭呃逆。照原方去米仁、豆卷、条芩，加石菖蒲、川朴、芦根、滑石。小便利，口渴止，饮食进，惟脉微数，胸闷发呃，此是胃气不和余热未清耳。后服驾轻汤，三剂痊愈。

王氏蚕矢汤

晚蚕沙包煎，五钱　生苡仁八钱　大豆卷三钱　陈木瓜三钱　条芩一钱　鲜竹茹三钱　法半夏二钱　丝通草钱半　红灵丹冲，一分　左金丸钱半拌滑石包煎，六钱

阴阳水煎，稍凉徐服。

驾轻汤

生扁豆四钱　淡香豉四钱　鲜石斛三钱　鲜枇杷叶去毛，抽筋，五钱　广橘红一钱　焦山栀一钱　陈木瓜一钱　鲜竹叶四钱

廉按：王孟英曰：丁酉八九月间，杭州盛行霍乱转筋之证。有

343

沈氏妇者，夜深患此，继即音哑厥逆。比晓，诊脉弦细以涩，两尺如充，口极渴，而沾饮即吐不已，足腓坚硬如石，转时痛楚欲绝。乃暑湿内伏，阻塞气机，宣降无权，乱而上逆也。为仿《金匮》鸡矢白散例，而处蚕矢汤一方，令以阴阳水煎成，候凉徐服，此药入口竟不吐。外以烧酒令人用力摩擦其转戾坚硬之处，擦及时许，郁热散而筋结始软。再以盐面浸之，遂不转戾，吐泻渐止。晡时复与前药半剂，夜得安寐，次日但觉困极耳，与致和汤数服而痊。后治相类者多人，悉以是法出入获效。此案纯系梦隐方法，略为加减，竟奏全功，益见王氏蚕矢汤之确有成效也。

（《全国名医验案类编》）

钱苏斋

藿香左金汤，飞龙夺命丹治疗霍乱转筋案

钱苏斋，晚清民国医家

金宝三室 年五十岁，住苏城古市巷。

霍乱转筋。既伤暑热，又食瓜果，夜卧当风，遂成寒热暑湿风火错乱之症。形寒呕吐，暴泻洞泄，神昏壮热，目眶陷膶瘛，肉脱口渴，两足筋隆起如绳、转动牵掣、膈膊有声，腹痛有汗，四肢厥冷。子病午剧，危象毕露。脉搏弦细。凭脉断证，此由瓜果生冷，露卧当风，遏其内伏之暑热，暑火入肝，激动厥阴风木，冲激阳明，使人身胃中之津液、肝藏之血液、顷刻劫夺无余。吐泻口渴，汗流壮热，胃津已亡也。眶陷膶瘛肉脱，血液已劫也。而腹痛转筋、脉弦肢振者，表里寒热错杂之邪未去，风火内旋，尚郁而未伸、蓄而未泄也。宜先用从治法，急去其邪，俾屈者伸而蓄者泄，然后再图其已亡之津液。

先用辣蓼草、生姜、烧酒煎汤置盆中，使病人两足浸入。再用粗麻绳蘸汤，使有力者将绳在转筋上牵搓之，左右上下不稍停息。再用内服汤剂以取速效。

霍香左金汤

姜炒川连七分　苏梗二钱　晚蚕沙三钱　陈皮一钱　乌药钱半　吴茱萸四分　石菖蒲三钱　生苡仁三钱　广郁金二钱　大腹绒钱半　杜藿香三钱　宣木瓜钱半　小枳实钱半　佩兰叶三钱　飞龙夺命丹温开水先下，二分

用绳擦二小时，转筋渐定。服汤药腹痛安，身热缓，吐泻止。改用芳香清暑药，大势俱定。乃加石斛、扁豆等养液，五日而起。

廉按：六气之邪，燥气发霍乱少，风邪发霍乱轻，若暑火挟湿邪为热霍乱，寒挟湿邪为寒霍乱，霍乱多兼饮食过饱乃发，亦有触秽恶发者。此案暑湿伏于内，风寒中于外，又夹瓜果食滞。长夏初秋，霍乱转筋最多之原因，不外如此。方用藿香左金汤加减，尚属稳当。妙在先服飞龙夺命丹，芳香辟秽，化毒祛邪，宣气通营。全体大用，真有斩关夺隘之功，而具起死回生之力也。

（《全国名医验案类编》）

李竹溪

时疫霍乱，五苓化裁

李竹溪，近代医家

吴二 年逾三十，拨船头，住河南三街。

时疫霍乱。湿热遏郁，兼贪凉饮冷而发。中秋后三日夜半，突来吐泻，及至天明，已泻数十次矣。身虽冷，反烦渴，喜饮凉水，得水旋呕，溲闭面赤，目合汗泄。脉伏苔白。脉证合参，此湿热乱于肠胃也。其来也暴，其势亦危。际此水逆溲闭，脉伏心烦，渴饮汗泄，虽泻已多，邪犹未化，纵神疲目合，有主挽正回阳者。予力违其议曰：此病此时，尚虑其阳未通、邪未化，如心烦溲闭渴饮等证，可温补乎？独主通阳化气，以免实实之咎。

太阳不开，阳明不合，故三焦气化不宣，仲圣古法可师，五苓加黄连以坚肠。

五苓散

大面桂心三分　生苍术米泔泡制，钱半　云苓三钱　猪苓二钱
建泽泻二钱　小川连五分

开水为引，阴阳水煎服，服后饮暖水一杯。

一剂吐止泻减，而心仍烦，口仍渴，溲行不爽，苔色转黄，体仍未温，是阴可坚，而阳犹未布，气不化液也。五苓加三石法，以清阳明伏热。

五苓加三石

前方五苓加生石膏研细，四钱　滑石包煎，三钱　寒水石三钱

甘澜水煎服。

烦渴已蠲，足先回温，泻止呃来，苔转黄滑，是中宫湿热无力输送而蒸痰，反致胃气上逆。治以竹茹橘皮汤，合丁香、柿蒂，加蚕沙导浊。

竹菇橘皮汤

竹茹姜汁炒，二钱　橘皮钱半　潞党参钱半　法半夏钱半　枇杷叶水炙，五钱　麦冬米炒，钱半　炙甘草五分　晚蚕沙包煎，三钱　公丁香一分　柿蒂三十枚

河水煎服。

终以调和脾胃，祛痰涤热而愈。

廉按：湿热夹瓜果生冷，寒热相搏，陡然乱于肠胃，成为霍乱吐泻。方用五苓散加黄连，苦辛通降、芳淡渗利，泻虽减而烦渴如前；继用桂苓甘露饮法，烦渴除而转呃；终用竹茹橘皮汤加减，而收全功。药随病变，医不执方，具见一片灵机活泼泼地。

（《全国名医验案类编》）

重订古今名医临证金鉴

外感热病卷（中）

单书健 ◎ 编著

中国健康传媒集团

中国医药科技出版社

内 容 提 要

古今名医之临床实践经验，乃中医学术精华之最重要部分。本书选取了古今名医对各种外感热病治疗的临床经验、医案、医论之精华，旨在为临床中医诊治外感热病提供借鉴。全书内容丰富，资料翔实，具有极高的临床应用价值和文献参考价值，以帮助读者开阔视野，增进学识。

图书在版编目（CIP）数据

重订古今名医临证金鉴 . 外感热病卷：全 3 册 / 单书健编著 . — 北京：中国医药科技出版社，2017.8

ISBN 978-7-5067-9312-4

Ⅰ . ①重… Ⅱ . ①单… Ⅲ . ①外感病—中医临床—经验—中国 Ⅳ . ① R249.1

中国版本图书馆 CIP 数据核字（2017）第 102072 号

美术编辑 　陈君杞

版式设计 　也 　在

出版　**中国健康传媒集团**｜中国医药科技出版社

地址　北京市海淀区文慧园北路甲 22 号

邮编　100082

电话　发行：010 - 62227427　邮购：010 - 62236938

网址　www.cmstp.com

规格　710 × 1000mm $\frac{1}{16}$

印张　63 $\frac{1}{4}$

字数　710 千字

版次　2017 年 8 月第 1 版

印次　2024 年 3 月第 2 次印刷

印刷　大厂回族自治县彩虹印刷有限公司

经销　全国各地新华书店

书号　ISBN 978-7-5067-9312-4

定价　126.00 元（全 3 册）

目　录

朱良春

先发制病，早用通利

朱良春（1917~2015），南通市中医院主任医师，国医大师

温热病是多种热性病的总称，许多急性传染性、发热性疾病都概括在内。也包括了具有卫、气、营、血证，而又不属于急性传染病的感染性疾病，如败血症等。早在《内经》中，对热性病的治疗总则即已提得很明白。迨至汉代张仲景，对传染性热性病，不仅用六经来归纳分析证候，辨识其性质与转归，而且具体提出汗、清、吐、下4种排泄毒素的疗法，从理论和实践上发展了热病治则，对后世的启迪很大。金元四大家之一刘河间打破了热病初起"先表后里"的治疗常规，主张采用辛凉法以表里双解，这是温病学发展过程中的一个重大转折点；张子和继承了张仲景的大法，特别强调下法的医疗作用。张氏认为下药用之得当，可以起到补药的作用："大积大聚，大病大秘，大涸大坚，下药乃补药也。"明代吴又可认为温病与温疫相同，是感受天地之疠气，邪自口鼻而入，并在《温疫论》中提出了一整套治疗温疫的理、法、方、药，指出："温疫以攻邪为急，逐邪不拘结粪。"戴北山说："时疫不论表邪罢与不罢，但见里证即下。"所谓"温病下不嫌早"之说，即由此而来，对后世医家治疗温疫病具有重要的指导意义。

温热病之应用下法，主要目的是逐邪热，下燥屎、积滞还在其次。吴又可又说："应下之证，见下无结粪，以为下之早，或以为不

应下之证，而误投下药，殊不知承气本为逐邪而设，而非为结粪而设也。如必俟其粪结，血液为热所搏，变证叠起，是犹养虎遗患，医之过也。况多有溏粪失下，蒸作极臭如败酱，或如藕泥，临死不结者，但得秽恶一去，邪毒从此而消，证脉从此而退，岂徒孜孜粪结而后行哉？……要知因邪热致燥结，非燥结而致邪热也。……总之，邪为本，热为标，结粪为标中之标。能早去其邪，何患燥结乎？"对温热病用下法的重要性和必要性说得如何晓畅！但是，不能妄用、滥用下法，不仅要下得其时，还要下得其法，据缓急、虚实斟酌适度，才能发挥下法特有的作用。

我认为吴又可所说的"大凡客邪贵乎早逐，乘人气血未乱，肌肉未消，津液未耗，病不致危殆，投剂不致掣肘，愈后亦易平复。欲为万全之策者，不过知邪之所在，早拔去病根为要。但要量人虚实，度邪轻重，察病情缓急，揣邪气离膜原之多寡，然后药不空投，投药无太过不及之弊……勿拘于下不厌迟之说"，确是可贵的经验之谈。因为温邪在气分不从外解，必致里结阳明，邪热蕴结，最易化燥伤阴，所以及早应用下法，最为合拍。通下岂止夺实，更重在存阴保津。柳宝诒对此作了中肯的评述，他说："胃为五脏六腑之海，位居中土，最善容纳，邪热入胃，则不复它传，故温热病热结胃腑，得攻下而解者，十居六七。"充分说明通利疗法在温热病治疗上占有重要的位置。

通利疗法在于迅速排泄邪热毒素，促使机体早日康复，可以缩短疗程，提高疗效。这是清热祛邪的一个重要途径，无论邪之在气、在营、或表里之间，只要体气壮实，或无脾虚溏泄之象、或有可下之证、或热极生风，躁狂痉厥者，均可通下逐秽，泄热解毒，选用承气、升降散之类，或于辨证论治方中加用硝黄，这就不是扬汤止沸，而是釜底抽薪。既能泄无形之邪热，又能除有形之秽滞，一举数得，诚治本之道。但纯属卫分表证，恶寒较著而热势不甚，或年老体弱、孕妇或妇女经期，则宜慎用。兹举数例，藉为印证。

乙脑用下，逐热存阴

乙脑与暑温、暑痉、暑厥类似，起病急骤，传变迅速，卫分症状，殊难觉察，就诊时多呈气营相兼，或气血两燔之候，只要没有表证，而温邪已渐入里，出现高热神昏、躁狂风动，或有腹满便结者，均宜通利，"急下存阴"，使邪有出路，秽滞既去，邪热可以迅速挫降，这是直接关系到预后好坏的关键问题。上海市传染病院报道治疗70例乙脑，44例用过下法，未见不良后果，认为不仅预后较佳，后遗症亦少。湖北中医学院附属医院也认为，使用下法的目的在于驱逐热邪，保存阴液，故并非必用于便秘者，但有热极似火，或热盛动风证候，即可应用下法。下后往往体温渐退，抽搐减轻，神志转清。这进一步明确了通利疗法的使用范围，颇堪参证。本人在治疗乙脑过程中，也屡以通利疗法而获效。这种防微杜渐、先发制病的治法，可以缩短疗程，防止脑水肿、脑疝的形成。

温病治疗学的治未病思想，除了防患于未然外，尤重视已病防变，即掌握疾病的传变规律，采取积极措施，以防止其发展和深入。例如脑水肿未形成前，早期即可见到球结膜轻度水肿，舌有时胀大，立即服用"降利汤"，就可防止其出现。这种已病防变，并预为之图的观点与做法，是富有积极性，且有指导意义的。已故名医严苍山氏认为："善治温病者，必须见微防渐，护于未然"，从而提出治温三护法（护脑、护津、护肠），并主张"在卫兼清气，在气须顾凉血，以杜传变为上工"。这是他们治疗的高见。这种防护于未然的观点，无疑是颇有积极意义的。张仲景从六经辨治，叶天士从卫气营血辨治，吴鞠通从三焦辨治，其目的都是为了使病变得到截断或扭转。证之临床实践，大部分温病是可以杜绝其传变，终止发展而转向痊愈的。

陈孩 男，8 岁。

患乙脑入院已旬日，高热昏迷，项强痉厥，谵妄搐搦，近四日来加剧，腑垢一周未行，腹硬满，蒸蒸但头汗了，苔微黄而厚腻，脉沉实而数。

病机：暑邪挟湿与食滞互结，蕴蒸阳明胃腑，熏灼心包而神昏窍闭。

治法：亟当通泄邪热积滞，佐以化湿辟秽，平肝息风，以冀腑通滞泄，热挫窍开。

生大黄后下，9g　芒硝另冲，6g　炙全蝎研吞，1.5g　钩藤后下，　青蒿各 15g　葛根 9g　僵蚕 9g　佩兰 9g　石菖蒲 9g　甘草 3g

2 剂，1 日分 4 次服完。

翌晨腑通，排臭秽焦黄宿垢 4 次，神志渐清，诸证悉减。

原方减硝黄续进，以靖余氛。3 日后症情稳定，自动出院。

此为外出会诊病例。原已服大剂白虎汤及注射抗痉厥、解热等药，症情日剧，嗣后予以通利为主之剂。一剂而腑通神清，三日渐复，此通利排毒，使邪有出路之捷效也。此例神昏系阳明热盛所致，盖胃络通心故也。病在气而不在营，应予鉴别。

在乙脑极期，往往出现痰浊阻塞气机，蒙蔽心窍，高热稽缠，神昏惊厥，痰鸣如嘶，舌苔厚腻，便秘或便通而不泄泻者，均可使用夺痰定惊散，药后往往一泄而解，痰消神清，热亦下挫。

王孩 女，6 岁。

乙脑第 5 日，高热神糊，抽搐痰壅，吸痰时易引起气管痉挛而窒息，颇感棘手，嗣后予夺痰定惊散 0.7g，鼻饲后约 4 小时许，泻出黑色粪便，杂有黄白色黏液甚多，痰消神苏，热挫痉解，调理而愈。

夺痰定惊散化痰、泄热、定痉之功甚著，4 岁以上者用 0.7g，1~3

岁者，只用 0.3g 即可，得效即勿再服。并可用于肺炎、流脑、中毒性菌痢、百日咳脑病等疾患之痰热交阻，而痰涎壅盛如拽锯者，收效亦佳。

夺痰定惊散

炙全蝎 30 只　巴豆霜 0.45g　犀黄 0.6g　硼砂 15g　雄精 2g　胆星 6g
川贝 3g　天竺黄 3g　麝香后下，0.3g

共研极细末，瓶装密贮备用。

伤寒用下，釜底抽薪，疏浚积滞，清泄解毒

伤寒隶于湿温范畴。由于吴鞠通有"湿温……下之则洞泄"之说，后亦有人认为用下剂有促使肠出血之弊，因此，伤寒能否运用下法，引起了争鸣。通过复习文献和临床实践，我完全同意"伤寒不仅能下，而且应以下法为主"的见解。《温疫论》："凡表里分传之证，务宜承气，先通其里，里气通，不待发散，多有自能汗解者。"叶天士："三焦不得从外解，必致成里结，里结于何？在阳明胃与肠也，亦须用下法。"《温证指归》："温邪如火，人身如釜，津液如油，煎熬脏腑，势不焦枯不已，若不急抽其薪，徒事扬汤止沸，实与养痈无异。"吴又可还明确指出，伤寒的发病，虽然主要是感受温邪而起，但大多挟食、挟湿，所以在伤寒早期，及时予以疏通积滞，清泄解毒，温邪就不致内传阳明，蕴蒸化火，下逼肠结，借以防止或减少肠出血，缩短疗程。因此，下法是直达邪热巢穴、逐邪外泄的积极疗法，而且要"及早凉下"，不要等待古苔转黄，才敢议下。"若泥伤寒之说，必俟邪入腑、苔转黄者方可攻下，恐病温者，肠胃腐烂，早赴九泉矣"（《温证指归》）。这是说得如何恳切明确！当然，伤寒之用下法，要"轻法频下"（章虚谷语），不可过于猛峻，汤剂用大黄一般在 6~15g，芒硝

6~12g，凉膈散 30~40g。一般连用 3 天，以后视体质强弱，邪热盛衰，连日或间日应用下法。杨寿元氏用下法治疗 44 例伤寒，用下法 3 剂以下者 5 例，用下法 20 次以上者有 3 例，平均应用 8.8 次（大部分通利与清凉药同用，疗程更加缩短）。无 1 例并发肠出血者，值得我们学习参考。

个人采用聂氏以杨栗山《寒温条辨》之"升降散"（生大黄、僵蚕、蝉衣、姜黄）为主而制订的"表里和解丹"和"葛苦三黄丹"治疗伤寒、流感等温热病，收效较着，疗程多在 3~10 天，剂量小，服用方便，无任何副作用。

表里和解丹　适用于流感、伤寒等温热病初起而见有表里证者，或病起已三五日，尚有表证存在者。服后常一泄而脉静身凉，或显见顿挫，续服 2~4 次可瘥。因其功能疏表泄热，清肠解毒，达到表里双解，缩短疗程的目的，所以不论成人、小儿，除正气亏虚或脾虚便溏，或发热极轻，恶寒较甚者外，均可服之。

生大黄 135g　炙僵蚕 45g　蝉衣 30g　甘草 30g　皂角 15g　广姜黄 15g　乌梅炭 15g　滑石 180g

上研极细末，以鲜藿香汁、鲜薄荷汁各 30g，鲜萝卜汁 240g，泛丸加绿豆大。成人每服 4~6g，妇女或体弱者酌减，小儿 10 岁左右服 2.0~2.3g，6~8 岁者服 1.2~1.5g，2~5 岁服 0.5~0.75g，每日 1 次，未更衣者可续服 1 次，连服 1~3 日，热退即勿再服。

葛苦三黄丹　湿温等温热病，服上方 3 日，热势未挫者，可续服本丸。这是通利泄邪与清热解毒、燥湿化浊并用之剂，一般连服 5~10 日即能奏效。

飞滑石 600g　生大黄 90g　蝉衣 15g　研末。

苦参 150g　葛根　黄芩各 90g　天花粉　茵陈　青蒿各 60g　黄连　甘草　白蔻仁各 30g　蝉衣　姜黄　川郁金　苍术各 15g　煎取

浓汁。

鲜荷叶 鲜藿香各150g 鲜苏叶180g 鲜茅根240g 生萝卜子60g 研磨。

5味鲜药研磨加上药汤绞汁2次，加鲜萝卜汁90g，将药汤汁拌入前3味药末泛丸，湿重6g（无鲜药时用干药半量，研细，用药汤放凉，泡透榨汁，后须加凉开水再榨一次，以免药汤损失）。每服2粒，每天1次，体弱或儿童酌减，虽有溏泄，尽可服之。服后一般日微泻一二次，热势逐步递减而愈。

赵某 男，28岁，工人。

4日前以头痛体痹，恶寒发热开始，曾服A.P.C得汗而热不挫解，入暮为甚，温度39.2℃，口微渴而黏腻不爽，二日未更衣。苔白，中后微腻，脉浮数。

辨证：风热外袭，湿滞内蕴之候。

治法：治宜两解。

表里和解丹12g，分作2包，每日1包，开水送下。药后5小时即得畅便一次，入暮热势挫降至37.6℃，次日续服，热已退至常温，诸苦若失，惟觉神疲乏力，饮食调理休息二日即愈。

孙某 女，43岁，工人。

违和旬余，初起头痛肢楚，恶寒发热，胸痞困顿，服药得汗，恶寒已解，热势稽留，朝轻暮重（38℃~39.8℃），口苦而黏，午夜时烦躁不宁，间见谵语，颈胸白痦遍布，大便溏黏如酱，臭秽异常，苔黄糙腻，脉濡数。白细胞偏低。肥达氏反应：H1：240，抗O1：100。

诊断：伤寒。

即予葛苦三黄丹，每日2粒，开水化服。服后7小时许，大便畅泄二行，自觉较适，入暮烦热略平，次日续服，热度下降至37.5℃~38℃左右，连服4日，热已趋平，改予汤剂善后。

肺炎用下，在脏治腑，假邪出路

肺炎之运用下法，主要是在辨证论治的方药中加用大黄，古人有"病在脏，治其腑"之说，肠腑疏通，上焦壅遏之邪热、痰浊自有出路，且大黄本身有良好的抗菌作用。重点观察了用大剂量清热解毒药和重用大黄的疗效比较，共 125 例，发现重用大黄组的疗效较好，其大黄用量，突破常规，并未发现任何副作用，这个经验，值得学习。

治法用药分组

甲组：大青叶、蒲公英各 30g，银花、紫草各 9~15g，加入麻杏石甘汤中，以煎剂为主。痰多者加葶苈子、天竺黄，每日 1 剂，本组共 68 例。

乙组：在甲组用药的基础上，再加生大黄煎服。大黄用量随年龄而增加，1~2 岁者 9~15g，2~3 岁者用 15~30g，3~5 岁者用 30~45g，每日 1 剂，本组共 57 例。

两组病例均从入院当天起分别服药，连续 3 天以上。

疗效对比：虽然两组患儿均全部治愈，但其退热天数、咳嗽消失、啰音消失和 X 线征象消失天数，乙组（重用大黄组）均少于甲组。从住院平均天数来看亦如此。经统计学处理，P 均小于 0.05，差异显著，故乙组的疗效优于甲组。其疗程短者 3 天，长者 12 天，多数为 5~7 天。

大黄具有清热化湿及泻血分实热功用。现代药理学实验研究证明大黄不但用以缓下、健胃、利胆，而且具有较强的抗菌作用，如对甲乙型链球菌、肺炎球菌、金黄色葡萄球菌及伤寒、副伤寒、痢疾、白喉、炭疽杆菌等均有较强的抑制作用，对流感病毒亦有抑制作用。故以大黄治疗麻疹肺炎是值得重视和研究的。在总结大剂清热解毒药物的基础上，对曾用多种抗生素及中医辨证治疗未获效果的麻疹肺炎患儿20例，改服乙组方药，也取得了较为满意的疗效。还以大黄为主药试用于尿路感染、胆道感染、菌痢、伤寒金黄色葡萄球菌败血症、口腔炎、疖肿等少数病例，亦均获治愈。对病毒性肺炎亦有一定的疗效。这都充分证明了通利疗法的卓越效能。通过实践，个人也有同样的体会：大黄清热泻火，解毒抗菌的作用，殊为显著，只要用之得当，没有任何副作用。但如此大剂量的使用，是突破老框框的创新，应当学习。

倪某 女，59岁，退休。1977年1月27日来诊。

违和三日，头痛肢楚，形寒发热，微汗不畅，鼻塞咳呛，口干欲饮，呼吸较促，便难，苔薄黄，脉浮数。T 39.6℃。

检查：听诊右上肺有少许细啰音。白细胞 $11.2 \times 10^9/L$，中性95%，淋巴5%。胸透：右上肺野中外见絮状阴影，边缘欠清，两肺纹理增多。

诊断：右上肺炎。

辨证：风寒外束，痰内蕴之风湿重证。

治法：宣肺通泄，清热解毒。

方用：麻杏石甘汤加味。

生麻黄 6g　生石膏 30g　白花蛇舌草 30g　鱼腥草 24g　生锦纹 10g　生黄芩 10g　杏仁泥 10g　天花粉 12g　甘草 5g

2剂，水煎服。

治疗经过：二诊（1月29日）：药后汗出较畅，便难已爽，热退咳减，体温37℃，苔薄微黄，脉平，表里两解，邪热趋戢，再为善后。

生石膏 15g　杏仁 10g　桔梗 10g　前胡 10g　鱼腥草 30g　忍冬藤 30g　陈皮 5g　甘草 5g

2剂，水煎服。

1月31日：症情平稳，胸透炎症已吸收，可以勿药。

痢疾初起即用通利，缩短疗程

中医之"赤白痢"类似于"急性菌痢""疫毒痢"，"疫毒痢"似属"暴发型痢疾"。本病致病因素，一为外感暑湿疫毒之气，蓄积肠胃而致；一为饮食不洁，或过食生冷停积于中宫，使脾胃运化之功能受阻，大肠传导失常，气血凝滞，湿热郁蒸，损伤肠道血络，而痢下脓血。凡病初起，因宿有积滞，里热较甚，前人早有"痢无止法""痢疾当头泻"之说，通利疗法对痢疾初起最为适用，可缩短疗程，提高疗效。

个人过去常用以生、熟大黄为主药的"痢泻散"治疗痢疾及泄泻，服用方便，价格低廉，疗效显著，可以推广应用。

痢泻散（《镜花缘》验方）

生、熟地黄炒，各30g　苍术米泔水浸，90g　杏仁去皮尖与油　羌活炒，各60g　川乌去皮，面包煨透　甘草炒，各45g

上药共研极细末，瓶贮备用。成人：赤白痢疾每服3~4g，但赤痢宜用灯心草1束煎汤调服；白痢宜用生姜3片煎汤调服；赤白兼见者，并用灯心草、生姜煎汤调服；泄泻每服2g，以米汤调服。儿童剂量：4岁以下者用1/4，幼儿再减，每日2次。

痢疾与泄泻，新起多属热、属实，久病则为寒、为虚。热实者宜清泄导滞，虚寒者则应温中培调。本方主要用于热实型泻痢，但虚寒型体质不太虚弱者，亦可应用。大黄生用苦寒，专于下行，能入血分，泻热通畅，荡涤积垢；熟则性缓，能导湿热从前阴而出，并有收敛止涩的功用。川乌辛温，温养脏腑，破除积滞，散寒止痛，与大黄配合，一温一寒，相须相使，不但可治热实之证，并可用于寒实之证，是本方中的主药。此外，杏仁降气润燥，有利消积；羌活搜风祛湿解表；协同川乌，增强止痛作用。至于甘草，则功在协调诸药，解毒缓急。所以各型痢、泻均可使用。惟疫毒痢必须配合清肠解毒之品，或中西医结合始妥；久痢下稀淡血水者忌用。

沈某 男，36 岁，农民。

恶寒发热 3 日，T 38.8℃，头痛肢楚，泛泛欲呕，腹痛阵作，下利不爽，里急后重，杂有红白黏冻，日十余行，经粪检有红白细胞、脓细胞及黏液。苔微黄腻，脉数。

辨证：暑湿热毒之邪内侵，食滞壅阻肠间，蕴蒸胃肠，气血凝滞，痢疾以作。

药用：痢泻散，每服 4g，日 2 次。

服后 2 小时腹痛稍缓，痢下较畅，入暮热势渐挫，翌日续服之，即趋瘥解。

以上仅是略举几种温热病应用"通利疗法"的疗效作为例证，来说明通利疗法在温热病治疗中具有卓越的作用。当然，通利疗法非万灵丹，我们还要掌握辨证论治的原则，不能认为通利疗法就是万能疗法，而否定其他治疗方法。

温热病是急性热性传染病，其来势既猛，传变也速，必须根据疾病的发展规律，有预见性地防微杜渐，采取果断的、有力的、相应的措施，先发制病，不可因循等待。只要不是"表寒""表虚"之证，或年老体衰之躯，均可早用通利疗法。因为这是清热祛邪的一个重要途径，是保存阴津、防止恶化的具体措施，从而达到缩短疗程，提高疗效的目的，发挥中医中药治疗急性热性病的应有作用。

姜春华

扭转截断重祛邪，先证而治勿因循

姜春华（1908~1992），著名中医学家

叶天士《温热论》指瑕

《温热论》说："前言辛凉散风，甘淡驱湿，若病仍不解，是渐欲入营也"。既然用了辛凉散风、甘淡驱湿，病应好转，非惟不见好转，反欲入营，是药没有对病起作用。章虚谷《医门棒喝》替他辩护说："吴人气质薄弱，故用药多轻淡，是因地制宜之法，与仲景之理法同，而方药不同。或不明其理法，而但仿用轻淡之药，是效颦也，或以吴又可为宗者，又谓叶法轻淡如儿戏不可用，是皆坐井论天者也"。王孟英批章虚谷说："又可亦是吴人"，批得好！我们看清代许多名医医案，治疗温病，包括湿温，经过中险证百出，令人怵目惊心，其效果之所以不佳者正是受此老之教，用药轻淡如儿戏。近年来由于中西医结合，医疗有新的发展，如治大叶性肺炎用鱼腥草、鸭跖草之类清热解毒，不用卫分气分之说，疗效很高，过去肠伤寒用银翘、桑菊、三仁等，效果亦差，有人不分卫气营血步骤，开始即用大黄、黄芩、黄连，疗效亦高。

《温热论》又说："再论气病，有不传血分而邪留三焦，亦如伤寒

中少阳病也，彼则和解表里之半，此则分消上下之势，随证变法，如近时杏朴苓等类，或如温胆汤之走泄。因其仍在气分，犹可望其战汗之门户。"此等药用之何益，与"病"何关？其战汗，望不着怎么办？为什么不采取措施，使其在气分解决？

《温热论》又说："大凡看法，卫之后方言气，营之后方言血，在卫汗之可也，到气才可清气，入营犹可透热转气，如犀角、元参、羚羊等物，入血就恐耗血动血，直须凉血散血，如生地、丹皮、赤芍等物。否则前后不循缓急之法，虑其动手便错"。当病之开始用药得力，即可阻遏病势，或击溃之，不必等"到气才可清气"，不必到后来才用犀角、羚羊。因为开始用辛凉轻剂，错过治疗机会，如果及早用些真能"治病"的药物，则病可早愈，大可不必受"前后不循缓急之法，虑其动手便错"的警诫！

叶氏在辨舌苔、论战汗、疹痦枯润等，均系经验之谈，对临床辨证有一定作用，尤其叶氏采用至宝、紫雪之类有苏醒强心作用之剂，对于高热持续，防止心力衰竭以及神识昏迷甚有作用，此为叶氏在温热治疗上的重大贡献。

叶氏把温病的全过程分为卫气营血四阶段，它正确反映了温热病发展的规律，所以为后来医家所重视。但是医生的重要不仅仅在于认识疾病发展的规律，而是在于能够截断或扭转疾病的发展，使之在本阶段即消灭，否则，听其自然发展以至于死亡，那么这种医生还要他何用？陆九芝《世补斋医书》卷十二有篇文章，题目是《续苏谈防其说》，此文尖锐地批评苏派医生"即如天下设防之举，盖惟恐其如此，而欲其不如此，故贵乎是有防，而使防其如此者必不如此耳，从未有防其东而东，防其西而西，防其来者自来，防其去者竟去，而曰吾以是为防也，则弗如其无防矣。闻吾苏于嘉道年间有所谓防其之医……五六日用生地用石斛，立案书防其昏谵……越日而昏沉谵妄矣，六七日用犀角羚羊角案，则书曰防其肝风动、防其热入心包……踰时而妄言妄见，手肢掣动矣，……于是他无可防而独防其脱矣……按日开方所防皆验，……其明日必至之状，皆其昨日预防所及……病家不咎其手法之疏，转赞其眼力之高。"病家医家都认为"此病本有是天然之节奏者""而不知病本可以不若是也。"这说明了苏医知其发展、无法阻止其发展。叶氏认识了温病全过程的发展规律，但没有掌握截断扭转的方药，所以学他的人不免如此。先生指出：我们不仅要认识温病卫气营血的传变规律，更重要的是掌握这一规律，采取有力措施，及时治好疾病，防止向重证传变。

论伏气因袭前人殊无意义，如《临证指南·伏气篇》论春温为"冬寒内伏，藏于少阴（肾），入春发于少阳，以春木内应肝胆也，……昔贤以黄芩汤为主方，苦寒直清里热，热伏于阴，苦味坚阴，乃是正治也，知温邪忌散（表散），不与暴感门同法，若因外邪先受，引动在里伏热，必先辛凉以解新邪，继进苦寒以清里热"，叶氏认为新感可以先用辛凉，伏热继进苦寒，不能开手便用苦寒，徐灵胎氏评为"正论"，先生认为此论并非正确。①因为邪或自皮毛而入，或自口鼻而入，由浅入深，由表及里，岂有所过之处毫无抵抗而不发病，让其安居于肾。②邪伏少阴不可能自冬至春，漫长时间毫无动静。③既是新邪引动伏邪，则伏邪为本，新感为标（其实就是感染，无所谓伏邪）当先治本。信如前人所说，足少阴肾为人身生命之本，其中阴液应当急保，急保无过于用苦寒泄热，故首当泄热，始用辛凉是舍本逐末。退一步言，亦当辛凉苦寒并进，或谓此系急则治标，或谓先治新感后治伏邪，是应分的层次，凡此解释都是错误的。叶氏尚承认苦寒泄热，后来学叶氏者连这一点也不承认。

《温热论》说："伤寒多有变证，温热虽久，在一经不移，以此为辨。""一经"是否指手太阴肺经？如指肺经，则逆传心包，已是二经。

对于"一经"二字无着落。

《温热论》指出："温邪上受，首先犯肺，逆传心包"，是指一病而言，叶氏在医案中并说邪从口鼻而入，后人竟以此十二字为一切温病提纲，错在后人。

叶氏《临证指南》温热门席姓医案，陆九芝有批语（括号内为陆的批语），现把该医案并陆氏批语录之如下。

席姓。脉左数右缓弱（此为温热病脉），阳根未固（温热与阳根无涉），阴液渐涸（阳邪之甚），舌赤微渴（亦阳邪也），喘促自利溲数（三焦大热），晡刻自热神烦，呓语（日晡许，阳明旺时也，初诊只有晡刻神烦）。夫温邪久伏少阴（此沿喻氏之说，其误即始于此），古人立法，全以育阴祛热（古人治温决不育阴），但今见证，阴分固有伏邪（阳伏于胃，病在阳分），真阳亦不肯收纳（乃阳邪之充斥，非真阳之不纳），议仿刘河间浊药轻投（河间从无此法），不为上焦热阻（独此未用一药），下焦根蒂自立（与下焦根蒂无关），冀其烦躁热蒸渐缓（下去其热，热何由缓）。

熟地炭，茯苓，淡苁蓉，远志炭，川石斛，五味子（方谬）。按：读者诸君，看病证何等严重，而用药不着边际如此，陆批"方谬"，的确极快，其错误，误于"温邪久伏少阴"之说。《内经》曰："冬不藏精，春必病温"，后人以为冬日感受之邪伏藏于肾，以致水亏，因此，责之于肾，以补肾为治法。读者试想，如此急性传染病，不用清热解毒而反用温补，宁非至谬？《内经》"冬不藏精"指冬日耗精，缺乏收藏，免疫力减退，"冬伤于寒，至春变为温病"，与冬不藏精为两回事，喻氏合二为一，以为发明，叶氏师法喻氏。

又（再诊）晚诊，阴中伏邪（阳伏于胃），晡时而升（的是阳明），目赤羞明（睛不和也），舌绛而渴（渴为温病），与育阴清邪法（以阳邪而育阴，阴愈育阳邪愈固，而云法乎？）

按：育阴之法用于伤阴之际，原无可非，特舍清热而专门滋阴为非。叶氏专用滋阴固误，陆氏全非亦误。据近人研究，滋阴药有增强人身抗体作用。理论之是否正确，惟有验之于临床。

生地炭（生地之所贵在滋膏，而炒为炭则无用，亦断无先熟后生之理），元参心，川石斛，炒麦冬（麦冬无炒用者），犀角，石菖蒲（二味并开心窍，送邪入心）。

按：陆氏以为犀角、菖蒲引邪入心，亦系谬说，犀角清心热，何能送邪入心？此等学说最为误人。病情加重，于是用犀角、石菖蒲尚无大误，惟其余药均不得力。

又（三诊）脉左数右软（此时脉尚未变），舌干苔白，小溲淋沥（腻涩之数），吸气喘促（呼气促是脱，吸气促乃是闭），烦汗（的是阳明），乃肾阴不承（非也），心神热灼蒙闭（一去胃热，蒙闭即开），议以三才汤，滋水制热（岂阴虚而火炎耶？此时之邪热，非滋水所能制），三才加茯神、黄柏、金箔（邪必益锢），晚进周少川牛黄清心丸一服（助犀角送邪入心）。

按：叶氏开手便错，不得不错到底。

又（四诊），昨黄昏后，诊脉较之早上，左手数疾顿减（脉象陡变），惟尺中垂而仍动（阳邪内陷矣），呓语不已，若有妄见（胃热蒸心益甚矣）。因思肾热乘心（胃热而非肾热），膻中微闭，神明为蒙，自属昏乱（全不识阳明病），随进周少川牛黄丸（领邪入心）一服，俾弥漫无质之热（热本无所谓质），暂可泄降（并未一用泄降之药），服后颇安（并不能烦躁矣）。辰刻诊脉濡小（脉又变矣），形质大衰（生熟地炭既立根蒂，何至形质大衰），舌边色淡，下利稀水（邪下陷矣）。夫救阴是要旨（撤热是要旨），读仲景少阴下利篇（太阴阳明亦有下利），上下交征（此句如何接得上），关闸尽撤，必以堵塞阳明为治（昨日犀角，昨晚牛黄，尽开诸窍，一变而为堵塞，况阳明无堵塞之理），以阳明司阖（阳明之阖不如是讲），有开无阖，下焦之阴仍从走泄矣。（生熟地炭之功何往）议用桃花汤。

人参，赤石脂，炮姜，白粳米（此方补涩而温，适与清泄苦降相反）。

又（五诊），晚服照方加茯苓（此时病已垂危，药之出入必不在一味茯苓）。

按：也说明至此技穷矣。

又（六诊），脉左沉数，右小数（堵塞后脉又变矣），暮热微汗，时烦，辰刻神清（只有辰刻神清矣），虚邪仍留阴分（实邪仍留阳分），议用清补（当用寒泻）。

人参，茯苓，川石斛，炙甘草，黑穭豆皮（何用），糯稻根须（何用）。

又（七诊），《金匮》麦门冬汤（全与温病无涉）。

按：以后两方，一涩一滋，一温补一清润，何以相反如此？不能用药随证转为解释，可见已手忙脚乱矣。

再有陈姓一案，初不过"夜烦无寐""不嗜汤饮"，亦用犀角、生地，及三诊"阳升风动"（用生地阳当不升，用犀角风当不动，何又升动若此）。

陆九芝评语说："凡此所用药后，种种变相，皆《指南》所自言，何以用其法者皆不一问其药之取效，固有如是者乎？"

以上系陆九芝对《临证指南》温热门中一些医案的批评，先生大体上同意。所奇者叶氏一些医案之效果此，何以学叶氏者竟不问其效果，偏要依样画葫芦，直到今日尚有广大医者师其法，护其法，传其法。

先生指出：当然每一个医生不能每病必然治愈，我不能专责叶氏，不过在自己感到疗效不高时，必须反躬自问，"勤求古训""吸取新知"，以求提高疗效，决不能为一家之言所限，墨守成规，不求进步。

攻逐病邪，先证而治

截断理论的核心，是采取果断措施和特殊方药，直捣病巢，祛除病邪，快速控制病情，截断疾病的发展蔓延，缩短病程。这一核心思想，在继承祖国医学传统理论基础上有所发展，有所突破，有所创新。

先生常言，治急性病贵在早期截断。强调截病于初，用"迎而击之"之法，一方面可以控制病邪蔓延深入，一方面可以避免正气的过度损耗。若因循失治，则病邪步步深入，进逼五脏而致病情恶化。这是先生继承《内经》"上工救其萌芽"思想的具体发挥。

先生善于吸取前贤各家之长，予以阐明与论证，并结合长期临床实践，逐步形成自己的独特观点。如金·张子和在《汗下吐三法赅尽治病诠》说："夫病之一物，非人身素有之也，或自外而入，或由内而生，皆邪气也。邪气加诸身，速攻之可也，速去之可也。揽而留之，何也。"先生对此颇为推崇，用汗、吐、下三法，以快速祛除病邪。又如吴又可认为："夫瘟疫之为病，非风、非寒、非暑、非湿，乃天地间别有一种异气所感。"提出疫气、疠气、异气、杂气是疫病之源。又说："惟天地之杂气种种不一。"吴又可在病原学方面做出的贡献，先生表示赞赏。对杨栗山治温病之厥逆，主张仍用苦寒解毒大清大下，认为是"伟大的见解"。刘松峰在《松峰说疫》说："所以瘟疫用药，按其脉证，真知其邪在某处……单刀直入，批隙导窍"，在治疗上强调单刀直入祛除病原，是果断的决策。诸贤的论述对先生学术思想的形成有启迪的作用，先生的"截断学说"是诸贤论述的补充与发展。

"急症创快速截断"是先生在学术上提出的独特的创新观点之一。

急症是指温病或某些疾病发展演变过程中出现的危重症状和病证，它具有发展快、变化速、来势凶、病势重、威胁大等临床特点。急症的表现在于"急"，因此治疗手段要求"速"。大胆使用截断方药，救急截变，快速控制病情，阻止疾病的发展蔓延，在急症治疗学上具有重要的指导意义。

一、清热解毒是重要的截断方法

急性热病主要特点是有热有毒，邪毒侵入，热由毒生，病毒不除，则热不去，必生逆变。临床虽有宣透、清气、化浊、清营、凉血诸法的不同，但清热解毒总是交织其中。先生指出：用清热解毒要掌握两个法度：一是早用，在卫分阶段即可加入清热解毒之品；二是重用，量要大，剂要重，甚至可日夜连服2~3剂，这样才能截断病邪，这对把好气分关，尤为重要。笔者对此深有体会，曾治外感发热100例，其中属于气分者占63%，均选用清热解毒之药，取得满意的效果。从临床实践中认识到抓住气分证候阶段进行截断，是解除病邪的良好时机，绝不能缩手缩脚，坐失良机，而使病涉营血，陷入治病困难境地。先生常用的清热解毒药有银花、连翘、苦参、鸭跖草、黄连、黄芩、黄柏、山栀、蒲公英、大青叶、板蓝根、穿心莲、四季青、知母、鱼腥草、紫花地丁、野菊花、龙胆草、青黛、茅芦根等。先生治疗流行性出血热认为本病系表里俱热，瘟毒燔灼，耗血动血劫伤心肾所致，早期也并不因表邪已经透解而不再逆传。诚如杨栗山在《伤寒瘟疫条辨》中说："凡见表证，皆里证郁结，浮越于外也。虽有表证，实无表邪，断无再发汗之理"，故应及早使用大剂量的清热解毒截断方药，直折伏遏之温毒，则不仅身痛、发热、恶寒等表证可除，而且可由发热期越过低血压期、少尿期，直接进入恢复期，使病程阻断或缩短。如江苏省中医研究所用清热解毒4号为主治疗285例流行性出血热患者，使死亡率由 12.6% 降低到 2.45%；并证明"早期使用可减轻毒血症状，确能缩短热程，并能阻断病程进展，越期而过"。先生还认为：发热的高低、热程的长短，直接影响病情的进展和转归，因此，重用清热解毒及时控制高热，是截断病情发展的关键。

二、通腑攻下是治疗急症快速截断的重要手段

温病下不嫌早，吴又可认为："邪为本，热为标，结粪又其标也""温邪以祛邪为急，逐邪不拘结粪""急症急攻"。一日有三变，而三易其方。治病常用下法，擅用大黄一物，称"得大黄促之而下，实为开门祛贼之法。"先生治疗重症肝炎，茵陈蒿汤中大黄可用至 30g；治疗中毒性肺炎、乙脑、败血症等病，凡邪热鸱张，大便不畅者，先用大黄 12g 于复方之首，使垢粪泄下而热退神清，阻截传变。实践证明，对温病早用攻下逐邪，经得起临床重复。如北京友谊医院治疗急性肺炎，一开始均予以泻热汤（大黄 15g，芒硝 10g，玄参 15g，甘草 9g），发现确可截断病情发展。上海传染病总院报告治疗 70 例乙脑，其中 44 例使用下法，使邪热迅速挫降，不仅预后较佳，后遗症亦少。热厥邪盛之证，亦即厥深者热亦深，厥微者热亦微。正如先生所说，宜速战速决，以防疾病发展，主张用"急下存阴法"。曾治急性胆道感染伴休克，中医辨证为肝胆热毒，腑气闭塞，热厥邪盛，治以复方大承气汤合黄连解毒汤，攻下与解毒并举，而热厥得除。暑温发病急骤，传变迅速，无卫分过程，而见高热昏迷，苔黄等症。曾治病毒性脑炎，中医辨证为暑温邪陷，阳明腑气不降，邪热上熏心包，治以牛黄承气加芩、连、菖蒲、郁金、远志之品，竟获全功，并无后遗之证。曾治脓毒血症一例，中医辨证为热毒内陷，邪势鸱张，内迫神明。给以凉血之品与攻下之药合用，其效满意，血象恢复正常。阳黄热重，临床多见面目俱黄，胁痛腹满等症，曾治重症肝炎多例，恒以

通下与祛痰解毒同用，均能获效，患者之肝功能亦可改善。可见攻下法确能截断传变，转危为安。

三、早用凉血化瘀

凉血化瘀在急性热病过程中，应及时采用。先生认为，邪初入营，一方面仍宜重用清热解毒，一方面及时采用凉血化瘀，不必坐等入血分后再"凉血散血"。这样可增加截断病变的希望，避免血分危症的出现。如流行性出血热，容易气营两燔而很快内陷营血导致弥漫性血管内凝血，并出现休克昏迷，甚至衰竭死亡。有报道在发病早期，就用苦寒活血化瘀的丹参治疗，36 例单纯早期患者中 32 例越期，占 89%；而已出现低血压休克者再用丹参，32 例中越期者仅 16 例，占 50%，经统计学处理有显著差异（$P < 0.05$），而且早用丹参的病死率从 11.9% 下降到 4.3%。这就说明邪初入营早用凉血散瘀，不仅不会引邪入血，反能截断病邪于气营之间，不再深陷搏扰血分。

先生的截断方法颇多变化、也很灵活，我们仅举其大要，即可看到它在中医急证临床应用中的广泛性与重要性。

英国哲学家培根说：真理是时间的女儿。先生在 70 年代初率先提出的截断理论，当时曾遭到部分学者的非议，而今 90 年代这个截断理论，不但已为中医学术界绝大多数人所接受，而且在大量临床观察和实验研究中得到证实与发展。截断理论的内涵，也随着时代的发展更加充实、丰富与完善。

疾病是一个复杂的过程，常有标本主次的不同，因而在治疗上应有先后缓急，分层扭转的步骤。如先生曾治一败血症患者，高热后休克、昏迷、血压下降，四肢厥冷，额汗如珠，苔黄，脉沉微欲绝，身现紫斑。诊断为热毒蕴脑，真元欲绝。予以独参汤加安宫牛黄丸研冲鼻饲。二日后，患者神志复苏，血压回升，额汗止而身热反甚，气促，苔黄舌红，脉数。先生认为，正气渐能与邪抗争，热毒真象显现，遂用清瘟败毒饮去犀角、桔梗。服药一周后，热度退清，紫斑全消，惟觉疲乏口干，舌红脉缓，改用增液汤加太子参善后。该案先予益气固脱，芳香开窍，继用清热解毒而清气血，终以养阴益气收效，分层扭转，次序井然，效如桴鼓。

四、先证而治是截断扭转的重要措施

自《内经》即有"上工治未病"之说，《金匮要略》有"见肝之病，知肝传脾，当先实脾"的治疗原则，这是十分明确的"先证而治"的思想。先证而治，就是先要掌握疾病整个发展过程中的变化规律，料知预后，超前一步，在相应的证出现之前预先落实治疗措施。先生把"先证而治"与"截断扭转"的思路结合起来，引伸运用于温病急症与重病沉疴的治疗，对指导临床有重要意义。例如，特殊病原体引发的乙脑、流行性出血热等，病势凶猛，传变迅速，并不因为初起有表证解表透邪而病不内传。先生主张早期重用清热解毒，先清里热，药先于证，直折瘟毒；若有气分见证，瘟邪势必入腑内结，因此不管是否便闭，先用通腑攻下，急下存阴，同时也使邪有出路，这也是"温病下不嫌早"的思想。根据先生的经验和一些临床单位的报道，流行性出血热在气营阶段就早用丹参、生地、赤芍、丹皮等凉血活血破瘀，能提高疗效，越期恢复，缩短病程，使 DIC 进程中断或减轻，防止昏迷休克。实践证明，对重症温病不能仅仅见症辨证，因证施治，按步就班，因循等待，尾随其后，必须要预见性地先发制病，药先于证，这样不但不会引邪入里，反能主动迎头痛击，顿挫病邪，阻断疾病的恶化。先生常说：看病不仅要从"有"处着眼，还要从"无"处推想，要"无者求之"，以此测彼，求于未知，这样才能掌握主动。先证而治是截断扭转疾病的重要措施之一，截断扭转与先证而治相结合的法则，充实丰富了辨证论治的内容。

五、选择特效方药是截断扭转的重要手段

如何寻找选择特殊方药呢？这就要博览群书，由博返约。先生介绍《外台秘要》特效方时说："看书中一病有几证，每一证有几方，一方中有哪几种药，几张方子中共同用的有哪些，哪些是处方中必用的，以多用常用为有效。如果一方只有一药，这药也是重要的。因为前人集验，不验不灵，单独一味，无所假借，必有特效才加收录。再看全病方剂，哪些病是常用，哪些是少用；哪一些药是主药，哪些是辅佐兼治之药，用统计处理得出专病专方专药，治病常有特效。"目前西医无特殊疗法的病，中医古书中却有不少截断扭转的奇效方药，关键在于发掘整理。

（本文综合姜老文章、张云鹏先生文章改写）

董廷瑶

治发机先，攻逐邪毒

董廷瑶（1903~2002），上海市中医文献馆主任医师，儿科学家

董氏熟谙伤寒、温病学说，擅治热病，尤于小儿高热惊搐，强调指出：不可一见神昏抽搐，即速投金石重镇，冰麝开窍，此乃舍本逐末，须分在经在腑，袭卫入气，热盛在经，投白虎以泄热；热实腑结，用承气以泻火；风温初感，宜银翘以透解，此为常法。急重疫病又须据证应变。

如乙型脑炎，乃为暑温邪毒外袭，疫毒暴戾，传变瞬息，势如奔马，壮热化火，旋犯心包，急须治发机先，祛逐邪毒为主，常用羚羊合白虎、凉膈与承气同用，攻逐疫毒，先发制病，而杀其猖獗之势。

乙脑经验方

大青叶 30g　板蓝根 30g　银花 15g　连翘 15g　黄芩 9g　活芦根 50g　生石膏（先煎）60g　生甘草 3g

每日一剂至二剂。

加减法：如卫分表证，加薄荷 3g，杭菊 6g；汗少可加香薷 4.5g，鲜荷叶 9g；偏湿加鲜藿香 9g，鲜佩兰 12g，滑石 15g，杏仁 12g；偏热加川连 3g；气分热重，加重石膏至 120g，知母 9g；气营两燔，去银花、连翘、黄芩、芦根，加入丹皮 9g、鲜生地 30g、元参 12g、紫草 9g，或另用紫雪丹 1.5~3g 化服；痰热盛者，加竹沥 30g，胆星 3g，

天竺黄 6g；大便秘结，加生大黄 9g，元明粉 6g（冲）；昏迷，加鲜
菖蒲 4.5g，郁金 9g，至宝丹 1 粒或神犀丹 1 粒另化服；抽搐，加地
龙 6g、钩藤 9g，或抱龙丸 1 粒另化服；湿浊痰阻、或呕吐，用紫金锭
0.6~0.9g，分次化服。

某　2 岁。

高热（38.5℃~39.4℃）已 3 天，肢冷无汗，颈强抽搐，时有嗜睡，
神志尚清，便闭 5 天。

检查：诊腹部微满，舌苔薄润，脉象细数。

诊断：乙型脑炎。

辨证：暑温邪热，实热里结。

治法：通腑泻火之剂。昔贤喻嘉言谓："金匮治痉为病，胸满口
噤，卧不着席，脚挛急，必齘齿，可与大承气汤，乃死中求生之法
也。"服之邪毒初得通泄，其猖獗之势顿挫。

二三诊时，先予白虎汤，继之黄连解毒汤，均以清泄其热，解毒
化暑为主。

其后邪热大衰，病情遂入坦途，治方逐渐转润而愈。

小儿腺病毒肺炎，咳逆气促，壮热谵语，狂乱躁渴，遍用抗生
素无效，即加牛黄、至宝等亦不应。思之此乃温毒犯肺，邪壅心膈，
当泻胸膈郁火，泄膻中痰热，亟需药专力宏之品以济急，遂创制熊
麝散。

熊麝散

熊胆 0.9~1.5g　麝香 0.03~0.05g

为散化服。以熊胆泻火幵郁凉血，能入膻中；麝香幵结解毒，平
惊苏神，有"开关夺路"之功，两品相合直入病所，专治小儿急惊热
盛神昏之重症，参入辨证选用之汤药，热退咳和而获奇效。

陈某　男孩。

咳逆气急，高热一周。前医予服清热豁痰，镇痉开窍剂，加用琥珀抱龙丸或至宝丹各1粒，分别化服。壮热不退，四肢厥冷，更见昏沉嗜睡，痰多咳逆，气促，舌红苔薄口糜，便利。

检查：面色苍白，惊厥抽搐，角弓反张，便下黏滑，小溲短赤，舌红、干燥。

诊断：腺病毒肺炎。

辨证：温毒内扰膻中，已成闭脱之势。

治法：亟须清火解毒开窍。

方用：熊麝合葛根芩连汤加石膏一剂，其热即退，改变险象。

考抱龙、至宝亦为清热解毒，凉心豁痰之品，但本病则因温毒犯肺蒙心，化风抽搐，故以熊胆凉心平肝，麝香开结解毒，合白虎清其肺胃实热。药证相合，效如桴鼓。

最后以补肺阿胶汤清调而安。

小儿疫毒痢，每有未见下痢而热极惊搐者，此即西医之中毒性菌痢，症情近似"乙脑"，易于混淆，故须灌肠查粪以作鉴别，否则误诊贻害非浅。因其发病急骤，热高昏厥，抽风痉挛，旋即出现闭脱之危证。临床分为两型：一为实热内闭型，由于热毒炽盛，化火化风，而见壮热烦躁，面红目赤，谵妄抽搐，下痢脓血，小溲短赤，舌质红苔黄腻，急以紫雪丹鼻饲，泄热制凉，熊胆灌肠剂泻火解毒（煎剂见后）。若得热清惊定，继进葛根芩连汤合白头翁汤清泄湿热余毒，行滞止痢。二为内闭外脱型，常为质薄患儿，于热闭抽搐同时，突现面色苍白或灰白，四肢厥冷等症，脉象沉微，舌质转淡苔腻，此为邪毒蕴郁，冷实凝滞，正不胜邪，内闭外脱之危候，证见寒热错杂，虚实兼夹，病势危急，设用一般套方，恐有暴脱之虞，势在不救，急予千金温脾汤，温通脾阳，攻逐寒积，待阳回阴消，厥逆转和，再予清热导滞和痢之剂以善后。

李某 男，6岁。

突起呕吐三次，腹泻一次。高热惊厥，大便培养有宋内氏痢疾杆菌，西医诊断为暴发型菌痢。入院后用抗生素、可的松、补液等治疗，症情未见缓解，高热达40.5℃，神昏面赤，四肢厥冷，手足抽搐，舌苔黄垢，两脉沉数。

病属突发疫痢重症，来势险急，热深厥深，亟须泄热泻火解毒，以清理上下合治。

处方：紫雪丹1.5g（分三次化服），熊胆剂灌肠，一剂热降未净，神志转苏，抽搐亦定，大便日十余次。痢次增多而毒得下泄，是为通因通用之法。改用葛根芩连合白头翁汤苦寒以泄余热，其痢自和。

熊胆灌肠剂

熊胆 0.6g　马齿苋 15g　椿根白皮 15g　川柏 12g　用水 200ml，煎成 30ml，保留灌肠，日 1~2 次。

该方乃董氏针对疫毒痢之实热内闭，初病属实者研制的急救灌肠剂。熊胆苦寒无毒，入心、肺、肝、胃四经，泻火凉血，解毒开结为君药。疫痢初起属实，不宜止涩，选用上方泻火泄毒，乃宗经旨通因通用，疫毒得以下泄，邪有出路。改口服剂为灌肠剂，药力专一，直趋病所，集中发挥，疗效显著，而又无犯他脏。据药理学研究，药物自肛门灌入，保留在直肠内，其溶质经过细胞膜的吸收，有效成分吸收快，有 50%~70% 可直达病所，故而增强药效。

董廷瑶

麻疹重透发，宣肺并活血

董廷瑶（1903~2002），上海市中医文献馆主任医师，著名儿科学家

祖国医学对麻疹的论证，是从阴阳、脏腑及其表现的形态上来分析的。在病理机制上有"疹毒属阳""蕴蓄于肺脾（胃）二经""发自六腑""五脏皆有病证而肺经见证独多"等论点。例如麻疹大多发热，疹色红，先见于身体的上部与外侧，故云"疹毒属阳"。疹形隐隐于皮肤之下，磊磊于肌肉之经。患者小便多赤涩，或大便泄泻，或抽搐惊惕，这些征象，与小肠、膀胱、大肠、胆诸腑有关，故云"发自六腑"。又如，热则从心，寒则从肾，嗽而气上则从肺，风从肝，泻从脾，泄泻而见咳嗽气上则为肺脾同病等，其症可涉诸脏，故云"五脏皆有病证"。

再从临床中所见的若干主症，也与肺的关系独多。如肺有郁火则咳，喉为肺之窍，则喉痛；肺火太盛则为喘、为痰；肺与大肠相表里，故有腹痛泄泻等，因而说"肺经见证独多"。这些都是从实践中概括出来的最基本的机理。因此，有"善治疹者，惟以宣肺透毒为主，其他诸症不过兼治而已"的结论。

"内蕴胎毒，外感天行"，是为主要病因。"先发于阳，后归于阴""毒兴于脾，热流于心""脏腑皆有病证，肺经见病独多"，是为本病的发病机制。

透　发

"透发"的意义，就是掌握了"疹性喜透"和"自内达外"的自然规律，采取"顺其规律，因势利导"而不拂逆其自然的治疗措施。古人明白指出："疹宜发表透为先"。又说："疹毒从来解在初，形出毒解即无忧"，更说明了"毒解"是基于"形出"的道理，所以"透"是治疗本病的经验总结。

"透表"必须掌握时间性，古人有"三日前宜升，四日后宜降"的说法，这是大体上而说的，当然不能拘泥。根据麻疹的症情，其演进有常亦有变，一般可分为初、中、末三期。自初热至见形而到收没，这是"常"，然其中有顺、逆、险三型之"变"，逆与险中又有缓、急、骤之分。顺证的皮疹，是按照次序、部位而发，其形如芥，其色似丹，润泽点匀。逆证则先发于阴位，疏密不均，色暗淡或紫褐，或一出即没。险证是由于逆证的进展，情势比较缓慢的，则迁延时日，逐日进展，亦有进展急迫的。这种情况，在初期固多，而中期则更多。更有突然转变而现措手不及之势者，例如一出即没的白面痧等。总的来说，逆证、险证的"缓""急""骤"之变，是由于在不同程度上不能很好地透发所造成的，所以说，麻疹能发透，则毒从外泄，变化就少；若发不透，毒向内陷，则各种不同的合并症就多。

"透"法的具体实施，必须掌握辨证施治的原则，并非单纯的依靠几张透达的方剂，呆板套用就能取得较高效果。

对发热初起，或乍寒乍热、咳嗽、麻疹已见，舌苔薄白，脉数者，可以葛根解肌汤（葛根、前胡、荆芥、羌活、大力子、赤芍、连翘、蝉衣、木通、甘草）作一般透表之用。兹据证分述如下：

（1）风寒阻表：恶寒发热，头痛无汗，肢冷，咳呛，疹见或未见，苔薄白，脉浮紧而数。治方：三拗汤（麻黄、杏仁、甘草），加荆芥、防风、生姜。时在冬令而指冷，可酌加桂枝尖。

（2）风温阻表：发热，无汗或有汗，头痛，口渴，咽痛，咳嗽不爽，便秘或溏、溺赤，舌尖红，苔薄黄，脉浮数。治方：银翘散（银花、连翘、桔梗、薄荷、竹叶、生甘草、荆芥、淡豆豉、大力子）。

（3）湿热积滞：发热不高，咳嗽纳呆，胸闷，腹痛，口渴，便秘或溏臭，苔厚腻，脉滑数。治方：宣毒发表汤（薄荷、葛根、防风、荆芥、连翘、大力子、枳壳、竹叶），加陈皮、神曲、焦山楂、荷蒂、川朴。

（4）气血不和：疹色淡白，或涩紫兼斑，身热神倦，咳不爽，烦扰不安，舌红无苔，脉弦数。治方：解毒活血汤加减（归尾、红花、赤芍、川芎、桃仁、葛根、生甘草）。若有紫斑，可加生地、银花、连翘、石膏、知母、紫草。

（5）血虚阳衰：面色苍白，疹色淡不明，倦怠嗜睡，汗多，咳逆气急，大便泄利，小溲清长，舌淡红无华，脉软数无力，或细弱。治方：养血汤（生地、当归、红花、甘草、葛根），加淡附片、陈皮、荷蒂。先天性心脏病患儿，附片慎用。

（6）泄泻痧险：大便泄泻，小溲短少，疹点不透，身热，口渴，咳少，苔薄腻，脉数沉。治方：升麻葛根汤（升麻、葛根、赤芍、甘草），加荷蒂、木通。

（7）暑天出疹：夏令暑气，疹出不透，热重烦躁，口渴汗出，溺赤，便溏，舌红，苔薄，脉洪数。治方：加味香薷饮（香薷、扁豆衣、连翘、薄荷、藿香、鲜佩兰、荷叶、西瓜翠衣）合六一散（滑石、甘草）。

（8）燥气浮金：秋天出疹，咳嗽气急，面赤烦渴，便闭溺赤，痧不能透，热重咽痛，舌绛干燥，脉弦数。治方：清肺汤（玄参、知母、麦冬、桑叶、枇杷叶、桔梗、甘草、大力子、白茅根、芦根、荷蒂、连翘）。

所列数方，可作一般应用：①如无特殊情况，麻疹已见点，用西河柳 9g，樱桃核 9g，煎水服；②如疹子色淡不明，用西河柳 9g，杜红花 6g，煎水服；③外用熏洗药，可以西河柳、生麻黄、浮萍、芫荽子各 15g，水煎，乘热加酒擦身，或蒸气熏于室内。

活　血

使用活血药的问题，是值得研究的。由于疹毒之发，与血分有密切关系，如疹色淡白或紫黯，面色灰暗；或斑疹互见，面色红赤，都见壮热不退，气急鼻煽，甚则昏迷嗜睡等，此为血热和血瘀所致。由于心主血而肺主气，气行则血行，血滞则气亦滞，故用活血以行气，可使疹发而毒解。因之，活血药常为透发上所酌量采用。活血的作用，一方面是为毒邪打开出路，另一方面也是帮助解毒药发挥更大的威力。常用的有桃仁、红花、归尾、赤芍、川芎、紫草等。这些药物，都为血分要药，且凉血活血，通瘀行滞而不碍于气分。如疹淡不明，或色黯形紫，或素体不足，以及先天性心脏病，血运有阻而疹发不透者，在透剂中参用上药三二味，确有良效。明代郑卜年《保赤金丹》即采用活血方药以透痧解毒。王清任的《医林改错》中，活血化瘀对我们的启发更大。在透发中，配合活血通络，均获良效。

毛某　女，3 岁，住院号 1873。1961 年 1 月 19 日初诊。

疹发 7 天，壮热不退（39.4℃），疹色紫暗，神昏摇头，龅牙啮衣，烦躁不安，便通一次，小溲尚多，口唇干燥，咳嗽气促，舌红，苔薄润而腻。

西医诊断：麻疹。并发肺炎、脑炎。

辨证：疹毒内攻，由血分而入心包，但尚未化燥。

治法：活血解毒，清心开窍。

方用：解毒活血汤。

葛根 4.5g　赤芍 4.5g　当归 4.5g　红花 4.5g　枳壳 4.5g　连翘 9g　大生地 9g　桃仁 9g　黄芩 9g　生甘草 2.4g

另，苏合香丸 1 粒化服。

治疗经过：复诊：1 剂药后疹色转润，神志清醒，摇头停，龄齿除，热退神安（37.4℃），舌红苔薄，大便不多，小便乃通，再拟活血解毒为主。上方去葛根、红花、枳壳，加银花9g，白茅根30g。

三诊：药后疹透热净，咳平病安，再拟清肺调理。

董氏云：左颊属肝，右颊属肺。肺主气，肝藏血。今疹布而颧白，乃脏腑失和，气滞血涩，毒不得透而内陈，故险象丛生。用王氏解毒活血汤（当归、生地、柴胡、葛根、赤芍、桃仁、连翘、枳壳、甘草），一二剂即面红疹透，毒解热和，转危为安。其后经多年实践，凡疹淡不明或疹色紫暗，或兼患先天性心脏病患儿因血运失常，里有瘀阻，辄以活血透痧，得转逆为顺。如 1958 年冬麻疹大流行，来势急骤，并发肺炎、脑炎者众多，死亡率高达 10%，董氏在麻疹病房应用上方大量煎服，使危重患儿获痧透毒解之神效，死亡率大幅度降低，97% 患儿转危为安。

董氏在 1960 年冬至 1961 年春的麻疹工作中，收治麻疹患儿 600 余人，根据以"透"为基本原则的治疗措施，抢救了许多严重病例。在施治方法上大体可分为三类：计用辛凉透表为主者 22 例，辛凉解表与活血同用者 14 例，活血解毒透痧者 10 例。46 例均有严重合并症，其中以支气管肺炎占绝大多数，部分患儿合并肠炎、心力衰竭、营养不良等。体温在 40℃以上者 19 例，24 例在 39℃~40℃，39℃以下者仅 3 例，病情是比较严重的。

（1）用辛凉透表为主者 22 例，疹出是顺序的，但不明透，舌质虽红而舌苔均带薄腻或黄腻。热毒虽高，但病邪尚浅，故用辛凉透表法。疹既透齐，体温亦即趋正常。主要以葛根解肌汤、宣毒发表汤、银翘散等灵活应用，也有二三以麻杏石甘汤为主，预后均良好。

（2）辛凉解表与活血同用者14例，其疹发不透，出无顺序，疹色暗淡或暗红，有时疹形不明而呈回收之象。其中3例未出疹子而热甚高。所有病例的舌质均红绛，苔薄腻，此为邪阻气发，血行不畅，故于辛凉解表法中参以活血药，使气行血活而透疹，均获良效。

（3）活血解毒透痧法为主有10例，症势比较严重，头面不见疹或极少，而疹色紫暗、暗红或暗淡，以及有出血性者，舌均红绛，显系血分郁热、毒向内陷的表现，属逆证。经用活血解毒法后，血活气行，麻疹发齐，疹毒外泄而愈。

匡萃璋

十辨虽有表证，实无表邪

匡萃璋（1943~　），江西医学院第一附属医院主任医师

　　"虽有表证实无表邪"论是由清代温病学家杨栗山首先提出的，他在《伤寒温疫条辨》中指出："发热恶寒恶风，头痛身痛，项背强痛，目痛鼻干不眠，胸胁痛，耳聋目眩，往来寒热，呕而口苦，脉浮而洪，或紧或缓，或长而弦，皆表证也。在伤寒，风寒久入，但有一毫表证，自当发汗解肌消散而愈……；在温病，邪热内攻，凡见表证，皆里证郁结，浮越于外也，虽有表证实无表邪，断无正发汗之理。故伤寒以发表为先，温病以清里为主……里热一清，表气自透，不待发散多有自能汗解者。"栗山此论不但提出了一个重要的临床问题，而且从方法学上揭示了辨证论治中象与质的矛盾统一性问题，即作为象的"证"与其相关的"因"——质，既有相一致的一面，又有不一致的一面。表证为表邪所致，解散表邪即可以愈表证，这是象与质的统一；而"虽有表证实无表邪"就是象与质相矛盾。如何从理论与诊疗实践上，把握象与质的矛盾统一，这是提高中医学术水平的一个重要问题。

　　热病学中表证的严格证候学界限，首先是由《伤寒论》确立的。"太阳之为病，脉浮，头项强痛而恶寒"，这就是表证。尽管后世注家有种种相对的六经表里层次分析，但严格的证候学意义上的表证

只能是太阳病提纲，稍加扩充也只能如前引杨栗山所列，将三阳经证作为表证的实际界限。由此可见，在热病学中，表证仅仅是疾病初露端倪时的一种证候，它既可能是一种轻浅疾病的本证，也可能是一种严重疾病的前驱证或外证。此时在治疗上面临着两种选择：作为一种轻浅疾病的本证，可以通过正确的解表而消除，反之如不能及时而正确地解表，则可由表入里地，发展为某种严重疾病，如一个轻浅的上呼吸道病毒感染，可能因失治、误治而合并细菌感染，向下呼吸道蔓延，形成支气管炎、肺炎等严重疾病。因此，古人强调"但有一毫表证，自当发汗解肌消散而愈"，这显然是正确的。但是作为一种严重疾病的前驱证或外证的表证，若误以为其邪也在表，而固守先表后里的次第，则不但表而表不已，甚至可能贻误病机，变生它证。于是，什么样的表证是表邪所致，什么样的表证"实无表邪"，什么时候应以解表为先，什么时候可以里清表和，这就成为问题的关键。

一、恶寒非表

在伤寒学的长期发展中，一些注家过分穿凿地将表证和构成表证的某些症状强调到绝对的地步，提出"有一分恶寒就有一分表证"的论断。这种绝对化的说法实际阻碍了对表证的正确认识。其实，恶寒虽然是表证的一个主要症状，但仍有许多恶寒并非由表邪所引起，常见的非表证恶寒有以下几种。

1. 火毒恶寒

《素问·至真要大论篇》谓："诸禁鼓栗，如丧神守，皆属于火。"这种火毒所致的恶寒证临证甚为多见，如痈疽疮疡发病之初或内陷"走黄"之时均甚典型，前人以火极似水释之，此种恶寒显然非表证，更非伤寒之表证。

2. 肺热恶寒

《素问·刺热篇》谓："肺热病者，先淅然厥，起毫毛，恶风寒，舌上黄，身热，热争，则喘咳，痛走胸膺背，不得太息，头痛不堪，汗出而寒。"这种初起即苔黄寒热胸痛的肺热病，与今日所见之肺脓疡、肺炎极相似，显然不能以表邪视之。

3. 疟病恶寒

疟病有最明显的恶寒证，而又显然非表邪所致。《素问·疟论篇》说："阳并于阴，则阴实而阳虚，阳明虚则寒栗鼓颔也。"并不将恶寒归之于伤寒或温热，也不归之于表实或表虚，而是以体内阳气之出入虚实来解释。《温病条辨》中"杏仁汤主之"的肺疟，"草果知母汤主之"的"疟来日晏"，其恶寒都是由伏邪所致而绝非表证。

4. 阳明病恶寒

《伤寒论》谓："问曰：阳明病外证云何？答曰：身热汗自出，不恶寒反恶热也。又问曰：病有得之一日，不发热而恶寒者何也？答曰：虽得之一日，恶寒将自罢，即汗出而恶寒也。"这种"将自罢"的恶寒，是不待解表而去的，所以也非表邪所致。正因为阳明病之恶寒非表邪，所以《伤寒论》中两条白虎人参汤证都不因"时时恶风""背微恶寒"而禁忌。

5. 痰饮病恶寒

《金匮要略》谓："夫心下有留饮，其人背寒冷如掌大。"此种饮邪内伏、阻格阳气所致的恶寒也显非表邪。

6. 里寒证恶寒

《伤寒论》353 条（张仲景.伤寒论［M］//赵开美.仲景全书.翻刻.重庆：重庆人民出版社，1955.下同）："大汗出，热不去，内拘急，四肢疼，又下利厥逆而恶寒者，四物汤主之。"此处之恶寒由寒邪直中少阴而致，并非表邪所致的恶寒。所以"虽有表证实无表邪"的情况在伤寒中也同样存在，足见"有一分恶寒便有一分表证"的说法，即在伤寒范畴内也是错误的。

7. 霍乱病恶寒

《伤寒论》383条："问曰：病发热，头痛，身疼恶寒，吐利者，此属何病？答曰：此名霍乱。霍乱自吐下，又利止，复更发热也。"此条描述的症状即一典型的太阳表寒证，但因其有明显的吐利，故仲景诊断为霍乱病。据后文，霍乱"寒多而不饮水者，理中汤主之""热多不欲饮水者，五苓散主之"，显然其恶寒都不能以解表法治之，所以其邪并不在表而在里。

二、脉浮非表

"浮脉为阳，表病居"是脉理之常，《伤寒论》反复强调：浮为在表，但同时又有脉浮而可清可下的条文，如170条"伤寒脉浮，发热无汗，其表不解，不可与白虎汤。渴欲饮水，无表证者，白虎加人参汤主之。"是谓浮为在表不可里，但176条又说"伤寒脉浮滑，此表有热里有寒，白虎汤主之"，257条又说"病人无表里证，发热七八日，虽浮数者可下之"。这似乎是自相矛盾，然而却正确地反映了临床事实，因为外感寒邪之初其脉可浮，而里热已盛之脉也可浮，孤立地强调浮脉主表是只知其一不知其二，只有了解浮脉也可见于许多非表证（如小陷胸证"脉浮滑""寸脉浮，关脉沉名曰结胸"，大黄黄连泻心汤证"其脉关上浮"，瓜蒂散证"寸脉微浮"等），才能够正确地认识浮脉。至于在温热病中，浮脉非表的情况更为常见，故杨栗山指出："伤寒多从脉，温病多从证……有脉与证相应者，则易识别，若脉与证不应，却宜审察缓急，或该从脉，或该从证，务要脉证两得。即如表证，脉不浮者，可汗而解；里证脉不沉者，可下而解。以邪气微不能牵引，抑郁正气，故脉不应。"可见浮脉非表在伤寒、温病、杂病中都是多见的。

三、头痛身痛非表

头身疼痛为表证常见的症状之一，以头为诸阳之会而身为经络外循之处，但须知头痛身痛更见于众多的非表证。故杨栗山指出："阳明头痛，不恶寒，反恶热，白虎汤；不大便，调胃承气汤；里气一通，头痛自止，不可拘伤寒头痛当解表，不可攻里之例也……，若温病头痛，乃邪热郁结于内，上攻头面之阳，断不可发表""凡温病，杂气热郁三焦，表里阻隔，阴阳不通，身体痛，骨节痛……一切表证状类伤寒，实非风寒外感之邪，通宣清热解郁以疏利之……里气一清，表气自透而外证悉平矣。"而在杂病中头痛身痛之非表者更不胜枚举。

综上所述，构成表证的主要症状都能在多种非表邪的条件下出现，因此表邪本来就不是表证的惟一原因，但是要正确区分表邪与非表邪表证，除了破除上述概念上人为的狭隘藩篱之外，还应进一步从治疗的动态反应中去鉴别。

四、汗之不汗者非表

在热病中汗出为退热的最有效手段，所以初见表证以辛温或辛凉解表法求其汗终为正治。然而有汗之不汗者，古人多从病邪之兼夹（夹风、夹湿、夹饮、夹痰、夹瘀、夹惊、夹食等）、体质之不同（阴虚、阳虚、气虚、血虚等）处着眼，审察其不得汗的原因，再施以解表法取汗，其中的可贵经验自不容忽视。但是，医者应当清醒地估计到，汗之不汗的一个根本原因很可能在于此种表证并非表邪所致，必须及时舍弃解表之法，以免再误。《伤寒论》16条"太阳病三日，已发汗，若吐，若下，若温针，仍不解者，此为坏病，桂枝不中与之也。

观其脉证，知犯何逆，随证治之"。此种"坏病"未必因治而"坏"，其初始表证很可能原本即非表邪，所以发汗不效。虽其证仍类桂枝，但固守解表显然无益，所以"桂枝不中与"，必须随其后见的种种非表证而治之。在这一点上温病学有了长足的进步，《温病条辨·上焦篇》16 条"太阳温病，不可发汗，发汗而汗不出者，必发斑疹……发斑者化斑汤主之，发疹者银翘散去豆豉加生地、丹皮、大青叶，倍玄参主之"。可见鞠通已有"汗之不汗非表"的成竹在胸，故能见微知著，迅速舍表就里，以达里清表和之效。

五、汗出而表不解者非表

由表邪所致的表证，经正确的解表发汗之后即应证随汗解。若汗已出而恶寒、头身疼痛等证不除，即应警惕其非表邪。《温病条辨》引《金匮要略》"太阳中暍，发热，恶寒，身重而疼痛，其脉弦细芤迟，小便已洒然毛耸，手足逆冷，小有劳身即热，口开前板齿燥，若发其汗则恶寒甚，加温针则发热甚，数下之则淋甚"。其寒热身疼原似表证，但"发其汗则恶寒甚"，汗出表不解，显然非表邪，故鞠通断为气虚伤暑，"可与东垣清暑益气汤"。鞠通又强调"手太阴暑温"，也有需服"香薷饮微汗"者，但"不可再服""虽有余证，知在何经，以法治之"。即得汗之后，有尚余之表证者，已不可以表邪视之，当更求它法，不可恋表。

六、热不为汗衰者非表

表邪所致的发热，理应热随汗解，每有汗出而热不退者，古人仍多从兼、夹、遗、复中求再表取效之方。但热不为汗衰是"实无表邪"的一大确证，这是医者必须明确的另一侧面。《伤寒论》26 条："服桂枝汤，大汗出后，大烦渴不解，脉洪大者，白虎加人参汤主之。"伤寒注家皆以化热入里或大汗伤阴解释和分析病机，其实此初见之桂枝证原本即非表邪，与吴鞠通所谓"太阴风温、温热、温疫、冬温，初起恶风寒者，桂枝汤主之"相似，故汗出而热势不减，所以应果断地舍表就里。可见，当热不为汗衰之时，医者即应将注意力集中于尽早发现里证里邪的征兆之上，以求握机于病象之先。

七、表而再表者非表

吴又可《温疫论》有"九传"之说，其中表而再表者即言表证经解表后证除，其后又再出现与前相类的表证，认为这是邪伏膜原、外溃于经的一种形式。其实表而再表的这种表证，其根源即在于内伏膜原的那种杂气，确属"实无表邪"之例。只不过古人尚未找到"以物制气"之法，所以只能待其"内溃""传经"之后，"随证治之"而已。所以这种表证的解而复作，实"乃里证浮越于外"的结果，解表法只能除其症状而不能清彻其根本。也有经过二三候的不断"透发"之后病愈者，古人便以为是邪已"透尽"，其实只不过是待期而愈罢了。对于这种疾病过程，新感温病学家以"剥茧抽丝"喻之，以为透发是惟一的手段，汲汲讲求种种透达之法。但从伏气温病学，特别是从"杂气"学说的角度来看，透发仅仅是一种被动调节的方法，而如何清彻在里之伏气、杂气才是值得深入讲求的。如果说透达疗法是中医之所长，那么在另一方面，由于其理论掩盖了杂气内伏的本质，使前人不注重寻找清彻里邪的根本方法，其结果则是消极的。因此，只有明了表而再表者实非表邪才能使辨证认识更深入本质，引导医者寻求清彻里邪、拔其根本的治法与方药。

八、由里出表者非表

吴鞠通谓："温病之邪，上行极而下，下行极而上，下后里气得

通，欲作汗而未能，以脉浮验之，知不在里而在表，逐邪者随其性而
宣泄之，就其近而引导之，故主以银翘汤。"吴又可也说："里证下后，
脉浮而微数，身热，神思或不爽，此邪热浮于肌表，里无壅滞也，虽
无汗，宜白虎汤加人参，覆杯则汗解。"大抵古代医家都以为病邪可
以在体内由表入里，又由里出表，因此在步步防其入里之时，又处处
设法使病邪由里出表。其实，以由表入里标示病的加重尚可据，而以
由里出表来解释病势之由重转轻或愈则纯系一种错觉。即以上引鞠通
所论来分析，他以为"下后邪气还表之证"，其实并非邪之下后复还
表，乃下之得法，邪去正复，人体正常之体温调节机制恢复作用，故
能作汗或欲作汗，予银翘汤、白虎汤乃续清其余热，并不是像外感之
初那样逐邪透汗而去。其能"上行极而下，下行极而上"者非致病之
邪气，而是人体之正气。当病邪盛时，正气之运行受到干扰阻隔，不
能作汗，而当邪势衰后，正气之升降开阖始复其常，故表自透，或微
汗或大汗或自汗战汗而解，并非病邪返表，复由汗孔排出。对于吴又
可"气分汗解"论也应这样来认识。总之，由里出表是借喻而非实指，
它本质上是里气一清、表气自透的结果。

九、发斑发疹非表

吴又可对于温病向愈机理有"凡疫邪……留于血分，解以发斑"
之说，何廉臣等又将发疹、发痧列为表证。因为这些症状见于皮肤肌
腠等表浅部位，便以为是表浅轻证或向愈之机，这种认识在很大程度
上是误解，甚至是臆设。其根源在于以病位标示病性的表里模式的不
完善。相比之下，吴鞠通对斑疹的认识尚较为客观："夫善治温病者，
原可不必出疹，即有邪郁二三日或三五日，既不得汗，又不得不疹之
势，亦可重者化轻，轻者化无。若一派辛温刚燥，气受其灾而移热于
血，岂非自造斑疹乎？再时医每于疹已发出，便称放心，不知邪热炽

盛之时，正当谨慎，一有疏忽，为害不浅。"他正确地指出斑疹不可期、不可发、不可疏忽，可惜仍未在理论上纠正斑疹为表之非。就医理言，斑疹之发出皆为血分热毒炽盛，迫血外溢或血络瘀热的凶兆，岂有向愈达表之机？证之今日临床，诸如流行性出血热、钩端螺旋体病、流行性脑脊髓膜炎、亚急性变态反应性败血症、系统性红斑狼疮、恶性组织细胞病、白血病等都是以发斑发疹为甚、为恶、为凶，"血分斑解"之例实未见之。近代名家治疗烂喉丹痧（猩红热）一味强调透发，以理推之也是一种待期疗法。当然痧疹中有如麻疹、风疹一类病，总以疹出顺畅为佳，但这是一种自然布发过程，治疗的目的在于解除影响其自然布发的种种不利因素，在此基础上仍着重清解在里之热毒，并不以其为表证。吴鞠通对太阴温病发疹者，用银翘散去豆豉加细生地、丹皮、大青叶倍玄参主之，凉血泻热不待卫之后而施，这种处理显然是正确的。

临床上的表里关系是复杂的，柯韵伯说："仲景治表里证，有两解表里者，有只解表而里自和者，有只和里而表自解者，与此先救里后救表，先解表后攻里遂成五法。"这五法中惟有"只解表而里自和"一种情况才称得上是真正的表证，其余四法都应以里为本表为标视之，明乎此，始能知表里关系之全貌。

表证里证都是就病象言，但病象都是相对游移的，所以用证与证相比较的方法来定标本，往往难以得出一个清晰的标准。相对而言，病则是一个较证更为稳定的概念，虽然中医学的病仍然是以病象学为依据的，但由于病或者以某种特异的病象为中心（如天花、麻疹的特异皮损），或者以某些病象之外的因素为依据（如暑温、伏暑等依季节流行因素），所以常能在证候之外，另立一个较大或较特异的尺度，据此更易于界定证候的本质。

十、从辨病识证中求象与质的内在联系

在病的大坐标下，证的本质意义更易确认。所以杨栗山企图从伤寒与温病这两大病类来界定表证与表邪的关系：伤寒表证为表邪所致，温病则虽有表证实无表邪。然而其后的新感温病学派却认为，温病也有卫、气、营、血的表里次第，所以伤寒与温病都存在表解里和与里清表和两种可能，只不过温病中里清表和的情况更为多见而已。进一步局限到温病中的新感与伏气相比较，则伏气温病"表证皆里证浮越于外"是其普遍规律，里清表和应是伏气温病的根本治法（新感引动伏邪仅是一个短暂过程）。在这一大前提下对于春温、暑温、湿温、伏暑等疾病过程中的表里问题就会有一个正确认识，不致误以其中的"表证"为表邪。这种方法也同样适应于杂病，凡淋症、痢疾、肺痈、肠痈、痹证等疾病中可能出现的表证皆应注意从其本病治疗，否则就易于舍本逐末。例如笔者曾治一病例：

胡某　女，52 岁，住院号：151262，入院时间：1987 年 3 月 6 日。

恶寒发热，左下腹胀痛，尿频 20 日。恶寒发热无汗，时而高热，时而低热已 20 日，伴左下腹胀痛拒按，便结三日一行，尿急尿痛。曾用青霉素等抗生素，体温略降，昨日左下腹胀痛加剧，寒热尤甚，呕吐黄水而入院。现证如前，舌红略暗，脉细弦数。

检查：体温 38.7 ℃，脉搏 100 次 / 分，呼吸 20 次 / 分，血压 17.3/10.7kPa，发育正常，神清，皮膜巩膜无黄染及斑疹，心肺无异常发现，肝右肋下三指质中，左下腹压痛，无反跳痛，左肾区轻度叩击痛。门诊化验：血白细胞 7.8×10^9/L。尿常规：蛋白（+），白细胞（3+），红细胞 2~2/Hp。

诊断：内蕴湿热，外感风寒（慢性肾盂肾炎急性发作，尿路结石待排除）。

方用：麻黄连翘赤小豆汤加味。

治疗经过：患者初用前方四剂不应，体温每日高达39℃以上，先寒后热，热多寒少，右胁胀痛，口干口苦思热饮，左下腹压痛经用大黄粉通便后减轻，舌红、苔黄薄腻，脉浮细弦数。证见太阳少阳合病，以少阳湿热内蕴为主，改用蒿芩清胆汤。三剂仍不效，加用庆大霉素、氨苄青霉素后体温略降而外证如前，其间经检查排除疟疾、肠伤寒、盆腔感染、败血症等疾病，多次尿检均未见异常，发热原因不明。

3月12日：查体见左肾区叩痛明显，即查B超示左肾盂积水2cm，方意其为尿路阻滞，积液感染，续经腹部平片证实"左肾区及左输尿管上端各有一约0.5×1cm大小的分层状椭圆形密度高且不均匀影，左输尿管下端近膀胱开口处有一内斜倒三角形密度增高影。"即改用八正散合石韦散利尿排石。

3月18日：患者随尿排出一圆锥形尿石，与平片示输尿管膀胱开口处三角形密影相符。

3月19日：复排出泥砂样结石两小团，体温随即降至正常，恶寒发热等外证始除，而尿检反见白细胞（3+），红细胞2~8/Hp，显系原梗阻感染之脓尿随结石排出之故。

持续清利至4月7日，复查腹部平片，原结石影消失，痊愈出院。

石淋原是中医早已认识之疾病，但由于四诊手段之局限，只见其外，难见其内，此患者由尿石阻滞引发积水感染致病，外证表现为湿热内蕴，风寒外加，太少合病。然虽有表证实无表邪，故屡投解表利湿和解少阳不应，加用抗生素亦不应，借助现代科学手段认识其为石淋之后，改投清利即收排石之功，不治其表而表自已，以表证皆里证浮越于外也。

孟澍江

表 证 发 微

孟澍江（1921~2004），南京中医药大学教授，温病学大家

表证是外感病初起最为常见的病证，在温病学中多称之为卫分证。在外感温热病中，表证的病情较轻，持续时间较短，所以常常不被重视。孟氏则认为，表证是诊治外感温热病的一个重要环节，对表证的认识及处理是否正确，直接关系到在表之邪能否在表即解而不致内传生变。对此孟氏提出了一些见解。

表证邪非单在表

自《内经》起，中医对表证的认识是病邪在表，即病邪初起是犯于肌表，正如《灵枢·百病始生》篇中所说："是故虚邪之中人也，始于皮肤，皮肤缓则腠理开，开则邪从毛发而入。"《伤寒论》中寒邪初犯人体也是首先在太阳经。当今的中医教科书一般还是把表证作为病邪在表的病证。孟氏认为，表证的病邪究竟在何处，前人已有明确的论述。早在金元及明代，刘河间、王履等医家提出，许多热性病的表证是病邪在内，里热怫郁而造成的。而清代的叶天士指出了"温邪上受，首先犯肺"，薛生白也提出湿热之邪由口鼻而入，"直趋中道"，可直接犯于中焦。所以外感热病在初起时所表现的表证实质上是病邪侵

犯内在脏器后，人体正气抗邪的一种反应，因内脏的病变尚不显著，所以主要反映出体表的一些症状，如恶寒、甚则汗毛栗起、无汗或少汗、发热等。但这并不意味着病邪仅在体表。孟氏认为，表证与里证的主要区别并不在于是否有体表的见证，而是在于人体处于表证阶段时，全身正气的抗邪作用尚未完全调动起来，只是浅层的防御机能发挥作用，人体内在脏器组织的功能还未发生明显的障碍，也无实质性损害。而在里证阶段，全身的正气抗邪作用调动起来与病邪抗争，内脏功能有明显的障碍，有一定的实质性损害。除恶寒消失外，其他症状仍然存在，而且有可能加重，里证更为明显。这一认识不仅对表证形成机理有了深一层的揭示，而且对表证的诊断和治疗有重要的指导意义。

治表不限于发汗

《内经》提出治疗表证主要用汗法。《素问·阴阳应象大论篇》说："其在表者，汗而发之。"治疗表证的方药一般都具辛温之性。如《伤寒论》中治疗寒邪在表所用的麻黄汤、治疗表虚风寒在表所用的桂枝汤等，在服用之后强调发其汗，即辛温解表法。此后一些医家在表证的治疗方中每每加入了寒凉清热的药物。如晋代《肘后方》治疗伤寒一二日所用的葛根解肌汤中配合了大青叶、黄芩、石膏等。宋代《类证活人书》中提出，江淮地区用桂枝汤在春天及夏至以前应加入黄芩，在夏至以后则宜加入石膏、知母。而刘河间在强调"六经传受自浅至深，皆是热证"的同时，提出在温热病初起不可纯投辛温之剂，对呈现为邪热在表者，常用石膏与葱、豉等相伍以起到辛凉疏泄，开发郁热的作用。后来逐渐出现了治疗外感热病表证的辛凉解表法。如叶天士治疗风温、温热等病证时多用牛蒡子、薄荷、桑叶、连翘、山栀等，并明确提出上焦药用辛凉。吴鞠通在《温病条辨》中则进一步创银翘散、桑菊饮等辛凉解表之方。孟氏认为，所谓辛凉解表法，其用药的主要特点是使用药性寒凉、具有疏泄透表作用的药物，或在疏表药物（包括某些辛温药物）中加入部分清热解毒药。在用药的方法上，并不过于强调发汗，如表气郁闭较甚而无汗者，可以用一些疏表发汗的药物，促使汗出，有助于邪热外达；如已有汗，则不必再用发汗之药。孟氏指导研究生所做实验表明：辛凉解表药的发汗作用，远不如辛温解表药强。所以，治疗表热证的主要目的并不在于发汗，而是针对其病机，邪犯部位和病变脏腑，祛除在里的邪热。辛凉解表方中的寒凉药，乃至用清热解毒药，其意义也就在于此。

温病可用辛温

辛温解表和辛凉解表是治疗伤寒温病的主要区别之一，从原则上说是对的，但如果绝对化，认为治疗温病不能用辛温之法，也是有失偏颇的。孟氏针对临床上多数医生在诊治温病时，只知辛凉之法，动辄用银翘散、桑菊饮之类，而不知亦有应该用辛温发散的，明确提出治疗温病要重视辛温之法。孟氏认为，有的温病在初起时，因表气郁闭较重而无汗、恶寒也较为明显，类似于风寒在表，但又有口渴、尿赤、咽肿痛、舌边尖红赤、脉浮数等，故辨证仍属于表热证。其治疗应以辛凉解表为主，配合一些辛温药物，如荆芥、淡豆豉等以助疏解肌表。对此，孟氏常引用何廉臣所说："温热发汗，虽宜辛凉开达，而初起欲其发越，必须注意辛散，佐以轻清，庶无凉遏之弊"，确为有得之见。另外，有的温病初起表郁较甚，可见恶寒较明显而发热不甚、头痛、身酸楚，无汗，咽喉疼痛，口微渴，脉浮数，苔薄白而舌边尖微红者，还可用微辛温解表法，如葱豉汤。其中葱白辛而带润，温而不燥，与淡豆豉配合透达解表，既不伤阴，又不凉遏，当为常用者。还有的病证虽属风热表证，但又有风寒束表，即所谓"寒包火"之证，此时无汗、恶寒更加显著，甚至会出现战栗。对这类病证的治疗，在清肺卫之邪热的同时，还须酌用荆芥、防风、苏叶，甚至羌活、麻黄等辛温解表之品。另外有伏气温病由外寒引发者，可表现为里热炽盛而外有寒象，也须清里与辛温解表兼用。至于夏月外感暑湿之初，暑湿郁于内而表寒外遏者，症见头痛、恶寒、身形拘急、发热无汗、口渴心烦等，当用透表清暑化湿法，如新加香薷饮之类。其表郁重者还可加淡豆豉，有汗者可加藿香，方名藿薷饮。又有湿邪初犯，困遏卫气时，症见恶寒身重、微热有汗、胸痞、苔白腻者，当用芳香宣透法，如藿香正气散；如见烦闷呕恶较甚，宜用雷少逸宣透膜原法以疏利透达。所以在治疗温病时常用辛温，不能误认为治温病不用辛温，更不能当用辛温而不敢用。

表证必须疏泄肌卫

既然表证是病邪犯于内在脏腑而发生的，那么对表证是否只需清内在脏腑之邪热就可以呢？孟氏认为，虽然古人对伏邪里热自内而外发者，有"里热清而表自解"之说，但对多数表证来说，仅用清里的方法，效果是不好的。凡病邪在表，当解表而未解表者，称为"失汗"。表不解则邪留不去，易导致各种传变。所以历代医家都很重视对表证的解表。如丁甘仁指出："烂喉痧以畅汗为第一要义"，喻嘉言对痢疾初起夹表邪者创"逆流挽舟"法，以及外科急性疾患如乳腺炎初起而见表证者，无不强调用疏散之法。

针对目前临床上有的医生对表证的治疗重辛凉，甚至用清热解毒为主而代替解表的倾向，孟氏指出，疏泄其肌表是治疗表证的一个重要环节，忽视这一点，必然会影响临床的疗效。当出现表证之时，肌表处于一种郁闭状态，此时如能疏透肌表，每能使病情迅速好转，从而缩短病程。所以，解表法仍是治疗外感热病的一个很重要的方法，应予重视并作进一步的研究。

发汗与汗出而解

在外感热病中，汗的状况对于判断疾病的轻重及预后有重要的价值。外感热病汗出而解是一个很普遍的现象，也可能正是这一现象使古代医家把汗法作为治疗外感热病的主要方法之一，特别是一些外感热病初起之时，通过发汗确实可以治愈。但多数外感热病即使发了汗也不能收到治疗效果，甚至还会导致病情的恶化。《伤寒论》中所举的大量误汗所引起的变证就是明证。孟氏指出，汗出而解是人体气血调和、病邪外达的一种表现，表证的汗出而解只是其中之一。临床上许多汗出而解的病例并不属于表证。其汗出而解的机制也各有不同：如有属于无形邪热盛于气分，肌腠郁闭而无汗，一旦热达腠开就可以汗出而解；有属于有形燥屎结于肠道，邪热闭于内者，在燥屎郁热从下而去后，也往往可以汗出而解。这些汗出而解是因为怫热郁结得以开通、热邪外达的自然汗出。另亦有邪入营血分后，营阴大伤而无汗者，在营阴得复时，也可汗出而解。正如何梦瑶所说："阴液内充外溢，自然得汗"。以上这些汗出显然并非发汗剂的作用。相反，在许多情况下，发汗剂是忌用的，而应分别根据病情，投用清热、攻下或养阴等治法来取得汗出而解的效果。

祝味菊

邪正交争，伤寒五段
卫气营血，不可拘执

祝味菊（1884~1951），沪上名医，著名中医学家

伤寒五段大纲

师曰：疾病之来，引起体工之反应，不出五种阶段，于意云何？太阳之为病，正气因受邪激而开始合度之抵抗也；阳明之为病，元气偾张，机能旺盛，而抵抗太过也；少阳之为病，抗能时断时续，邪机屡进屡退，抵抗之力未能长相继也；太阴、少阴之为病，正气懦怯，全体或局部之抵抗不足也；厥阴之为病，正邪相搏，存亡危急之秋，体工最后之反抗也。一切时感，其体工抵抗之情形，不出此五段范围，此吾三十年来独有之心得也。

苏生曰：有生之人，对于一切内外刺激皆具有感应反动之能，有激则有抗，生理之自然趋势也。抵抗有局部之抵抗，有全面之抵抗，邪机之侵袭，有限局于一部者，有蔓延于全体者。吾师所谓五段抵抗，是局部之抵抗欤？抑全面之抵抗欤？

师曰：以抵抗而言，人体各部器官乃至皮肤肌肉，皆自有其抵抗机能，如地方州县皆各自有其警防之力也。脏器为自身安全而产生反

动机能，如肺为排痰而咳，肠为行滞而利，此乃各个器官之反抗，另有专集讨论。今之所谓五段抵抗者，乃人体对于一切时感之反动机能也。

苏生曰：时感者，感受时行之邪也。时行之邪，六淫、细菌等均是也。吾师所谓时感伤人，其抗能不出五种阶段，未知所谓时盛者，六淫之邪欤？菌毒之邪欤？

师曰：六淫之邪、菌毒之激，其抗能皆不出五段范围。

苏生曰：然则伤寒之五段如何？

师曰：太阳伤寒，体工对于邪毒开始其合度之抵抗也。无形之邪，障碍放温，则生温激进，发为寒热，其发热之动机，欲以酿汗而祛在表之邪也。有形之邪，内激生温，发为寒热，其发热之动机，欲令产生抗体，以消内在之菌毒也。调节司温之机转，勿令太过不及，解其无形之邪，调其内激之温，此太阳伤寒之疗法也。

苏生曰：人有常温，体温之升腾，非生温之太多，即放温之不足。伤寒之为病，有形之邪为主因，无形之邪为诱因，师言风寒激于表，病在放温，菌毒激于内，病在生温。窃思酿汗放温，仅可解肌表之寒，若风邪外干，身热汗出，则风从外越，放温机能通畅，何故受热？

师曰：寒束腠理，玄府闭塞，放温障碍，汗之则放温通畅，此理易明也。风性鼓荡，刺激腠理，玄府松弛，放温机能亢进，亢进故汗出，汗出温减，将有害于生理，则生温亟起代偿，反射而为热。放温亢进之源不绝，则生温补偿之机不息，故汗自出而热自发也。大凡营卫不调之病，往往因生温放温之奋起调节而自愈，此所谓自然疗能也。是故生温过多，则放温激进，放温过多，则生温递增，此生理能自为调节也，失其调节之力，则为病矣。是故寒邪困束放温，则发热无汗，法当表散，麻黄、桂枝主之；风邪刺激放温，则自汗而热，法当解肌，桂枝、白芍主之。寒束于表，为放温不足；风激于表，为放温太过。无论风寒之邪，经发汗解肌而热不彻者，必有内激也。所以内激而为热者，或肠有宿垢，或菌毒内踞，或身体之一部遭遇炎性之刺激，或代谢之废物引起自身之中毒，皆令发热，非发汗解肌可愈也。太阳伤寒，解毒而热不退者，以有菌毒内激也。

苏生曰：太阳伤寒，体温开始变化，表证见于肌表，非西说所谓前驱期乎？

师曰：否。前驱期、进行期等等，不过区别疾病之过程而已；太阳、阳明等等，乃表示人体抗能盛衰之符号。病程有固定之程序，而五段之符号则随趋势而异，初不受病程时日之拘束，是故病人开始即有合度之抵抗者，太阳伤寒也；开始抵抗而抗力未能及时发挥者，太阳少阳也；开始抵抗而抵抗太过者，太阳阳明也；开始抵抗即见窘迫不足之象者，太阳少阴也；病在厥阴，以最后之反抗，而转归合度之征象者，厥阴逆传太阳也。

吾人有平衡体温之机能，则其开始抵抗之时，似应有合度之调整，不尔必有障因在焉。调和营卫以祛在表之风寒，所以排除放温之障碍也。发汗解肌，虽不能消有形之邪，然诱因既去，体温有调节之机，则芟芜去障，内在之邪势孤矣。

苏生曰：善哉！疾病之发展，恒先具备有利之环境，所谓诱因是也。风寒障于表，则司温扰乱，调节不彰，此利病之环境也。吾师排除伤寒之诱因，即是改善疾病之环境，欲使正伸邪达，抗体得以从容产生也。窃思伤寒为正邪相争之局，凡足以妨碍人体自然疗能者，皆可谓障也。吾师举诱因独及风寒，无乃太简乎？

师曰：然。伤寒为有形之邪，主因之刺激不去，即无法解除其热。疾病为正邪格斗之行动，医之任务，协正以祛邪也。太阳伤寒，首重祛除兼夹之邪。独言风寒者，以风寒影响体温之变化为广大也。

凡足以妨碍自然疗能者，皆在应排之列，非仅风寒已也。

苏生曰：伤寒兼夹之邪甚多，或为风寒外束，或为湿滞内壅，或夙有痼疾，或新兼疟痢，孰应先治，孰宜后医，孰须兼顾，孰令自愈？书云：治伤寒不难，难在治兼夹之邪。此中机要，可得而闻欤？

师曰：太阳伤寒，首当调整其营卫。营谓生温，卫谓放温，营卫调则风寒之诱因解矣。至于空气潮湿，障碍放温，宜宣达卫阳，或有湿滞内蕴，妨害消化，宜温运脾阳，有食则兼消，有滞则兼导，无此证，勿用此法。苟伤寒而夹新病痼疾者，当权其轻重缓急消息处治之。痼疾之成，由来者渐，苟不妨碍伤寒之自疗机转，可以从缓者也。

如兼病甚于伤寒，则先治兼病，所谓急则治其标也。苟兼病并发之势不甚于伤寒者，稍稍佐治可也。

夫伤寒为亚急性热病，伤寒兼疟则疟型显于伤寒，若病人能忍耐疟型急遽之高热，则伤寒之邪亦衰矣。古人言伤寒转疟为轻，非伤寒果能转疟也，伤寒之邪因疟而自衰也。伤寒病灶在小肠，痢下病灶在大肠，频频下利，窘迫后重，不特分散病人之抗能，抑且牵动伤寒之病灶。伤寒、痢疾，同为有形之邪，二邪并发，是曰重邪。痢性急于伤寒，故当先治其痢，有热仍当调整其放温，心衰仍当鼓舞其阳用，此轻重缓急之势，各有不同也。

卫气营血，不可拘执

温热病者，病之偏于热也，即病者反应之偏于亢盛也，非实有温热之邪也。亢盛之反应，即五段中之阳明也。伤寒可以包括温热，温热仅占伤寒之一格而已。辛凉解表，必表闭而里气盛者，方为合拍，时医恣用清凉，其表虽解，然伤正者多矣。譬如边疆有警，命师空袭，急炸之下，玉石俱焚，强敌虽歼，而我民伤矣。譬犹伤滞而泻，重与泻下，滞去而泻亦止，然正气大伤，或为中虚，消化不良；或为肠寒，动辄便溏，气不盛而予辛凉解表，亦犹是也。表以辛散而解，正因凉伐而伤，合度之抵抗，因清表而为抵抗不济，再清而为抵抗不足，是以时师治表病，每多淹缠难愈，寒凉伤其正也。

夫太阳伤寒，辛温解表，表解而不伤正；辛凉解表，表解而正气乃伤。若温热之病型，即是阳明抵抗太过，又何厌于清凉哉。

彼天士之好用寒凉，环境使然也。有清中叶，医者好用人参，习重温补，士大夫以受赐人参为荣，庶人以持赠人参为礼，士多养尊处优，民多安居乐业，浸浸百余年，相习成时风，驯至感冒发热，亦佐以人参，如参苏饮之类，比比皆然。天士出类拔萃，力矫时弊，知感之不宜温补也，创温热之门，以立异于伤寒。其用辛凉，乃为气盛而误补失表之用，所谓医轻扬法也。彼时之人，气盛者多，疾病之反应，每易趋向太过，故可凉可清者亦多，叶氏力反时尚，独创新法，亦医林之俊杰也，后人不识气盛可清之理，恣用寒凉，去其远矣。

医之用药，所以救弊补偏也，历来方术理论，都是时代之产物，今之以为非者，当其时，以为真理也，今之以为不适于用者，当其时，因皆应手而效也。

吾人研究医学，当以历史目光，追溯形势之环境，与其著书立说之动机，勿拘泥其所用之术语，惟推求其真理之所在，则前人之经验，皆我青囊中物也。叶氏为有清一代名医，声誉噪大江南北，所著《外感温热篇》，后人奉为温热之准绳，今之所谓时医者，其处方用药，皆不离叶氏之范围。吾师谓叶法仅宜于体实气盛，反应有余者，恐时师未能心折也。叶氏创作温热篇之动机，今已了然于心矣。温热篇之著述，其大要如何，疗法如何，何者为可取，何者为不当，原夫子阐明之。

师曰：叶著《外感温热篇》，其立名之义，乃自别于伏气、伤寒也。言外感，所以别伏气也；言温热，所以别伤寒也。

当时之所谓伤寒，所谓温热，都是一种想象之邪。邪者，害正之物也，本无而忽有，名曰受邪。邪病之用温药而愈者，遂名之曰寒邪；邪病之用凉药而愈者，遂名之曰温邪。其因发汗解肌而愈者，曰邪在于表也；其因清泄攻导而已者，曰邪伏于里也。邪机之推测，乃从药效反溯而得之。

当叶氏之世，误补失表者多，其民体气充实，有感则邪从火化，火化者，人体抗力旺盛，反应敏锐也。

大凡气盛者，激之则怒，阳旺者，激之则亢，亢盛之体，投热则燥，与凉即安。

叶氏适应环境，而著述温热之篇，所以别于适用温药之伤寒，非另有温热之邪也。夫伤寒温病，二而一，一而二也，言刺激则有伤寒之邪，言反应则有亢盛之体。邪正相搏，其抵抗之趋势，倾向太过者，即是温热之病。温热者，病之偏于热也。热者，人体反应之偏于亢进也。

叶著《外感温热篇》者，叙述温热病变之历程也，其所以揭外感二字者，言邪机之趋势多从表解也，因其可从表解，故名曰外感。揭温热二字者，言温病之证候，多从火化也，因其适于寒凉，故名曰温热。

叶氏治温热，其看法，卫之后方言气，营之后方言血，营卫气血，乃代表病机之浅深，如伤寒之有六经也。

《温热篇》之著述，不外描写四种病变之历程。所谓病变历程者，疾病演变之过程也。疾病之发展，因人而殊，因药而异，体质强弱有强弱之过程，药石当否有当否之演变。叶著之《温热篇》，非是病原之论，实乃应付病变之作也；其所叙之证候，不外各个病变之描写而已；其引用之术语，不过其私人之艺术思想而已，非真有温邪入营入卫入气入血也。凡是术语，皆不可执着，吾于叶著之《温热篇》，综其大要，如是而已。

吾非有厌于术语也。术语之合符真理，吾将阐扬，其不然者，吾将修正之。真理无国界，宁有术语，永为中医所独有者？

伤寒之形成，一方为致病之菌，一方为受病之人，中医因无科学工具，故对于病原体之形态性能，只可略焉不详，是诚为缺憾。然吾人于人体应变之能力，则综合分析，颇为扼要。中医之言病体，凡是害正者，都名曰邪，其可以感觉意会者，六淫之邪也；其不可以形视目睹而足以危害人体者，都名曰毒，所谓疫疠不正之气。邪也，毒也，此皆病菌之代名词也，名虽近乎逻辑，约矣。中医之言人也，于人体反应之表现，则有八纲，邪正相争之趋，则分五段，提纲挈要，有证候可稽，有色脉可合，积数千年之经验，形成各种之术语，有方式，有逻辑，可以观察，可以实验，特略于病而独详于人耳。

吾人但须阐明术语之真义，本古训而不拘泥，采新知而不狂悖，惟真理是求，则术语何尝不用哉。

古人著书立说，皆有环境色彩，东垣生于戎马仓皇之秋，民多伤于饥饱劳疫，故有补中益气之论；丹溪处于渔盐之乡，地多卑湿，民端正内热，故有清利滋阴之说；叶氏之著《温热篇》，亦为适应当时环境之作也。营卫气血，不过解释叶氏所习见之四种病型而已。此项病型之造成，半为叶氏矫正时医之误，半为叶氏自作聪明之误，故其书有可取，有不可取也。

叶著所谓温热病者，即余之所谓阳明伤寒也。叶氏所谓外感者，非今之所谓外感也。外感无形之邪，表且不留，何法入营，何法入血，更何法逆传心包耶？

叶氏以临床之经验，知气盛之人，其反应趋向于亢进，故避用温热。知病变之趋势，表者多吉，故法取轻扬。观察病变之过程，斑疹白痦，厥脱谵妄，何者为顺，何者为逆，示人以预后之吉凶，描写证候之状态，舌苔牙齿，色泽声音，以致津汗便溺，何者当清，何者当温，启发辨证之机括，既详且明，足为临床之借镜，此其可取之处也。

苏生曰：然则叶著何法不可取耶？

师曰：叶氏之视温热也，以为实有温热之邪也。以为温热之邪，于法宜用寒凉也，故曰在表初用辛凉，到气才可清气，入营犹可透热转气，入血就恐耗血动血，直须凉血散血，其处方虽有前后缓急之法，而赏用清凉，其揆一也。惟其主观以为温邪当凉，故曰："虽在吴人阳微之体，亦应用清凉"，明知阳微过清必死，故又曰："清凉到六七分，即不可过于寒凉，恐成功反弃也。"

总是立名不正，遂令其言不顺。夫外感发热，气盛而表闭者，与辛凉则热退，此热体（气盛之意）之外感也，而叶氏曰此乃外感温邪也，宜辛凉解之，倒因为果，此急需要正者一也。

伤寒内有所激，气盛而表闭者，辛凉解表，则表开气和矣；气不旺者，妄用清凉，则正馁而表气慑矣。表增长而放温障碍，则热更炽矣，热炽则熏灼神经，宜有躁烦不寐之症矣，此误凉失表之咎也。叶氏曰："温邪热变最速，辛凉不解，是渐欲入营也，营分受热，则血液受劫，心神不安，夜甚无寐，即撤去气药，参入凉血清热"，此一误再误也。表闭里怯，当予辛温，叶氏以为温邪宜凉，岂知不当之凉，将自馁其气，此一误也。凉表则表气不宣，秽毒堵留，生温益亢，热之亢也，意欲冲开痞塞，解表而自舒其困也，不开其表，而反撤去气药，一意于清营，是正欲伸而又抑之也，是不能拯之于涂炭，而反驱之于深渊也。叶氏名重一时，临证甚多，曾见辛凉解表，表解而愈者，亦曾见表开而热不解者，又见表不解而热更炽者，于是口授及门以各种病变之符号，曰营曰卫，曰气曰血，列举症状，朗若列眉，此虽有先见之明，难免失真之咎，特其师心自用，尤须更正者二也。

夫伤寒有五，温病乃伤寒之一种。柯韵伯曰：阳明为成温之薮。陆九芝曰：寒传入阳明，遂成温病。其言是也。金元以金，并无温病专书，叶氏《温热篇》，叙述详明，轻浅入时，宜其为时师所喜也。

叶氏之后，吴鞠通、王孟英辈推波助澜，以为叶氏之温热，足以颉颃仲景之伤寒，疵谬矛盾，不胜枚举，戴北山详评之矣。此篇风行一时，深入人心，以盲引盲，贻误滋多，异日当按条纠正之。

总之，当叶氏生存时代，甚多可凉之体、可寒之证，然其所述病变，强半为叶氏本人所造成，是以遵其法，则见其证，必有其前后缓急之法，乃有其营卫气血之传，其先之明，正其谬误之处，吾人不当以预测为能，应以救逆为工。顺逆者，胜败之机枢也，医之为工，工于救逆也。吾观察证候之表现，洞悉疾病之趋势，而晓之于病家曰：明日当见何证，当见何舌，见何证当危，见何舌当死。知机识变，患者至死而不悔，巧言令色，病家心折而无辞。然司命者，心知其变，目送其危，既不能扶顺，又不能挽逆，将何以为工乎？

吾闻之，天士一代名医也，勤敏好学，淹有众家之长，其著作是否出于本人之手，是乃考据之事。天士亦人也，人尽有智也，焉知今人之不昔若也。吾人就该篇而论，允宜明辨其瑕瑜而不可盲从者也。须知一应著述，半是适应环境之作，后之览者，不思揣摩，而惟师古自荣，不亦愍乎？

读书之不可胶柱鼓瑟也。孟子云：尽信书不如无书。良有以也。昔贤著述医论，或为发扬心得，或为叙述经验，或为启迪后学，或为矫正时弊，其立说也，必有奥义在焉。其真义之精神，未可言宣词达者，则有术语为之逻辑。逻辑者，罗织也，学说上之组织法也。读古书而不知揣摩其精神，而徒拘执其术语，是乃食古不化也。

人类生活于环境之中，其所得之知识，因人因时因地而不同，著者之主观不同，则其学说之见解亦各异。吾人读书而不知揣摩其精神，一味盲从，如戴有色之镜，以为物尽有色也。

彼深于门户之见者，攻讦异己，曰：我时方派也，叶王之嫡传也。彼持经方疗病者，成功不足，肇祸有余，体质不同，今人岂古人之比哉！经方派曰：时方者，时俗之方也，学之不遵规矩绳墨者，江湖之医也，岂足以疗大病哉！一方之言，不能使彼方折服，则曰道不同，不相为谋，各有所宗，各行其道可耳。是不欲求其真也，是不去其镜，而各是其色也。

叶氏之《温热篇》，适应环境之作也，北山之非难叶氏，适应环境之作也。叶氏所说之营卫气血病理上之逻辑法也；鞠通三焦之辨，又可九传之论，陈无择之三因鼎立，张仲景之六经分治，亦皆病理上之逻辑法也。古人以逻辑目光，解释病理，纯为私人之主观，故不可盲从。其著述，乃临床之记录，纯为客观之描写，足资借镜。

是故，叶氏前后缓急之法，未必可循，营卫气血之称，可拘执，此即吾师明辨瑕瑜之义也。伤寒合度之抵抗为太阳，外视表机之开合，内察正气之盛衰，开表以辛，和表以甘，制亢以凉，扶怯以温。（《伤寒质难》）

翁 男。1941 年 3 月 9 日初诊。

肌热一周未解，苔腻，无汗，寐不安，脉浮缓。

辨证：寒邪外束，中湿遏阻，营卫不和，三焦失化。

诊断：伤寒湿阻。

治法：温潜辛化。

方用：灵磁石 30g　水炙麻黄 6g　紫石英 30g　姜半夏 12g　苏梗 6g　大腹皮 9g　云茯神 12g　川桂枝 6g　黄附片 12g　生茅术 12g　黄郁金 6g　白杏仁 9g　生姜 9g

治疗经过：二诊（3月10日）：汗犹未彻，苔腻，泛呕，脉浮缓。再予温潜辛化。

灵磁石45g　云茯神12g　水炙麻黄4.5g　酸枣仁15g　大腹皮9g　黄郁金6g　乌附块12g　姜半夏18g　川桂枝6g　生茅术12g　苏梗6g　白蔻仁6g　生姜9g

三诊（3月12日）：肌热平，苔腻。作呕，脉息沉缓。表和中阳未化，食物阻滞。再予温潜淡化。

上方去麻黄、郁金、白豆蔻，加焦枳实9g，淡干姜6g，炒白芍6g，炒麦芽12g。

四诊（3月14日）：热平，苔化，纳呆，便秘，脉息虚缓。病去正虚，心脾不足。再予潜阳益脾。

灵磁石30g　酸枣仁15g　炒茅术12g　云茯神12g　带皮砂仁6g　炒麦芽12g　乌附块15g　生牡蛎30g　姜半夏18g　苏梗6g　淡干姜4.5g　大腹皮9g

樊　男。1939年8月1日初诊。

病经月余，肌热复炽，神衰语乱，筋惕肉瞤，腹硬满，脉微欲绝。

辨证：伤寒正虚邪恋，心力衰惫已呈虚脱之象。

诊断：伤寒坏证。

治法：潜阳强心。

方用：黄附片24g　别直参12g　上安桂研冲,3g　炮姜炭6g　生龙齿30g　灵磁石60g　酸枣仁45g　朱茯神18g　甘枸杞15g　龙眼肉15g

治疗经过：二诊（8月2日）：筋惕稍瘥，已得寐，大便行，腹部略软，脉息虚细而略缓。心力稍佳，腑气已行。再予前法损益。

上方别直参改用9g，加紫贝齿45g，仙半夏15g，鸡子黄1枚（打冲）。

单　男。1941年9月13日初诊。

肌热已近二周，胸闷，苔腻，肢酸头痛，脉息弦细。

辨证：湿蕴于中，凉风干表，中阳不足，营卫失调。

诊断：湿温。

治法：辛温淡化。

方用：磁石 30g　枣仁 18g　川桂枝 9g　附片 15g　姜半夏 18g　水炙麻黄 4.5g　茯神 12g　生茅术 15g　大腹皮 12g　黄郁金 9g　生姜 12g

治疗经过：二诊（9 月 15 日）：汗出，肌热已减，项强背痛，脉仍弦细。上方去麻黄、郁金，加羌独活各 9g，杏仁 12g，炒苡仁 18g。

三诊（9 月 17 日）：肌热平，项背强痛已瘥，下肢酸麻，舌苔白腻，脉转细缓。表和湿邪尚盛，中阳不足。

磁石 45g　桂枝 9g　巴戟天酒炒, 24g　独活 9g　茅术 15g　枣仁 18g　炒苡仁 18g　姜半夏 15g　桑枝 15g　淫羊藿 12g　宣木瓜 12g　生姜 12g

祝味菊

温热扶阳，周旋中矩

祝味菊（1884~1951），沪上名医，著名中医学家

"太阳之为病，正气因受邪激而开始合度之抵抗也；阳明之为病，元气偾张，机能旺盛，而抵抗太过也；少阳之为病，机能时断时续，邪机屡进屡退，抵抗力未能长相继也；太阴之为病，正气懦怯，全体或局部之抵抗力不足也；厥阴之为病，正邪相搏，存亡危急之秋，体工最后之反抗也。""此吾30年来独有之心得也"。

祝氏在临床上重视温热扶阳的治疗法则。《伤寒质难》中对《内经》《伤寒论》《景岳全书》等有关扶助阳气的论述广征博引，并概括说："气足则抗能旺盛，阳和则抗力滋生。"故其临证多用麻、桂、附、姜，尤其擅长运用附子一药，故有"祝附子"之称。早在20世纪30年代初，儿科名医徐小圃长子伯远染患伤寒重证，匝月不效，以致神识昏愦多日，病情危殆。祝氏独排众议，重用以附子为主的温热峻剂，并为调剂汤药，病情大见转机而获痊愈。徐氏衷心折服，先后遣子伯远、仲才拜师祝氏门下。祝氏临证应用附子还在于配伍得宜，周旋中矩。如治感冒，病机属正虚阳浮、风邪外干者，取桂枝、白芍、杏仁等与磁石、石决明相配伍；伤寒，病机属寒邪外束，中湿遏阻，营卫不和，三焦失治者，取麻黄、半夏、茅术等与桂枝、黄附片相配伍；小儿肺风，病机属寒邪外干，肺气壅遏，营卫失其调节者，取黄附片、磁石

与麻黄、苏子、白芥子、杏仁相配伍。正如祝氏所云："邪正相搏，吾人审其进退消长之，而予以匡扶之道，此协助自然之道也。"

祝氏既究心仲景伤寒之学，又孜孜于"融会新知"，因而在理论和实践方面多有建树。据王兆基等辑录祝氏所诊"伤寒坏证"一案，颇能启迪后学思路。

某 男。

初诊病机分析：伤寒正虚邪恋，心力衰惫，已呈虚脱之象。

治法：潜阳强心，给服温热峻剂。

黄附片 24g 别直参 12g 肉桂研末冲服, 3g 炮姜炭 6g 生龙齿 30g 灵磁石 60g 酸枣仁 45g 原茯神 18g 甘杞子 15g 龙眼肉 15g

二诊：服药 1 剂后，筋惕稍瘥，已得寐，大便行，腹部略软，腑气已通，脉息虚细，心力稍佳。再予前法增益：上方别直参改用 9g，加紫贝齿 45g、仙半夏 15g、鸡子黄 1 枚（打碎冲服）。

有些学者评论祝氏治病，心细胆大，"用药偏其所当偏，亦持平之道"，洵为一代大家。

（陆鸿元　整理）

范中林

长期低热，治从太阳
麻毒刚痉，葛根建功

范中林（1895~1989），蜀中现代名医

太阳证发热（长期低热）

郭某某 女，24岁。北京某医院医务人员。1979年3月1日初诊。

近3年来，常间歇性低热。1976年3月，感冒发烧，曾服用感冒冲剂、四环素等药。其后常自觉畏寒发热，常患扁桃体炎和关节痛。腋温，一般在37.4℃~38℃，偶尔在38℃以上。曾查血沉250毫米/小时，其他如白细胞和基础代谢均正常。注射卡那霉素后，热暂退，但始终呈间歇性发作。自1978年初以后，每日皆发热2次，体温在37.5℃上下。虽经治疗，未愈。

今晨自觉畏寒发热，测体温37.4℃，身无汗，两膝关节疼痛，面色正常，唇淡红，舌质淡红而润、微紫暗，苔黄挟白较腻，脉浮紧。

辨证：太阳伤寒表实证。

治法：开腠发汗、安中攘外。

方用：麻黄汤主之。

麻黄 10g　桂枝 6g　甘草 18g　杏仁 15g

两剂。

《伤寒论》云："太阳病，头痛发热，身疼腰痛，骨节疼痛，恶风，无汗而喘者，麻黄汤主之"。此为太阳伤寒之主症。柯韵伯曾指出"麻黄八证……重在发热身疼，无汗而喘"。本例患者未致肺气郁闭，故无喘证，其余麻黄汤之主症皆备。舌质淡红润、苔白，为有寒象，这种舌质，再加淡黄色苔，参之舌微现紫暗，为陈寒郁滞已久之征。脉浮，病在表，紧则为寒。寒邪外束，身之阳气不得宣散，故令发热。此非阳明实热，故虽发热而不甚，虽间歇性发热而非潮热可比。寒主闭藏，使皮毛闭，故身无汗。营卫阻滞，失正常之卫外机能，故畏寒。寒邪郁于经脉之间，阳气不舒，故令骨节疼痛。

此病之初，原为外感风寒之邪，虽迁延三载，但始终缠绵未解，并未传经。转来初诊时，病仍属太阳伤寒表实，麻黄证具，故不拘其日，仍当发其汗。

治疗经过：二诊（3月3日）：服药后，身觉微汗出，恶寒减，舌紫暗渐退，苔白滑根部微黄，脉细微缓。尚有轻微发热，病仍在太阳。服麻黄汤后，发热恶寒皆减，但现身汗出，脉微缓，营卫失和之象。法宜通阳解表，调和营卫，以桂枝汤加味主之。

桂枝 10g　白芍 10g　炙甘草 6g　生姜 60g　大枣 10 枚　白薇 12g
三剂。

三诊（3月8日）：上方服三剂后热退。两日来未再低热，试体温 36.7℃。膝关节偶尔有短瞬疼痛，微觉头昏，梦多，此外身无明显不适，舌脉均转正常。再少进调和营卫之剂，巩固疗效，并嘱其注意饮食起居，避免病情反复。

随访（7月17日）：患者说：自第二诊服药后低热退，至今未再复发，自觉一直良好。

发热的原因，可归纳为外感和内伤两类。在外感热病即伤寒病中，发热为主要见症之一。如太阳病多恶寒发热；阳明病多蒸蒸发热或潮热；少阳病发热为往来寒热；少阴病发热则有寒化热化之别，还有兼症及阳气渐复发热之异；厥阴病发热主要表现在阴阳胜复过程中，有正胜于邪及阳复太过发热等不同；惟太阴为至阴，所谓"两阴相合，无热可发"。上述诸发热证，虽性质各不相同，并且不论高热低热，均有一定规律性，皆可按六经辨证施治。

本例患者间歇性低热反复发作，已3年之久，但未传经。这样长的时间，始终属太阳表证，似乎不好理解。实际上，后世《伤寒论》注家，对此已有阐发，认为太阳病传变与否，应凭脉证，计日传经之说，不可拘泥。不过，此证虽未犯他经，却在太阳经内变化；所谓表虚表实，常可相互转化。因此，关键在于严格掌握六经及其传变规律。本例辨证准确，抓住太阳病恶寒发热这一基本特征，灵活使用麻黄汤和桂枝汤，先后有别，分寸恰当，故使3年缠绵之疾，数日内迎刃而解。

太阳证刚痉（临产麻疹）

郭某某 女，20岁。成都某厂工人。

1951年春，因临产入某某产院。次日晨，自觉身倦、头昏、发热、恶寒，双眼流泪，鼻流清涕，脸上出现红疹，当即诊断为麻疹。因怕传染，通知其转传染病院。由于即将分娩，两院相距又远，家属不同意，最后回到家中，复感风寒，病情急剧恶化，昏迷失语。遂请范老去家急诊。

面部、耳后麻疹出而复收，疹色转为淡紫微暗，疹点下陷，额头微热无汗，恶风寒，胸闷气紧上逆，项背强痛，两手抽搐，口噤无声，人已昏迷。面色灰暗，舌淡微乌，撬开牙关，视舌质淡红偏暗、苔黄夹白微腻，脉浮紧。

辨证：临产疹出未透而重感风寒，麻毒内陷，并致刚痉之危证。

治法：祛风散寒，解痉透疹。

方用：葛根汤主之。

葛根 10g　麻黄 10g　桂枝 6g　白芍 10g　甘草 3g　生姜 10g　升麻 10g

服药后，逐渐清醒，声渐出而语清，手足抽动停止。头项强痛明显减轻，疹点重新出现。此为寒邪衰，郁闭开，刚痉主症已解，转为正常疹出，遂即顺产。后继以清热解毒、甘寒养阴之剂，调治而愈。

一般说来，麻疹属温病范围，切忌辛温发汗。为什么本例竟从太阳经病风寒表实兼证入手？《金匮要略》云："太阳病，发热无汗，反恶寒者，名曰刚痉""太阳病，无汗而小便反少，气上冲胸，口噤不得语欲作刚痉，葛根汤主之"。

临床所见，患者突然项背强痛，胸闷气紧上逆，口噤不得语，以及牙关紧闭等，皆为寒气盛而痉在表。同时疹出即没，疹点下陷，昏迷失语，牙关紧闭，显系麻疹中途隐没之闭证。此病例病机，究属热闭寒闭？细察之，额头虽微热，但非全身灼热；虽昏沉失语，但无烦渴谵妄；疹点虽下陷，但仅淡紫微暗。参之唇色暗淡不红，苔黄而不燥，脉浮紧而不洪数。显然，应属麻疹寒闭之逆证。不可泥于"痧喜清凉，痘喜温暖"之说。故投葛根汤发表透疹以除寒闭，从经输达邪外出，以解刚痉。

产褥期中，由于失血伤津，产道创伤，感染毒邪而引起"产后发痉"者颇不乏人。本例麻疹，发生于成年，且临产发病，并转为寒闭刚痉，在临床中颇为罕见。此证对产妇而言，生死反掌。其致命之危，首在麻疹寒闭而引起之抽搐昏迷。故临证之要点，必须拨开云雾，辨析其症结。综观患者麻疹寒闭诸证，按伤寒六经，归根到底，则为寒气盛而致痉，应属寒、属表、属实，病在太阳之经，葛根汤实为对证之良方。

李翰卿

易罹外感，非尽为虚

李翰卿（1892~1972），山西名医

1. 营卫不调

易罹外感的原因很多，不但有气虚、阳虚，而且有营卫失调者；不但有肺气不足者，而且有三焦郁热者。临床不可不细加分辨。

出汗以后即感冒，鼻塞喷嚏，全身拘急不适，恶风，舌苔白，脉弦缓。治宜调和营卫。桂枝汤加减：

桂枝 9g　生白芍 9g　生姜 3 片　大枣 7 个　炙甘草 4.5g

若大便干燥者，加大黄 2g。

2. 阳气俱虚

经常有胃脘冷痛或素有胃脘冷痛史，食欲较差，或遇冷，或吃冷性饮食则胃脘冷痛或不适，冬天感冒尤多，遇冷、遇风尤易发病，发病后全身疼痛，微恶风寒，有或无明显鼻塞，指趾厥冷，脉沉细弦或沉迟缓。治宜益气温阳解表。再造散加减：

黄芪 10g　党参 10g　肉桂 4.5g　附子 4.5g　细辛 3g　当归 4.5g　陈皮 6g

3. 气阴两虚

症见面色或皮肤比较白嫩，疲乏无力或无明显疲乏无力，不能劳累，有时头晕失眠，易哭，夏天感冒尤多，舌苔白，脉虚大滑或虚而缓。治宜补气养阴。补阴益气煎加减：

升麻 6g　柴胡 6g　黄芪 9~12g　党参 4.5~9g　白术 6g　陈皮 6g　五味子 6g　生地 9g　山药 9g

按：经过反复验证，若脉虚大滑或虚大弦紧者，本方不如清暑益气汤，若脉虚缓者，本方不如十味温胆汤。

4. 卫气不固

症见经常容易出汗，汗出后畏风，遇风即全身疼痛，鼻塞流涕，疲乏无力，舌苔白，脉濡缓。治宜补气固卫，玉屏风散加减：

黄芪 15g　白术 9g　防风 9g　或薯蓣丸 1 日 2 次，1 次 1 丸。

5. 三焦郁热，肺气不固

症见经常口苦口干，头晕头痛，大便秘结，小便黄，心烦，恶热，遇风则感冒，或头痛鼻塞，全身疼痛，或感冒后高热头晕，恶心呕吐，舌苔黄白厚腻或黄：

黄芩 6g　栀子 6g　连翘 6g　枳壳 6g　薄荷 4g　大黄 1.5g　杏仁 6g　甘草 3g

按：此证每日服风清热胶囊 3 次，1 次 4 粒，卓效。

6. 肝郁血虚，肺气不固

症见经常头晕头痛，心烦易怒，胸胁窜痛或胁下痞满，口苦口干，每至月经期间即感冒，脉弦细。治宜解郁疏肝，养血清热。逍遥散加减：

柴胡 9g　当归 9g　白芍 9g　白术 9g　茯苓 4.5g　薄荷 6g　生姜 3 片　炙甘草 6g

（朱进忠整理）

章次公

外感时邪治疗经验举隅

章次公（1903~1959），著名中医学家

治外感时邪，阳证以祛邪为主，阴证以扶正为主，此为常法。但章师认为阳证高热不退，最易引起心力衰竭。他说："凡见脉濡软而神志迷蒙者，应即注意保护心脏，参、附在所不忌，此仲景所谓'急当救里'者是也。"他又说："余治时病，多有开手即用温补者，且处方早晚不同、昨今各异者，不一而已，即有此证用此药，药随证转，经方家之家法，如此而已。"章师治湿温证，如病人邪热尚炽，而心衰之端倪已露，病家又疑惧附子之燥热而不敢用，他就在清热化湿药中，用六神丸振奋心脏而获良效。雷氏六神丸原为外科、喉科解毒消痈的良药，因方中有蟾酥、麝香、冰片等，实兼有振奋心力之效。但他又认为六神丸只能兴奋心力，而不能兴奋周身细胞的活力，病人如见肤冷、汗出等阴寒症状，非参、附不为功。他说："湿温证，神昏谵语，唇燥口渴者，每有用参、附之法，前辈医案中已数见不鲜。同是神昏谵语，此中有虚实之分，同是唇燥口渴，而此中有寒热之判，稍有不慎，危可立待。病者脉已沉细，其为当温当补，人所易知，倘病人脉大而软，辨证就很易混淆，在有胆识者，尚不难毅然投以参、附，若顾虑其苔腻不当补，怀疑其神昏不当温，徘徊于稳健之余，而病者殆矣。"

章师认为治疗湿温初起，温热学说中有辛凉清解、芳香化浊、苦寒燥湿、淡渗利湿诸法，本不难医，若三候未愈，便难于应付。他

说："仲景长于扶阳，温热家长于滋阴，但温病后期，每多阴阳两虚之证，便应兼筹并顾，不可偏执。"章师治湿温后期阴阳两虚之证，每采用《冯氏锦囊秘录》的全真一气汤颇效。全真一气汤的特点，在参、附与地黄同用，附子扶阳，人参益气，地黄滋阴，为治疗热病后期十分重要的一着。章师看到张景岳治伤寒舌黑如炭，脉细无神，用参、附、地黄，并进大量冷水，认为非有真知灼见，不克臻此。他治舌光无苔而脉散乱无序者，亦用此法，获效比比。盖舌黑如炭与舌光无苔同为阴液消耗过甚，而脉细无神与脉之散代亦同为心力衰竭之征，所以参、附、地黄就成为必不可少的要药了。

章师治疗湿温伤寒，很注重营养疗法。他认为，凡是日久病重的，最易消耗体内的各种营养物质，应该随时给予补充。伤寒病人之所以造成骨瘦如柴，一时难以恢复的原因，都是由于在治疗过程中抱着"饿不死的伤寒"的旧观念而嘱病人忌口过严的关系。他曾说："先师赵吉浦先生（赵为中医专门学校教师），对于伤寒证之治疗，最重病人全身之营养状态。他好用养阴药，又重食饵疗法，其原则是：①凡诊断为伤寒证之病人，除舌苔垢腻者外，三餐食饵，常以老鸭汤予之。②以大麦糊为副食品，用于病人热将下降，知饥索食之际。③蔷薇花露为病人口渴之主要饮料，务令多多益善。④一遇舌干无津，虽有黄糙苔，养阴药即有必要。以上皆师法之不可湮没者也。清医张令韶治伤寒一案，予病人粥食数碗，佐以火肉、鲫鱼、白鲞等取效，然则主张营养疗法者，固不仅赵师一人而已。"章师经常嘱咐伤寒病人多进藕粉、米汤、蔗浆、鲜稻叶露、蔷薇花露，后期病人则持续服用少量的老鸭汤、鲫鱼汤及麦糊等。他认为此等食品，不仅能维持营养，增强抵抗力，而且多饮花露，还能补充体内因高热而消耗的水分，又能通利小便，排除毒素，中药有各种花露，是非常值得珍视的。

（沈济苍　整理）

董晓初

寒温虽异，并行不悖

董晓初（1901~1968），天津名医

董氏力辟门户之见，告诫弟子："六经、卫气营血、三焦辨证，乃至脏腑、经络、气血津液等辨证方法，均从不同角度言生理之常，而达病理之变也。法无完法，互为补充，并行而不悖。学者须悉心研习，方能运用自如。若持一偏之见，而弃各家之说，乃自断己臂也。"

董氏治疗外感热病，除采用卫气营血及三焦辨证外，还结合专病而采用伤寒六经辨证之法，熔伤寒温病于一炉，每获良效。如流行性腮腺炎（俗称痄腮），系时毒侵于少阳经所致。温毒之邪随少阳经脉上行壅于耳际，故在临床以腮部为中心而漫肿，所谓"发颐"也。温毒为阳邪，阳邪化火，火性炎上，故临床所见患儿多发热面赤，腮肿且有灼热感；火性变化迅速，易转为三阳经病变，火盛灼津，胃肠燥实而呈高热口渴汗出，不思饮食，大便秘结等热结肠胃之候，有形积滞引动胃火则见恶心呕吐，热侵小肠则小溲短少色深。温毒火热循三阳经上行头面则头晕头痛面赤，热扰清阳则神昏谵语，胃中浊热上蒸则苔黄厚，若火盛燥实可转变为黄焦苔或黑燥苔并起芒刺。故腮腺炎合并脑膜炎多为少阳阳明时毒合并。而腮腺炎合并睾丸炎多由温毒之邪侵入少阳经，邪乘下元虚损，乃循少阳经传于厥阴，下注阴器，而成睾丸红肿疼痛，多为单侧，并有灼热感；亦可引动肝风，上扰清宫而

420

致抽搐，嗜睡，甚至神昏谵语。可见本证属少阳厥阴时毒合病。应泻肝清热消肿通下。夏枯草（重用）、柴胡、大力子、板蓝根、大黄、甘草、生石膏、枳壳、竹茹等，如有神昏抽搐者再加局方至宝丹半丸或一丸化服。

董氏认为，治疗外感热病每不宜拘泥病名，而应审证求因，随证治之。伤寒伤阳，温病伤阴，扶阳护阴乃其常法。然阴阳互根，病机相移，伤寒护阴、温病扶阳乃其变法，医者当通常而达变。《伤寒论》之黄连阿胶汤，清心热而滋肾水，治同温病也；湿温病之"湿胜阳微"，以真武汤温阳利水，法宗《伤寒》也。董氏强调："《伤寒论》方可治温病，温病方亦可治伤寒，有是证用是方也。寒温虽异，其理则一，辨证论治乃医之本也。"

董氏治疗外感热病，立法有据，方药相宜，以用药精练而著称。方药多不过八九味，少则五六味，于危笃险逆，每应手而起，获桴鼓之效。

忆1965年，董氏参加天津专家医疗队，赴河北省任县巡回医疗，一神识昏迷男性患者，四十余岁，由人抬来就诊。患者高热汗出，神昏谵语，呼之不应，紫红色斑疹遍布胸背。曾就诊当地医院，诊为"脓毒败血症"。经西药治疗无效，其家属闻专家医疗队来当地，特从十余里外赶来求诊。时值药源匮乏，开窍之"三宝"、犀角、羚羊粉，甚至广角、水牛角等，均无处觅寻。诸医深感棘手。董氏诊察病人后，处方：

龙胆草 10g　大黄 10g　生石膏 50g　紫草 10g　银花 30g　丹皮 12g　鬼箭羽 12g

1剂后，身热即退，神识渐清。继服1剂，斑疹由紫色转为红色，神志已清，惟口渴不止。嘱其继服上方，并以生石膏 200g 煎汤代水频服。数日后，亲属告知其诸恙皆愈，已参加工作。

1953 年冬，女性患者李某，42 岁，旬日前高热不退，咳吐脓痰，胸痛身倦。脉滑数，舌质红苔黄厚。西医诊为"肺脓疡"，服西药无效。董氏诊察患者后，疏方：

犀黄丸冲服，6g 银花 30g 连翘 15g 黄连 6g 黄芩 10g 生薏米 15g 冬瓜子 10g 苦桔梗 6g 大贝母 10g 瓜蒌 30g 蒲公英 10g 地丁草 10g 乳香 6g 没药 6g 甘草 6g 蔷薇花 10g 芦根 50g

服 3 剂后，热退咳减，痰性转稀，又继服 5 剂，诸症悉减。后去犀黄丸用清肺化痰法，以善其后。

1953 年仲夏，一男性患者由家属抬到兆丰诊所救治。患者于 3 日前值烈日赶路，遂烦渴引饮，当晚高热不退。翌日午后，头痛剧烈，躁扰不安。是夜昏愦不语，呼之不应。家属骇然，急于晨起前来求诊。患者汗出肢冷，脉伏难循，舌红苔黄燥。诸医观之，或曰暑热入心，予安宫牛黄丸，神犀丹；或曰暑伤阴气，投生脉散；或曰阴竭阳亡，急宜四逆辈回阳救逆，众说纷纭，相持不下。适值董氏外出而归，诊后，遂疏方如下：

大黄 10g 芒硝 10g 枳实 10g 厚朴 6g 西洋参先煎，15g

谓曰："阳明燥结，阴液大伤，舌乃其明证。气分不解而入于腑，热扰神明则志乱矣。经曰：热深者厥亦深。肢冷、脉伏乃燥热内结，不得外达也。非急下存阴则有涸竭少阴真水之虞，是以承气汤荡热攻瘀。虑其汗出液伤，阳随液脱，藉洋参以固之。"1 剂后，解下黑色粪水许多，热退而神清，黄苔消退。惟口渴、心烦、呃逆大吐，继服竹叶石膏汤两剂而安。诸医莫不膺服。

张学文

寒温早辨，毒热宜分

张学文（1935~），陕西中医学院教授，著名临床家

卫气营血是反映温热病病邪轻重浅深的四个层次，也是温热病的一般传变顺序。病在卫气分阶段，机体正气相对较强，变证尚少，邪易去而病易除。若能将病邪消灭于卫气分阶段，杜绝病邪进一步向营血分深入，则可缩短病程，提高疗效。为此我们必须注意辨、治、护每一个环节。

初起热不显，寒温即可辨

准确的辨证是正确治疗的基础和前提，温病初起邪在卫分，其辨证要点是发热、微恶寒、口微渴，这是众所周知的，但外邪乍袭于表而热象尚不甚时，往往较难区分其病理性质究竟属寒抑或属热。何廉臣在《重订广温热论》中提出了辨气、辨色、辨舌、辨神、辨脉等五种辨别寒热的方法。认为：风寒面色多绷结光而洁；温热面色多松缓而垢晦；风寒在表，舌多无苔，即有白苔亦薄而滑；温热一见头痛发热，舌上便有白苔，且略厚而不滑，或色兼淡黄，或白苔即燥。风寒之中人，如头痛寒热之类，皆自知之；温热初起，大概烦躁者居多。温热之脉，初起时与风寒迥别，风寒从皮毛而入，一二日多脉浮，或

兼紧、兼缓；温热自里出表，脉始数，或兼弦或兼大。此论精湛入微，临床可法可师。临床体会，以下5个方面对于辨别寒热属性有重要的参考价值。

1. 辨口气

患者自觉口气热或燥者为热，自觉口中和（不热不燥）或凉者为寒。

2. 辨鼻气

患者自觉鼻燥，所出之气热者为风热；鼻无燥热感或觉凉者为风寒。

3. 辨鼻涕

鼻涕易出且清稀者为风寒；鼻涕稠浊而自觉热者为风热。

4. 辨面色

面白唇青或肤起粟粒而恶寒甚者为风寒；虽恶寒明显而面白唇红者为风热。

5. 辨小便

患者自觉小便微有热感者为风热，无热感而清长者为风寒。

若能抓住上述细微之处综合分析，自可辨别清楚。

风毒与风热，证治当分明

邪在卫分，首先须辨其寒温属性。在此基础上，根据温热毒邪的性质，卫分证又可分为各种不同的证候类型。主要有风毒郁表、风热犯卫、湿温在表、暑温袭卫、燥干卫表等，尤以风毒郁表与风热犯卫最为常见。而临床上，人们多只注意到风热犯卫等证，对风毒郁表证治往往重视不够。应把以发热、微恶风寒，面目或局部皮肤红肿，身痒或游走性疼痛，舌质红苔白，脉浮数等为主要症状者命之为风毒郁表证。此证由风夹温毒所致，治宜疏风透表，清热解毒。若用桑菊、银翘诸方，往往效果不理想，麻桂辈更不合适。遇此证，以荆防败毒散加减化裁，效果较好。除内服外，尚可用服汤剂后药渣加艾叶等煎汤外洗，或外熏，可增强疗效。用本方，药物的加减化裁是很重要的，或用此方加野菊花、土茯苓、僵蚕等药，以加强清热解表、疏风败毒之力，同时亦无荆防等温性之品助热之虞，往往收效甚捷。此法对于一些西医所谓的过敏性疾患亦较适宜。

林某 女，38岁，工人。

患者因汽油过敏，发热（体温38℃），微恶寒，双臂红肿，局部溃疡，发痒尤甚，鼻尖红痛，舌质红苔薄白，脉浮数。历时20余日，经中西医针、药并用未愈。

辨证：风毒郁表。

方用：荆芥 9g 防风 9g 枳壳 9g 薄荷 9g 柴胡 9g 黄芩 9g 玄参 9g 野菊花 9g 蝉蜕 9g 地丁 9g 陈皮 9g 生甘草 6g 土茯苓 15g

上方共服5剂，并用药渣加艾叶煎洗前臂，寒热去，肿消痒止结痂转愈。

至于风热在卫之证，主要表现为发热重，恶寒轻，口燥咽干，口微渴，咳嗽，舌边尖红，苔薄白，脉浮数，其卫表郁毒之证不明显，治疗以银翘散或桑菊饮加减即可。若发热恶寒，颈项不舒者可加柴胡、黄芩、葛根；恶寒微者，亦可减荆芥、豆豉量或去之不用；口渴加天花粉；鼻衄或咯血者去荆芥、豆豉，加焦栀子、茅根（可重用至60g或煎汤代水饮）；临证常见热势较盛者，用"清热七味汤"（自拟方），该方由柴胡、黄芩、薄荷、银花（里热盛者改连翘）、菊花、葛根、石膏为主组成，具有疏风清热，解毒生津之功。根据临床实际灵活加减，颇有效验。

郝某 女，6岁。

发热39℃，不欲饮食，腹胀痛，脉浮数，舌红苔白厚。经用针药治疗，体温反而增高至40℃，并见抽风。

辨证：风温在卫，内兼食积。

方用：清热七味汤。

柴胡9g　黄芩9g　连翘9g　菊花9g　葛根9g　丹参9g　焦三仙各9g　枳实6g　生石膏先煎，30g　钩藤5g　薄荷5g

令急煎服，1剂烧退，2剂痊愈。

卫气亦有瘀，化瘀须重视

活血化瘀法在温病中的运用日益受到重视，"肺主气属卫，心主血属营""营行脉中，卫行脉外""气为血帅，血为气母"，卫气营血在生理上互相化生，病理上互相影响。温热病病变中出现血热搏结的瘀血证，虽多见于营血分阶段，但不限于营血分，在卫气营血的各个阶段均可见到。临床不但要注意热入营血后出现的瘀血证的治疗，还要充分注意卫分瘀证和气分瘀证。针对卫分瘀证和气分瘀证，临床拟定了泄卫化瘀，清气化瘀两个治法。

（1）泄卫化瘀是以辛凉透泄、清热解毒为主，佐以活血化瘀的一种治法。适用于温热病毒郁于肺卫，波及血络为病而出现以卫分证候为主，兼见鼻衄、咳痰带血、皮肤斑疹等的一类病证，常用方剂如《温病条辨》之银翘散去豆豉，加生地、丹皮、大青叶、倍元参方。

（2）清气化瘀是以辛寒清气生津，或苦寒解毒泄热为主，佐以活血化瘀的一种治法。适用于气分热炽，内犯营血为瘀，而出现以高热不恶寒等气分证为特点，兼见斑疹、吐衄、咯血、便血、尿血的一类病证，常用方剂如：苇茎汤、化斑汤、加减玉女煎、导赤承气汤等。

以上两种治法与卫营（血）同治或气（营）血两清是不同的，而是以泄卫、清气为主，辅以活血和络之品，故所治之证分别为卫分证和气分证，兼有热搏血瘀，而不同于卫营同病或气血两燔。根据临床体会，在温病的早期瘀血证不明显的情况下，亦可酌用活血化瘀之品，从而提高疗效。

张学文

救厥脱，综合调理重去瘀

张学文（1935~），陕西中医药大学教授，国医大师

　　温热病一旦出现四肢厥逆，肤冷汗出，神识昏迷等厥脱证候，其病机每多错综复杂，治疗上应采取益气敛阴或回阳固脱，或清热解毒，或化瘀通络等一系列综合性措施。其中尤以化瘀通络更须重视。导致厥脱的原因固然是多方面的，而瘀血阻络是其最重要的原因之一。

　　络脉是由经脉分支而来的，是具有运行气血津液，联络脏腑肢节，沟通表里上下，调节体内各部分功能的细小信道。"表里之气，由络以通"，而阴阳表里之气顺接与否，和络脉功能活动是否正常及气机的调畅与否，有着直接的关系。络脉较经脉细小，呈网络样分布，其气血运行较缓，若机体感受温热病邪，络脉受损，气机不畅，最易导致瘀血。瘀血阻络，反过来又影响气机之调畅，使之不能沟通表里阴阳之气而致厥脱（休克）。同时，瘀血阻滞，日久化毒，毒伤络脉，阻碍血行，如此互相影响，成为恶性循环，瘀血更甚，毒瘀互结，从而加重病情。临床除厥脱的一般症状外，尚可有舌质紫暗，脉沉细弱，或斑疹密布，紫黑成片，或口唇及指趾苍白，紫绀等表现，此为毒热内壅，气机逆乱所致，属西医所谓的感染性休克。治疗上，不但要注意扶正回阳救阴，还要重视疏通络脉，祛邪解毒。在治疗流行性

出血热等急性传染病及其他急性感染性疾患中遇到此类情形时，除根据具体病证，在口服汤药中选用清热解毒、扶阳护阴药外，每加用活血化瘀之品，如丹参、当归、赤芍、丹皮、茜草等，其理即在于此。应该指出，静脉滴注中药制剂在厥脱治疗过程中占有重要地位，常用的中药注射液制剂，有生脉注射液、人参注射液、丹参注射液，以及清热解毒注射液和解毒护肾利尿液等，根据其证之属阳脱或阴竭，以及是否伴有瘀阻或邪盛等病机而选用。这些注射液的使用，不但充分发挥了中药的独特功效，且又增加了体内的有效循环血量，可谓一举两得。临床上，在辨证论治的同时，辅以丹参注射液，或配以其他中药制剂，以冀瘀通热除，毒解正复，厥脱得以挽回。

叶熙春

融冶寒温，惟守辨证

叶熙春（1881~1968），浙江名医，临床大家

辨证卫气营血与六经、三焦相结合

中医治病的成败，关键在于辨证。温热时病，来势急骤，变化多。其治疗之难，既难于用药，更难于识证。叶老治热病，博采众长，既宗仲景，又法中派，辨证常以六经和三焦、卫气营血理论相结合，合伤寒、温病学说为一体而取长补短，互为提高。叶老认为，古谓之伤寒与今称之温病，皆四时外感之热病。《内经》"今夫热病者，皆伤寒之类也"，从理论上奠定了伤寒、温病一体的基础。所谓伤寒和温病，只不过因地域、气候和人体素质的不同，而见有不同的证候表现而已。伤寒温病虽病名不一，学说体系各异，但学术上各有千秋。伤寒以六经分表里，温病以卫气营血、三焦察深浅、别进退，皆总结归纳了外感热病的传变途径和变化规律，为治疗提供依据。其间并无矛盾，更无孰是孰非之争。故叶天士曾有"其病有类伤寒"和"辨卫气营血虽与伤寒同"的论述。叶老在临床中参合伤寒、温病学说，融六经辨证与卫气营血、三焦辨证为一炉，使疾病表里、深浅、虚实病机清楚明晰，为施治提供了可靠的病理依据。

正如吴鞠通在《温病条辨》凡例中说的"《伤寒论》六经由表入里，由浅入深，须横看；本论论三焦由上及下，亦由浅入深，须竖看，与《伤寒论》对待文字，有一纵一横之妙。学者诚能合二书而细心体察，自无难识之证。"

综观叶老温热病验案，辨证明晰是其取得成效的重要经验之一。而这种慎思明辨的关键，就在于善于将伤寒、温病等多种外感热病的辨证方法作出有机的结合。如对湿温证"微寒身热，胸次塞闷，咳嗽多痰，不思纳谷，时时欲呕"者，断病因为"浊邪犯于清旷""蕴湿留于中焦"，析病机则是"温邪挟湿，困于太阴阳明"，故施治则当"宣畅耗机，清除湿热"，用药既散太阳之表，又化阳明之浊，表里双解而使"热减咳稀"。又如温病"神识昏迷，手足瘛疭，颧红面赤，脉来细数，似丝无神，舌紫绛，苔燥黑如龟壳，齿龈衄血"之邪入营血重症，断其病因病机"乃伏邪不得从阳分而解，内陷厥少二经而阴液涸竭，虚阳浮越"。湿邪气分不解，深入营血，邪热鸱张久羁，阴液倍伤，一则心营受劫而邪陷心包，甚或神昧动血；一则肝肾告竭而风动木摇，甚则热深痉厥。下焦厥少枯竭，下虚上脱，法宜滋填潜摄。故治拟三甲复脉加减，养肝肾之阴液，潜浮越之亢阳，佐宣窍以达余邪。

施治因势利导，必伏其所主

《内经》论治有"必伏其所主，而先其所因"之训。叶老对温热病的辨证，必先明其病位、病性、病势而"先其所因"，施治则每在"伏其所主"上下功夫。其具体做法是把握病程阶段，掌握循序渐进。概括其规律，一般分表里深浅三个阶段而治之。

一、邪在上焦表卫，治用辛凉开透

热病初起，温邪从外自上而入，首先犯肺，肺合皮毛，病必始于表卫。叶老认为除非患者素体本虚，或为药物所误，温邪可乘机入里，或迅速逆传心营而内陷，在表之邪最主要的是使邪有出路，故常用辛凉宣透等法，使邪从汗解。亦即《内经》所谓"在表者汗而解之"之意。辛凉平剂银翘散疏风散热，辛凉轻解，最为叶老所习用。所谓平剂，取其辛凉轻散，而非寒凉骤进。因肺位最高，表分最浅，药重易过病所，有悖于"治上焦如羽，非轻不举"。寒凉之品，其性阴凝，易遏表邪而致闭门留寇，也非透泄之本意。若咳嗽则加桑叶、杏仁、前胡、枇杷叶等以宣肺，挟暑兼湿则加桑叶、滑石、青蒿、芦根等清暑利湿。虽有因"日间冒暑受热，夜来露宿感凉……暑为表寒所遏，阳气不得伸越"者，而用辛香疏表之品，如苏叶、防风、银花、青蒿、藿香、佩兰、蔓荆等微散之，谨防辛温劫烁卫津。

温病湿热阳邪，其性燥烈，最易耗津伤液。叶老治暑病，一开始就十分重视保津护液。在表运用透法，慎防过汗，重伤津液，而且常于辛凉轻散之中佐以甘苦凉润之品，如花粉、知母等，顾肺胃之津，冀其扶正以达邪，更防温邪之传里。盖病邪之内传外达，虽与药物的作用有关，更关系到人体的内在环境。太阳表卫之邪之所以得以传入阳之里，多由于病体阳明胃津本伤故也。《伤寒论·辨阳明脉证并治法》说："何缘得阳明病？太阳病，若发汗，若下，若利小便，此亡津液，胃中干燥，因转属阳明。"故"胃中干燥，加之蓄热"是太阳表证传属阳明里证之根本病机。叶老深得仲景之心，治在表卫之证，即预顾阳明之津，先安未受邪之地，则温邪得以外达而不致内传也。

二、邪在中焦气分，法以寒凉清泄

温邪卫分未解，趋里入气，以致里热壅盛。气分病温实热为主，叶老遵《内经》"热者寒之""实者泻之"和叶天士"到气才可清气"，法以寒凉清泄。邪弥气分，其势已甚，且变证丛生，仿吴鞠通"温邪之热，与阳明之热相搏，故但恶热也，或用白虎，或用承气"，于"邪热蕴蒸阳明，汗出壮热不退，渴欲冷饮，面红耳赤，舌红苔黄，脉来滑数"者，治以辛凉重剂白虎汤加味。苔黄，热已深；渴甚，津已伤；大汗，热逼津液；面赤，火炎上；恶热则为邪欲出而未遂。故"非虎啸风生，金飚退热，而又能保津液不可"。对"阳明腑实，壮热神昏谵语，不大便"者，治以承气汤加味，冀其苦泄以去实，咸寒以泻热。更有寒热纷争，头疼目眩，耳聋，胸闷作呕，气分之邪留连三焦者，叶老结合伤寒少阳辨证，又宗《温热论》"和解表里之半，分消上下之势"立法，仿王孟英"若风温流连气分，但宜展气以轻清，如栀、芩、蒌、苇等味""分消上下之势者，以杏仁开上，厚朴宣中，茯苓导下""或其人素有痰饮者，故温胆汤亦可用"之治，温热以蒿芩清胆之类和解之，湿热用三仁、温胆之属分消之。仲景治伤寒，柴胡为和解少阳之主剂。叶老对湿温蕴滞膜原三焦，也以柴胡为运枢达膜之要药。或以柴葛连前煎加减，或合蒿梗、夏枯草、佩兰等和解宣化之品，常取得理想疗效。

温病气分证治，或清、或泄、或和、或消，总以清除里邪为目的。故辛寒泻火、苦辛降泄、辛平甘苦之剂时为叶老所习用。邪结气分，叶老虽用苦泄下夺，但慎用苦寒燥烈。查叶老验案，阳明腑实之证，常用大承气清热荡积，然苦寒之品用量甚轻，咸润之味用之独重，颇合《温病条辨》关于"阳明燥症，里实而坚，……已从热化，下之以苦寒"之治和"温病燥热，欲解燥者，先滋其干，不可纯用苦寒也。服之反燥甚"之戒。苦虽能除火，但苦味入心，其化以燥。温病恣用苦寒，多致津液干涸不救，此正吴氏所谓"化气比本气更烈"之故也。所以叶老治阳明燥结，用大承气汤釜底抽薪，只轻取大黄、枳、朴之苦以下之，而重用元明粉之咸以润之。且当燥结下夺，大腑见通，则苦寒不复再用，而转手增入甘苦生津之品，用心亦极明显。又当气分热势鸱张，津液已伤的情况下，甘寒生津，甘苦化阴也在所必用。叶老拟用甘味护津，切忌滋腻呆滞，以免阴凝恋邪，或资邪热而助痰浊，甚则热漫神蒙。故用以护津者，鲜石斛、鲜芦根、天花粉、肥知母之类，而生地、麦冬、元参等养阴滋腻者用之又慎。也遵叶天士治气分病"慎勿用血药，以滋腻难散"之嘱。

三、邪入下焦营血，治宜咸寒填摄

邪热深入营血，病势既重且危。盖邪陷心营，神明失主，主不明则十二官皆危；热极生风，风动木摇，元神散脱；温邪久羁，吸尽西江，肝肾告竭，此皆危象也。下焦营血温病，往往险象毕露，刻不容缓。叶老临危不惧，每能把握标本虚实关键，或咸寒救液以除热，或介类潜阳以镇静，或芳香搜邪以开窍，多能取得显著的疗效。

营血病温，凡患体壮实，身热神昏，或神倦嗜睡，时有谵语，舌绛苔黄、脉细数，系温邪陷入心包。正如叶天士《三时伏气外感篇》所说的"此手太阴气分先病，失治则入手厥阴心包经，血分亦伤"。叶老遵《内经》："热淫于内，治以咸寒，佐以甘苦"之旨，治以咸寒甘苦之清营汤、清心汤以及安宫牛黄或局方至宝等以清营达邪，或气营两清。清营、清宫以元参、犀角、连翘、麦冬、生地为主药。热扰心营，神昏谵语，属水不足而火有余，且又每挟秽浊。离以坎为体，元参苦咸属水，补离中之虚；犀角灵属味咸，辟秽解毒，善通心气，色黑补水，亦补离中之虚，故此二物为两方之君药。牛黄丸、至宝丹，

《温病条辨》谓其"芳香化秽而利诸窍，咸寒保肾水而安心体，苦寒通火腑而泻心用""皆能补心体，通心用，除邪秽，解热结"，颇有拨乱反正之功。邪陷心包营血，神昏谵语是主症；燥结阳明气分，谵语神昧亦是主要症状之一。其病状虽同而证候各异。一者邪入心营，心主神明直受其扰；一者阳明燥热不为下夺，而上灼心主（《灵枢·经脉别论》）："足阳明之正，上至髀，入于腹里，属胃，散之脾，上通于心。"阳明之络与心包络密切相关）。前者以清营搜邪开窍为治，后者宜泄热通腑宁神为先。辨识之法，叶老每以实、热、燥、结为据，临床遇神昧谵语者，兼有"大便秘结""或旬日不大便""口气臭秽""舌苔黄糙"，必以阳明温病论治。此亦叶老治高热谵语的主要经验之一。

温邪深入下焦，叶老认为多由禀质素虚，或肝肾先伤为基础。因其正虚而邪盛，邪热得以迅速内陷厥少二经，而呈现阴液涸竭，虚阳浮越，神识昏迷，面赤颧红等危症。叶老宗吴鞠通"热邪深入，或在少阴，或在厥阴，均宜复脉"之论，每以加减复脉合至宝、紫雪"养阴潜阳，宣窍达邪"。下焦厥少温病，由温邪久羁中焦气分发展演变而来，其病多由燥热灼伤肾水。又少阴藏精，厥阴必待少阴精足而后能生。故二经均可主以复脉者，乙癸同源也。仲景复脉汤，本为治疗"脉结代、心动悸"之阴阳气血皆不足者。用人参、甘草、大枣补不足之气；桂枝、生姜辛甘发散益阳；麻仁、阿胶通心。现转用治疗伤于温之"阳亢阴竭"者，故必去参、桂、姜、枣之助阳，而倍芍药收三阴之阴。复入咸寒介类，牡蛎既能存阴，又涩大便，复阴之中，预防泄阴之弊；鳖甲蠕动之物，入肝经至阴之分，既能养阴，又能入络搜邪而潜阳镇痉；合龟甲镇肾气、补任脉、通阴维，则育阴潜阳，"使阴阳交钮，厥不可作"。若见"阴液大伤，内风鸱张，两手颤动"，少阳阴虚阳亢，厥阴肝风肆虐，表现出少阴水亏不能涵木，导致厥阴木旺，由肾及肝的病理机制，叶老必以大定风珠大队浓浊镇阴塞隙，介属潜阳镇定，复入鸡子黄一味，"从足太阳下安足三阴，上济手三阴，使上下交合，阴得安其位，斯阳可立根基，俾使阴阳有眷属一家之义，庶不可致绝脱"。遇有阴竭而阳亦欲脱者，又于加减复脉汤，或大小定风珠中加入移山参、别直参大补元气，益气救脱，共奏育阴扶正驱邪之效。

把握扶正祛邪，以顾护胃气为首务

温病燥热之邪，伤人气阴最烈。故温热家治病每以祛邪救阴为急务，所谓"留得一分津液，便有一分生机"。叶天士说温邪"不燥胃津，必耗肾液"，必以胃津肾液为甚，而且胃津的损伤又是首当其冲。叶老治温病遵循叶天士"救阴不在血，而在津与汗"，扶正救阴十分注重胃津，临床治疗刻刻不忘护胃生津。且"人之气阴，依胃为养"。临床常以胃气的虚实损复作为治疗热病和预判机转的关键。

纵观叶老治温病案，每以胃津胃气的来复作为邪却病退、病去正复的标志。如案有"高热得减，面红已除，舌苔黄燥转润……津液已有来复之渐""胃气初见来复，元神散而复敛"。脾胃为后天之本，人之病患，有胃气则生，无胃气则死。故病中胃气受损，疾病益进，病虽轻有转重之虑；而胃气得复，病虽重亦有转愈之机，无后顾之忧。叶老指出，凡病虽去而胃气未复，则又不可大意。如湿温"湿去热减，胸闷肢酸亦除，惟胃气未复"，病未瘥瘳，"仍须和中舒胃为治"。盖胃气未复，正气无本，病情时有反复之可能。在这种情况下，叶老往往以"顾其胃先苏其困，令得谷食以助元气"为治，扶持正气以杜病复之根。

叶老治热病重视顾护胃气胃津，还体现在病程的各个阶段，贯穿在温病的始末。如邪在表卫，治以辛凉轻解，防过汗伤津，且每于凉散剂中加入花粉、知母、鲜芦根，以护肺胃已伤未伤之津液；当邪入气分，治以清上泄下，未待热尽腑净，邪退阴伤，即续以人参白虎，或承气加鲜石斛、麦冬、天花粉等"清养胃阴，以撤余邪"。阳明者水谷之海，气血之乡。阳明热盛或燥结，化源必受其扰，气阴倍受其伤。且中焦燥热津涸，必灼吸下焦肾精。故叶老特别强调气分邪热积滞，治用清邪兼以益胃的临床意义，俾抑阳存阴，使化源不绝，则病体得以康复。而当邪陷下焦，深扰厥少，热邪鸱张，势已燎原，或正虚邪盛者，更于三甲复脉或大小定风珠中加入西洋参、鲜石斛、生地等育阴潜阳，帮助胃气。特别是遇有温病伏痰，痰热互结，且深扰心营，有内闭外脱之虑者，必以至宝、胆星、菖蒲等豁痰开窍，加西洋参、川贝母、原麦冬、鲜芦根等，既无辛散或滋腻之弊，又能固脱开闭而两全。热病后期，热退"邪去八九"，宗吴氏治法，培植后天生生之本，用复脉汤加人参（或太子参）助胃气、复阴血以收功。

（李学铭　整理）

叶熙春

须辨二便舌苔白痦，轻灵达变化气透邪

叶熙春（1881~1968），浙江名医

辨 证 指 要

一、辨小便

小便变化在湿温的辨证上，尤其在邪入中焦以后，很有参考价值。凡溲赤量少，甚或涓滴不通者乃湿无出路，势必酝酿助热而邪势愈炽。即使服药后汗出身热稍减，常未几又起。必待尿量增多，溲色由赤而淡，逐渐转清，于是湿从下渗，热自里清，湿热分消。临床上常根据小溲色与量的变化，判断病邪之消长进退，予以治疗。

二、辨大便

湿热里结未化燥者，每见大便溏秽，或如痢下，宜用黄芩汤清之。已化燥者，常便秘，脘腹痞满，口气秽，脉沉实，苔焦黄燥厚，可用朴黄丸下之。从大便的溏结变化，可以了解邪之有无与化燥与否。

三、辨舌苔

湿温邪入中焦，每见舌尖边红，上罩黄腻之苔，此属中焦之候，而非营分之热。伏温初发，热郁营分，新感束表，舌尖边绛，苔薄白。温热初起，若营阴素虚而势将逆传，亦见舌尖边绛而苔薄白。上焦湿温不解，郁蒸传入中焦，亦见尖边绛红之舌，其上被黄腻之苔，治疗当予分消。

若误作营热而投凉润，反致壅遏，酿成它变。

四、辨白㾦

白㾦系太阴湿热之邪与阳明腐谷之气相合而成。湿温见㾦，绝非轻浅之证，多属中焦之候，故曰："见㾦者其邪必盛，㾦出病乃渐解"。中焦湿温须借上焦肺气的宣透而化㾦外达。肺之气化，邪之轻重，邪正之间的消长变化，都是决定白㾦的明暗、疏密、粗细，以及能否顺利外透的重要因素。阳明温热多战汗而解，中焦湿温常化㾦而愈。战汗与化㾦都是正胜邪退、里邪外达的良好转归。战汗多一战而解，或再战而已。湿温之㾦则不然，常需透而再透，渐透渐解，故白㾦外透是一日数潮，连透数日。随着㾦点一再外透，则身热渐减而神情渐爽。若㾦出不彻而又诸症不减者，多属里邪壅遏过盛，一时难以透泄，必然胸宇窒闷，懊恼不眠，其热将内闭，亟宜因势利导，疏调肺卫，使㾦随汗透而渐愈。湿温见㾦，始则现于胸项之间，粒小而疏，继则渐多渐密，直至项背，或及四肢者，方属邪透已彻之兆。㾦点粒小而疏，仅见于胸次问，兼见神倦，嗜卧而脉数无力者，多系津气内虚，无力达邪。㾦点过粗过密，又见胸闷、躁烦、寤寐不安，口气秽浊，或便闭多日，或溏泻如痢者，乃属里邪壅盛，出入升降之机痹窒，恐有昏昧痉厥之变。若㾦透不彻，胸宇窒闷，神倦嗜卧，渴不多饮，便溏溲赤者，证属热为湿遏，气化不利，肺失宣降。

重视化气透邪，用药清灵达变

一、宣肺透表

常用豆卷、柴胡、葛根、蝉衣、芫荽、牛蒡、杏仁等。

豆卷解太阳之表，治身热，恶寒，少汗者；柴胡解少阳之表，治寒热，汗出，口苦者；葛根解阳明之表，治壮热，渴饮，微恶寒或不恶寒而汗出不解者；蝉衣、芫荽、牛蒡，宣肺透痦。

二、化浊开闭

常用郁金、鲜石菖蒲、连翘心、蔻仁、藿梗、佩兰、安宫牛黄丸、牛黄至宝丹、紫雪丹等。

菖蒲、郁金、连翘心苦辛芳香，开心窍治神昏，合紫雪丹治湿温痰热内闭之神昏，合安宫牛黄丸治湿温化燥或湿温邪入心包之神昏，合牛黄至宝丹治热多湿少而时昏时清者。菖蒲、郁金与蔻仁、佩兰治湿热困阻而胸脘痞闷；蔻仁与杏仁、苡仁宣散上焦湿热，亦治中焦湿温之湿多于热，肺胃气窒而痦透不彻者。

三、淡渗除湿

常用苡仁、滑石、芦根、竹叶、茯苓、通草等。

湿重热轻用滑石、茯苓，或加猪苓、泽泻以渗利；湿热并重用苡仁、滑石、竹叶、芦根合连翘、黄芩以两清；湿热归属阳明而热结胃肠，亦间用少量竹叶、茯苓于清热荡积剂中，以除未尽之湿。若湿从燥化而陷入心营，则不可再用渗利而重劫其阴。

四、清解热邪

常用连翘、黄芩、山栀、银花、大黄、鲜生地、丹皮、知母、石膏、黄连、犀角、羚羊角等。

以连翘苦寒微辛，清中寓散，上中下三焦湿温都宜，与连翘心同用，长于清心护心治神昏。黄芩上除肺热，下清大肠，又能燥湿，合柴胡治湿温化痞，配白芍疗湿热致痢，与滑石同用则两清湿热。上焦热盛而懊恼用山栀，邪从燥化或血痢用银花，里结阳明胃腑用大黄、黄连，壮热、汗多、渴饮用石膏、知母。邪陷营血与温热治法相似，亦用鲜生地、丹皮，合赤芍、玄参、麦冬等清营凉血，或加犀角治血，或佐羚羊角、钩藤、玳瑁止痉。其透热转气以后，或两解表里以宣肺透痞，或增液润燥以扶正祛邪，则与温热治法不同。泻后往往里结虽除而湿热未清，仍宜两解湿热，并根据湿热之孰轻孰重，或投开逐，或用清化。对于湿温泻后的治疗应非常重视，因为其病机演变比温热更为复杂，治法也颇多变化。对于清热药的应用必须谨慎，缘因此类药物大多味苦性寒，易伤阳气，在表遏卫阳，入里伤中阳，以致阳弱则湿无以化，气痹则痞难以透。特别对于壮热多日，有汗不解、胸闷心烦、舌红苔黄腻的中焦湿温，因其势将化痞，或值渐透渐解之际，治宜因势利导，宣肺达表，切忌过用寒凉，以免遏阻外透之机，反致内闭而生它变。故治疗这类高热病者，仍以轻开淡渗微苦为法，所用连翘、黄芩，亦仅 6~9g。

五、扶正补虚

常用细生地、玄参、麦冬、花粉、石斛、西洋参、别直参、太子参等。

上焦湿温一般很少用补。邪入中焦热盛津伤者，酌用甘寒濡润之品，临床使用石斛，湿热俱盛或下痢者用扁石斛，热多湿少大便干者用鲜石斛，津气两伤用霍山石斛，病后胃阴受戕用川石斛。诸斛常与花粉、麦冬或玉竹等同用。若邪盛正虚而痦出不畅，仿吴氏露姜饮，用别直参浓煎入姜汁少许，或与西洋参合用，或代之以太子参，急予扶正达邪。邪陷下焦而从燥化，则用厚味滋养，与治燥热者相同。

（李学铭　整理）

孔伯华

温热病从伏邪治，清热疏解重石膏

孔伯华（1885~1955），著名临床家

论温热重郁热伏气

先生认为"郁热伏气"是外感温热病的主要病因。他说："夫外感温热病者，必先赖于体内之郁热伏气而后感之于天地疠气淫邪而成"（《时斋医话》）。在这里，先生明确指出，人体内的郁热伏气是感受温热病的先决条件。所谓伏气，又称伏邪，郁热伏气即所伏之邪为郁热。体内先有温热之邪郁伏，又有"疠气淫邪"为诱因，两种病因，兼而有之，但先生强调仍以伏气为主。由此可见，先生在温病的病因上是宗"伏邪"这一类型的。在温病的病机上，先生宗《内经》"邪之所凑，其气必虚"的观点，他说："六淫之风、寒、暑、湿、燥五气皆可化火，然火又皆附依于风。风者四时皆有，善行而数变，百病之长也。然则《内经》有云：'肉腠闭拒，虽大风苛毒，弗之能害'。"正是由于机体内有"郁热伏气"，疠气淫邪才能侵犯人体，诱发伏邪，造成人体发病，但仍以伏邪为主，所以先生得出了"是以内因之郁热伏气乃外感温病发病之本也"的结论（《时斋医话》）。先生对于温病病因病机的认识，是建立在密切结合临床证治上的。明清以来，伏邪学说从

443

理论到临床证治都有了新的发展。先生通过大量的临床实践，在认识上肯定了新感温病的发病规律和传变，他说："叶香岩曰：'温邪上受，首先犯肺，逆传心包'，此说既本诸经旨，而又有所阐发"。但是，他又发现许多温病并不完全按新感温病的发病规律由表及里、由浅入深，依卫、气、营、血或循上中下三焦顺序依次传变或逆传心包，而是起病急骤，往往并不显示或一越而过卫分阶段，很快出现壮热、神昏、斑疹、衄血、惊厥等一系列里热炽盛，甚至热入营血的表现。这种认识，在理论上较前大有发展，具有较大的临床指导意义。由此看出，先生在重视伏邪为主的同时，并不排斥新感诱因，二者均顾及到，这就大大开扩了视野，也大大丰富了治疗范围。

基于以上的认识，先生在温病的证治上提出了"郁热伏气轻""郁热伏气盛"和"邪为湿困"三类证治方法。他说："郁热伏气轻者，则温邪上受，首先犯肺，此时病邪在表，投以辛凉解表之轻剂即可迎刃而解。"（《时斋医话》）先生进一步论述了郁热伏气盛者，包括初感失治、误治导致伏邪盛这一类型的证治。他说："若郁热伏气盛，或初感解之未当，及误治误补使邪内陷者，即可逆传心包，此时病已入里，投以辛凉祛邪之重剂即可效如桴鼓。"至于热邪为湿所胶固，热极似寒之假寒真热复杂证型，先生强调辨证的重要，并拟订了恰如其分的治法。他说："若邪为湿困，热深厥亦深者，临床中反见阴象，此热极似寒之假寒者也，倘辨证不清，误用热药，必使立毙。然则只投凉化寒凝之品，不惟温热不得解，反使邪愈加闭固，轻者废，重则不治，此时必施以辛凉清热，渗化湿邪之法，佐以芳香辛散之味，以攘开其湿邪外围，不使湿热相搏而直捣其巢穴，则固邪易解，热退厥除，病可瘥也。"（同上）先生在重视邪伏于里，发则里热炽盛的同时，也不忽视新感的"疠气淫邪"，这样圆机活法，则更能适合错综复杂之临床实际。

先生对温热病传变的看法是："叶氏所指营卫气血，乃是说明外感温热轻重时期之不同，病势浅深之不同，其意并非病邪真入营、入卫、入气、入血也，要在示人以辨明表、里、浅、深及治疗缓、急、先、后之门径耳。吴鞠通之三焦论治，……就其辨证用药而细析之，其所指之上焦温病、中焦温病、下焦温病者，亦不过是说明温病之轻重深浅而已，非病邪果真严格居于上焦、中焦、下焦也。观夫上焦所现之症，中焦亦有之，中焦所用之药，下焦亦用之，界限之混淆不清，可以知之矣，此等处必须灵活着眼，参机应变，勿拘执也。"

清透疏解重石膏

孔氏尝谓："温病一年四季皆可发生，即严冬季节，亦多热邪先蓄于内，寒邪引发于外。盖四时病温皆多伏邪为患，且兼湿热之症。时邪外袭后，风、寒、湿邪化热最速。况平素蕴湿积热风伏于内，一于感受四时不正之气，发则恶寒壮热，表里俱急，而牵营动血，神识昏谵，痉厥抽搐，接踵而至，儿童传变尤速"。

基此灼见，孔氏对四时温热病多从伏邪论治，必予清透疏解，力避温燥热。往往在温病初起即投生石膏、黄芩、栀子、川连、胆草、莲子心、生知柏、紫雪丹等重剂清涤里热方药，配合桑菊饮、银翘散、甘露消毒丹等轻清宣泄。湿邪偏盛者，佐通草、滑石以淡渗；藿香、荷叶以芳透；无汗恶寒身痛者，常佐苏合香丸以辛通芳开；发颐、大头、咽喉肿痛者，必用六神丸或梅花点舌丹以消肿解毒止痛；一见壮热神昏，即投安宫牛黄丸或局方至宝丹以清心开窍，涤热透邪，谨防热极动风，劫阴耗液而有痉厥闭脱之变。

孔氏治温热病重视舌、苔、脉象。凡温邪初起，苔白或黄，只要见舌尖红赤，或舌边、尖有小红点，或舌底见赤，脉象弦滑洪大而实数，或沉伏劲小而数疾，或伴嗜食凉物喜饮冷者，即是热郁在里之明证，直须先清里热，可巧用生石膏、紫雪丹等，当然要在芳透法则下运用，庶里解热透，温邪解之于内外。尤宜用不嫌早，稍有心烦热升，或小儿有躁动夜不安寐端倪者，则犀角、羚羊、牛黄抱龙丸、万氏牛黄清心丸（不是现在市售成药之牛黄清心丸），进而局方至宝、安宫牛黄等凉开清透之剂，信手拈来，便成佳品，屡奏奇功。并辨认"恶寒甚者，里热郁搏使然，若徒事辛温发表，不顾凉透清里，必致热势鸱张，耗伤津液，气血两燔，变证蜂起，治疗棘手，甚至偾事"。恒见孔氏治疗此类温热证，常常一二诊，二三剂药即霍然向愈。若初起误药失治求诊者，最多服药10余剂，亦能收到满意疗效。缘其治疗温热病擅用清凉药剂，运筹自如，慧眼独具，且疗效卓著，故当时世人称为"石膏孔"。

在《石膏药性辨》中指出："石膏是清凉退热，解肌透表之专药，一般皆谓其味辛凉，实则石膏之味是咸而兼涩；一般皆认为其性大寒，实则石膏之性是凉而微寒。凡内伤外感，病确属热，投无不宜。奈何今之医者，不究其药性，误信为大寒，而不敢用。尝因医家如此，而病家见方中用石膏，亦畏之如虎。如此谬误流传，习而不察之弊，乃余所大惑而不能解者也。直如摒玉液而弃金丹，致令病人不起，良可慨也。尝详考其性，亲尝其味，《神农本草经》谓其性微寒，且宜于产乳，主治口干舌焦不能息，是真识石膏者；《金匮》《伤寒》用石膏凡十一方，乃从而广之，是真识石膏者。按张仲景之用石膏，是从烦躁、渴、喘、呕吐四处着眼以为法。"先生告诫后人，"石膏一药，遇热证即放胆用之，起死回生，功同金液，能收意外之效，绝无偾事之虞。若用之甚少，则难责其功，俗流煅用则实多流弊。"先生根据多年的临床经验，揭示出石膏"其体重能泻胃火，其气轻能解表肌，生津液，除烦渴，退热疗狂，宣散外感温邪之实热，使从毛孔透出。

其性之凉并不寒于其他凉药，但其解热之效，远较其他凉药而过之。治伤寒之头痛如裂，壮热如火，尤为特效。并能缓脾益气，邪热去，脾得缓而元气回；催通乳汁，阳燥润，乳道滋而涌泉出；又能用于外科，治疮疡之溃烂化腐生肌；用于口腔而治口舌糜烂；胃热肺热之发斑发疹更属要药。其他卓效难以尽述，惟气血虚证在所当禁"。（《时斋医话》）上述之谓，确属经验之谈。

忆昔天津某公高年罹疾热危，邀先生赴津诊治。症见神志昏愦，四末不温，便艰溲赤，舌绛苔白，脉沉伏而细数。先生审症求因，诊为温热重证，乃"热深厥深"之候。阅所服药，多辛散守补者。乃援笔书长篇详尽脉案，抒发辨证立法观点，遂予大剂生石膏、安宫牛黄丸、羚羊、犀角等方药。时值仲冬，当时病家邀天津名医多人在侧，均为之瞠目，以高年岂能任此寒凉？该时津人多畏生石膏大凉。先生力排众疑，当机立断，据理说服病家，并亲为煎药守服，一剂晋后，病情大转，三剂服毕，病已向安，继以养阴益津，清涤余邪，调理经旬，大病霍然。一时先生"石膏孔"之名盛噪津门。

再如北京某银行经理梁姓，1948年孟秋朔后，突发寒热互作。经医予辛温发表，势不减而头面肿大，举家惶然莫知所措。有挚友延先生治之。询知口渴嗜凉饮，大便燥秘4日未行，小溲深赤，颜面焮肿如瓮，视舌赤苔黄燥，脉象弦滑数大。先生诊曰："温毒外发，初虽憎寒，实则热邪郁搏使然。辛温表散，助纣为虐，热毒上蒸，酿成大头瘟症。矧大渴思凉，便结溲赤，阳明胃家亦实，表里并热，毒邪滋蔓，充斥上下，此涤热透邪通降败毒之不遑，奚论辛散劫灼之能事？"乃重投生石膏、蒲公英、金银花，配龙胆草、焦栀子、莲子心、生知柏、青连翘、冬桑叶、白僵蚕、薄荷、鲜荷叶、全瓜蒌、元明粉（冲服）、酒川军（开水泡兑），兼用梅花点舌丹（吞服）、紫雪丹（冲服）。连进3剂，大便得畅下，口渴递减，寒热悉蠲，面肿已消大半。

乃去薄荷、元明粉、酒川军加大青叶，续服3剂，头面之肿尽消，病来势猛，其去也速。类此验案，不胜枚举。

善用鲜药取效捷

先生一生善用鲜药，如鲜苇根、鲜茅根、鲜菖蒲根、鲜生地、鲜藕、鲜荷叶、鲜石斛等。由于苇根清热生津止渴者尤佳，故他不仅在温热病中用其煎汤以代水，或纳入大队清热解毒养阴药中用之，即使杂病中烦热口渴、胃热呕哕，亦悉皆用之。由于鲜茅根能清热凉血、生津止咳、甘不腻膈、寒不伤胃、利不伤阴，故不仅在热病阴津不足时用之，而且杂病中亦常用之。又由于鲜苇根、鲜茅根都具清肺胃之功，前者偏清气分之热，后者偏清血分之热，所以他常常二药同用，以加强清热生津之效。先生不论温病和杂病，只要有湿热痰浊蒙闭清窍，都选用鲜菖蒲根，因菖蒲开窍除痰，鲜品对湿热痰浊、蒙闭清窍更为适宜。鲜生地性大寒，确有清热凉血生津之效，故先生在温热时疫的大热时期每多用之。鲜石斛的清热生津解渴之力尤大，鲜荷叶的清热解暑之力最良，鲜藕的凉血止血作用更佳，先生在处方中每多用之。鲜石斛早岁在药肆内均栽于砂石内，以备随时配方取用。

（《孔伯华医集》）

时逸人

伏温内发，需别气血

时逸人（1896~1966），著名中医学家

时氏主张伤寒与温病当统一起来研究，因为两者的受病因素、发病经过，大抵相同；但不同意"伤寒就是温病，温病就是伤寒之说"，认为其中几微之间，仍有详细辨别之必要。

伤寒与温病均论述了部分疫病。仲景曰："太阳病，发热而渴，不恶寒者为温病。"但初起恶寒与发热常相互并见，必须经过一定时间以后，方有不恶寒、但发热之现象。时氏主张以恶寒轻而发热重、口渴者为温病；反之，恶寒重而发热轻、口不渴者为伤寒。凡内热重之素因，如受外感，必患温病；内热轻之素因，如受外感，必患伤寒。温热病与伤寒病仅初起时可分，以后无甚差别。两者受病来源及发病经过亦属相同，所不同者，惟在伏热之有无。故温热病的治疗需针对伏热才能切合病情，治法有清透、清开、清泄的特点，与治疗伤寒病者有异。

古代医家多以感而即病为伤寒；感而不即病，伏而后发者为温病。时氏认为新感与伏邪，为四时六气所同具，不必以伤寒温病限之。即四时外感皆可分新感与伏邪两项，且伏邪亦可因复感而起；风寒温热暑湿诸项，皆可能有伏邪，不必限定于伏温、伏暑两项，亦不必限定于"冬伤于寒，春必病温"之古说。只不过新感者，其人正气

足而邪浅，其病轻，治之易愈；伏邪者，其人正气弱而邪深，其病重而传变莫测，即使治之合法，亦如剥茧抽丝，层出不穷。

自清以来，言温热之病机者，多以伤寒自外而入，故汗不嫌早；温热自内而出，故下不嫌早。时氏认为宜汗、宜下之证，必以病证之发现为准，苟不于病证上作精密之考察，惟以伤寒、温病的病名先存成见，遗患必多。

关于伤寒与温病的辨证，认为伤寒与温热同为外感，其发病之症状，亦大略相同。六经辨证中的三阳经病证，属卫外机能之变化；三阴经病证属脏腑功能之变化。凡新感病证，不出三阳经范围，是温病亦可用六经辨证。营卫运行自然之常态，即为太阳之实际，故太阳即统辖营卫之运行；而卫气营血辨证亦可作为深浅界限之分别，伤寒、温病中新感、伏邪各证，均可以此为诊断之标准，而非伤寒需用六经辨证也。

时氏认为四时外感均有新感与伏邪，因此风温与春温之区别，不在于风温属新感，春温属伏邪，而是在有汗与无汗之异。即有汗者为风温，无汗者为春温。其于仲春之际，感而即发者，属新感之证；如伏温内发，新寒外受，则属伏邪。针对伏温内发，治疗上有清透、清开、清泄的特点。这些治法的掌握运用，必须先了解伏温内发可以有气分伏温与血分伏温之不同。

气分伏温

初起头身俱痛，恶寒无汗，继之寒热似疟，口苦口黏，渴不欲饮或饮水不多，胸闷欲吐，胁肋满痛，舌苔黄而微腻；亦可伏温传肌表而外达，见灼热心烦，大渴引饮，不恶寒但发热，大便秘结，神昏谵妄，舌苔黄而干，舌质鲜红。

血分伏温

初起身恶风寒，身热无汗，面赤唇焦，继则亢热灼手，无汗或有汗不多，或有失血、心烦，或血瘀如狂，手足躁扰，或神识昏蒙，静则不语，躁则谵妄，或状若惊痫，时时瘛疭，舌苔初则底红浮白，继则舌色鲜红或紫绛。

清透法可用于气分及血分伏温。如寒热似疟，宜蒿芩清胆汤清透气分伏热从少阳胆经而出；如亢热失血，或血瘀如狂，宜犀角清络饮清透血分伏热，以清宣透络，通瘀泄热。

清开法主要用于血分伏温而有神昏谵妄者，有芳香化浊、清热开窍之效，方如安宫牛黄丸、至宝丹、紫雪丹。

清泄法用于气分伏温，大热大渴，神昏便秘，宜白虎承气汤以清泄胃腑结热。

董某　女，43 岁。

春温伏邪，往来寒热，无汗，胸闷胁痛，耳聋，口干作苦，不思饮食，舌苔黄腻。

方用：蒿芩清胆汤加减。

青蒿　枳壳　陈皮　炒建曲　防风　郁金　半夏　茯苓　黄芩　竹茹　葱白　碧玉散

治疗经过：二诊：得汗后，寒热已止，惟仍有胸闷不舒，舌苔黄腻已退大半。原方去青蒿、防风、葱白，加全瓜蒌、薤白、桔梗，以宽胸化痰。药后胸闷消失，饮食增加而愈。

蒿芩清胆汤之用于气分伏温，以青蒿清解透达，能领邪外出；黄芩苦寒，以清气分热结；枳壳、竹茹、陈皮、半夏降胃逆、化痰浊；碧玉散、茯苓利湿以清热。内蕴之伏热既清，则心烦发热口渴之症自愈；气机通畅，自无胸脘痞闷作呕之症。如其人热甚，可加入银花、山栀、竹叶、连翘等以清郁热。本例用蒿芩清胆汤加减，因无汗而佐用辛散之防风、葱白；因胸闷胁痛而加入舒肝理气之郁金，再加桔梗与枳壳，一升一降，以除胸中气结；瓜蒌、薤白宽胸化痰，建曲以助消化。全方使春温伏邪之蕴热清透，气机调达，痰浊得化，湿热得利，从而获效。

王某 男，38岁。

发热七八日，目赤唇红，心烦恶热，胸腹亢热灼手，无汗，有时谵妄，手足躁扰，口虽干但不欲饮，以含漱为快，舌质红绛。

辨证：夏伤于暑至秋感发，营分伏暑之证。

治法：病已缠绵，急以凉血清营，透邪外出。

方用：犀角清络饮加减。

犀角　生地　丹皮　赤芍　黄芩　银花　青蒿　山栀　连翘　茅根　菖蒲

另服紫雪丹

治疗经过：二诊：神识较清，已有微汗，身热略减，口干手动，大便未解。原方加入酒军。

三诊：精神清爽，身热已退，大便亦通，舌由红绛变为淡红，惟羔后气短乏力，口中无味，乃以和中健胃调治，用沙参、天冬、麦冬、鸡内金、谷麦芽、花粉、小生地、陈皮、建曲、茯苓以善后。

营分伏暑之证与血分伏温类似，多因暑温之邪化燥伏于营分所致，故口虽干但不欲饮，以含漱为快，营分热盛而见舌质红绛无苔；伏热扰及心神，故见有时谵妄；手足躁扰，为欲发痉厥之证。以犀角清络饮加减，清营凉血并透营血伏热，使邪外出而解。因神识稍有不清，故配以清热开窍之紫雪丹内服，使证转危为安。犀角清络饮尚有桃仁之化瘀，姜汁、竹沥之涤痰，灯草之利水。本例因痰瘀之症状不显，故去之。因肌肤、胸腹亢热灼手，故加重清热之剂协助犀角地黄汤之清营凉血，亦犀角清络之方义也。

时氏于1941年患春温伏邪。开始因疲劳过度，睡眠不宁引起畏寒头痛，胸闷恶心，自认属虚，服参须、龙眼肉、银耳等补剂后，发热渐起，间或有汗不多，午后有恶寒一阵，以后发热，寒热似疟，大便秘结，小便黄赤。据此证型，系属少阳、阳明合病，必须清热和解，双方兼顾。乃自用青蒿、黄芩、银花、佩兰、山栀、木通、滑石、陈皮、建曲等，连服两剂，无甚进退。友人来访，建议用攻法，因时氏素有脾胃虚弱，不敢妄用攻下，乃用导法后大便得通。但身热不减，仍间或有汗出不多，咽干口渴，心烦唇焦，因见舌质较红，加入凉血清营之品，方用犀角、丹皮、青蒿、黄芩、银花、山栀、川连、陈皮、益元散、建曲、谷芽、代赭石、姜竹茹等，服药两剂后，得汗出而身热退。最初按气分伏温治疗，体温未降；后因咽干口渴、心烦唇焦、舌质较红等显示内热较甚，乃合用清营凉血之品，使内热得透，体温得降，春温伏邪得解。由此可知，伏邪内蕴，必须清透，邪方得出。热盛者，必须兼用透血中伏热之犀角、丹皮等方可获效。

（时振声　整理）

时逸人

热病斑疹证治

时逸人（1906~1966），著名中医学家

急性热病合并斑疹者，辨证时要看出疹之顺序、疹之颜色，并结合脉象、舌苔来辨别其顺逆。如急性热病初起恶寒后，即但热不寒，皮肤肌肉有紧迫之感，是因邪热壅滞于皮下及血络之中，必然发疹。三五日后，胸腹背部有圆形之赤色小点隐于皮下，即是出疹之据。以胸闷解、手足心见齐，为已经透达之铁证。至于疹色，古人以红为顺，紫为险，黑为逆。其色红而活，荣而润，或淡而润，皆疹色之佳象；淡而不荣，或娇而艳，或干而滞，其血最热；色深红，较淡红稍重；色紫艳，较深红更恶；色紫赤，较艳红者毒火更甚；色青紫如浮萍之背，多见于胸背，乃内热极重之候。在疹未出之前，脉多沉数而燥，或沉而滞涩，此气血郁遏，未能透达之象；疹既出现，脉多洪数；疹透达后，脉即和平。疹在将出之际，多有神昏、谵妄等现象；疹出透后，则神识转清。如果疹透而神识仍未清爽者，则为逆候。

发斑则属热毒入血，热迫血溢肌肤所致。时氏认为，凡胸腹、四肢斑疹续发于时令病诸温证之经过中，多因热毒不解之故。当汗不汗，则邪热壅滞于皮下，宜透斑解毒汤；当下不下，则里滞停积，宜加减双解散；如温疫侵袭，毒凝气滞，发为内斑，宜解毒化斑汤。兹举一例。

454

杨某 男性，39 岁。

身热有汗不退，胸部隐隐有斑疹未透，口干不思食，舌赤苔黄厚，脉数无力。

辨证：温邪内蕴有外出之机，正气无鼓动之力。

方用：拟透斑解毒汤加减。

银花　黄芩　桑叶　大青叶　牛蒡子　僵蚕　西河柳　丹皮　连翘　条沙参　建曲　陈皮

治疗经过：二诊：仍发热口干，斑疹未透，神烦脉数，大便 2 日未解。原方加入神犀丹。

三诊：斑疹已透，但仍身热烦躁，大便秘结。改用河间双解散加减。

银花　连翘　黄芩　竹叶　山栀　丹皮　花粉　酒军　芒硝　茅芦根

另服神犀丹。药后得大便，体温下降，斑疹已回，仍口干。改用养阴生津和胃之剂，用生地、条沙参、花粉、麦冬、陈皮、建曲、茯苓等以善后。

透斑解毒汤系《通俗伤寒论》方，原方为连翘、薄荷、牛蒡子、蝉衣、淡豆豉、葱白、大青叶、桑叶（以野芦根、鲜西河柳煎药），有辛凉清热，解毒透斑之效。本例身热舌赤，故加入银花、黄芩、僵蚕、丹皮以凉血清解；因有汗，故减去葱白、豆豉、薄荷、蝉衣等辛散之品，加条沙参、建曲、陈皮以扶正和胃。仍为辛凉清热、解毒透斑之剂。药后斑疹尚未透达，可见热毒较甚，故加入神犀丹以清热解毒，则斑疹见透。三诊时斑疹虽透，但身热未减。大便秘结，仍有里滞停积，故改用河间双解散加减。因斑疹已透故原方去荆芥、蝉衣、牛蒡、薄荷等辛散之品；因无胸闷，故去枳壳、桔梗之一升一降；因仍有身热烦躁，故加黄芩、山栀、丹皮、茅芦根、银花之清热凉血；因无人中黄故去之。仍为清热通里之剂，不失原来双解散方意，用后得以双解而热退。又，西河柳对于透发斑疹有良效，配入清凉药中速达透发之功，《温病条辨》谓其性大辛大温，温热病发疹者忌用，非也。

（时振声 整理）

严苍山

顾护津、肠、脑，妙用汗、下、清

严苍山（1898~1968），沪上名医，临床大家

防微杜渐，治温三护

"夫病温者，总以邪热为患。邪热鸱张，最易出现伤阴、便结及神昏之变，以致病情日趋严重。故善治温病者，必须见微防渐，护于未然。"这是严氏提出的治疗温病"三护法"的指导思想。"三护"即护脑、护津与护肠。应用"三护法"以治温，确为严氏卓有成效之创见。

温病之邪热亢盛者，每致神昏谵语，治者必须预识病机，先事预防，醒则清明，或高热而见舌质红绛者，即须于大剂清热方中加入紫雪丹、牛黄清心丸等品。或谓早用此等药，犹如开门揖盗，引邪入脑。但据严氏数十年的经验，早用紫雪、牛黄，每获热退神清之效；若待谵语、神昏、痉厥时始用此等方药，效果相差悬殊，说明护脑法是提高疗效的一种方法。

温为阳邪，易于伤津劫液，初见舌质干燥、乏津口渴者，即用生津之品，如生地、石斛之属，毋使津劫而阴伤也。迨阴液既伤，再予甘寒咸寒之药，则有杯水车薪之憾。

故护津法乃属未雨绸缪，与临渴掘井者自有高下之别。

温病初用发汗，使邪从汗解；药后热不解，而大便不畅，或三四日未行者，即用下法，以温病下不嫌早也。盖扬汤止沸，何如釜底抽薪？邪无凭借，热自得退。严氏用之于临床，辄收良效。若必待腹满便秘燥实已甚而始下之，实已邪势鸱张（或见下血等），则危象已见矣。护肠法之所以可贵，正是因为它有较高的临床价值。

周某 女，6岁。

一诊：发热1月，初则较低，日来转炽，汗出不多，肌肤疮溃，咳嗽痰少，形萎，心烦纳差，口不渴饮，神识清明，苔薄腻，舌略红，脉数不静。小儿阳旺之体，热毒素蕴，温热之邪，又逗留气分，日久未罢，今已渐露热变端倪，劫液痉厥之变，不可不虑，况病久体虚，轻舟重载，恐难任风波。亟拟清气凉营，泄热解毒，以冀逆流挽舟。

鲜生地 鲜石斛 天花粉 甘中黄 板蓝根 大青叶 金银花 粉丹皮 肥知母 嫩白薇 连翘 神犀丹

六诊：连进神犀丹两剂，蕴毒渐清，温邪见戢，身热顿退，疹、痧亦稀，知饥索食，精神转爽。还拟清理余热，养正搜邪，以免炉灰复炽。

鲜生地 鲜石斛 北沙参 金银花 天麦冬 粉丹皮 生甘草 生扁豆 炒知柏 元参

本例初诊时，无明显营分症状，但考虑到发热日久，且有烦躁不安之象，况小儿稚阳之体，热毒内炽，已具热变之兆，不能墨守前人治温成规，即在清气药中加入凉营之品及紫雪丹，堵邪深入，防止神愦，此即护脑之举。至五诊时，改紫雪为神犀，两者虽同为开窍之剂，但前者以清热泻火为主，后者以透斑解毒见长，而患儿显系热毒内盛，故得神犀而奏效。

鲜生地、鲜石斛等甘寒养液之品，应用于全过程，使患儿始终未出现显著的伤阴症状。这个护液的方法，是严氏几十年来接受了正反两方面经验教训所得出的结论。一次，上海某名医的夫人患湿温证，苔白腻，舌干，神识呆钝。严氏应邀参加会诊，主张早投紫雪、地、斛，然在座多数医生认为有引邪深入之虞，建议用三仁汤，严氏力争不得。后未二日，即舌转红绛，狂躁亡血而殁。

擅用汗法，气营不避

汗法、清法、下法，严氏归结为治温病的三大基本方法。无汗即发，有汗则清，腑结则下，三者不可偏废。由于治温病之法，在里贵通，在表贵达，所以严氏对于汗法、下法尤为重视。

关于汗法，严氏指出：由于多汗伤阴的概念禁锢了医家思想，使有的医生对汗法的运用颇多犹豫；或因受西方医学观点的影响，一遇外感，即用清热解毒之剂，对汗法有所忽视。他认为温病重视护养津液，并非禁汗。相反，"令热达腠开，邪从汗出"，是治疗温病的一大法则；同时，治疗温病也决非单纯用"清"一法所能获效，若因此而忽视汗法，是不妥当的。

严氏运用汗法的范围颇广，就温病而言，不只局限于卫分，尽管其他多种手段，诸如养阴化液、透热转气、凉营泄热、分消走泄、和解枢机等，都可使汗出热退，但是汗法的直接应用仍不失为一种驱邪外达的主要方法。即使邪在气分，甚至在营分，只要存在"闭汗"的病理现象，都不避汗法。根据病情需要，汗法可与清气同用、凉营生津同用、通下同用、开窍同用，凡此等等，说明严氏对应用汗法，已臻变化随心、左右逢源之境，同时，又注意汗法用宜适度，避免过汗伤正。严氏于临床擅用豆豉发汗，认为既无麻桂温燥之弊，而解表退热的功效又很显著。葱豉、栀豉、黑膏等是他经常应用的方剂。对于汗出后邪未净退者，则改用炒豆豉，如有薄荷、荆防等亦俱炒用，以免汗多伤正。

下不嫌早，畅便为度

严氏认为下法是温病中祛邪退热的重要手段。他对"温病下不嫌早"的说法十分赞赏，认为温病和伤寒不同，不仅可早下，而且可汗、下兼施。伤寒为寒邪，邪在太阳，未入阳明，虽见便秘，未致燥实，则不可下，以正气驱邪，欲从外解，下之则逆其正气。故伤寒必先汗，有里证燥实始可攻下。而温为阳邪，阴盛必伤阴，便秘则里热日炽，待腑气燥结而始下，则已热灼津伤。故温病下不嫌早，早下所以泄其热也。虽表证未解，但见便秘二三日者，即可用下法。当然，下法同样也可与其他治温病诸法同用，如养阴通便、泻下开窍等，常用大、小承气汤，调胃承气汤，增液承气汤，新加黄龙汤，大黄黄连泻心汤，凉膈散，枳实导滞丸等。须强调的是，绝不可蛮下，以得畅便为度；若再秘则可再下，或改用润下，总以祛邪安正为首务。

提前用清，卫兼清气，气顾凉营

至于清法，有清气、清营、凉血之分。叶天士提出："在卫汗之可也，到气才可清气，入营犹可透热转气……入血就恐耗血动血，直须凉血散血。"对此，严氏根据其经验，认为叶氏所论虽然有理，但若因循执泥，则未免有失治病之机，须作补充。他提议："在卫应兼清气，在气须顾凉血，以杜传变为上工。"这是严氏治疗温病的宝贵经验和新的创见。

从上可见,严氏所说的汗、清、下三法不是孤立的,而是根据辨证,灵活掌握,综合运用。兹举严氏暑热验案一则,以说明之。

张某 产妇。1962年夏,某产院邀请会诊。

高热40℃,1周不退,神昏抽搐,曾用大量抗生素、退热剂以及物理降温、冬眠疗法,均未见效,病势危急。严氏仔细诊视后指出:时届溽暑,而患者体若燔炭,肌表了无汗液,乃闭暑重证。暑温之邪,不从外解,化火逆传,蒙蔽心包。令撤除冰袋,以免凉遏邪伏,重用淡豆豉,以透达热邪;生川军、鲜生地、鲜石斛泄热养液,并资汗源;紫雪丹清解热毒,镇惊开窍。1剂之后,遍体汗出如洗,热降神清痉定。续予原方损益2剂,热退至38℃以下。再予清理余邪,养胃生津。调理1周,病愈出院。

严氏治温亦常以《伤寒论》的精神指导实践,如麻黄汤、桂枝汤、小青龙汤、麻黄附子细辛汤等亦经常应用。然而他又不主张一成不变地固执古方,认为应当按证加减损益,所谓"读仲景书,用仲景法,不必守仲景方也"。严氏融贯伤寒和温病两种方法,灵活地治疗外感热病,从而取得了良好的疗效。

（严世芸　潘华信　李国兴　潘华敏　整理）

严苍山

热病厥逆证四端，或清或透法不同

严苍山（1898~1968），沪上名医，著名临床家

证有真假，真者易知，假者难明。以温病言，身壮热，口大渴，面赤气粗，便闭溲赤，固知其为阳证，热证也。治与清凉，殆无疑义。其手足厥冷，面青息微，便溏溲清，固知其为阴证，寒证也。治须温阳，亦可无惑。此其病之真相显露，治之自无差矣。然有假象焉，或热之则寒，或寒之则热，治有二歧，若不由平时知之深，明之切，临床每多贻误。以余所见，病热而见肢冷者有四焉。

1. 阳郁不伸

病初见也，头痛微寒，肢节酸楚，肌肤灼热，口燥而不饮，脉象浮数，然四肢末端厥冷，或者乍凉乍温，此乃表阳被寒邪所郁，不得透达于四末也。当法四逆散之意，于清热解表方中加桂枝柴胡以引发之，热达膝汗，肢自温暖矣。

2. 热深厥深

病在阳明而见身壮热，口渴饮，呼吸气热，胸腹灼热而四肢厥冷，甚则冷至腕踝，此热郁于里，里不通达，故须清里彻表之治，每以白虎佐桂枝取效。方中桂枝引阳出表以治肢冷，且为反佐之用；石膏既清里热而又透表，有清里彻表之功，而无凉遏之弊。若易以苦寒泻火之黄连清热，则热被寒遏，热不得透，邪不得出，反致燎原，用

462

非其当也。惟有热盛化火，邪陷厥阴，而见口苦，舌有红刺，烦渴恶热，便闭溲赤，口渴饮冷，胸腹灼热而手足独冷，甚至神昏谵语，痉厥时现，此毒火炽盛，热陷里，热愈深，厥愈甚，剧者冷至肘膝以上，是须三黄石膏合承气以苦寒泻火（甚则加犀角、羚羊角、牛黄清心等），直折燎原之焚，待邪透毒泄，四肢自温暖矣。

3. 湿遏邪伏

湿温病多缠绵，以湿处热外，热居湿中，湿热交阻故也。湿遏热伏，则见身热甚壮，有汗不解，口干欲饮，胸闷泛恶，苔白腻，舌质绛，脉濡数，热被湿遏而两足厥冷，是热在阳明，湿在太阴也。治宜清热燥湿。方用白虎清阳明之热，加苍术、滑石、杏仁、蔻仁化太阴之湿，湿热分消，热清湿化，两足逆冷即回暖矣。

4. 战汗肢冷

湿热之邪逗留气分，正被邪困，正虽不胜邪，但邪亦不得深入。正邪相持，惟待正气来复，即力透重围，与邪交战，故当身栗肤冷之际，四肢亦厥冷不暖。若得正胜邪却，肢冷渐次回暖。当其战汗之时，不得以肤冷而进附、桂，盖本病属热不属寒也。然亦不得即处清凉，以病之变化，未可逆料。若正溃不胜，不致亡阳，贸然与清凉之剂，是落井而复下石矣。故当斯时，惟进米汤以养正气，静观其变，随机施治可也。以上数则，皆病热而见厥冷，疑似莫辨，是须多方研求，以得真传也。

（严世芸　整理）

俞同芳

透泄护津以顾本，息风开窍可防变

俞同芳（1878~1969），沪上名医

俞氏认为，温邪为病，变化最速，毫厘之失，祸即旋踵。把握病机，才能应变裕如。故投剂以轻灵建功，效颇卓捷。综观俞氏治温经验，可归纳为：透泄以祛邪，护津以顾本，息风开窍以防变。

透泄以祛邪

透者，引邪外出之谓。俞氏曰："透不独专于发汗，实启门驱贼之计也。"透能开通闭郁，宣畅气血，达到祛邪目的。温邪最易耗津劫液，祛之不速，留则生变，不论新感伏邪，总以透达为要。邪在表，辛凉透卫以发之，俞氏常选用豆豉、薄荷、牛蒡子、山栀、连翘等气轻味薄之品。藉其轻清透达之性，既祛邪，又清肺胃。

夹湿者，俞氏常以豆卷与青蒿同用。豆卷发汗之力虽逊于豆豉，但以宣化湿浊之功胜。俞氏认为温邪夹湿，应以微微汗出为宜，使湿随汗泄，若汗出淋漓，湿必不除，反致伤津。青蒿藉其芳香之气，宣透化湿，醒脾和胃。竹叶、芦根、赤苓、泽泻、碧玉散、鸡苏散亦常加入。热较重者，且选用玉泉散，利湿而通阳，通阳不在温，而在利小便也。

清气透卫，俞氏每以生石膏与薄荷同研。生石膏辛甘大寒，甘寒能清气热，味辛则能解肌透达，与辛凉疏表之薄荷同研，收清热解肌、透卫达表之功，俞氏认为，薄荷虽属辛凉，性实平和，不仅能疏表透达，且能解郁宣畅气机，利于邪热外泄。

津伤无酿汗之资源，清透而汗出不畅，则壮热不衰。俞氏每于清透方中加入花粉、石斛、芦根等甘寒生津之品，以资汗源，令邪与汗并，热随汗解。透热转气方中，常伍以寒水石、黑膏汤、白膏汤。兹以春温案例，略示俞氏透法之运用。

某 春温七日，壮热不退，邪入于胃并于心，致神不安，志不定，先则坐卧无常，妄言妄笑，继则弃衣奔走，势不可遏。大渴引饮，目赤唇焦，舌心干燥，便秘溲赤，脉来似有似无。

辨证：邪热郁遏不得外达，病情重险之极。

治法：勉拟芳香透达，或可转吉。

乌犀尖磨冲，1.5g　鲜生地 1.5g　豆豉与生地同捣，9g　朱茯神 9g　广郁金 6g　川贝母 6g　连翘心 9g　玄参 9g　黄芩 9g　焦山栀 9g　淡竹叶 20 片　鲜石菖蒲 3g　朱灯心 3 札

二诊：服 2 剂后，斑疹布于胸腹之间，神情大为安定，然脉象沉细，舌心焦黑，胃火亢炽，阴液大亏，邪郁而未伸，前法更进一筹。

乌犀尖磨冲，1.2g　鲜生地 15g　豆豉与生地同捣，9g　鲜石斛 12g　生石膏 24g　薄荷与石膏同研，2.4g　带心连翘 9g　丹皮 6g　竹叶芯 20 片　川贝母 20g　广郁金 6g　黄芩 6g　焦山栀 9g　玄参心 9g　鲜石菖蒲 3g　朱灯心 3 札

本例系伏邪内发，症情重险，俞氏层层透达引邪外出，以上法加减，邪尽热退而安。

热与痰浊痞结，有形之浊不去，无形之热不退，透法无以奏功，泄之以开一面，主以苦辛通降，所谓祛其有形，无形之热自散。开泄

方中，俞氏常苦辛合用，以吴茱萸煎汁炒川连，姜汁炒黄芩，参合二陈，加入微量干姜；姜、夏、萸辛能开结，芩、连、陈苦以泄浊。以湿温案为例。

某

始而微寒，继即发热，热势不扬，已将两候。刻诊脉来弦，舌苔黄燥，底面仍有白黏之质，口渴引饮，饮亦不多，心中时躁时静，四肢不甚温和，种种现象，皆为湿遏热伏之征。况且口腻作甘，此非甘美可比。脾胃为湿所困，困则运纳失司，自然五味变常。胸脘膜胀，甚则似哕似暖者，接踵而起。

治法：苦辛通降法，通者通其阳，以开其结；降者降其阴，以泄其浊，冀免呕逆为幸。

川连 2.1g 吴茱萸煎汁炒, 0.9g 黄芩 4.5g 干姜煎汁半茶杯, 俟冷冲服, 1.5g 姜半夏 6g 陈皮 4.5g 枳实 3g 广郁金 6g 茯苓 9g 山楂炭 9g 全瓜蒌 12g 佩兰 6g 鲜荷梗尺许

上方连进 3 剂，烦躁定，口渴解，甘味退，但黄腻之苔不净，脉弦。俞氏于上方稍事损益，加入车前子 9g（包煎），制香附 6g，乌药 4.5g，增强开泄渗湿之力。俞氏认为香附为开郁圣药，能宣畅三焦，乌药亦开郁而理脾胃，诸药为伍，解郁泄浊，邪祛正安。

至于清法，无论宣透与泄浊，护津与善后，清法皆贯穿其中，如前春温案之清透同用，湿温案之清泄合方。俞氏尝谓："清乃治温常法，须辨证而施，清之不当，反致冰伏其邪；过投寒凉，易遏脾胃生机。"实为经验之谈。

护津以顾本

津液乃人身正气之属，温热之邪易耗胃津，或劫肾液，昔贤有

"留得一分津液，即存一分生机"之说。俞氏认为："顾护津液实为治疗温病之要务，治温不护津液，犹两军对阵而自绝粮道，资敌自毙耶。"

护津不独养阴生津而已，有保护津液免受耗亡之意。祛邪杜其伤津之源；汗不过峻，不使亡津于外；苦泄通降，中病即止，以免苦燥伤津；渗利之品，不使过剂，阴津不致下竭，皆护津之计也。透、清、泄之中，掺入生津之品，则寓护津于祛邪之中。

温邪一候，化火劫津，邪机陷入厥明，《金匮》云：厥阴之为病，消渴，气上冲心，心中疼热。盖以木火内燔，阴津枯涸，火热燎原，内犯心君，舌卷囊缩，两颧色赤，气逆胁痛，时时作呕，脉弦硬无情，尺部空疏，苔黄燥，舌边尖绛赤，下元根本不固，势有汗厥之变。勉拟救液生津，平肝降火，以冀万一。

羚羊角片先煎，3g　生牡蛎先煎，15g　石决明先煎，15g　元精石先煎，12g　天花粉9g　丹皮4.5g　焦山栀9g　鲜竹叶20片　左金丸包，2.4g　旋覆花包，9g　川楝子6g　青皮3g　丝瓜络3g

药后气逆胁痛、舌卷囊缩、颧赤作呕均解。木火渐平，然少阴之津、阳明之液，悉被邪火劫尽。音哑咽干，渴饮无度，入夜更见炽烈。脉弦洪而数，右三部沉取空搏。年近花甲而见象若此，虽逾险岭，未入坦途，勉从景岳玉女煎法，育阴泻火，再望转机。

鲜生地15g　西洋参另煎冲，3g　玄参9g　鲜石斛15g　麦冬9g　天花粉9g　生石膏先煎，24g　知母6g　黄芩6g　元精石先煎，15g　焦山栀9g　生甘草1.5g　鲜竹叶20片　活芦根去节，1支

如此调治，出险入夷。

顾护脾胃，俞氏认为是护津顾本之要着。俞氏常说：脾胃生机衰惫，虽沃以琼浆玉液，亦无济矣。

息风开窍以防变

热易化火生风，厥、少二经为风火之脏，风助火势，火借风威，风火相煽，神明无主，神迷谵语，目瞑好寐，肢时撮动，甚至狂躁不宁，昏痉搐逆。俞氏认为息风开窍之剂，应投于风动端倪初露之时，见四肢时撮动、昏糊嗜卧等风动之兆，犀、羚、钩藤、菖蒲、郁金、紫雪丹、至宝丹、万氏牛黄丸等息风开窍之品即可随证选用，不致缠绵增剧而变证蜂起。

熄火开窍方中，俞氏常加入石决明、元精石。石决明咸寒入肝，平肝清热，能防肝风之动；元精石咸寒沉降，禀阴气入肾中，回护真阴，以安未受邪之地。

某

诊脉弦细而数，察苔薄腻且黄，表热不扬，里热炽盛，神识昏糊，谵语喃喃，唇焦渴不欲饮。此温邪伏营，化火生风，逆传心包，神明无主，所以见症若此。脉不洪数，非阳明里热可知，厥闭之险，不可不虑。急拟清温息风开窍，救涸而滋化源。

乌犀尖磨冲，1.5g　羚羊角片先煎，2.1g　生石决明先煎，12g　元精石先煎，12g　川贝母6g　天竺黄6g　石菖蒲4.5g　紫雪丹化服，15g　连翘9g　竹茹6g　枳壳4.5g　鲜石斛12g　天花粉9g　淡竹沥冲，30g

服2剂后，风平神清，表热转甚，上方去犀、羚、紫雪、石决明，加黄芩6g、豆豉9g、银花9g、连翘9g、薄荷3g，清热透达，数剂而安。

透、清、泄、护津、息风开窍诸法，不同阶段而有所侧重，但无泾渭之分，俞氏审察病机，熔数法于一炉，每获良效。俞氏认为，温病门类虽多，归之为新感与伏邪两类；临床症状虽杂，不外邪正虚实两端；治疗之法多变，概之以祛邪护津两途。概言之，新感多实，

清透祛邪为先，不忘护津；伏邪多易伤津，护津液为要，不忘清透
祛邪。

（乐姚韵　陆惠铭　整理）

董建华

宣畅气机，因势利导

董建华（1918~2001），北京中医药大学教授，工程院院士

由温热病邪所造成的气机障碍，存在虚实两种情况。若温热之邪直接痹阻气机，导致升降失常，致使肺气壅闭，或肠胃不通，或心包闭阻，或肝胆郁滞，或膀胱不利者属实。温热之邪损伤气阴，气机升降无力而壅滞不行者，属虚。治疗均以宣畅气机，驱邪外出为法。

叶天士"在卫汗之可也，到气才可清气，入营犹可透热转气，入血就恐耗血动血，直须凉血散血"的论述，科学地阐述了温病辨证论治的基本原则，尤以"汗、清、透、散"四字为其眼目，突出了宣畅气机，因势利导，驱邪外出是贯穿于温热病各个阶段辨证论治的这一特点。

一、汗

温病发汗，昔贤有禁。卫分之汗，并非强发其汗，是辛凉泄卫以透汗，即吴鞠通所言："温病亦喜汗解，最忌发汗，只许辛凉解肌，辛温又不可用，妙在导邪外出，俾卫气血调和，自然得汗，不必强责其汗。"（《温病条》）因此，温病之汗，不仅适用于"风热感冒"之类的轻证，即使是风温、春温、冬温、温疫等重证，凡属卫分证，用之得宜，常获全功，切不可以其轻淡而弃之。

二、清

"热者寒之"。卫之汗，营之透，血之散，不言清字，实寓清意。叶氏以"到气才可清气"，强调气热最甚，当在"清"字上着意，并认为"宣经气，利腑气，是阳病治法"，一宣一利，说明清气热，亦需宣畅气机，以利邪热外达。

三、透

指轻宣气热，透热转气，芳香透泄及开窍宣闭。营热多从卫分或气分迫入。如服药不当，或兼夹宿食、积滞、痰热、湿浊、燥屎、瘀血等阻滞于内，致气机不畅，邪热内迫于营。"透"就是在清解营热的方剂中，配伍轻宣气热，芳香开透之品，或兼佐消导、化痰、祛痰、通下、行瘀之品，宣通气机，使邪热有外透之机，达出气分而解。

四、散

瘀血与热互结，阻滞血脉气机，是血分证的基本病理变化。热灼阴血，血液涸滞而运行不畅，凉血散瘀，自可散其瘀滞，流动气机，使无形者转旋，有形者流畅，是血分证的重要治则。

宣畅气机在温热病治疗中主要体现在以下几个方面。

宣通上焦，轻可去实

所谓实，是指上焦气机为邪热壅闭而周行窒滞，失其清虚灵动之机，为无形之气机壅实。当予轻苦微辛流动之品，轻灵平淡之方，拨动气机，透泄无形之邪。切忌重药杂投，使无病之地反先遭克伐。

临床拟定的辛凉I号用治大叶性肺炎，证属卫分或卫气合病的24例患者，均获得较好疗效。平均降温时间为2.4天。

辛凉 I 号

桑叶　菊花　桔梗　连翘　杏仁　甘草　薄荷　芦根　银花　荆芥　牛蒡子

韩某　男，30 岁。1978 年 2 月 1 日就诊。

因高热 7 天，伴咳嗽，左侧胸痛入院。

检查：体温 39.8℃，咽部充血，左侧扁桃体有化脓点，皮肤可见红色丘疹，两肺呼吸音粗糙。白细胞：$9.3 \times 10^9/L$。胸透：左侧第二肋间可见大片状阴影。

西医诊断：大叶性肺炎。曾用青霉素、链霉素、红霉素、庆大霉素以及加味麻杏石甘汤等均无效果。

中医辨证：发热 1 周，干咳少痰，胸闷胸痛，口干而苦，泛恶，汗出不畅，苔薄腻，脉数，乃冬温袭肺，肺卫失宣，表气郁闭。

治法：透表解郁，宣郁清热，轻可去实，庶能克功。停用西药。

方用：辛凉 I 号加减。

牛蒡子 10g　豆豉 10g　荆芥 5g　银花 10g　连翘 10g　葛根 10g　蝉衣 10g　大青叶 10g　赤芍 10g　甘草 5g

服药 3 剂体温降至 37℃，诸证减轻。原意出入又进 3 脉静身凉。胸透复查，炎症吸收。痊愈。

和解少阳，通达表里

少阳为表里气机出入之枢。温热之邪壅滞少阳，表里之气不得相通则胸胁满闷，口苦干呕，寒热往来或高热寒战反复不解，当予和解之法，即疏通少阳枢机，令正气自内达表，驱邪外出。常用小柴胡汤去人参、甘草，酌加葛根、知母、郁金或银花、连翘等；兼阳明里热偏盛者，予柴胡白虎汤；温热夹湿者，用蒿芩清胆汤。

庚某　女，28岁。1978年3月8日初诊。

素罹系统性红斑狼疮，持续高热10天，体温40℃，咽部充血，有白色薄膜，心肺（－），白细胞：4.7×10^9/L，血沉：53mm/h，咽部涂片查到霉菌。

西医诊断：继发性霉菌感染。曾用红霉素、庆大霉素及清热凉血解毒中药治疗无效。

中医辨证：久病正虚，温热之邪乘虚内侵，阻于少阳，表里之气不相通达，故高热寒战，无汗，恶心呕吐，烦躁，舌光而红，脉浮大而弦。

治法：和解少阳，通达表里，俾少阳机枢通达，正气伸而邪乃退。

方用：小柴胡汤加减方。

银柴胡 10g　黄芩 5g　葛根 12g　山药 10g　石斛 10g　芦根 10g　荷叶 6g　银花 10g　谷芽 10g　麦芽 10g　甘草 3g

4剂药后表里通畅，汗出津津，体温降至37.5℃，诸症悉减。继以原意出入6剂，体温正常。

辛开苦降，分消走泄

温热之邪流连三焦气分，或夹湿邪，痰浊阻滞，气机升降不利则寒热起伏，胸脘痞闷。治当以辛开发于上，以苦泄热于下，以上下分消，宣通三焦，祛除温热痰湿之邪。常用小陷胸汤。

尚某　男，45岁。1980年5月10日诊。

咳嗽1周，发热胸痛1日入院。体温38.1℃，咽部充血，两肺呼吸音粗糙，白细胞：11.6×10^9/L，胸透：右下肺可见片状阴影。

西医诊断：大叶性肺炎。曾服土霉素及解热剂无效。

中医辨证：发热恶寒无汗，胸脘疼痛泛恶，咯吐黄色脓痰，舌红苔黄腻，脉滑数，乃素有痰饮，复感温热之邪，痰热互结，阻于胸脘，气机不畅，升降失司。

治法：辛开苦降，使痰热分消。

方用：小陷胸汤。

瓜蒌 30g　黄连 6g　半夏 10g　杏仁 12g　石膏 15g　陈皮 10g　白茅根 30g　丹皮 10g　甘草 10g

2 剂后汗出较畅，体温降至正常，咳嗽、咯痰、胸疼均减。

继进 4 剂，诸症悉平。胸透复查：炎症已吸收。痊愈。

行气通腑，攻积导滞

温热病热结胃腑，得攻下而解者十居六七。通腑之法，旨在承其胃降之气，通其郁闭，和洽气机，冀顽邪蕴毒因势下泄，周身之气机自然流布，故无须拘于有无结粪。但也不得以"温病下不嫌早"之说而妄用下法。温病误下，初期可使表邪内陷，后期或为伤阴，或致暴脱。因此，攻下必须适其时，得其法，合其量。不宜失下，也不可妄下，即：审病之缓急，度邪之轻重，谅人之虚实，慎重而为之。

温病之下，灵活多变。临床中常用的有宣肺通腑的宣白承气汤，开胸通畅的陷胸承气汤，及脏腑同治的白虎承气汤、新加黄龙汤等，用之得法，取效甚速。

盛某　男，52 岁。1980 年 6 月 18 日诊。

因恶寒发热，伴咳嗽胸痛 1 日入院。体温 39.3℃，咽红，右肺呼吸音减弱，白细胞 $18.6 \times 10^9/L$，中性 83%。胸透：右下肺可见片状阴影。

西医诊断：大叶性肺炎。

中医辨证：恶寒发热无汗，咳嗽胸痛，恶心呕吐，腹痛便结，舌红苔黄腻，脉滑数。肺与大肠相表里，温热犯肺，肺气不降则腑气不通，二者相互影响。

治法：宣上通下，脏腑同治，以利邪热外达。

方用：宣白承气汤。

生石膏 45g　瓜蒌 30g　大黄 5g　杏仁 10g　知母 15g　苍术 10g　赤芍 15g　柴胡 10g　前胡 10g　芦根 30g

2 剂后体温降至 36.5℃，诸症均减。

续进 4 剂，症状消失。胸透复查：炎症吸收。痊愈。

宣闭开窍，透热转气

温邪内陷，蒙蔽心包，心窍气机不运，失其灵通之性则神昏谵语或昏睡不语。治当开窍宣闭，清心凉营，常用清宫汤合安宫牛黄丸、紫雪丹、至宝丹。安宫、紫雪、至宝丹乃于清热解毒药中荟萃多种灵异、诸香，宣通气机，调整升降，使闭锢深伏之邪热温毒从内透达，俾邪秽消，气机利，则神明复。由于邪入心包的途径不同，则应配合不同的方药清热透邪，宣通气机，以利开窍。如邪从卫分陷入，予银翘散合菖蒲、郁金或安宫牛黄丸；若从气分酿成，则根据邪热壅闭的具体情况分别加以施治，泄气热，以利开窍。

透热转气主要是在清营凉血方剂中配伍质轻微辛清气之品，取其轻清透发之性，令营血邪热透出气分而解。如清营汤中的银花、连翘、竹叶，犀地清络饮中的连翘、竹沥、姜汁、菖蒲、灯心，以及青蒿鳖甲汤中的青蒿等。

田某　男，2 岁。1960 年 3 月 12 日诊。

患儿高热 6 日，喘促、神昏，体温 38℃，全身充血性皮疹，双目结膜充血，鼻翼煽动，两肺腋背可闻散在细湿啰音。白细胞：7.6×10^9/L。

西医诊断：麻疹合并病毒性肺炎。曾用青霉素、链霉素无效。

中医辨证：高热喘促，痰声辘辘，神昏躁动，舌红少津，脉浮数。乃痰热闭肺，内迫心。

治法：卫营合治，宣肺豁痰开窍。

方用：麻杏石甘汤加减。

生地 10g　连翘 6g　丹皮 6g　葛根 3g　麻黄 2g　杏仁 6g　牛蒡子 4.8g　生石膏 12g　竹沥 10g　安宫牛黄丸 1粒　化服

服 4 剂药后肺气得通，邪热外透，神清疹消，体温正常。

凉血散血，通畅气机

血热炽盛，耗血动血，而致出血瘀血。瘀血与热互结，阻滞脉络，故凉血必须配伍散血。散血之法，不单纯是活血化瘀，宣通血脉，滋阴养液亦不可少。阴液充足则其聚可散，其流亦畅，二者相辅相成，常用的犀角地黄汤则体现了这种配伍思路，寒凉而不呆滞，临床运用颇有良效。

安某　男，5岁。1960 年 3 月 8 日诊。

高热 3 日，咳嗽气急，痰带血丝，鼻衄，遍身红疹，小便短赤，大便干结，舌质红苔黄而干，脉细数。

辨证：温邪内犯，郁热蕴蒸，损伤营血。

治法：凉血散血，通郁泄热。

方用：犀角地黄汤。

犀角磨冲, 1.5g　生地 10g　赤芍 10g　当归 6g　大黄 6g　白薇 6g　栀子 4.5g　连翘 4.5g　元明粉冲, 3g　六一散 10g

1 剂则便通热退，红疹减轻，鼻衄量减。

续服 2 剂，痊愈。

临证尚需注意以下两点。

（1）寒凉不可冰伏：强调温热病应用寒凉不可寒遏冰伏，以防凝滞气机，郁闭邪气。主要体现在：苦寒必须适时，用之不可过早；清气不可寒滞，注意宣展气机；通腑攻下不可太过，以防徒伤胃气、胃阴；苦寒之剂应少佐温通，振奋阳气，鼓动气机，令寒药不致呆钝而奏捷效。

（2）滋补须防壅滞：滋补气阴，用之合度，有利于气机的转枢。但滋补之品，大都黏腻缓滞，用之不当则易阻滞气机，壅遏郁热。特别是温病后期，余邪未尽，正气已虚，切不可虑其虚而补之太过，致留邪生变。即使纯属阴虚，滋阴之剂亦当少佐阳动之品，振奋气机，俾津得气布，阴液自复。

赵绍琴

宣郁达邪，透热转气

赵绍琴（1918~2001），北京中医药大学教授，著名中医学家

邪在肺卫，宣郁达邪，切忌凉遏滋腻

温病初起，邪在肺卫，病轻邪浅，只宜辛凉清解，宣郁清热，开达肺卫郁闭，郁开热清，肺恢复其宣降功能，津液得以布散，自然微汗出而愈，此即"在卫汗之"之意。"辛凉清解"绝不是发汗解表，《温病条辨》中列辛凉轻剂、辛凉平剂、辛凉重剂，既无辛凉解表之文，亦无解表之意。

温病卫分证，属肺经郁热证。"火郁当发"，与治火热证不同。因之治疗应注意宣郁达邪，不可寒凉滋腻。寒凉，使气机闭塞，郁不开则热不能清，每使邪气内逼深入。用药仅取辛凉轻清透泄之味，配入少量辛温之品，以成辛凉清解之剂。药如：银花、连翘、桑叶、菊花、豆豉、桔梗、杏仁、前胡、枇杷叶、芦根、蝉蜕等，轻清举上，即叶氏之谓"上者上之也"。即使用辛凉清解，药量也不可过重。

老妪 年近八旬。

时值春令，感冒初起，发热恶寒，咳嗽痰鸣，其女儿为某医院中医大夫，开始即用抗生素，热势不退，继以银花、连翘、大青叶、板

蓝根各 50g，重剂辛凉清解之方。病人服后，不仅热势不减，竟大便稀水，神志不清，周身浮肿。诊之曰："舌白苔腻，质红，脉弦数而沉涩。此因过服寒凉，热遏于内，肺气不宣，肃降失职，咳喘因作，寒凉戕伤脾阳，三焦不畅，泄泻如水，当温解寒凝，宣畅气机，令内闭之邪仍从肺卫而解，用宣阳化湿疏解之法"。

荆芥炭 10g　苏叶 10g　茯苓 10g　葛根 10g　黄连 10g　灶心土 30g
防风 6g

1 剂神清泄止，2 剂遍体小汗出，肿消而愈。

此温病初起，虽银花、连翘用量过大，也会遏阻气机。气机闭塞，三焦受阻，邪热下趋于肠，则大便稀水。热邪无外达之机，郁热内扰，神志不清。三焦不畅，周身浮肿而作。治疗首先应宣阳气，开寒凝，以畅气机，药如荆芥炭、防风、苏叶之类；升阳气且清肠热，药如葛根、黄连；培中宫以利湿邪，药如灶心土、茯苓之类。寒凝开，阳气宣，气机畅，自然可微汗出自愈。

温病初起，邪在肺卫，若过早用苦寒如黄连、黄芩之类，多致肠热下利。苦寒之味，直趋下行，引热入肠，因来势急迫，邪热尚未与肠中糟粕相结成实，则迫津液与糟粕同下，其泄下急迫，且肛门有灼热感。遇此则按肠热下利治之，用葛根黄芩黄连汤加减。

若误用甘寒滋腻，如生地、麦冬、玄参之类，多致热势不退，或高热成低热久留不退之证。

临床每遇小儿发热咳嗽属邪在肺卫之证，按此法常一二剂药即愈。治卫分证强调不可寒凉滋腻，完全是从肺卫的生理功能、证候特点和临床实践中总结出来的经验之谈，叶氏"上者上之也"，吴鞠通"肺为清虚之脏，微苦则降，辛凉则平"的论述是一致的。肺在上，用药必须轻清，方能使药达病所，且取辛凉微苦之味，使肺复其宣降之能，则郁开热清而愈。卫分证病轻邪浅，苦寒滋腻，均使气机涩滞，邪不得外透，若兼湿浊，湿遇寒凉凝涩不行，日久将或湿热裹结之势。

透营转气，宜参以开达宣中导下

热邪入营，病情深重。透热转气是营分证治疗中宣畅气机的方法。在营分证中，造成气机不畅的原因很多，如服药不当、饮食积滞、痰热内停、燥屎内结、瘀血内阻等，在治疗时，当于方中加入消导、化痰、通下、行瘀等药物，使气机畅达，导营热外透，均属透热转气之法。临证中，若忽视了透热转气，治疗较难。所以要认真分析热邪入营的原因，病程的长短，气机阻滞的所在，阴伤的程度，以准确选药。

透热转气作用的药物及应用规律。如："从风热"入营者，用竹叶清风热而宣郁，以畅气机；"从湿热"入营者，用花露芳香化湿清热以开郁，使邪气外达；"若加烦躁大便不通者"，用金汁以清泄热毒，"老年或平素有寒者，以人中黄代之"；"斑出热不解者"，为气血两燔，热邪灼伤胃阴，石膏、知母等急撤气热，开通道路；"舌绛而鲜泽者"，为邪入心包之轻证，用菖蒲、郁金清心豁痰、开窍通闭，连翘轻清透泄；"若平素心虚有痰者"，热陷心包，痰热互结，阻塞心窍，必须用"牛黄丸、至宝丹之类以开其闭"；"舌绛而中心干者"，为心胃火燔，用黄连、石膏等清气透热；"系有瘀伤宿血在胸膈中"，瘀热相搏，则应用"琥珀、桃仁、丹皮等"，活血散瘀通络；"挟秽之气"，则须用芳香以逐之。

柳宝诒在论述热陷心包的证治时说："凡遇此等重证，第一先为热邪寻出路，如在经者，从斑汗解，在腑者，从二便出是也""为热邪寻出路"，亦即"透热转气"。在清营养阴之中，根据具体情况，适当加入开达、直透或通下之品，排除障碍，宣畅气机，使邪有去路，即是

"透热转气"的实质。

营分证的基本类型是热陷心包和热伤营阴，均可使用透热转气法。热陷心包之证，营热阴伤，痰蒙热闭，热因痰阻而愈炽，痰因热炽而更固。苦寒清热，则内窍闭塞而热无出路。若专养阴，则热邪炽盛而炼液成痰。必于两者之中，参以涤痰开窍，透热转气之法，始克有济。热伤营阴之证，气机虽不为有形之物所窒滞，但初入营多兼气分证未罢，即使入营已久，因气阴俱伤，气营之间仍有残留之邪，且此时营热甚高，亦必波及气分，故仍需使用透热转气法。因其气分之邪甚微，故仅用轻清透泄之品，如银花、连翘、竹叶之类即可。一般热伤营阴常兼热陷心包，临证应细审脉、舌、色、症，二者兼顾。例如热邪入营，兼有湿阻、食滞及过用寒凉、温补、滋腻等，都可导致气机不畅，妨碍热邪外达，须加入相应的疏通气机之品，以透热转气。

使用透热转气法后，营热是否外透，可依据下列标准进行判断。①神志转清；②舌质由绛变红；③舌绛无苔到出现黄燥苔；④脉位由按部转到中部（脉位分浮、中、按、沉四部，以应卫、气、营、血），脉象则由细数变为滑软或缓洪；⑤出现明显的气分证，如高热、烦渴、思饮、索食等，其热势可能比营分证更甚，但胃阴渐复，正气抗邪有力，只需按气分证辨治即可。亦有不出现气分证，直接透出卫分而解者，头部及上身常微似汗出，遍体潮润，其中尤以①、②两点最为重要。

据50年来的临床实践体会，透热转气是营分证治中必不可少的治法，有时还起着决定转机的重要作用。用药不在重轻，关键在于要有针对性。

吴某 男，15岁。1953年9月6日初诊。

发热四五天，近2天来加重，体温39.7℃，恶心呕吐，头晕、项强，神昏谵语，大便 2 日未解，小便短少，舌绛苔黄厚，脉沉滑濡数。

辨证：暑温湿热逆传心包。

治法：芳香化湿，凉营开窍泄热。

藿香 9g　连翘 9g　竹茹 9g　竹叶 9g　郁金 9g　佩兰 12g　半夏 12g　六一散 12g　生石膏 24g　银花 15g　菖蒲 6g　黄连 6g　紫雪丹分 2 次服，6g

当日服 2 剂，次晨大便畅泄 2 次，色深气臭量多，热退，神清思食，舌红苔微黄，脉濡滑，因故停药 3 日。

复诊：体温正常，舌苔已化，浮而略黄，脉濡滑且弱。予养阴清热兼助消化法。

北沙参 24g　茅根 24g　芦根 24g　麦冬 9g　连翘 9g　元参 9g　鸡内金 9g　焦山楂 9g　焦谷芽 9g　焦麦芽 9g

湿热阻滞，气机不畅，郁热日深，热蒸湿浊，痰热内闭心包，腑气不通，邪无出路，故以紫雪清心开窍，通腑泻热，又以芳香之品化湿开郁，宣畅气机，辛凉之品清气透热，使内窍开而腑气通，湿浊化而气机畅，心包之热得以下泄外达，故收覆杯之效。

王某　男，79 岁。1980 年 2 月 17 日初诊。

入院诊断为泌尿系感染、前列腺增生、膀胱癌术后、肺炎、冠心病，先后用红霉素、白霉素、万古霉素等抗感染及中药清热解毒，均未能控制。症见身热不退，面色黧黑，神志昏迷，咳嗽痰黄，气喘气急，唇焦齿燥，七八日未进饮食，全赖输液、输血维持。舌绛干裂中剥，脉细小沉弦，按之不稳，且有停跳。

辨证：热邪入营，营阴重伤，且肺失宣降，痰浊阻滞气机。

治法：养阴生津以复脉，宣气开痰以透热。

沙参 20g　生地 15g　生白芍 15g　元参 15g　黛蛤散 12g　石斛 10g　黄芩 10g　杏仁 10g　天冬 6g　麦冬 6g　川贝粉 3g　羚角粉 0.5g

2 剂后神志苏，喘咳轻，知饥索食。

复诊：贪食食复，呕吐汗出，血压上升，再度昏迷，舌绛中裂，脉细弦滑数。拟养阴、涤痰、开窍，兼以化滞和胃，宣展气机：前方去天冬、白芍、黄芩、川贝、羚角，加牡蛎、珍珠母、菖蒲、竹茹、焦谷芽、安宫牛黄丸。2 剂后，诸症皆退，舌绛有津，薄苔渐布，脉细数之象亦减。此乃内窍已开，营热外达之佳象，予原方进退，2 剂，后加调治而愈。

患者年近八旬，正气已衰；且手术之后，气血大伤；热血久羁，津液耗伤。迭进中西药物，皆属寒凉之品，反而阻遏气机，导致肺不宣降，津液不布，化为痰浊。王孟英说："阴气枯竭，甘寒濡润，不厌其多""留得一分津液，便有一分生机"。故主以甘寒生津之品加羚角清营分之热，复用前胡、杏仁、川贝、黛蛤散宣降肺气以化痰浊，黄芩清气分之余热，道路开通，营热得以外达，故立竿见影。后因食复，痰热有蒙蔽心包之势，故加牛黄丸以开内窍之闭，化滞和胃之品以宣畅气机，遂获良效。

赵绍琴

神昏不可概谓邪陷心包
心神被扰当辨卫气营血

赵绍琴（1918~2001），北京中医药大学教授，著名中医学家

神昏一证，在卫、气、营、血各个阶段均可出现，病位不同，病机亦异，治法更大相径庭矣。必须根据脉、舌、色、症，全面分析，确定相宜之治法，切不可一见神昏，便谓内陷心包而从营血论治。

一、邪在卫分

卫分证之神昏，多由肺卫郁闭而致。温热、暑湿邪气客于肺卫，不得外解，反逼入里，肺卫失宣，气机闭塞，内热一时猛增，扰乱神明，故而神志昏迷。

1.温热在卫

症见发热，微恶风寒，头痛，舌边尖红，苔薄白且干，脉浮数。治当轻清宣泄，用辛凉平剂银翘散加减即可。所谓"微苦以清降，微辛以宣通"，使肺卫宣通，气机通畅，郁热疏解，微汗而愈。此即"在卫汗之可也"。若邪在肺卫，误用寒凉，凝涩气机，郁闭益甚，郁热无外达之机，势必内迫而扰心神，神识遂致不清，或时清时昏。此时虽现神昏，邪热仍在肺卫，尚未深入气、营，临床常见高热、无汗、舌苔白、舌边尖红，或浮罩微黄，脉来浮数。治疗仍须辛凉轻清，宣

泄肺卫为主，开其郁闭，邪热外达，神志即能转清。切忌早投清心凉营，或投"三宝"及大剂寒凉，否则寒凉凝滞，气机愈闭，热邪内迫，病必加重。

2. 暑湿在卫

暑性炎上，湿性弥漫，暑湿相合，氤氲郁遏，内蒙清窍，可见沉困嗜睡，神识模糊，状若昏蒙，或时清时昧。本证多发于夏秋之交，天暑下迫，湿热上蒸，湿热互阻。若湿热闭郁上焦，则伴见身热不扬，恶寒身重肢倦，但头汗出，胸脘痞满，口淡便溏，苔白腻，脉濡缓。治宜宣化上焦，辛开苦降法，方如三仁汤、藿香正气散之类。若湿热郁阻三焦，则伴见周身酸楚，漾漾泛呕，便通而不畅，溲短而黄赤。治当辛开其郁，以利三焦，苦燥其湿，分消走泄。方如：

白蒺藜 10g　半夏 10g　杏仁 10g　佩兰叶 后下，12g　炒苡仁 12g　赤茯苓 12g　滑石 12g　白芷 后下，3g　黄连粉 冲，3g　厚朴 6g　白蔻仁 研冲，2g

若外感暑湿之邪，复为寒凉郁闭，伴见身热，恶寒无汗，头晕沉重，呕吐胸闷，舌苔白腻水滑，脉濡滑，按之软弱，治宜辛香宣透法，可用新加香薷饮化裁。

暑湿在卫，出现昏迷，不必惊慌，但当以法治之，使湿热分清而解，神识随之而清。惟其用药，大忌寒凉及"三宝"之属，以湿为阴邪，寒则凝涩，气机愈闭，恐病深难解矣。

二、邪在气分

病至气分阶段，热邪炽盛，气热熏蒸，上迫心包而致神昏。此属正盛邪实，临床常见两证，须分途调治。

1. 阳明热炽

无形之热上蒸外达，症见壮热，口渴引饮，头痛有汗，舌红，苔黄糙老且干，六脉洪数。邪热炽盛，熏蒸心包，内扰心神，则烦躁不安，神识不清，甚至昏迷不醒。当急以辛寒重剂清阳明无形散漫之热，用白虎汤达热出表，使内郁之邪热外达，则神识自清。

若气分之热不能外达而内迫入里，波及营分，或因素体阴虚，气分之热未罢，营中之热复起，酿成气营两燔，而致神志不清者亦属多见。临床表现除气分热盛之证外，兼见神昏，舌绛、尖部起刺，或皮肤斑点隐隐。此时急当清气热，凉营阴，使入营之热透出气分而解，方如加减玉女煎之类。

2. 阳明腑实

此属胃家实。邪热炼肠中糟粕成燥屎，热与燥屎内结肠腑，腑气因而不通，郁热上蒸，扰乱神明，心包受邪，故见神昏，甚则谵语，或喃喃呓语，必同时伴见腹满胀痛拒按，手足濈然汗出，大便数日未通，或见下利稀水，气味恶臭，舌苔老黄糙厚，甚则焦黑起芒刺，脉沉实有力。治当釜底抽薪，急下存阴。热浊得泄，心包之证方能缓解，可用承气汤之类，随证化裁。此类神昏谵语，一经攻下，神志很快便可转清，以舌苔变薄、舌质由绛转红或淡红为邪去标志，故可单纯攻下，而与营分无涉也。

三、邪在营分

热邪深入营分，内闭心包，邪热扰心，神明内乱，则神昏为必有之症。临床常见两种类型：一为热陷心包，二为热伤营阴。

1. 热陷心包

此为热邪炽盛，营阴重伤，灼津为痰，痰热蒙蔽心包，堵塞心窍而致神昏。叶氏谓"其人平素心虚有痰，外热一陷，里络就闭"。此指温邪热势极盛，复因素体心虚有痰，卫分之邪未解而突然陷入心包，导致神昏。

热陷心包，来势迅猛，热势深重，症见身热灼手，神昏谵语而昏愦不语，舌謇肢厥，舌质纯绛，鲜泽无苔，或有黄燥苔，脉沉，按之细滑数。治以清心开窍为主，方用清宫汤送服"三宝"。热势重者用安宫牛黄丸，痰郁重者用至宝丹，动风且便干者用紫雪丹。

临床上热陷心包往往不是单独出现，常兼挟他邪为患，故在治疗时除清心开窍外，尚须根据各种不同的兼挟证，采取相宜的治法。如热陷心包兼有腑实者，当通腑开窍，方用牛黄承气汤；兼有瘀血阻络者，舌色必青紫黯润有瘀斑，当清心开窍兼以祛痰，方如犀地清络饮；若兼动肝风，症见神昏惊厥，四肢抽搐者，治当清心开窍，凉肝息风，方用羚角钩藤汤加"三宝"。

2. 热伤营阴

这是营分证候的主要类型。病邪从卫分经过气分渐次入营，一般病程较长，以营热阴伤为主要表现。症见身热夜甚，心烦不寐，口干不渴，时有谵语，或神识不清，舌绛少苔，脉来沉而细数，治疗当以清营养阴为主，佐以透热转气之法。药用甘寒、咸寒以养阴清热凉营，必须加入宣畅气机之品使入营之热转出气分而解。方如清营汤。

透热转气是治疗营分证的关键。叶天士说："入营犹可透热转气"，意为使营分之热透出气分而解。清营汤中用银花、连翘、竹叶，即具透热转气之功。此为邪热初入营分而设，临床病情万变，实难执一而治。兼有湿阻、食滞、痰蒙、瘀血，或过用寒凉，或早投滋腻，或滥施温补，皆可导致气机不畅，妨碍营热外达。必须针对不同的病机、病证，选用不同的药物，以疏通气机，才能使营分之热透出气分而解。

四、邪在血分

心主血，温病邪热深入血分，更易扰乱心神，引起神昏。血分之病变主要表现为耗血（真阴亏损）和动血（血热妄行），后者如疫毒痢。

1. 真阴亏损

温病后期，热邪深入下焦，肝肾之阴大伤，出现水不涵木，虚风内动之重证。临床表现为神识昏沉不清，四肢肌肉蠕动或震颤不能自持，心中怆惕大动，时时喘渴欲脱，脉入沉位，虚细无力，或细小弦急，舌瘦干裂，甚则龟裂且剥。此属温邪久羁，肝肾之阴大伤，肾水不能上济于心，心阴亏而心神失养。治当滋阴清热，潜阳息风。方如加减复脉汤、三甲复脉汤或大小定风珠加减。

2. 血热妄行

感受时疫毒邪，热毒壅滞肠道，腐败脂膜，燔灼气血，上攻神明，从而发为气血同病的疫毒痢即属此类。本病发病急骤，尤多见于小儿。症见壮热口渴，头痛烦躁，甚至昏迷痉厥，胸满不食，恶心呕吐，腹痛剧烈，频下脓血，或纯红、纯紫恶血，后重特甚，舌红绛，苔黄燥，脉滑数或疾。临床亦常见下痢不甚，仅以神志症状为主者，症见神昏谵语，腹胀如鼓，喘逆气呛，舌绛苔干，脉弦数或沉疾，治当清热解毒，清心开窍，凉血止痢，方用白头翁汤合犀角地黄汤，另服至宝丹，痉厥抽搐可用紫雪丹。

赵绍琴

逐温必先化湿，法当宣肺展气

赵绍琴（1918~2001），北京中医药大学教授，著名中医学家

湿在外遇凉则为水为冰，热在内被遏则愈郁愈甚，若湿邪不去，则热终难清。故湿热证首当治湿，治湿必先化气，化气必当宣肺。盖肺主一身之气，肺气宣则一身之气机通达，三焦通畅，营卫皆和，津液敷布，气化得行而湿邪自去矣。故宣肺展气实为治疗湿热证之要法。

宣肺疏卫，治疗上焦湿热

上焦湿热，多属初起，邪在肺卫。当遵"治上焦如羽"之旨，用药轻清宣透，疏通气滞，使邪由肺达卫而解。

用药当以芳香宣化为主。如湿温初起，多见上焦肺卫证，寒热起伏，头晕胀蒙，周身酸楚，用藿香、佩兰、大豆卷、炒山栀、前胡、苏叶之属以辛香宣透之。若湿重兼表闭者，再酌加杏仁、半夏、片姜黄、白芷之属以辛温开闭。要之，宣肺疏卫必假辛香流通之品，大忌寒凉直清。若治不如法，误投寒凉，必致冰伏其邪，致使病势转重，迁延时日。如治某病窦综合征一案，该患者因置入起搏器而并发绿脓杆菌感染，高烧40℃，选用进口抗生素，治疗月余，其热如故，视

其面垢苔腻，身热不扬，口不渴，脉濡数而软。检其前服之方，尽属石膏、生地之类寒凉之品，知其为卫分湿热，被寒凉所遏，虽病延逾月，而湿热之邪仍留恋于卫分，故仍需用宣透肺卫法，拟藿香、佩兰、大豆卷、炒山栀、前胡、杏仁、焦麦芽之属，轻清宣透，2剂后，其热减半，又2剂，其热尽退而愈。

上焦湿热，邪在肺卫，一般邪浅病轻，然亦有重至昏迷抽搐者。此等昏迷，非温邪逆传心包可比，乃湿热之邪，弥漫胸中，肺气闭而不宣，胸中清旷之地，遂如云雾之乡。

此时切不可一见昏迷，便谓邪陷心包，而遽投安宫、至宝。

因其邪在肺卫，仍需宣肺疏卫、芳香化湿之法。如某病周身浮肿，颈肿过其头，静滴抗生素、外敷冰袋而不能退其热。行人工冬眠而不能止其痉。察其舌苔水滑，面色暗滞，脉象濡数，边缘模糊，高热神昏，肌肉抽动，全是湿邪弥漫、神机被蒙之象，肺卫湿热，惟宜宣化，遂命撤去冰袋，停用抗生素，疏方以藿香、佩兰芳香宣化，杏仁、白蔻宣肺展气，菖蒲、郁金宣窍开闭，炒白栀、淡豆豉宣扬疏化，服之数剂，即收热退搐停之效。

宣肺展气，治疗中下焦湿热

湿热证当分三焦论治，上焦宜芳香化湿，中焦宜苦温燥湿，下焦宜淡渗利湿，大法如此。然三焦病证，每多兼见，诸法配合，奏效更捷。而宣肺展气更为治疗上、中、下三焦湿热证通用之要法。大凡宣肺展气之用于上焦，人所易知也，而中下焦湿热证治亦必以其为要法者，最须深究其理。以宣化通腑法为例，宣化通腑法用于治疗中、下焦湿热证，病属暑挟湿滞，互阻不化。症见小溲艰涩，大便不通，上则恶心呕吐，下则腹胀矢气，舌苔白腻，根部垢厚。药用鲜佩兰、鲜藿香、香豆豉、山栀、新会皮、佛手片、槟榔、杏仁、前胡、通草、煨姜。另用酒军、太乙玉枢丹共研细面，装胶囊分 2 次用。方中佛手煨姜煎汤，候冷送下，先服此药，以定其呕。此法重在宣化降逆，宣肺展气以通二肠。全方治上焦者六，治中下焦者四。此病位偏于中下焦，而治疗却偏重于上焦者何也？盖湿滞中下焦，阻碍气机，不得流通，故使三焦不畅，二便涩滞，此非攻逐可愈，必调气机，畅三焦，始能湿化便畅。而肺主一身之气，又与大肠相表里，且为水之上源，故肺气降则大肠可通，肺气开则水道得利，肺气布则一身气机流通。三焦畅，二便通，暑热湿滞自可从二便导出。

又前贤有云：治湿不利小便非其治也。此固名言至理，然亦不可偏执于利之一法而忽视宣肺展气之法。且夫下焦湿热不可用车前、瞿麦之属利之，仍当宣展气机，使三焦畅，气化行，则小便自利，湿邪自去矣。一人患尿闭，服大剂利尿药罔效，诊为肺气闭郁，为疏苏叶、杏仁、杷叶，轻宣肺气，药仅 3 味，服之即愈。此提壶揭盖之法是也。

湿热误治，赖以宣肺开郁

湿热证最多见，又最易误治。湿热证多有高热稽留，医者往往一见热势甚高，便不详察舌、脉、色、证，偏执热者寒之一法，遽投大剂寒凉，以致凉遏其邪，遂成火郁，其热愈甚，或凛凛恶寒，其面色必暗滞，舌苔必水滑，脉象沉取躁动，此时须急开其郁，用升降开郁法，宜用蝉衣、僵蚕、片姜黄、杏仁之属，宣肺而流通气滞，开其郁结，使邪有外达之机。若兼便秘，可用大黄粉少许。凡湿热证过用凉药，以此法加减救治，疗效十分显著。

又有湿热未除而误投滋腻，以致湿热缠绵，病深不解，或余邪未尽而早用温补，以致死灰复燃，热势复起，则当以宣肺开郁为先，以升降散去大黄加杏仁，参入对证方中，开其郁结，每收捷效。例如，一急性大叶性肺炎患者，经用青、链霉素及中药清热解毒剂，7日热退，因纳差，乏力，查血白细胞低，认为病后体弱中虚，遂令服八珍汤以补不足，服后出现低烧，续服10日，低烧不退，血象无改善。视其舌苔白腻，脉弦滑略数，症见乏力，纳差，夜寐不安，白细胞 20×10^9/L，血小板 20×10^9/L。脉证合参，断为温补过早，湿热闭郁，治以升降开郁，宣透湿热，疏方蝉衣、僵蚕、片姜黄、杏仁、炒山栀、香豆豉、焦麦芽之属。数剂后，低热全退，血象也恢复正常。本案为以升降散加减救误之例。通过宣肺疏气，升降开郁，使气机流通，三焦通畅，郁结得开，湿热得化，生理功能自然恢复。故药后随着症状的消失，血象也逐渐恢复正常。若拘于血象低下，便谓中虚，而投温补，湿热之邪何能得出？误治之咎，其能免乎？

要而言之，湿热当先治湿，治湿当先化气，化气必当宣肺。肺气宣则一身之气皆化，三焦畅，郁结开，津液布，湿得化，热乃清。故宣肺疏卫以治上焦湿热，宣肺展气以治中下焦湿热，宣肺开郁以治误治之湿热，总不离"宣肺"二字也。

吴佩衡

洞察真伪需慧眼，力斡阳回赖经方

吴佩衡（1888~1972），原云南中医学院院长，经方家

吴佩衡对外感疾病的辨证施治，首先注重表证的及时处理，强调贵在早治、急治，以免病邪传变入里为患，即所谓"善治者，治皮毛"。表证初起，明辨虚实寒热，采用桂枝汤、麻黄汤、麻黄附子细辛汤或麻杏石甘汤对证下药。并且依据人体正气的强弱、感邪的轻重，在方药配伍及剂量增减上灵活掌握，权衡变通，能使多发汗、少发汗、微似汗出、不令汗出或反收虚汗，一方数用，均能奏效而不伤正。

温病阳虚阴寒证

吴对阳虚阴寒证的治疗经验较为丰富，尤尊崇《伤寒论》"温扶阳气"的治疗大法。于人身须当保存"元气"的重要意义有深刻体会，主张对于阳虚阴寒证的治疗，必须抓住温扶先天心肾阳气这一主要环节，方能获得阳复阴退，克敌制胜的效果。认为扶阳祛寒，宜温而不宜补，温则气血流通，补则寒湿易滞。临床上擅用长沙诸方，很少用滋补药品。采用四逆汤、通脉四逆汤、白通汤、麻黄附子细辛汤等扶阳散寒之刻，治愈过许多阳虚阴寒病证。且对于附子一药，较有研究，在临证应用方面，具有独到之处。附子性温热，能温中扶阳、

493

散寒、除湿、止痛。据其多年临证体验，但凡面色淡白无华（或兼夹青色），倦怠无神，少气懒言，力不从心，动则心慌气短，自汗食少，畏寒酸泛，溺清便溏，诸寒引痛，易感风寒，甚或形寒怕冷，手足厥逆，恶寒蜷卧，喜暖向阳，多重衣被，口润不渴或喜热饮而不多，舌质淡（或兼夹青色），舌苔白滑或白腻，脉象多见沉、迟、细、弱、虚、紧等，都可以用附子进行治疗。只要谙熟其药性，配伍及用量适宜，炮炙煎煮得法（用量15~60g，必须先用开水煮沸2~3小时。用量增加，则须延长煮沸时间，以保证用药安全），且不违背辨证论治的精神，附子的临床应用是很广泛的。常用附子加入辛温发散剂治疗阳虚感冒，取其温经解表，扶正除邪，驱邪而不伤正气之效；配合温里药，增强扶阳散寒除湿的效果；与补气药同用，以追复散失之元阳；与补血药相伍，以滋润不足之真阴。经验证明，依照吴氏理论和方法进行治疗，不仅能促使人体因各种原因导致的"阳虚""阴寒"病证得以恢复，而且用于治疗沉寒痼疾或某些危急重证，尤能显示出化险为夷之巨大作用。

吴氏通过大量临证观察，从热证、寒证的不同临床表现中，归纳了寒热辨证的基本要领。即热证为身轻恶热，张目不眠，声音洪亮，口臭气粗；寒证为身重恶寒，目瞑嗜卧，声低息短，少气懒言。真热证兼见烦渴喜冷饮，口气蒸手；真寒证口润不渴或润喜热饮而不多，口气蒸手。不论患者症状如何繁杂多变，疑似隐约，通过望、闻、问、切全面诊察之后，以此作为指导辨证的要领，则热证、寒证的诊断不难确立。

伤寒病少阴阴极似阳证

杨某 男，31岁。1923年3月就诊。

病已 20 日。始因微感风寒，身热头痛。连进某医方药十余剂，每剂皆以苦寒凉下并重加犀角、羚羊角、黄连等，愈进愈剧，犹不自反，殆至危在旦夕，始延吴诊视。斯时病者目赤，唇肿而焦，赤足露身，烦躁不眠，神昏谵语，身热似火，渴喜滚烫水饮，小便短赤，大便数日未解，食物不进，脉浮虚欲散。

辨证：风寒误治之变证，外虽呈一派热象，是为假热，内则寒冷已极，是为真寒。设若确系阳证，内热熏蒸，应见大渴饮冷，岂有尚喜滚饮乎？况脉来虚浮欲散，是为元阳有将脱之兆，苦寒凉下，不可再服，惟有大剂回阳收纳，或可挽回生机。

治法：病象如此，甚为危笃，急宜破阴回阳，收敛浮越

方用：白通汤加上肉桂。

附片开水先煮透，60g　干姜 60g　上肉桂研末，泡水兑入，10g　葱白 4 茎

拟方之后，病家畏惧姜附，是晚无人主持，未敢煎服，次晨又急来延诊，吴仍执前方不变。并告以先用上肉桂泡水试服之，若能耐受，则照方煎服，舍此别无良法。病家乃以上肉桂水与之服，服后，旋即呕吐涎痰碗许，人事稍清，自云心内爽快，遂进上方。服一剂，病情有减，即出现恶寒肢冷之象，午后再诊，身热约退一二，已不作烦躁谵语之状，且得入寐片刻，乃以四逆汤加上肉桂主之。处方：

附片开水先煮透，100g　干姜 36g　甘草 12g　上肉桂研末，泡水兑入，10g

服后身热退去四五，脉象稍有神，小便色赤而长，能略进稀粥。再剂则热退七八，大便始通，色黑而硬。惟咳嗽多痰，痰中带有血色。病家另延数医诊视，皆云热证，出方总不离苦寒凉下之法。由于先前所误之鉴，又未敢轻试。其后因病者吃梨 1 个，当晚忽然发狂打人，身热大作，又如前状，又急邀吴诊治，始言吃梨之事。视之，舌

白苔滑，仍喜滚饮。此阳神尚虚，阴寒未净，急需扶阳犹恐不及，反与滋阴清凉之水果，又增里寒，病遂加重。即告以禁食生酸水果冷物及清凉苦寒之药为幸。仍主以大剂回阳祛寒之剂治之。照第二方加倍分量，并加茯苓 30g，半夏 16g，北细辛 4g，早晚各服 5 剂，共连服 6 剂。三日后再诊，身热已不作，咳嗽已止，饮食增加，小便淡黄而长，大便转黄而溏。又照方去半夏、细辛，加砂仁、白术、黄芪，每日一剂，连进十余剂，诸病俱愈，其后体健胜于前。

厥阴证（急性严重型肺脓疡）

海某 女，19 岁，昆明人，住昆明某医院。1959 年 1 月 3 日邀余参加会诊。

患者因剖腹产失血过多，经输血抢救后，突然高烧 40℃以上，经用青霉素、链霉素等治疗，数日后体温降低。但一般情况反恶化，神识昏愦，出现严重呼吸困难，白细胞高达二万以上。因病情危重，不敢搬动，故未作 X 线检查。当时西医未作出明确诊断。继续以大量广谱抗生素治疗，并输液及吸氧气，均无效。延某医投麻杏石甘汤一剂，病情更趋险峻。由于病者家属要求，乃延余诊视。

证候：患者神志不清，面唇青紫灰暗，舌质青乌，鼻扑扑煽动，呼吸忽起忽落，似潮水往来，十指连甲青乌，脉弦硬而紧，按之无力而空。

诊断：此病已入厥阴，肝肾之阴气内盛，非传经病，系真脏病，心肾之阳衰已极，下焦之真阳不升，上焦之阴邪不降。已成衰脱之象，惟有扶阳抑阴，强心固肾，尽力抢救垂危。

处方：大回阳饮。

附片 45g　干姜 15g　上桂先泡水服，3.5g　生草 6g

用开水先煨附片 4 小时。患者先服上桂泡水，以强心急救之。

注意：服此方后恐有呕吐之象，如吐后喉间痰不响，气不喘，舌质色转红，尚可有一线生机可挽，否则不治，清解为幸！

二诊：服前方后神智较前清醒，嗜卧无神，已能迟缓回答询问，可以进流质。舌尖已转淡红色，舌苔白滑厚腻，口唇青紫减退，面颊紫红，鼻翼不再煽动，呼吸仍困难，但已不再起伏如潮，开始咳嗽咯大量脓痰，脉仍弦滑而紧，按之而空。衰脱危候已大减，仍以扶阳温化主之。处方：

附片 24g　干姜 15g　上桂 3.3g　半夏 3.3g　茯苓 6g　生草 2.4g

三诊：神智清醒，说话清楚，面颊微转润红，指甲唇舌青紫已退十之八九，面赤，鼻头、目眶微青，午后潮热，喘咳气短，咯大量脓痰，惟喉间痰阻，脉弦滑。大有转危为安之象，再以上方加减主之。处方：

附片 60g　干姜 30g　茯苓 9g　上桂研末兑入，3g　公丁 2.4g　法夏 3.3g　橘红 3.3g　生草 2.4g　细辛 1.5g

四诊：面颊微红润，口唇、舌质青紫已退，呼吸渐趋平稳。午后潮热已退，咳嗽咯脓痰稍减少。可以吃饭，胃气已开。人事言语近常态。大便溏泻，系病除之兆。夜多恶梦，此系阳不胜阴，邪阴扰乱，神驰不宁所致。脉转和缓，大病已初退。惟坎阳尚虚，寒湿邪阴未净，再以扶阳温化主之。连服三四剂可望康复。

此时患者情况好转，可以搬动，经 X 检查发现双肺有许多大小不等的圆形洞，内容物已大半排空。抽血培养出耐药性金黄色葡萄球菌。西医最后诊断为"耐药性金黄色葡萄球菌性急性严重型肺脓疡"。处方：

附片 45g　干姜 15g　广皮 2.4g　杏仁 2.4g　炙麻黄 2.4g

服 4 剂，一星期后又复诊视，食量亦大增，病者已愈。

病至危笃之时，处方用药非大剂不能奏效。若病重药轻，犹兵不胜敌，不能克服。惟临床辨证，务须查实阴阳、表里、虚实、寒热，针对审察证候之实据而下药。只要诊断确切，对证处方，药量充足，即能转危为安。古有"病大药大，病毒药毒"之说，故勿须畏毒药，而改投以轻剂，敷衍塞责，致耽误病情也！

吴氏认为人身真阳之"少火"，决不可损，邪热之"壮火"必须消灭。瘟疫、温病"壮火食气"之证，对人危害非浅，论治之时，决不能对瘟毒、邪热忍手而姑息之。吴氏本着《素问·六微旨大论篇》"亢则害，承乃制"的基本精神，对热盛灼阴之证，能当机立断，施以"急下存阴"或"养阴制阳"之法。

秦某某 男，13岁。1948年1月7日诊。

原云南省某医院院长秦某，住昆明市小南门内绣衣街，有独子名念祖，年十三岁，患伤寒重证，发热二十余日不退。秦精于西医，对其子曾以多种针药施治，未效。又邀约徐、应等数位西医同道会诊，均断言无法挽救。后由秦之门生李某君推荐，邀余于1948年1月7日前往诊视。患儿已发热不退二十余日，晨轻夜重，面色青黯，两颧微发红，口唇焦燥而起血壳，日夜不寐，人事不省。呼吸喘促，时而发迷无神，时又见烦乱谵语，两手乱抓有如撮空理线。食物不进，小便短赤，大便已数日不通，舌苔黑燥，不渴饮，喂水仅下咽二三口，多则不吮。脉象浮而空，重按无力。

辨证：伤寒转入少阴，阴寒太盛，阴盛格阳，心肾不交，致成外假热而内真寒之阴极似阳证。外虽现一派燥热之象，内则阴寒已极，逼阳外浮，将有脱亡之势。

治法：大剂扶阳抑阴，回阳收纳，交通心肾，方可挽回，若误认热证，苦寒下咽，必危殆莫救。

方用：白通汤加上肉桂主之。

附片 250g　干姜 50g　葱白 4 茎　上肉桂研末，泡水兑入，15g

处方之后，秦对中医怀有疑虑，见此温热大剂，更不敢用，且对余说，他还有一特效办法，即抽取一伤寒病刚愈患者之血液输给病儿，可望有效。殊料是日输血后，身热尤甚，腹痛呻吟不止，更加烦乱谵语。至此，秦已感到束手无策，始将余所拟方药煎汤与其子试服。当晚服后，稍见安静，得寐片刻，面部青黯色稍退而略润，脉象不似昨日之空浮，烦躁谵语稍宁。但见欲寐愈甚，现出少阴虚寒本象，又照原方煎服一次。

1 月 8 日：复诊。热度稍降，唇舌已较润，烦乱止。但有时仍说昏话，曾呕吐涎痰一次，仍以白通汤加味扶阳抑阴，交通心肾兼化气行水主之。

附片 300g　干姜 80g　茯苓 30g　上肉桂研末，泡水兑入，15g　葱白 4 茎

上方服后，当晚整夜烦躁不宁，不能入寐，秦君为此又生疑惧，次日促余急往诊视，见到正用硼酸水给患儿洗口。详查病情，脉稍有力，热度较前稍降，神情淡漠，不渴饮。断定此系阴寒太盛，阳气太虚，虽得阳药以助，然病重药轻，药力与病邪相攻，力不胜病，犹兵不胜敌。虽见烦躁不宁，乃药病相争之兆，不必惊疑，尚须加重分量始能克之，拟用大剂四逆汤加味治之。

附片 400g　干姜 150g　上肉桂研末，泡水兑入，20g　朱衣茯神 50g　炙远志 20g　公丁香 5g　生甘草 20g

此方药力较重，为救危重，嘱煎透后一小时服药一次。当天下午五时又诊视之，病势已大松，烦躁平定，人已安静，小便转较长。病有转机，是夜又照原方连进，大便始通，泻出酱黑稀粪三次，发热已退去大半，烦乱谵语已不再作，且得熟寐四五小时。

1 月 10 日：清晨，脉浮缓，唇舌回润，黑苔退去十之六七，身

热退去十之八九，大有转危为安之象。照第三方加西砂仁 10g、苍术 10g、吴萸 8g 治之。

1月11日：复诊。大便又畅泻数次，其色仍酱黑。身热已退净，唇上焦黑血壳已脱去，黑苔更见减少，津液满口。日夜大便共泄泻十余次，秦君夫妇为此耽心害怕，认为有肠出血或肠穿孔的危险，每见其子排泻大便，即流泪惊惶不已。余当即详加解释，良由寒湿邪阴内盛，腹中有如冰霜凝聚，今得阳药温化运行，邪阴溃退，真阳返回而使冰霜化行。所拟方药，皆非泻下之剂，其排泻者为内停寒湿污秽之物，系病除佳兆，邪去则正自能安，方保无虞。于是，病家疑虑始减，继续接受治疗。仍以大剂温化日夜连进。

附片 400g　干姜 80g　上肉桂研末，泡水兑入，20g　西砂仁 10g　茯苓 50g　苡仁 20g　蔻仁 8g　甘草 30g

1月12日：服药后大便又泻十余次，色逐渐转黄，小便已较清长，黑苔全退，尚有白滑苔，食思恢复，随时感到腹中饥饿而索求饮食。因伤寒后期，阳神未复，脾胃亦虚，须当注意调摄，以防食复、劳复等证发生，只宜少量多餐，继拟下方调治。

附片 400g　干姜 80g　上肉桂研末，泡水兑入，20g　西砂仁 10g　黄芪 30g　炙甘草 20g　元肉 30g

1月13日：大便仅泻二次，色黄而溏，唇色红润，白滑苔已退净，神识清明，食量较增，夜已能熟寐，脉静身凉，大病悉退，但阳神尚虚，形体瘦弱，起动则有虚汗而出，遂拟黄芪建中汤加桂附调理之。

附片 300g　黄芪 80g　桂尖 20g　杭芍 30g　炙甘草 20g　上肉桂研末，泡水兑入，20g　生姜 30g　大枣 4 枚　饴糖烊化兑入，30g

1月14日：脉沉缓而有神，唇舌红润，大便泻利已止，小便清长，有轻微咳嗽，腹中时或作痛，拟四逆汤加味治之。

附片 300g　干姜 100g　北细辛 8g　上肉桂研末，泡水兑入，11g　广

陈皮 10g　法夏 10g　甘草 10g

　　1月15日：咳嗽、腹痛已止，惟正气尚虚，起卧乏力，继以四逆汤加参、芪作善后调理，服五六剂而愈，其后体质健康如常。

（《吴佩衡医案》）

余无言

热病循六经，承气起沉疴

余无言（1900~1963），中国中医科学院名中医

先父余无言先生，一贯重视探研仲景学说，以擅用经方著称，而被称之为"经方派"。其诊治伤寒，尤长于因证立方。

夏令伤寒

秦某　女，41岁。1942年6月下旬求诊。

自诉日前看电影，为影院冷气所逼，归途复受风寒。其症始觉身微凉，继则恶寒甚，4小时后，憎寒壮热，头项强痛，体疼骨楚，周身无汗，脉浮而紧，微有恶心及上气。此为太阳伤寒，乃处以麻黄汤加葛根、藿香方。

生麻黄9g　川桂枝9g　广藿香9g　杏仁12g　粉葛根12g　炙甘草6g

令其依法服用。配方后，患者之邻有稍知药性者谓："六月不可服麻黄，即使服之亦只能三分之一，请勿孟浪。"秦从其言，服后微汗，旋又复热而无汗。次日复诊，先父颇讶之。再三质询，乃以实告，遂谢以不敏。其后，患者延他医治之无效。至第三日，仍挽先父往治，并深致歉意。观其证虽未变，而较有烦躁意。因将原方去藿香，加生石膏15g。药后，一剂而汗出，热退，神安。后为之清理余邪，微和

其大便，诸证悉痊。

夏月伤寒，里热烦躁证

邓某 男，20余岁。

身体素壮，值7月间酷暑难当，晚间当门而风纳凉，午夜梦酣，渐转凉爽。至夜半2时左右，觉寒而醒，入室就寝。俄而寒热大作，头痛骨疼，壮热41℃，无汗，渐至烦躁不安，目赤口干，气促而喘。先父鉴于患者夏月伤寒，有速化烦躁之见证，以大青龙汤去大枣，加竹叶治之。

生麻黄 12g　川桂枝 12g　杏仁泥 12g　生石膏 120g　生姜 9g　炙甘草 9g　竹叶 15g

煎服后不久，烦躁更甚，一家惶恐，强自镇静，不到半小时而汗微出，愈出愈畅，内衣尽湿，被里受渑亦湿。汗出汗止，前后共约1小时40分钟，高热退，诸症爽然若失。后处以清余邪兼以通便之方而愈。

据先父临证经验，伤寒以麻黄汤证居多，小青龙汤证次之，而大青龙汤证则较少。他认为立方遣药总的原则应不避季令寒温，"有是病，用是药"。此两案均发于盛暑，前案为麻黄汤证，以其热甚兼有恶心等症，故加葛根、藿香。后案以其伤寒兼里热烦躁，属大青龙汤证。此方用桂枝、麻黄各12g，石膏120g，疏方后，药肆不敢照配，先父于方笺上增写"此方由本医师完全负责，与药店无涉"，始予配剂。此数药用量（以患者质壮，病势重），显示先父运用经方的胆识过人之处。

冬 令 伤 寒

邓某 男，年近50岁。

于1940年冬月中旬重感寒邪，寒热并作。延医治之无效，改延先父与诊。察其恶寒高热，虽重衾叠被，而犹啬啬不已；头痛项强，腰脊疼痛，四肢骨节亦然；无汗，切脉浮紧，此冬月正伤寒也。治以麻黄汤加羌活、白芷。由于煎药不如法，病势不衰。复诊时仍用前方，详告煎服法，终获汗解。后以调理方 2 剂病除。

冬令伤寒液少证

杨某 男，年 40 余岁。

胃素虚弱，体质不强，久有大便燥结，表里津不足，非盛夏则皮肤无汗，至严冬则溺次频多。1949 年冬月下旬，忽患伤寒，始则啬啬恶寒，七八小时后寒热并作，头项强痛，肩背腰臀及四肢手足关节均感酸楚，而独皮肤无汗，气息微喘，稍有恶心。此冬月正伤寒，当用仲景麻黄汤法。然而患者平素津液匮乏，麻黄总嫌太峻，先父改用桂枝麻黄各半汤。

川桂枝 7.5g　京赤芍 4.5g　生麻黄 4.5g　炙甘草 4.5g　杏仁泥 9g
生姜 3 片　红枣 5 枚

服如桂枝汤法（即服药后，俟微汗之时，再啜热粥一小碗，使微汗缓缓外透，不可令如水淋漓）。药后，周身縶縶微汗出，喝粥一碗，微汗先后达 3 小时，寒热渐退，身疼立瘳。晚间续服 2 剂，其病爽然若失。次日复诊，见舌苔微腻，大便数日未行，以小量小承气汤煎服，下燥黑粪数枚，夹以溏黏状便。旋即停服，表里均和而痊。

冬月正伤寒，用仲景麻黄汤法，效如桴鼓。我在 1964 年去河南许昌参加社教运动，冬令曾治 2 例较典型的伤寒病证，一例用麻黄汤原方，一例以其发热恶寒、头痛以巅顶部为尤甚，加用藁本 10g，2 例均以 2 剂治愈。先父治邓某案，疏方麻黄汤加羌活、白芷。由于煎服未如法，影响效验，遂重予指导煎服（方药置药罐中，生水浸泡半小时许，然后以慢火煎，渐至于沸；约又20分钟，药汤已浓，其色深黄而带棕色，离火2分钟，过滤药汁与服）告痊。治杨某案，结合患者体质的津液不足及伤寒兼证所见，先以桂麻各半汤主治，热退症除，再以小承气汤微下而安。此属"先表后里"治法。然此案前后所用二方，先父尤注意小承气汤的用量：大黄、川朴各6g，炒枳实7.5g。是为"小其制"。先父尝云："用仲景治伤寒方，要在辨证确切，并当审视患者之体质及兼症，以决定是否用原方或加减化裁与服。再者，煎服法易为医生、患者所忽略，是故方与法的合理应用是学习仲景著述的重要环节之一。"

伤寒谵狂、蓄血证

刘某 男，32岁。

1959年10月初病伤寒，憎寒壮热，头痛如破。前医治以九味羌活汤加减，服后未见寸功。3日后，热势仍盛（39.8℃），薄暮有谵狂、妄笑见症，肢体厥冷，面掌心有汗。改延先父往诊。切脉沉实而滑，苔薄黄、微腻，口渴引饮，便结数日，小腹胀痛、微满、拒按。先父诊为伤寒，中焦阳明热盛，下焦瘀热蓄血。治以桃仁承气汤加石膏、黄连、石斛方。

桃仁 12g　丹皮 12g　大黄 12g　黄连 12g　当归 15g　白芍 15g　芒硝 9g　生石膏 45g　鲜石斛 30g

服后下血黏便颇多；3剂后，热退症缓，谵狂、妄笑均止。惟尚有低热（37.4℃），心中略有懊恼、频烦，以轻剂栀子豉汤治之2日，病获痊愈。

此证初治不如法。伤寒热甚自中焦而转延下焦，并见蓄血之征。病属阳胜火极，胃腑热炽，故有壮热、渴饮等见症；下焦热甚血菀，乃现谵狂、妄笑等症，热深厥深，遂有肢体厥逆。"亢则害，承乃制"，方以加味桃仁承气汤清其胃热，下其下焦蓄血，治重"热""瘀"二字，兼以濡养胃津。后用栀子豉汤者，因无可下之证，而微现烦热懊侬，当续予泄热透邪，靖其余氛。

少阳兼表，太少合病

樊某 女，71岁。初诊于1962年春。

自诉一周前受风寒后，始觉恶寒，发热，头痛，体痛，自服感冒成药数种（发汗及微下），均未获效。5天后，头痛、体痛虽除，但症现低热，寒热往来，头汗出，微恶寒，手足逆冷，胸胁痞满，心下微烦，食纳减半，口微渴，大便干结，3日未解，小便不利。请先父往诊，脉微弦，苔薄白，咽微红。结合证脉，诊为太阳、少阳合病。治以柴胡桂枝干姜汤加桔梗方。

柴胡 12g　桂枝 6g　干姜 3g　天花粉 30g　黄芩 9g　桔梗 9g　牡蛎 6g　生甘草 6g

4剂而愈。

此例属太少合病，以表证更为突出。张仲景曰："伤寒五六日，已发汗而复下之，胸胁满、微结，小便不利，渴而不呕，但头汗出，往来寒热，心烦者，此为未解也。柴胡桂枝干姜汤主之。"先父所治此例的病史、证候，与此条基本相合。他在《伤寒论新义》中将此条归入"少阳兼表证治法"之一，其病理、病机及证候，明示邪在半表半里之间，兼有太阳表证。"但头汗出"为津液不足，阳虚于上；患者渴而无呕吐之征，则知非里热。成无己指出：柴胡桂枝干姜汤有"解表里之邪，复津液而助阳"之效。先父指出，此例有咽痛、微红，乃热结于阳明之通道，须防其传入于胃，故加桔梗，合方中之黄芩、生甘草以清热利咽。关于此方之干姜，先父认为用量宜小，因须防伤寒日久有化燥之势。经方因有天花粉、黄芩润燥清热，对干姜亦起制约作用。方药组成的综合功能，体现了仲景制方之妙，配伍之精。故临证当用干姜时，似不必过于踌躇。

随证化裁承气汤

《伤寒论》以承气汤治疗阳明腑证，余氏根据辨证施治的原则，随症化裁，治疗秋温、湿温夹食、食中、妇人产后热病、呃逆、春温、寒结腹痛等病，均取得满意的效果。如秋温发热，患者口干齿燥，大便旬日不解，满腹皆痛，按之如石，时有谵语，形体壮实，脉实有力，舌苔焦黄，治以大承气汤加青皮、莱菔子，重剂大泻。湿温高热自汗，谵语烦躁，气闷胸痞，心腹满痛，舌苔湿润腻黄，以清凉承气汤（生石膏、葛根、连翘、天花粉、全瓜蒌、飞滑石、大黄、玄明粉、厚朴、炒枳实）加紫苏霜，攻之而愈。

一青年暑天连食冷饮，又加饱食油炸蛋饭后，忽然昏糊不语，身体四肢如常，不厥不热，惟脘口颇为满硬，诊为食中。以大承气汤加瓜蒌、干姜温通脾胃之阳，大便两次后病者旋即清醒。

妇人产后久热不退，面绯目赤，口唇燥裂，烦躁不安，时或谵语，脘口拒按，大便不通，小溲短赤，胸部红疹隐而不透，已见呃逆，舌苔焦腻而环边紫绛，以白虎承气增液法加减（生石膏、肥知母、炒粳米、大黄、玄明粉、鲜石斛、鲜生地、天花粉、麦冬、黄芩、山栀、麦冬、鲜芦根、生梨汁），有使热减呃止，神清便通之效。

哕逆兼有便闭者，以调胃承气汤加柴胡、郁金、焦白术、鸡内金，一剂便利而哕止。

春温邪热入于营血，痰火发狂，身有瘀点，色紫黑，肌肤炙手，发狂乱走，治以豁痰承气汤，即大承气汤去厚朴，加瓜蒌、石膏、葛根、黄连、连翘、胆南星、石菖蒲，以清热豁痰开窍。

下后肤有微汗，狂态大减。寒滞腹痛，症见满腹疼痛拒按，痛无一处，手足发厥，渐渐肢冷，口唇发青，大便 3 日不通，脉沉实有力，以大承气汤加桂枝、瓜蒌霜、焦楂肉、姜半夏，下后痛止而肢温。

陈氏　于秋八月间忽患温病，四五日后即见化燥，口干齿垢，舌腻唇焦，神昏谵语。阳明实热之证也。医用银翘、桑菊合栀豉之类治之，再剂不效。盖证重药轻，车薪杯水，其何能济？如此延及旬日而险象环生，如撮空捻指、循衣摸床、直视等，十恶之证已见其五。他如谵语渐变郑声，舌燥终至断津。细加诊察，烦躁与昏沉互见，重按胸腹能知皱眉，小便赤涩而短。饮之以西瓜汁，注之以葡萄糖，灌之以白虎承气增液法方。

生石膏 180g　肥知母 15g　炙甘草 9g　绵纹军 18g　玄明粉 18g　炒枳实 12g　鲜石斛 15g　鲜生地 30g　炒粳米 30g　鲜芦根去节，一大枝

药后不到 3 小时，自觉腹内雷鸣，连解大便 4 次，初为燥屎，继为黏稠之黑粪，如酱如胶，挑之成带状。翌晨神清病减，终以竹叶石膏合凉膈散清除余邪而安。

（余瀛鳌　整理）

姚贞白

热病经方著，六经妙义深

姚贞白（1910~1979），昆明市中医院主任医师

少阴中寒

张某 女，40岁，四川省人。1939年冬诊。

初诊：患者系卖饼小商贩，平素操劳过度，身体虚弱。时值冬令严寒，又兼雨雪，因外出营业受寒。上午发病，下午即不能行动，由家属背来就诊。

症见脉象沉细而紧，舌质淡，苔薄白。恶寒发热，神倦纳呆，头疼身痛，四肢厥冷，咳嗽不宣。

辨证：寒入少阴，兼肺胃不清。

治法：温经散寒，和胃化痰。

方用：麻辛附子汤加味治之。

川附片开水先煎透，30g　麻黄6g　细辛2.4g　法半夏6g　广皮6g　炒厚朴9g　生甘草3g　生姜2片　小枣9枚　鸡内金烧，1枚

治疗经过：二诊：上方服后，夜得微汗，身痛顿减，四肢温暖，烧热恶寒已罢。天明时能进稀粥，咳嗽有痰，咳时胸胁牵痛。自汗，头眩。脉转缓滑稍弦，舌淡苔白。此少阴寒邪散后，营卫未和，肝、

肺气滞，伏风未净，脾胃不足。拟方：

川附片开水先煎透，30g　法夏 9g　广皮 6g　桂枝木 6g　茯神
12g　炒杭芍 9g　炙麻根 4.5g　甘草 3g　烧姜 2 片　大枣 3 枚

三诊：诸症渐愈，脉缓和，舌粉润。饮食增加，惟感睡眠欠安，
神疲。乃阳虚脾弱，心神不足之候，以下方调理。

川附片开水先煎透，30g　白术 12g　炒杭芍 9g　茯苓 12g　法半夏
9g　广皮 6g　炙远志 6g　炙甘草 3g　烧姜 2 片　大枣 3 枚

少阴中寒，伏湿化热（急性肾炎）

丁某　男，21 岁，高温操作工。1957 年 6 月诊。

初诊：患者因劳累过度，大汗淋漓，适天气炎热，骤行冷水淋
浴，当晚即感身疼，恶冷发烧。次日腰痛尤甚，无汗咳嗽，面足浮，
溺短黄。脉沉细而紧，苔白腻。

辨证：汗出水激，邪中少阴，寒湿相搏，玄府郁闭，膀胱气化
失司。

方用：麻黄附子细辛汤加味。

川附片开水先煨透，18g　北细辛 2.4g　生麻黄 6g　川独活 6g　桑寄
生 15g　生甘草 3g　生姜 2 片　小枣 7 枚

治疗经过：二诊：上方服后，得微汗，烧退，恶寒已罢。腰痛，
不能转侧，仍咳，纳呆，溺和，便秘。西医诊断："急性肾炎"。脉弦
滑，舌质红，苔黄腻。此寒邪已解，湿气化热。法当清热祛湿，通利
三焦。处方：

汉防己 6g　白茯苓 15g　川独活 6g　桑寄生 15g　猪苓片 9g　炒泽
泻 9g　川秦艽 12g　炒续断 9g　法半夏 9g　光杏仁 9g　木通 9g　焦黄
柏 2.4g　伸筋草 15g

三诊：上方连服 4 剂后，咳减，大便通畅，小便清长，腰背肢体困重减轻，思饮食。脉滑缓，苔薄黄。湿热渐化，仍宗上方加减。

生苡仁 15g　光杏仁 9g　法半夏 9g　汉防己 6g　白茯苓 15g　怀牛膝 9g　川续断 9g　木通片 6g　桑寄生 12g　青木香 3g　芦根 12g　生甘草 3g

四诊：上方连服 4 剂，食神俱增。咳止，颜面足部浮肿消失，腰痛大减。脉细缓，舌粉润，苔退。湿热已化，肾气未复。拟下方调理。

细生地 12g　怀山药 12g　白茯苓 15g　粉丹皮 6g　炒泽泻 9g　山萸肉 6g　怀牛膝 9g　车前仁布包煨，9g　桑寄生 12g

上方服将 10 剂，经西医尿常规复查，全部正常。一月后恢复工作。

高温劳动，消耗汗津，气阴素虚，又兼伏湿，当外寒直中，搏于肾府，投麻辛附子汤，先散其寒，而后阴亏湿气化热。随即顺风转舵，改行淡渗通利，湿热尽。再拟六味以复肾阴，病旋霍然。

伤寒误治，邪陷少阴

杨某　女，13 岁，住昆明市青龙巷。1946 年 4 月诊。

初诊：患者发热月余不退，曾服双解散、小柴胡汤、银翘散、加味白虎汤等方药，病热愈趋严重。家属惶恐，深夜冒雨前来约余往诊。

症见神识昏蒙，唇干齿焦，腹泻，下利清谷，小便短少。干呕，肢冷，自汗。脉象沉细而数，舌质淡苔黑润。乃伤寒失于汗下，由表传里，邪陷少阴。

辨证：表热里寒，真阳欲绝。

方用：急拟白通汤加减方救治。

川附片开水先煨透，60g　川干姜 12g　大葱白 2 个　法半夏 9g　砂仁 9g　上肉桂开水冲兑，3g　甘草 3g

治疗经过：二诊：上方服后，神识较清，发热渐退，手足转温，仍肠鸣，下利清谷，小便稍长。时作干呕，自汗。脉沉细，舌黑苔减退，此阳回寒散之兆。续用下方：

川附片开水先煨透，45g　干姜 12g　白茯苓 12g　上肉桂开水冲兑，3g　砂仁 6g　甘草 3g　烧鸡金 6g　大葱白 2 个

三诊：上方服 2 剂，烧热全退，汗出厥回，神识清楚。干呕、下利已止，思饮食。舌转粉润，脉和缓无力。此少阴寒邪散后，阳气已回，脾胃虚弱。再拟下方调理：

米炒党参 15g　焦白术 12g　砂仁 6g　川附片开水先煨透，30g　上肉桂 3g　广陈皮 6g　炙甘草 6g　烧生姜 2 片　大枣 3 枚

伤寒误治，失其汗下之机，反以凉遏，无异雪上加霜，乃见邪陷少阴，表热里寒之危候。本例执仲景法，投白通化裁，拨霾回阳，反掌收效。

伤寒少阴热化

李某　男，18 岁，学生，昆明市人。1938 年秋初诊。

初诊：患者烧热月余不退，初期烦渴饮水，继则神识昏蒙，住某医院，诊断为肠伤寒症。经治疗无效，病危笃。家属惶恐，延余诊治。症见高烧、神昏、谵语，溺赤失禁，便下黑色清水，腹部硬满灼热。脉细弱欲绝，舌绛，苔干黄，中心乌黑有裂纹。

此伤寒失于汗下，病入少阴，邪从热化，热结旁流，阴液耗伤，病情危殆，因家属求治情殷，余又详诊其脉，但觉其脉根未绝，尚有

生机，考虑再三，勉拟仲景黄连阿胶鸡子黄汤加味，希图挽救。证属重险，慎防不测。处方：

东阿胶化服, 30g　炒黄芩 6g　炒黄连 2.4g　生杭芍 30g　焦栀子 6g　生大黄 9g　生甘草 6g　玄明粉 9g　鲜鸡子黄分 3 次兑服，1 枚

治疗经过：二诊：上方服后，效果不显，家属焦虑，于深夜邀余再往复诊。脉仍微细，舌苔黑裂稍减，但黄厚而干，壮热，阿胶鸡子黄证，邪热未除，故病势不减。缓用下方，背水一战。处方：

东阿胶化服, 30g　生地黄 30g　生杭芍 30g　野黄连 3g　焦栀子 6g　炒黄芩 6g　生大黄 9g　生甘草 3g　玄明粉 9g　细枳实炒冲, 4.5g　鲜鸡子黄 3 次兑服，1 枚

三诊：上方服后，便下乌黑，中有硬结燥屎多枚，小便有知。神识稍清，谵语烦乱较平，壮热略减。脉转细弦而数，舌苔黄厚而干，中心乌黑渐退。此腑积得通，阴液渐回，心神较安，病趋好转，仍守原意出入。处方：

东阿胶化服, 18g　大生地 15g　京元参 9g　大寸冬 9g　生杭芍 15g　野黄连 2.4g　焦栀子 6g　炒黄芩 4.5g　生甘草 3g　鲜鸡子黄 3 次兑服，1 枚　白粳米煎汤代水煨药, 30g

四诊：上方服后，壮热烦渴轻减，下利已止，神识渐苏，脉弦数，舌红，苔黄厚退薄，有津。但耳听不聪，此病已脱险，真阴未复，续用下方 2 剂，滋养调理。处方：

东阿胶化服, 18g　大生地 15g　京元参 9g　大寸冬 9g　生杭芍 12g　野黄连 2.4g　鲜石斛 9g　生甘草 3g　鲜鸡子黄 3 次兑服，1 枚　白粳米煎汤代水煨药, 30g

五诊：脉缓和，舌润，苔退。神识清楚，热净身凉，可纳薄粥，夜能静卧，并可起坐。听觉仍差，形体消瘦，此病已脱险，势趋稳定。仍宜滋养调埋。处方：

干地黄 18g　京元参 9g　生杭芍 9g　白茯神 15g　金石斛 9g　生苡仁 15g　大寸冬 9g　生甘草 3g　野黄连 2.4g　东阿胶化服，15g

六诊：上方连服 3 剂，食眠增加，二便正常。已能行走，肌肤润泽，脉缓舌润，病已全瘳，再拟下方调理善后。

干地黄 12g　怀山药 12g　白茯苓 15g　粉丹皮 6g　山萸肉 4.5g　炒泽泻 9g　金石斛 9g　建莲子去心，15g

上方连进多剂，体力日增，听觉恢复。患者至今健在，与余往来未绝。

少阴热化证，用黄连阿胶鸡子黄汤，育阴清热，正法也。本案又兼热结旁流，能于一派危象之中，察其脉根未绝，而加入承气，急下救阴，逆流挽舟。

厥 阴 伤 寒

陈某　女，34 岁，昆明市人。1940 年 3 月诊。

初诊：始因伤食感寒，发热恶冷身痛，经服发散消导之药两剂，虽得微汗不彻，后即气冲上逆撞心，疼痛甚剧，昼夜烦躁不宁，颜面潮红，咽干喉痛，呕吐痰涎甚多，吐甚气即上冲，四肢厥冷，昏厥不省人事，已十余日。屡更数医，或谓汗出未彻，病仍在表，当以汗解；或谓气逆呕吐，此里寒积滞，当再消导宽中和胃。众说纷纭，莫衷一是。最后延余往诊，脉弦细微浮，舌苔黑，边尖俱红。根据临床症状，此系伤寒厥阴证，阴盛格阳，兼有太阳未净表邪，治则当平肝和胃，回厥止呕，急以仲景原方乌梅丸 3 丸，加生姜 3 片，大枣 3 枚，煎化分 2 次灌服。

治疗经过：二诊：昨方服后，呕吐渐止，气撞心痛较平，仍不时烦躁，肢冷，厥逆，面赤，咽干。脉舌如前。此肝胃稍安，冲气渐平，厥阴伏寒尚盛，格阳于外，改用当归四逆加吴茱萸生姜汤。

当归 15g　炒杭芍 12g　桂枝 9g　附片开水先煨透，24g　细辛 3g　甘草 3g　通草 3g　法夏 9g　云连 2.4g　吴萸 3g　生姜 3 片　大枣每服点清酒十余滴为引，5 枚

三诊：上方连服两剂后，呕止厥回，心中冲气病热由缓解而逐渐消失，痰涎亦减，面转黄瘦，稍能饮食。脉转缓和，舌黑全退，苔薄白。此厥阴寒邪已散，肝胃渐调，患者惟感头昏神倦，嗜卧。拟方仍守原意出入。方用：当归建中汤加味。

桂枝 9g　当归 12g　杭芍 9g　炒云连 3g　吴萸 3g　党参 9g　法夏 9g　砂仁 6g　茯神 15g　甘草 3g　乌梅 3 枚　生姜 3 片　大枣 3 枚

上方服十余剂而愈。

本证是伤寒误用发表消导，病入厥阴，势已垂危。若因咽痛面赤烦躁，再服清凉，必致于死，即用一般普通方剂或纯用辛温助阳，亦恐难于挽救。余在诊治本病时，根据临床脉症，认为是病入厥阴，势已危殆，急以仲景乌梅丸原方调和肝胃，安中止呕。继用当归四逆加吴茱萸生姜汤，回阳救逆。后以当归建中加人参左金等药加减，使病转危为安，遂获痊愈。

魏龙骧

郁寒发热，治用辛温

魏龙骧（1912~1992），北京医院主任医师

凡中医之言热性病者，大体别之，可分为二：即伤寒与温病是也。两者病因不同，治法亦异。伤寒为寒邪，治以辛温；温病为热邪，治以辛凉，自应分别论治，勿容混淆。从学术之发展言，伤寒为源，温病为流，从源溯流，实系同一体系。《伤寒论》对寒邪证治较多，至于伤寒之由寒邪郁久化热，此属热证者，最当详辨，否则必误寒为温，必投清凉，久治不愈也。然此亦不足为怪，有人惑于"古方不能治今病""南人无真伤寒"等说，实则谬也。古方果不能治今病乎？徐灵胎有言："不知古人以某方治某病者，先审其病之确然，然后以其方治之，若今人之所谓某病，非古人之所谓某病也。如风寒杂感，证类伤寒，实非伤寒也，乃亦以大剂桂枝汤汗之，重则吐血狂躁，轻则身热闷乱，于是罪及仲景，以为桂枝汤不可用，不自咎其辨证之不的，而咎古人之误人，岂不谬乎。"问题不在古人，而在于运用是否恰当。再者，仲景之后，历代医家莫不以经方为辨证论合之轨范，非只施诸伤寒时证，用之各种杂证，而立起大者多不胜数。

至于"仲景方不适用于南方"，或者"南方无真伤寒"，更属一偏之见。吴鞠通为晚清南方温病之一大家，其治伤寒，未尝尽舍麻桂而独用辛凉，故此说不攻自破矣。近更有人对中医理论尚未深入，药性

亦似浅尝，基于西医治疗热性病，概以抗生素应之。谓清热解毒者，即西医之抗生素也，异曲同工，何难结合？故一见发热，伤寒何必辨六经，温病何需分三焦？相对斯须，便处汤药，一剂清热解毒，则解热之能事毕矣。中医治病果是轻而易举哉！望学者深思，再深思！

试举 1 例病因不明之"发热待查"医案供参考。

某 男，15 岁。1976 年 1 月自外院转入我院内科门诊。

高热缠绵已逾月。家住外地，遍治无效，始来京就医。奔走京市各大医院，复经多方检验，结果依然为"发热待查"。热终不退，言下大失所望，不禁怅然。所持中医处方概为石膏、紫雪、黄芩、黄连、银花、连翘、桑叶、菊花、生地、玄参清热解毒之类，未见一方有改弦更张者。

询之，此儿初病，倦怠违和，寒热体痛，以为感冒，未足介意，继后热升，持续 39℃ 以上，午后尤甚，并不思饮。左耳后有核累累，按之亦不甚痛。脾大肋下 1cm，肋弓下自称有困闷之感。心中时烦，不思饮食。1974 年曾有类似发热。北京某医院诊为"反应性淋巴细胞增多症"。曾予抗生素，体温不降，后加激素"强的松"热退出院。

据以上病情分析，此儿证属伤寒，寒束于表，失于温散，表证不解，里热未实，盘踞于半表半里之间，故胸胁苦满。左耳有核，少阳行身之侧也。少阳病柴胡证，但见一症便是，不必悉具也。本可以小柴胡汤即可，然每微恶寒，知发热虽久，而表证仍留而未尽，故取柴胡桂枝二汤各半与之。

柴胡 9g 半夏 9g 黄芩 9g 党参 30g 生姜 2 片 大枣 5 枚 桂枝 6g 白芍 9g

6 剂后，得微汗，高热顿衰，午后热低至 37.1℃ 左右，汗亦减少，耳后核亦遂消。胃纳有加，表达里疏，长达 3 月之高热竟告霍然。

（李俊龙 整理）

李翼农

温热重清解，大剂方建功

李翼农（1890~1984），原东莞市·中医院主任医师

李老潜心研究温热病，认为温热病虽系伤寒理论的发展，但它已形成独特的理论体系和完整的治疗经验。他推崇叶天士《外感温热篇》和王孟英的丰富经验。李老辨证严谨，用药大剂，常谓"重证非大剂不为功"。如李老会诊一极重型"乙脑"病人张某，17岁，高热、昏迷、抽搐，发病已14天，主诊医生用清瘟败毒饮，其中石膏已用至100g，而病情并无好转。李老认为，诊断、辨证、用药均无误，只是剂量还不够大。建议石膏用至250~500g，于是将原方的石膏用至180g，病人服后微汗出，热渐退，继续原方5剂，热退渐清，后随证加减，病人痊愈出院。

李老在治疗温病时，还有选择地采用民间有效验方，以作辅助治疗。如洗浴助邪外达；睡鲜蕉叶，抱井水泡浸的冬瓜以解暑；用塘底竹清热等等民间的土方，以提高疗效。

"春温"一证中，李老尤重视"伏气"一环。认为"春温伏气"，极易化火，迅速传营而神昏、谵语、舌光绛、脉细数，多出现营阴受损，故救阴当为急务。此时必须以病重药重为原则。往往石膏用100g，玄参、麦冬用50g。并注意观察，若见舌上复有津液，则为阴液获救的依据，旋即撤去滋腻之品。

"热闭血络"一证，李老有深刻体会。他认为此病多由暑邪外侵，发热恶寒而单用清气分之药则热不退，或误认为营热而用清营之药则热更加，或以冷水浸布覆于胸膈之际而求一快。凡此种种，皆寒凉闭邪，血脉为暑热所凝结，是谓热闭血络。此证多因治暑热外侵时，单用清气热而未加香薷、桂枝等表解药配合，致寒凉闭邪，犹如闭门留贼，伤戕真气，引热内陷。其三焦之阳气为寒凝而郁遏，疏泄之功闭塞，邪热无从外泄。李老经验，细诊其脉，浮濡而数，重按细而涩数。此时宜用清热活血之品，务使邪从里透出外，方可救。常用西红花、冬瓜仁两药。谓西红花其味苦寒而芳香特甚，能活血而解血络之凝结；冬瓜仁甘淡最能活血，解血凝亦其特长。又佐以归尾、赤芍行血活血，亦为治血热内结之良药。

叶某 男，42岁。

因暑月患身热，寒热如疟，渴饮不已，汗出不止，曾用白虎汤、羚犀清营、凉膈之类，热稍减而烦躁不宁，舌干绛，脉浮濡数，重按细而涩数。病热日见严重，请李老诊治。李老断为热闭血络，处方：

西红花焗，10g　赤芍10g　当归尾10g　丝瓜络10g　麦冬10g　小生地10g　枳壳10g　冬瓜仁25g　黄连6g　法半夏6g

投之即效，安然静卧，醒来诸症霍然。再以生地、玄参、麦冬、白芍、丹参、梨干、冬瓜仁养液和阴；三以洋参、茯神、生地、玄参、麦冬、玉竹、山药补气生津。连服3剂病得痊愈。冬瓜汁1杯（和服）。用8碗水煎成5碗，频频与饮，是日得泻十余次，下脓血黄黑便一痰盂之多，腹痛锐减，身热退。此证前后共用硝黄斤余，只数日病由危转安。

李老认为时令有春、夏、秋、冬之分，气候有温、热、湿、燥、寒之别，它们与疾病的发生、发展、治疗、转归关系极大。以麻疹为例，春令气温而生发，麻毒多兼温邪夹风，其性极易散发宣透，治疗上清透解毒为主，透发升泄之药不宜过多，其病应天时而发，预后多良；夏季出麻，必兼火邪，升泄透发之剂极为禁忌，必当清热泻火，解毒达邪为治，严防麻毒与火邪相搏而射肺，引起肺炎喘重证。长夏盛湿，黄梅阴雨，若出麻疹，芳香辟秽，不可忽视，常以藿香、佩兰、沉香等燃点于屋内，以助辟秽、胜湿、透邪。秋为肃杀干燥时令，气候风高气燥，若患麻疹，每属燥邪，清热解毒透疹方中必加润燥之品，以防燥邪伤肺，喘咳难愈。冬令严寒而潜藏，若患麻疹，外兼寒邪，极宜透发宣泄，常以升麻葛根汤加垂丝柳、浮萍为主方，必待麻点布满头面红润，才用清热解毒透邪之剂。

麻疹热毒壅盛，常合并肺炎。喘咳鼻煽，麻色红紫，宜清热解毒、透邪以开内闭，育阴生津，托麻毒外出，多用化斑汤加升麻、茜草根、紫草、红花。

麻疹内陷险证，疹出不透，神色昏沉，烦躁喘急鼻煽，高热引饮，舌质甚黑，水洗不红。当用薄荷30g，煎水热洗多次，若舌红者乃有生机，用川红花、桃仁、赤芍、当归、丹参、丹皮各6g，犀角3g（另煎，和服），生地15g。兼用太乙玉枢丹3g徐徐磨水与服。

有俗称"白面麻"者，乃元虚正亏，血虚不能外荣，麻出即收。宜用补虚活血以促外荣，扶元透解，使内陷之邪得升得透。用加味补中益气汤（高丽参、白术、当归、陈皮、黄芪、升麻、柴胡、茜草根、红花、浮萍、甘草）。

任达然

证辨热痰虚，施治以应机

任达然（1920~　），扬州医学院主任医师

任达然主任医师，业医 50 余年，治疗温热病经验丰富，常从热、痰、虚辨证施治。

热　　象

对温热病的论治，首先以热象作为辨证论治的主题。若邪热在表，治以辛凉，以宣透卫表之邪，不使病势蔓延。辛凉开肺，是汗剂，使汗出肌肤湿润便可，不能汗出淋漓；在辛凉之剂中不可过用苦寒之品，否则使表邪遏伏，邪不外达；亦不可早用香窜之剂，以防有昏陷之虞。邪入气分，热势鸱张，须迅速控制高热，杜其逆传，亟投重剂清气保津之剂。任师曾治疗乙型脑炎 44 例，其中 16 例曾用辛寒清气治疗，这些患者除个别微汗外，大部分患者都无汗。患者除高热神昏外，多伴有痰涎上壅，声响如锯，此类病人舌苔往往表现黏滑，无明显口渴。任师深入细致地分析病情，不囿于前人对重剂清气之剂"不渴者不可与也""汗不出者不可与也"之说，果断地应用石膏、知母等药，其中石膏最大量达 150g，最小量 60g，却效如桴鼓，未见不良反应。

痰　象

从临床实践分析，温热病单纯热象较少，多夹有痰象，说明机体升降出入功能失常。若肺胃受邪热则津液被灼为痰，痰热胶结闭塞，络脉气机不宣，则会引起结胸、聚腑，或营热夹痰的热闭、动风、窒塞气道等。此时若专从清热，则痰浊胶固不化，邪伏困遏；若专从涤痰化滞，则邪热鸱张不解。惟须热、痰并治，方能使热清痰化而获效机。治痰之法，任师认为：如卫表夹有痰滞，在解表之剂中可加入杏仁、枇杷叶化痰。若痰湿偏重，可用二陈、藿香、佩兰、川朴、枳壳化湿祛痰。气热夹痰，用小陷胸汤、贝母、竹茹之类。热入营血，心包受邪，则用安宫牛黄丸、至宝丹、生蛤壳、石菖蒲等，清心豁痰开窍。肝热夹痰动风，可用胆星、竹茹、钩藤、天麻、紫雪丹清热化痰息风。邪热夹痰壅塞气道，喉中痰声辘辘，在清热剂中可加用竹沥消痰丸、猴枣散、礞石滚痰丸。治疗温热病，化痰法的运用占有重要的地位，任师在治疗"乙脑"病人时，发现不少患者痰涎上壅，窒塞气道，虽用吸痰器吸痰，但不能根本解除呼吸困难。在此之际，他运用礞石滚痰丸配入相应的清热之剂，奏效颇捷，1~2剂后痰声消失，气息平和。

虚　象

温热病热邪方盛，阴受其耗，实中有虚，此时如专从增液生津入手，犹如杯水车薪，无济于事。应以驱邪为主，邪去则正安，热退则津还。若阴津耗伤已经显露无遗，应及时采取相应的治疗措施，刻刻顾护津液，若误治、失治，邪热消烁，津枯液涸，病则难治。所以古代医家指出："温热存阴，最为紧要"。

温热病由于温热之邪偏盛，耗伤气阴，故疾病后期常常出现虚象。任师认为：津伤液涸者十之八九，气虚阳脱者十之一二。因此，善治温热病虚象者，应从甘寒养阴，咸寒滋润，益气生津，养肝定风，益气固脱等法斟酌。

王某 女，9岁。7月21日收治入院。

患儿因发热4天，伴抽搐3次，呕吐1次。入院后，西医诊断为"乙脑"，经用西药处理，但高热不退（体温40.4℃），病情危重，次日邀任师诊治。患儿高热持续不退，神志昏迷，抽搐频作，气急痰鸣，舌苔黏垢微腻，病情危重，急拟清热化痰息风治之。处方：

生石膏先煎，70g　知母15g　炒山栀10g　川连1.5g　石菖蒲12g　远志15g　钩藤10g　石决明先煎，30g　海浮石24g　大贝母10g　生甘草6g

治疗经过：复诊（7月24日）：患儿身热降至38℃~39℃，神志仍不清，喉间痰鸣，舌质干而微红、苔黄垢而黄黑，仍宗前法。上方加礞石滚痰丸18g（研末入煎），安宫牛黄丸1粒（研化和服），2剂。

三诊（7月26日）：患儿于晨间神志较清楚，身热下降至37.5℃~38℃，抽搐停止，呼吸平静，喉间痰声消失。病好转，原方去钩藤、石决明、礞石滚痰丸，2剂。

四诊（7月28日）：患儿体温波动于37℃~37.5℃，惟垢苔未净，病去十之八九，但热、痰尚未彻底清化，予以轻剂调理。处方：

山栀10g　连翘10g　川连1.2g　远志10g　茯苓10g　大贝母10g
鲜荷叶边15g

6剂。药后未再发热，食欲增进，活动正常，于8月9日痊愈出院。

（张恩树　任光霞　整理）

谈达明

升降气机，孤其热势

谈达明（1909~？），江西武宁名医

一、小儿高热的发病特点

1. 邪从热化

小儿为纯阳之体，生机旺盛，感受六淫之邪后，易从热化。所谓"伤寒郁阳化热""温病则热变最速"，于小儿之体尤为突出。

2. 兼痰挟滞

小儿脾常不足，胃气薄弱，乳食不知自节，易为饮食所伤，脾伤失运，痰湿滋生。外邪入里，变证丛生。高热之外，常兼咳喘、痰鸣、腹痛、呕泻等证。其时痰湿、食滞与外邪胶结，难解难分，致使解表不应，清热不效，治疗困难。

3. 传变迅速

吴鞠通《解儿难》云："盖小儿肤薄神怯，经络脏腑嫩小，不耐三气发泄。邪之来也，势如奔马；其传变也，急如掣电"。验之临床，确实如此。常见表邪未罢，里证又起；高热未除，又邪入心营。

4. 气机不畅

小儿脾胃薄弱，藩篱稀疏，内易为饮食所伤，外易为六淫所侵，

524

致三焦气滞，邪无从出，发热日久不退，或气郁化火助热，以致发热日甚。

二、小儿高热的辨证要点

1. 诊表证

习惯上认为恶寒发热、头身疼痛、脉浮为表证。谈老认为不尽如此，他说，"表"是相对"里"而言。"表"不仅指肌表，凡病位在上、在外都应属于表。诸如头面水肿、体表淋巴结肿大、咽喉红肿、目赤肿痛、关节肿胀、皮肤斑疹、疮疖、白痦等，皆可看作是表证，予以解表透邪，至少可在清热中佐以透表。

2. 审热型

发热日久不退者，应考虑有湿热、痰、食等阴邪兼挟为患；热势起伏与身热不扬者，为湿热病；憎寒壮热者，为湿热之邪在募原，或血分毒热证；胸腹热甚者，为胃肠积热或停滞；发热夜甚者为湿热或食滞；身热肢冷者有三种情况，一为表邪郁闭、阳郁不伸，二为阳盛于内、格阴于外，属热厥证，三为湿胜阳微，湿热病多见。

3. 问汗出

全身大汗为胃热亢盛，迫汗外出，病机向外；手足微汗为肠热积滞，腑实不通，病机在里；睡中盗汗者多为木火升腾，内伤饮食，积滞生热，湿热作祟；头汗出，身无汗为湿遏热郁，气机不利；腹部及下肢无汗为食滞胃肠，气机不畅；汗出绵绵黏手，流而不畅为湿遏热郁，卫阳阻滞。

4. 辨喘满

咳喘和脘腹胀满为小儿高热多兼之证。咳喘有表气郁闭、肺气不宣引起者，有腑实上壅、肺气不降引起者。前者多兼鼻塞流涕，咳声不扬，无汗；后者多兼腹满便秘，咳时胸高气急鼻煽，喉中痰鸣，头额汗出。胀满乃脾胃气机不利。胀满按之硬而痛，多属热结、食滞；胀满按之软而不痛，多属湿阻、食滞、痰凝。

5. 观舌脉

小儿外感发热舌象，主要看其舌苔之厚薄润燥。苔薄者为病邪在表，苔厚者为病邪入里，或兼有形之痰滞，苔燥者，非邪热炽盛，即津液耗伤。苔滑腻者，为痰湿或湿热。小儿指纹主要以淡滞定虚实。纹粗滞表示病重，病位偏里，或挟有痰湿、食滞。纹细活多温热之邪为患，少有痰、滞、湿热。

6. 察二便

大便反映脾胃升降功能和寒热两方面。便秘并非都是热证，溏泻并非都是寒候。溏泻主要观察其排出物的气味，黏稠度以及通畅与否。小便关系到湿热的出路。

三、小儿高热的治疗要点

1. 温凉并用，清热透表

温凉并用，指辛温辛凉并用以解表和解表的同时加清热药，卫气同治。小儿脏腑娇嫩，形气薄弱，一方面易感外邪，另一方面既感之后又无力驱邪外出，需要作用较强的解表药以助之，舍辛温之品不能胜任。小儿外感之邪易从热化，且传变迅速，这就决定了辛温辛凉并用和卫气同治的重要性。辛凉以解表退热，辛温以发汗驱邪，使发汗无助热之弊，辛凉无凉遏之憾。清热药要根据病邪性质而区别使用。一般温热病多用清热泻火药；湿热或痰滞化热多用清热燥湿药；湿毒、温疫、疮疡肿毒引起之高热多用清热解毒药。清热药贯穿于治疗的始终，除了和解表药配合使用外，也和祛痰、消食、化湿等药配伍，但如表证重者，不宜过于苦寒，常于银花、连翘、芦根、石膏、知母、山栀子、黄芩、板蓝根等药物中选一二味。

2. 升降气机，达热于外

升降气机虽非直接清热之法，但能使病邪上越下泄，从里达外，不清热而热自退。其法有三：

（1）开上郁：指宣肺气，利胸膈。宣肺气常用麻黄、杏仁、桔梗、前胡等，利胸膈常用枳壳、桔梗、郁金、瓜蒌皮等。

（2）佐中运：指疏理脾胃，流畅中焦气机，解除脘腹胀满。以湿为主，胀满不甚者，宜蔻仁、砂仁、佛手、郁金、苏梗、藿梗、厚朴花等轻清流动之品。湿热、痰、滞交阻，既胀且痛，或呕泻并作，宜芩、连与夏、朴等组成辛开苦降之法，使湿开热除，清升浊降，中焦复运。

（3）利肠间：指通利大小便。热结便秘宜承气汤之类。湿热便秘，或溏而不爽，宜小陷胸汤或半夏泻心汤去参、枣、草，加杏仁、瓜蒌皮、枳实等苦辛通下。湿热挟滞便秘或泻利不爽，里急后重者，宜枳实导滞汤。利小便多用茵陈、木通、滑石等，取其渗湿兼能清热。

3. 消痰化滞，孤其热势

高热而清之不退，多有痰湿、食滞等兼挟之邪，如戴天章《温病明辨》中云："风热不清，用清凉药不效，即去其热之所附丽。风热之附丽者，非痰即滞，非滞即血"。痰浊在肺，以咳为主，宜浙贝母、橘红、前胡、杏仁、桔梗等宣肺化痰；以喘为主，宜苏子、葶苈子、莱菔子、白芥子等降气祛痰；热病神昏，喉中痰声辘辘，宜川贝母、天竺黄、人中黄、远志、石菖蒲、竹沥等开窍豁痰；发热项肿、咽痛、体表淋巴结肿大，宜浙贝母、玄参、僵蚕、连翘、夏枯草等散结祛痰；痰湿在脾，恶心呕吐，腹满便溏，宜二陈、温胆类或杏仁、厚朴、茯苓等分消走泄。食滞易化热滞气，消导之中宜加芩、连、槟榔、枳壳等清热理气。

4. 早投"三宝"，防止痉厥

"三宝"指安宫牛黄丸、紫雪丹、至宝丹。习惯上都只用于卫、气证罢，邪入心包之时。谈老认为，病至于此，多九死一生，病情危笃，虽有"三宝"，恐难回生。他根据小儿高热传变迅速的特点，主张在邪入心包初露端倪之时，但见烦躁不眠，或嗜睡，醒则明了，睡则谵语，目常开不闭，或喜闭不开，或直视、斜视，目睛呆滞，四肢厥冷，手足颤动等症，即速投之，而不必待神昏痉厥而后用，可以和解表透邪药同用，也可以和清气药同用，不仅不陷邪，反可先安未受邪之地。

（王义茂　整理）

周楣声

热证贵灸，以灸治疫

周楣声（1917~　），安徽中医药大学教授

热 证 可 灸

热证可灸与禁灸，自金元以至近代，争论已有千余年，但始终以禁灸占上风。通观《内经》全书，并无发热不能用灸的条文与字样，而且在《素问·骨空论篇》中还有热病二十九灸之说。

《素问·六元正纪大论篇》五郁为病"木郁达之"。如肝气郁滞，则宜舒肝而助其条达；"火郁发之"，心火郁遏，则宜助其发散升扬；"土郁夺之"，中土壅塞，则宜夺门开关，助其通利；"金郁泄之"，肺失清肃，则宜疏泄宣通；"水郁折之"，肾水停滞，则宜下通水道。（《广韵·训诂》："折，下也"。）这种因势利导，不失时机，乃是掌握与支配客观事物的普遍规律，热证用灸，即是"火郁发之"的具体应用。张景岳在《类经》中对此作注说："因其势而解之、散之、长之、扬之，如开其窗，如揭其被，皆谓之发。"灸法可以使血管扩张，血流加速，腠理宣通，从而达到"火郁发之"散热退热与祛邪外出的目的。

热证禁灸是后人的片面认识造成的，如金元学派之影响。金元四家中，张从正反对热证用灸最为突出。在《儒门事亲》一书中，对针

法则重视出血，古人认为热病出血谓之红汗，可收热随血出之效。这是和其汗法思想分不开的。而对于灸法，则是深恶痛绝。如痿证治法曰"风寒湿痹，犹如蒸汤灸燔，时或一效。惟痿者用之转甚……若痿作寒治，是刃而杀之也。"又伤寒三禁，以当汗之时，火坑，重被，热粥，燔针为二禁。目疾头风治法曰："世俗云，热汤沃眼十日明，此言谬之久矣。火亢乘目，更以热汤沃之，两热相搏，是犹投贼以刃也。"又反复说："热证用灸是两热相搏，以热投热，毋乃太过。"又说："诸痛痒疮，皆属于火，燔针火针，是何意也。""燔灸中脘、脐下、关元、气海、背俞、三里等，燔灸千百壮者，全无一效，使病者反受其殃，岂不痛哉！"张氏反对热证用灸，可以说是不遗余力。

形成热证禁灸，主要是因为后人对《伤寒论》的火逆、火戒认识不清。自《伤寒论》问世，直至唐、宋，如《千金》《外台》《圣济总录》《外灸资生经》等书，并未因《伤寒论》有火逆、火戒之说而认为热证不能灸。

《伤寒论》中所列举的火逆火戒之说，是统指古代各种火疗方法而言的。古代的火疗是包括煴、蒸、熏、熨、灸五种作用于全身和局部的用火方法之总称。如煴火即为雾火、无焱之火，后世的煅坑法，掘地为坑，如人长短，烧之全热，布桃叶、松柏叶、菊花及其他药物于内，人卧其中，覆盖熏蒸取汗。蒸是湿蒸，熏是干烤，熨是用药加热包罨，灸则是用艾点灼。由于火蒸炎熏，热力强大，作用于全身，大汗淋漓，用之得当自然有助，用之不当灾害立至。而灸仅是作用于身体的某一点，决无大汗亡阳的情况出现。火虽能包括灸，而灸则不能代表火，如因以火劫汗所引起的不良反应，统统归咎于灸，这是不公平的。

在《伤寒论》全文中，共有28条31处是论及用火治疗的方法与不良反应，并不是单指灸法一项而言。称为被火、火熏、火劫者有11

处，统称烧针与温针者有 8 处，称熨者有 2 处，称灸者有 10 处。而被火、火劫、火熏、热熨、温针与烧针以及灸等，各种不同名称和方法，也表现在用火作用的强弱不同，被作用面积的大小不一与形式变化的多样，因而自有不同的功效，同时也蕴藏着不同的副作用和不良反应。

在 10 条论灸当中，只有 4 条认为是用灸不当就会有咽燥吐血，焦骨伤筋，腰以下重而痹等几种不良反应。至于其余的惊痫、瘈疭、烦躁、谵语、发黄、起卧不安、奔豚，以及衄血、便血等 19 条，则是其他用火方法导致坏病，决不能与灸混为一谈。如果把这种情况也归咎于灸，显然不是仲景的原意。

如果说，热证禁灸是来源于《伤寒论》，那么仲景自己在治疗伤寒热病时，为何也曾用火呢？如在太阳脉证中说："太阳病三日，已发汗。若汗，若吐，若下，若温针而不解者，此为坏病。"又曰："二阳并病，当解之，熏之。"如认为发热禁灸是以仲景为楷模，而对仲景自己也曾热证用火，为何避而不谈呢？

不仅如此，统观《伤寒论》的六经病证中，除阳明的经腑病是以辛凉和苦寒的方剂为主外，其余各经莫不是以辛温大热大剂为治则，在《伤寒论》中的 113 方中，应用麻黄、桂枝、干姜、附子、细辛者就有 60 余方之多，内治与外治同理，难道说内治法的热因热用是尊经重道，而外治法的热因热用就是离经叛道吗？这是难以解释的。

由此可见，热证禁灸如以仲景之言为圭臬，则是对《伤寒论》的误解。

周氏根据其多年的临床经验，选择了流行性出血热作为"热证贵灸"的突破口。并于 1985 年至 1987 年连续 3 年，在本省砀山县出血热流行区，应用灸法经治 205 例诊断明确的出血热患者，实现这一目标，取得了 93.47% 的良好成绩，彻底打破了热证不能用灸的陈腐偏见，为灸法的适应证开拓了广阔的前景。1991年10月，该项成果已通过部级鉴定。

瘟疫施灸的具体方法

1. 选穴法则

针灸疗法的最大特点，就是异病同治的对症治疗。因之对于瘟疫也就没有什么特殊的孔穴与特殊的穴组，而是按常规和常法辨证施治。大要如下：

（1）头痛发热合并颧面潮红或青紫浮肿，以及球结膜充血等流行性出血热早期必见的症状。取大椎或加大椎左右上下各一寸（简称大椎五针）火针代灸，乃是祛风解表，泄热止头痛的首选穴组。再随宜加用手足阳明、太阳、风池诸穴，在发热期与阳气怫郁，腠理不宣阶段，自属适宜。三棱针点刺手足诸井穴亦有泄热解表之功，并可防止热毒入营。

（2）遍身浮肿作胀，口唇肥厚，舌胖，苔秽腻，关节疼痛，全身沉重，四肢不举，是早中期湿浊内阻，水气不化的主要体征。常取中脘、脾俞以宽中化浊，四渎、阴陵以利湿行水。前后上下同用，较之单用为好。

（3）腰痛是肾脏受损的主要体征，在病程的各个阶段均出现。中医的瘟疫证中也有"腰痛如被杖"的证候，可见出血热与瘟疫的关系密切。灸法的作用不仅在于缓解症状，主要乃是改善与维护肾功能。腰痛停止以后，少尿症状就很快得到改善或不再发生。常用穴组是阴交四针（即阴交、命门、左右肾俞），火针代灸，每能立即止痛，效果接近100%，是最有效的穴组之一。阴交、命门前后相对，是属于"偶刺"法的应用。再配合左右肾俞，对各类腰痛均有效。

（4）轻微咳嗽合并头痛发热，常易误诊为伤风感冒。单取大椎或大椎五针，再加风门、肺俞，在轻型病例极易收效。严重病例，咳喘气急或泡沫血痰，出现肺水肿症状时，当取用膈俞、血愁，以降气止血。膏肓、肺俞、至阳等穴皆不可少。用三里以引气下行，亦为必要。

（5）上消化道症状如干呕、痞满、胀闷、厌食与食入即吐等症，在流行性出血热的早中期常与发热浮肿等同时并存或单独出现。三脘加左右梁门穴，再随宜选加手足三里，是宽中快膈、止吐进食的首选穴组。

（6）烦躁不安或眼睑不开，昏沉思睡，常见于湿浊内阻，热毒入营与心阳不振之低血压休克期，亦见于阴亏津涸之少尿期。前者可用巨阙、至阳，以强心复脉，阴交四针以养阴护肾，亦可用百会五针以醒脑安神，心俞、肾俞以交泰水火。大钟、通里亦有交通心肾，调阴阳之功。

（7）语言无序，谵妄昏迷，烦躁发狂，惊悸抽搐，多见于邪入心包，阴亏水涸之少尿期。除百会五针，阴交四针以醒脑养阴外，三棱针点刺手足指尖出血，以泄入营之热毒，或再加关冲、窍阴，以熄少阳之风火，对于平息症状，每收显效。

（8）失眠烦躁，低热不退，纳差，取百会、大椎以安神彻热，中脘、三里以和胃宽中。

（9）腹部膨满与少腹胀痛，或合并便血，以及似痢非痢，泄泻便频，肛门坠胀等症，中脘、下脘、水分、阴交、腹中行诸穴，以及天枢、水道、手足三里等，也是常用穴组之一。

（10）小便黄赤短少，尿血，尿道刺痛，以中期热毒入营时为多见，除以阴交四针为常用外，特以列缺与照海，对消除尿道刺痛更为有效。即使不用照海，单用列缺，效果亦极明显。

（11）鼻血、牙龈出血，以及内脏腔道出血等，取膈俞以泻热清营，兼以强心，用血愁以止血养阴，兼以护肾。在上肢可配尺泽、鱼际，在下肢可配血海、三阴交。在清金培土的基础上发挥其泄热止血的作用。

（12）口渴口苦，唇焦咽燥，胸中烦热，在中后期为常见和必见。用阳陵或阳陵三针（阳陵留针，先点刺足中趾尖，再点刺手中指尖）以清营生津，舒肝利胆（按照手足对称的关系足中趾尖应为肝之井穴大敦），具有显效和特效。常在入针后，症状即可缓解和消失。液门、清冷渊、消泺，以及阳辅、丘墟亦可入选，于义相同。取用大椎下间以泄胸中之热，在《素问·刺热论篇》早有记载，取用亦效。

（13）局部红肿青紫，硬结肿痛，在病程之中后期，因经脉阻滞，湿热蓄积，可出现于身体之许多部位，特别在出血前后常可出现，并常引起化脓，除针对全身情况采用相应穴组外，局部火针代灸，用于消肿散结，实非任何药物可比拟。

（14）大便不通，支沟与照海是传统穴组，用之有效。

（15）全身症状均消除，惟舌苔秽浊灰暗久久不退，食欲迟不恢复，三脘、脾胃俞与手足阳明诸穴，虽为常规穴组，但效果有时却很迟缓。如有此种情况出现，应考虑投以理气宽中，化浊醒脾方剂，不应偏重于灸而忽视药物的作用。

（16）在所遇8例呃逆患者中，取用攒竹与膈俞，亦可有效。而内关与公孙，上下同取，针刺或点灸，效果较佳。

2. 施灸方法

以灸架熏灸与火针代灸为主，同时配合点灸法。此处不赘。

张震夏

治疗温病经验举隅

张震夏（1921~1976），沪上名医

在卫宜轻清宣化

叶天士《温热论》所谓："在表，初用辛凉轻剂，夹风则加入薄荷牛蒡之属，夹湿加芦根滑石之流，或渗湿于热下，不与热相搏，势必孤矣。"临证每宗此说，在表初用辛凉轻剂，系指邪在卫分，并非病势轻浅之谓，如为风与热合，两阳相劫，津液劫灼，不能上承，可见头目口鼻干燥之象；而湿热郁蒸，蒙蔽于上，更可见神昏目瞑之证，每致逆传心包。治疗急性肺部感染和发热待查者，常常投桑菊饮、银翘散等轻清之剂，而收着效。

张某 女，12岁。

发热2周，开始用安乃近、四环素、复方氨基比林等西药未见热退。后查白细胞3×10^9/L，中性76%；胸透：右下肺炎（非典型）。

诊断：病毒性肺炎。发热不退，体温38.8℃，汗出热不解，微恶风，咳嗽，痰少色白，胸闷，纳谷不馨，脉浮细数，舌边尖红、苔薄白腻。

治法：疏风清热，兼祛湿邪。

方用：桑菊饮加味。

桑叶 9g　菊花 6g　薄荷叶后下, 2.4g　前胡 9g　牛蒡子 9g　桔梗 3g　生甘草 3g　杏仁 9g　大青叶 12g　滑石包, 12g　芦根 30g　虎杖 30g　鱼腥草 15g

治疗经过：二诊：服药 2 剂，热势稍降，体温 37.8℃，胸闷渐畅，小便较多且清。仍见纳少，咳嗽，舌苔薄而腻，脉浮细带数，热未清彻，湿尚逗留，既以疏解，尚需芳化。处方：

藿苏梗各 4.5g　薄荷叶后下, 1.5g　杏仁 9g　前胡 9g　桔梗 3g　生甘草 3g　滑石包, 12g　蔻仁后下, 3g　芦根 30g　焦谷麦芽各 12g

上方服 3 剂后，热势渐降至正常，后以调理脾胃之药续服，经胸透已正常。

轻清之剂运用恰当，同样可以治疗重病。不过，轻剂是与病重相对而言，非为病情越重，用药越轻。但见上述证候，投以苦寒重剂，则药过病所，于病不宜，反致变证蜂起。过去，不少医家斥责叶天士，对于"上焦温证，治必轻清"极力反对。但叶氏认为轻清之品对于不少温病重证同样能够取效，主要在于是否按照卫、气、营、血的规律去辨证。邪在卫分，即以清热之苦寒药物，或投清营凉血之品，不能防止病情发展。

李某　男，28 岁。

病已 3 周，每天午后寒战身热，体温 38.3℃，汗出热退，咳嗽咯痰黄稠，头痛而胀，腰背酸痛，口苦口干，渴而欲饮，小便短赤，腑气少通，舌红苔黄，脉左弦右数。

辨证：阴虚体质，易受邪热，风温夹痰，邪从热化，阻于上中二焦。

治法：治当轻清，化痰泄热。用药如用兵，无粮之师，利在速战。

方用：银翘散加味。

银花 30g　连翘 20g　桔梗 3g　牛蒡子 9g　黄芩 9g　苍耳子 9g　黄荆子 12g　鲜沙参 15g　川贝粉吞，3g　玉竹 9g　化橘红 9g　清炙甘草 4.5g

治疗经过：二诊：服药 1 剂，汗出热退，体温 37.3℃，腑气得通，咳痰亦稀，口干口苦而渴，舌红苔微黄，脉数未静，前方奏效，仍步斯意。处方：

银花 15g　连翘 9g　黄芩 6g　山栀皮 9g　桔梗 3g　生甘草 3g　化橘红 9g　玉竹 9g　瓜蒌皮 9g　川贝粉吞，3g　活芦根 30g

三诊：服药 2 剂热已去，体温 37℃，津液已伤，口干欲饮，小便微黄，鼻塞干燥，咯痰色黄，舌红脉滑。邪既外解，当以清理肺胃，热病之后，药宜清凉，惟恐炉烟虽熄，灰中有火，处方：

鲜沙参 15g　大麦冬 9g　鲜石斛 9g　桔梗 3g　甘草 3g　玉竹 9g　白薇 4.5g　瓜蒌皮 9g　白扁豆 9g　橘白 9g

发热 3 周，投药 3 剂而见热退。细观前后三诊，先以轻清之品，如栀、芩、蒌以祛风热，后以甘凉之药，取"上者上之"的意思。

清气之品药专量重

对于有些温病的治疗，每每药专量重，处方药味不多，但是用量很重。

乙脑清气汤　治疗乙脑。

银花 30g　连翘 15g　大青叶 30g　板蓝根 60g　知母 15g　生石膏 150g　生甘草 9g

乙脑清瘟败毒饮　治疗乙脑。

生石膏 120g　知母 24g　鲜生地 60g　大青叶 60g　板蓝根 60g　紫草 30g　生赤芍 15g　带心连翘 15g　山栀 15g

银花一般要采用 15~30g，大青叶、板蓝根用 30~60g，特别善用、重用生石膏，一般用至 30~150g，多至 250g。

朱某 男，7 岁。

西医诊断为"乙脑"，入院已第 8 天，发热不退，神志昏迷。舌红、苔干而焦黄，脉滑数。

方用：乙脑清气汤加减。

七叶一枝花 30g 大青叶 30g 连翘 12g 生石膏先入，90g 知母 9g 生甘草 4.5g 郁金 6g

治疗经过：复诊：2 剂药后，热势下降，神志渐清，两手已可握物。诊其脉滑，舌红、苔光，方拟：

赤芍 15g 丹皮 9g 青蒿 9g 鲜生地 20g 钩藤后下，6g 知母 9g 生麦芽 9g 郁金 6g

药后又续服 7 剂，经调理而痊愈出院。

治疗应重用清热，用药多为 1 日 2 剂（上、下午各 1 剂），速战速决，以免邪陷心营，而生变证。

王某 女，32 岁。

发热近 2 周，伴咽喉肿痛，关节酸痛，用土霉素、氯霉素、去痛片等无效，查体及化验未明确诊断，以发热待查和待排除胶原疾病而收入病房。高热，微恶寒，头痛咽痛，汗出不畅，目赤便秘，舌苔白厚带剥，质红，脉偏弦细。

辨证：卫气同病，上中二焦热盛伤阴，风温夹湿。

治法：辛凉泄卫，清气通下，防其邪热内陷，变证蜂起。

方用：银翘散、凉膈散、白虎汤合方。

银花 30g 连翘 15g 菊花 9g 牛蒡子 9g 薄荷叶后下，3g 凉膈散包，15g 生石膏先入，30g 知母 9g 桔梗 3g 生甘草 6g 鲜芦根 30g

日服 2 剂，服 3 天共 6 剂，热即退清。合银翘散、凉膈散、白虎汤于一方，药专量重，少佐散风透邪之品，使邪热上散中清下泄。

注意顾护津液，以免邪陷营血

治疗温病，十分注意保存津液。邪热在卫，遇有口渴甚者，常投川贝、花粉、石斛、南沙参；邪热入气，每于白虎汤中入鲜沙参、鲜石斛；口干，便结则以增液汤（鲜生地、鲜玄参、鲜麦冬）取补药之体，作泻药之用；邪热内陷营血则以生地、玄参、花粉、知母、赤芍、阿胶入清热或凉血方中。热病后期则取沙参麦冬汤加减，热病保存津液又易又难，易者为热者寒之，投以甘寒之品即可；难者于卫、气、营、血不同阶段应选不同药物，恰如其分，随证用之，方可收扶正达邪之功。

对以下几种情况应特别注意保存津液：①高热持续不退；②阴虚体质，复受温邪；③老年及小儿得温病者；④热入下焦，真阴被灼；⑤热病后期，津耗液伤。若以甘寒生津，取增液汤为多；以咸寒增液，投三甲复脉汤为多。

徐某 男，20 岁。

因高热，咳嗽，咯血 3 天而入院。原患先天性心脏病，入院后诊断为肺炎和亚急性细菌性心内膜炎。用青霉素、链霉素、四环素、氯霉素、庆大霉素等抗生素并用止血药，咯血症状得到控制，肺炎消失。但高热始终不退，诊其脉细数，舌红绛，苔灰腻，口干且苦，大便不畅。

辨证：热入营血，气分之邪尚未尽彻。

治法：急宜清营凉血，并以清气生津治之。

方用：增液汤、化斑汤合黑膏方。

鲜生地 30g　玄参 12g　麦冬 9g　广角粉吞，6g　银花 30g　连翘 30g

生石膏先入，30g　知母 9g　川连 6g　淡豆豉 18g

早晚各 1 剂。3 天后热退尽，此方以增液汤、化斑汤、黑膏方组合而成，共奏清营透热，生津存液之效。

对温病在卫气阶段的治疗应特别重视，对正不虚者，则祛邪为主，正已虚者则多以存津并祛邪外出，勿使内陷营血，一旦邪陷营血，则又强调注意顾护津液。

下不嫌早，力挽危证

治疗温病，下不嫌早。温病初起，如见来势急暴，迅即出现心包及营血症状者，宜急下之。如"乙脑"一发病即见发热、嗜睡、烦躁、头痛、呕吐、昏迷抽搐，此为热毒内盛，深伏于里，上蒙清窍，扰乱神明，除非攻下邪热则热毒无外出之路，欲开窍苏神，舍承气急下则无法可循。

张某　男，20 岁。1963 年 7 月 18 日初诊。

发热头痛 3 天，伴呕吐 10 余次。患者从 7 月 16 日起畏寒发热，头痛不舒。次日体温骤升至 39.5℃，头痛加剧。7 月 18 日，高热不退，头痛甚剧，并有呕吐，体温 40℃。

检查：脑脊液检查：白细胞 0.75×10^9/L，中性 87%，压力 19.6kPa（200mmH$_2$O），潘氏试验（＋）。

诊断：乙型脑炎。病起 3 天，壮热，汗出不解，头痛不舒，便秘 3 日，腹硬，曾呕吐，脉滑数，舌质红，苔白。

辨证：暑湿内蕴，充斥上下，蒙蔽清窍，邪热下结。

治法：急以开门驱贼，清暑利湿。

方用：调胃承气汤加味。

鲜藿香 15g　鲜佩兰 15g　大豆卷 15g　清炙草 3g　鲜荷叶 1 角　山

栀 9g　银花 24g　连翘 12g　生川军后下, 9g　玄明粉冲, 9g

治疗经过：二诊（7 月 20 日）：大便 1 次，为稀薄色黄便，身热不解，头昏嗜睡，谵语烦渴，神志有时昏糊，脉洪数，苔白而燥，湿热相合，蒸郁而蒙蔽于上，独邪干清也。

生石膏先入, 30g　知母 9g　粳米包, 30g　鲜竹叶心 15g　鲜菖蒲 9g　广郁金 9g　鲜茅芦根各 30g　鲜生地 24g　紫雪丹冲, 1.5g

四诊（7 月 22 日）：壮热不解，神志昏糊，口斜肉瞤，腹硬，昨日无大便，脉弦细，舌苔黄。热势鸱张，腑气闭结，邪热内炽更甚，再予清下开窍，复方图治：

生石膏先入, 30g　知母 9g　粳米包, 30g　生甘草 6g　鲜菖蒲 9g　鲜茅芦根各 30g　鲜竹叶心 15g　生川军后下, 9g　石决明先入, 30g

另：全蝎 9g　地龙 9g　蜈蚣研冲, 9g　紫雪丹冲, 1.5g

五诊（7 月 23 日）：神志昏糊，语言謇涩，邪热渐退，口斜肉瞤亦减，无大便，脉细弦，舌苔黄腻，击鼓续进。

鲜菖蒲 9g　鲜芦茅根各 30g　鲜竹叶心 15g　生川军后下, 9g　小川连 3g　黄芩 6g　龙胆草 2.4g　石决明先下, 30g　玳瑁先入, 6g

2 剂药后，大便 1 次，患者神志渐清，但出现痰声辘辘，处方用竹沥、川贝、瓜蒌、胆星、菖蒲等药治疗，渐见好转，痊愈出院。

叶天士曰："里结于何？在阳明胃与肠也。亦须用下法，不可以气血之分，谓不可下也。"此病初起，不独壮热已盛，抑且邪热下结，当下之，取调胃承气汤法。药后得便，惟独热盛神昏，虑其陷营入血，投紫雪丹、白虎汤合菖蒲郁金汤等。然热不解，故知腑气闭结，虽大便溏为邪未尽，故再下之，热势遂降，病情渐入坦途。

（沈庆法　整理）

钱远铭

清解为主，六法三要

钱远铭（1923~　），湖北中医研究院研究员

在温热病治疗过程中，除应通晓六经辨证、卫气营血辨证、三焦辨证，充分运用前人经验进行辨证施治外，还必须针对温热病来势凶猛、变化迅速的特点，总结一套执简驭繁，易于掌握，行之有效的治疗大法和注意要点，方能胸有成竹，把握病机，应付自如，取得满意疗效。否则，胸无成法，遇事茫然，朝方夕改，寅定卯移，未有不失败者。因此，总结出治疗温热病的六法三要点。

参 用 六 法

一般来说，温热病的基点是建立在一个"热"字上，因而治疗大法就必须建立在一个"清"字上。实践证明，温热病患者多在清法的基础上取得疗效。然清法不是单一的运用，而是在清法基础上分为清解、清透、清化、清利、清下、清补六法，根据病情变化，随机应用，取得疗效。

一、清解法

即清热解毒法。用连翘、金银花、黄连、黄芩、板蓝根、鱼腥

草、野菊花为基本方药。凡一切温热病证，不论早、中、晚期，皆以其为必用之品（此可根据病情选用其中数种），然后根据病情发展和变化，加用以下五种方法投治。

二、清透法

即清热透邪法。凡热病初起阶段，兼有发热恶寒，脉浮，舌苔薄白或薄黄者，为温热病兼有卫表之证。除用上述"清解法"方药外，加入荆芥、薄荷、竹叶、柴胡、青蒿等以宣表透达为治。不论早、中、晚期，只要有恶寒一证存在，则清透之法必不可少，或全用，或选用一二种，可据病情决定。此即遵守前人"有一分恶寒即有一分表证"之明训。

三、清化法

即清热化浊法。指温热病过程中，兼有咳喘痰多，胸脘满闷，便溏尿浊，舌苔滑腻，痰湿内蕴者，可于"清解法"中加入半夏、瓜蒌、枳实、橘红、藿香、厚朴花、川贝、芦根、冬瓜仁之属，取其芳香化浊，涤痰除秽为治。

四、清利法

即清热利湿法。指温热病过程中，兼有尿频、尿急、尿痛，下肢浮肿，黄疸，小便不利，舌苔滑腻或黄腻者，为热中夹湿，湿热下注之候。可于"清解法"中加入车前草、茵陈蒿、白茅根、泽泻、木通、土茯苓、虎杖之属，以清热利湿、分消湿浊为治。

五、清下法

即清热通下法。指温热病过程中，热邪化燥，大便秘结；或热结旁流，大便黏臭；或邪热炎上，头痛，眼赤，口舌灼痛，诸火在上，单用清解法而不能取效者。可于"清解法"中，加入大黄、芒硝，取其釜底抽薪、清泄邪热为法。在温热病的治疗过程中，应密切注视患者大便情况和舌苔变化。只要大便三五天不解而舌上出现黄苔者，便可抓住可下之机，当机立断，往往一下之后，其妙无穷。绝不要徘徊坐待，错失病机，延误病情。古云：六经实热，独取阳明。即此谓也。

六、清补法

即清热补养法。凡温热病经过一个时期发热消耗以后，往往出现两种可能性：一是热后伤阴，症见潮热盗汗，卧不安神，口干舌红或绛，苔少或无苔，应在"清解法"中加入生地、玄参、麦冬、丹皮、赤芍等以清热养阴为法；一是热病后气阴两伤，症见面色萎黄，或见㿠白，自汗盗汗，口干欲饮，神疲气怯，舌淡少苔，或淡嫩无苔，可于"清解法"中加入太子参（西洋参尤妙）、黄芪、生地、麦冬、莲肉、百合等以清补气阴为法。

以上六法，相互之间有机结合，不可孤立看待。尤以清解一法，在每一个温热病患者中贯彻始终，不可因用其他五法而轻易放弃清解法；更不可以认为病情已经好转，放弃清解，而贸然改用单一补养之法，以致温热之邪死灰复燃，更难图治。只要掌握病情，辨证施治，自能运用自如，收效良好，切勿以其浅近而忽之。

治温三要

六法既备，还不是取得疗效的终点，更须注重以下三个要点，方能达到预期效果。否则，功亏一篑，半途而废，仍难取得相应疗效。

一、注重舌诊

随着清代温热学派的崛起，舌诊在温热病中的应用价值提高到极为重要的地位。即如温热派之大师们，几乎都是依靠舌诊来作为诊断和预后依据。因此，在温热病运用六法过程中，应特别密切注视舌的变化。一般来说，舌诊分舌质与舌苔两部分。舌质代表正气一面，舌苔代表邪气一面。因此，观察舌质的变化，便可测知正气之盛衰；观察舌苔的变化，便可测知邪气之进退。温热病一般是邪气为患，邪正斗争是疾病发生、发展、终结的全过程，因而祛邪与扶正是温热病两种对立统一的治疗手段。什么场合祛邪，什么场合扶正？最可靠的依据便是严密观察舌苔、舌质的变化而作决定。大凡起病以后，舌质不发生特殊变化，而舌苔由薄而厚，由少而多，由假而真，不论其苔色如何，其主要病机在于邪气一面，治疗大法，宜以祛邪为主。若舌质无大变化，而舌苔由厚而薄，由多而少，由真而假者，则为邪气逐步消退，病情向愈的表现。反之，若舌苔始终不退，而舌质出现特殊变化，或绛或紫，或胖或瘦，或枯萎无色，则属邪气不减，正气又处于衰败之地。治疗大法，扶正祛邪，两不可少。若舌苔虽然逐步消退，或光或剥，而舌质又出现或绛或紫，或枯萎无色，则属于邪退正衰之候，病情不仅未减，而且到了严重阶段。治疗大法，必须把扶正放在主要地位。这一舌诊运用规律，必须严格掌握，才能正确地把握病机，运用六法，或攻或补，或攻补兼施，各随其所宜而投之。

二、坚持方药

温热病虽有来势凶猛，变化迅速之特点，但也不是变化莫测，穷于应付。一病上手，必须首先明确诊断，拟定方药。一旦定方定药以后，只要病情没有大的改变，必须坚持不变，直至取得相应疗效为止。绝不可求效太急，朝方夕改，寅定卯移，驯至寒热温凉杂投，攻补和解并施，彷徨终日，茫无法度，最后丧失信心，治疗失败。须知方药虽然切中病情，而对邪热炽甚之患者，非一时可以产生药力，须达到一定时间方能出现疗效。古人所谓"覆杯即安""立竿见影"之说，只不过是文字上的渲染而已。作为一个医生，须要讲求实际，不可把疗效建立在超限度的基础上，以致求效心切，欲速反而不达。经过长期的临床验证，许多严重病例，是在守方守药坚持不变的基础上获得了最后成功。

三、保足剂量

温热病属于急症范畴，一般剂量宜大，采取打歼灭战方法，迅速扫除病根为止。如内科之大叶性肺炎、泌尿系感染等，外科之急腹症等，均需采取大剂量方药，一日 2 剂，甚则一日 3 剂，每 4~6 小时服药 1 次（夜间也要服药），保证药物到手到口，才能取得疗效。否则，虽立法处方正确，坚持不变，而剂量达不到要求，仍然是以无效告终。此外还必须注意患者胃纳如何，若胃气已衰，饮食少进，药更难服。主观上以求速效，客观上不能接受，势必造成相反的结果。此时应根据具体症情采取措施：一是放小剂量，逐步打开局面，抓住时机，建立疗效；一是放大剂量，先煎去渣，进行浓缩，分次少服，既能解决服药困难，又能达到预期目的。同时还有许多患者，一病之后，饮食尚难下咽，服药更感难下。特别是许多泌尿系感染患者和胆系感染患者，原本已有恶心呕吐之症状，服药则更是不易，往往给临床用药造成极大困难。在主持中医治疗急症病房的过程中，经过多方摸索，终于找到了一套行之有效的止吐方法。即用生姜不拘多少，洗净、捣烂，用纱布挤压取汁候用（暑天则放置冰箱内，以免变质），每于服药时加入生姜汁 1~2ml，和匀冲服。与此同时，用 1 寸长毫针刺入一侧内关（男左女右），得气后留针半小时，不必中途捻转。对服药呕吐，或原本有呕吐患者，开始服药，剂量宜小，逐次增加以适应。生姜止吐，古有明训，但生姜不能与其他药物同煎，煎则气味挥发，止吐作用减弱，必须生捣自然汁，临时冲服，方可服效。

总之，温热病属于急症范畴，效在速战，时间就是生命，争取得一分时间，就是争取得一分胜利。处方立法，既要果断，又要坚定不移，切不可筑室道旁，议论纷纷而无主见。上述六法三要点，乃是从长期临床实践和与疾病斗争中总结的经验结晶。方法简便而得其要领，行之有效而不务空言，诚能掌握运用，当收事半功倍之效，勿以简易而忽视之。

朱进忠

温病亦当审表寒，脉舌相参是关键

朱进忠（1933~2006），山西省中医药研究院主任医师

热病当审表寒郁闭

温病之谓温病，因其致病为温邪故耳。因此诸家论之：在表者宜疏风泄热；夏日感受暑湿，复受寒侵者宜透表清暑；湿温初起，湿热邪郁于肌表者宜宣表化湿；燥热伤肺者宜疏表润燥。且一些医家论之：伤寒自为伤寒，温病自为温病，不可混也。其间虽有杨玉衡著《伤寒温疫条辨》、俞根初著《通俗伤寒论》之问世，力述伤寒、温病之不可分。然多未被广大医家所接受。

余始亦宗伤寒、温病当分之说，后因屡屡碰壁，不得不改弦易辙。因忆 1964 年，余应领导号召，随山西省医疗队奔赴河北省灾区。适值当时钩端螺旋体病流行。因余过去未曾遇见过此病，不得不求教于杂志诸报道，审之，诸家之论云：钩端螺旋体病相当于中医之湿温，其在表者宜宣表化湿法治之。及至到疫区一看，每个患者均请前面医疗队治疗过，其所用治法即杂志报道之法，然均无效。因思《伤寒论》诸章之标题云：脉证并治，即辨证之主要依据一有脉，二始有证。叶天士《温热论》之论温病辨证主要依据有舌。乃悟：此病之不效乃未求重于脉舌

耳。细察患者之脉多有弦紧而数，舌苔多有白。乃诊有表寒闭郁太甚，里热夹湿耳。疏大青龙汤，果然一剂热退，二剂得愈。

郭某 女，42 岁。

高热（40℃），腓肠肌疼痛 7 天。

诊断：钩端螺旋体病。

先用青霉素等西药治疗 3 天不效，继又配合中药宣表化湿诸法治疗 4 天亦不效。因医疗队更换，改由我队治之。察其身热如炭，无汗，小腿疼痛，舌苔薄白，脉浮紧而数。

辨证：寒湿闭郁，里热壅滞之证耳。

方用：大青龙汤加减。

麻黄 18g　桂枝 10g　杏仁 10g　甘草 10g　大枣 12 个　生姜片　生石膏 15g

一剂。服第一煎 30 分钟后，全身微汗出，体温由 40℃降至 37.8℃。2 小时后，继服第二煎。30 分钟后，热退，体温降至 36.8℃。

其后，又以此法救治 25 人，均一剂得愈。

高热昏迷必求于腑，不可但求心包络

大凡温病之身灼热，肢厥，神昏谵语，或昏愦不语，舌謇者，多系热陷心包，故医家每予清心开窍之安宫牛黄丸、至宝丹、紫雪丹治之。即如兼腑实者，只可以牛黄承气汤，即以生大黄末送服安宫牛黄丸。吴鞠通《温病条辨》云："邪入心包，舌謇肢厥，牛黄丸主之，紫雪丹亦主之。""邪闭心包，神昏舌短，内窍不通，饮不解渴者，牛黄承气汤主之。"及至临床较久，始知以上之见尚不全面。

郑某 男，32 岁。

高热（体温 41.2℃），昏愦不语，肢厥 7 个昼夜。

诊断：流行性乙型脑炎。

先予西药与中药清瘟败毒饮加减大剂合安宫牛黄丸，1日3丸治之。不效。邀余会诊。察其体厥如冰，神昏如尸，按其腹硬满，视其舌苔黄厚干燥，触其脉伏不出，询其家属云大便已八日不行。余云：此阳明腑实之体厥证也，病邪不在心包，安宫、紫雪用之无效也。兼医云：神昏非心包络之证乎？余云：神昏之属于心包者恒多，故诸医将安宫牛黄丸视为救治昏迷之要药，然亦有在阳明者，这在《内经》《伤寒》诸书中早有所论，故仲景每以在承气汤治神昏，每以桃核承气汤、抵当汤治惊狂，又且明代医家吴又可氏著《温疫论》大倡体厥之用攻下，亦甚有卓见。且夫本证腑实证俱见，若不急下，恐清气不升，浊气不降，阴液必涸耳，必用大承气汤攻下方可，否则重在中焦，反治上焦，必不救也。乃予大承气汤：

枳实 20g　厚朴 20g　大黄 15g　芒硝 15g

两煎兑在一起，顿服。

2小时后，腹鸣矢气；3个小时后，其眼睑微动；6小时后，大便1行，神态微清，体温降至38.2℃，肢体微温，脉出。

次日又服1剂，神清热退。

神昏面热，阴盛格阳不可忽略

温病之神昏身热者，叶天士、吴鞠通等大家，多求气营之清热，佐开心包，仲景、又可等大家则每求阳明之清热通腑。细察近世之讲义及专著亦多宗此。及至阳虚阴盛格阳之身热昏迷者恒多忽略，致若此证见之于临床，西医邀中医进行会诊者，每每迅即见而逝。

孙某　女，52岁。

流行性乙型脑炎高热昏迷7天。前医屡予西药与中药清瘟败毒饮加大剂合安宫牛黄治之。不效。邀余会诊。

察其身热面赤（体温 39.5℃），神昏肢厥，脉微欲绝，大便自遗而不臭，舌苔白质淡而润。综合脉证，云：此阴盛格阳之证也。治宜四逆汤。某医云：此流行性乙型脑炎也，体温 40℃，怎敢用四逆汤？余答云：君不察前用诸方均有清热凉营开窍之药乎？其不效也。且证均有阴盛格阳，故宜四逆也。处方：

附子 10g 干姜 10g 甘草 10g。冷服。

服药四小时后，果然神清热退。

温病身热气虚

温病之谓温病，乃其热也，故温病大家力倡清热之法以治本病。至若在表者主用辛凉解表，气分邪热者主用清气泻火，邪郁少阳或留连三焦者主用和解疏泄，湿热蕴结者主用除湿清热，热结胃肠者主用通腑泄热，营血热炽者主用清营凉血。至若暑热伤气者，东垣虽有清暑益气汤之列，然医者虽见其证亦多摇头不用，或者高明者勉予王孟英氏之清暑益气汤，并每每告诫后学者云：温病乃热病也，若见暑热仍盛，津气两伤者，虽可用补气之品，但不可予人参也，只可予西洋参，因西洋参虽有补气之功，但其性偏凉耳，否则助其热邪则热更炽耳。余在从医的前近二十年中大多宗上述之论。及临床较久，医者邀余会诊者日多，热病之高热不退者几乎每月必见一二。细审之，大多如仲景《金匮》所述之暑证。此证仲景虽未列方，东垣却补之于后耳。又思东垣、孟英两方虽均名曰清暑益气，然东垣之用丁元气本虚，伤于暑湿有主者，即吴鞠通所云："《金匮》谓太阳中暑，发热恶寒，身重而疼痛，其脉弦细芤迟，小便已，洒洒然毛耸，手足逆冷，小有劳，身即热，口干，前板齿燥；若发其汗，则恶寒甚，加温针，则发热甚，数下，则淋甚，可与东垣清暑益气汤。"孟英之清暑益气汤则用于暑热伤津耗气。《温病学》云："身热息高，心烦溺黄，口渴自汗，肢倦神疲，脉虚无力"；《方剂学》云："身热汗多，口渴心烦，体倦大气，脉虚数。"而两方均未见有可否用于高热，即体温在 39℃ 以上的患者。

李某 女，14 岁。

持续高热不退 10 天。

诊断：传染性单核细胞增多症。先用大剂抗生素等不效，继又配用中药清热解毒，清营凉血大剂亦不效。邀诊于余。

察之，面色㿠白，多汗，颈、腋、鼠蹊部淋巴结肿大，舌苔白，质嫩红，脉虚大弦紧数。因忆东垣之用清暑益气，补中益气多求之于虚大之脉，且其具备气阴两虚，又兼湿郁之证。乃予东垣清暑益气汤加减。

人参 10g　甘草 6g　黄芪 15g　当归 6g　麦冬 10g　五味子 10g　青皮 10g　陈皮 10g　神曲 10g　黄柏 10g　葛根 15g　苍术 10g　白术 10g　升麻 10g　泽泻 10g

服药 1 剂，次日体温由 39.5℃ 降至 37.1℃，精神、食欲好转。又服 6 剂，全身淋巴结肿大消失。数次复查血象均正常。

刘某 男，50 岁。

持续高热不退 20 多天。迄今未确诊。察其体温 39.1℃，身热，时见洒淅恶风，汗多神疲，纳呆食减，口干，尿黄，舌苔黄白而润，脉虚大弦紧而数。综合脉证，诊为气阴两虚，湿热不化。治以益气生津，除湿清热。清暑益气汤加减。

服药 1 剂，发热恶风，神疲乏力减，体温 38.5℃。继服 6 剂，诸证俱失。

王伯岳

辛温辛凉并用，治表治里兼图

王伯岳（1912~1986），原中国中医科学院教授，著名儿科学家

小儿表邪非温不能透达，非辛凉则表热不能清解。小儿外感，单纯风寒或风热比较少见，往往寒热夹杂互见。叶天士说："先受温邪，继为冷束"，故应辛温辛凉并用。对外感风热或热为寒闭，寒从热化，热重于寒者，治以辛凉为主，佐以辛温。常用吴鞠通银翘散加味方：

银花　连翘　牛蒡子　淡豆豉　淡竹叶　防风　大青叶　黄芩　薄荷

银翘散本有荆芥、豆豉，寓辛凉辛温并用之意。本方加入防风，增强清热解毒之功。对于外感风寒或寒热夹杂而寒多于热者，则治以辛温为主，佐以辛凉，常用荆防葱豉汤：

荆芥　防风　羌活　苏叶　白芷　葱白　淡豆豉　薄荷　淡竹叶　黄芩　甘草

方中荆、防、葱、豉、羌、苏、白芷，均系辛温解表、疏风散寒之品，较峻汗之麻黄、桂枝平和；薄荷辛凉而能祛风散热；竹叶辛淡甘寒；配辛甘微苦之豆豉，有解表清热除烦之功；黄芩苦寒，兼清肺热。

银菊解毒汤　治疗小儿时行感冒之方。

银花　菊花　板蓝根　蒲公英　甘草

加减二香散　治疗小儿夏月伤暑感冒。

香薷　藿香　连翘　银花　生石膏　生甘草　知母　黄芩　淡竹叶　甘草

辛温辛凉并用

小儿易罹外邪，只要病在表卫，辨证准确，及时正确使用解表法，掌握辛温辛凉并用的原则，常能将病邪除之于早期阶段。

温为阳邪，传变甚速。小儿气血未充，脏腑嫩弱，外感温热，往往来骤，入里化热亦速。常常表未解而里热已炽。加之小儿每多胃肠积食，蕴热生痰，内外合邪，最易出现表里同病。

关于外感温病的治疗，前人有"治上不犯中""治表不犯里"之说，这都揭示在治疗中应仔细分析其病位所在以及病机所示，分清疾病表里先后施治。病在表在上，邪机向上向外者，治可使之从表从上而解；病位在里在下，邪机向下向里者，治可清下解之。但在小儿温热病中，实际病情并非如此单纯，泾渭分明。卫气同病，营卫合邪，温热夹食、夹痰、夹风等表里同病者较为常见。治疗上如单纯解表则里热易炽，单纯清里而表邪不解，痰食与邪热搏结，蕴积肺胃稽留不去，或内有胃肠饮食积热不除，单解表或单治里也均难以收功。因此，在小儿温热病治疗中，表里双解法最常用。

治表治里兼图

临床上对小儿一般表证或温热夹食，而伴有腹胀纳差等症者，每多加入炒三仙，或加入生谷芽、生麦芽、莱菔子等。对小儿停食着凉所致之伤食感冒发烧等，用藿香正气散加减，合入清热消食和胃之品。或于疏风解表清热的同时，合入保和丸加减，可取得较好疗效。

对于小儿肺炎，外感风邪，内蕴痰热而致肺闭者，宜解表疏风，清热化痰同施，常用麻杏石甘汤加减。里热盛者，酌加银花、连翘、山栀子、板蓝根、黄芩、知母、鱼腥草、淡竹叶等清热解毒之品。表闭甚者，酌加葱豉汤、芥穗、防风、薄荷等，以加强疏风开闭的作用。痰多咳喘甚者，酌加葶苈子、莱菔子、苏子、白芥子、瓜蒌、贝母、前胡、枇杷叶、黛蛤散。口渴喜饮者加芦根、花粉、石斛、玉竹。大便干燥者，加熟大黄、枳实。以生谷芽代粳米，配甘草和中护养胃气。根据不同情况，营卫合邪则两清营卫，卫气同病则表里两清，外感表证夹食、夹痰、夹热等，用解表法与和胃消食、祛风化痰、泄热导滞等法并用。不拘前人之戒，临床均能收到较好疗效。

苦寒药物味苦而性寒，具有清热泻火，凉血解毒，攻除胃肠积热的作用，是治疗气分里热实证的重要药物。临床上则不拘吴鞠通"夫苦寒药，儿科之大禁"之戒，如小儿里热炽盛，火热燔灼津液，出现高烧不退，烦躁口渴引饮，舌绛苔黄而燥，五液俱少，小便短赤，脉洪大而数等热邪充斥三焦，表里内外俱热，呈现燎原之势时，必须及时投以苦寒直折，以救津液伤亡之危。对小儿肺炎重症，高热不退，肺火热毒炽盛，多急以三黄石膏汤加清热解毒之品治之。对小儿中毒性痢疾，疫毒化热化火，出现高热而热毒炽盛时，施以黄连解毒汤合白头翁汤加减。疫毒蕴结肠道，实热内闭而出现高热烦躁，便闭腹满，口渴恶心呕吐，甚或热毒内陷，闭窍动风而出现神昏惊厥等，以承气汤釜底抽薪，清肠解毒。用之得当，可效如桴鼓。"温病下不厌早"，其目的主要在于导热下行，逐邪外出，其次还在于攻除积滞。幼儿温热病中，多有温热之邪入里化热，与饮食积滞互结，出现阳明热盛燥结之证，可见便闭腹满，唇红口糜，舌苔黄厚，脉实大而数，或下利纯清秽臭等，则投与苦寒泻下，也能取得满意的疗效。温病高热主要是由于温热毒邪所致，在辨证论治的基础上，常选用银花、连

翘、板蓝根、大青叶、紫花地丁、鱼腥草、蒲公英、野菊花、败酱草
等清热解毒之品，与清热泻火之石膏、山栀子、黄连、黄芩、知母、
寒水石、莲子心等同时并用，较之单纯用寒凉或解毒，能提高疗效。

（陈贵廷　整理）

刘志明

热病初起，温凉并用，表里双解，相得益彰

刘志明（1925~），中国中医科学院主任医师，国医大师

发热病人，无论感受何种邪气，初起病位均在表，当用汗法，不然则不能达祛邪之目的，即"在卫汗之可也"。但汗之一法，具体运用很多，但总以病邪由汗得到解除为目标，所以，一般多用辛温药物，"发表不远热"。但在治疗温热病初起之发热时，因其病原为温热之邪，与寒邪伤人不同，所以温病学家又于仲景之辛温解表外，创立辛凉发汗一法，若仍用辛温发汗，则无疑为抱薪投火，反助热势，伤津耗液。但证之临床，辛凉之品虽可散热，但发汗力量不足，往往不足以驱邪外出。用辛温辛凉两者结合，治疗急性热病的表证，辛凉以解肌退热，辛温以发汗驱邪，使发汗无助热之弊，辛凉无凉遏之憾。常选用辛温之芥穗、防风，不用麻、桂，配合辛凉之薄荷、蝉衣，二者协同，共奏发表祛邪清热之功。此类药物，貌似平淡无奇，但运用得当，可收"轻可去实"之效。

由于急性发热，发展迅速，转变较快，病邪易由表入里，甚至有不少起病即为表里同病，所以前人有云"温热病自里达表"。此时，若只看到病邪在表，而忽视热病之里证，单用汗法（无论辛温、辛凉），则非但表邪不易解除，反致里热愈炽，病情加重。故明·戴原礼提出，汗法"治表必通里"的原则，这里所说的"汗法"，不专在发表，

而有通其郁闭，和其阴阳，使其表里通达之义。急性热病初起，有发热，似恶风寒，口干，尿黄，此为表里同病之证候，当表里双解，分泄其邪。

治疗温热病宜表里双解，相当于"卫气同治"。叶天士所云"在卫汗之可也，到气才可清气"为一般原则，在治疗某些来势凶、变化快、病情重的温热病，若拘泥于先表后里，就会贻误病机，使病情加重。所以，临证中，当"谨守病机""发于机先"，灵活掌握和运用卫气营血的辨证施治法则。要抓住临床症状，"有者求之""无者求之"，详细分析，根据病情发展趋势，采取积极措施，祛邪于未盛之时，以挫其病势，此可为防治急性热病的重要手段之一。

某　男，40岁。

发热2天，间有恶寒，呕恶，小便色黄。发病后即用辛温解表之中药1剂，未效。又进解热镇静之西药，虽多汗，热稍退，旋又复升，就诊时体温达40℃，舌苔黄腻，脉浮数。结合发病季节（春天），据证而辨。辨证：为风温袭表，兼有里热，表里同病。治法：表里双解。方药：

芥穗9g　防风12g　薄荷6g　蝉衣9g　连翘12g　半夏9g　藿香12g　黄芩9g　栀子9g　滑石15g　生甘草6g

服药1剂，高烧即退，2剂即告痊愈。

发病时间虽短，但有入里之象，不可单用汗法。以辛温发汗祛邪，辛凉解肌退热，更佐苦寒清里热，故内外分消，2剂即愈。

某　女，82岁。

发热，咳嗽，痰多喘促，无汗2天，就诊时体温38.1℃，咳喘较甚，动则加剧，咯吐黄痰黏稠，纳差，便干。脉弦滑，苔黄腻。

西医诊断："慢性支气管炎、肺气肿，合并感染"。

辨证：为风温之邪引动痰热，阻塞肺气而致。

治法：表里双解，兼清肺化痰。

芥穗 9g　银花 12g　苇茎 15g　黄芩 12g　杏仁 9g　生薏仁 12g　生石膏 12g　栀子 9g　半夏 9g　瓜蒌 15g　川贝 6g　枳壳 6g　桔梗 6g　知母 9g　橘红 9g　甘草 6g

3 剂后已不发热，咳喘亦减，痰少，纳增，大便正常。续进 3 剂，诸症皆平。

此系高龄病人，外感风之邪，表证明显，风温之邪引动痰热，故见发热咳喘，表里俱重，年高体弱，已成危候。予表里双解，清肺化痰同进，收立竿见影之效。病邪一去，正气即安，病人得以转危为安。

需要指出的是，对急性热病初期施用表里双解之法，应当根据中医辨证施治理论，据证而辨，不可妄投。遣方用药，需适合法度。要仔细分辨表里之轻重，寒热之多少，灵活掌握表里双解的原则，方可取得预期的疗效。

（袁群　整理）

时振声

运用辛温辛凉、辛凉甘寒、辛方淡渗法的体会

时振声（1930~1997），中国中医科学院主任医师

辛温辛凉法

外感热病包括了中医的伤寒与温病。在初起阶段，伤寒宜用辛温解表，温病宜用辛凉解表，这是毫无疑问的。一般外感初起的辨证，往往根据病人主观感觉恶寒与发热的轻重，以及口渴与否来区别是伤寒还是温病。如果恶寒重、发热轻、口不渴，则属伤寒，宜辛温解表；如果发热重、恶寒轻，口渴者，则属温病，宜辛凉解表。这样辨证不一定全面，临证应结合舌诊，从舌质的变化结合临床症状，把客观体征和患者的主观感觉结合起来，才能比较全面地掌握病情，更准确地辨证论治。临床上的现象是复杂的，有的病人寒战明显，甚至盖被也觉怕冷，同时也有发热。如果从病人的主观感觉上来辨证，似乎是恶寒重、发热轻，但是病人舌质红，就不宜用辛温解表；又如有的病人恶寒发热，且口干能饮水，照理应当是寒轻热重，但病人舌质不红，或苔白而润，则仍当用辛温解表，如果用辛凉解表则可使病程延长。

某

伤寒挟气挟食。自服银翘解毒丸3天，病情不但不减，反而日趋

加重，寒轻热重，高烧 40℃，但舌淡胖嫩。

治法：辛温解表合理气解郁。

方用：香苏饮合薤白桂枝汤加味。

香附 9g　苏叶 9g　陈皮 9g　甘草 6g　枳实 9g　厚朴 9g　薤白 9g　桂枝 9g　瓜蒌　24g　生姜 6g　大枣 9g

服药 1 剂，全身絷絷汗出，胸脘胀闷大减，体温降至 36℃，未再发热。

3 天后再次受凉，又兼食滞，自觉畏寒发热，胸闷痞满，口干能饮水，但舌仍淡润而胖，舌苔薄白，仍予辛温解表合理气疏滞之剂，用荆防楂曲汤加味：

荆芥穗 9g　防风 9g　苏叶　苏梗各 9g　桔梗 9g　焦山楂 9g　枳壳 9g　陈皮 9g　生姜 6g　大枣 9g

服药 1 剂，体温降至 36.7℃，胸闷痞满消失，最后以舒肝健脾之柴葛六君子汤调理。

有些外感病人初期，伤寒温病分辨不清，亦可辛温辛凉合方，自拟荆防银翘汤。

荆防银翘汤

荆芥穗 9g　防风 9g　苏叶 9g　银花 15g　连翘 9g　淡竹叶 9g　陈皮 6g　茯苓 12g

服后全身絷絷汗出，体温得以顿挫。

如曾治 1 例寒轻热重，但口不渴无汗，舌质红者，用本方 1 剂，体温由 39.6℃降至 36.4℃而治愈。曾治 1 例寒重热轻，口渴无汗，舌质淡润者，用本方也仅服 1 剂，体温由 39℃降至 36℃而愈。

用本方要点在于无汗，或有汗不透而有热者，不论寒重寒轻，不论口渴与否，也不论舌红与否，均有卓效。本方荆芥、防风、苏叶为辛温宣散之品，银花、连翘、淡竹叶则属辛凉解表之药，再佐以陈皮理气和胃，茯苓淡渗利湿，使体温顿挫后病人即能恢复饮食，不至于病人发热虽退，但胃口迟迟不能恢复。

辛凉甘寒法

辛凉甘寒法是在方剂中以辛凉之品合甘寒养阴构成，一般用于外感热病表证未解而又有伤阴者，用《温病条辨》的银翘汤加减。

银花 30g　连翘 9g　淡竹叶 9g　生甘草 3g　麦冬 12g　生地 12g

如有咽痛可加桔梗 6g，薄荷 6g。曾治疗 1 例化脓性扁桃腺炎，未用抗生素，病人高烧 39.2℃，咽干咽痛，口干喜饮，舌红苔薄黄，用本方 3 剂而热退，咽痛亦迅速好转。在辛凉甘寒法中加入咸寒之品，为辛凉咸甘法，可用于外感热病气营两燔证，以辛凉清气分之热，咸寒甘寒壮水制火，凉血清营，如《温病条辨》的玉女煎去牛膝熟地加细生地玄参方、化斑汤即是。或者于辛凉咸甘中再加入苦寒清热之品，以加强清热作用，如《疫疹一得》的清瘟败毒饮，今举 2 例如下。

某　伏暑病人。霜降前后发病，发烧 10 天体温未降，曾用多种抗生素未效，转单纯中医治疗。

病人初起有寒热，舌苔白腻，脉象弦数，有湿热见证。继则寒战高烧汗出，形如疟状。目前但热不寒，口干唇燥，大渴喜凉饮，面赤，舌苔黏腻，胸腹扪之灼手，大便日行 1 次，黏滞不爽，淡黄而热，脉象滑数有力，舌质红绛、苔褐根部黄腻。

辨证：暑湿化燥，气营两燔。

方用：玉女煎去熟地牛膝加细生地玄参方加味，少佐苦寒以燥湿。

生石膏 60g　知母 12g　玄参 12g　生地 24g　麦冬 18g　淡竹叶 9g

银花 30g　连翘 12g　黄芩 12g　黄连面, 冲, 3g

治疗经过：二诊：服药 2 剂，体温由 39.5℃降至 38℃，汗出、口苦、饮冷等症好转，小便转清，大便通畅，精神转佳，苔由黄褐变为薄黄，舌质由红绛变为淡红。为营热转气，病有缓解之势，乃投白虎汤加减，增入解肌之柴葛及辛凉之品，以图清泄气分之邪热，药用：

生石膏 60g　知母 12g　葛根 12g　柴胡 9g　薄荷后下, 6g　淡竹叶 12g　银花 30g　连翘 30g

三诊：服 3 剂后，体温降至 37℃。又投 3 剂，体温为 36℃，病告向愈。惟伏暑之邪伤及胃阴，治当益胃养阴，虑及余邪未尽，尚有复发之变，辛凉之品应当酌情增入，药用：

银花 15g　连翘 15g　淡竹叶 9g　麦冬 9g　沙参 9g　细生地 24g　苡仁 30g　山药 15g　扁豆 12g

服 5 剂后，热未再发，纳谷大增，二便通畅，精神舒畅乃出院。

某　温毒病人。3 天前开始畏寒发热，伴右侧额部疼痛，继则往来寒热，体温 38℃~39℃，头痛由右侧渐及左侧前额、左耳前，并连及左颌下也痛，前额部出现红色皮疹，用银翘散去豆豉，加细生地、丹皮、大青叶，倍玄参，2 剂后热退。但前额红疹蔓延至左侧头面，左耳前及左颊均呈红肿状，并有压痛，咽喉不痛。用普济消毒饮加减。但仅服 1 剂，病人又外感受凉而恶寒高热，体温 39℃，头面部红肿继续扩散，由左侧连及右侧，头面全部红肿，眼睑水肿明亮，目不能开，大便秘结，舌红绛，舌苔薄黄，乃毒热充斥内外，气营两燔，改用清瘟败毒饮加减，药用：

银花 30g　连翘 15g　赤芍 12g　生石膏 30g　大黄 10g　玄参 20g　丹皮 12g　板蓝根 30g　黄芩 10g　生甘草 10g　蝉蜕 15g　生栀子 10g

外贴玉露膏（秋芙蓉叶嫩末 200g，液体石蜡适量，凡士林加至

1000g 而成）。

服药 1 剂，体温正常，面部虽仍肿胀，但眼睑水肿消退，能睁眼，大便 1 次，能进饮食，仍口干喜饮，小便色黄。继服上方 2 剂，颜面红肿灼痛基本消退，大便为稀便日 2 次，舌红苔薄白，脉滑稍数。温毒已去大半，余热未清，气液已耗，改用竹叶石膏汤加减，益气生津，清热解毒，又服 3 剂，痊愈出院。

辛芳淡渗法

辛芳淡渗法用于湿温、暑湿初起，因湿为阴邪，非温不去，故用辛温之品以宣透通阳，合芳香化浊以祛湿，再加淡渗以清热利湿，可使热随湿去。

某 淋雨后而有发热，不恶寒，体温在 37.3℃~39℃，口干渴喜饮水，曾服解表清热，养阴清热等方药 2 剂未效而来求治。时值长夏，湿土用事，又经雨淋，湿邪袭表，以致发热缠绵不退，乃湿温初起之证，亦称冒湿。现周身乏力，少言嗜卧，胸闷纳少，腹部胀满，大便初硬后稀，小便黄少而热。

辨证：肺胃湿郁化热，表里同病。

治法：辛芳宣透，清热利湿。

方用：藿朴夏苓汤合六一散加减。

藿香 10g　厚朴 10g　半夏 10g　茯苓 10g　陈皮 10g　杏仁 10g　蔻仁 10g　苡仁 12g　竹叶 12g　滑石 24g　生甘草 3g

服药 1 剂，体温即降至正常，诸症好转，精神转佳，小便变清，大便通调，食欲增进。

辛芳淡渗法常用方剂还有二、三加减正气散、杏仁滑石汤、菖蒲郁金汤等。二、三加减正气散及杏仁滑石汤为《温病条辨》中所载，归入苦辛淡法或苦辛寒法，以藿香、厚朴、广皮、半夏等药之辛温，合防己、杏仁、芩、连之苦，再加滑石、茯苓、苡仁、通草等药之淡渗所构成。由于二、三加减正气散中有芳香化湿的藿香，杏仁滑石汤中有芳香走窍的郁金，故均可作为辛芳淡渗来应用。菖蒲郁金汤载于《中国时令病学》，为时逸人老中医据《通俗伤寒论》的玳瑁郁金汤加减变化而来，临床应用者甚多。全方以菖蒲、郁金的辛芳开窍，滑石、灯心草的淡渗利湿，再合玉枢丹之解毒，竹叶之辛凉，栀子、丹皮、连翘、菊花之苦寒，为辛芳苦淡法，使辛芳开窍、清热利湿的作用更强。用于痰热蒙蔽心包很有效果，兹举 1 例如下。

某　关格危证（慢性肾功能衰竭合并心衰、肺部感染），曾投益气养阴、清热利湿之参芪麦味地黄汤、春泽汤等方加减，并配合血液透析，少量多次输血，加用抗生素抗感染，以及强心、利尿、降压不效。又投清热祛湿、化痰止咳之千金苇茎汤合三仁汤加减，反见加重，病益垂危，神志恍惚，呼吸气粗，喉中痰鸣，躁扰不安，喘不能卧，浮肿加重，尿量仅 50ml/24 小时。以菖蒲郁金汤加减，病情逐渐好转。

马云翔

大黄石膏用须早

马云翔（1911~2007），吴江市中医院主任医师，江苏省名老中医

表证渐罢，即主用大黄荡涤肠胃

患者得汗后，恶寒、体痛、头痛等表证有所改善，或已解除，但发热仍不解不清。这里"得汗后"与"热不退"是两个主要指征。在这种情况下，可以说明它不是一般感冒，而且可以预计到病势很可能还要向前发展。这时就应仿凉膈散方，一面清解其肌表无形之热邪，一面清导其胃肠有形之积滞，免得邪入于里，胶结不化，酿成难解难分之势。如能及时清理其腑，即使外邪较重，其势亦孤。在临证中，往往不问伤寒、温病，都据这一原则予以处理。除一起病就伴有大便水泄症状者外，均用凉膈散方或小承气汤加减（大黄必用）治疗。若遇便下色深而臭味重者，即使大便不实，也按热结旁流处理，继续应用大黄，效果均可，而且常连续通下 1~2 天才停止使用。对现代传染病中的伤寒病，不但这一原则照祥运用，而且通导的天数还要多些（一般需连续 3 天）。如第一天通便后，体温不但不见下降，且反上升一些，这说明肠中积粪较多，且已被分解吸收。此时不必疑虑动摇，更应继续通导，一般 3 天后发热即可下降。服药 5~7 天后，晨起体温

便可降到正常。大黄要生用，煎时要后下，剂量一般6~10g，同时根据表证的程度，酌加藿香、佩兰、青蒿、黄芩、银花、连翘、防风之属。有人认为现代传染病中的伤寒，病灶主要在小肠，病发以后，小肠内往往会产生多个小溃疡面，易并发肠出血、肠穿孔等症。若用通便药刺激，欲益反损。而清导积滞就是清洁肠道，就是防止出现肠出血，肠穿孔并发症的一项积极措施。这同外科医生为了促使伤口早日愈合，必先清洁创面的道理一样。根据近人研究，大黄对肠蠕动的影响，主要在结肠，而不在空肠、回肠，因此，无需顾虑。不过，若遇病程较长而发热已持续半个月以上者，用此法时也要适当注意，不能过于孟浪。

里热始盛，即主用生石膏泄热救阴

表证已罢，里热始盛，有汗不解，烦躁渴饮，脉洪大，舌苔俱平，这时就应用大剂白虎汤清其气分。大便不通或不甚通畅的再酌与承气汤同用，否则就单用本方，因本方服后也有一些缓泻作用。一般说，病人出现以上症状，应用本方后疗效较好。其用量及配伍是：

石膏 30~90g　知母 10~12g　生甘草 3~10g　生山药 12g

根据具体情况，可酌加黄芩、连翘、山栀等味。如因汗多引起卫阳不足而兼见恶寒的，加桂枝3g；舌干绛有明显伤津现象的，加麦冬、生地；见咳的，则生地改沙参。大剂白虎，以发热有汗不解，且烦躁渴饮，脉洪大者，为主要表现，应用生石膏时只要掌握这一特点即可。

马云翔

湿重于热，即赖附子

马云翔（1911~2007），吴江市中医院主任医师，江苏省名老中医

表证解后，病情往往向两个方面发展：一是化热化火，或热胜于湿，发展成白虎汤证；一是湿重于热，向着发热缠绵，昏沉困倦，口不渴或渴不多饮、四肢烦疼的湿温证方向发展。除上述症象以外，在体检时客观上的体温虽较高（39℃或以上），但病人自己只觉昏沉憋闷，并不知道有这样的高热，也无烦躁现象。

对这一证型的治法，历来是清热化湿，或者说是化湿清解。用湿热分利，解其胶结，也就是叶氏所谓"渗湿于热外"。根据患者的表现，分析其湿与热的比重，在临床具体运用时，又有淡渗利湿、芳香化湿、苦辛燥湿等法。但在实践中，所有这些方法，都不能速效，病情往往仍反复缠绵不清，所以古人对它有"抽丝剥茧，层出不穷"之喻。根据临床实践，发现以附子为主的扶阳逐湿法治疗本病，不但毫无不良反应，并且退热快而稳定。凡是发热不烦躁、口不渴或口渴不多饮的病人，都用附子。舌苔腻的程度，可作为用附子剂量多少的根据；脉搏表现，一般只作参考，不作为是否可用附子的标准，用后疗效都较好。

阳被湿困，无以透发，才致病情淹缠。阳得援而振奋，湿浊自然可逐。不一定寒湿才会伤阳，湿是阴邪，湿温湿热证，同样可以伤

阳。通过实践，证明了这一点。关于附子的用量，根据临床分析湿、热的比例（主要看口渴、苔腻的程度和困倦等精神状态的变化等），每次处方从 4.5~10g 不等。另外配用苍术、陈皮、蔻仁、青蒿、藿香、佩兰之属。药味一般不超过 9 味。

叶德铭

温病清下，应识变通

叶德铭（1928~   ），浙江中医药大学教授

温病之治法，有解表、清气、和解、化湿、通下、清营、凉血、开窍、息风、滋阴等多种，它们的使用各有特点。然疾病变化多端，既有规律性，也有灵活性，即"通权达变"。

在治疗温病过程中，以常法施治而效不显者，每以通变法而获效。

紫雪丹腐皮包吞，除下焦结热

紫雪丹称为治温病三宝之一，用治热邪内陷心包，神昏谵语或昏愦不语，动风痉厥者，其效迅捷。先祖曾治方姓患者，病愈三候，已离险境，惟少腹热灼如焚，至下午尤甚，坐卧不安，苦难名状。后就诊于家父，细阅先祖之方，先后缓急，丝丝入扣，在险浪期间，膏黄三宝，俱已备尝，病将就瘥，病家自主停药，以致余热复燃，发生变幻。盖六淫之邪，务宜一鼓荡平，否则姑息养奸，药力不济，祛邪未尽，热结下焦，诸证丛生。细检病危时所用紫雪丹，均以开水吞服，只能清除上焦之邪热，不能排除下焦之结热。考紫雪丹中配合二硝，其功效除清热解痉之外，又能通下开结。怎样能使紫雪丹之药性直达病所而发挥疗效，一再思索，因忆及《神农本草经》所载"病在胸膈以上者，先食后服药；

病在心腹以下者，先服药而后食……"。即仿其意用紫雪丹3g，腐皮包，食前吞服，果然服后溺热如沸汤，热随溺减，症势日渐轻松，以后清营泄热，养液生津而愈。足见用药虽同，而服法不同，取效亦因之而异。

下法之通变

一、更衣丸下无形之热结

曾治一温热内结，腑气不通者，叠投承气诸方，大便虽通而不畅，热邪虽减而不撤，病势亦难瓦解。药病原属相符，何以缠绵难愈？盖此证服承气汤后，胃中有形之燥屎虽得荡涤，而无形之热结未能清除，缭轕于中，邪无出路，非用大苦大寒，不能涤其胶固之邪。考更衣丸方，朱砂为汞体，性寒重坠下达；芦荟为树脂，味苦质润。二药合用，能润肠导下。即拟更衣丸6g，开水缓缓吞服，次日大便畅通，状如胶漆，证情由此好转。承气汤与更衣丸，均是苦泄之方，同为下法，前者能下有形之燥屎，后者长于清导无形之结热。

二、痰食缭轕之下法

叶香岩谓："开上郁，佐中运，利肠间，亦是宣通三焦也"，诚是治温热之要法。"开上郁"乃是宣开肺气之郁，肺气清肃得行，则上焦无容邪之患。"佐中运"乃是开泄中州以助运化之法，或化湿以调中，或化痰以利气，则中焦无壅塞之患。"利肠间"乃排除肠道之积垢，或清利小肠，或导滞以通大便，二肠通利，气化运行，则中上二焦之邪亦随之而宣解。叶氏设此三法宣通三焦，既能掌握全局，亦可随证而用。其"利肠间"之法，不必拘泥于承气诸方。如痰湿内蕴之人，一感温邪，即与其胸中固有之痰湿，煎熬燔灼，凝结肺胃，肺之清肃失司，不能敷布精微，胃中之宿食因之而不化，痰食轇轕，相依为患，壅塞中焦，难解难分，即使大腑尚通，但所下不畅，且多如胶漆，黏滞不爽，虽无阳明腑实之象，亦可师攻下之意，变其法而处理，其下法不必硝黄枳朴之峻下，可用枳实导滞丸或陆氏润字丸合小陷胸汤，配以莱菔子、竺黄、胆星、杏仁之类，开泄化痰，导之下行，使邪热失其凭依，自然迎刃而解。

三、热结湿盛肌痛之下法

"痛则不通，通则不痛"，乃痛之病机与治法。痛之因颇多，如气阻不通则痛，血瘀不通则痛，寒闭亦可致痛，热壅亦能为痛等，故其治不可拘于一法。曾治某翁，卒然四肢红肿发痛，壮热不已，大便闭结不通，行动不能，筋脉相掣，屈伸不利，呼号痛苦不绝于口，其肌肉稍遇触动，痛苦更难名状，脉象沉弦而实，舌苔黄腻而厚，口苦，小便黄，此乃湿热蕴于阳明，阳明经腑之气不通，经隧壅塞不利，湿盛则肿，火盛则痛，况阳明束筋骨而利机关，宜流利不宜壅塞，壅塞不通则痛，其治法以承气荡涤阳明之腑实，以白虎清除阳明之经热，益以忍冬藤、生苡仁、川黄连、淡竹茹之属，清化湿热，大腑渐通，肿痛递减而愈。此证系热痹，非风寒湿三气之痹痛，大多发病较急，呈现一系列的热病症状，先由脏腑经络蓄热已深，湿火乘机为害，故投以清凉苦泄、胜湿清火而获效。

轻 可 去 实

一、清络宣通

徐之才有轻可去实之法，采用轻灵之药，能治实邪之病，颇耐玩味。在临床上往往见到投重剂而无效，服轻剂而奏功。叶天士医案中处方大都以轻灵为主，陆九芝有"不谢方"，药物多是轻灵之品，看似平淡无奇，其实确有至理，故其收效甚捷。曾治未姓妇，年逾四旬，患温热之后，胸膺窒塞不舒，似闷非闷，似痛非痛，似胀非胀，苦难名状，多医不救。其中辛宣泄化之品，用之已多，如三仁汤、小陷胸汤、瓜蒌薤白汤，以及菖蒲、郁金、远志、广木香、佛手柑、青陈皮等，遍尝无效。检阅诸方，颇合病情，治非不善，治非不妥，何以病之缠绵难愈？再三思索，"久痛入络，久病入络"，此证气机窒塞无疑，络道必然不通，非清络无以宣通其气。遂以丝瓜络、玫瑰花、橘络、淡竹茹、路路通、大腹皮、白通草、佛手花、豆蔻花、忍冬藤等，轻灵宣络理气，竟获痊愈。

二、辛平解表

温病初起，恒以辛凉之法为治，而对辛温之法，使用较少，但也不尽然。若遇春温之病，头痛身疼，发热口渴，且有恶寒，乃是寒邪外袭，束于肌表，如用辛温之剂，有伤津耗液之患，易使温邪鸱张，若不驱逐外袭之寒邪，则邪终留而不去，病多反复，不易痊愈。章虚谷说："始初解表用辛，不宜太凉，恐遏其邪，反从内走也。"《肘后》葱豉汤，配辛凉之法，既可驱除外侵之寒邪，亦可解除感受之温热，使寒温之邪，均得瓦解。葱豉汤系葱白与豆豉组成，葱白辛温，通阳发汗，豆豉解肌，清热撒邪，上方药性平和，虽辛而不燥烈，无伤津之虑，诚为妥善之方。叶天士治温病初起，兼有表邪者以本方为主。费伯雄认为本方"解表通阳，最为妥善，勿以其轻淡而忽之"，确是经验之谈。

化 痰 清 热

温为阳热之邪，邪热蕴蓄，煎熬津液而成痰。亦可素有痰饮宿恙，而发生痰热重候。痰热并非温热之主因，实为温热之后患。

痰热之变幻较多，故其症状亦难枚举。如因痰热壅于肺胃，多见发热气促，胸闷不舒，咳嗽痰稠，脉数，苔黄而腻，清热化痰为此证之必需。如因热甚生风，风生火，火生痰，痰热交相为虐，可见舌强语謇，涎沫频流，肢搐震动，而化痰清热，平肝泄火为此证扼要之法；如痰热蒙闭心包，机窍不灵，壅塞不通，则见神昏谵语，发热口渴，此为痰热中之重候，至宝丹为法中之宝；至于温热病之后期，痰热稽留，病势缠绵，身虽热而不甚，口虽渴而不饮，此乃营阴已受其戕，津液不能布化而为痰，莫过于雪羹汤之疗效，而冬瓜瓤亦为此证之良法。曾治一春温患者，以清热化痰获效，兹录如下：

胡某 男，73岁。1971年2月25日初诊。

古稀高年，正怯而不敌邪，旬余高烧，乃温热之为患，脉象弦滑而数，舌苔黄腻而厚，咳嗽痰黏，咯吐不易，痰因热酿，热自痰生，是则邪热灼烁以成痰，而痰即依邪热为火，火为痰之本，痰为火之标，故化痰不能离于清热，清热不能离于化痰。

辨证：春温。津液不足，正怯邪盛，炼液为痰。

治法：化痰清热。

方用：象贝9g　杏仁9g　全瓜蒌9g　连翘9g　竹茹9g　知母5g　川贝5g　天竺黄5g　陈胆星5g　炒枳壳5g　仙半夏5g　菖蒲3g　川连3g

治疗经过：二诊：服药3剂，邪热酿痰，踯躅肺胃。肺为华盖，位居最高，掌清肃之令，操治节之权，外合皮毛，内宣气化。气化不行，则州都失职，小溲因以不多；皮毛不合，则腠理不密，以致自汗淋漓。曾化痰清肺撤热，邪热已减退，咳嗽较平，大腑已行，小溲增多，脉形数象已减，自汗亦有蠲除。惟苔腻未化，痰浊未清，肺胃布化失司。高年热甚之后，起居饮食尤宜谨慎，以防余邪复炽，免致火燎于原。

前方去知母、菖蒲、竹茹，易牛蒡 9g，炒鸡金、橘红各 5g，通草 2.4g，4 剂。

三诊：高年壮热两旬，阴液岂能无伤！清养肺胃尤为当前要务，俾肺有清肃之权，胃得敷布之职，津液日渐充盈，而证情可趋好转。

北沙参 9g　川石斛 9g　茯苓 9g　生扁豆 9g　芦根 9g　生苡仁 9g 生冬瓜仁 12g　川贝 5g　瓜蒌皮 5g　通草 2.4g

证属春温，患者年高，津液不足，易致神昏肢厥，内闭外脱之险。主以化痰清热，扫除肺胃之温邪。痰热内蕴，舌苔厚腻而黄者，非苦泄化痰无以为功，非清化之法不能奏效，尤其陈胆星最为得力，南星性虽燥烈，以牛胆汁制之，遂成苦泄化痰之品，而无燥烈之患，效果良好。

朱莘农

阳虚邪火，夹阴伤寒

朱莘农（1894~1962），江苏名医

朱莘农，精于时病，尤以"夹阴伤寒"的诊治，闻名于时。数十年前我亲睹朱氏处理此类危重病证，每收良效。其辨治经验，对我们治疗一些复杂的传染性热病有很大的帮助。

发病机制和诊断要点

所谓"夹阴伤寒"，乃系俗称，它是外感热病中的一类证候群，病理以肾虚里寒为基本特点。朱氏承继《内经》"邪之所凑，其气必虚""精气夺则虚""冬不藏精，春必病温"等论点，认为本病是由于肾气受伤，不能御邪，邪气深伏虚处所致。他说："缘于先天少阴素虚，偶一不慎，寒邪直中虚处，或缘入房、遗精，肾精骤伤，而恣意乘凉，或饮冷水果，或入河水，或热病中遗泄，使邪气深伏于内而致是疾"。强调了肾在人体卫外机制中的作用，而且在病理状态下，肾气的充沛与否，是决定疾病发展变化的重要内因。

一、辨病机

从临床看，本病尽管成因不同，但在整个发病过程中，大致可概括为三大病机，即：阳虚邪伏、阴盛阳衰和下虚上逆。

1. 阳虚邪伏

特点是：外邪从表内入少阴，真阳无力鼓舞，邪机不能外达，表里同病。

2. 阴盛阳衰

由于命火不能温脾，中阳亦形衰惫，阴寒日渍，阳气日衰，病理重心在于太、少二阴。

3. 下虚上逆

大多由于病程进展重夺其虚所致，也可基于患者素体下虚，根蒂不固，一俟邪侵，便易因虚生变。因此，它不但可见于热病后期，亦可见于时病初期，前人所谓"感冒亦有戴阳证"，意即指此。

二、病理表现

下元亏虚，冲肝无以涵养，脾土无以温煦，阴不谧阳，火因虚浮，而致诸邪上逆，如冲报、相火、肝阳、虚阳之类。盖肾中阴阳，是相互依存的，而本证肾根不固，最易引起水火阴阳失衡，其阴邪极盛，热格中阳于上；阳伤及气，精伤及血，肝肾精血既亏，中土阳气又衰，于是内更不能司守，中乏砥柱，便成为下虚上实的变中又变之局。另外，本病后期，病机变化，极为迅速，常因误治失治而发生虚极欲脱、阴阳离决的恶化转归。

三、辨证方法

由于本证病机复杂，证候虚实错综，如何拨开一系列迷离的假象，寻求肾虚的本质，需要正确的辨证方法。朱氏吸取前人学说，结合临床经验，在辨证上别具一格，功夫娴熟，常常能注视人们所忽视的某些症状，从而抓住疾病的本质，及时用药，挽狂澜于未至。总结一下他的辨证方法，可归纳以下几点：

1. 辨体质

朱师对本证很注重辨证验体，他说："辨证之难也，难于验体，体质验明矣，阴阳可别，虚实可分，病变之或浅或深，在脏在腑，亦可明悉，而后可以施治。"大凡患夹阴证者，肾气原先不足，多见于肾精骤伤的患者，因此还应询问患者平日生活嗜好，房事、遗精，妇女经、带、产、育情况。这些对了解病人体质和发病诱因，有重要的参考价值。体质验明，就纲维在握。

2. 辨寒热

伤寒夹阴证之发热，其机理有三：邪从表入，仍属阳邪，少阴而兼太阳之表，故见发热，此其一；或寒伏少阴，郁极生热，势必伸发，热是假而寒是真，此其二；体内阳气动变，如相火、虚阳等，所谓"阳浮者热自发"（非桂枝汤证），此其三。所以夹阴伤寒证辨寒热的意义，不但可以辨别寒热的标本、真假，发现疾病的本质，而且可从寒热类型，测知肾中阴阳之变化。本病发热多为中度热或高度，在临床上可见：①有汗不解或汗出反恶寒，身热而肢末不温，甚至足冷；②不渴或渴喜热饮，甚而欲饮沸水；③虚体受邪，神疲心烦程度相对较发热为重，若用寒凉清遏，热稍退而烦更剧；④阴精暗亏者，可见烘热（从高热中辨烘热，要注意病者虽自觉高热心烦，但按之肌肤反不甚热，时时烘热起，面颧潮红，则烦热更甚）。

应着重指出，发热所见的上述症状，亦多见于湿热病中湿阻气滞，湿遏热郁等证候，所以必须结合其他体征，方能确诊。

3. 辨脐腹

祖国医学认为，当脐属肾，脐下三寸为丹田，是元气归藏之根。冲脉起于胞中，挟脐上行，至胸中而散，为十二经脉之海，隶于肾，又隶于阳明。据此，当脐筑动（即腹主动脉），为一身脏腑经络所系，而根在于肾，反映在冲脉动态。正如沈金鳌所说："肾间动气，即下丹田，为脏腑经络之根本，呼吸之门户，三焦之源头，名曰气海，贮其精血"。因此，在某种情况下，肾虚冲逆及其变化，可从当脐动态上体现出来。至于腹为大、小肠所在，又是足三阴经脉循行之处，于是肠腑或阴经产生了病理变化，也必然从腹部方面反映着某些客观指征。正由于这样，朱师在临床上很注重脐腹的触诊方法。对验明病人体质，分析病机本质究竟是虚是实、属脏属腑、在深在浅及其病理转归，提供了可靠的辨证依据。

当脐筑动，简称脐跃。正常人的动势和幅度，应该是冲和而隐藏，但体瘦者较为浮显。凡肾虚而冲脉无精气以涵养，则冲气内动，其脐喘动应手，脐跃按之浮露，甚至躁急，朱师认为即《伤寒论》所谓"脐旁动气筑筑，属下虚之象"。若脐跃粗大，渐浮于面，直至于脘者，则下元空虚已甚，中气亦衰而不能镇护。此际如出现少气、汗出、咽塞、呃忒、躁扰等任何一症者，其正气衰竭，阴阳将有离决之变。但是，脐跃在外感热病中，并不局限于肾虚冲逆一个方面，也有因肠热冲激而致者。临床上应抓住它们虚实不同性质的各自特有症状和脉舌征象，加以鉴别，不可一见脐跃，便作肾虚冲逆。

病邪不从外解，里结于胃肠，则脐腹板室按痛。但基于本证的病理性质属于阴寒内聚，脏阳失旋，在脏而不在腑。尤其是脐腹板室而硬，则阴寒愈盛，阳气愈衰，虽大便数日不通，此为"阴结"，实非腑病。它与腑实证虽同样是脐腹板室而痛，但腑实证按痛较甚，甚至胀满拒按，或按之灼热；本证按痛较轻，或按摩反舒，常伴有呱呱水流声，另一方面在兼症和脉舌变化上，也有明显的区别。

脐跃与脐腹部板室常同时互见，但也有腹部柔软而脐跃者。朱师依此作为分别肾虚与寒邪的比重关系。如脐腹室硬而脐跃者，则阳气既虚，阴寒又盛；腹中柔软而脐跃者，则重在于虚，往往阴精亦伤，虽有寒邪内伏，而其势不盛。

4. 辨脉舌

夹阴伤寒证的脉舌变化，是诊断上的一个重要依据。陶节庵《伤寒六书》曾指出："不拘脉之浮沉大小，但指下无力而软，或空大而散，甚则重按全无，即是色欲伤肾之脉"。吾师发挥其意，认为陶氏所说之脉，可见于时病中热耗气液的病证，与本病易相混淆。夹阴伤寒证辨脉，还应以尺脉为重点，其表现为：尺部无力，发热而诸脉滑虚弦，乃阴失内守，阳不敛藏，或相火上僭。

舌苔变化，在于根苔、底苔及舌面润燥。舌苔根中部白厚，或底白上罩灰黄，舌质一般正红或淡红，为阳虚不能展开气化，阴寒凝聚的征象。如气不布津，上承于舌，可见舌面干燥，但舌边白腻；设或阴盛于下，火浮于上，寒热相格，则舌根部白厚，前半部光红。朱师见此脉舌，诊之甚细，因其最易为假象所惑，而误诊为湿热病，或热盛伤津。

5. 辨二便

肾主二便，小便困难，胀迫方出（不疼痛），是肾虚而膀胱气化不足；肾阴伤而热伏下焦，则尿混如油。寒滞阻中，每易大便溏泄；或因中气不能固摄而成漏底，泻下物多黄沫水样而不甚臭。泻后脐腹板痛反甚者，乃脾肾虚寒，泻后阳气愈困所致。需要鉴别诊断的，主要有热结旁流和湿热泻。热结旁流可见便下稀水，腹实满痛，得泻则松；湿热泻则泻下物热臭，多黏垢。

6. 其他

在治疗过程中，常可发现本证虽经通用的退热常法，而病热不减，甚而转剧，如汗之无汗、清之反热、下之愈闷、滋之愈燥等等，临床上每每藉以作为本病诊断方面的一种参考。神志精神方面的改变，常有心烦、躁扰、寐多乱梦，甚则神昧似睡，呼之即醒（与昏迷不同）。此外，并可伴见头痛、昏晕、耳鸣。此证在临床上每误为浊热蒸蒸，风火上扰，切勿轻视。

此外，本病每多腰骶酸楚，体虚尤为突出，乃肾虚的特征之一。

综合所述，由于本病诊断必须从假象中辨本质，所以只有在掌握了临床的全部症状而详加剖析以后，才可能减少误诊而把握病机，否则就会十分被动而无所措手。

证治大概和处方变通

前人对夹阴伤寒证的片断论述，不仅在定义上相当含混，就是在治疗上也往往立法固执，用药偏温、偏腻，难以中肯。朱氏对本病治疗，积累了数十年的丰富经验，在对本病邪正关系仔细权衡后，提纲挈领，主温经撤邪为大法。并根据本病的不同阶段和证型，只可侧重而不能偏废，是治疗夹阴伤寒证的原则。鉴于肾伤者，全赖中气维持的特点及其阴阳互根的关系，在处方遣药时，应注意护中、保阴。凡破气、凉滞、刚燥、渗利等祛邪药物，用之宜慎。另一方面，本证病势危重，变化迅速，治法用药均宜清灵合拍，切忌呆板重叠。

1. 辛温散邪法

本法以撤邪为主，药取辛温助阳发汗，用于太阳少阴表里同病，肾阳未至大伤者，临床表现为：畏寒、高热、无汗、口不渴或渴喜热饮、头项昏痛、腰酸如折、苔白厚腻、脉沉紧等，治宗《伤寒论》麻黄附子细辛汤。但原方峻烈，可减轻麻、辛用量，每加独活代细辛以搜少阴伏邪，陈皮、甘草以和胃安中。如表虚有汗者，可去麻黄，加桂枝、白芍，则温肾祛邪而不至过于辛散。

2. 助阳消阴法

本法以温暖脾肾为主，兼以通阳而宣畅上下表里，药以辛热助阳而配反佐。用于内外俱寒，气窒津遏，真寒假热，阴火浮荡等证。临床可见：热势虽不甚高，而烦扰不安，两颧时呈红赤，肢渐冷，自汗时出，脐腹部板窒而痛，溲黄难解，苔白罩黄燥而不干，脉濡滑而弱等。方取古方桂枝加桂汤（桂枝汤减轻白芍加重桂枝）合白通汤（附子、干姜、葱白）加猪胆汁为主，助阳逐寒，兼和表里。

3. 滋肾镇逆法

此法旨在引火归元，镇冲制亢，以寓祛邪于滋肾之中，而调整体内阴阳。其用于邪虽未深入下焦，而阴阳俱伤，变从内起之候。临床上外见表、卫形症与内呈动悸神烦等交互为患。在内在动变方面，可见烘热阵阵，头昏耳鸣，面时潮红，烦扰少寐，脐跃躁急，直至中脘，足冷不暖等等。至于舌脉变象，苔黄白根厚，舌尖边红，脉虚弦数而尺露。此时在治疗上既要顾及温肾展气，滋阴摄阳，护中安胃等扶正一面，又要重视泻相火，平肝阳，镇冲逆等抑邪。其间标本主次，如何侧重，尤须细审。方用滋肾丸变丸为汤，合桂枝龙骨牡蛎救逆汤（去蜀漆）为治。盖肉桂质地油润，用1~1.5g温肾阳，展气化，引浮越之阳归元，合黄柏、知母各5~10g滋肾坚阴，泻肾中之相火，又清伏热，为调整肾中阴阳的良方。桂枝龙骨牡蛎救逆汤去蜀漆，其用有三：潜摄浮越之阳，护中安神平冲和表止汗。所以二方相配，能交通上下内外，而有滋肾镇逆之功。若肝阳亢盛，可加珍珠母、滁菊、石决明、白蒺藜、天麻等；神不安舍，加远志、枣仁。如阳虚较甚，可加制附子。阴精已伤，可选加玄精石、玄参、生地、龟甲等。若体质阴精较亏，失精受寒，腹痛脐跃，不胜任热药者，可用内外合治法。内服药仅用桂枝或肉桂及紫石英，再配合龙骨、牡蛎、秋石、丹皮、茯神等；外用肉桂2g，川椒1g，茴香 2g，雄精 1g，麝香 0.3g，共研细末，用膏药贴于脐上，以暖下焦，助阳破阴，散结止痛。

4. 培元固脱法

本法用于病变后期阴阳欲脱者。吾师对本病将脱欲脱的预兆，十分注意。常常告诫不应待至气急汗出等脱象悉具，方为救治，每多不济。曾指出脱证预兆有：胸闷咽塞，为气脱将至；寐中偶有谵语，神思恍惚，呼之不易醒，为神散之兆；脐跃泛于表面，出现呃逆，为气散胃败；烘热阵阵，耳鸣渐聋，为阴精告竭；四肢厥逆，冷汗黏手，为亡阳之渐。凡见此症，亟宜培元固脱，可用人参、麦冬、五味子、白芍、熟附片、牡蛎、龙骨、紫石英等，甚则可加黑锡丹以温纳固脱；如阴竭，再加龟甲、人乳、紫河车等，以填补精血。从临床看，夹阴伤寒多见于时令热病，但在内伤杂病中，也常可见到这类证候群，如冲肝上逆的眩晕、脘痛、呃逆、呕吐、咳喘以及肾经虚寒头痛等等，均可引以为辨治，每获良效。故朱氏辨治夹阴伤寒证的临床意义，也就不限于肾虚感寒发病一类，应扩展到男、妇诸疾中下虚引起内脏功能失调的诸多方面。

（夏奕钧　整理）

陈继明

邪陷心包，当辨有无兼夹
热结胃肠，亟宜泻热通腑

陈继明（1919~1990），南通市中医院主任医师，江苏名医

湿热蒙蔽，治宜苦辛宣通

温为阳邪，化热最速，极易内陷心包，出现神昏之候。但若湿与温合，亦令谵语神昏，不可不辨。其症起病之初，往往神志虽清而梦寐不安，闭目即有所见，继则神识模糊，烦躁不知所苦。若湿热俱盛，蒙蔽心神，则神志昏沉，如醉如痴，嗜卧懒动，渴不多饮，好向壁卧，畏见光明，其脉多濡数或濡滑，苔白腻或黄腻，舌质红而不绛，证属湿热蒙蔽清窍，病在中焦气分。治宜苦辛宣通，俾得气行浊化，则诸证可解。不可误认为邪陷心包，妄投清心开窍之剂。

张某 女，32 岁。1949 年 6 月就诊。

患湿温证。初起身热有汗不解，午后尤甚，脘闷不饥，渴不多饮。医投银翘散，身热仍炽。改用白虎汤加味，热势未见挫降，转增神识模糊呓语。改延他医，一见神糊，断为邪陷心包，遂投犀羚、紫雪等药，竟至昏谵不语，身热肢厥。延余诊治，测见体温 39.3℃ （腋下），肌肤灼而汗出不畅。红疹白㾦隐而不达，诊其脉濡滑而数，撬

齿察舌，黄腻之苔满布。病已 3 周，大便旬日未行，按其中脘，有蹙眉之状。

辨证：湿热为病，失于宣透，寒凉太过，酿为痰浊，而成结胸之候也。

治法：苦辛通降，涤痰宣窍。

方用：川水连 5g　广藿香 9g　法半夏 9g　全瓜蒌 30g　生枳实 6g　石菖蒲 6g　广郁金 9g　炒香豉 9g　焦山栀 9g　飞滑石包, 15g　橘红　橘络各 6g　活水芦根 30g　淡竹茹 9g

玉枢丹 2g 研末，竹沥 1 小盅，加姜汁 2 滴调灌。

一服腹鸣便通，汗出较畅，红疹白痦外达，神识开始苏醒。自诉胸痞口黏，周身疼楚。其热虽未减，但内闭已开，邪有出机，续予化浊泄热，辛开宣气之剂，调治两周，身热退尽，思饥能食，转予养胃阴，清余氛，善后而愈。

此证得之初，湿热合邪误作温热论治，始投辛凉，湿不化则热不除；再进白虎，湿热之邪更失外达内泄之机，郁阻中焦，酿为痰浊，以致神糊呓语，又误认邪陷心包，犀角、紫雪并进，则湿热痰浊更为胶结，以致身热肢厥，昏谵，不语。所幸壮年体实，正气尚未支离，邪踞中焦，并未深入营血，故予辛以达之，淡以泄之，使湿热痰浊得以分解，则其闭自开，其热自退。此神昏从胃论治之一例也。

邪陷心包，当辨有无兼夹

邪热内陷，神昏谵语，必须辨其陷入之浅深，别其轻重以定方。一般而论，邪热初蒸心经，其症心神不宁，睡多梦语，醒时自清；甚则心烦多言，神志昼明夜昧，舌红苔黏，小便黄赤，里热重而表热反轻。治宜泄卫透营，引邪外达。迨至邪陷心包，热深厥深，则神昏谵

语，妄闻妄见，舌色绛而少苔，伴见身热肢厥，大便溏黑，小溲赤涩，亟宜开窍透络，凉营泄热。邪热内闭心包，最易兼夹他证，尤以痰浊、瘀热为临床所习见。

王某 1952 年就诊。

春月患温，得病之始，寒战高热，头痛身疼。医投荆防败毒散加减，药后得汗，寒战已罢而高热持续，以为邪热伤阴，给予滋阴退热之剂，服后口渴已止，神情由躁转静，继之昏沉不语。身灼热而四肢厥冷，神识昏迷，脉细而数，舌绛无苔。

辨证：邪陷入营，内闭心包。

治法：清营开窍为治。

方用：清营汤加减合安宫牛黄丸。

犀角　鲜生地　玄参　连翘心　银花　麦冬　木通　竹叶心　安宫牛黄丸

二诊：一日连服 2 剂。翌日复诊，昏谵之象略有好转，时时呻吟，神识仍然模糊不清，肢厥转温，肌肤灼热如故。细察舌色紫黯，扪之湿润，乃缘瘀热相搏胸膈，蒙蔽心窍，予原法中参以散血化瘀之品，方用：

鲜生地绞汁和服，60g　犀角尖磨冲，3g　粉丹皮 6g　紫丹参 12g　赤芍 6g　软白薇 12g　天花粉 12g　桃仁 9g　真血珀冲，1g　藕汁冲，一小盅　紫雪丹调服，3g

药后窍开神苏，身热亦减，自诉胸膈痞塞，心烦不寐，苔转黄腻，舌质殷红。改投涤痰泄热，宣肃肺胃之剂，证情递减，调治两周，身热全退，服食俱安，终以和中养胃收功。

此证误施辛温解表，强责其汗，非惟不能退热，抑且伤津耗液。盖温病之发汗与风寒外感之发汗迥然不同。风寒外感，理宜辛温，而温热之邪，只需辛凉宣透，开通上焦，若初起里热已炽，又宜两和表里，通其郁闭，鼓邪化汗外达。此证妄投辛温于前，再误滋阴于后，以致邪热内陷，神志昏沉，药用清营汤和安宫牛黄丸，本为凉开之正法，但服后神志仍然模糊，身热未见挫降，其故安在？再细察舌色紫黯，扪之湿润，患者平时劳力嗜酒，必有宿瘀，正如叶天士所言热传营血，其人宿有瘀伤宿血在胸膈中，挟热而搏，其舌色必紫而黯，扪之湿，当加入散血之品。"故遵叶氏法获立竿见影之效。可见热陷心包，清心开窍，固属常法，而必辨其兼夹，对证治之，始能中的。

热结胃肠，及时泻热通腑

脉通心，最易引起谵语神昏，其症身热汗多，烦躁谵妄，腹满便闭或协热下利，甚至昏厥不省人事，苔黄燥或焦黑，脉沉滑实。必须及时用下，不可因循误事。张仲景以三承气汤治阳明腑实之谵语，温热学家更扩其制，立有多种加减承气之方，治热传胃肠之昏谵。可见前人对泻热通腑之恃重，在临床上运用得法，每奏奇功。

宗某 女，34岁。

患暴发型肝炎，一周内持续高热，黄疸急剧上升，神识昏蒙，时时谵语，有时躁扰不宁。检查谷丙转氨酶 >400 单位，黄疸指数达 301 单位，总胆红素 468.5μmol/L（27.4mg/dl）。诊脉弦滑而数，舌苔焦黄燥裂，拟中西医结合治疗。

治法：清热解毒，通腑泄浊。

方用：大承气汤加味。

生大黄 30g　西茵陈 30g　川水连 6g　苦参片 12g　元明粉 冲，9g
生甘草 6g　生山栀 9g　安宫牛黄丸 研末调服，1粒

3剂热退神清，黄疸不再继续加深。去安宫牛黄丸加黄芩 12g，白茅根、鲜芦根各 60g 煎汤代水。1周后黄疸逐渐减退，病情趋向稳定，

继以疏肝利胆，调理二月，痊愈出院。

重症肝炎，属于"急黄""疫黄"范畴，多缘邪毒深重，湿热炽盛，充斥三焦，由脾胃肝胆迅即内窜营血，侵犯心包，最易出现昏迷失血之变。及时采用通腑解毒之剂，荡涤胃肠热毒，实为当务之急。此证高热、黄疸、昏谵三者并见，着眼于泻热通腑，得力于重用大黄，因大黄性味苦寒，有通涤肠胃热毒与凉血消瘀之功，重用则力专效宏，推之于多种热病，凡属邪传胃腑之昏谵，泻热通腑之法，颇占重要位置。

蓄血下焦，亟须清泄瘀热

下焦蓄血多争论，惟血蓄膀胱，小便必不利，血蓄于肠则小便多自利。临床所见，温病时证，热与瘀并，最易蓄血于肠，正如吴又可所云："胃实失下，邪热久羁，无由以泄，血与热搏，而为蓄血。"事实证明，血蓄于肠，瘀热上攻，神明被扰，神志如狂者确有其例。

早年随家父侍诊，治一袁姓男子，起病旬日，始则恶寒发热，头痛身疼，继之但热不寒，入夜尤甚，精神烦乱，喜笑如狂，某医叠进大剂寒凉及至宝、紫雪之属，未见寸效，邀家父诊治。诊其脉沉滑而有力，舌苔灰黑燥裂，舌质紫绛，按其腹急结而痛，大便闭结不通，小便自利。家父认为，此证乃缘瘀热相搏，蓄血下焦。仲景所谓："太阳病……脉沉结，少腹硬，小便自利，其人如狂者，血证故也"。

治法：泄热祛瘀，以冀瘀去神清。

方用：桃仁承气汤加味。

生大黄 18g　元明粉冲, 12g　桃仁 9g　当归 9g　生甘草 6g　犀角尖磨冲, 2g

治疗经过：二诊：服 1 剂大便得通，下行紫淤如泥，极其臭秽，妄言即止，神志亦清，汗出热减，诸恙悉平。惟感倦乏殊甚，口干舌燥，苔仍灰腻少津，脉象弦细而数，良由热结伤津，阴液受劫，再进养阴清营之剂，药用：

京玄参 18g　大生地 15g　麦冬 9g　北沙参 12g　甘草 6g　生白芍 9g　川水连 3g　鲜石斛 30g　鲜藕汁冲，1 盅

三诊：连进 3 剂，舌津已回，灰黑之苔渐退，脉静身凉，知饥思食，续予益胃生津 2 剂，调理而愈。

瘀血引起神昏，证分多歧，如血结者，其症肢厥脉细，胸痹痛厥，宜用王海藏法，予桂枝红花汤加海蛤、桃仁；如宿有瘀伤，夹热而至，宜凉血散血，如生地、丹皮、丹参、桃仁、琥珀等；若邪陷厥阴，络脉凝滞，可见默默不语，神识昏迷，辛开凉泄，芳香逐秽皆不效者，薛生白用醉地鳖虫、醋炒鳖甲、土炒穿山甲、生僵蚕、柴胡、桃仁等味。仅举一隅，以见前人论述瘀血引起神昏辨证施治之一斑。此例乃系胃实失下，以致蓄血如狂，故予桃仁承气合犀角地黄汤一药而效，足证药贵对证，自可得心应手。

温病神昏，病有浅深，邪热初蒸心经，则心烦多言；邪陷心包，则神昏谵语，热深厥深；深陷膻中，则昏谵不语，不省人事。善治者见微知著，治病于先，若必待其深度昏迷而后施治，则失之晚矣。

同是神昏，有在气在营之分，若邪居气分，尚未内陷入营，不宜早进凉开，须辨其湿热、痰浊及邪热气盛之异，审因论治；若邪陷入营，尤宜辨其兼夹诸证，对证用药，绝不可执一二开窍之方，以应病情之万变。

邪在营血，有虚实之异。其在心营者，往往心气偏虚，外热一陷，里络就闭。治疗方药，如"三宝"方中麝香、牛黄、冰片之类，均有强心作用，实寓深意。

沈凤阁

神昏须细审，辨证方应机

沈凤阁（1925~2010），南京中医药大学教授

神昏是温病危重症之一，故对其的辨治至关重要。析其病变机理，大要不越四类。

邪入营血，心神蒙扰

心主血属营，藏神，故温病邪入营血，每影响心神而致神昏。临床上有热闭心包、热入营血、热与血结等病变。

1. 热闭心包

亦称热闭心窍。症见神昏谵语，或昏睡不语，身躯灼热而四肢厥逆，轻者仅四末清冷，甚者冷过肘膝，小便赤涩，舌质鲜绛少苔，脉数。热则宜清，闭则宜开，须急用"三宝"清心开窍。叶天士云："温邪上受，首先犯肺，逆传心包"，故风温、春温邪由肺卫逆传者，每多见之，但亦有病邪直接侵犯心包者。

宗某 男。1947 年诊。

病起二日，高热，汗少，神志昏迷，不言不语，不食不便，予之水能饮，但亦并不贪饮，手指欠温，两目闭合，唇红，舌尖鲜绛，根部有薄黄苔，脉弦滑而数。综合诸症分析，本病虽大便不通，但腹不

胀满疼痛，显非阳明腑实；又虽舌绛微兼黄苔，但口渴不甚，且有神昏肢凉，则非气营两燔之征。

辨证：暑邪直犯心包。

治法：亟宜清心开窍。

方用：清宫汤加减。

乌犀片　鲜生地　京玄参　连翘心　鲜竹叶卷心

煎汤频饮。另至宝丹2颗，以鲜石菖蒲捣汁送服，间隔5~6小时分服。于第2颗至宝丹药后4~5小时，神志渐清，热亦稍减。

翌日，症现寒战高热，汗出较多，大渴欲饮，舌绛减而满布黄苔。是邪由心包转出气分，少阳阳明同病，乃予柴胡白虎汤去参、姜、枣，加鲜生地，2剂而愈。

2. 热入营血

营分受热，血液受劫，则心神不安。表现为：心烦躁扰，睡多呓语，醒时则减，身热夜甚，舌红绛少津，脉细数。治宜清营汤，以清营泄热，透热转气。余以本方去黄连、麦冬，加青蒿、白薇，似可助透热转气。本证虽有热损营阴见症，但养阴药不宜多用，以免牵制其清透之力。本证如由烦躁而渐趋"安静"，但余症不减者，每为热闭心窍之前兆，此时治疗应稍佐清心开窍之品，"先安未受邪之地"。如神志障碍严重，病人躁狂不安，肌肤斑疹显露，或见吐衄便血等，此为热毒深重而动血，治宜凉血清热解毒，可用犀角地黄汤加紫草、连翘、银花等。如斑色深绛或紫绛，舌质紫暗者，应加入桃仁、琥珀等活血祛瘀之品。热极风动，风起痰涌，故热闭心窍、热入营血之证，每易有动风、生痰之变。如兼见手指抽搐、牙关微噤、呕逆等，应加羚羊角、钩藤、龙胆草、鲜竹茹等，以清热息风、凉肝降逆。如兼喉中痰鸣，黏稠不易咯唾，应加鲜竹沥，并佐以生姜汁数滴，使竹沥无凉遏之弊，且有助化痰之功。若喉中痰声辘辘，阻碍呼吸，病人焦躁不安，竹沥、姜汁所难胜任者，则非申枣不为功，近时猴枣散亦可。此外，热入营血而兼火盛阴伤，则须辅以泻火滋阴之治。

赵某 男。船员。1948 年初秋就诊。

湿温起病，羌延旬余。现症：肌肤灼热无汗，神志不清，躁扰不安，夜无宁时，呓语不休，口干欲饮，便下鲜血甚多，腹不疼痛，小便涓滴红赤，舌质深绛，罩薄黑苔，中有裂纹，脉数偏细。

辨证：湿热化燥，邪入营血，心火炽盛，肾阴受损。

方用：犀角地黄合黄连阿胶法。

以家贫无力用犀角，乃重用鲜生地、玄参、丹皮炭、银花炭、川雅连、炒枯芩、生白芍、蒲黄、炒阿胶、鸡子黄，另以鲜茅根、鲜小蓟洗净捣汁，频频内服。

药后竟汗出津津，身热下降，神志逐渐清醒，便血显然减少。

乃循原法损益，续予凉血滋阴之剂，渐趋向愈。

3. 热与血结

叶天士云："瘀血与热为伍，阻遏正气，遂变如狂、发狂之症。"如温病下焦蓄血或妇女热入血室，每见是证。其症状表现：昼则明了，夜则谵语，或喜笑如狂，少腹急结，按之作痛，舌质暗紫，或有瘀斑，脉沉涩等。治须清热活血祛瘀，吴鞠通桃仁承气汤颇洽证情。瘀热得下，神志自清。

李某 女，30 余岁。1947 年就诊。

春温发热，经日候不解，适值经行，量少，夹小血块，色紫黑，少腹坠痛，按之痛甚，胸胁胀满，善太息，二便尚调，入夜神昏谵语，妄见鬼神，昼日稍清，舌质暗红、苔薄黄，脉沉弦而数。

辨证：热入血室，肝气怫郁之候。

治法：通经活血，疏肝理气。

方用：桃仁承气合四逆散。

鳖血拌柴胡　醋炒青皮　酒炒赤芍　麸炒枳壳　生甘草　光桃仁　川牛膝　细生地　制川军　琥珀

服药 2 剂，经行通畅，下血块较多，腹痛若失，热减，神识清楚。续以原法出入，调理而安。

邪在气分，热盛神昏

热能令人神昏，温病邪入气分，由于正邪剧争而热象亦甚，因此，热入气分亦有神昏之症，多见于痰热阻肺、胃经热盛、阳明腑实等病变。

1. 痰热阻肺

温邪由卫及气，肺经热甚，灼液为痰，痰热交阻，则可见高热烦躁，神昏谵语，喘咳气急，痰黏不爽，汗多口渴，舌红苔黄，脉象滑数等。肺恶热，肺经热盛，则治节不行，影响心神，昏谵乃作，切勿误认为逆传心包而妄用清心开窍。治宜宣肺清热、化痰平喘，余常取麻杏石甘汤合小陷胸汤意而变通其方，药用：净蝉衣、苦杏仁、生石膏、生甘草、竹沥、半夏、淡黄芩、炒枳壳、瓜蒌皮等。使肺经邪热既能辛透于外，复能苦泄于下，表里分消，肺热易清。若欲增强其透解之功，可加薄荷；欲强化其苦泄之效，可加酒炒川军，但用量不宜过大，恐苦泄沉降过甚，反使邪热不易外达。

2. 胃热炽盛

温病邪及于胃，每致胃热炽盛，症见高热汗多，面目红赤，呼吸粗大如喘，烦渴引饮，扬手掷足，神昏谵语，舌红苔黄干燥，脉洪数有力等。温病最善伤阴，阳明气分热盛，伤津尤甚。余治此证，常于白虎汤内加鲜沙参、鲜石斛，并用鲜芦根煎汤代水，以此等药既能生津，又能清热，更能透邪达外，故药后常得畅汗热解。本证生石膏必须重用，一般用 50~100g，甚者可更加大其量，少则恐药力不济。若夏秋患本证，可用井水浸渍西瓜啖之，或少量频饮井汲水，颇能清热醒神解渴。

3. 阳明腑实

温病热结肠腑而致阳明腑实，最易引起神昏谵语，其症身热，日晡为甚，多汗或少汗，烦躁谵妄，甚至昏厥，大便秘结，腹部胀满疼痛拒按，苔黄厚干燥或灰黑焦燥，脉沉实有力。治疗必须用苦咸寒之品急予攻下，仲景治此，主用三承气，吴鞠通则有五加减承气之设，余多用白虎承气合增液汤加减，意取攻下、清热、养液，综合取效。

陆九芝谓："人病之热，惟胃为甚，胃热之甚，神为之昏，从来神昏之病，皆属胃家。"又谓："温病热自内燔，其最重者，只有阳明经腑两证，经证用白虎汤，腑证用承气汤，有此两法，无不可治之温病矣。"虽其说有偏，而于阳明热甚之昏谵，白虎、承气确为至当不易之法。

温热蕴阻，清阳蒙蔽

湿为重浊阴邪，最易阻遏清阳之气，而使心神失于旷明，故湿热蕴阻气分者，亦多神昏之变。

1. 湿热上蒙

上焦为清旷之地，湿热蕴阻上焦，多见身热不甚，心烦懊憹，神识昏蒙，喃喃自语，苔薄黄微腻。治宜宣畅气机，甘淡利湿。余曾治某湿热患者，病已四日，症见身热，微汗，胸闷，心烦不安，目喜闭，似睡非睡，喃语不休，但呼之即能清醒，口不渴，二便自调，舌尖略红、苔薄黄微腻，投藿、佩、菖蒲、郁金等芳香化浊之剂，症未加重，亦不轻减。忆及薛生白《湿热病篇》有浊邪蒙闭上焦，用枳、桔、栀、豉之法，乃用山栀壳、淡豆豉、清豆卷、苦杏仁、炒枳壳、玉桔梗、丝通草、飞滑石、鲜芦根等清宣甘淡之品，药后竟得汗出津津，湿开热透，而诸症顿解。以肺主一身之气，肺气宣化，湿浊乃去，则蒙蔽自开而神识清明。

2. 湿热酿痰

湿热蕴蒸，酿变痰浊蒙蔽心包者，可见身热汗出不解，午后热增，喉中有痰黏腻，神识似清似昧，或时清时昧，昧则谵语，明则识人，呼之能应，语言了了，苔黄滑而腻，脉濡数。治须清热利湿，豁痰开窍，如菖蒲郁金汤。方中丹皮入营凉血，非本证所宜；竹沥亦不宜多用，恐寒凉过甚，湿不易化。如湿热未净，过早应用甘寒养阴之品，而致口咽痰腻，神情呆顿，或时呓语，胸脘痞闷者，余每于当用方内加苍术适量，既能燥润药之阴柔滋腻，且能使湿开热透，可收汗出热退神清之效。

3. 邪阻下焦

湿热秽浊内阻，下焦不通，浊气上蒙，则神识不清。吴鞠通《温病条辨》治此有二法：小便不通，呕逆神迷，舌白，渴不多饮者，先用安宫牛黄丸通神利窍，继用茯苓皮汤淡渗分消；大便不下，少腹硬满，神昏窍阻者，用宣清导浊汤。本人师其意曾治某湿热患者，大小便二日不通，腹中满胀疼痛，泛恶欲呕，神昏若睡，两眼闭合，苔白黄垢腻，脉滑微数。投菖蒲、郁金、藿香、佩兰、半夏、黄连、茯苓、益元散等，症未轻减，而昏糊更甚。改用苏合香丸，汤药于上述方中加人中白、晚蚕沙。药后神识转清，小便略通。继以上方加减，送服玉枢丹，病渐向愈。以秽浊之气，非芳香不解。

正虚气脱，心神无主

温病后期或误治，正虚气脱，心神无主，而致身热骤降，冷汗涔涔，或额汗如珠，气短气微，神昏欲寐，或郑声细语，四肢厥冷，脉微细欲绝，治宜扶正固脱。余常用四逆加人参汤酌加龙骨、牡蛎、五味子等，药宜频频进服。切忌开窍之剂，误用必促其外脱。

温病神昏，识症不难，但辨治非易。辨治之道在于：一辨虚实，温病神昏，实证多而虚证少，治疗应立足于祛邪。二辨气营，邪在气分者，皆因高热而致神昏，苔必黄黑，干燥，口必渴饮，脉多洪数或沉实，治当清热、攻下。热入营血者，多烦扰神昏，舌红绛无苔，脉细数，或伴见动风痉厥，治须清营凉血，或予清心开窍，或兼凉肝息风，或佐活血行瘀。三辨燥湿，热入营血与气分热炽之神昏，皆属燥热为患。燥热者阴必伤，故应于清热同时，宜兼滋液。若湿热所致神昏，一般症情较轻，多呈昏蒙谵妄，其治重在化湿泄浊，或主轻宣以展气，或主芳香以辟秽，或主导浊以宣清。四辨邪之有形无形，温病神昏，因于无形邪热者，治疗总以清泄为主。若热与有形之邪如燥屎、痰浊、瘀血相搏结者，必先祛除其有形之邪，则邪热势孤而易解。

王乐匋

温热病中阳厥，阴厥辨治发微

王乐匋（1921~1998），安徽中医药大学教授，著名中医学家

处理外感病，无论是一本张仲景的六经分证学说，还是遵法后世的卫气营血学说，顾护阴津阳气都是一个不可忽视的问题。而阳厥、阴厥之辨，实为首要。病情趋于危重阶段，这两个截然相反的变局，一旦误诊，处理不当，则变化莫测。

前辈医家多认为阴厥阳厥不能相互转化。如清·喻昌《寓意草》中曾认为："阳证忽变阴厥者，万中无一，从古至今无一也"。然而临床实际，却并非如此，景岳对此分析比较客观。认为，阴厥一证，如果全无阳证阳脉，虽属险候，一般辨识尚不难，要注意的反而是阳厥。阳厥，一须与阴厥相鉴别，再就是阳厥并不是没有向阴厥转化的可能。因病在阳经，而中阳素虚，或寒凉攻伐太过，使正气不能托邪。这样，在病位上虽属阳经，却已经有阴经证候的成分了，如果辨证不细，仓卒投药，则疗热未已，寒又从内生。所以，四肢为诸阳之本，即使已有烦渴胀实等证，而脉弱沉细，复见厥逆，纵然尚有若干热象，亦须考虑其人阳气之不足，故凡虚人感邪，亦不可拘定于先有头痛发热等症，而以"传经属热"一语印定眼目。

结合临床实际来看，阳厥常与闭证伴随而至，而阳厥实为脱之先兆，故景岳所说的阳厥转阴，实际提示了闭证可以向脱证转化这种可

能。这种论点，不断为后之治温者所证实。例如俞根初《通俗伤寒论》便立"邪陷正虚内闭外脱例""热深阳郁外闭内脱例"。吴鞠通论温热，于下焦篇亦有"痉厥神昏，舌短烦躁，手少阴证未罢者，先予牛黄紫雪辈，开窍搜邪，再与复脉汤存阴"之文，均示人以邪气内陷，正气不支，可以由闭证而转脱。此时治法，于开闭之同时，须兼固脱，单从一方面考虑不够全面。

早年行医乡里，该地区为一严重的血吸虫病流行区，所治病人，每多脾肾之阳不足，即患感征，亦不典型，往往虚实相杂，从而认识到张景岳等之说确有其实践意义。师其意而创立一些邪正合治或寒温并用之方，往往取效。先辈于回阳之中必佐阴药，摄阴之内必顾阳气，其立法之巧思，足以启发后之学者。仅就常用于临床者举数方如下：

加减回阳急救汤　适用于温邪内陷，伤及真阴而肾阳不振，无以托邪外出者。

红参 5g　熟附片先煎, 6g　香甘草 3g　北五味子 3g　辰茯神 12g　肉桂 5g　麦冬 10g　细生地 15g

另六神丸，每用 10 粒冲服，日 2 次。

加味固汗屏风散　适用于表阳不固，以致自汗欲脱者。

参须 5g　香黄芪 15g　生白术 10g　防风 6g　煅牡蛎 18g　麻黄根 12g　北五味子 3g　浮小麦 30g

如神识不清，可于方内酌加六神丸 10 粒，甚则《局方》至宝丹。

通变叶氏加减复脉汤　适用于温邪深入下焦，真阴耗伤，神昏气竭，并时时欲脱者。

吉林参 9g　香甘草 3g　真阿胶 5g　干生地 12g　麦冬 10g　绵芪皮 9g　北五味子 3g

《局方》至宝丹 1 粒化服。

加减龙牡复脉汤 适用于邪入下焦，下汲真阴，真元内耗，致厥喘并至，脉见结代者。

吉林参 12g　陈阿胶 5g　鸡子黄搅入，1 枚　龙骨 9g　牡蛎 24g　真玳瑁 15g　生白药 9g　麦冬 9g　干地黄 12g　香甘草 5g

倘真阴虚极，可酌加生鳖甲 15g，生龟甲 24g。神志仍迷者，可酌加《局方》至宝丹。

以上数方之运用，总的须考虑邪正之盛衰，阴津阳气耗伤之对比，至于典型之阳厥与阴厥，则仲景、天士诸方俱在，可供临证之抉择。

章某 女，40 岁。5 月 22 日初诊。

患者于 5 月之初旬起病，初起呕逆泄泻，继则寒热作，曾就诊附近一医，服藿香正气、三仁汤等剂，而热恋不退。延至诊时，呕泻已不作，口渴喜热饮，时时躁烦，而四末厥逆，面赤戴阳，神识时明时昧，舌色红，尤如涂朱，并不干燥，脉来濡细少神。

病机：患者中阳不振，正气不能托邪，龙相之火飞越于上，是乃由阳转阴，由实转虚之局。其舌赤如涂朱者，岂非所谓肾水凌心，逼其心阳外越之故欤？

方用：陶氏加减回阳急救方，加入龙牡潜阳之剂，以冀弋护为幸。

红参另炖，6g　熟附片先煎，6g　香甘草 3g　北五味子 3g　麦冬 9g　细生地 15g　煅龙骨 15g　煅牡蛎 18g　肉桂 5g

另：六神丸 20 粒，分 2 次吞服。

复诊（5 月 23 日）：前方服 1 剂后，神识渐清，面部阳色亦退，已不烦躁，四末厥逆渐温，舌色仍红，脉濡弱，本原意出入，再进一筹。

吉林参另炖，6g　熟附片先煎，6g　香甘草 3g　麦冬 9g　干地黄

15g　煅磁石 24g

改用至宝丹 1 粒，哑开其窍闭为幸。

三诊（5 月 24 日）：前方服 1 剂后，厥逆已回，神识亦清，舌红并不如涂朱之状，拟予益胃阴以善其后。

西洋参另炖，3g　小生地 12g　麦冬 9g　橘白 6g　茯神 12g　生谷芽 12g　生甘草 3g　炙甘草 3g

冯某　男，52 岁。以旅馆为业。

春月患感，留恋匝月，病情反复。至诊时，患者神昏气弱，四肢厥逆，舌质红而兼干枯之象，脉来濡细少神，而时时作呕，大有厥哕并见之势。

病机：病久正虚，真阴大耗，未足以抗邪之故。

方用：予加减龙牡复脉，参以开窍之至宝丹，以为手足厥阴之治疗方案。

吉林参另炖，12g　干地黄 12g　麦冬 12g　香甘草 3g　生牡蛎 18g　磁石先煎，24g　生白药 9g　真玳瑁先煎，18g　阿胶珠 5g　鸡子黄搅入，1 枚

另《局方》至宝丹 1 粒，溶化服。

上方连服 2 剂，厥逆之危局已大见好转，神志亦清，乃于原方去至宝丹，嘱其再服 2 剂。至诊时，病家忽告以清晨微微怕寒，继则通体觉寒，然视其神志尚清，并不烦躁，大似欲作战汗之象。乃嘱病者安舒静卧，于前方去阿胶、鸡子黄、磁石、牡蛎、玳瑁，加入橘白 6g，生谷芽 30g，再进 1 剂。至当日下午，病者果见通体微微汗出，而颈项胸腹之部尽透。次晨仍以前方出入，益其胃气，顾其气阴，而告病愈。此病例说明，病至下焦，正气未复，亦有从战汗而解者。

王乐匋

阳气困郁，每仗附子

王乐匋（1921~1998），安徽中医药大学教授，著名中医学家

王老临证体验，阳厥常可与闭证伴随而至，而阴厥往往可以成为脱证先兆。主张回阳之中必佐阴药，摄阴之内必顾阳气。创制一些邪正合治与寒温并用之方，今择其在外感热病治疗中运用附子的经验，介绍如下。

温邪内陷，肾阳不振者用附子

王老尝谓："凡虚人感邪，虽自阳经传入，亦不可拘定于先有头痛发热等症，而以'传经属热'一语印定眼目"。临床上，病在阳经，而中阳素虚，或寒凉攻伐太过，则正气不能托邪。此时，在病位上虽属阳经，却已经有阴经证候的成分了。如果辨证不精审，仓卒投药，则疗热未已，寒从内生，症见厥逆而脉弱沉细。纵然尚有若干热象，如烦渴胀实，亦应考虑其人阳气之不足。王老于温邪内陷，伤及真阴而阳气不振，无以托邪外出的病例，在加减回阳急救汤中果敢地运用附子，以助阳气，温经托邪，使邪气得药力一涌而出，转危为安。

章某 女，40岁。1957年5月22日诊。

初起呕逆泄泻，继则寒热交作。曾就诊于附近一医，服藿香正气、三仁汤等剂，而热恋不退。延至诊时，呕泻已止，口渴喜热饮，

时时烦躁，而四末厥逆，面赤戴阳，神识时明时昧，舌色红，尤如涂朱，并不干燥，脉濡细少神。

病机：患者中阳不振，正气不能托邪，龙相之火飞越于上，乃由阳转阴，由实转虚之局。其舌赤如涂朱者，正所谓肾水凌心，逼其心阳外越也。

方用：陶氏加减回阳急救方。

红参另炖，6g　生附片先煎，6g　炙甘草3g　北五味子3g　麦冬9g　细生地15g　煅龙骨15g　煅牡蛎18g　肉桂5g

另：用六神丸20粒分2次吞服。

治疗经过：二诊：服1剂后，神识渐清，面部阳色亦退，已不烦躁，四末厥逆渐温，舌色仍红，脉濡弱。本原意出入，再进一筹。方用：

吉林参另炖，6g　熟附片先煎，6g　炙甘草3g　麦冬9g　干地黄15g　煅磁石24g

另：至宝丹1粒吞服。

三诊：1剂服后，厥逆已回，神识亦清，舌虽红但已无涂朱之状。拟予益胃阴法以善其后。

阳厥转阴，病情趋于危重阶段，这是两个截然相反的变局。一旦误诊，处理不当，则变生于俄顷。王老指出："下焦温病，《温病条辨》中重养阴而轻温阳，如名为护阴和阳汤，却舍附子，未免偏颇。我早年行医乡里，该地为一严重血吸虫病流行区，所治病人中，有不少脾肾之阳不足，这些人即患感证，亦不典型，往往虚实相杂。结合临床实际来看，阳厥不是没有向阴厥转化的可能"。

湿重于热，阳被湿困者用附子

湿温证治，如湿从热化，伤阴劫津，以救阴通腑而生津液，与一般温病治无二法。如湿重于热，则发热缠绵，身热不扬，昏沉困倦，舌苔腻白，脉来濡缓，四肢烦疼。王老治疗此证，每多避开常法，而以附子为主，参以芳香化浊之剂，以振阳气，则可湿开而热透，收效甚捷。

李某 男，50岁。1957年8月23日诊。

湿热互郁，流连气分，漫布三焦，体温39.2℃左右，发热一候不退。面色晦滞，当脘闷塞，纳谷不香，便溏不爽，两足浮肿，日暮肿甚，舌苔白腻，脉濡而数。此脾肾阳虚之体，又感湿温病邪，邪气未能透达，热气熏蒸，湿邪重浊，阳气不振则湿不化，湿不化则热不休，勉予温通阳气而化湿浊，若得湿开热透，庶可使湿热两分而病解。方用：

熟附片先煎，9g 连皮苓15g 藿香梗15g 川桂枝4.5g 淡姜衣4.5g 五加皮9g 苍白术各4.5g 佩兰9g 通草3g 炒扁豆衣12g 神曲9g 米炒荷叶12g

2剂。

治疗经过：二诊：大便渐实，日尚二三起。湿热交混之象尚盛，仍本原意出入。方用：

熟附片先煎，9g 蔻仁3g 连皮苓12g 苍白术各4.5g 制川朴4.5g 通草3g 扁豆衣12g 神曲9g 米炒荷叶12g

4剂。

三诊：胸闷已舒，渐渐知饥思食，颈项胸膺之间，晶痦累累，舌苔黄腻渐化，脉濡而带数，阳气渐振，湿邪已有退机，热犹未楚，拟再分解湿热。然脾肾阳虚之质，清润之品，用之宜慎。鞠通谓温邪之兼湿者，用药宜刚而忌柔，旨哉言乎！方用：

熟附片先煎，4.5g 鲜青蒿9g 川朴花4.5g 佩兰叶9g 石菖蒲4.5g 净连翘9g 藿香6g 蔻仁3g 赤苓9g 苡仁12g 通草3g 滑石包，

12g　炒黄芩 3g　青荷叶尺许

四诊：服完上方 2 剂后，身热渐退，诸症悉减，嘱再服 2 剂。继以甘露消毒丹出入为方，续予分解湿热，最后用七味白术散加减，作善后调理。

湿温证中，邪留气分，充斥三焦，若素体阳虚，或久施重投苦寒之品，湿邪适逢阴寒之助而暗中滋蔓，阳气愈被湿困，无以透发，每多病程缠绵，病情复杂。王老对此则强调："用药宜刚而忌柔。不一定寒湿才会伤阳，湿为阴邪，湿温湿热证，在一定条件下，同样可以伤阳。即湿温病湿从燥化，往往余湿犹滞，即使燥邪一去，湿仍可卷土重来。治疗中当用附子扶阳逐湿，使阳得援而振奋，湿浊之邪自然可逐。如蓦然投以清滋苦寒之剂，其热将不可挽回。"

热逼入营，中阳闭郁者用附子

热邪入营，病情多深重。王老于临证中，视其邪机变化而施以方治。如中阳闭郁，邪热逼入营分，以致邪气欲达不达者，则采取寒温并用，妙用附子，温其中阳，促营热外达，给邪以出路。

程某　男，6 岁。1969 年 7 月 20 日诊。

患儿平素体质虚弱，营养不良，大便常溏薄。此次起病时高热烦躁，继则热恋不退，精神疲乏，神识时明时昧，寐时呓语，四肢清冷，大便溏泻，躯干部有出血点，色淡不荣，唇燥口干，舌红少苔，脉来虚数。此热逼入营，中阳闭郁，邪气欲达不达，颇虑正气不支而有内外虚脱之变。舒驰远有石膏与附子同用之法，虽未必尽合于本证之治，然寒温并用，为本证所当取。方用：

生晒参另炖, 3g　熟附片先煎, 3g　水牛角锉, 文火先煎, 15g　细生地 9g　带心连翘 9g　石菖蒲 4.5g　川贝母 4.5g　大青叶 18g　银花 12g　板

蓝根 18g 《局方》至宝丹去蜡壳溶化服，1 粒

治疗经过：二诊：服完 1 剂后神识渐清，寝时仍有呓语，余症如前。原方加展灯心 1 束，嘱服 1 剂。服后神识已清，热渐退而未尽。于方中去灯心、至宝丹，加炒白术 4.5g，扁豆衣 9g，米炒荷叶 12g，1 剂。

三诊：服毕，神色渐振，热亦渐退，溏泻已止，邪机已转，法当清透气分之邪热，参以顾护气阴之品。方用：

孩儿参 9g　北条参 9g　连翘 9g　银花 9g　鲜佩兰 12g　扁豆衣 12g　石菖蒲 4.5g　生谷芽 12g　碧玉散荷叶包，刺孔，9g

四诊：2 剂服后，热退神清。再予沙参麦冬汤合参苓白术散出入为方，作善后调理。

邪热入营，临床病情万变，实难执一而治。但极力创造条件，透热转气，候其热达于胃，使正气抗邪有力，则是治疗关键。王老在邪机欲达不达，正气不支而有虚脱之变的紧要关头，妙用寒温并用法，参入附子，使病邪能乘药势而外透，挽回了变局。

中阳不振，不能托邪者用附子

王老谓："治疗体虚中阳不运，感召外邪之病，初起最难着手，不比壮实之体发表攻里，去邪除病较为容易。"首重起手开局，防变于未然，可收到预期之效。

周某　男，70 岁。1960 年 2 月 10 日诊。

厨师为业，外腠内亏，邪乘虚入，恶寒发热两天，精神不振，但神识尚清。舌苔淡黄而少津，脉来沉细无力。

辨证：患者中阳不振，不能托邪，致使津少上承，舌干、苔淡黄。

治法：必先扶其正气，温其中阳，俾得邪从外达，否则呃逆连连，势必内陷。

方用：吉林参须另炖，10g　熟附片先煎，10g　生熟甘草各3g　防风6g　葱白10g

治疗经过：二诊：嘱服1剂后，脉沉已起，淡黄少津之苔已转润，神色亦稍振。将前方之参须、附片各改为6g，再服1剂后，阴象已退。方用：

淡豆豉10g　桔梗6g　薄荷6g　连翘10g　炒山栀6g　葱白10g　生甘草3g　淡竹叶8g

服完2剂，病愈。

此案系古稀之年，阳虚之体，正气不固，御邪抗病能力低下，外邪乘虚入侵。病之初起，切忌寒凉，否则气机闭塞，郁不开则邪不达，邪气每易内逼深入，变生危证。王老用参、附扶正温阳，且中阳斡旋，托邪气外达，故首剂即效。

（任何　整理）

俞岳真

挽治险证，洞察真伪

俞岳真（1911~1992），浙江新昌县中医院主任医师

洞察真寒假热，假寒真热

温热证脉洪大，壮热自汗，烦渴引饮，或发斑起狂，这是明显热证。热证中夹有寒的假象，称作"假寒真热"，若无胆识，冒昧处方，便致杀人。而这种杀人，按证检方，一般人不知其咎。盖人体感受温邪，随人的体质变化各有不同。有热伏于中，不能抗病外出，出现如肢冷脉细，沉沉不语，或冷汗发呃，呕逆不渴等症，极似虚寒之证，医不详察，误投参附回阳，无不立毙。是以仲景有"热深厥亦深"之训，喻嘉言有"阳证忽变阴厥，万中无一"之说，殊属至理名言，不可不知。

某年5月，一小女年12岁，偶然发热头痛口渴，某医认为风寒感冒，处方用紫苏、荆、防、柴、独辛温表散之剂，上午服下，即沉沉昏睡，至下午出现昏迷不醒，手冷至肘，脚冷至膝，脉细如无，前排齿燥，大便实，小便浑赤。断为假寒真热，乃热蔽于内，不得外越，即热深厥深之谓。以白虎汤加连翘、竹叶、桔梗、木通、石膏。服后两小时，手足渐温，次服霍然而愈。辨别假寒真热，必须拿定真据，

方可判断。关键在于细心审查，首先问明初病症状，是否属于温病范围，是否面垢齿燥，二便不通，或通而极少，小便浑赤等。有这些证据，就不致被假象蒙惑，断为真热无疑，此为审病之要。

热陷心包，法宗雷氏

热陷心包为温病后期之证候，病势急剧险重，叶天士称为逆传。主要症状是神昏谵语，或昏愦不语，舌謇肢厥，甚则撮空理线，循衣摸床，或惊或笑等。吴鞠通拟用清宫汤，方用玄参心、莲子心、竹叶卷心、连翘心、犀角、连心麦冬等。雷少逸拟用祛热宣窍法，方用犀角尖、连翘、川贝、鲜石菖蒲等四味。二方比较，当以雷氏方为优。吴氏方采用诸心之品，不外"医者意也"之义；雷氏方药少而精，温热鸱张，熏塞内窍，药贵灵通，而鲜石菖蒲芳香宣窍，最为合宜。尤赖牛黄至宝丹之大力，丸中有犀角、牛黄、麝香，俱系血肉有情之品，藉以破其蕴结，以去血分之邪。兹举1例如下。

刘某 23岁。

病温20余日不解，延至神识昏迷，撮空理线，脉细数，舌质绛而苔干黑，视胸部细红斑点隐隐。叶氏《温热论》上说："斑点紫小者，心包热也"，诊为热陷心包无疑。取用雷氏祛热宣窍法加生地黄、赤芍、丹皮，磨冲犀角3g，送服至宝丹二粒（分2次，每次1粒）。服药后安睡约4小时，醒后神志清爽，视舌上黑苔亦退，索吃稀粥少许，此后又服清养滋液诸品而痊。

俞氏20岁时，曾患热陷心包证，服用犀角。病时昏昏沉沉，梦境纷纭，谵语，似梦非梦，似醒非醒，甚则惊狂。其父以雷氏祛热宣窍方，犀角只用3g左右，服后安睡三四小时，醒后觉得精神异常清爽，不日而愈。热陷心包之病，只缘温热如烟如雾，熏蒸内窍，君主之神明扰乱，所以昏谵狂乱。犀角直清血热，协牛黄至宝宣通内窍，其功不小。

犀角通心，故热陷心包，历来必用犀角，犀角咸寒，不只特解血中之热，尤善于通达内窍，免致热蔽，而大病自起。犀角磨浆冲药，其力始全，不得切片入煎。近来认为牛角可代，或许少效。佐用石菖蒲必须用鲜品，干品香燥伤液，非温邪陷心所宜。

热动肝风，熄以羚羊

热动肝风，为温病常见之证。肝为风木之脏，其合在筋，温热久羁，津液耗伤，则肝失涵养，出现搐搦拘急，手足瘛疭颤抖，甚则惊悸角弓反张，目瞪口噤，种种险候，无所不有。《通俗伤寒论》之羚角钩藤汤极效，雷少逸祛热息风法亦佳。两方均用羚羊角，此角须先煎一二小时，药性始出，并须药房炮过，若生角切片，虽真无益。

鲍某 男，20岁。

病温日久，延至神志不清，两目瞪视，手足颤抖瘛疭，身亦微微动弹不止，牙关紧闭，脉弦数。诊为热动肝风，与羚羊钩藤汤加味1剂，次日复诊，风定神清，再与清养生津之品而瘥。

温病险证，犀、羚之物，确为要药，紫雪丹、牛黄清心丸中，都是犀角、羚羊二物合用。犀角凉血解毒，偏入心经血分；羚羊平风舒筋，偏入肝经气分。若欲二者兼顾，则犀羚同用。须知犀角清热，多属实证；羚羊平肝，不专主实证，此亦有区别。犀角对证，用钱许即可生效，羚羊用量不妨9g以上。犀角入心，羚羊入肝，先贤多有体验，同气相求也。

湿热传入厥阴，主用三甲散

薛生白所著《湿热病篇》历来为医家所重视，其书条分缕析，极尽湿温病之传变。如书中论木火上逆，厥阴风火上升等，不一而足。尤其是邪入厥阴，主客浑受，仿吴又可三甲散一方，其效如神。

徐某 男，30 岁。

患湿热流火疮疡，当时由两位老中医诊治，服药近 1 月，疮疡尽愈，渐渐饮食不思，卧床不起，竟至神识昏迷，默默不语，舌卷囊缩，曲身而卧，家人推动，毫无知觉，犹如死人。前医缩手无策而邀诊。由家属代诉过去病情，并观前医诸方，尽是寒凉之药，少有开通透达之品。因思湿热患疮，疮虽愈而湿热深入厥阴，风木阻遏则舌卷囊缩，心主之气被蒙则昏沉不识，状如死人。此证比薛氏所示"默默不语，与饮食亦不却"更重一些，然仍为"邪入厥阴，主客浑受"之证。取用三甲散原方，并不增减。早上服下，至傍晚渐觉灵动，舌卷囊缩渐除，第三天全身发生痒疮，从此遂愈。

戴丽三

热病循六经，救厄赖经方

戴丽三（1901~1968），云南名医

夹 阴 伤 寒

陆某 男，50余岁。于1943年夏就诊。

因发热不退，住某医院，西医诊断为"肠伤寒"。用西药治疗无效，又用小柴胡汤加二陈、生地、牡蛎、丹皮之类，病势日趋沉重，已二十多日，乃请余诊治。症见：高热无汗，面色晦滞，声低懒言，项背强痛，时见惊惧，舌苔厚腻而滑，口不渴，脉沉迟而紧。据症分析，患者病程虽达二十多日，犹高热无汗，项背强痛，显系太阳未解。然面色晦滞，脉沉迟而紧，声低懒言者，又属表邪闭甚而里气不足所致。不足者，即"气怯"之意也。余询之，患者病作之初，又犯房劳，因而有里气不足之象。舌苔厚腻，则系湿邪郁甚。此证初起即应以汗法解表，若汗之得当，邪随汗解，万不致迁延时日，愈演愈烈，以至于此。患者当前所现症状，原系太阳、少阴两感证，初起误治，专从和解少阳着眼，屡用小柴胡加减，何能胜任！且生地、丹皮之阴而敛，牡蛎之涩而收，柴胡之升而散，黄芩之清而降，不但不能尽其解表之功，反足以抑减体功之抵抗力。肌腠愈闭，致体温愈激愈高，神明将濒于混乱，心机亦日趋衰弱，故时见惊惧。斯时据理而立法遣方，固宜解太阳之表，温少阴之经，以麻黄附子细辛汤；但又考虑病势初起，前医屡用柴胡一升再升，今时见惊惧，若循规再用麻辛之升散，恐致心神飞越之不良后果。两全之策，惟有温扶肾阳，开太阳气机，引病邪由里达外，遂决定用自拟附子桂枝独活寄生汤。

附片 60g　桂枝 9g　桑寄生 9g　杭芍 9g　法夏 9g　茯苓 15g　独活 6g　防风 9g　川芎 6g　台乌 9g　陈皮 6g　烧生姜 3 片　甘草 6g　大枣 3 个

处方毕，特语其家属曰："此证之转机，若能由阴转阳，阳回阴消，则属易治。此发热不退至二十余日，将来恐不免白㾦红斑接踵而发。此方主旨，即在导邪外出，庶免肠壁穿孔之患。"

治疗经过：次日复诊：服药后，神形较安，惟发热如故。仍守原方加重附片至 90g。

三、四诊：均守原方另加怀牛膝 9g，杜仲 15g，金毛狗脊 9g，以温壮元阳而疗其腰脊之痛。

五诊：用大剂白通汤鼓舞气机，交通心肾之阳。处方：

附片 120g　干姜 15g　葱白 3 个

前数方服后，均未得汗，服大剂白通汤 1 剂后，始溅然汗出，足见表邪固闭之甚，非大剂温里通阳不通达也。两周来均未大便，近五日所服之方，均以附片温壮元阳，强心益火，增强体功抗力为主。

六诊：服白通汤 1 剂后，虽已得汗，里阳渐回，发热未退，然全身痛楚大减，神气转佳，惊惧已平，面色润泽。病已由阴转阳，脉现洪大有力，烦渴思饮，病者已由初形气俱怯转为形气皆盛，实乃预后良好之征兆也，予《伤寒论》白虎加人参汤，处方：

白洋参 9g　生石膏 15g　炒知母 9g　甘草 6g　粳米 15g

七诊：服上方后，烦热缓解，且得安眠。果然隐隐现白㾦，足征肺郁已宣。惟胸闷脘痞殊甚，不大便已十日，脉仍有力，热传于胃，腑气已实，可下之征备矣。西医治疗"肠伤寒"，便秘禁用下法，下之则因肠蠕动过剧而引起肠出血等危症。然只要具备可下之症，未尝不可用下，故毅然用大承气汤。处方：

大黄 9g　元明粉 9g　厚朴 9g　枳实 9g

八诊：药后，排出臭粪甚多，十余来日之积垢，大为荡除。惟白㾦仍续出，并现呕吐，此非大承气汤下后之变；系患者胃气初复，寒热失调所致。治以调和胃气，方用《伤寒论》半夏泻心汤加减。处方：

法夏 9g　炒黄连 3g　炒黄芩 6g　潞党参 15g　神曲 9g　鸡内金 9g
麦芽 15g　干姜 12g　甘草 6g　大枣 3 个

此方原治伤寒下后，胸满不痛之痞证，身寒而呕吐之主方。方中法夏止呕逆，散结气；芩、连消痞；参、草、姜补脾和中以通上下而交阴阳；加神曲、麦芽、鸡内金消导积滞。

九诊：诸症均减，饮食渐增，但发热转为潮热，神倦，胸稍闷，又四日未大便，时有恶寒。此邪热有余而阳气不足也。《伤寒论》云："心下痞，而复恶寒汗出者，附子泻心汤主之"，正符此候，乃予是方治之。处方：

附片 60g　大黄 6g　黄连 3g　黄芩 6g

心下痞，胸闷不舒，虚热内伏也。恶寒者，阳虚于内也，予泻心汤攻痞通便，加附子以助阳。

十诊：服后便通，周身旋出红斑，色甚鲜艳（若色黑，则系胃阴枯绝，难治也）。此前胸间所发白㾦，今已全退。患者至此，神形倦怠，骨瘦如柴，宜保津液、养胃阴为治。处以下方：

生地 15g　熟地 15g　麦冬 9g　天冬 9g　陈皮 6g　白洋参 9g　知母 6g
粳米 15g　犀角 3g　甘草 6g

十一诊：服上方后，神气转佳，饮食增进，旋又潮热鼻衄，此肺胃余热未尽，血热妄行。宜清肺胃郁热，凉血止衄。方用扁鹊三豆饮加减。处方：

黑豆9g 绿豆9g 焦栀皮3g 扁豆9g 桑叶6g 枇杷叶9g 连翘9g 麦冬9g 枳壳6g 藕节5个 竹茹6g 甘草3g

十二诊：上方服1剂，鼻衄即止，潮热亦退，续以养阴润燥滋养之剂调理。方用上方加减。处方：

黑豆9g 绿豆9g 扁豆9g 乌梅9g 冰糖分3次同煎，15g

上方连服5剂，诸症痊愈。

综观此证，病程较长，机转亦繁，概而论之，因患者表实里虚，抗力不足，故先用附子桂枝独活寄生汤、白通汤温扶。之后，患者体功由虚转实，即按祝味菊先生所说："治法以人体为主"，及"立法处方，不必细审为何细菌，但了然于其病灶之所在，就体功反常之处为调治南针"。以白虎加人参汤清其肺胃之热，以大承气汤下其久滞不通之结热；白㾦未尽，红斑旋出，邪势遂因之而渐衰。倘于此时因循坐误，必失良机。病者处服白通后，汗出溅溅，从未中止，是病邪外达，有利于减轻肠胃之壅热，此即预后良好之征兆。在整个治疗过程中，用寒用热，悉以体气之盛衰而为定。在体功与病邪方面，则根据"体功重于邪""阳气重于阴气"的观点，先着重调理体功（机体功能）及扶持阳气，使正气旺盛，抗力增强，然后再处以治病之方，总以救人为先。此余平生用药心得之一也。

另据此案，可知西医之肠伤寒亦未必都是中医的湿温证。临床辨证勿为病名所惑，则病情自无遁形，而施治始可中的。

太阳少阳合病

李某 女，四十余岁。

发热恶寒，自汗，腹痛欲呕，已二十余日。住某医院治疗，延余会诊。症如上述，舌质淡润，苔白腻，脉弦。

辨证：太阳、少阳合病兼脾湿不化。

方用：柴胡桂枝汤加减。

柴胡 9g　炒黄芩 9g　法夏 10g　桂枝 10g　杭芍 12g　广木香 3g　白蔻仁 6g　甘草 6g　生姜 3 片　大枣 3 个

方用小柴胡汤去参，和解少阳枢机以除寒热。用桂枝汤调和营卫以解太阳。重用杭芍和营敛汗，加木香、白蔻仁温脾化湿以止腹痛欲呕等症。

治疗经过：二诊：上方服 1 剂，热退，腹痛止，苔白腻亦减，脉弦转缓。继以四逆散与桂枝汤二方合用，服药三剂，诸症痊愈。

太阳阳明合病

戴某　女，27 岁。

壮热不恶寒，身痛项强、烦渴引饮，已十余日。脉洪大，舌质红，苔厚腻。前医曾用小柴胡汤未解。

辨证：湿热羁留于太阳、阳明二经。

治法：开太阳气机，清泻阳明，使邪从外解。

方用：《伤寒论》桂枝汤与白虎汤合方化裁。

桂枝 9g　葛根 12g　生石膏 15g　炒知母 6g　粳米 9g　甘草 6g　烧生姜 3 片　大枣 3 个

白虎汤能清金保肺，峻泻阳明独盛之热。桂枝去芍药汤解肌表之邪，使之从太阳而解。葛根为阳明经药，具解表、退热、解毒诸作用，配桂枝发汗解肌，引邪外出。

治疗经过：二诊：服 1 剂，热稍退，余症如前，又增胸闷，干呕，口苦，自汗，大便不通。此阳邪陷里，当用表里双解法。改用《伤寒论》大柴胡汤。处方：

炒柴胡 9g　法半夏 9g　炒黄芩 6g　炒枳实 6g　炒杭芍 6g　大黄 6g
烧生姜 3 片　大枣 3 个

此表里两解，攻内解外之方，仲景用治"伤寒发热，汗出不解，热结在里，表里俱病"之证候。

三诊：服 1 剂，便通烦定，胸闷、口苦解除。但热未全退，周身关节疼痛，舌苔仍腻。可知因湿邪太盛，阻滞太阳经络所致。当以除湿透络为主，方用《金匮要略》麻黄加术汤合麻杏苡甘汤。

麻绒 6g　杏仁 9g　桂枝 9g　白术 15g　苡仁 15g　甘草 6g

方中，麻黄发汗，桂枝解肌，杏仁利肺气，甘草和中。因其湿盛，故用白术燥湿，苡仁渗湿。

四诊：服 1 剂，身痛全消，热退身凉。继以甘露饮（生地、熟地、天冬、麦冬、茵陈、黄芩、枇杷叶、石斛、甘草）调理而愈。

足太阳循身之表，为一身之藩篱，乃机体最外一层，风、寒、暑、湿、燥、火六淫之邪，多由太阳侵入。故本证治疗，自始至终，均以解散表邪为主，使邪从外解，庶免深入为患。至于具体的立方用药，则视病情而定。如初时用白虎合桂枝汤，湿热用桂枝等品，此亦说明在辛凉清气解肌方中，适当佐以必要之辛温药物，似更能加强全方之作用。

三 阳 合 病

赵某　女，40 岁。

患者发热，汗出，口苦，耳聋，自利不止，口渴，小便短少。病已十余日，曾服辛凉解表之剂不效，延余往诊。诊脉浮弦，舌心滑润，气弱神倦。

辨证：此三阳合病也。发热、汗出者，太阳中风证也。口苦、耳聋者，少阳证也。自利不止者，《伤寒论》云："太阳与阳明合病者，必自下利"。口渴尿少者，阳明腑证也。太阳主表，故脉浮，弦又为少阳主脉。舌滑润为津液未伤，气弱神倦，误用辛凉，正气被损也。

治法：重在调和表里，三阳并治。《医学心悟》云："不论三阳、三阴，凡两经合病，则用两经药同治之，三经合病，则用三经药同治之。"因合用小柴胡汤、桂枝加葛根汤和五苓散三方化裁。

炒柴胡 6g　炒黄芩 6g　法夏 9g　桂枝 9g　葛根 15g　猪苓 9g　茯苓 15g　炒泽泻 6g　生姜 3 片　大枣 3 个

治疗经过：复诊：服 1 剂，热退泻止，余症亦减。继以五味异功散善后。处方：

苏条参 15g　漂白术 9g　茯苓 15g　陈皮 3g　炙甘草 6g　生姜 3 片　大枣 3 个

嘱服 2 剂，诸症悉除。

寒入厥阴救逆

杨某　女，15 岁。

病已一周。初病发热呕吐，泻利，头痛，恶寒，曾先后延医诊治无效。现呕逆不止，腹痛硬满，面赤，烦躁。仍感头痛，恶寒，手足僵冷。查其以前所服诸方，均以小柴胡汤为基础，甚至加三棱、莪术攻伐，服后月经适来，病更加剧。

察其脉细而欲绝，舌淡紫，与上述病情合参，乃寒入厥阴，其病在肝。肝与胆相表里，肝寒而气郁不升，则影响于胆，气逆不降，故呕逆不止。厥阴为风木之脏，木郁克土，故腹痛硬满。寒入于阴，则阳浮于上，故面赤。吐泻后，阳气与津液俱伤，心肾不交，水火离隔，故烦躁。厥阴外证未解，故头痛、恶寒。肝脾不和，阳气不能达于四肢，故手足僵冷。小柴胡汤乃和解少阳之方，其所以误者，因惑于发热、呕吐，未注意尚有太阳表证之头痛恶寒、阳明之下利也。若当时投以葛根汤，两解太阳、阳明之邪，则其病早愈。由于越经用药，引邪深入，柴、芩皆清泻肝胆之品，反复用之，攻伐无过，以致病情加剧。幸患者年轻，生机旺盛，正气尚能支持，急投以《伤寒论》当归四逆加吴茱萸生姜汤加味。

当归 12g　桂枝 9g　炒杭芍 12g　炒吴萸 6g　细辛 2g　通草 6g　炒小茴香 6g　砂仁 6g　川黄连 3g　炙甘草 6g　烧生姜 3 片　大枣 3 个

方中当归、桂枝、杭芍温经活血，细辛散少阴之寒，吴萸、生姜散寒止呕，炙草、大枣补中生血。通草通经络利关节，尤在泾谓本品有"通脉续绝之功"。加小茴、砂仁以理气通滞而止痛，少加黄连、配吴萸取"左金"之意以平肝而为反佐。

治疗经过：二诊：上方服后，次日来诊，呕逆全止，肢已转温，面赤、烦躁、腹痛均减。续以吴萸四逆汤。处方：

黑附片 60g　炒吴萸 9g　干姜 12g　炙甘草 6g

此方本可先用，其所以不先用者，在于本病既经误治克伐，不但厥阴外证未解，且使肝血为寒所凝而不能畅运，故先予当归四逆汤温血达表，以作向导；继用吴萸四逆汤，温中扶阳，驱除浊阴。如此施治，始可引邪向外，一举而平。故服第二方后，诸症悉除，且满身出现红斑，此病邪由里达表，已收预期之效，乃因势利导，以四逆汤振奋阳气，驱邪外散，遂告全愈。

《伤寒论·辨厥阴病脉证并治》云："手足厥寒，脉细欲绝者，当归四逆汤主之。"又云："若其人内有久寒者，宜当归四逆加吴茱萸生姜汤。"此二条指出厥阴病的治疗途径之一。本例由误治而导致寒入厥阴，因证候与《伤寒论》所述相符，故用之有桴鼓之应。厥阴为肝木所主，肝主藏血，脉细欲绝为厥阴病血虚之候。血虚者当以补血行血为主，正如尤在泾所说："欲续其脉，必益其血，欲益其血，必温其经。"然因过用寒凉及攻伐之品，不仅血虚，真阳亦有亏损，故益血温经之后，又用吴萸四逆汤扶阳温中而散寒。因病证如此，故用药亦不得不如此。

伤寒太阳少阴两感证

《素问·热论篇》谓："其两感于寒而病者，必不免于死。"所谓"两感"，指阳经与阴经同时感受寒邪而致病，亦有表里同病之意。在《内经》时代，尚无完善治法，故列为"死证"。至仲景时代，则发展了《内经》理论，丰富了临床治疗方法，这是一大进步。《伤寒论》说："少阴病，始得之，反发热而脉沉者，麻黄附子细辛汤主之。"发热为太阳经感受寒邪，脉沉为少阴阳气不足，两感证也，故创麻黄附子细辛汤，交表里之阴阳，温经散寒，扶正祛邪，使邪祛而正不伤，扶正而不碍邪。药仅三味，配伍周详，效果很好。回忆过去，曾遇一例。

李某 女，18岁。

因感寒后发热40余日不退，曾经中西医治疗，症状如故，前来就诊。症见胸满，食少，日晡发热，恶寒蜷卧，不思水饮，二便自利。面色晦暗而黑，舌滑润，脉沉细如丝。查阅所服中医处方，有按阳虚治者，曾用四逆汤、白通汤；有按阴虚治者，曾用青蒿、地骨皮、鳖甲之类及甘露饮等，均无效。按脉症分析，显系不足之阴证。滋阴固非所宜，但为何用扶阳之四逆、白通亦无效？反复思之，此证之发热，系太阳气机被寒邪郁闭，未能及时解散。太阳之里为少阴（足太阳膀胱与足少阴肾相表里），寒邪入里，真阳失运，此为伤寒太阳、少阴两感之重证，四逆汤虽能扶阳，但不能驱邪外出，白通汤亦交阴阳之方，但所交者系心肾之阴阳（葱白引心中之阴下交于肾，附子引肾中之阳上交于心），不能交表里之阴阳，故无效。此证之治，全在交表里之阴阳，温经解表，乃用《伤寒论》麻黄附子细辛汤。

黑附片 60g　麻绒 6g　北细辛 3g

此方，据清代医家郑钦安云："乃交阴阳之方，亦温经散寒之方也。夫附子辛热，能助太阳之阳而内交于少阴。麻黄苦温，细辛辛温，能启少阴之精而外交于太阳。仲景取微发汗以散邪，实以交阴阳也。阴阳相交，邪自立解。"

翌日复诊：服药 1 剂，发热竟退，余症亦减。宜扶阳抑阴，交通心肾阴阳，处以下二方。

第一方，四逆汤：黑附片 60g　干姜 12g　甘草 6g

第二方，白通汤：黑附片 60g　干姜 15g　葱白 3 个

上 2 方，交叉各服 3 剂后，精神大佳，饮食增进而愈。

此例即典型之两感证，若不急扶少阴之阳，开太阳气机，则两感之邪难有出路，颇不易治。兹用麻黄附子细辛汤，实属有是证，立是法，用是方，故危重之证亦愈。寄语学者，凡治外感诸证，必须熟悉六经错综复杂变化之机制，则病情自无遁形，而施治始可中的。

暑温夹疬

叶某　男，30 岁。于 1949 年盛夏，发热不退，已月余，经西医治疗热仍未解，延余会诊。

症见：卧床不起，面垢而黄，双目发黄，壮热烦渴，自汗出，身重。舌苔白腻，右脉洪大有力。

辨证：因思病发于七月，节令正当大小暑之际，系暴感暑热之气所致。吴鞠通云："暑兼湿热，偏于暑之热者为暑温，然病势既峻，必

夹疠气为患"，乃断为暑温夹疠。

方用：症见壮热、烦渴、汗出、面垢，右脉洪大有力，乃热邪内伏，与《伤寒论》白虎汤证相似。予白虎加苍术汤。

生石膏 30g　炒知母 9g　炒苍术 6g　粳米 15g　甘草 6g

方中石膏清肺热、泻胃火；知母清肺热、育肾阴；甘草、粳米和中护胃气；苍术燥湿辟秽。诸药合用，共奏清热除烦、燥湿解暑之功。

治疗经过：二诊：药后烦渴、发热减轻，脉由洪大转弦细，舌苔微薄，尚有口渴、心烦、微热。证属暑热内闭，宜清热除烦，透热外出。改予芳香散邪。处方：

僵蚕 6g　蝉蜕 6g　生石膏 15g　玄参 15g　苦参 4.5g　烧神曲 9g　荆芥 6g　茯神 15g　焦栀子 9g　炒黄芩 6g　炒川连 2g　焦黄柏 6g　天花粉 9g　甘草 4.5g

方中用僵蚕、蝉蜕皆清化之品，涤疠除秽；苦参清热燥湿，玄参清火退热而养阴；合以石膏、黄芩、黄连、栀子，增强退热之效。经云"火郁发之"，用荆芥以透热外出，花粉生津止渴，神曲消食化秽，茯神安神，甘草顾胃和中，调和诸药。

三诊：服 1 剂后，发热烦渴顿减，苔腻全退，舌质转紫，已现津虚本质，此郁遏之伏热外露，佳兆也。惟大便秘结多日，里急腹痛，由热郁日久，内结为患，应当急下，用《伤寒六书》黄龙汤加减。盖本证虽属温热，然因病程已久，热结于里，灼伤津液，肠液枯涸，若专以攻下泻热，则不免有"病去人亡"之虞，故拟攻补兼施之法为妥。处方：

酒炒生地 15g　当归 15g　大黄 6g　潞党参 15g　芒硝 6g　厚朴 6g　炒枳实 6g　甘草 4.5g　白蜜 3 匙为引

此方乃大承气汤加味而成。方中生地养阴生津，酒炒后尤能活血；配以潞党参、当归补气生血；甘草和胃，更加白蜜滋养胃阴而润燥。如此组合，集扶正攻邪于一方，则攻邪而不伤正，扶正而不碍邪，方与证衡，自属相得。

服药一次，便稍通，然不甚畅。服二次，小腹急胀，随即下黑便甚多，间有血块。可见若迁延失下，姑息养奸，势必阳盛阴亡，有生命危险。今患者虽神形倦怠，然发热月余，烦渴虽解，自觉轻快，但汗出不已，形体消瘦，下午微热，处以补血养阴之剂调理。不料其家属请某医处以附子、鳖甲、杭芍、元肉之方插服，服后烦躁不安，此乃病退阴亏，不耐扶阳，虽上方亦有养阴之品，但在阴亏阳盛之际，投以附片等物，终不相宜也。复延余诊，纯从养阴立法。处方：

酒炒生地 15g　龟甲 15g　金石斛 9g　五味子 2g　牡蛎 15g　焦黄柏 6g　炒川连 2g　玉竹 9g　麦冬 9g　玄参 15g　阿胶 9g　知母 6g　甘草 4.5g

全方主旨在养肺胃之阴液。五味子、牡蛎敛汗育阴；阿胶补益肺津，滋益肝肾；龟甲益阴滋水；玉竹、麦冬、石斛、玄参生津润燥；少佐黄连以降心经之浮热，加黄柏泻火而坚肾。服后，烦定汗收。继以大剂补阴煎，重用龟甲、熟地及知柏八味（重用怀山药），调理数剂而告痊愈。

暑温易夹疠气，本案病虽月余，热邪羁留气分，证似白虎，因予白虎加苍术汤，药后热势缓解，继用芳香透热外出，诸症顿减。然因热邪郁结既久，阳明腑实，非攻下无以捣其巢穴。但久热伤阴，正气亦虚，不养阴扶正，则难任攻下，两全之策，只有攻补兼施，黄龙汤是理想之剂。攻下之后，本来补血养阴即可痊愈，但病家易医更方，兼用扶阳，致有一时之变。说明暑温病至后期阴虚生内热，内热必伤阴，形成恶性循环。阴虚者必滋养之，此千古不易之法。病非阴阳两虚，故不必阴阳双补，否则，画蛇添足，反而偾事。

（戴慧芬　整理）

张泽生

温病用豆豉

张泽生（1895~1985），南京中医药大学教授，著名临床家

温病初起表热偏重，多主以辛凉之剂，然若表邪郁闭，则不宜早用辛凉。尤以南方湿气偏盛，若感受温邪，理宜宣透，但又不宜用麻、桂峻烈发汗，恐生变端。初起寒热、头痛、无汗、舌苔薄白者，多以葱豉汤治之。叶氏云："在卫汗之可也"。豆豉辛而微温，葱白之性虽属辛温，但辛而带润，温而不燥，故发汗而不伤津。惟葱白入汤煎，有人畏其辛温味浊而难服。或用鲜生姜皮取其与豆豉配伍"以皮走皮"之意，且其性尚缓，汗出不多，可收泄卫透邪之功。若风温证，咳嗽较著，可以豆豉合杏仁、象贝、前胡、菱皮、竹茹等随证选用；寒热无汗，苔黄作恶，以豆豉配竹茹；协热下利，以豆豉合葛根芩连汤，解表清里。

表邪欲解，邪热欲入气分，内扰胸膈，虚烦懊侬不安，可用豆豉配栀子。栀子清心除烦，合豆豉宣泄胸中郁热，则懊侬自止。其时虽见里热，却又不可早投辛寒、甘寒之品，恐其闭邪；虽有脘痞饥嘈而又非痞证，正如张石顽所云："懊侬诸症，无积可攻，无痞可散，惟栀子豉汤可开发虚人内陷之邪，一涌而迅扫无余"。

若阳明热盛而见壮热、多汗、大渴、脉洪大者，当以白虎汤治之。然汗出不多者，余亦常配豆豉以透邪外出。曾治一患儿，约五

岁，症见壮热无汗，咳嗽气喘，喉间痰鸣，入门即可闻声。前医先投麻杏石甘汤未效，询知其无汗，余于前方加入豆豉 12g，药后汗出热退，咳喘即大减。此表里俱热而邪无外泄之机，欲使邪解，当助透达，加豆豉一味，解肌发汗，引邪外透，病乃向愈。

若表邪未罢，邪入营血，劫烁真阴，发热，口渴，舌红而干，热盛津伤，可用生地、豆豉同煎，津伤可以鲜石斛、豆豉同用。在滋阴清热方中，益豆豉之透达，有托邪外出之功，此亦寓"入营犹可透热转气"之意。然邪未入营或阴液未伤时，切勿早施益阴之味，否则关门留寇，邪恋不解。

前人有"新感非汗不解，伏邪非透不达"之说。豆豉既能表汗，且能透达，可通过不同配伍，灵活应用于温病的各个阶段。

王天如

青蒿清芬治温佳品，灵活配伍或臣或君

王天如（1922~ ），江苏省常熟市梅李中心医院主任医师

唐宋以前医学家拘泥于《神农本草经》之说，确认"青蒿治骨蒸劳热为最"。(北宋·苏颂《图经本草》) 鲜有治温之说。惟明代李时珍《本草纲目》问世，始收载"治疟疾寒热"之重要作用。李氏此说虽转引于东晋·葛洪《肘后备急方》，然其对青蒿作用的发掘不失为别具慧眼之一代宗师。迨至清代，以叶天士为代表的温病学家们，纷纷冲破"古方多单用之"(《图经本草》) 的羁绊，通过随证灵活配伍，使青蒿的治疗范围进一步扩大，使其在温热病临床中占有相当的地位。其治温之卓效，散见于《临证指南医案》等温病学派的各家著述中。青蒿之所以在温热病中具有较好的药用价值，归结起来有以下几个方面的特点。

青蒿味苦微辛性寒，气禀芳香。芳香药物而具苦寒之性者，别无他药。其特异之性味，是提供多种用途的内在条件，亦即既退内伤骨蒸劳热，又清外感暑湿实热的客观依据。吴仪洛"凡苦寒药，多与胃家不利，惟青蒿芬芳袭脾……不犯冲和之气"(《本草从新》)。王氏体会："青蒿解暑涤热之功优于佩、藿，苦寒清热之力次于芩、连，然其药性平和，副作用小，故可广泛施于温热的治疗。"

关于青蒿的归经问题，历代医家各抒己见，似乎令人无所适从。

如李时珍说："入少阳、厥阴血分"（《本草纲目》）；兰茂又云："入脾、胃"（《滇南本草》）。前者系指骨蒸、疟疾等病证言，后者则指芳化、涤热等功能言。余如"入肝、肾、三焦经"（《本草求真》）；"入胃、肝、心、肾四经"（《本草新编》）等论述，无不各有所指。故业医者对前人所言之药物归经，切勿轻易取舍，应细细玩味，斯为至善。青蒿归经之多，足证其用途之广绝非偶然。

青蒿苦而不伤阴，寒而不碍湿，气芳香而化浊，质轻清而透邪，具有泻热、理劳、解暑三大功用。举凡温病邪在卫分、气分、营分、血分等各个阶段均可选用，或作君药，或作臣药，端在随机灵活配伍，确可收到良好效果。

一、青蒿合石膏，清暑泄热

适用于暑入阳明（胃）气分，症见身大热，面赤多汗，烦渴而喘，脉洪大有力或浮滑者。凡暑邪传入阳明者，临床沿用白虎汤为治，当属无可非议。然王孟英有"治暑者，需知其夹湿为多"（《温热经纬》）的论述，说明暑病虽以热邪为主，还或多或少地兼挟湿邪，治疗时宜兼顾之；再者，既云暑病，解暑之品不可无。认为白虎汤长于清热保津，而解暑化湿不足。因此，取青蒿之苦寒清暑与石膏之甘寒泄热相合（青蒿尚有芳化作用），不但在理论上说得通，证之临床亦历试不爽。若背微恶寒，汗出不止，脉洪大而芤者，加用人参以益气生津；若身重者，加用苍术燥太阴之湿。

二、青蒿合扁豆，消暑化湿

适用于暑温初起，症见头目不清，心微烦，口微渴，食纳减退，小便不利，或有微热等。

青蒿性寒，解热之功甚优；扁豆扶脾，化湿之力不薄。且一悦脾一和中，两药相辅，在消暑化湿方面具有协同作用，看似平淡，却为夏令治暑之要药。凡遇暑温初起而津伤未甚，见证如上述者，恒多蒿、扁合用，并根据不同情况，或益以清络饮，或配六一散，收效颇佳。

三、青蒿合香薷，祛暑解表

适用于暑兼外感，症见身热恶寒，头重肢倦，无汗或少汗，胸闷烦渴，小便黄赤，苔白腻等。该药以其气芳微辛（含有挥发油），更有助汗透表作用。令与香薷相合，目的是取香薷辛散温通之力，共奏发汗祛暑之功，俾在表之邪通过汗泄而外解。香薷专治"寒郁之暑气"（《本草经疏》），其辛散偏于温蒸，用之不当，易致津伤气耗之变，驾驭颇难。临床应重用青蒿之凉透以调和香薷之温散，防患于未然。凡是暑月外感，均可应用。若外客表寒甚者，加藿香、佩兰；湿邪重者，加杏仁、滑石；热邪重者，加银花、连翘、鲜荷叶。

四、青蒿合北沙参，清暑扶阴

适用于暑病后期，阴液不足而余热未清者，或素体阴虚复感暑邪者。症见热蒸无汗，口燥咽干，小便不利，舌边光红，苔根白剥，脉小数而虚。

暑为无形之阳邪，最易耗气伤津。故治暑须刻刻顾护气津。青蒿清暑解热，北沙参甘寒益气生津，两药合用除热护阴之力更捷，用治上述诸证，无不宜也。病在上焦者，加南沙参、麦冬；病在中焦者，加石斛、花粉、黄精、玉竹；病在下焦者，加生地、玄参。

五、青蒿合厚朴，清热燥湿

适用于暑邪郁于气分，症见午后身热，脘腹痞闷，恶心呕吐，肢体倦怠，大便溏薄，口不渴饮等。

暑湿之邪郁伏中焦脾胃，阻闭清阳，升降失司，则可表现上述之症。通常可用平胃散、藿朴夏苓汤等方，先治其湿，待湿去后，热邪或可随之而解，如热尚存者，再以芩连辈清之。

此等治法甚难掌握，用不得法，可导致湿热胶结，内闭神昏或病后阳气难复，胃气不苏等变。青蒿清热解暑，厚朴燥湿除满，一清一燥，使内蕴之湿热双解，实较单用苦温燥湿法为胜。若与王氏连朴饮比较，功力稍逊，但此法流弊少，易驾驭，是其优点。临证时可适当佐以苍术、半夏、陈皮、茯苓、杏仁、滑石等药物。

六、青蒿合黄芩，清胆利湿

适用于伏暑邪阻少阳（胆），症见寒热如疟，午后热甚，入暮尤剧，天明得汗则减，而胸腹灼热依然，并伴胸胁胀疼，口干苦，舌红苔腻，脉弦数或濡数等。青蒿入肝、胆经，以其苦寒能清肝、胆伏热；黄芩亦入胆经，味苦性寒：也可内清少阳胆热。且青蒿有化湿之力，黄芩有燥湿之效，两药相配则胆热清，湿浊去，上述诸证自告痊愈。清·俞根初《通俗伤寒论》之蒿芩清胆汤即是蒿芩合用之代表方，其中药物配伍对于临床颇有启发。

七、青蒿合白薇，清营透热

适用于伏暑邪在营分，症见身热早轻暮重，日则安静，夜则烦躁，渴不多饮，舌绛苔黄。叶天士在《温热论》中指出："入营犹可透热转气"，此乃温病邪入营分的治疗原则。对伏暑热炽营中而见上述诸症者，常采用青蒿之苦寒清泄营热，且芳香透络，专以引领营分之邪外出气分而解。配用白薇者，一则以助凉营泄热，一则以防耗津劫液。这样配伍，既有分解营热之功，又无凉遏伤阴之弊，收效颇佳。

临证时可视不同证情酌加玄参、麦冬、生地、银花、连翘、淡竹叶、益元散等药物。

八、青蒿合山栀，芳香苦泄

适用于伏暑三焦均受，症见潮热有汗，渴饮溲赤，心烦胸闷，恶心呕逆，舌红，苔或白或黄，脉濡数。

凡伏暑湿热交混，弥漫三焦，出现上述症状时，徒清热则湿不退，徒祛湿则热愈炽。青蒿芳香轻清，能开能降，既可透邪外达，又可泄浊于内；山栀性寒味苦，寒胜热而苦燥湿，通泻三焦实热，更直达下焦，俾邪热屈曲下行，从小便出，合以前药，则交混之湿热当由表里上下一齐解散矣。配伍药可用银花、连翘、滑石、芦根等。如见渴不多饮，肢体疼重等湿象偏重者，酌加苍术、厚朴、苡仁、藿香、淡竹叶；如有卧起不安者，加用豆豉；如迁延不愈而见耳聋口苦，胸脘板痛，小腹拘急者，加用菖蒲、郁金、滑石、通草、厚朴、枳壳、半夏、陈皮，名青蒿汤（系祖传之经验方）。

（顾泳源　整理）

重订古今名医临证金鉴

外感热病卷 （下）

单书健 ◎ 编著

中国健康传媒集团
中国医药科技出版社

内 容 提 要

古今名医之临床实践经验，乃中医学术精华之最重要部分。本书选取了古今名医对各种外感热病治疗的临床经验、医案、医论之精华，旨在为临床中医诊治外感热病提供借鉴。全书内容丰富，资料翔实，具有极高的临床应用价值和文献参考价值，以帮助读者开阔视野，增进学识。

图书在版编目（CIP）数据

重订古今名医临证金鉴. 外感热病卷：全 3 册 / 单书健编著 . — 北京：中国医药科技出版社，2017.8

ISBN 978-7-5067-9312-4

Ⅰ . ①重⋯　Ⅱ . ①单⋯　Ⅲ . ①外感病—中医临床—经验—中国　Ⅳ . ① R249.1

中国版本图书馆 CIP 数据核字（2017）第 102072 号

美术编辑　陈君杞
版式设计　也　在

出版　**中国健康传媒集团** | 中国医药科技出版社
地址　北京市海淀区文慧园北路甲 22 号
邮编　100082
电话　发行：010 - 62227427　邮购：010 - 62236938
网址　www.cmstp.com
规格　710 × 1000mm $^1/_{16}$
印张　63 $^1/_4$
字数　710 千字
版次　2017 年 8 月第 1 版
印次　2024 年 3 月第 2 次印刷
印刷　大厂回族自治县彩虹印刷有限公司
经销　全国各地新华书店
书号　ISBN 978-7-5067-9312-4
定价　**126.00 元**（全 3 册）

目　录

王季儒

风 温 证 治

王季儒（1910~1991），天津长征医院主任医师

风温四时皆有，以冬春为多。由于素体阴虚内热，又外感风热，或病毒感染则成风温。冬令气候反常，应寒反温、卫气不固，故易于感受。春季则阳气升发，腠理开泄，故亦易感触。发于冬者，名为冬温。发于春者，名为春温。其实皆风温也。明·王肯堂说："不恶寒而渴之温病，四时皆有之，不独春时而已。"

《伤寒论》虽有风温病的论述，乃误汗、误火、误下之变病，非风温之正病。

风温初起，发热微恶风寒，旋即不恶寒而恶热，或自汗，头痛头胀，咳嗽，咽疼，或呕吐，烦渴，脉必浮滑而数，或两寸浮大。《温热经纬·陈平伯外感温病篇》："以或恶风，或不恶风，必身热咳嗽，烦渴，为风温提纲。"又说"风温证，身大热，口大渴，目赤，唇肿，气粗烦躁，舌绛，齿板，痰咳，甚至神昏谵语，下利黄水。"清·叶天士在《三时伏气外感篇》中说："风温者，治在上焦，肺位最高，邪必先伤。"又说："此证初因发热咳嗽，首用辛凉，清肃上焦，如薄荷、连翘、牛蒡子、浙贝母、桑叶、沙参、栀子、瓜蒌皮、花粉。若色苍热胜，烦渴，石膏、竹叶辛寒清散。痧疹亦当宗此。若日数渐多，邪不得解，芩连凉膈亦可选用。至热邪传入膻中，神昏目瞑，鼻窍无涕，

诸窍欲闭，其热危急，必用至宝丹或牛黄清心丸。病减后余热，只甘寒清养胃阴足矣。"这是叶氏对风温的传变过程及其治疗法则的论述，实际也是按卫气营血的辨证进行治疗。如辛凉清肃上焦，即是邪在卫分的治法。辛寒清散，即是邪在气分的治法。至热邪逆传膻中，是邪入营血矣。

风温一证，亦包括了多种传染病和非传染病。如流行性感冒、大叶性肺炎、无名高热等，兹分述如下。

一、流行性感冒

发病急骤，恶寒发热，头痛头晕，鼻塞流涕，全身酸痛，咳嗽，喷嚏，或咽痛、面赤，眼结膜充血，食欲不振。若高热持续不退，亦多引起支气管炎或肺炎。

根据本病的发病季节，传染性质，临床症状，当属于"风温""时行感冒"范畴。明·张景岳说："时行之邪伤人者，病无老少，率皆相似。"这说明和流感是一致的。所谓时行之邪，是非其时而有其气，寒暖失常，人体不能适应天气的变化，故易罹此病。然"风雨寒热，不得虚，邪不能独伤人。"必其人体质偏弱，或内热素盛，腠理不固，流感病毒方能侵入。明·陶节庵《伤寒全生集》中说："时气者，乃天时暴厉之气流行人间，凡四时之令不正者，则有此气行也。……邪伤真气。若近秽气而伤真气，正如墙壁不固，贼乃敢入。若正气即盛，邪气难侵矣。"然由于时间地区的气候不同，人体的强弱不同，受邪的深浅不同，故病情亦不尽一致。以风热者多，风寒者少。

症状：发热不恶寒，或微恶寒，肌肤灼热，体温达39℃以上，无汗或微汗，口干欲饮，头痛头胀，咳嗽黄稠痰，或咽喉肿痛。舌苔薄白或微黄，脉浮数或滑数。

病机：素体内热，又感风热时邪，故发热不恶寒。寒主收引，热主开泄，故常有微汗。本病由呼吸道传染，则首先犯肺，肺失清肃之令，故咳嗽痰稠。风热上灼，则咽喉肿痛。热能伤阴，故口干欲饮。

治法：辛凉解表，清热解毒。

处方：自拟清热解肌汤。

生石膏 30g　鲜芦根 30g　桑叶 10g　薄荷 5g　菊花 10g　知母 10g　忍冬藤 15g　连翘 15g　僵蚕 10g　蝉蜕 5g

随证加减：咳嗽加杏仁 10g，生枇杷叶 12g，炙前胡 10g，炙白前 10g，或加款冬花 10g，甘草 5g；恶寒甚去石膏加苏叶 5g 或荆芥 5g；咽喉肿疼加板蓝根 15g，金灯皮 5g，人工牛黄 0.6g 冲服；头痛加苦丁茶 5g，蔓荆子 3g；高烧不退加羚羊角 1g（分冲）；夏季感冒加六一散 15g，藿香 9g，佩兰 9g。因暑必兼湿，故加祛暑化湿之味。如大便溏加黄连 5g，扁豆 12g，厚朴 5g。如因贪凉受寒加香薷 3g。如中暑神昏者加安宫牛黄丸 1 粒。

二、大叶性肺炎

发病急骤，寒战，高烧，咳嗽，口干，胸痛，咯铁锈色痰，甚则咯血。病侧叩诊浊音，呼吸音降低，或呈管状呼吸音。口唇有单纯性疱疹。脉多滑数或洪数。化验：白细胞增高。X 线检查：肺叶片状阴影。

发病季节以冬春两季较多。

中医虽无肺炎名称，然按其临床症状、发病季节，符合风温范畴。清·叶天士说："温邪上受，首先犯肺。"肺为娇脏，既不耐寒，又不耐热，过寒过热均能伤肺。风温之邪从口鼻而入，首先侵犯肺胃。肺居上焦，外合皮毛而主卫气。而胃又为卫之本，故饮食失节，寒温失调，肺胃先伤，而致卫外之功能不固，则外邪即乘虚而发病。清·陈平伯说："风温外迫，肺胃内应；风温内袭，肺胃受病。其温邪之内外有异形，而肺胃之专司无二致。故恶风为或有之症，而热渴咳嗽为必有之症也。"是内伤外感交互影响，肺有病必然反映到皮毛，皮毛有病亦必侵犯于肺。肺主气而司呼吸，风热犯肺，肺被热灼，清肃失令，以致痰浊内生。热痰胶结，肺气郁阻，而成肺实变体征，出现咳嗽、气急、胸痛等症。热伤肺络，则痰中带血或呈铁锈色痰。风温化热最速，故发病骤急。以其先伤肺卫，卫气被阻不能宣达，故寒战高烧。如邪热过盛，素体又虚，则正不能胜邪，内陷心包，可出现神昏惊厥等症。甚则正气溃散，内闭外脱，亦能出现中毒性休克或心力衰竭等危重证候。

辨证施治：本病的致病因素，是风温外袭，热伤肺络，痰热壅阻，不得宣泄。故治疗法则，以清热化痰，宣肺解毒为主。然随着病情的发展而处方用药亦有所差异，如初起邪在卫分即宜辛凉解表，继则热壅于肺，即宜清里泄热。肺炎主要病变是肺热，故初起宜辛凉之中略加清热解毒之品，以防止热伤肺络而致咯血。兹按其发展过程，一般分为三期。至于昏迷痉厥，是热入营血，即宜凉血解毒。如出现虚脱，尤当以回阳固脱为急。兹分述如下：

1. 初期

症状：恶寒或寒战发热，头身痛楚，口渴，无汗或少汗，咳嗽痰少，舌红苔白，脉浮数。

病机：本证多由呼吸道感染，故首先犯肺。亦有风热侵袭皮毛而致者，以皮毛内合于肺也。故不论温邪由何路而来，均先犯肺。肺气受伤，则皮毛开阖失司，故出现恶寒发热咳嗽等表证。

治法：辛凉解表，清热宣肺。

处方：银翘散加减方。

鲜芦根 30g　金银花 30g　连翘 20g　桑叶 10g　薄荷 5g　杏仁 10g　桔梗 5g　牛蒡子 10g

本方轻清宣透，使肺卫之邪从皮毛而解。银花、连翘清热解毒；桑叶、薄荷疏表达邪；芦根、牛蒡子、桔梗轻宣肺气；杏仁止嗽化痰。如恶寒重者加荆芥 5g；头痛加苦丁茶 5g，蔓荆子 3g；口渴加天花粉 12g。

2. 中期

症状：高烧不退，呼吸急促，咳嗽胸痛，烦渴多饮，痰黄稠，甚则带血，或铁锈色痰，舌质红，苔黄，脉滑数。在此阶段亦有出现寒战高热者。

病机：卫分已解，热邪入里，温邪化热最速，故恶寒很快消失而出现高热。表里俱热，肺被热灼则胸痛。热伤肺络则咯铁锈色痰，或痰中带血。痰热郁阻，肃降失司，则呼吸急促。此时如有寒战，是毒热熏蒸，肺有实变，毒热盛则寒战重，毒热轻则寒战轻。肺炎恶寒与感冒恶寒稍有不同，感冒为洒洒恶寒、渐渐恶风，肺炎则阵阵恶寒且带寒战，犹如疮家之恶寒者然。

治法：清肺泄热，消炎解毒。

处方：清肺消炎汤（自定方）。

生石膏 30g　鲜芦根 30g　鱼腥草 30g　连翘 30g　知母 10g　栀子 10g　冬瓜仁 30g　金银花 30g　桔梗 5g　杏仁 10g　薄荷 5g　桃仁 10g　生薏米 20g　生甘草 5g

本证为风温化热入里，肺失肃降，氤氲成毒，而致肺部发炎。必须大清肺热，消炎解毒。生石膏、知母清肺泄热；银花、连翘、鱼腥草清热消炎；鲜芦根、桔梗清宣肺气；薄荷疏表透邪，俾热毒有外出之路；冬瓜仁、桃仁、薏苡仁、杏仁化痰止咳；栀子清三焦以解郁热，且能引肺热以下行。

随证加减：胸痛，加郁金 10g，乳没各 5g 化瘀止痛；痰中带血或铁锈色痰，加鲜茅根 30g，藕节炭 30g，汉三七 3g（冲），或加茜草炭 10g，或加犀黄丸 2g（吞）清热止血；痰喘肺胀，加葶苈子 12g，生桑白皮 10g，麻黄 1g 泄肺定喘；痰多，加黛蛤粉 30g 化痰止咳；胸闷，加瓜蒌 30g，清半夏 10g 宽胸降逆；高烧不退，加羚羊角粉、犀角粉清气凉血；腹胀满、大便结，加大黄、元明粉，肺与大肠相表里，大便通，肺热得以下行，肺炎症状可迅速改善。

3. 恢复期

症状：高烧已退，胸痛咳嗽已止，惟余热不净，或有低烧，或手足心发热，口干，神倦，舌红苔少，脉濡数或濡弱。

病机：热邪虽解，犹未清彻。且热能伤阴，阴液亏损，故出现手足心热，口干，舌红少苔，气阴两伤，则精神倦怠。

治法：清补肺阴，兼化余热。

处方：清营益阴汤（自定方）。

川石斛 15g　麦冬 15g　玉竹 12g　地骨皮 12g　知母 9g　川贝母 9g　糯稻根须 30g　生地 15g

病后津伤，余热不净，宜清养肺胃之阴，药宜清灵，切忌温补。石斛、生地、麦冬、玉竹滋养肺胃，清营益阴；地骨皮、糯稻根须专清虚热而益胃阴；知母、贝母清补肺阴，化痰止嗽。

随证加减：如食欲不振加谷稻芽各 10g；自汗加浮小麦 30g。

4. 热入营血

症状：大叶性肺炎一般在中期阶段即能治愈，很少有热入营血之证。然如邪气太盛，正气不足，正不胜邪，则热陷心包而入营血，出现神昏谵语，高热不退，烦躁不安，舌质红绛，脉象细数。

治法：清营凉血，芳香开窍。

处方：清营汤加减。

鲜生地 30g　生石膏 30g　知母 9g　天竺黄 9g　九节菖蒲 10g　丹皮 9g　金银花 30g　连翘 30g　犀角粉冲，1g

本证是由肺热侵犯心包，即叶天士所说："温邪上受，首先犯肺，逆传心包。"治以清营泄热，芳香开窍。鲜生地、丹皮、犀角粉清营凉血而滋阴液；菖蒲、天竺黄开窍化痰；但高烧不退，是肺热犹炽，故仍用石膏、知母、银花、连翘大清气分之热。

随证加减：如神昏谵语，可加安宫牛黄丸清心开窍；热极风动，可加羚羊角粉、钩藤、全虫凉肝息风。随证化裁，以其恰中病情。

5.正气欲脱

症状：面色苍白，口唇紫绀，呼吸表浅，烦躁不安，大汗淋漓，四肢厥逆，脉微欲绝。乃正虚邪陷，阳气暴脱，故迅速出现心力衰竭、呼吸衰竭等危重证候。必须中西结合积极抢救，方可挽回。

治法：回阳固脱，兼以救阴。

处方：生脉散、四逆汤合剂。

人参 15g　麦冬 12g　五味子 6g　附子 9g　干姜 9g　甘草 3g

四逆汤回阳固脱，以治心力衰竭。生脉散救阴敛气，以治呼吸衰竭；且阴阳互根，阳亡能导致亡阴，阴亡亦能导致亡阳，当此危重关头，救阴扶阳不可偏废，中西医结合更所必须。古人认为不治之证，经中西医结合治疗，而得以挽回者，层出不穷。

三、无名高热

凡用各种抗生素不能退烧，而又查不出原因，无以名之，故名无名高热。

无名高热为临床常见病，常有高烧数月不退者，按其症状，当属风温范畴。但其证不一，治疗各异，仅就个人所见者，有的属于阳明经证，有的属于少阳经证，有的属于少阳阳明并病，有的属于阴虚血热。兹分述如下：

1.阳明经证

症状：高烧不恶寒，或头痛、咳嗽，或周身无力，脉数大。

宜白虎、桑菊合剂。

生石膏 30g　鲜芦根 30g　桑叶 10g　菊花 10g　薄荷 5g　僵蚕 10g　蝉蜕 5g　忍冬藤 30g　连翘 15g　滑石 15g　栀子 10g　知母 10g　羚羊角粉 0.6g

此型在卫气营血辨证中属于热入气分，故以白虎汤大清气分之热；桑叶、菊花、薄荷、芦根辛凉解表；银花、连翘清热解毒；僵蚕、蝉蜕清化透邪；滑石、栀子引热下行；羚羊角粉清热透表。总之，此方为清热透邪之剂，使热邪从表里双解。此型临床最为常见，各种抗生素都已用尽而不见效，往往一药而愈。偶有不效者，其热必昼甚于夜，重在肺经气分，加黄芩 30g，其热必退。

2. 少阳经证

症状：寒热往来，形同疟疾，经久不愈。其规律为先恶寒，继而高热，然后出汗烧退，每日如此。

常用方：柴胡桂枝汤。

柴胡 5~6g　黄芩 10g　甘草 3g　清半夏 9g　生姜 3g　大枣 3 枚　党参 9g　桂枝 1g　杭芍 9g

少阳经证，为邪在半表半里，外与阳争则恶寒，内与阴争则发热。柴胡、桂枝可以透邪外出，但须借助人参、甘草之补中，扶正以祛邪；半夏、生姜辛开腠理，使半表半里之邪从表而解；黄芩清热退烧；桂枝配芍药可以调和营卫，且使桂枝勿过辛散。所以用桂枝者，以其辛温以祛外寒。此病必须先解其寒，寒解则热自退。如单纯清热而不祛外寒，则寒不解而热不除。因此，服药期间必须在恶寒前二小时，当头痛时，先除外寒，其热自止，否则效果不显。小柴胡汤称为和解剂者，是和其中而解其外。和其中是扶正以祛邪，使邪不内陷；解其外是使邪仍从表解，此"安内攘外"之意也。

3. 少阳阳明合病

症状：初起寒热往来，继则不恶寒而发烧，定时发作，得汗热退，头痛胁满。脉弦数或滑数。

宜柴葛解肌汤加减。

柴胡 5g　葛根 10g　黄芩 10g　生石膏 25~30g　僵蚕 10g　蝉蜕 5g
忍冬藤 12g　连翘 12g　半夏 9g　广皮 6g

柴胡、黄芩解少阳之热；葛根、生石膏解阳明之热；僵蚕、蝉蜕清化透邪；银花、连翘清热解毒；半夏、广皮宣中和胃。合而用之，故治少阳阳明合病。

4. 阴虚血热证

一般为病久阴伤，热入营血。舌质嫩红，脉象细数或数而无力。

佟某　男，30 岁。1974 年 11 月 18 日初诊。

主诉于 1974 年 6 月因左侧牙龈脓肿，切开引流。脓肿消退，但持续发烧 39℃左右。后疑为伤寒入传染病院。经各种化验，排除伤寒。又转入某医院住院治疗，服用激素、抗生素等。激素每日 30~40mg。一般体温 38℃左右，服激素后可减至 37.5℃。但激素一减量，体温立即回升。曾做各种化验未能确诊。住院两个月，出院后仍以激素维持。现心慌，周身无力，关节疼痛，大便干，出汗。每日服激素 30mg。体温 37.5℃，脉象滑数而无力，舌质嫩红。

辨证：温热日久，耗伤阴液。阴愈伤而热愈盛，热入血分，以致心慌、自汗、无力、便干。

治法：拟养阴凉血。

方用：犀角地黄汤加减。

生地 30g　杭芍 12g　丹皮 10g　栀子 10g　黄芩 10g　石斛 12g　广角粉冲，1.5g

此方连服 6 剂，激素已减至 10mg，体温恢复正常，无自觉症状，脉缓和。嘱其原方再服，巩固疗效。

此例发烧半年，用激素未能控制，亦未查出发病原因。

初诊时认为温热伤阴，热入血分。以其舌质嫩红、脉滑数无力，系阴虚血热之象。遂用犀角地黄汤为主。生地、丹皮、广角以清血热；杭芍以敛阴；栀子、黄芩以清热；石斛生津以补虚。喻嘉言说："津液不足即是虚，生津液即是补虚。"本例系属阴虚，故以石斛、生地生津液以补虚。用药数剂而愈。

风 温 误 治

陈某　男，17岁。1947年4月12日初诊。

初由发烧头痛，风温外袭，误用辛温表散，热邪更炽，上蒙清窍，以致神昏谵语，舌强言謇，烦躁不安，小便赤大便二日未解。舌苔微黄，脉弦滑而数。

辨证：热邪布气入营，内犯心包。

治法：亟宜辛凉清化，芳香开窍。

生石膏 30g　知母 9g　忍冬藤 20g　连翘 20g　僵蚕 9g　蝉蜕 5g　薄荷 5g　栀子 9g　胆草 9g　滑石 12g　天竺黄 9g　九节菖蒲 9g　川郁金 9g　竹茹 12g　瓜蒌 30g　安宫牛黄丸 1粒

治疗经过：复诊：药后神志已清，大便未行，发热头痛未止，烦躁尚未全减，舌苔黄糙，脉仍滑数，仍以清热解毒，兼通阳明。

生石膏 30g　忍冬藤 20g　连翘 20g　知母 9g　僵蚕 9g　酒军 9g　枳实 6g　元明粉 9g　竹茹 15g　蝉蜕 5g　苦丁茶 5g　蔓荆子炭 3g　羚羊角粉冲, 0.6g　紫雪散 1.5g

三诊：大便通行，烦躁已愈，身热渐退，头痛已轻，脉尚滑数，再以清化。

生石膏 25g　鲜石斛 25g　知母 9g　栀子 9g　忍冬藤 15g　连翘 15g　苦丁茶 5g　蔓荆子炭 3g　薄荷 5g　杭菊 9g　荷叶 12g　焦栀 9g　羚羊

角粉冲，0.6g

四诊：前方连进两剂，诸证均愈，脉静身凉，知饥思食，当节饮食，以免食复，药宜清热养阴以善其后。

鲜石斛 30g　麦冬 15g　竹茹 12g　知母 9g　栀子 9g　玉竹 9g　忍冬藤 12g　连翘 12g

此例初患发烧头痛，本是风温之象，如用辛凉解肌，可一药而愈。而误用辛温发汗，汗未出而热更炽，热陷心包，上蒙清窍，以致神昏谵语，烦躁不安，气营两伤。故用生石膏、知母、僵蚕、蝉蜕、薄荷辛凉清化以清气分；忍冬藤、连翘清热解毒；栀子、滑石引热下行，使热从小便而解；胆草清肝胆以清头目；竹茹、瓜蒌清胃化痰润便；安宫牛黄丸、天竺黄、石菖蒲、郁金芳香通窍，以祛痰热，而复神志。服药一剂神志即清，二诊改用清热通便，取其腑气通则表自和之意。药后便行烧退，以后即以清热养阴收功。不用血分药者，以清气即能安营也。

韩某　男，3 岁。1947 年 10 月 12 日初诊。

初由感受风温，发热呕吐，失于疏解，仅用宣导，以致大便后表邪乘中气之虚而内陷。神志昏迷，冷汗自出，昼夜昏睡，涕泪皆无，目不能视，口不能言，左手足不能动，体温清冷而不烧，脉象稍数而无力。中西医治疗无效，势已入于危途。

治法：姑予清化温通，透热转气。若能身转温，汗出，可庆转机。

僵蚕 9g　蝉蜕 5g　牛蒡子 9g　天竺黄 9g　藿香 6g　佩兰 5g　辛夷 3g　六一散 10g　忍冬藤 12g　合欢皮 12g　鲜石菖蒲 9g　荷叶一角

苏合香丸 1 粒和入，煎 1 茶杯，每服二羹匙，隔 2~3 小时服一次。

二诊：昨服药后，汗出溱溱，黏而且臭，神志似转清醒，叫之已知回应，身体已能转动，目有泪意，口有涎液，是津液有来复之渐，均为佳兆。但病势危重，尚未脱离险途也。

僵蚕 9g　蝉蜕 5g　合欢皮 12g　天竺黄 9g　辛夷 5g　桑寄生 9g　竹茹 9g　清夏 2g　牛蒡子 6g　忍冬藤 9g　鲜石菖蒲 9g　荷叶一角

苏合丸、《局方》至宝丹各和入 1/3 粒。

三诊：神志似明似昧，黏汗续出，瞳孔扩大，故不能视。脉转滑数有力，体温和缓，内陷之风温有启发外达之势。再以清化厥少而通神明，以冀再有进益。

石决明 9g　生鳖甲 5g　鲜芦根 15g　僵蚕 9g　蝉蜕 5g　竹茹 12g　天竺黄 9g　辛夷 5g　益元散 9g　忍冬藤 9g　《局方》至宝丹 1 粒

四诊：神志似已清爽，右目似已透明，左手足已能活动，脉仍滑数，证象逐渐好转，仍按前方出入，以冀出险履夷。

生石决明 15g　鲜石斛 9g　鲜芦根 15g　僵蚕 9g　蝉蜕 5g　知柏各 3g　滑石 9g　磁朱丸 5g　忍冬藤 9g　天竺黄 6g　桑寄生 9g　竹茹 12g　辛夷 5g　栀子 3g　合欢皮 12g　鲜石菖蒲 9g　《局方》至宝丹 1 粒

五诊：连进芳通化痰，证象逐渐好转。神志已清，然仍不甚灵敏，视力尚差。左手足虽已能动，尚不甚利。小溲气味颇重，大便七八天未行，脉滑数，再按原方出入。

生石决明 12g　鲜石斛 9g　白蒺藜 6g　僵蚕 9g　蝉蜕 5g　竹茹 12g　威灵仙 5g　天竺黄 9g　清半夏 6g　广皮 3g　瓜蒌 12g　知母 6g　黄柏 3g　桃杏仁各 3g　钩藤 6g　磁朱丸 5g　川牛膝 5g　龙胆草 2g　鲜石菖蒲 9g　羚羊角粉冲, 0.3g　《局方》至宝丹半粒

六诊：今日神智更为清爽，视力亦佳。惟口中黏涎颇多，是脾运欠佳，不能敷布津液所致。左手足尚迟滞。再以和中运脾，清通络道。

清半夏 6g　广皮 5g　云茯苓 5g　桑寄生 9g　天竺黄 9g　僵蚕 9g　蝉蜕 5g　钩藤 6g　海浮石 9g　滑石 6g　川草薢 3g　龙胆草 1.5g　盐砂

仁 0.6g　鲜石菖蒲 9g　羚羊角冲，0.3g　局方至宝丹半粒

七诊：神志日见清爽，视听均佳，口涎已止，惟两目偶尔直视。是肝热上冲所致，予以清化芳通。

石决明 12g　白蒺藜 2g　天竺黄 10g　威灵仙 5g　海浮石 9g　龙胆草 1.5g　知柏各 3g　瓜蒌 12g　磁朱丸 5g　僵蚕 9g　蝉蜕 5g　川牛膝 5g　广皮 3g　鲜石斛 9g　鲜石菖蒲 9g　荷叶一角　羚羊角粉冲，0.3g　《局方》至宝丹半粒

八诊：证象日渐向愈，脱险履夷，堪为庆幸。惟肝热未净，直视尚未全瘥，口涎又多，不更衣将及十日，今日有欲便意，神志尚不十分灵敏，仍遵前方。

石决明 9g　白蒺藜 6g　天竺黄 6g　清半夏 5g　广皮 3g　龙胆草 1.2g　僵蚕 9g　灵仙 5g　砂仁 0.2g　竹茹 9g　羚羊角粉冲，0.3g　牛黄抱龙丸 1 粒

九诊：昨晚大便一次，神志更有进步。午间尚偶有直视时，口涎已少，脉和缓。再以清热养阴，化痰通窍。

鲜石斛 9g　天竺黄 6g　僵蚕 6g　知母 6g　竹茹 9g　炒稻芽 5g　广皮 2g　磁朱丸 5g　杏仁 6g　玉竹 9g　川郁金 2g　合欢皮 9g　川牛膝 3g　鲜石菖蒲 9g　荷叶一角　牛黄抱龙丸 1 粒

十诊：精神颇佳，气力似弱，乃邪退正虚之象，大病初转之际，务须加意调养。

鲜石斛 9g　炒稻芽 5g　天竺黄 6g　远志 2g　玉竹 9g　广皮 3g　益元散 9g　清半夏 3g　鲜石菖蒲 9g　牛黄抱龙丸 1 粒

十一诊：昨晚得大便颇畅，腥臭难闻，精神更佳，亦无呆滞之象，且思饮食。初病时腹痛，现又言腹痛，为胃肠积滞已下，气机初转，中焦尚欠和畅。

鲜石斛 9g　玉竹 9g　乌药 5g　炒稻芽 5g　石决明 9g　天竺黄 6g　杭芍 9g　甘草 3g

以后照此方调理而愈。

此例于 1947 年 9 月 24 日发病至 10 月 11 日，曾邀天津市知名中西医 8 人治疗，至 10 月 12 日病已入危途。西医诊断为大脑炎。按初起时发烧呕吐，当属风温范畴。惟失于宣解，仅用消导，以致风温不能从表而解，内陷心包，神昏冷汗，体温不高，显系热邪内陷而不得外达。故用苏合香丸温通开闭；藿香、佩兰芳香化浊；僵蚕、蝉蜕、牛蒡子清化疏风；菖蒲、辛夷、天竺黄化痰开窍；因久病体质较虚，加合欢皮以补养心脾；药后得黏臭汗，郁闭之邪得以外达，去苏合香丸加《局方》至宝丹，取其不凉不热，而芳香开窍之力更优。以后随证加减，病势日有好转，仅服十余剂，病势出险履夷。最后以养阴调理而愈。

彭某 男，3 岁。1951 年春初诊。

患儿初患发烧，两目直视，昏迷不省人事，脉濡弱。

辨证：此系风温内闭。

治法：宜辛开透邪。

僵蚕 10g　蝉蜕 5g　佩兰 6g　清半夏 6g　广皮 5g　苏合香丸 1 粒化入徐徐服之。

治疗经过：复诊：服药 1 剂身转温，脉转数，神志清醒。

原方去苏合香丸，加忍冬藤 12g，紫雪散 1g，煎 1 杯徐徐服之。

此证初诊身凉脉弱，两目直视，神志昏迷，病情十分危重，颇似阴寒。但患儿初患发烧，后转身凉，按温病由阳转阴，万无其一。显系温邪内闭，阳气不能外达，乃热深厥深之象。故用苏合香丸以开之；僵蚕、蝉蜕清化透邪；佩兰芳香调达气机；清半夏、广皮和中。药下即阳气外达，身转温，脉转数。又加清热之品而愈。

以上 3 例，皆是风温误治而发生病变者，如初起即用辛凉解肌，庶不致有此变化。

（王启琏　整理）

王季儒

清热解毒终为主，逐秽分消或凉营

王季儒（1910~1991），天津长征医院主任医师

由于人体强弱不同，天时气候不同，地区燥湿不同，受邪深浅不同，年龄老少不同，故发病有轻有重，治法有难有易。一般说，少而强者易治，老而弱者难治，治疗及时者易愈，贻误病机者多危。而治疗法则，或清气解肌，或攻下逐秽，或化湿分消，或清营凉血，或开窍息风。因证施治。治法虽有不同，而清热解毒则始终不离。

清热解肌法

暑温与风温不同，风温初起多先伤卫分。暑温之邪伤人最速，发病即径入阳明。故有高烧、多汗、烦渴、头痛等症。虽用辛凉解肌，必以大清气分为主。因炎热天气，热邪熏蒸于内，暑热蒸腾于外，内外交炽，一片火炎之象，热能耗阴，故《素问·刺志论篇》中说："脉虚身热得之伤暑"。此时辛温解表，固当禁用，即辛凉解表亦当少用，以免风煽火动，更助其炎炎之势，宜清暑解毒汤（自定方）主之。

清暑解毒汤

生石膏 30g　鲜芦根 30g　僵蚕 10g　蝉蜕 5g　薄荷 5g　忍冬藤 20g

连翘 20g　六一散 20g　鲜荷叶 12g　知母 10g　鲜西瓜翠衣 30g

头痛加苦丁茶 5g，蔓荆子炭 2g，羚羊角粉 0.6g，《局方》至宝丹，或回苏散。盖暑温头痛系内热上蒸，故虽头痛而有汗，与风寒之头痛不同，风寒头痛则无汗。故风寒头痛宜发散，暑温头痛宜清热。少加蔓荆子炭者，取其引经上至巅顶也。

呕吐加竹茹 30g，藿香 6g；大便溏泄加黄连 5g，扁豆 15g，川朴 5g；神昏加安宫牛黄丸 1 粒；高烧不退加羚羊角粉、犀角粉各 0.6g。

暑温既是表里俱热，当以清热为主，白虎汤专清暑热，故以为君；鲜芦根、薄荷清肃上焦以解肌；僵蚕、蝉蜕轻清以透表；忍冬藤、连翘清热以解毒；六一散、鲜荷叶、鲜西瓜翠衣专清暑热，服后可微汗而解。暑温自汗，勿遽止之。吴鞠通说："勿止暑之汗，此治暑之法也。"陆九芝说："汗为人身之宝，夏日一闭汗即病。"故暑温之多汗者，不能固涩以止汗，清热则汗自止。

攻下逐秽法

雷少逸说："天暑地热，人在其中，感之皆称暑病。"

盖天之暑热下降，地之湿热上蒸，则空气中含有秽浊之气，人在其中，由口鼻而受，侵犯肠胃。肠胃为秽浊之地，同气相求，内邪与外邪相结，则秽浊盘聚中焦。郁积愈久，毒热愈炽，蒸发于外，则出现潮热谵语，面目俱赤，腹部胀满，大便闭结，或如败酱，舌苔老黄，或起芒刺，必须攻下逐秽，排毒外出，以澄其源，则热邪自解。王孟英说："邪有下行之路，腑气通则脏气安也。"宜白虎承气汤（自定方）主之。

白虎承气汤

生石膏 30g　知母 9g　大黄 6~15g　枳实 6g　芒硝 6~15g　厚朴 6g

薄荷 5g　僵蚕 9g　蝉蜕 5g　桑叶 9g

此即表里两解之剂，白虎加桑叶、薄荷、僵蚕、蝉蜕。清气以透表，大承气攻下以排毒，内外分消，暑热自退。

化湿分消法

乙脑有偏热偏湿之分，偏热者，清气解肌可愈；偏湿者，则宜化湿分消。凡暑湿弥漫三焦，则出现身热不扬，胸脘痞闷，面赤耳聋，口渴不欲饮，或小便赤短，大便不利，舌苔厚腻秽浊，脉数。宜芳香化湿，上下分消。清暑化湿汤（自定方）主之。

清暑化湿汤

鲜藿香 15g　鲜佩兰 15g　鲜薄荷 15g　杏仁 10g　滑石 30g　通草 6g　忍冬藤 30g　连翘 15g　黄连 5g　川朴 5g　僵蚕 9g　蝉蜕 5g

如脉洪数加生石膏 30g，知母 9g；胸脘痞闷加白蔻 10g，耳聋加九节菖蒲 9g；大便水泄加扁豆皮 15g，茯苓 12g，泽泻 10g；痰涎壅盛者加黛蛤粉 30g，竹沥水 30g。

暑必兼湿，此方即以化湿为主。鲜藿香、佩兰芳香化浊；滑石、通草淡渗利湿；黄连苦寒燥湿；杏仁、厚朴一走上焦，一走中焦，皆能条达气机，俾气化则湿行；鲜薄荷、僵蚕、蝉蜕清肃透邪；银花藤、连翘解毒清热。合之则能上下分消，化湿解毒。

清营凉血法

暑气通于心，心主血，暑热侵犯心包，则营血燔炽。叶天士虽营血分治，然入营者，必然伤血，入血者，必然伤营，故营血症状多同时出现，不过有轻重之分。主要症状为高烧，或神昏谵语，或重度昏迷，或皮下出血、齿衄、鼻衄等，舌质红绛或深绛，或无苔或苔黄绛，脉细数或弦数。宜清营凉血，清营汤加减。

清营汤加减方

生石膏 30g　生地 15g　麦冬 15g　玄参 10g　丹皮 10g　银花 30g　连翘 15g　滑石 15g　犀角粉 0.6g

神昏谵语加九节菖蒲 10g，天竺黄 10g，川郁金 10g，安宫牛黄丸 1 粒；两目直视加石决明 30g，龙胆草 10g，羚羊角粉 0.6g。皮下出血，或齿衄、鼻衄加鲜茅根 30g，大小蓟各 15g，三七粉 3g（冲），栀子炭 9g，大黄炭 5g。痰涎壅盛去生地、麦冬、玄参，加竹沥水 30g，猴枣 0.6g，或黛蛤粉 30g。明·缪仲淳《本草经疏》中说："凡胸膈多痰，气道不利，升降窒塞，药宜通而不宜滞，汤液中禁用地黄。"

生石膏、滑石专清暑热；犀角、丹皮入心，凉血解毒；银花、连翘解毒泄热；生地、麦冬、玄参滋阴清营。本方为清营凉血、泄热解毒之剂。

开窍息风法

暑热侵犯心肝两经，心主血，肝主筋，热入心包则神昏谵语；热入肝经则肝风内动，高烧、瘛疭，或四肢强直，或拘挛，甚则角弓反张，舌质红或绛，苔黄燥，脉弦数。拟通窍息风汤（自定方）。

通窍息风汤

石决明 30g　龙胆草 10g　钩藤 12g　全蝎 5g　生石膏 30g　僵蚕 10g　天竺黄 10g　九节菖蒲 10g　郁金 10g　忍冬藤 30g　连翘 15g　知母　黄柏各 10g　羚羊角粉冲　犀角粉冲，各 0.6g　安宫牛黄丸 1 粒

石决明潜阳息风；龙胆草大苦大寒，清肝胆之热，微减则风熄；全蝎、僵蚕、钩藤、羚羊角粉均为凉肝息风之品；生石膏、知母、黄

柏清热以退烧；银花、连翘泄热以解毒；安宫牛黄丸、郁金、九节菖蒲、天竺黄化痰以开窍，如仅有瘛疭而无神昏者，可去安宫、九节菖蒲、天竺黄、郁金等。

以上五种治疗法则，仅言其常，未言其变，但乙脑病变极速，变化莫测，必须随机应变，如出现循环衰竭，必须用四逆汤以振奋心阳，如出现呼吸衰竭，又必须用生脉散以敛肺气。但此等药只能暂用，病情稍转立即停服。然亦有因湿痰闭阻而致呼吸衰竭或循环衰竭者，必然痰黏撖胶，不易咳出，阻塞气道，又必须芳香化浊中加入西洋参或太子参以扶正气，攻补兼施，庶可获效。

总之，乙脑病情错综复杂，决不能一成不变。以上所定治疗法则，不过略具规模，或一病仅用一法，或一病兼数法而行之，灵活运用。

后遗症亦应重视

流行性乙型脑炎，在急性期，抢救固属重要，但对后遗症更应重视，最常见者有以下几种。

（1）精神失常，烦躁不安，形同狂癫。系痰热不净，蒙蔽清窍。因暑必兼湿，湿得热则成痰。古人所谓"有暑即有痰。"治宜豁痰开窍，镇肝潜阳。镇肝豁痰汤（自定方）主之。

镇肝豁痰汤

生龙齿 15g　生牡蛎 15g　珍珠母 30g　川郁金 10g　天竺黄 10g　九节菖蒲 10g　旋覆花 10g　代赭石 10g　竹茹 15g　清半夏 10g　广皮 6g　礞石滚痰丸布包同煎, 12g　牛黄抱龙丸分服, 2 粒

生龙牡、珍珠母镇肝潜阳；旋覆花、赭石平肝降逆；郁金、天竺黄、九节菖蒲开窍豁痰；竹茹、清半夏、广皮化痰和胃；礞石滚痰丸

开泄顽痰；牛黄抱龙丸清心化痰。一般数剂即愈。

（2）四肢强直，震颤。此乃病后伤阴，血不养筋，兼以痰热阻于经络。龙牡镇痉汤（自定方）主之。

龙牡镇痉汤

生龙齿 20g　生牡蛎 20g　桑寄生 30g　威灵仙 10g　苏地龙 10g　䗪虫 5g　桃仁 10g　赤芍 12g　石斛 15g　杭芍 12g　甘草 5g

生龙牡镇痉，祛顽痰；桑寄生、威灵仙、地龙宣通经络以舒筋脉；䗪虫、桃仁、赤芍活血化瘀，去瘀即所以生新也；杭芍、甘草酸甘以化阴；石斛以养阴，所以缓肝而舒筋也。不用滋阴药者，恐其助湿生痰，增加经络之闭塞。羚羊钩藤汤、阿胶鸡子黄汤均可酌用。

（3）不语。痰热上阻廉泉则不语，或语言不利，亦有因软腭麻痹者。宜化痰通窍，解语汤（自定方）主之。

解语汤

川郁金 10g　天麻 3g　蝉蜕 5g　九节菖蒲 10g　硼砂 0.6g　天竺黄 10g　鲜芦根 30g　木蝴蝶 5g　《局方》至宝丹 1 粒

本方鲜芦根、木蝴蝶、蝉蜕皆为轻清肃肺之品。盖金虚则鸣，实则无声。郁金、天竺黄、硼砂清热祛痰；天麻息风以治软腭麻痹；九节菖蒲、《局方》至宝丹芳香开窍以发声音。

（4）口流涎水，舌体振颤。此属病后伤阴，导致气分亦伤，气虚不能摄液，脉多濡弱而缓。补中益气汤主之。

周某　男，21 岁。住院号：25669。

患者发烧、头痛、呕吐一天。来院检查脑脊液符合病毒性改变，以"乙脑"入院。

查体：体温 38.5℃，神清，头痛以两太阳穴处为甚。神经系统无病理反射。脉浮数，舌苔薄白。

辨证：暑温犯卫。

治法：辛凉宣解。

方用：生石膏 60g　鲜芦根 30g　鲜藿香 20g　鲜枇杷叶 25g　僵蚕 9g　蝉蜕 5g　鲜荷叶 15g　鲜薄荷 15g　金银花 20g　连翘 20g　竹茹 30g

入院 1 小时后，头痛剧烈，叫嚷不止，急予回苏散 1.5g，服后 25 分钟即安静入睡。

治疗经过：复诊：前方服 1 剂，体温 37.2℃，颈项强直，咽红，心、肺、腹（－），脉浮弦而缓，舌苔微白，大便二天未行，又服回苏散 2g，再予表里双解。处方：

僵蚕 9g　蝉蜕 5g　辛夷 9g　杭菊花 9g　鲜薄荷 9g　鲜藿香 9g　淡竹叶 9g　石菖蒲 12g　生大黄 9g　枳实 6g　紫厚朴 9g　元明粉 18g　苦丁茶 3g　鲜荷叶—角

本例为轻型患者，邪在卫分，法宜辛凉宣解，透邪外出。因头痛剧烈，先予回苏散，头痛迅速减轻。复诊时，因 2 天无大便，遵温病"下不厌早"之义，于芳香化浊中，佐以大承气汤，表里双解，药后大便通而诸证均减，又予清热养阴而愈。

本例虽为轻型，但当头痛剧烈之时，如不及时控制，可迅速转入昏迷痉厥。所谓乙脑发病急，变化快者，多在此时。凡乙脑之剧烈头痛，即为恶化先兆。虽为轻型，必当重视，所谓始萌可救，方免旁溃大决之险。

赵某　男，5 岁。住院号：25654。

患者发烧昏睡 4 天，体温 41℃左右，今日神昏，左上肢抽动，脑脊液符合乙脑病毒性改变。

查体：神志不清，体温 40℃，口渴引饮，项强；左上肢强直性抽搐，膝反射亢进，提睾反射减弱，腹壁反射消失，克氏征（＋），巴氏征（＋）。脉数急，舌苔白厚。

辨证：暑温偏于湿者。逆传心包则神昏，热极风动则抽搐。

治法：清热息风，芳香通窍。

方用：生石膏 30g　金银花 15g　连翘 15g　赤芍 6g　蜈蚣 2条　全蝎 6g　钩藤 10g　鲜藿香 10g　鲜佩兰 10g　鲜荷叶一角　鲜薄荷 6g　犀角粉冲　羚羊角粉冲，各 0.6g　安宫牛黄丸 1粒

治疗经过：复诊：服药 2剂，仍昏迷，高烧，体温 39.1℃。脉数急，舌苔黑色而干，起芒刺，热结阳明，有热灼津涸之虞。拟急下存阴法。处方：

大黄 9g　黄芩 9g　枳实 5g　桃仁 9g　川朴 5g　丹皮 9g　赤芍 9g　生地 15g　玄参 9g　麦冬 9g　紫雪散冲，1g

三诊：前方连服 3剂，体温 37.8℃，神智略清，大便已行，色黑，舌苔薄白稍糙，脉滑数。以其便黑，知其热尚盛，仍以通腑撤热，芳香开窍。处方：

大黄 12g　赤芍 9g　黄芩 9g　焦栀 10g　谷芽 10g　知母 9g　枳实 5g　丹皮 9g　竹叶 5g　鸡内金 15g　六一散 12g　竹茹 12g　龙胆草 9g　紫雪散冲，1g

四诊：前方连服 3剂，体温 37.4℃，脉滑略数，舌苔薄白，神志清醒，但不欲说话，温热已退。再以清热解毒，以清余邪。

何某　男，21岁。住院号：84034。1978年8月20日以急诊转入传染病院。

患者于 1978年8月16日发烧，头痛，颈项痛，在单位医务室开始按感冒治疗，病情加重。18日喷射性呕吐 2~3次，19日腰穿检查：脑积液符合乙脑改变。20日入院。

检查：心率 114次/分，血压 17.29/11.97kPa，体温 39.8℃，神昏，发育正常，营养中等，瞳孔缩小，对光反射存在，口唇手指发绀，两肺大量痰鸣音，痰多，通气量不好，呼吸表浅，腹壁反射（+），提睾反射（+）。在氧气吸入下仍发绀，痰多黏稠，经吸痰不能缓解，当即

气管切开，鼻饲。至 8 月 25 日，病情不见好转，应邀会诊。

查体：体温 38℃，血压 21.28/14.63kPa。神昏，抽风，颈项强直，四肢及口唇轻度发绀，大便秘结。舌质红，苔黄腻，脉滑数。

辨证：暑温，热邪已入营分，湿浊蒙蔽清窍。

治法：清热化湿，芳香通窍。

方用：生石膏 30g　鲜芦根 30g　僵蚕 9g　蝉蜕 9g　金银花 30g　连翘 30g　黄连 5g　酒军 9g　全蝎 3g　滑石 15g　栀子 10g　知母 10g　九节菖蒲 10g　天竺黄 10g　羚羊角粉冲, 1g　清热解毒散 3g

治疗经过：复诊：前方服 1 剂，呼之稍有反应。连服 3 剂，神志已清，痰减少，但仍黏稠，大便已畅。血压 19.95/11.63kPa。舌质红，苔腻，脉仍滑数，颈项仍强，系肝胆热盛，仍按原方出入。处方：

生石膏 30g　生石决明 30g　僵蚕 10g　蝉蜕 5g　天竺黄 10g　九节菖蒲 10g　竹茹 15g　连翘 30g　金银花 30g　瓜蒌 30g　知母 10g　龙胆草 10g　竹沥水 30g　羚羊角粉冲, 1g　清热解毒散 2.4g

原方连服 4 剂，病情稳定，以后即按此方稍事加减。

9 月 4 日拔管，并取消鼻饲，至 10 月 11 日痊愈出院。

流行性乙型脑炎患者，若早期诊断，早期治疗，可以避免由气入营、转入危重。本例初起发烧头痛，项痛，是邪尚在卫分，若及时清热疏解，加羚羊角粉、紫雪散等，可以病愈于无形。但暑热病变迅速，3 天后转入营分而现昏迷危重，若非气管切开，抢救及时，则危亡立现。但　周后昏迷未醒，又兼抽风，故以白虎汤大清暑热；鲜芦根、僵蚕、蝉蜕清化透邪；重用金银花、连翘清热解毒；全蝎清肝镇痉；天竺黄、九节菖蒲化痰通窍以化浊；黄连苦寒泄火以燥湿；滑石、栀子清热利湿；瓜蒌化痰宽胸；酒军通便泄热；羚羊角粉清肝息风；清热解毒散芳香开窍。服药 1 剂，即见转机，3 剂后神志清楚。改方加石决明、胆草清肝胆以降压，竹沥水以化痰。脱险履夷，痊愈出院，未留任何后遗症。

张某 女，15 岁。1970 年夏初诊。

患儿于 1968 年因乙脑住院，因后遗症无法治疗嘱其回家休养。2 年来，周身颤动，四肢尤甚，无一刻少停，艰于步履。终日坐于床上，见生人情绪紧张，抽动更甚。因颤动不能说整句话，吃饭亦需人协助，但食欲颇佳，形体健壮。脉郁滞不畅，沉取弦硬。

辨证：乙脑虽已愈，痰热未能清彻，固蔽日久，结成顽痰，阻滞中焦，扰动心包，故心神不安，颤动不止。

治法：清静豁痰，平肝息风。

方用：生石决明 30g　旋覆花 9g　赭石 9g　磁石 20g　生龙牡各 25g　清半夏 9g　广皮 9g　天竺黄 9g　矾郁金 9g　竹茹 12g　瓜蒌 30g　桑寄生 20g　全蝎 3g　钩藤 12g　礞石滚痰丸布包同煎，两服

此方连服 5 剂，大便尚不畅行，症状无明显改变。遂去礞石滚痰丸加甘遂 1.5g，硼砂 1.5g，同研细随汤药下服后上吐黏涎，下便黏液数次，颤动大减。嘱其汤药每日一剂，甘遂、硼砂隔二日服一次。二周后，能下地活动，遂改丸药。丸药方：

生龙牡各 60g　生石决明 60g　胆南星 20g　黄芩 15g　金礞石 30g　大黄 15g　矾郁金 30g　沉香 15g　天竺黄 30g　旋覆花 30g　赭石 30g　清半夏 30g　广皮 30g　竹茹 30g　全蝎 15g

共研细末水泛为丸，每丸 5g。

服完一料，自己到学校要求复学。嘱其再服一料，巩固疗效。

乙脑后遗症，如不彻底治愈，可成终身之累。本例后遗症 2 年未愈，痰热郁结而成顽痰，非甘遂之猛悍不能攻坚破结，荡涤顽痰。故服药一剂，病势大减。药不瞑眩，厥疾弗瘳。然必认证不误，方能应手奏效。

王季儒

流气化浊终为主，苦寒淡渗也相宜

王季儒（1910~1991），天津长征医院主任医师

湿为黏腻之邪，最难骤化，汗之、下之、润之、燥之，皆难取效。汗之则伤阳，而易于神昏痉厥；下之则伤脾，而湿更不化，且易引起腹泄；润之则助湿，而黏腻之邪更固结难解；燥之则伤阴，而热邪更炽，不比风寒之邪，一汗即解，温热之气，投凉即愈。只宜轻展气机，以化湿邪，或清热于湿中，或透湿于热外，俾湿与热不相搏结，庶湿可解而热斯愈矣。叶天士说："湿不去则热不除，无形之湿热去，有形之气，原无形质可攻，总以流利气分为主，气通则湿解矣。"总结古人对湿温的治疗法则，主要有三种：即芳香化浊（亦称辛香流气）、苦寒清热、淡渗利湿，同时又有湿热，孰轻孰重之分，又当分别论治。兹分述如下：

一、治疗法则

1. 芳香化浊法

适用于湿邪郁遏，胶结难解，胸脘痞闷，神识朦胧，口腻呕恶，便溏不爽。湿在热外，热处湿中，必以芳香化浊，宣解其湿，亦透湿于热外之意。如三仁汤既具有芳香化浊之功，且有淡渗利湿之妙。

2. 苦寒清热法

适用于湿遏热伏，渴不多饮，小便赤黄，或烦渴嗜凉等。盖苦能燥湿，寒能清热，如甘露消毒饮、黄连解毒汤，既能苦寒清热，且能淡渗利湿。

3. 淡渗利湿法

适用于湿热郁阻，水行不利，小便赤短。以及阳为湿遏，气机失宣，则淡渗利湿，可使湿邪解而阳气得通，且通利小便，则湿热由小便而去。叶天士说："通阳不在温而在利小便。"因热处湿中，湿蕴热外，若不通阳化湿，则热邪无由外达，而通阳之药，多偏于温，温药又能助热，故说："通阳最难。"惟以淡渗利湿，则湿浊去而阳气通矣。应于三仁汤中重用滑石、通草、竹叶，或云茯苓、泽泻、芦根等。

以上三法，在临床应用上，每多有所偏重，如偏热者，即以苦寒为主，芳香淡渗为辅，偏湿者以淡渗芳香为主，而以苦寒为辅。

二、辨湿重或热重

1. 湿重于热者

其病发自太阴肺脾，多兼风寒，症状是凛凛恶寒，温温发热，头目胀痛昏重，如蒙如裹，身重酸痛，四肢倦怠，胸膈痞满，沉重嗜睡，口淡或微腻，渴不欲饮，或饮则腹胀。午后发热较重，状若阴虚，皮肤虽热而不灼手，面色淡黄而呆滞，大便溏而不爽，或水泻，小便短涩黄热，或混浊不清。舌苔白腻，或白滑而厚，或白苔带灰，兼有黏腻浮滑。脉濡而缓，或模糊不清。治法以轻开肺气为主。肺主一身之气，肺气化则脾湿自化。三仁汤、藿朴夏苓汤加减用之，俾湿开热达，表里两彻。如大便溏泄，加黄连、云茯苓淡渗以利之，苦寒以燥之，甚者如芡实以固之。如神烦昏蒙，加天竺黄、九节菖蒲、川郁金，或加《局方》至宝丹，或加苏合香丸，芳香开窍，随证化裁。

2. 热重于湿者

其病多发于阳明胃肠，虽外兼风邪，总是热结在里，表里俱热。症状是发热不恶寒，甚或壮热汗出不解。心烦口渴，口苦，渴不引饮。头眩而艰，甚则耳聋干呕，口秽喷人，胸腹痛满，按之灼热。面色微红或黄赤而带油垢状。大便秘结或下黏垢，小便赤短。舌质边尖红绛，苔底白罩黄、或黄厚、或黄糙起刺、或黄中带黑。脉濡数，或滑数，或郁数不扬。治宜辛凉淡渗，苦寒泄热。甘露消毒饮、加味凉膈散、黄连解毒汤，均可化裁酌用。如壮热大渴，脉数大，则加白虎汤，清肺气而滋化源。如热入心包，神昏谵语，加安宫牛黄丸，清心开窍而化痰浊。如大便秘结或黏垢，腹部硬满，可加承气汤，攻下排毒。虽然古人有"湿温忌下"之条，然必须辨证论治，不可囿于常规。现代医学对伤寒亦有禁下之说，恐易引起肠穿孔，但肠穿孔多在第三、四周之时，"温病下不厌早"，趁邪气正盛，正气未衰之际，清涤肠胃，使病毒排出，病邪无所依附，病势自然大减。且病毒排出，肠胃清净，亦可避免穿孔之险。当下不下，则正气愈衰，邪气愈盛，及至正不胜邪，虽欲再下，时机已过。

另有伤寒蓄血一证，少腹硬满，屎虽硬大便反易，其色必黑，湿温中多有此证。古人以桃仁承气汤、抵当汤下之。按大便黑而无潜血者，是毒热蕴蒸，固宜攻下排毒。如大便黑如柏油样，即是肠出血。少腹硬满如板状，恐已有肠穿孔之险。如再用攻下，定成大错。当肠出血之际，尚可用保守疗法，宜用犀角地黄汤。如出血过多，导致气虚欲脱，汗出肢冷，面色苍白，又必须用参附汤急救回阳，如肠穿孔急需手术治疗为宜。

边某 女，12岁。1962年9月7日初诊。

患者发烧五天，甚于午后，入夜尤甚。体温达40℃，黎明得汗热退。口渴嗜饮而不多饮，饮后腹胀。食欲不振，恶心，四肢倦怠不适，胸膈痞闷，昏沉欲睡，大便色黑溏薄，每日三四次，小便频短色赤。脉数，沉取弦紧，舌苔白腻。曾用白虎银翘等，症状不但不减，而且日渐加重。

辨证：湿温。热邪虽炽，而湿在热外，不先渗湿，热邪无由外达。

治法：芳香化浊，淡渗利湿，佐以清热解毒之品。

方用：仿三仁汤加减方。

鲜芦根 30g　忍冬花 30g　连翘 30g　滑石 30g　通草 5g　白蔻仁 2g　厚朴 5g　云茯苓 12g　大豆卷 10g　九节菖蒲 5g　黄芩 10g　竹茹 20g　犀角粉冲，0.6g

治疗经过：复诊：前方连服两剂，热退大半，恶心已愈，胸中痞闷已轻，惟大便溏泄未减，五心尚觉烦热。原方去犀角粉、大豆卷，白蔻改为 1g，加黄连 5g，大腹皮 5g，清半夏 6g，广皮 6g，生鳖甲 5g，地骨皮 12g，青蒿 5g。

三诊：前方又服两剂，脉静身凉、便泄已止，惟夜来汗出颇多。是表里通畅，然热能伤阴，汗出过多亦能伤津，再以增液育阴法。

川石斛 12g　生地 12g　麦冬 10g　竹茹 12g　广皮 6g　六一散 12g　藕 30g

服 2 剂后汗止而愈。

患儿初诊，经某医生用白虎银翘等治疗，发烧有增无减，病情愈加严重，遂邀会诊，脉证参合，显是湿温。其脉郁数不扬者，是热处湿中，湿蕴热外之象。不先撤去其湿，热邪无由外达。白虎汤虽能清热，然伤脾阳，脾阳伤湿邪更不能化，湿不解则热邪更加郁闭。初诊即以三仁汤意，用蔻仁、菖蒲芳香流气以开上宣肺；厚朴化湿以宣中；茯苓、滑石、通草导湿下行；大豆卷、鲜芦根清热化湿，且具宣发之意；犀角粉、银花、连翘、黄芩清热解毒；竹茹清热止呕。

本例为湿温之湿热并重者，故以芳香流气淡渗利湿，清热解毒，上下分消。服药两剂，烧退大半，系湿邪开而热得解。于是去豆卷之宣发，犀角粉之清热。蔻仁减去一半，恐其有助热之弊。以其便泄未减，故加黄连、大腹皮以止泻，清半夏、广皮以和中。因其五心烦热，故加生鳖甲、地骨皮、青蒿养阴透热，药下即脉静身凉。最后以养阴增液收功。

王某 男，46 岁。住院号：232580。

患者入院前持续发烧十余日，热度逐渐升高，每日下午发烧较甚，烧前先恶寒 20 分钟左右，继而高烧达 40℃左右。全身乏力疼痛，伴有关节痛，轻度咳嗽，鼻塞流涕，食欲不振，口苦，小便短赤，大便正常。曾在内科门诊治疗数次，高烧不退，而收入住院。

检查：体温 40℃，心率 88 次 / 分。发育正常，营养中等，神清合作，表情淡漠，皮肤巩膜未见黄染及出血点，扁桃体肿大充血，舌苔白厚。心肺（－），肝（－），脾大 2cm。化验：血：红细胞 3.48×10^{12}/L，白细胞 3.6×10^9/L，血沉：第一小时 40mm，第二小时 80mm，血清凝集试验 "O" 1∶60，"H" 1∶320。西医诊断为伤寒。按伤寒常规处理，患者持续高烧不退，应邀会诊。

初诊：患者高烧十余日，午后为甚，不恶寒，夜间有汗，身痛，胸闷，口干，嗜饮而不能多饮，舌苔白厚而腻，脉弦滑而数，大便黑色。

辨证：湿温化燥，有热结阳明之热。

治法：表里两解。

方用：白虎承气汤合三黄汤。

生石膏 25g　鲜芦根 30g　酒军 10g　忍冬藤 30g　连翘 30g　川朴 5g　枳实 6g　焦栀 10g　薄荷 5g　僵蚕 10g　蝉蜕 5g　滑石 30g　黄连 5g　知母 10g　黄柏 10g　元明粉 10g　犀角粉冲, 0.6g

治疗经过：复诊：上方服一剂。日晡发烧未退，脘次堵闷，大便仍为黑色，舌苔白厚中绛，脉仍弦滑而数。

前方酒军改 15g，加安宫牛黄丸 1 粒，羚羊角粉 0.6g，煎后分二次服。

三诊：昨日服药后大便二次，体温正常，脘闷已舒，仍觉乏力，舌苔已薄，脉较和缓，再以养阴清热，兼以和中。

鲜石斛 20g　生地 12g　焦栀 12g　竹茹 12g　忍冬藤 12g　连翘 12g　滑石 12g　知母 10g　栀子 10g

连服二剂，即愈。

此例西医诊断为伤寒，中医诊断为湿温。其脉象弦滑而数，是热邪炽盛，已无湿邪在外郁蔽。大便虽不燥结，而现黑色，系湿热蕴郁成毒，故以白虎承气合三黄清热排毒；忍冬藤、连翘除清热解毒外，且有通络化湿之效；僵蚕、蝉蜕、薄荷清化气分；湿邪虽不在热外，中焦尚有湿邪困阻，故用滑石淡渗，焦栀宣中，上下分消，表里两撤。服药一剂，大便仍为黑色，舌苔中部变红，是阳明热势未衰，故酒军加重剂量，药后大便畅行，诸证均减，后以养阴而愈。

邵某　男，48 岁。门诊号：237745。1964 年 10 月 19 日初诊。

主述半月来重感冒 3 次，恶寒发热，鼻塞流涕，咳嗽，服清解药后烧略减。惟头晕头重，周身乏力，四肢酸楚，食欲不振，每日午后憎寒发热，体温 39.3℃，脉沉细数急，舌苔黄腻。

辨证：湿温之湿胜于热者。

治法：芳香化浊，淡渗利湿。

方用：三仁汤加减。

滑石 12g　竹茹 12g　薏米 18g　白蔻 5g　杏仁 10g　云茯苓 12g　陈皮 6g　川朴 5g　焦栀子 10g

治疗经过：复诊：服药 3 剂，寒热已退，胃纳略增，舌苔转白腻，效不更方，原方续服 3 剂而愈。

（王启瑞　整理）

汪履秋

风湿肺炎，证治发微

汪履秋（1919~1999），南京中医药大学教授，内科学家

应凉散清宣，勿轻施苦寒

肺炎之病机为感受温热之邪，初起邪侵肺卫，继而邪热入里，深入气分，热壅肺气，临床上大多数病者此阶段不再传变，即从气分而解，病变向愈，"逆传心包"者十分鲜见。本病病理中心主要在肺，故病之初起必以凉散为原则，临床每用银翘散、桑菊饮为主方，常用药如荆芥、薄荷、银花、连翘、豆豉、桔梗、芦根等。若确系因寒致病，风寒闭肺者，羌防等温散之品亦可选用。不过此证临床甚为罕见，且很快从热而化，使用时机也较短暂，故必须谨慎投施，否则将助火燎原（邪热入里，则以清宣为要）。热壅肺气者，以麻杏石甘汤或薄杏石甘汤为方，表闭喘甚者用麻杏石甘汤，里热盛而喘不著者，用薄杏石甘汤；壮热烦渴者，白虎汤更为常用之剂，其中石膏必须重用，一般可用60~120g，同时必须配以知母，方能清肺退热。还可适当参入所谓清热解毒之品，诸如金荞麦、鱼腥草。需要注意的是肺炎病在卫气之时，决不可轻施苦寒之剂。病在卫表，苦寒之品显然无使用指征，而病在肺经气分，同样也不可过投苦寒之

剂。因为肺为五脏之华盖，其位最高，肺炎其病在肺，病势向外，故治疗必须注意因势利导，非轻不举，凉散清宣，透热外出。薄杏石甘、麻杏石甘与白虎汤均属凉散之剂，前者薄膏或麻膏相配，宣肺热，后者膏知为伍，清热解肌，且石膏性味辛甘而寒，清中有散，寓寒凉而无抑遏之弊，正如张锡纯所云："石膏性凉而能散，有透表解肌之力。"而苦寒之品，其性下泄，大剂投施，不利邪热向外透达，故连、柏、山栀多不相宜，即使蚤休、公英等清热解毒之品亦不能孟浪投施。当然，若确系热郁而化火，火毒炽盛，高热不退，面红耳赤，烦躁不安，口干而苦者，苦寒之品仍可应用。若肺经热盛，同时伴有腑实不通者，泻热通腑，釜底抽薪，每有良效，宣白承气汤为必用之方，不必拘泥大黄之苦寒。

既重视"截断"，又不悖辨证

现代不少医家提出所谓"截断"疗法，病初即投以大剂清热解毒之品，以截断其传变途经。此说言之有理，对临床也有一定的指导意义。但此法的应用也不应与辨证论治原则相悖，即完全拘于"在卫汗之可也，到气才可清气"之说，又必须全盘衡量，综合考虑。肺炎若病初表邪较著而无里热之征象者，仍应以凉散为原则，不必早投清解之品，在临床上用银翘散之类而获效者也不乏其例。若表邪不著而见口干苦，苔薄黄者，说明病邪已有转入气分之势，则当合入清气泄热之剂以截断其传变，方投麻杏石甘汤、薄杏石甘汤、白虎汤之类。同样，若气分热盛，高热不退，又具心烦不寐、舌质红绛者，则说明病邪又有传入营血之势，又宜在清气泄热之时佐以凉营解毒之品，以防气分邪热进一步深入。总之要既重视辨证，又能巧施"截断"，必须灵活掌握应用，方可恰到好处。

后期宜养肺和络，防耗气伤津

肺炎多系感受温热之邪为病，而热邪每易伤阴，故肺炎后期大多表现为肺胃阴津受伤的表现，诸如低热不净，干咳或稍有黏痰，口干舌燥，舌红少津等，此时应以甘寒之品清养肺胃，吴氏沙参麦冬汤临床最为常用，药如沙参、麦冬、玉竹、花粉、桑叶等。同时还要注意兼清余邪，以免邪气内伏，病延不愈，常合泻白散加味，药如桑白皮、地骨皮、知母等，不可再予辛热，更不可苦寒泄火，否则，非但与病无补，反有伤津化燥之虞。

肺炎后期邪热渐退，络气不和，常后遗胸痛等症，治疗当理气和络，方用香附旋覆花汤加减，药如旋覆花、香附、苏子、杏仁、郁金、丝瓜络等。且要注意理气应以宣理肺气为主，用杏、苏之类宣降肺气，有利于胸络气机之调畅，而川朴、枳壳等因过于辛燥不宜使用，否则将伤津耗气，加重病情。若病程较长，深入血分者，又当合入桃仁、红花、赤芍等以和血通络，特别是病重期症状不著，炎性病灶一时难以吸收者，和血通络每有良效，能促使炎症消退，病灶吸收。即使在本病极期，和血通络之品也可参入辨证方中，以提高临床疗效，《千金》苇茎汤常可化裁应用。若络脉受损，痰中带血者，理气和络之剂则应慎用。

痰气郁阻者，还可使用瓜蒌、郁金等以化痰通络。

临床上肺炎大多治疗顺利，病变每在气分而解，逆传者十分少见。但亦不可掉以轻心，须防邪热炽盛，正不敌邪，深入营血，逆陷心肝。特别是年老多病者和小儿尤应注意，一旦出现"逆传"者，必须及时采取有力措施予以救治。内陷心营、神昏谵语者，凉血清心；热极生风、痉厥抽搐者，清热息风；若突然出现大汗淋漓，面色苍白，四肢厥冷，血压下降者，多属阴竭阳亡之危候，急当救阴回阳固脱，必要时中西医结合救治。

另外，典型的肺炎，其临床表现与风温较为相似，亦有少数不典型肺炎，还可表现为结胸证，有的还与湿温病相类似。此时，不可概谓风温，再投银翘、白虎之剂，否则，轻者与病无益，重则贻误病机，加重病情。必须详察细查，辨证求治，随机变法。

丁某 男，34 岁。住院号：47759，入院日期：1986 年 3 月 31 日。

患者因发热，咳嗽，胸痛，咯铁锈色痰 3 日而入院。症见高热不退，微恶寒，咳嗽气急，咯吐铁锈色痰，胸痛，苔薄黄腻，脉象滑数。

检查：体温 40℃，两肺呼吸音粗糙，右肺可闻及中等水泡音。查血：白细胞总数 18.4×10^9/L，中性 0.85，淋巴 0.15。胸透提示：右下大叶性肺炎。

辨证：风温犯肺，肺失宣肃。

治法：辛凉解毒，清热宣肺。

方用：麻杏石甘汤加减。

银花 15g　连翘 15g　薄荷 3g　麻黄 5g　杏仁 10g　石膏 60g　黄芩 10g　金荞麦 30g　冬瓜仁 12g　桑白皮 12g　郁金 10g

治疗经过：二诊：上方日服 2 帖，翌日体温稍降（39℃），恶寒消失，清热宣肺为主。原方去薄荷、麻黄，加知母 10g、虎杖 15g。

三诊：上方仍日进 2 剂，4 月 2 日体温降至正常，咳痰基本消失。

四诊：守上方继进 5 剂，诸症消失，复查血白细胞总数 8×10^9/L，中性 0.56，淋巴 0.44。胸透示肺部炎性病灶基本吸收，病情告愈。

胡肇基

风温肺炎的辨治规律

胡肇基（1920~ ），广州市荔湾区中医院主任医师，广东省名老中医

传 变 规 律

一、正气不足，温邪袭肺

"温邪上受，首先犯肺"。由于肺居上焦而开窍于鼻，病邪由口而入，侵犯肺脏，肺合皮毛而主卫表，邪犯于表，卫气被郁，故见发热恶寒。温邪犯肺，肺气失宣，故见咳嗽，甚或胸痛。此时如病人就诊，中医多按其恶寒发热之孰轻孰重，有汗与无汗，口渴与不渴，脉之浮紧、浮缓、浮数而分别作风寒束肺或风热犯肺处理。然风寒束肺或风热犯肺，为肺炎之诱因，并非肺炎之正型。

二、痰热壅肺，卫气同病

肺炎传变特点是卫分见证为时甚短，迅即出现高热，烦渴，咳喘，胸痛，痰中带血或咯铁锈色痰，脉洪数等气分症状。而恶寒、头痛等卫分症状仍然存在。此为表邪入里化热，气分热势已盛，痰热壅肺，而表证仍未解除，为卫气同病之候。由于温邪袭肺，郁而化热，

665

热伤肺津，炼液成痰，痰与热结，肺络受损，此为肺炎的定型阶段。

三、温邪挟毒，化火伤阴

对于痰热壅肺型的患者，如用药得当，一般2~3天即可控制病情，10剂左右临床症状基本消失，肺部炎性病灶吸收。假如患者因循误治，或医者用药失当，则邪热极易灼伤阴津，患者除有发热、咳嗽、气急、鼻煽等主症外，还有神疲体倦，烦躁不宁，睡不合睛，口鼻干燥，涕泪俱无，唇部黏膜红绛干燥，甚或焦裂等症象。此乃邪毒炽盛，肺受邪迫，津液不能上承清窍所致。为治疗失误的变证，特立口服液法以护阴、养津、保液。并且提出：护阴保液，用不嫌早。

四、邪热内陷，逆传心包

上述温邪挟毒，化火伤阴，为肺炎处理失误的第一个变证。若患者邪盛热重，或本人体质素虚，亦会出现正不胜邪而致邪热内陷，逆传心包的第二个变证。其主要临床表现为：患者高热持续不退，并有烦躁不安，神昏谵语。此为热陷心包，窍机闭阻之故。故主张用羚羊角煎水冲服牛黄末或安宫牛黄丸或紫雪丹、至宝丹等。并且一反前人"邪入营血而未见厥闭者不可早用清心开窍"之戒，提出"用之宜早"，以能防止出现邪陷心营为上。故在病人高热、神疲、惊扰之时，即果断投药。

五、邪盛正衰，阳气欲脱

此为肺炎的第三个变证。其原因系由于热邪伤阴，阴损及阳而致阳气欲脱。主要表现为：高热突然下降，四肢厥冷，面色苍白，大汗淋漓，呼吸浅促，口唇紫绀，脉微欲绝。此证来势急骤，病情险恶，应治于阳气欲脱之前。凡病人出现肢冷、汗出、气微、脉弱四项见证者，即宜急用参附汤回阳益气固脱。

六、正虚邪恋，气阴两虚

这是肺炎恢复期的常见证候。此时高热已退，但余邪留恋，病人正气亦虚，出现阴液和阳气均受耗伤的气阴两虚症状。阴虚证为低热，手足心热，口舌绛苔少；气虚证为自汗神疲，气短，脉虚大。治宜益气养阴，兼理余邪。用生脉散加味。按其祛邪而不伤正及养正而不碍邪的原则加减运用。

治分正型异型

病邪侵袭人体，随体质之不同和反应之差异，而出现不同的证候类型。

一、痰热壅肺，肺炎正型

本型病人素体阳盛，阳盛则热。如舌质较红，咽喉易充血，常口干，渴欲饮水，晨起每有眼眵，食煎炒油炸食物易喉痛。无病时亦须每日常饮清凉饮料，有病时亦表现为热象等。当其因受凉、饥饿、疲劳、醉酒、房劳等因素削弱身体抵抗力时，温邪乘虚袭肺，郁而化热，或引起伏热，热伤肺津，炼液成痰，痰与热结，遂成痰热壅肺之证。其特征有三。

1. 气分热证

高热，不恶寒、反恶热，汗出而热不退。如尚恶寒，则属卫气同病。

2. 痰与热结

咳喘痰黄，胸部隐痛。如痰中带血，或呈铁锈色，即为热伤肺络。

3. 里热亢盛

此时病邪已由卫分传入气分，表邪入里，里热炽盛，而出现气分热证。不管病人是否还有恶寒症状，其热型特点是高热恶热，汗出而热不退。此时，"在卫汗之可也"的治疗法则已不适用，而必须清气。

舌质红、苔黄，脉滑数，均为里热亢盛的表现，治宜清肺化痰，用《千金》苇茎汤加减。

二、肺炎异型

（一）辨证论治

1. 湿热蕴结

本型病人素体脾虚，脾为后天之本，主运化水湿。脾虚则湿盛，故素体脾虚之人，平时主要表现为带有湿象。脾开窍于口，主肌肉、四肢，故其湿象可从口腔内部和四肢、肌肉反映出来。最明显者，为口腔常多涎唾，平时不大渴饮，舌体比正常人略胖，此皆水湿贮留的表现。因舌体所含水分比正常人多些，因而较为胖嫩；水湿留于脾胃，故口涎一般比正常人多，且不大渴饮。由于水湿贮留肌肉，故四肢倦怠，肌肉较为松弛。由于脾虚及肺，土不生金，因而肺气亦较常人为弱。一旦感受温邪，湿与热结，热势虽无正型之高，但较难清解。其特征主要有二：①湿温热证：发热不扬，午后热甚。如有恶寒，则尚有表证。②湿与热结：湿重于热，则痰涎壅盛，容易咯出，胸闷不渴；热重于湿，则痰涎黄稠，较难咯出，胸闷口渴。湿重于热，则舌苔白腻，脉濡数；热重于湿，则舌苔黄腻，脉滑数。

本型病人素体脾肺较虚，虽感温热之邪，但反应不如痰热壅肺型显著，故表现为发热不扬。由于湿与热结，湿中酿热，热处湿中，午后热邪较盛，故体温升高。但其特点仍为汗出而热不退。如兼恶寒，则说明表邪未解。由于湿重于热，故痰涎盛，易于咳出；湿阻中焦，故胸闷不渴。

用黄芩滑石汤加减。如病人热重于湿，则热灼肺津，故痰黄稠。肺气不利，故痰难咯。热盛伤津，肺胃不和，故胸闷口渴。治以昌阳泻心汤（出自清代名医王孟英《随息居重订霍乱论》）加减。

2. 肝火犯肺

本型病人平素多有肝气郁结的表现，如感情易激动，情绪易变化，性情急躁易怒等。有些人尚见阴虚的体质，如唇红、口干、小便黄、大便结等。阴虚则内热，一旦感受温邪，容易从火化，而出现肝火症状，表现为肝火犯肺的证型。其特点主要有二：①肝火热型：发热面红目赤，口苦口臭唇燥，烦躁易怒。②邪从火化：咳嗽阵作，胸胁窜痛，甚则咳血；小便短赤涩痛，舌质红，尖边绛刺，左手关脉弦劲有力。

本证由于肝气郁结，气郁化火，木火刑金，肺金失肃，因而咳嗽阵作；肝火犯肺，肺络受伤，故咳痰见血；肝火上炎，故发热时面红目赤；肝胆火盛，故口苦口臭唇燥；肝气太过，故胸肋窜痛，性急易怒。用龙胆泻肝汤加减。

（二）口服液法辨证投药

肺炎既属温热病范畴，则具有温热病的共同特点，即起病急，热象偏盛，易于化燥伤阴。因此，在治疗过程中，掌握阴津之存亡，及时采取护阴保津的措施，是提高疗效，防止逆变的关键。特立五种口服液法辨证投药，取得可喜效果。

1. 补阴扶阳法

使用指征：温病伤阴或阴损及阳者。

方法：高丽参（或吉林参）6~10g，切碎放入有盖瓦盅，加清水200ml，急煎先服一部分，其余频服。其渣再煎或入处方药物中同煎，续服。

2. 清热祛湿法

使用指征：温热病人热毒亢盛，湿与热结，耗伤阴津者。

方法：黄连6g，生苡仁50g，加沸水500ml，煎成200ml，去渣，加入适量食盐（约为0.85%），溶解后，频频饮用。

3. 清热安神法

使用指征：温热病人高热伤阴，有惊厥倾向者。

方法：羚羊角3g（或羚羊骨30g），加水300ml，煎成，频频饮用。

4. 咸寒保津法

使用指征：温热病人热伤津液，口渴欲饮者。

方法：生苡仁50g，沸水500ml，煎至200ml，加入适量食盐（约为0.85%），溶解后，频频饮用。

5. 凉血解毒法

使用指征：温病后期，热盛伤阴，出现舌质红绛而干，有斑疹隐隐或出血倾向者。

方法：藏红花75g，沸水200ml，浸5分钟，频频饮用。

以上辨证口服保液方法，有效地起到护阴、固津、保液的作用，为治疗温病高热提供了可靠的措施。这一经验，易于掌握，适于门诊应用，易为病人家属所接受，因而有推广价值。

（谭宇翔　胡佩云　李亮　整理）

江育仁

小儿重证肺炎经验

江育仁（1916~2003），南京中医药大学教授，著名儿科学家

肺炎为儿科常见疾病，若是邪毒炽盛，或是正气不支，病情转化迅速，易于出现内闭、厥脱等重症。江育仁教授认为，对于小儿重症肺炎的辨证治疗，以掌握正邪之间的关系为关键。肺炎多因实邪，但酿成重症，总属正不敌邪，祛邪而安正、匡正以却邪，是治疗之准则。

毒盛肺闭，泻火解毒以顾正

肺为娇脏，朝百脉而司一身之气，性喜清宣肃降。邪毒化火，热迫炽肺，煎灼津液成痰，痰火交结，络道阻滞，肺气闭郁，呼吸不利，常见高热烦闹，咳嗽气促，痰壅喘鸣，鼻翼煽张，舌干苔黄等症。甚者肺气膹郁，喘促气憋，两胁作坑，所谓"淫气喘息，痹聚在肺"即是此证。本证在年幼体实暴喘者多见。

痰热闭肺致喘，病在邪毒化火，痰阻肺络，泻火解毒，开闭涤痰，才能祛邪保正，使肺气宣肃有权。本证常于肺炎主方麻杏石甘汤之中，加桑白皮、前胡、紫菀等宣肺气，再选黄芩、虎杖、鱼腥草等清宣肺热。若痰壅腑实者，更用大黄、黑白丑涤痰泻火，以导邪下

671

泄。痰热交结者，须泻火、化痰兼施，加天竺黄、胆南星、猴枣散等；喘逆气促者，宜豁痰降气，如葶苈子、苏子、礞石滚痰丸等。

痰热闭肺重症，热炽而正不克邪，则邪毒内闭，陷入厥阴，出现烦躁谵妄，惊惕抽风等症。此时除泻火化痰外，应予平肝息风，清心开窍，驱邪务急，才能安正救危。

马某 女，5个月。

骤起发热惊惕，咳喘气急，呕吐烦闹，渐至神识迷蒙，急诊入院。身热 40℃，鼻煽气促，面苍唇绀，两便不通，卒然惊厥，旋而呼吸更促，痰鸣拽锯，牙关紧闭，两肺满布湿啰音。查血：白细胞总数 48×10^9/L，胸透：两肺有大小不等片状模糊阴影。

辨证：风温犯肺，邪火炽盛，痰热闭其肺窍，内蒙心包，肝风蠢动，神机为之弥漫。

治法：已非开提肺气所宜，予通下清上，豁痰平肝法。

方用：生石膏 30g　钩藤 10g　玳瑁 6g　地龙 6g　半夏 6g　生大黄 6g　玄明粉 6g　胆南星 3g　菖蒲 3g　黑白丑各 3g

另以羚羊角粉 0.3g，紫雪丹 1g，分吞。

药后两便通利，身热渐降，惊厥平，喘促减。次日神清，再进清热化痰，宣窍开肺。

后见患儿渴饮舌干，又转清热护津法，取天竺黄、菖蒲、半夏、银花、连翘、黄芩、沙参、玄参、麦冬调治。住院 10 天，痊愈出院。

阳气虚衰，回阳救急以固脱

阳气为人一身之本，小儿在生理上属稚阳之体，病理状态下易于出现阳气不足的证候。小儿肺炎属风寒所伤者固然易损阳气，而温热闭肺，也易郁遏胸阳，甚至损伤心阳、肾阳。特别是体质素虚，如原有先天性心脏病、营养不良、佝偻病等疾病者，更易出现阳气虚衰之变证。其症见面色苍白，四肢厥冷，汗出不温，甚至大汗淋漓，精神萎靡或虚烦不宁，脉象微细，心音低钝，心率加快等。江老认为，此类患儿虽热毒欲解，而阳气不支，当以温阳扶正为急，以挽生机，切不可迟疑延误。

温阳之品，首推附、桂。附子辛热，在热病中常被畏若薪火。江老认为，只要证属阳虚，但用无妨。如精神萎靡，面色㿠白，四肢不温，大便溏泄，小便清长，脉细软弱等，但见一二主症，不必悉具。尤其热病而小便清长，属下元虚寒，可重用附子。若小便量少则改用肉桂。热盛正衰者，也常温清并用。此等辛热温固之品，只要阳虚证象端倪初露，便需早用，若坐待阳气虚衰，脱象毕现，则噬脐莫及矣。

刘某 男，5个月。

起病 11 天，发热咳嗽，气喘鼻煽，烦闹不安，面色灰滞，腹微胀满，大便溏稀不臭，溲清量多，四肢欠温，舌质淡白，脉促无力，指纹紫暗、冲出三关。

辨证：外感风邪闭于肺，脾肾阳虚衰于下，属上盛下虚之肺炎重症，有正不敌邪，喘甚致脱之虞。

治法：开闭救逆，上下并治。

方用：炙麻黄 3g　杏仁 10g　天竺黄 10g　黑锡丹包，10g　菖蒲 5g　乌附块 5g　磁石 20g　龙骨 20g　牡蛎均先煎，20g　紫菀 6g　甘草 6g

同时针刺肺俞、尺泽、丰隆。

治疗经过：二诊：服药次日，身热已平，咳嗽依然，喉有痰鸣，余证如前，两目有神，肢端转温。乃气阳有回复之兆，肺闭有开泄之机。转以气阴并补，肃肺化痰，予沙参、麦冬、菖蒲、杏仁、乌附块、西洋参、紫菀、胆南星、橘红络、茯苓等出入。调治 1 周，康复出院。

桂枝辛温，走表温宣卫阳，入里温通心阳，且兼通活血之功。肺炎初起风寒闭肺证，常在三拗汤中加桂枝宣肺气，或再加生姜解肌透表，使卫阳通达，邪从外散。若见心阳不振，面白气急，四肢欠温，汗出善惊，唇口青紫，脉微细致，及肺炎迁延、神萎多汗溲清者，可用桂枝龙骨牡蛎汤和营调卫，强心温阳固脱。气短不续者，加参、芪益气，五味子、磁石镇摄。

仇某 女，3岁。

肺炎迁延4月，胸片检查炎症未吸收。精神不振，面白形瘦，低热缠绵，夜寐多汗，肢端欠温，咳嗽痰嘶，舌苔尚润，两肺听诊有中小水泡音。

辨证：正虚邪恋，营卫失调。

方用：桂枝龙骨牡蛎汤加味，温卫和营化痰。

炙桂枝 3g　生白芍 10g　茯苓 10g　款冬花 10g　半夏丸包, 10g
炙甘草 5g　煅龙骨 10g　煅牡蛎 10g　生姜 2 片　大枣 5 枚

上方连服 5 剂，身热平，汗出减，肢端转温。原方出入，调治 10 天，诸证悉除，胸片复查肺部病灶亦全部吸收。

热灼津伤，润养生津以救阴

小儿阴既未充，稚阴易耗，罹患肺炎之后，易见到热灼津伤证候，症见鼻唇干燥，痰稠难咯，呼吸急促，啼哭无泪，舌红干等。因此，在清其痰火之际，须时时注意生津护阴，常用葛根、瓜蒌、石斛、麦冬、芦根之类。若由肺胃津伤发展至肺心气阴两伤，可见干咳神疲，自汗口渴，心悸气短，脉象虚软，甚至晕厥等症，当予补益气阴，养心固脱，取生脉饮加味，其中人参若能改用西洋参更佳。

同时，邪火仍炽者，须与清肺解毒同用；肝阳鸥张，肝风内动者，须与清肝息风同用，滋阴潜阳兼施。

陈某 男，10个月。

麻疹出疹期冒凉，疹点隐退，身热复炽（40℃），咳嗽增剧，气促痰鸣，胸胁起伏，鼻煽腹满，烦闹渴饮，便溏夹黏液，舌红、苔黄。左肺闻湿啰音。胸透左下叶见片状阴影。

辨证：疹毒犯肺，热灼津伤。

治法：清肺护阴。

方用：桑叶皮各10g　银花10g　牛蒡子10g　连翘10g　前胡10g　鸡苏散包，10g　石斛10g　芦根10g　黄芩6g　象贝母6g

治疗经过：二诊：翌日疹点隐现，渴饮依然，原方再进。2天后，证情逆转，面色苍白，高热嗜卧，烦躁呕吐，项强惊惕，疹点密布，布氏征阳性。脑脊液白细胞数58个/μl，中性粒细胞0.17、淋巴细胞0.83，潘氏试验阳性，糖2.22~2.78mmol/L。乃疹毒入营，逆传心包，引动肝风，转予清营养阴、平肝开窍。处方：

水牛角片10g　生地10g　玄参10g　石斛10g　连翘10g　钩藤后下，10g　丹皮5g　黄芩5g　黄连2g　石决明15g　天麻3g　西洋参3g　另予紫雪丹、羚羊角粉各0.6g，上下午各1次。

三诊：次日晨，神识转清，目珠灵活，气息已平，疹疹见回，能吮乳，泄泻止，舌红干。心营热毒渐解，阴伤未复。转以养阴清热平肝。处方：

沙参10g　麦冬10g　石斛10g　银花10g　连翘10g　紫菀10g　钩藤后下，10g　僵蚕10g　芦根10g　枇杷叶10g　石决明15g

四诊：2天后，热平疹回，白痦晶润，舌质转润。原方加减，调理6日，痊愈出院。

阳化气，阴成形，阴阳互根，阴伤阳耗或阳损及阴，在小儿重症肺炎均属常见。其病在上焦者，桂枝、麻黄与生地、沙参、麦冬、芦根等同用，宣通润养。病及下焦者，附子、黑锡丹与熟地、枸杞子同用，补益真元。气阴欲脱者，取西洋参、麦冬、五味子、坎炁等滋阴固脱，与人参、蛤蚧、磁石、龙骨等补气纳气。益气温阳得滋阴生津之品则生发有源，且不致燥烈；滋阴生津得益气温阳之品则得以化养，且不致腻滞。故益气温阳和滋阴生津两者不可偏废。

肺炎重症，实在肺热痰火，虚在阳衰阴伤。除此之外，络脉不畅，气滞血瘀，也是喘剧、心悸产生机理之一，故宣肺活血之桃仁、莪术、丹参、虎杖，舒心通脉之红花、赤芍、郁金、川芎，常常配用。重症肺炎治不离肺，又不局限于肺。肺病及心，气病及血是其一；肺病及肾，气息不纳是其二；肺病及脾，土失生金是其三。所以，对重症肺炎的辨证论治，必须分析其邪正关系的转化，抓住病机关键，有时还要从心、从肾、从脾论治，才能达到治肺的目的。

江育仁

辨治乙脑病，着眼热、痰、风

江育仁（1916~2003），南京中医药大学教授，著名儿科学家

"乙脑"在急性期的高热、昏迷、抽风和在恢复期、后遗症期出现的不规则发热，以及各种精神神经症状，都具体地反映了中医"热""痰""风"的病机转归。因此，"乙脑"虽属温病范畴，但必须认识到每个温热病均有其各自的发生和发展规律，应区别其共性中的个性。

急性期解热为本，兼顾痰、风

暑为阳邪，最易化火。本病急性期都有发热，且感染愈重，发热愈高。热极可以生风，风火相煽，灼津成痰，痰盛可以生惊。因而临床表现为高热、昏迷、抽风、痰鸣等风、火、痰、惊四证并见，且相互转化，互为因果。其中，热是产生本证的根本，应及时控制高热，这是切断其恶性循环的重要环节。所谓"疗惊必先豁痰，豁痰必先祛风，祛风必先解热"。故急性期的治疗以解热为第一要义。

一、早期务先解表，极期速用泻火通腑

急性期的高热，有表热和里热之分。乙脑在发病的 1~3 天内，常

表现为头痛、怕风、嗜睡、颈部有抵抗感，体温升高时偶有惊跳，一般尚无昏迷、抽风等现象。舌苔多薄白，夹湿者，可见白腻舌苔，伴有恶心、呕吐等症状。此时暑邪在表，法当以清暑解表为主。一旦汗出，邪从外泄体温即见下降。所谓"体若燔炭，汗出而散""暑当与汗出"便是此意。临床常用新加香薷饮加减，如香薷、薄荷、葛根、豆卷、天虫等。主药剂量可偏大，如香薷可用 10g；葛根先用，取其解肌止痉，可用 10~15g，以促使汗出。重证可每日服 2 剂，每隔 2~3 小时服一次。呕吐严重者，可将煎成的药汁代温水擦澡或放入浴盆内洗澡，亦能取得发汗作用。夹湿者加入鲜藿香、蔻壳、滑石、半夏，不宜过用厚朴、苍术，以防化燥伤阴。

本病进入极期，常见持续高热，肌肤灼热无汗，口渴咽燥，狂躁或神烦不宁，伴有抽风。舌苔厚腻，色黄或灰糙，舌质红有刺。此时里热充斥，暑邪化火，生风动痰，过去惯用清热解毒，平肝息风之法，疗效不够理想。此法病重药轻，不及病所。而本证的症结，关键在于火毒作祟，应急用泻火通腑以杀其势，所谓"扬汤止沸，不及釜底抽薪"。只有泻心肝之火，荡阳明腑实，才能使火灭风熄。方药宜取龙胆泻肝汤合凉膈散，不必求腹胀便秘之症悉具，便可使用。常用药如龙胆草 10g，山栀 10g，生大黄 10g，玄明粉 10g（分 2 次冲），连翘 10g 等。

二、痰火、痰浊，分别论治

痰证在本病的主要表现为意识障碍，应辨别是痰浊内蒙、抑或痰火上扰，区别论治。

1. 痰浊内蒙

主症：昏迷或半昏迷，嗜睡，喉间有痰，舌苔厚腻或浊腻，痰浊愈重，昏迷程度越深。

病机：浊邪蒙闭清窍。

常用：

陈胆星 10g　天竺黄 15g　芒硝 10g　远志 10g　雄黄粉（冲）0.3g

煎成 120ml，另加鲜石菖蒲汁 15~30ml，分 3~4 次鼻饲灌服。

病情危重者可酌用苏合香丸，每次半丸，1 日 2 次。喉间痰多用鲜竹沥水，每次 10ml，1 日 3 次；或用礞石粉、制半夏粉、风化硝粉、沉香粉和匀，每次 0.6~1g，1 日 3 次，有化痰顺气之效。

2. 痰火上扰

主症：狂躁不宁，嚎叫哭闹，精神异常。舌苔黄，舌质红。

病机：痰火内扰心肝。

药用：龙胆草 15g，煎汤 60ml，加入水飞辰砂 0.6~1.2g，分 3 次冲服。重者加服紫雪丹。

三、肌表实风，宜散不宜平熄

风证的主要表现为抽风，急性期的风证在早期多属外风束表，常与高热并存，热愈高则抽风愈频。主要表现头痛、项强、四肢抽搐，神识可暂时不清，全身皮肤灼热无汗，体温下降时，抽搐停止，神识清醒。此属暑夹风寒，外束肌表。治宜祛风散风，药选：

葛根 10~15g　香薷 10g　天虫 10g　蝉衣 5g　薄荷 5g　蜈蚣 3g

务使风从外泄，汗出而解，如果一见高热抽风，即投平潜息风，非但不能止痉，反致留邪入络，贻误病机。

"乙脑"急性期出现的"热""痰""风"证，并非孤立存在，而是相互转化，互为因果的，临证时必须分别主次、缓急，全面考虑，有所侧重地进行辨证治疗。

恢复期扶正为主，兼顾热、痰、风

"乙脑"患儿在度过极期以后，多数可在半个月内热退身和而告痊愈。但有少数重症病人可留有不规则发热及各种精神、神经症状。如神志迟钝、痴呆、失语、吞咽困难、四肢强直性瘫痪及肢体震颤等恢复期症状，如不及时治疗可留下后遗症，甚至终身病残。

"热""痰""风"理论同样指导"乙脑"恢复期的治疗。需要注意的是，急性期的"热""痰""风"则以虚为多，或为虚中夹实。

一、发热常属正气内耗

恢复期不规则的发热，除有新的感染外，均属正气内耗。

（1）因久热伤阴者：热来多朝轻暮重，热时颜面潮红，舌质红，少苔，小便黄，大便秘结，或有惊惕。治疗以养阴清热为主，用青蒿鳖甲汤加减。常用药如：

青蒿 15g　生鳖甲 15g　地骨皮 10g　生地黄 15g　鲜荷叶 1/4 张

临证可酌加牡蛎、珍珠母潜阳育阴。

（2）阳气不足而致者：多出现营虚卫弱的证候，如颜面㿠白，精神萎靡，容易出汗，动则尤甚，汗出不温，四肢欠暖，热无定型。舌苔白、舌质淡红。此为卫阳不固，营阴失守。治宜护阳益气，调卫和营，常用黄芪桂枝五物汤加入介类潜阳之品。常用药如：

炙黄芪 10g　炙桂枝 5g　生白芍 10g　龙骨 20g　牡蛎 20g　红枣 5 枚
生姜 2 片

二、痰证亦需分痰浊与痰火

恢复期出现的意识障碍、失语、痴呆、吞咽困难等症状，亦属痰证的范畴。依据临床表现不同，分为"痰浊""痰火"两类。此期痰证多伴有风证存在，其辨证治疗原则与急性期相同。此外，痰证若以吞咽困难为主者，乃痰阻舌根，有内风同时并存，可用姜半夏 10~15g，煎汤 30ml，放冬米醋 5ml，鸡蛋清 1 个，每日 1 次，连续服用 7 天。痰浊证出现虚烦不宁者，宜用黄连 2g，生地 10g，清阿胶（烊化）10g 煎汤，养心阴，泻心火。

三、风证分虚实

恢复期的风证，主要表现为肌力和肌张力异常等。

（1）风邪留络者，以强直性瘫痪为主，肢体呈强直拘紧，角弓反张等。其病机为风滞络道，留阻经脉，此类风证，宜从搜风剔络法治疗，常用药如：

蜈蚣 3g　全蝎 3g　乌梢蛇 10g　地龙 10g

可加用当归 10g，生地 12g，鸡血藤 15g，养血滋燥，以防风药燥烈。

（2）如症见震颤样抖动与不自主动作为主者，多属虚风内动，可出现于全身、亦可出现于面部。临床常伴有低热、出汗、口干等症状。此由久热伤阴、阴虚血燥所致的虚风，治以养阴息风为主。常用药如：

生龟甲 10g　生鳖甲 10g　珍珠母 15g　生地 12g

煎成 60~90ml，分 3 次服。另用鸡子黄（将鸡蛋投沸水中 1~2 分钟后取出，去蛋清），每次 1 个，每日 3 次冲服。

恢复期如肢体瘫痪和不自主动作，以及失语、吞咽困难等，均可结合针灸、按摩疗法。及早采用多种有效措施，将有助于减少后遗症的产生。

李鸣皋

每从三阳审高热，化裁白虎柴桂方

李鸣皋（1919～　　），河南南阳地区医院主任医师，河南名老中医

　　小儿无名高热是一种病原学诊断尚未明确的发热性疾病，属中医"伤寒""温病"范畴。李师认为，由于小儿特有的体质特点，也就决定了其感邪之后病理演变的复杂性，往往是卫气营血同病，太少阳明共患，不分表里内外，没有顺序阶段，各经之间亦无明显界限。宗仲景三阳经病说，李师认为，小儿无名高热实质是小儿感邪之后所引起的以阳明热炽津伤为主证的三阳合病。因小儿稚阴稚阳，抵御外邪的抗病作用薄弱，一旦外邪侵入即两伤营卫，出表入里无所不至而内外为害故也。

　　李师根据多年的实践观察，将其临床表现归纳为三类，这三类证候常相兼出现。

　　一类曰阳明热炽津伤证：主要表现为壮热不已（常达40℃以上），面赤烦躁，目炯眼红，大便秘结，小便短赤不利，唇燥起疱，烦渴引饮，身困头痛，或昏谵抽搐，或大汗淋漓，舌红苔黄，脉洪大或弦数有力或细数。

　　一类曰太阳营卫不和证：主要表现为汗出恶风等营阴不能内守，卫阳不能外固的一些症状。另一方面，从理论上讲小儿为稚阴稚阳之体，感受外邪之后易致阴阳失却平衡，营卫不和，故其表现当然没有

汗出恶风等典型症状，其高热过程中阴虚的一些症状及易感外邪的情况均可如是说。治疗中兼调营卫可收事半功倍的疗效也验证了这个问题。

第三类曰少阳枢机不利证：主要表现为不规则高热，发热时间无规律，有时白昼起病而夜晚脉静身凉，有时夜晚高热不退而白昼却若常人，有时高热仅持续数小时，有时则达数日、十数日，有时体若燔炭欲冰凉身，有时又身冷如冻啬啬恶寒，咽干口苦不欲食，胸闷气促。

李师认为，以上这些症状，基本包括了伤寒三阳经证的主要表现，用这种归类法来辨治小儿无名高热可以理乱为序，执简驭繁。

治疗上李师认为，本病是以阳明热盛为主，兼有营卫不和和少阳枢机不利，治疗也应以清泄阳明为主，辅以调和营卫和疏利少阳。

自拟退热基本方

生石膏 25g　柴胡 6g　知母 6g　白芍 6g　丹参 6g　北沙参 6g　粳米 常以糯米代，30g　黄芩 3g　甘草 3g　桂枝 2g

实际上，本方是白虎汤与小柴胡汤、桂枝汤的加减复合。因小儿阴常不足，而热盛又极易伤津，故还应据症情加入潞党参、石斛、黄精等滋阴生津之品。同时小儿神气怯弱，热毒炽盛，扰动心神，常致昏谵，此时可选加银花、连翘、龙胆草、石决明等解毒安神之品。若引动肝风，风火相煽，真阴亏耗，筋脉失养，抽搐痉挛，双钩、羚羊角、龟甲等平肝息风之品也当加入。此外，李师还特别强调小儿无名高热热退后的施治问题。认为小儿脏腑娇嫩，大热之后，五脏六腑尤其脾胃之气大伤，此时如不尽快恢复其功能，热必因虚不御邪再度发热。这一阶段的治疗主要是健脾和胃，养阴生津，清除余热。

调理基本方

党参　炒山药　炒扁豆　茯苓各 6g　银柴胡　地骨皮各 6g　炒山

楂　生麦芽各9g　甘草3g　大枣3枚

王某　男，3岁。1981年10月6日初诊。

患儿9月15日突发高热，其母按"感冒"治疗，自购复方新诺明、A.P.C、维生素C等口服2天无效，体温升至40.3℃。

9月17日急送某人民医院儿科诊治。经多方检查未找出原因，给予支持对症治疗，体温时升时降，高时可达40℃以上，降时一如平常。如此延续多日，遂邀李师会诊，改服中药治疗。刻诊：体温40℃，面红目赤，视物昏花，烦躁不安，胸闷气促，口苦咽干，唇周起疱，渴欲饮冷，大便秘结，小便短赤，汗出蒸蒸，不欲饮食，舌红光燥无苔，脉弦数。主管医师介绍：热型不规则，热盛时壮热不已，喜凉恶热，热退时啬啬恶寒欲加衣被；心率120次/分，律齐，呼吸音粗糙；胸透无明显异常；血、尿常规：正常。

辨证：感受外邪，阳明热盛兼营卫不和，少阳枢机不利。

治法：清泄阳明，辅以调和营卫，疏通表里。

方用：自拟退热基本方。

生石膏25g　知母6g　白芍6g　丹参6g　北沙参6g　柴胡6g　黄芩3g　大黄2g　桂枝2g　粳米等量糯米代，30g　甘草3g

水煎2次混兑，分6次日夜服。

治疗经过：再诊（10月7日）：高热已退，便通脉平，无恶寒之象。再以上方去大黄，减石膏量至20g，1剂分3次服。

三诊（10月8日）：热未再起，遗口干思饮，不欲进食。此为长时间高热，脾胃之阴大伤，运化之机失常。应继以健脾开胃，益阴生津。药用：潞党参、太子参、炒山药、炒扁豆、云茯苓各6g，炒山楂、生麦芽各9g，地骨皮5g，炙甘草3g，大枣3枚。连用3剂，食纳如初，余症悉除，康复出院。

吴某　男，5岁。1982年5月29日邀李师会诊。

1982 年 5 月 20 日因高热入当地医院治疗。因未查明原因且用药无效，遂于 5 月 25 日转某人民医院以"发热待查"收住儿科病房。予支持对症治疗，效果不显。遂邀李师会诊。

各种检查均未发现异常，已用过多种抗生素及激素，热势忽高忽低，亦有退时，但无规律。诊见壮热面赤，体温 40.5℃，呼吸急促，咽干口臭，目睛昏蒙，躁扰不宁，时时抽搐，汗出如洗，饮不解渴，头身烦痛。舌红苔黄糙，脉洪大。

辨证：此乃邪入三阳，热盛津伤，营卫不固，少阳不和。

治法：清热生津，调和营卫，和解少阳。

方用：自拟退热基本方。

生石膏 30g　知母 6g　柴胡 6g　白芍 6g　北沙参 6g　石斛 10g　胆草 3g　黄芩 3g　桂枝 2g　粳米 30g　甘草 3g

水煎 2 次，分 6 次昼夜服。

1 剂药尽，热退脉平，神清气爽。上方减石膏用量再服 1 剂出院。

6 月 2 日下午 4 点，患儿再次急诊，言晨起室外玩耍，中午即眠而高热，竟至昏迷抽搐。前后合参，当属初愈劳复。立书前方加双钩 6g，石决明 10g，急煎频服，并随冲羚羊角粉 0.3g。1 剂药尽而症除，后又从调理脾胃入手治疗 3 天以巩固。

（王星田　整理）

吴承忠

风温以清宣肺气为要

吴承忠（1901~？），江西景德镇市第三医院主任医师

症状：发热（不恶寒或恶风），头痛或胀，咳嗽，口渴（初起一二日或不渴）。

辨证重点在"发热""咳嗽""口渴"六个字，发热、咳嗽可称风温证提纲。至于口渴、自汗，则风温证更明显，前人论风温多自汗，其实无汗的风温亦多见，不可不知。

风温初起，脉象浮数，舌苔微黄，烦闷病容。

辨治：发热、咳嗽（或轻咳）、口渴，常为风温证始末所具有，一般说来，可仿桑菊饮加减，精简用药，如桑叶、菊花、薄荷、苏梗、前胡、南杏仁、浙贝母、瓜蒌皮、芦根、生甘草等味。如咳嗽胸板或痛、或胁痛，须加黑郁金、牛蒡子、苏薤白。渴甚加天花粉。咽痒或痛加白射干。如大便素来不实或便泻，可除去牛蒡子，改用生香附。汗多者去薄荷。如夹滞，加焦楂炭，或生神曲一二味即可。以此为辛凉清上之法，如病邪较重，服之热不退，可加银花、连翘、淡黄芩，苏梗、薤白可以除去，倘汗多、高热不退、烦渴引饮者，宜加生石膏、淡竹叶（或卷心鲜竹叶）。总之风温上受，首先犯肺，上焦风温之邪，用药分量不宜太重，药过病所，或致误事，要知凡治上焦风温，必须清宣肺气，有咳嗽自不必说，没有咳嗽，也不能离开清宣肺

气的药，肺气宣通，咳痰易出，治节百脉循行，温邪容易外达，此乃避免逆传心包的首要方法，省却以后内陷伤阴等变证麻烦，所谓未雨绸缪，曲突徙薪之计，弭祸于机先，此本人50年临证一得之愚，谨供同道们参考。

吴承忠

佩金温石汤治湿温

吴承忠（1901~？），江西景德镇市第三医院主任医师

湿温有一定的典型症状，其机制有些规律性，相当于西医的肠伤寒。叶香岩称："吾吴温邪害人最广"。因为湿邪到一定季节酝酿化温，势缓不易速愈。忆从前在上海中医专门学校受课时谢利恒校长对我说："此证在太湖流域最盛行，此与气候方土有关，吴中有些医家在湿温实践中，可称先知先觉者"。

症状为"头痛恶寒，身重疼痛，苔白不渴，脉弦细而濡，面色淡黄，胸闷不饥，午后身热，状若阴虚，病难速已，名曰湿温"。（此据《温病条辨》卷一第43条）我认为上所描述尚欠明显，今为补充如下。

高烧日夜不退，午后身热渐重，起初每有干恶，或时时唾吐泡沫状黏涎，至于胸痞不饥，舌腻不渴，首如裹，肢节酸，神情沉闷。

辨治：湿温多相当于"肠伤寒"，只宜流汁饮食。湿温病程需要一月左右，或者三个节气（45日左右），其好转或恶化常在20日左右，治此症如剥茧抽丝，不可求速，欲速则不达，急躁多误事。发病季节常在立夏后至白露前，流行似有些周期性。防止湿温恶化在于病起确诊时，善用"芳香化浊，淡渗祛湿"之八字方法，此八个字是在各家临证医书及本人临床治疗上领悟出来的，因此我订出一个方剂名"佩金温石汤"，是自订自用便于记忆的。在我数十年临证中体会，疗效

尚佳，兹予介绍，聊供同道参考（我市 1929 年湿温流行极盛，以前积有验案不少，1966 年散失）。

佩金温石汤

佩兰叶 9g　黄郁金 9g　法半夏 6g　陈橘皮 5g　白茯苓 9g　生甘草 2g　小枳实 5g　生竹茹 9g　飞滑石 12g　石菖蒲 3g

据师传及经验，风温用黑郁金，湿温用黄郁金。

这个汤用佩金温石之名，是药味寓在汤名之内，见名知药，佩金即佩兰叶和黄郁金，中间六味即温胆汤，再后加石菖蒲、飞滑石两味，合乎"芳香化浊，淡渗祛湿"八个字。因湿温病起初多犯中焦，又多泛恶，用温胆汤最宜，所标分量亦系成人一般用量。其中甘草一味分量宜轻，因甘草能壅滞，如泛恶泛涎过多者可以不用。腹泻加藿香、厚朴，溺赤加木通、淡竹叶，内热加黄芩、山栀。

余如三仁汤、甘露消毒丹等，也可取法。业师丁甘仁常于芳香淡渗处方中加甘露消毒丹或包煎或分吞效亦显著。但是湿温病程较长，内陷变证痉厥神昏或谵语斑疹亦多难免，则紫雪丹、至宝丹等是挽救此证危急存亡的特效药。舌苔较干有痰火者，兼用《局方》牛黄清心丸或安宫牛黄丸。

在湿热病辨治方面，我认为叶香岩擅长风温，而薛生白则擅长湿温，当然是比较而言。细玩《临证指南医案》《温热经纬》和薛生白《湿热病篇》自有所悟。

再，湿温证大便总不正常，或便闭或便溏不畅，若出现肠出血则为恶候危证。据本人旧时所见，即有温病经验的中医，十人能愈其半则属上乘，肠穿孔则更为难治。肠穿孔的症状大致为腹痛胀臌，甚则高高鼓起，四肢作冷或面色青白。肠出血可选用清营汤或犀角地黄汤酌情加减。

本人使用以上二方治疗肠出血时均加黄柏炭、黄芩炭，或地榆炭、侧柏炭，肠出血舌苔红绛病情比较轻，紫晦而干涩者更危重。

再，湿温证本人很少用三仁汤，因三仁汤除滑石、竹叶外，均属温燥药，如杏、朴、蔻、夏等，其白通草、薏仁则属平性。总之此汤燥湿有余，清湿不足，初起湿重温轻服之似较合理，但宣化透邪不够，与湿温氤氲黏腻之邪很难深合病机。倘或初起湿遏热伏，很难开始就能断定湿重于温。三仁汤在某些个别湿温患者有迅速化热，邪势嚣张之虑，但三仁汤也寓有芳香化浊、淡渗祛湿之意，医者师其意而不必泥其方可也。

沈波涵

风温危证治验

沈波涵（1900~1989），江西中医药大学教授

颜某 女，64岁。南昌人。1981年4月25日初诊。

素体虚弱，年老多病，于1981年4月5日开始不思饮食，恶心呕吐，发热恶寒，无汗（体温39℃），头痛头昏，鼻流清涕，在某医院用抗生素及退热剂后，病情加剧。次日复诊，诊断为急性胆囊炎，住院治疗数天，病情逐日恶化，于1981年4月24日自己要求出院。出院诊断为胆道感染、中毒性休克、肺炎、肾功能不全。次日其婿特请沈老赴其舍诊视。

初诊：患者神志昏迷，不知人事，喘息急促，喉中痰声辘辘，胸高气壅，咳声不扬，痰色黄，质稠黏，不能自行咳出，面赤身热（体温40℃），午后发热更甚，心烦不宁，时有谵语，手足躁扰，偶有瘈疭，口唇燥裂紫绀，鼻干衄血，胸背两胁布有紫斑红疹，其大如掌，小如粟，脘腹痞满，全身浮肿，大便溏薄，日行2~3次，色褐如酱，小便短赤如茶，脉象洪数有力，口中糜烂，舌质红绛，满布焦黄厚苔。

辨证：风温逆传，五脏皆伤，危至极点。

治法：首先解除痰热壅肺，胸膈阻滞之证。拟清热宣肺，涤痰开窍。

方用：浙贝 12g　麦冬 10g　甜葶苈 2g　大枣 15g　天竺黄 10g　朝白参另蒸服, 5g　竹沥 10g　石菖蒲 3g　全瓜蒌 10g　薤白 5g　茯苓皮 12g　胆南星 6g　黄芪 3g

2 帖，嘱频频呷服。

治疗经过：二诊（1981 年 4 月 27 日）：进药 1 剂，解大便 2 次，色褐多痰涎，两剂后则神志转清，喘息见平，咳嗽，痰易咳出，色粉红为血性痰液，胸肋脘腹胀痛拒按，午后潮热（体温 38℃），心烦躁扰，精神好转，能进少许流汁饮食，并自己要求下床活动，胸背斑疹稍增，脉弦数，舌质红糜烂，苔黄腻。脉证合参，痰热稍除，患者原系胆道感染，则肝胆郁热有复起之征。宗守原法，佐以泻肝胆火热之品。处方：

羚羊角 5g　天竺黄 10g　杏仁 10g　浙贝 10g　胆南星 2g　黄芩 2g　石菖蒲 3g　全瓜蒌 3g　薤白头 9g　朝白参另蒸服, 5g　甜杏仁 5g　大枣 12g　柴胡 3g　安宫牛黄丸分二次服, 1 粒

2 帖。

三诊（1981 年 4 月 30 日）：患者神志清醒，身热已除，稍有气促干咳，心烦懊憹，胃脘灼痛，口舌糜烂，咽舌灼痛，口渴喜冷饮，全身满布红色斑疹，肌肤甲错瘙痒，脉象细数，舌质红，苔薄黄而干。痰热渐除，阴液被劫。治拟清热解毒，滋阴凉血。处方：

生石膏 15g　知母 6g　生地 12g　玄参 15g　犀角 5g　大青叶 5g　板蓝根 12g　丹皮 6g　赤芍 10g　麦冬 12g　甘草 5g　粳米 1 匙

2 帖。另用锡类散喷喉。

四诊（1981 年 5 月 1 日）：病情显见好转，惟胸闷咳嗽，痰中夹血，咽喉干痛，全身红疹逐渐消退，口唇糜烂，脉象细弱，舌红，苔薄黄。拟养阴清热，宣肺止咳。处方：

北沙参 10g　生芝麻 20g　生石膏 15g　杏仁 10g　麦冬 12g　枇杷叶 5g

桑白皮 5g　　百合 5g　　玄参 12g　　大青叶 10g　　黄连 3g　　丹皮 10g　　生地 12g

2 帖。

五诊（1981 年 5 月 6 日）：咳嗽咽痛无痰，大便软，日解 2 次，色深黄，双侧下肢有少许小红疹，皮肤灼热瘙痒，纳食欠佳，食后脘胀，时作反胃，气短不足以息，脉象细弱，舌红苔薄黄。拟养阴清肺，佐以健脾和胃。处方：

桑叶 10g　　石斛 10g　　竹茹 10g　　蔻壳 5g　　白糖参另蒸服, 10g　　白芍 5g　　丹皮 5g　　麦冬 12g　　半夏 3g　　川贝母 5g　　山药 10g

2 帖。

六诊（1981 年 5 月 8 日）：从 7 日晚上 11 时左右开始大便下血，至今晨共下血 5 次，约 1000ml，先为黑色柏油便，今晨两次，全为成形之紫红色血性粪便，便时腹内发热疼痛，便后疼痛减轻，烦躁不安，心中灼热，面色㿠白，口唇、指甲苍白，呈严重贫血貌，神识清醒，头晕神倦，懒于言语，思食而多，食则腹胀，小便清长，外阴肿胀，右小腿静脉切开处红肿化脓，脉细数无力，舌红少苔。

拟清热解毒，凉血止血，并益气补血以固本。处方：

阿胶 15g　　白芍 10g　　当归 10g　　茜草 5g　　侧柏炭 6g　　炒黄芪 12g　　丹皮 6g　　生地 15g　　生晒参另蒸服, 12g　　犀角 15g　　白茅根 15g　　地榆 6g

2 帖。

另紫雪丹 1g 分服。

风温发于冬春两季，因感受风热之邪所致。如吴鞠通说："风温者，初春阳气始开，厥阴行令，风夹温也。"患者发病之时正值农历三月，春季风木当令，阳气升发，气候温暖多风，患者年老体弱，腠理失于致密，感受温热之邪，上犯于肺，逆传心包，出现危笃之证，经用清热宣肺、化痰开窍、滋阴凉血等法，病情渐见好转。但于第六诊时患者突然发生大量血便，病情恶化，合家既恐惧又紧张，但沈老却说："大便下血，病有转机，人有生望。"笔者颇感诧异，请教于师，师曰：《伤寒论》106条指出："太阳病不解，热结膀胱，其人如狂，血自下，下者愈。"这是邪热与瘀血互结在下焦少腹部位的蓄血证，此句所指的热结膀胱，多数医家认为热结肠胃较为切合病情。该患者为痰热壅肺，肺与大肠相表里，肺热下达大肠，血受煎迫，溢于肠间而大便下血，则邪热随血下泄而解除，故称"血自下，下者愈"。余细思之，似信非信，如此急性大出血，何以下者愈呢？乃暗示家属需给患者准备后事。不意四日后复诊，竟果应师言，病者转危为安。由此深知，沈师熟读经典，融会贯通，临床悉心研讨，把握病机，遣方用药，切合病情，故能临危不乱，力挽沉疴。

刘仕昌

多先犯肺易夹滞，小儿温病求轻灵

刘仕昌（1914~2007），广州中医药大学教授

小儿温病，多先犯肺

刘老认为小儿多患温病，《颅囟经》把小儿称为"纯阳之体"，说明了小儿生机旺盛、发育迅速的生理特点，又揭示了病理上多表现为"阳常有余，阴常不足"，无论是外感或是内伤，都易化热化火而致病。小儿外感疾病中属风热最多，四时温病中以风温多见。由于肺主气，司呼吸，通鼻窍，外合皮毛，小儿肺系尚未健全，卫外机能未固，温邪每易由口鼻或皮毛而入，侵犯肺系而出现肺卫证候。叶天士说："大凡吸入之邪，首先犯肺，发热咳喘""襁褓小儿，体系纯阳，所患发热最多。"《温病条辨·解儿难》认为小儿"脏腑薄，藩篱疏，易于传变；肌肤嫩，神气怯，易于感触。"这说明了小儿易患温病，且多犯肺为先。在临床上，小儿发热，呼吸道感染疾患为小儿病中最多见。另据临床观察研究，认为许多传染病（包括消化道及一些寄生虫性传染病）往往初起阶段均可表现出呼吸道症状。据此，平时调理宜固护肺气，病初宜宣畅肺气。

易夹湿滞，证候多变

刘老认为小儿温病在证候表现上有其特殊性，常夹湿夹滞，变化多端。小儿脾常不足，卫外功能差，加之寒暖不能自调，乳食不知自节，外易为六淫所侵，内易为饮食所伤，因而外感时邪及脾胃病变多见。且脾主运化，小儿脾胃功能不健全，往往易导致水湿内停，食滞不化，故小儿温病中常有夹食滞、夹湿的证候。据此，刘老在治疗上常辅以化湿导滞之品。叶天士指出："婴儿肌肉柔软，五脏六腑气弱，乳汁难化，内外因之病自多""口鼻同入之邪，先上继中，咳喘必兼呕逆腹胀。"强调了小儿外感病同时常兼夹有湿滞的情况。

小儿证候的多变性表现在易引起肝风，逆传心包。由于小儿心气不足，包络空虚，若热邪亢盛，或失治误治，热邪易于侵入，陷于心包，出现神昏惊厥，故叶氏说："盖足经顺传，如太阳传阳明，人皆知之；肺病失治，逆传心包络，人多不知者。"又因小儿神气怯弱，筋脉不能自持，"肝常有余"，风木易动，热动肝风，则易出现痉厥抽搐，甚则角弓反张。故在小儿温病中常见高热抽搐，如乙脑、病毒性脑炎等。治疗中刘老常佐以镇肝息风之法。

审察咽喉，细按胸腹

由于小儿不能清楚表达自己的病情，给诊治带来一定困难。故刘老在小儿温病诊断上，尤其注重察咽喉、按胸腹。他认为，咽喉为肺胃之门户，温邪侵犯人体，多从口鼻而入，咽喉首当其冲。另外，咽喉是全身经络直接经过，或间接关联的重要部位，与五脏六腑之气相通，且可直接观察到。故仔细辨别咽喉及其变化，结合四诊材料，能帮助了解邪正抗争及津气存亡的重要情况。如咽痒不适，或微红微痛，伴发热、恶风寒，咳嗽者为温病初起，邪在肺卫；若咽喉红肿疼痛，甚则出现脓点，伴发热、口渴者为邪在气分，热毒炽盛；若热入营血，往往在口腔黏膜、咽喉等处最早出现出血斑点，据此可早作治疗，赢得时间。若病情发展到全身斑疹显露，或邪热迫血妄行，出现各系统出血时则往往难于救治。若咽喉湿润有津者，津伤不甚，肾阴尚充；若咽干、口燥、烦渴，或见口腔溃烂，红肿疼痛者为胃热炽盛，胃津受伤；若咽干、漱口不欲下咽，或见口腔溃疡久久不愈，舌干少苔者为肾阴亏损；若见咽喉干枯，舌质干绛，舌萎或内缩者为真阴耗竭之象。

按胸腹亦是刘老在小儿温病中常用的诊法。王孟英指出："凡视温症，必察胸脘。"说明了按胸腹的重要性。刘老通过探测小儿腹部的情况辨别疾病的寒热虚实，如腹壁冷，喜暖喜按抚者，属虚寒证；腹壁灼热，喜冷物按放者，属实热证；凡腹痛，喜按者属虚，拒按者属实；腹胀满，按之实满压痛，叩之重浊者为实满；腹部胀满，按之不实，无压痛，叩之呈空声，为气胀，多为虚满。

刘老根据咽及胸腹情况，参合四诊资料分析，指导临床辨证用药，疗效甚佳。

遣方用药，轻巧灵活

在小儿辨治方面，刘老推崇叶天士《幼科要略》以卫气营血为纲，以四时温病为目，认为卫气营血辨证对小儿温病辨证论治很有指导作用。叶氏曰："在卫汗之可也；到气才可清气；入营犹可透热转气，如犀角、玄参、羚羊角等物；入血就恐耗血动血，直须凉血散血，如生地、丹皮、阿胶、赤芍等。"据此原则刘老遣方用药的大法是：邪在卫分，多用辛凉透解之法，常用薄荷、竹叶、牛蒡子、银花、连翘等；

邪在气分，宜清气泄热，如山栀子、黄芩、苇茎、葛根、石膏；邪在营（血）分，可清营（血）泄热，透热转气，如犀角（可用水牛角代）、玄参、羚羊角或犀角地黄汤。此外，刘老根据小儿温病特点，治疗中注意以下几点：

（1）清热不忘顾护气津。温病常见耗气伤津，在小儿发病中尤为突出，因温为阳邪，易化燥伤阴，而小儿为"纯阳"之体，阳常有余，阴常不足，邪热每易鸱张。刘老在治疗小儿温病时首先避免用易伤津气的方法，如防大汗发表伤津，防过泻通腑耗液；禁用苦温燥烈之品。常清热养阴并用，做到祛邪不伤正，扶正不恋邪。祛邪之中常辅以太子参、石斛、花粉、沙参、芦根等清热养阴之品，尤喜用西洋参补气生津，不温不燥。

（2）健脾务必化湿化滞。小儿脏腑娇嫩，形气未充，运化功能尚未健全，发病中易夹湿夹滞。刘老认为，补气要理脾，脾气旺才能吸收、输布，不然愈补愈滞，反为其害。故在治疗上，常在益气健脾的同时佐以化湿导滞之法，做到化湿不助热，清热不伤脾。用太子参、黄芪等补气健脾，用麦芽、山楂、鸡内金等消积滞，用藿香、苡仁、黄芩、滑石、淡竹叶等化湿。药中注重宣畅气机，常加川厚朴、枳实、陈皮等行气化湿。刘老认为化湿须行气，气畅湿易化。

（3）逆传心包，善用"三宝"。对小儿温病中出现逆传心包的神昏、谵语、抽搐等症，刘老善用"三宝"（安宫牛黄丸、紫雪丹、至宝丹）以清心开窍，镇肝息风。且认为应在有逆传心包先兆时使用，不必待神昏谵语后方用。现多用醒脑净注射液代替，可用 2~4ml 肌注或加入 25% 葡萄糖 20ml 中静脉注射，每日 2 次。

（4）选药轻清平和，中病即止。小儿机体柔弱，刘老认为用药不可过量，中病即止。特别是大苦、大寒、大辛、大热、有毒攻伐之品应当慎用。刘老用药，喜用轻清活泼凉润之花叶类，如薄荷、桑叶、银花、连翘、菊花、荷叶、青蒿、淡竹叶等，轻清宣化上焦之邪，又不伤气津，看似平淡无奇，其实确有至理。组方一般10味左右，药少量轻，却疗效甚佳。

余某 男，1岁半。1991年11月19日初诊。

患儿近1月来发热不退，以下午为甚，体温常在38℃以上，汗多，烦躁不安，曾在某医院诊治，用多种抗生素不效，遂来本院门诊要求刘老诊治。诊时症见：形体消瘦，发热38.5℃，汗多，睡眠欠佳，烦躁，纳差，小便短少，大便干，舌红、苔少微黄，指纹紫红。

检查：咽微红，扁桃体肿大Ⅰ度，双肺呼吸音粗，干湿性啰音。胸透提示：支气管炎。

诊断：风温。

辨证：邪热内蕴，气阴两虚。

治法：益气养阴，透解邪热。

方用：生脉饮加味。

青蒿后下，3g　五味子3g　乌梅3g　甘草3g　太子参10g　麦冬10g　白芍10g　火麻仁10g　知母10g　丝瓜络10g　蝉蜕6g　黄芪12g

日1剂，3碗半水煎至1碗半，分3次服。

治疗经过：二诊（11月23日）：药后热稍退，体温37℃~38℃，出汗减少，仍见烦躁，时有咳嗽，舌边尖红、苔薄黄，指纹紫红。守上方去乌梅，加浙贝母6g，煎服法同上。另用安宫牛黄丸1粒，分4次温开水化服，日2次。

三诊（11月26日）：药后体温基本退至正常，出汗减少，烦躁减，二便调，纳略差，舌边尖红、苔微黄，指纹淡红紫。

青蒿后下，3g　五味子3g　甘草3g　黄芪10g　白芍10g　葛根10g　麦冬10g　太子参10g　鸡内金6g

四诊（12月1日）：诸症消除，续上方善后调理，3剂而痊愈。

本例发热1月余，经西药治疗热不退，刘老认为此为邪热内蕴，损伤气阴，气阴两虚，因而治疗上能抓住关键，采用益气养阴，透解邪热方法而获效。方中以太子参、麦冬、五味子、乌梅等益气养阴；青蒿、知母等清热化湿；黄芪以健脾助运；邪热内扰心神故见烦躁不安，用安宫牛黄丸清心安神。祛邪不忘扶正，扶正不留邪，时时顾护脾胃而获效。

（钟嘉熙　刘亚敏　整理）

刘仕昌

暑 湿 四 证

刘仕昌（1914~2007），广州中医药大学教授，广东名医

刘老认为暑湿发热所致病邪为暑湿之邪，暑为热之盛、湿为重浊之阴邪，暑湿之邪致病，亦即阴阳两邪合病。既有暑邪致病之起病较急、传变较快的特点，又具湿邪致病之病势缠绵、病程较长的特性。因此，暑湿病邪为患，临床上往往类似湿温。

岭南地域位于亚热带，终年气温较高，雨湿较盛。且人们喜食阴柔之物，常贪凉饮冷，致脾胃损伤，湿浊内生。故刘老认为：岭南之域，暑多兼湿，临床上暑湿发热之证多于暑温本证。

暑湿之邪，多从口鼻、皮毛入侵机体，初起往往侵犯人体肌表，此时邪在卫分。邪在卫分不解，多传入气分，虽病变部位较广，但主要是侵犯少阳胆经与弥漫三焦，在暑湿弥漫三焦中，又以困阻中焦症状较突出。暑湿证后期，则多见气阴两伤之证，此时湿已化热，暑热合邪，热伤气，热盛伤阴，故可形成气阴两伤之势。只有认真观察暑湿发热的病因，明确其病理机转，才能在辨证中做到准确无误。

一、邪郁肌表卫分

症见发热，微恶风寒，头痛较重，多汗，肢体困倦，咳嗽，纳

呆，小便黄，舌尖红或舌红、苔黄腻，脉滑数或数。

此时暑湿之邪郁遏肌表，既有邪在卫分表证，如发热、微恶风寒、头痛、咳嗽等，又有湿邪内阻之候，如肢体困倦、纳呆等。刘老认为，此时病者之多汗、小便黄似属气分证，实则是暑性炎热，外迫肌腠，下注膀胱，致腠理开泄，暑湿下注膀胱所引起，病邪尚在卫分。

邪郁肌表卫分者，治宜涤暑化湿，透邪达表，以自拟涤暑透湿汤为主，随症加减。

涤暑透湿汤

连翘 12g　菊花 12g　扁豆花 10g　黄芩 10g　竹叶 10g　北杏仁 10g　青蒿后下，6g　香薷 6g　甘草 6g　苡仁 20g　葛根 15g

头痛甚者加苍耳子、白蒺藜以祛风止痛；胸闷者加藿香、枳壳以宽胸理气；全身酸痛者加秦艽、防风以祛风湿，舒筋络；口渴甚者加花粉、芦根以生津止渴；大便秘结者加火麻仁、郁李仁以润肠通便。

二、邪郁少阳

症见寒热如疟或午后热甚，胸闷脘痞，多汗或自汗，两胁胀痛，肢体困倦，口干不欲饮，纳呆，大便溏，小便短赤，舌红、苔黄腻，脉滑数或弦滑。

此时暑湿之邪郁于少阳，既可致少阳枢机不利之症，如寒热如疟、两胁胀痛、胸脘痞满等，又可见湿热阻滞、气机不利之候，如肢体困倦、纳呆、小便短赤等。刘老认为，邪入气分本应口渴欲饮，而此时多见口干不欲饮或饮水不多，一则是由于湿郁少阳不化，致脾气不升，津液不布，这是主要原因，与热入营分之口干不欲饮，其病机有实质性区别。正如薛生白在《湿热病篇》所说："热则液不升而口渴，湿则饮内留而不引饮。"另则与岭南地域人群体质多挟内湿有关。邪郁少阳，多见大便溏，则为暑湿挟滞交阻肠道所致。

邪郁少阳者，治宜清泄少阳，分消湿热，以自拟少阳分消汤为主，随症加减。

少阳分消汤

柴胡 10g　黄芩 15g　葛根 15g　扁豆花 12g　秦艽 12g　白芍 12g　苍耳子 12g　青蒿后下, 6g　甘草 6g　黄连 3g

若见微恶风寒者加银花、连翘以辛凉解表；咳嗽者加紫菀、北杏仁、浙贝母以止咳化痰；脘腹胀满者加枳壳、藿香以理气除胀；胁痛者加青皮、生牡蛎以疏肝理气止痛；心烦者加知母、夜交藤以清热除烦安神。

三、暑湿弥漫三焦

症见发热或午后热甚，面赤头晕，咳嗽，脘腹胀满，饮水不多，纳呆，大便溏，小便黄，舌红、苔黄滑，脉滑数。

此时暑湿病邪弥漫三焦气分，致三焦气机失调，而出现上、中、下三焦的证候。刘老认为，此型多见午后热甚，究其原因，是湿为阴邪，旺于阴分，与暑合邪，则多见午后热甚，与阳明腑实证之日晡潮热有区别。

暑湿弥漫三焦者，治宜清热利湿，宣通三焦，方用三石汤加减。

三石汤加减方

生石膏先煎, 30g　苡仁 30g　滑石 20g　银花 15g　藿香 12g　黄芩 12g　杏仁 12g　竹叶 10g　青蒿后下, 10g　甘草 6g

若见纳呆甚者加麦芽、山楂、鸡内金以开胃消滞；咳嗽甚者加浙贝母、枳壳、瓜蒌皮以宽胸理气，化痰止咳；恶心呕吐者加黄连、竹茹以清热止呕；夜寐不宁者加柏子仁、酸枣仁以宁心安神。

四、气阴两伤

症见午后热甚或夜热较显，手足心热，肢体困倦，少气懒言，夜寐不宁，纳呆，大便秘结，舌红少苔，脉细数。

本型常见于暑湿发热证后期阶段，既可见病邪损伤津液之证，又可见气虚之候。刘老指出，暑湿发热致气阴两伤与暑湿损伤津气是有区别的，本证之发热，一般为午后热甚或夜热较显，且见少气懒言；而暑伤津气则发热较高，且有呼吸喘迫现象。本证病者一般汗出不多，或时有汗出，且汗黏腻，是暑湿相蒸所致；而暑伤津气则可见自汗或多汗，且汗出如水，其为暑热蒸腾，腠理开泄所致。

气阴两伤者，治宜清热养阴益气，方用加味生脉散，随症加减。

加味生脉散

黄芪 20g　太子参 15g　葛根 15g　生地 15g　花粉 15g　白薇 15g　地骨皮 15g　麦冬 12g　扁豆花 12g　青蒿后下，10g　五味子 6g

若见多汗者加浮小麦、糯稻根以收敛止汗；心悸者加夜交藤、白芍、鸡血藤以补血宁神；大便溏者加白术、茯苓、乌梅以健脾止泻；大便秘结者加火麻仁、郁李仁以润肠通便。

用 药 特 点

暑湿发热 4 个证型中，青蒿为必用之品，主要取其清解暑热之功，使暑热从里向外透发，与湿邪分离，则病易愈。本品含有挥发油，宜后下使透解之力更强。另外，黄芩、扁豆花、葛根亦为常用药，意在清暑化湿，生津止渴。因此，在暑湿发热治疗中，清暑湿、保津气这一治疗原则贯穿于治疗始终。

刘仕昌

热毒壅盛登革热，清解疫毒每应机

刘仕昌（1914~2007），广州中医药大学教授

登革热是登革热病毒以伊蚊为媒介所致的急性传染病。好发于夏秋季节，尤以 6~10 月为高峰，患者多为青壮年。临床上以高热、畏寒、头痛、肌肉关节疼痛、皮疹为特征。本病起病急骤，传变迅速，且多呈广泛流行，但一般预后较好。登革热的发现至今已有 200 余年，历史上曾有过多次大流行。我国 20 世纪 20~40 年代，本病曾在上海、江浙一代流行。1978 年，本病首次在广东佛山地区发生流行，并波及广州，此后十余年，本病陆续在广东、海南、广西等地流行。根据发病情况和临床特点，刘老认为本病可归属温病学中"湿热疫"或"暑燥疫"的范畴。

一、热毒壅盛、毒瘀交结为其病机

温疫是感受疫疠毒邪所致的急性热病。其特点是发病急骤，病情险恶，有较强的传染性，能引起大的流行。刘老认为疫疠毒邪中热邪与毒邪同属阳热性质，一般来说，热毒比热邪致病更急更重，故有毒为热之甚之说，临床上常将疫毒引起的高热证称为热毒证或火毒证，以示区别于一般热证。余师愚在《疫病篇》中说："此烈毒鼎沸于内，热气上腾。"又说："热毒盘踞于内，外则遍体火炎。"明确指出毒是热之因，热是毒之果，留一分毒邪，便有一分热势，两者互为因果，相互作用。

叶天士在论热毒与瘀的关系时指出："吸入疫疠，三焦皆受，久则血分受瘀，愈结愈热。"何廉臣《重订广温热论》也说："因伏火郁蒸血液，血被煎熬而成瘀。"疫疠内侵，热毒即生，两阳相合，煎熬血液，灼血成瘀。瘀既是热毒的病理产物，又可成新的致病因子，一则，阻滞营卫肌腠，使营卫不和，气血运行不畅导致发热；另则，毒瘀交结，阻塞经络血脉，血不循经而溢于脉外，外窜肌肤，可致皮疹及各种出血症。

登革热有湿热疫和暑燥疫两种。湿热疫是感受湿热秽浊之毒邪，吴又可在《温疫论》中认为："邪从口鼻而入，则其所发，内不在脏腑，外不在经络，舍于伏膂之内，去表不远，附近于胃，即《针经》所谓横连膜原也。"指出湿热疫毒从口鼻而入，伏于半表半里之膜。湿热疫传变有两种趋向，如病邪外出，即可见太阳表证，症见憎寒壮热、头痛身痛等；如入里化燥，可出现阳明腑实证或气分热盛证，症见但热不寒、日晡尤甚等。由于疫毒深重，多反复传变，所以吴氏《温疫论》中又有九传之论述。总之，本类型登革热传变多端，与一般温病有所不同，临证时不可忽视。

暑燥疫是感受暑燥浮热之毒邪，余师愚在《疫病篇》中指出："毒火盘踞于内，五液受其煎熬，……因内有伏毒，邪火干胃。"余氏认为病毒虽从口鼻而入，侵犯部位在胃而不在膜原，病势充斥十二经，因此临床上出现表里上下内外受病，症状复杂而严重，治以杀其炎炎热毒之势，方可中病。

二、临床证候变化复杂

疫疠毒邪其性暴厉猖獗，致病来势迅猛，发病急骤，起病后热毒充斥表里内外，且病情险恶，证候变化复杂。本病传变可按卫气营血传变或表里之传。初起多在卫气分，治疗得当或邪轻正旺，则不能内传；若失治或毒盛正衰，则可传入营血。也可以越传，如起病径入营分、血分，或邪在气分，直入血分，叶天士所说："温邪上受，首先犯肺，逆传心包。"实际上可归属越传范围。刘老认为，登革热的证候变化虽复杂，但临床上以下列几种证型较多见。

1. 卫气同病

此型多见于本病初期，可分为湿重于热与热重于湿二型。

（1）湿重于热：症见恶寒发热，寒重热轻，无汗，头痛身重，胸闷腹胀，恶心呕吐，舌苔白腻，脉濡数或濡缓。

（2）热重于湿：症见憎寒壮热，热重寒轻，颜面潮红，头痛身疼，口苦咽干，小便黄，舌苔黄腻，脉濡数。

2. 气分热盛

此型见于本病极期，可分为阳明热盛和湿热阻遏膜原二型。

（1）阳明热盛：症见壮热，面红目赤，头痛如劈，骨节疼痛，腰如被杖，烦渴，便秘尿黄，舌红、苔黄，脉滑数。

（2）湿热阻遏膜原：症见寒热如疟，脘痞，呕恶，苔白腻或苔如积粉，脉濡缓。

3. 气血两燔

此型见于本病极期，症见高热多汗，汗出热不退，头痛如劈，骨节烦疼，面红目赤，斑疹稠密或出血，舌红绛、苔黄燥，脉滑数。

4. 毒犯心脑

症见身灼热，舌謇，肢厥，神昏谵语，手足瘛疭，呕吐频作，舌质红绛，脉细数。

5. 毒瘀交结

症见发热夜甚，神昏谵妄，口干不欲饮，腹痛拒按，肌肤斑疹，色红紫，并见各部位出血症，舌红紫或有瘀斑，脉沉涩。

6. 余邪未清

此型见于本病恢复期，可分为湿热未清和热伤阴液二型。

（1）湿热未清：症见倦怠，胸满，知饥不食，口干苦，大便烂，舌红苔黄腻。

（2）热伤阴津：症见热退神疲，口干，不思饮食，小便短，大便结，斑疹渐隐，舌苔白干，脉细。

三、治疗以清解疫毒为本

登革热不论是湿热疫，还是暑燥疫，总以清解疫毒为治疗原则。

（1）卫气同病治宜清气泄热解毒，佐以辛凉解表，若属湿重于热者，治宜宣透膜原法；若属热重于湿者，方选银翘散加减。

（2）气分热盛，治宜清热解毒，佐以理气化湿。若属阳明热盛者，方用加味白虎汤；若属湿热阻遏膜原者，方用达原饮加减。

（3）气血两燔，治宜清热凉血解毒，方用加减清瘟败毒饮。

（4）毒犯心脑，治宜清心开窍，凉血解毒，方用清宫汤加减。

（5）毒瘀交结，治宜清热解毒，凉血化瘀，方用犀角地黄汤加减。

（6）余邪未清，治宜清涤余邪，养阴生津。若属湿热未清者，方用五味根汤加减；若属热伤肺胃阴液者，方用沙参麦冬汤或竹叶石膏汤加减。

黄某 女，48岁，教师，住院号：62130。1990年10月13日因发热恶寒，头痛，全身骨节酸痛4天收入院。

患者4天前无明显诱因而出现发热恶寒，伴头痛，全身骨节痛，以腰痛为甚，发热以夜晚为甚（39℃），肌肤出疹，色红，无咳嗽，胃纳差，口干，时有腹痛，便溏，每日3~4次，舌红、苔微黄干，脉弱细数。

体检：T38℃，神清，四肢及胸腹部可见散在红色出血点，眼睑结膜充血（++），双肺未闻干湿性啰音，心（-），白细胞计数 3.0×10^9/L，

红细胞计数 3.76×10^{12}/L，血红蛋白 109g/L，血小板计数 84×10^9/L。

西医诊断：登革热。

中医诊断：暑燥疫。

辨证：卫营同病。

治法：清暑解毒，凉营透疹。

方用：犀角地黄汤加味。

水牛角 先煎，30g　石膏 先煎，30g　生地 20g　野菊花 20g　银花 6g　甘草 6g　黄芩 15g　赤芍 12g　丹皮 12g　知母 12g　黄连 6g

日 2 剂，水煎服，上、下午各进 1 剂。

治疗经过：二诊（10 月 15 日）：仍有发热（T38.5℃），腰痛无力，皮疹，尿黄，大便干，舌红、苔黄，脉弦数。治以清热祛湿、凉血透疹。处方：

苡仁 30g　红条紫草 15g　滑石 15g　茯苓 15g　黄芩 15g　丹皮 12g 法半夏 12g　赤芍 12g　青蒿 后下，10g　甘草 3g　陈皮 3g

水煎服，日 2 剂。

三诊（10 月 19 日）：发热已退，神疲乏力，口干口苦，时有胸闷，皮疹消退，舌淡红、苔白稍腻，脉细数。此为登革热后期，余邪未清。治宜清涤余邪，养阴生津。处方：

生苡仁 20g　沙参 12g　麦冬 12g　连翘 12g　菊花 12g　茯苓 12g 板蓝根 12g　花粉 12g　甘草 3g

日 1 剂，再服 4 天而病痊愈。

本例经白云区防疫站和本院卫防科查视，结合症状、体征、血象以及人登革热（DF）抗体阳性，登革热诊断明确。治疗以清解疫毒为主，佐以凉营透疹祛湿，配合双黄连粉针剂 3g 静脉滴注，板蓝注射液 2ml 肌注，每日 2 次，以加强清热解毒之力，疫毒得清，诸症得除。

（史志云　整理）

梁剑波

小儿夏季热辨治体会

梁剑波（1920~2003），广东肇庆市中医院主任医师，广东名老中医

小儿夏季热是我国中南地区及东南沿海地区夏季婴幼儿特有的疾病，临床以长期发热不退、口渴、多饮、多尿、汗闭或少汗为主症，与中医所称"小儿疰夏""暑热消渴""饮溺病""阳明经热证"等颇相类似，近代也称"婴儿汗闭性暑热症""小儿暑天发热口渴多尿综合征"。

梁老认为本病的成因除与体质因素有关外，尚有下列4个方面：一是脏腑娇嫩，气血未充，入夏后，每因断乳后伤食成痞，蕴而发热；二是禀赋不足或病后体虚（尤其是气阴不足），入夏之后，不耐暑热熏蒸，遂致伏燥、伏火，发为本病；三是小儿素体肺胃热盛，盛夏暑热蒸迫，肺气与胃阴受损而致本病；四是夏季发热缠绵日久，蒸热不止，阴损及阳，肾阳不振，脾阳运化失职，脾肾两虚也可发病。

一、伤食停痞

主症为入夏之后发热，持续不退，无汗尿多，渴欲饮水，小腹胀实，便溏厌食。舌红、苔黄厚腻，脉多滑数，指纹紫滞。多见于夏天断乳，过食生冷饼饵，导致伤食成痞，痞积化热与暑热交缠，遂成此证。治宜和中消导，清暑泄热。方用梁老自拟地金保和汤加味。若停

710

痞腹部胀实者，宜和中消痞，清泄退热，用蒿甲和中饮。

地金保和汤

地骨皮　鸡内金　独脚金　青蒿　莱菔子　连翘　神曲　山楂　茯苓　法半夏　陈皮

蒿甲和中饮

青蒿　鳖甲　牡蛎　佩兰　枳实　茯苓　神曲　麦芽　水仙子　荷叶　白芍

二、伏燥伏火

主症为发热持续不退，蒸热无汗，口渴而小便短赤，烦躁不安，夜睡不宁，或兼咳嗽（但肺部检查未见异常），夜热早凉。舌尖红、苔薄白干或黄干少津，脉多数疾。此乃去年感于温燥，肺金未清，又逢暑热，伏燥骤发为病；或体内湿热素蕴，暑热湿火并发为病。治宜清金润燥，佐以消暑。伏燥者用自拟加味川贝瓜蒌散治之，伏火者用自拟寒芩四逆汤，若小儿肝火炽盛，兼见目赤唇红，夜寐躁扰龂齿者，治宜泻肝清暑，降火生津，予自拟三石龙胆汤。

川贝瓜蒌散

川贝母　瓜蒌皮　山栀子　黄芩　枇杷叶　甘草　地骨皮　青蒿　橘红　花粉　冬瓜仁

寒芩四逆汤

寒水石　黄芩　生石膏　柴胡　白芍　枳实　甘草　丹皮　玄参　银化　灯心草

三石龙胆汤

牛石膏　寒水石　石斛　龙胆草　山栀子　生地　柴胡　黄芩　甘草

三、暑伤肺胃

主症为长期发热，常持续 2~3 个月，气温愈高，发热愈高，夜热早凉，口渴多饮，小便清长，患儿虽病但精神尚好，玩耍如常，食欲无大改变。舌质淡白或淡红、指纹红紫，间或不显，脉数。此为暑伤肺胃，气阴损耗。治宜清暑透热，益气养阴。予王氏清暑益气汤加地骨皮、青蒿、白薇、荷叶、白莲花。如症见烦躁不安，夜间哭闹，手足心热，则用自拟育阴清暑二至生脉散。

育阴清暑二至生脉散

花旗参　五味子　麦冬　竹叶　玄参　葛根　地骨皮　银柴胡　女贞子　旱莲草

四、脾肾阳虚

主症为长期低热不退，朝盛暮衰，精神萎靡，面色㿠白，形体消瘦，甚或足冷便溏，食欲不佳。舌淡白、苔净，脉细数乏力，指纹淡白隐约不清。多见于疾病中、后期，为久病及肾、上盛下虚之证。治宜温脾固肾，护阴潜阳。偏于肾阳虚者，用梁氏附桂缩泉饮；偏于脾虚者，用举元煎或参苓白术散加地骨皮、白薇，长服一段时间方能奏效。

梁氏附桂缩泉饮

制附子　肉桂　益智仁　桑螵蛸　乌药　补骨脂　龙齿　石斛　青蒿

周某　男，3 岁。1991 年 8 月 21 日初诊。

患儿 1 个月前发热，高热持续 9 天，入院治疗后体温稍下降 3 天，因索食荔枝七八枚，体温骤然升高，此后持续不退。经用多种抗生素、退热药治疗未效，遂出院请中医治疗。住院期间查血常规、肝功能正常，X线胸透及其他多种检查均未见异常。

刻诊：体温 38.9℃，形体消瘦，面白唇红，肌肤干燥，触之灼手，胸腹、手足心热，晨轻暮重。烦渴、口臭、腹痛、拒纳食，大便不爽，小便清长。舌红、苔白稍厚，指纹紫滞。

诊断：小儿夏季热（暑伤肺胃，停痞化热）。

治法：清里消痞，透解暑热。

方用：地金保和汤加减。

地骨皮 10g　鸡内金 10g　独脚金 10g　青蒿 10g　莱菔子 10g　枳实 10g　荷叶 10g　神曲 10g　冬瓜仁 15g　川厚朴 6g

3 剂，水煎分多次服。

二诊（8 月 24 日）：服上药后，每天轻泻 2~3 次，黏便黄褐色，粘腻质胶。发热略减，肌肤微汗出，烦渴减轻。腹胀消除，已进粥食。舌较红、苔薄白，指纹紫色。痞积已消，宜改投益气养阴，清透暑热之剂。予王氏清暑益气汤加青蒿、白薇各 6g，地骨皮 10g。每日 1 剂。2 煎兑服，连服 7 日。

三诊（8 月 31 日）：体温已正常，精神、眠、食日渐好转，口渴消失，暑热已除，肺胃阴律渐复。拟花旗参 3g，麦冬 6g，五味子 2g，上 3 味炖猪瘦肉服食，以巩固疗效。

1 月后随访，患儿痊愈。

患儿因夏日伤暑，肺胃阴伤发为夏季热，复食生冷停痞，痞积化热，积热交狙，高热不退。故先予内下热结，兼透暑邪，使痞热暑邪分消，抑其鸱张之势。继以再投益气养阴，清暑透热之剂善后。

简某　女，2 岁半。1992 年 7 月 13 日门诊。

患儿 4 周前突发高热、咳嗽，经当地卫生院治疗 3 天后咳嗽好转，但发热持续不退，时高时低，后转市某医院治疗。叠经抗生素、激素、抗病毒口服液等治疗无效。体温稽留于 39.5℃ ~40.1℃。延梁老会诊。

刻诊：腋温 39.5℃，形体消瘦，肤热灼手，头及四肢尤甚，无汗，口渴，小便如常，胃纳尚可。易发脾气，唇干，舌嫩红，指纹深红。X 线胸透检查心肺未发现异常，血及大小便常规检验均正常。细询其家长，谓患儿去年夏季亦曾有类似发热史近 2 个月。

诊断：小儿夏季热（暑伤肺胃，气阴两伤）。

治法：育阴益气，清暑透热。

方用：二至生脉散加味。

花旗参另炖兑入，6g　五味子 6g　竹叶 6g　麦冬 10g　地骨皮 10g 银柴胡 10g　女贞子 10g　旱莲草 10g　青蒿 10g　白薇 10g　生石膏 12g

3 剂，清水煎服。

复诊（7 月 16 日）：服药后，腋温 37.8℃，烦渴略减，舌嫩红，指纹红。效不更方，原方加荷叶 12g。续服 5 剂。

三诊（7 月 22 日）：体温正常，诸症已除，惟口微渴，舌嫩淡红，指纹淡红。三伏时节，虑其复发，予养阴健脾巩固疗效，参苓白术散去陈皮、砂仁，加石斛、玉竹。连服 1 周而愈。

患儿因气阴素亏，腠理不固，故 2 年来逢炎夏司令，阴阳失于平衡，调摄失度，发为夏季热。本例除通常的肺胃阴伤外，还有久热津亏伤及肾阴，故投以育阴益气，佐以清透暑热，使阴平阳秘，故热退病愈。

小儿夏季热以长期发热不退、口渴、多饮、多尿、汗闭或少汗为主症。虽然无并发症，至秋凉多可自愈，但本病对小儿体质造成损害，也给家长造成严重心理压力，故仍需积极治疗。根据小儿"阳常有余，阴常不足"的生理特点，本病必本虚标实，故治疗时须注重维护阴津阳气，即挟其他因素，仍当以此为原则。

小儿体质娇弱，易虚易实，而汗与小便俱属阴津，异物同源，故王纶《明医杂著》关于"治暑之法，清心利小便最好"的治疗原则在本病应用时应当慎重，仍应以益气生津为大法。又小儿"脾常不足"，治疗时当顾护脾胃功能，俾其气血津液生化之源旺盛，使正气渐强，方能早日驱邪外出。

热退之后，须防来年再发，可自拟经验方蒿皮四物汤作巩固治疗：生地、沙参、炒鳖甲、当归身、白芍、青蒿、地骨皮、丹皮、甘草。本方益气补阴，轻透余热，热退后连服1~2周，效果良好。

本方多渴而欲饮，可每天以"冬瓜玉露汤"代茶：冬瓜500g，赤小豆15g，生石膏15g，鲜荷叶15g，莲子水适量煎汤作清凉饮料。

徐小圃

见微知著，擅用附子

徐小圃（1887~1959），沪上名医，著名儿科学家

徐氏医理深邃，经验宏富，治小儿病有其独到之处。他指出阴为体，阳为用，阳气在生理状态下是全身动力，病理状态下又是抗病主力，而在儿科尤为重要。小儿机体的特点乃肉脆、血少、气虚，属稚阴稚阳之体。他推崇"圣人则扶阳抑阴"之论，主张治小儿应处处顾及阳气。并且善于在明辨阴阳的基础上识别真寒假热。临证广泛应用扶正达邪，温培脾肾，潜阳育阴，清上温下等法，都是建立在以上认识基础上的。

徐氏治小儿外感病，每取温阳扶正法则，尤擅用附子一药。其心法有二。

一、审证明确，用药及时

小儿外感病大抵症势骤急，变幻多端，倘因失治或遭误治，则祸若反掌。徐氏充分运用四诊八纲法则，对病孩症状细心体认，从而作出精确诊断。虚寒证明确者则及早施用温阳药。小儿外感病见有面色㿠白、神疲、多汗、肢冷、口不渴、便溏、溺清，往往是阳气虚衰的表现或征兆，故但见一二证即放手应用附子顾及阳气，乃杜渐御变，防患未然之计。他常谓："宁曲突徙薪，毋焦头烂额""阳虚证端倪既

716

露，变幻最速，若疑惧附子之辛热而举棋不定，必待少阴证悉具而后用，往往有噬脐莫及之悔。"徐氏应用附子果敢及时，毫无患得患失之心，而以辨证精细，审证明确为前提。例如一病儿外感风邪，发热四日，多汗肢冷，面㿠神烦，畏寒蜷卧，小溲清长，舌苔白，脉濡数。审属阳虚感邪，治以温潜解肌。药用：

桂枝 3g　白芍 g　黄厚附片 4.5g　活磁石 15g　煅龙骨 15g　煅牡蛎 15g　生姜 3g

服药 2 剂即热退肢和，诸症悉除而愈。

二、邪正兼顾，配伍得宜

小儿稚阴稚阳，外感病在儿科属常见，尤其是一些时行疾病多在幼儿期罹患。又因小儿疾病易寒易热，易虚易实，一旦得病，每因邪盛正伤，往往出现虚实寒热夹杂或邪恋正虚之证。徐氏治病的特点是及时祛邪，祛邪的同时勿忘扶正，而以维护气阳为主。在应用解表、宣肺、清热等法时，常配以温阳扶正的附子以邪正兼顾。附子配桂枝扶阳解肌，多用于外有表邪而阳气不足之证；附子配麻黄扶阳宣肺，多用于肺气不宣而阳气不足之证；附子配黄连扶阳清热，多用于邪实正虚，寒热互见之证；附子配银柴胡、青蒿、白薇益气阳、清虚热，多用于正虚邪恋之证。又如肾阳不足或虚阳上浮者，附子更合磁石、龙齿、牡蛎温肾潜阳，以专温下之力；中寒阳虚者，附子更合干姜温中回阳；属阳衰气虚者，附子更配人参温阳益气。

（邓嘉诚　整理）

徐小圃

小儿暑热症，清上温下方

徐小圃（1887~1959），沪上名医，著名儿科学家

暑热症，因其见于盛夏暑季，故又有"夏季热""暑期热"等称。本病为小儿所独有，在 1~5 岁之麻疹、泄泻后期尤为多见。小儿稚阴稚阳，脏腑娇嫩，调节机能未臻完善，或病后体虚不足，入夏以后，不耐炎热酷暑的熏蒸，感受暑热之邪，耗伤津液而罹患本病。其主症为发热持续不退，起伏少汗，头额干灼而两足不温，烦躁，口渴多饮，小便频多且清。患儿每见形体羸瘦，精神萎靡，面色少华，食欲不振等。

本病的发生与气候有密切关系，气候愈热，体温愈高，往往迁延至秋凉后方能向愈。有的患儿可连续发病数年。

20 世纪 30 年代初，每逢夏季，上海盛行此病。当时对此病作各种化验检查，均未能发现异常，既非伤寒，又非尿崩症。先生认为这是一个单独的病症，病机主要是元阳虚于下，邪热淫于上，形成上盛下虚，不同于古之消渴证，俗名之曰"吃茶出尿病"。后来中西医儿科将此病定名为"暑热症"。因此，先生是该病最早发现者之一。后来获悉，在我国中南、东南、西南、南方地区和东南亚一些地区都有此病盛行。

先生对本症治疗具独到经验，采用辨病和辨证相结合的治法，所

创制清上温下方（附子、黄连、龙齿、磁石、蛤粉、天花粉、补骨脂、菟丝子、桑螵蛸、白莲须、缩泉丸）收效显著。以黄连清心泻火，附子温肾扶阳为主；佐磁石、龙齿镇潜浮阳；覆盆子、菟丝子、桑螵蛸、缩泉丸等温肾固涩；蛤粉、天花粉清热生津止渴。根据不同症情加减变化：无汗或少汗者，加香薷发汗祛暑；暑邪挟湿者，加藿香、佩兰芳香化湿，或加羌活解表胜湿；身热甚者，加石膏泄热；发热经久者，加银柴胡、青蒿、白薇清热透邪；烦躁甚者，加莲子心、玄参心、带心连翘清心除烦；泄泻者，加葛根升提，诃子、肉果、乌梅炭等涩肠止泻；真阴不足，舌光不寐者，加阿胶、鸡子黄、石斛、西洋参育阴生津。此外，每以蚕茧、红枣煎汤代茶，以助中气、治渴溺。无汗可加淡豆豉同煎。

路幼

壮热旬日，头额无汗，渴饮溺长，便黏不化，四肢清冷，入晚烦躁，涕泪俱少，舌白微糙，脉濡数。上盛下虚，不易霍然。

川羌活 4.5g　黄厚附片先煎，9g　小川连 1.8g　蛤粉包，9g　天花粉 9g　活磁石先煎，30g　煨益智 9g　破故纸 9g　覆盆子 9g　菟丝子 9g　粉葛根 4.5g　莲子心 2.1g　鲜石菖蒲 6g

本例暑热症，汗闭苔糙，用羌活以解表胜湿；渴饮、烦躁为上热，溺长、肢冷为下寒，故以黄连清上热，附子温下寒为主；复以蛤粉、花粉清热生津护阴；覆盆子、菟丝子、益智仁、破故纸益肾缩泉；磁石潜镇浮阳，葛根升提止泻，莲子心清心，鲜菖蒲开窍。由此可见，先生用药有其独特经验，足资借鉴。

邹幼

壮热无汗，半月于兹，口渴引饮，小溲清长，烦躁不安，便泄足冷，舌苔白，脉濡数。上盛下虚，不易霍然。

黄厚附片先煎，9g　小川连 2.1g　香薷 9g　葛根 9g　天花粉 9g　沾

磁石先煎，30g　菟丝子 9g　覆盆子 9g　煨益智 9g　破故纸 9g　桑螵蛸 9g

另：蚕茧、红枣各 10 枚，淡豆豉 9g，煎汤代茶。

暑热症，无汗，便泄，故于清上温下法中加香薷发汗祛暑，葛根升提止泻。

徐幼

身热两候，头额汗微，口渴引饮，小溲清长，神倦且躁，舌苔腻，脉濡数。上盛下虚，拟清上温下，佐以芳化。

黄厚附片先煎，9g　小川连 2.1g　活磁石先煎，30g　鲜藿佩各 9g　天花粉 9g　菟丝子 9g　覆盆子 9g　桑螵蛸 9g　缩泉丸包，9g

另：蚕茧、红枣各 10 枚，煎汤代茶。

本例因有神倦、苔腻等暑邪挟湿之症，故用清上温下法加藿香、佩兰芳香化浊。

杨幼

壮热一候，头额汗微，口渴引饮，小便清长，入晚烦躁，舌光，脉濡数。上盛下虚，治当两顾。

黄厚附片先煎，9g　小川连 2.1g　蛤粉包，12g　花粉 12g　鲜金斛 9g　生石膏先煎，12g　煨益智 12g　覆盆子 12g　菟丝子 12g　白莲须 9g　桑螵蛸 9g　莲子心 2.1g　活磁石先煎，30g

本例患儿壮热，烦躁，渴饮，尿清长，乃元阳下虚，心胃热甚，故以黄连、莲子心清心；蛤粉、花粉、石斛生津止渴；石膏泄热；附子、菟丝子等温肾。合清上温下，护阴泄热于一方。

唐幼

热经两候，无汗不解，渴饮溺长，涕泪不见，烦躁殊甚，肢冷，舌中白，脉弦数。上盛下虚，证属棘手。

银柴胡 4.5g　香青蒿 9g　嫩白薇 6g　黄厚附片先煎，9g　小川连

2.1g　活磁石先煎，30g　生龙齿先煎，　蛤粉包，12g　花粉 12g　煨益智 12g　破故纸 12g　鲜菖蒲 9g　带心连翘 9g　玄参心 12g　莲子心 2.4g

患儿邪热稽留不退，故在清上温下法中加银柴胡、青蒿、白薇清热透邪；又因烦躁殊甚，加带心连翘、玄参心、莲子心清心除烦。

罗幼

身热匝月，微汗起伏，口渴狂饮，小溲清长，烦躁啮指，彻夜不寐，舌光，脉软数。上盛下虚，治拟兼顾。

黄厚附片先煎，9g　小川连 2.1g　活磁石煎，青龙齿先煎，30g　天花粉 9g　菟丝子 9g　覆盆子 9g　桑螵蛸 9g　莲子心 2.1g　阿胶珠 9g　鸡子黄打冲，1 枚

另：蚕茧、红枣各 10 枚，煎汤代茶。

患儿病延一月，而见舌光、脉软，是属上盛下虚，气阴两伤，故以附子、川连合龙齿、阿胶珠、鸡子黄，清上温下与育阴潜阳并进。此儿之家属极细心，详细记录患儿每日小便次数，最多的一天，一昼夜竟达 253 次。复诊时诉患儿原来日夜饮水 5 瓶（5 磅保温瓶），烦躁无片刻宁时，服药二剂后，饮水减为 3 瓶，小便减为 90 余次，能入寐 15 分钟左右。三剂后已能安睡，饮水减为 1 瓶半，小便约 20 余次。前后三诊，服药十剂而安。

仲幼

咳经两旬，肌热不壮，头额无汗，渴饮溺长，烦躁不安，舌白，脉软数。上盛下虚，恐其变迁。

蜜炙麻黄 3g　炙细辛 3g　黄厚附片先煎，9g　小川连 2.1g　白杏仁 12g　象贝母 12g　蛤粉包，12g　花粉 12g　煨益智 12g　破故纸 12g　覆盆子 12g　菟丝子 12g　生龙齿先煎，30g

本例暑热症兼患咳呛，故于清上温下之中加麻、辛、杏、贝宣化治咳之品。

朱幼

渴饮，嗜食，溺长，烦躁，肢清冷且肿，舌白，脉濡数。上盛下虚，三消俱备，不易霍然。

黄附片先煎，9g　胡黄连 2.4g　原金斛 9g　活磁石先煎，30g　蛤粉包，12g　花粉 12g　合欢皮 6g　乌梅肉 4.5g　川桂木 3g　煨益智 12g　破故纸 12g　覆盆子 12g　菟丝子 12g　桑螵蛸 9g　缩泉丸包，12g

本例暑热症兼疳积为患，症见渴饮、嗜食、溺长，故"上盛下虚，三消俱备"。药用石斛、蛤粉、花粉等清热养阴生津治上消；胡黄连清胃疗疳治中消；附子、益智仁等治下消。又因患儿肢清冷且肿，故加川桂木以通阳化气。

清·谢星焕《得心集医案》载有小儿消渴一案，其脉症与现代小儿暑热症颇相近似，在治疗观点上亦有与小圃先生暗合之处。但谢氏采用阴阳双补，重在补益脾肾之阳，性味尚嫌偏于温燥；小圃先生则采用清上温下为法，俾除火生津与益肾扶阳相辅为功，处方立意较之谢案更为周匝，视之谢案更进一筹。

（陆鸿元　邓嘉诚　整理）

徐小圃

芳化宣透，助阳清解

徐小圃（1887~1959），沪上名医，著名儿科专家

先生治疗湿温，重在辨证而施治。湿重于热者，用藿朴夏苓汤、三仁汤为主芳化宣透，初起挟表证者，常加羌活发表胜湿。热重于湿者，用连朴饮为主清化湿热。如湿浊上蒙清窍者，用郁金、菖蒲、苏合香丸之类开窍化浊；内风蠢动者，用天麻、蝎尾、玳瑁等平肝息风。

小儿湿温较之成人尤多变证。由于病程长，病势重，最易伤津耗液，但在后期往往出现阳气欲脱的征象。在这种情形下，先生主张在祛邪的同时汲汲以阳气为念，作杜渐御变，防患未然之计。临证时凡小儿或有面㿠，神倦，多汗，肢冷，口不渴，便溏，溺清等症，但见其中一二症，即为阳气虚衰的表现及征兆，就应不失时机地投以助阳之剂。处方常取附子、肉桂或桂枝扶正达邪，助阳温解；磁石、龙齿镇潜浮阳。湿盛者，加藿香、佩兰、茅术、厚朴、半夏、陈皮芳香化浊，燥湿理脾。脾肾两虚者，加党参、茯苓、仙灵脾、巴戟天培补脾肾。心火旺盛，烦躁不宁者，附子与黄连同用。阴阳两虚者，附子合阿胶、鸡子、黄芩同用。晚期正虚邪恋，低热稽留者，附子与银柴胡、青蒿等配伍。

至于白痦的出现，先生认为与疾病本身无关，主要由于出汗之故，

因此往往出一身汗就发一身痦，汗愈多痦愈密，热愈起伏不解，痦愈层出不穷，揭示了汗泄太过，阳气耗伤，客邪反不易外达，在这种情形下，也应当及时予以助阳之品，扶正以却邪。

朱幼

湿温半月，身热有汗起伏，白痦层出不穷，神倦且躁，四肢清冷，泛恶便溏，渴不多饮，舌薄润，脉软数。

辨证：气阳不足，余邪留恋。

治法：恐转为慢惊，治拟温化。

方用：黄厚附片先煎，9g　活磁石先煎，30g　川桂枝 4g　白芍 4.5g　柴胡 4.5g　青蒿 9g　朱茯神 9g　仙半夏 9g　橘皮 4.5g

2 剂。

治疗经过：复诊二次，以上方加减出入而愈。

湿温最易伤津耗液，在小儿则损及气阳者亦复不少，故后期有神昏瞳散，肢冷脉微，汗出如油等阳虚欲脱之症。先生凡遇肢冷、神倦、脉软、舌润等阳虚之象，及时用附子以扶持阳气为主。湿盛者合芳香化浊，燥湿理脾；兼见阴虚者予阴阳两顾；心火旺盛，烦躁不宁者，与黄连同用；正虚邪恋，低热稽留者，则取银柴胡、青蒿等为配伍。

本例湿温，气阳不足，余邪留恋，故以附子配合银柴胡、青蒿、桂、芍、二陈等，合温阳化湿，退热和营于一方。

朱幼

湿温两旬，身热有汗起伏，白痦如抽丝剥茧，层出不穷，烦躁不安，彻夜不寐，肢清，舌光如镜，脉软。

辨证：病久气阴两伤，余邪留恋。

治法：潜阳育阴。

青蒿 9g　白薇 4.5g　川连 2.1g　黄厚附片先煎，9g　活磁石先煎，

30g　生龙齿_{先煎，30g}　茯神 9g　阿胶_{另烊冲，9g}　酸枣仁 9g　鸡子黄_打
_{冲，1 枚}

2 剂。

治疗经过：一剂后烦躁稍安，能假寐片刻。2 剂后能安然入睡，惟热尚未尽，四肢尚欠温，原方龙齿减为 15g，阿胶改用阿胶珠，服 6 剂而热退肢和。

湿温后期，正虚邪留，气阴两伤，故予潜阳育阴。

陈幼

湿温十有七日，白㾦层出不穷，有汗不解，痰鸣气急，龈腐口臭，神昏目斜，肢体作颤，小便清长，舌黄腻，脉滑数。邪已内陷，恐难挽救。

蜜炙麻黄 2.4g　生石膏_{先煎，12g}　黄附块_{先煎}　小川连 3g　白杏仁
12g　天竺黄片 9g　活磁石_{先煎，30g}　生龙齿_{先煎，30g}　橘皮 4.5g　茯神
12g　明天麻 6g　蝎尾 2 支　干菖蒲 9g

本例系湿温重证，病情缠绵，邪陷厥阴，肝风蠢动，患儿症见痰鸣气急，神昏目斜，肢体作颤，为已涉内闭外脱险境，又小便清长，湿胜阳微，显有可征。湿温证医家大多习用淡渗化湿，清营增液，甘寒合化，育阴复脉等，惟温阳一法少用。殊不知湿为阴邪，当此危急之际，如误投柔润滋腻，有阻遏邪湿之弊。先生则见微知著，抓住溺清这一气阳式微指征，即放手应用附子以扶正达邪，抑阴化湿；复以麻、杏宣肺，石膏泄热，川连燥湿，天麻、蝎尾、磁石、龙齿镇惊息风。

此案证情复杂，故予寒热兼施，仿《千金》越婢汤（麻黄、石膏、白术、附子、生姜、甘草、大枣）麻黄、石膏、附子同用之义。《千金》越婢汤原治风痹脚弱。先生于此案既用附子，又用石膏、麻黄，乃取其一以扶阳，一以制亢，一以开肺，用以治疗湿温邪陷，气阳不

足之证，恰合内闭外脱的病机，非逞臆立方。

杨幼

一诊：湿温逾候，肌热有汗，朝衰暮盛，神倦不渴，舌腻，脉濡数。邪在阳明，不易霍然。

粉葛根 6g　广藿梗 9g　川厚朴 4.5g　炒茅术 9g　广郁金 9g　白杏仁 12g　白蔻花 4.5g　炒苡仁 12g　赤茯苓 12g　省头草 9g　仙半夏 9g　陈皮 6g

治疗经过：二诊：湿温旬日，肌热晚甚，舌苔虽化，仍不多饮，脉濡数。阳虚邪恋，再以温下。

黄附片 先煎，9g　活磁石 先煎，30g　生龙齿 先煎，30g　粉葛根 6g　川厚朴 6g　炒茅术 9g　朱茯神 12g　广郁金 6g　姜半夏 9g　陈皮 6g

三诊：湿温十有二日，热较轻，舌苔已化，脉息濡缓。再以温潜，不变则佳。

黄附片 先煎，9g　活磁石 先煎，30g　生龙齿 先煎，30g　川桂枝 3g　白芍二味同炒，9g　朱茯神 12g　陈皮 6g　白蔻花 4.5g　砂仁壳 4.5g　油当归 12g　半硫丸包，12g

本例湿温，邪在阳明，一诊予葛、藿、术、朴、夏、苓、三仁之类解肌透邪，化湿和中；二诊舌苔虽化，仍不多饮；辨证为"阳虚邪恋"，予上法中加用附子、磁石、龙齿温下潜阳，邪正兼顾；三诊时热较轻，舌苔已化，药证相合，再以前法参入桂、芍和营，当归、半硫丸温润通腑。

刘幼

一诊：湿温逾候，肌热有汗，朝衰暮盛，脘痛欲恶，神倦不渴，舌白腻，脉濡数。邪在阳明，不易霍然。

黄附片 先煎，9g　川桂枝 4.5g　粉葛根 6g　活磁石 先煎，30g　朱茯神 12g　白蔻花 4.5g　光杏仁 12g　仙半夏 9g　广陈皮 6g　广藿梗 9g

二诊：白瘔已布，脘痛已止，肌热多汗，舌腻渐化，脉濡数，再以疏化温下。

黄附片先煎，9g　川桂枝 4.5g　川厚朴 3g　炒茅术 12g　广郁金 9g　白杏仁 12g　白蔻花 4.5g　姜半夏 9g　广陈皮 6g　广藿梗 9g

三诊：湿温旬日，白瘔已布，脘痛已止，肌热有汗，舌腻燥化，渴不多饮，脉息濡数。气阳不足，湿浊留恋，恐其成慢。

黄附片先煎，9g　活磁石先煎，30g　生龙齿先煎，30g　川厚朴 3g 姜半夏 9g　橘红 4.5g　广郁金 9g　白杏仁 12g　朱茯神 12g　仙灵脾 9g

四诊：湿温逾旬，肌热较轻，舌苔渐化，渴不多饮，脉息濡数，再以前方出入治之。

黄附片先煎，9g　小川连 2.4g　川厚朴 3g　活磁石先煎，30g　生龙齿先煎，30g　广郁金 9g　橘红络各 4.5g　朱茯神 12g　白杏仁 12g　姜半夏 9g　丝瓜络酒炒，9g　仙灵脾 9g

五诊：湿温十有三日，白瘔已布，胁痛腑秘，舌黄腻，渴不多饮，脉濡数，右大左弦。邪在阳明少阳之间，再以两顾。

黄附片先煎，9g　炒柴胡 3g　小川连 2.4g　川厚朴 3g　活磁石先煎，30g　生龙齿先煎，30g　广郁金 9g　朱茯神 12g　白杏仁 12g　紫菀 3g　橘络叶各 4.5g　仙灵脾 9g　半硫丸包，12g

六诊：宗前方损益治之。

黄附片先煎，9g　炒柴胡 3g　小川连 1.8g　川厚朴 3g　活磁石先煎，30g　生龙齿先煎，30g　仙半夏 9g　橘红络各 4.5g　广郁金 9g　朱茯神 12g　半硫丸包，12g　炒当归 9g

七诊：湿温十有六日，热得解，腑气未行，舌苔薄腻脉濡缓。阳虚湿盛，再以温下。

黄附片先煎，12g　活磁石先煎，30g　生龙齿先煎，30g　白杏仁 12g　川朴 3g　炒茅术 9g　姜半夏 9g　橘红 4.5g　制南星 4.5g　半硫丸包，

12g　油当归9g

八诊：湿温十有八日，肌热得解，咳呛，腑秘，舌中腻，脉濡缓。阳虚湿盛，再以温下。

黄附片先煎, 9g　活磁石先煎, 30g　生龙齿先煎, 30g　白杏仁12g　川厚朴3g　橘红4.5g　油当归9g　仙灵脾9g　炙远志2.1g　炙百部4.5g　半硫丸包, 12g

此案阳虚湿温，前后八诊，均以附子扶阳气为主，并随证结合芳香化浊，助阳温解。尤其是五、六两诊参入和解少阳之法，扶阳解邪，并行不悖，而病趋痊愈。

（陆鸿元　邓嘉诚　整理）

徐小圃

解肌透疹宣肺通阳，白喉逆证每用附子

徐小圃（1887~1959），沪上名医，著名儿科学家

麻疹俗称痧子，古代医家认为麻疹的病因内蕴胎毒、外感时邪，在病机方面则认为麻疹是蕴积君相之火，乃"火毒有余之证"，因此，在治疗方面有"疹喜凉，痘喜温"的说法。《幼科准绳》主麻疹"欲出已出之际，虽寒勿用桂枝，虽虚勿用参、芪"。先生根据实践经验，指出：麻非胎毒，但都为天行疠气传染所致。且有常必有变，小儿神气怯，藩篱疏，病程中不乏兼感寒邪者，切不可泥古不化，概用清凉，凡遇风寒束肺之证，即当施用解肌透疹之剂。方以升麻葛根汤加减，无汗加麻黄，有汗加桂枝。若见有面色晦滞、四肢清冷、自汗、便溏、精神疲软、脉细数无力等阳虚征兆，应及时加用附子以温阳扶正。大抵此等证候，多属于麻疹中的坏证和变证，相当于西医麻疹并发肺炎和心力衰竭，故加黄附片辅以黑锡丹、益智仁、破故纸、巴戟天、仙灵脾等温培脾肾，回阳救逆耳。

先生尝谓：麻疹患儿，发热三天后，皮肤见红点，不成片。出疹前口腔内颊黏膜及牙龈有细白点。以鼻准见疹为疹透标志。如鼻准、面颊痧子未见，俗称"白鼻痧""白面痧"，痧毒每易内陷而成逆证。因此先生在治疗麻疹患儿时，必细察鼻准处有无布露，虽周身痧子密布，鼻准未见者，治仍以透为主；若鼻准部已有三五点粒，全身稀疏

不多者，即表示痧子已透达向外，无需再用透发。

先生对于疹出不畅或隐而不透的患儿，除投以汤剂外，同时给予自拟辛散透疹的熏洗方。

周幼

发热三日，有汗，咳呛痰多，鼻流清涕，大便溏泄，舌苔白，脉浮数。痧子将布，恐其下陷。

内服：川桂枝 3g　粉葛根 4.5g　水炙升麻 3g　白杏仁 9g　象贝母 9g　桔梗 4.5g　蝉衣 3g　云苓 9g　天浆壳去毛包，5 只

1 剂。水煎服。

外用：生麻黄 15g，西河柳 15g，紫浮萍 15g，鲜芫荽 120g（如无，可用芫荽子 9g）。加黄酒 250g，和水煮沸，使水蒸气弥漫于病室中，一日多次用面巾浸药液乘温轻擦头面、四肢，擦时勿使受凉，并勿使药液误入两目。每日 1 剂，连用 3 日，以疹透为度。

翌日复诊：麻疹已布未透，便泄略减，舌脉如前，继予原方 2 剂。

三诊：疹透热减，汗多泻止，舌苔薄白而润，脉转缓，乃予桂枝、白芍、杏仁、象贝、茯苓、紫菀等药调营卫，宣肺气而愈。

先生于 60 余年前临诊时，即根据患儿口腔内颊部黏膜上有未出现白色细点水疱（科泼力克斑）作为早期诊断依据，故在所书脉案中，常有"痧子未见""痧子将布"等语。本例发热三日，咳呛便溏，深恐邪蕴肺闭，正气不能托毒外出，方用升麻葛根汤加减，解肌透疹，宣肺化痰，更合用熏洗方，则内外之邪俱解，不致下陷矣。

冯幼

一诊：蕴热三日，痧子将布，咳呛尚畅，舌白，脉濡数，治以疏达。

川桂枝 3g　粉葛根 6g　白杏仁 12g　广郁金 9g　薤白头 4.5g　炙紫菀 3g　玉桔梗 4.5g　姜半夏 9g　橘红 4.5g　天浆壳去毛包，5 只

二诊：痧子已布，鼻准未透，肌热有汗，咳呛稀少，大便溏薄，苔白腻，脉濡数。气阳不足，恐其下陷。

黄厚附片先煎，9g　水炙升麻4.5g　粉葛根6g　川桂枝3g　炮姜炭4.5g　活磁石先煎，30g　生龙齿先煎，30g　煨益智12g　破故纸12g　炙紫菀3g　姜半夏9g　广陈皮6g

三诊：痧子已布，色㿠不华，便泄不止，肌热有汗，咳呛稀少，舌白，脉滑数。再以温下宣达，不变则佳。

黄厚附片先煎，9g　水炙升麻4.5g　粉葛根6g　川桂枝3g　黑锡丹包，12g　活磁石先煎，30g　生龙齿先煎，30g　白杏仁12g　煨益智12g　紫菀3g　姜半夏9g　橘红4.5g

四诊：痧后余邪恋肺，肌热起伏，咳呛气浅，舌白，脉滑弦数，再以疏化。

川羌活4.5g　川桂枝3g　白杏仁12g　活磁石先煎，30g　生龙齿先煎，30g　姜半夏9g　橘红4.5g　紫菀3g　远志2.1g　天浆壳去毛包，5只　仙灵脾9g

五诊：肌热不解，咳呛气浅，舌白腻，脉弦数。气阳素虚，当以两顾。

黄厚附片先煎，9g　水炙升麻3g　白杏仁9g　活磁石先煎，30g　生龙齿先煎，30g　姜半夏9g　橘红4.5g　紫菀3g　远志2.1g　天浆壳去毛包，5只　生姜6g　川朴3g

六诊：宗前方损益治之。

黄厚附片先煎，9g　水炙升麻4.5g　活磁石先煎，30g　生龙齿先煎，30g　川朴3g　炒茅术12g　白杏仁12g　广郁金9g　薤白头4.5g　姜半夏9g　橘红4.5g　生姜汁冲，20滴　黑锡丹包，12g

张幼

一诊：肌热四日，起伏不壮，咳呛尚畅，痧子未见，舌白腻，脉濡缓，治以宣达。

川桂枝 3g　白杏仁 12g　广郁金 9g　薤白头 4.5g　活磁石 先煎，30g　紫菀 3g　远志 2.1g　姜半夏 9g　橘皮 4.5g　天浆壳去毛包，5 只

二诊：痧子不显，热不壮，自汗淋沥，咳呛虽畅而稀少，舌白，喜饮，脉濡缓。气阳不足，恐其下陷，当以温下。

黄附片先煎，9g　川桂枝 4.5g　白杏仁 12g　活磁石 先煎，30g　紫菀 3g　远志 2.1g　巴戟天 9g　煨益智 9g　姜半夏 9g　陈皮 9g

三诊：痧子密布，鼻准未透，肌热自汗，咳呛已畅，渴不多饮，舌白，脉濡浮。气阳不足，显有可征，再以温下。

黄附片先煎，9g　黄芪皮 12g　川桂枝 4.5g　白杏仁 12g　活磁石先煎，30g　紫菀 3g　远志 2.1g　巴戟天 12g　煨益智 12g　姜半夏 9g　陈皮 6g

以上两例见有痧出不显或未透，或自汗，便溏，舌白，脉濡等症，故案云"气阳不足，显有可征"。均主用附子扶助气阳，更加益智仁、破故纸、巴戟天等温培脾肾。冯案二至三诊方用升麻、葛根，乃参《阎氏小儿方论》升麻葛根汤方意，取其解肌透疹，升提止泻之法；四至五诊则用升麻与附子相伍，寓透疹解毒于温阳之中。再合用广郁金、薤白头、杏仁、桔梗、紫菀之品，共奏宣肺达表、通阳开痹之功。以下诸案，虽药味组成有所不同，但大抵不出乎宣肺达邪一法。

王幼

一诊：痧子已布，鼻准不透，肌热汗微，咳呛稀少，呕恶便溏，舌白，脉浮数，恐其下陷。

水炙升麻 3g　粉葛根 6g　川桂枝 3g　活磁石 先煎，30g　广郁金 9g　薤白头 4.5g　姜半夏 9g　橘皮 4.5g　紫菀 3g　煨益智 9g　天浆壳去毛包，5 只

二诊：痧子已齐，肌热汗微，咳呛不甚，呕恶便泄，舌白腻，脉

浮数。再以宣达，不变则佳。

水炙升麻 4.5g　粉葛根 6g　水炙麻黄 2.4g　淡干姜 4.5g　活磁石先煎，30g　广郁金 9g　半夏 9g　橘皮 4.5g　紫菀 3g　煨益智 12g　破故纸 12g　天浆壳去毛包，5 只

三诊：痧子已齐，肌热汗微，咳呛稀少，呕恶便溏，渴不多饮，舌白腻，脉数。再以宣达，不变则佳。

水炙麻黄 3g　白杏仁 12g　活磁石先煎，30g　粉葛根 6g　广郁金 9g　紫菀 3g　远志 2.1g　仙半夏 9g　橘络 4.5g　天浆壳去毛包，5 只　干菖蒲 4.5g

郭幼

痧子密布，鼻准未显，身热汗微，咳呛少而不畅，大便溏泄不化，神疲，肢冷，苔薄白，脉濡数。气阳式微，肺气失宣，邪将下陷。治以温阳透疹。

生麻黄 4.5g　川桂枝 4.5g　水炙升麻 3g　粉葛根 4.5g　黄厚附片先煎，9g　活磁石先煎，30g　姜半夏 9g　桔梗 4.5g　天浆壳去毛包，5 只　无价散包，9g

1 剂。水煎服。

药后疹已透，肢略温，便泄亦减，咳较畅，继服原方 2 剂。服后疹回热解，肢温泻止，改予肃肺化痰法而愈。

此案因气阳不足，致痧邪有下陷之势。据其苔白、汗微而予麻、桂辛温发汗，宣肺透疹。又据其便泄不化、神疲肢冷，阳虚之征兆已现，故加附子以温阳。

无价散方见《证治准绳·幼科》。其制法为用无病小儿粪，腊月将倾银罐两个上下合定，盐泥固济，火煅通红，取出为末，蜜水调服 3g，或加麝香、冰片少许。先生常以透发疱疹，每次用量 9g 左右，包煎入药。该散药肆早已停止供应。另方，用人粪或猫、猪、犬类腊月

内烧为灰，砂糖水调服。

陈幼

一诊：痧子未透而回，余邪恋肺，肺气闭塞，肌热式微，咳呛不畅，气急鼻煽，神倦嗜卧，渴不多饮，苔白腻，脉濡数。气阳不足，颇难着手。

黄厚附片先煎，9g　蜜炙麻黄 3g　黑锡丹包，15g　白芥子 2.4g　白杏仁 12g　广郁金 9g　活磁石先煎，30g　生龙齿先煎，30g　姜半夏 9g　橘红 4.5g　紫菀 3g　生姜汁冲，20 滴

二诊：宗前方损益治之。

黄附片先煎，9g　蜜炙麻黄 3g　川桂枝 3g　黑锡丹包，18g　白芥子 2.4g　广郁金 9g　活磁石先煎，30g　生龙齿先煎，30g　姜半夏 9g　橘红 4.5g　煨益智 12g　巴戟天 12g　淡干姜 4.5g

三诊：咳呛略畅，气急鼻煽稍平，肌热不扬，色㿠神疲，苔白腻，脉软数，左有弦象。肺气虽得略畅，气阳式微，恐难奏效。

黄附片先煎，9g　川桂枝 3g　黑锡丹包，18g　活磁石先煎，30g　生龙齿先煎，30g　白芥子 2.4g　白杏仁 12g　煨益智 12g　破故纸 12g　巴戟天 12g　姜半夏 9g　橘红 4.5g　淡干姜 4.5g

俞幼

一诊：痧子未透而回，余邪恋肺，肺气闭塞，身热多汗，咳呛不畅，气急鼻煽，涕泪俱无，便青黏腻，苔白，脉浮滑。证情棘手，姑与辛开潜阳。

黄厚附片先煎，4.5g　川桂枝 3g　白杏仁 12g　朱茯神 12g　活磁石先煎，30g　紫菀茸 4.5g　黑锡丹包，广郁金 9g　远志 4.5g　干菖蒲 9g　天浆壳去毛包，5 只

1 剂。水煎服。

二诊：热较轻，咳略畅，有泪不多，气急鼻煽甚于黎明，苔白，

脉浮滑数，再宗前方。

黄厚附片_{先煎，}4.5g　炙麻黄 2.4g　白杏仁 12g　朱茯神 12g　活磁石_{先煎，}30g　紫菀茸 4.5g　黑锡丹_{包，}9g　广郁金 9g　仙半夏 9g　干菖蒲 9g　天浆壳_{去毛包，}5 只

1 剂。水煎服。

三诊：肺气略宣，热较轻，涕泪不多，苔白，脉濡滑。

阳虚邪恋，再宗前方。

照前方加煨益智 9g。1 剂。

四诊：肺气已宣，肌热未尽，夜寐不安，苔薄白，脉濡滑数，再以辛开潜阳。

黄厚附片_{先煎，}4.5g　炙麻黄 2.4g　白杏仁 12g　朱茯神 12g　活磁石_{先煎，}30g　生龙齿_{先煎，}13g　紫菀茸 4.5g　广郁金 9g　仙半夏 9g　煨益智 9g

1 剂。水煎服。

五诊：热已解，咳畅气平，夜寐已安，苔已化，脉软滑数，再宗前法。

宓幼

一诊：痧子未透而回，肺气闭塞，内风蠢动，肌热无汗，气急鼻煽，昨曾痉厥，苔薄白，脉弦数。病后正虚，颇难着手。

黄厚附片_{先煎，}9g　蜜炙麻黄 3g　羚羊角_{另煎冲，}2.4g　黑锡丹_{包，}12g　白杏仁 12g　朱茯神 12g　橘络 4.5g　紫菀 3g　蝎尾 2 支　干菖蒲 4.5g

二诊：诸恙均得略减，再宗前方。

黄厚附片_{先煎，}9g　蜜炙麻黄 3g　羚羊角_{另煎冲，}2.4g　黑锡丹_{包，}12g　白杏仁 12g　广郁金 9g　仙半夏 9g　橘络 4.5g　紫菀 3g　蝎尾 2 支　干菖蒲 4.5g　天浆壳_{去毛包，}5 只

三诊：肌热起伏，咳呛稀少，气急鼻煽，苔薄白，喜饮，脉右软

左弦，再以前方出入。

黄厚附片先煎, 9g　川桂枝 3g　炒白芍 9g　羚羊角另煎冲, 2.4g　活磁石先煎, 30g　生龙齿先煎, 30g　黑锡丹包, 12g　白杏仁 12g　仙半夏 9g　橘络 4.5g　干菖蒲 4.5g　陈胆星 6g　仙灵脾 12g

四诊：热较轻，咳呛略畅，痰如牵锯，气急鼻煽，舌起糜苔，左脉弦象已软，再宗前方出入。

黄厚附片先煎, 9g　川桂枝 3g　炒白芍 9g　蜜炙麻黄 3g　炙细辛 3g　五味子打, 2.4g　淡干姜 4.5g　白杏仁 12g　制南星 4.5g　仙半夏 9g　橘络 4.5g　黑锡丹包, 12g　仙灵脾 9g

某幼

痧子未透而隐，身热有汗，咳呛不畅，涕泪俱无，动辄气急鼻煽，面青神疲，痉厥频作，干恶便黏，苔白，不多饮，脉软数。邪陷肺闭，内风蠢动，与宣肺潜阳，以冀弋获。

水炙麻黄 4.5g　白杏仁 9g　黄附片先煎, 9g　活磁石先煎, 30g　青龙齿先煎, 30g　朱茯神 9g　广郁金 9g　姜半夏 9g　橘皮 4.5g　天麻 4.5g　蝎尾 2 支　二味黑锡丹包, 9g　鲜石菖蒲 9g

以上 5 例均为麻疹变证，属气阳虚衰而邪陷之肺闭。麻疹变证虽有因热炽邪陷者，但因气阳式微致邪难透达者亦多。虽有发热，多兼汗多、面㿠或青、肢冷、溺清长、泄泻、脉濡细或软等，治不及时，致正虚邪陷，一发不可收拾。先生于此生死关头，能当机立断，以温阳宣透并进，往往转危为安。对动风者则参以潜阳息风之法，为其治疗麻疹的一大特点。

应用黑锡丹，乃因患儿有真阳衰惫、肾气失纳之证。黑锡丹具温肾纳气、助阳固脱之功，凡喘息真阳欲脱者，先生常舍参、蛤而用黑锡。

钱幼

一诊：痧子密布，鼻尖未透，壮热无汗，咳呛稀少，气急鼻煽，嘎齿神蒙，便黏似痢，昼夜无度，龈腐舌绛，脉息弦数。邪已内陷，化热化风，肺气闭塞，姑与宣息，以冀弋获。

蜜炙麻黄 3g　小川连 3g　广郁金 9g　白杏仁 12g　象贝母 12g　活磁石先煎, 30g　青龙齿先煎, 30g　朱茯苓 12g　橘皮 4.5g　带心连翘 9g　天麻 9g　竹叶 6g　鲜石菖蒲 9g　紫雪丹煎汤化服, 1.8g

二诊：肺气已宣，余邪尚留，壮热无汗，舌绛转润，脉息弦数。再以宣息，不变则佳。

照前方去天麻、紫雪丹，加天浆壳 5 只（去毛包）。

取麻黄、杏仁、橘络（皮）等宣肺达邪；川连、连翘、竹叶（茹）或黛蛤散、石斛等清热解毒；磁石、龙齿、石菖蒲、茯苓潜阳息风，开窍安神。钱案壮热无汗，热势鸱张，内陷之邪，化热化风，显而有征，除再加天麻、郁金之品外，更重用紫雪丹泄热解毒，息风镇痉。复诊肺气已宣，舌绛转润，药证相合，效若桴鼓。

白喉逆证每用附子

白喉一证，系由感受时行疫毒所致，临床以咽喉部形成白膜，咽喉痛，发热为主要特征。先生尝谓："白喉有两种，一种发自喉间可以看见，一种发于气管目不能见。前者可有特殊嘶吼声，后者可有犬吠咳嗽。白喉喉间白点不易剥离，烂喉痧之喉间白点易于拭去"。

清代白喉专著如张绍修《时疫白喉捷要》、李纪方《白喉全生集》等书籍中所载的治疗经验，初起多见风热证，一般以银翘散加减，疏风清热，解毒利咽；至证见阴虚燥热时，则多用养阴清肺汤加减。先生认为，白喉为烈性传染病，发病急骤，极易危及生命，一般清热解毒养阴为其治疗常法；若因毒盛而累及心阳，可导致虚脱（心衰），因此保护心阳尤为紧要。先生凡遇患儿有面色苍白，汗出，脉细等心阳不足征兆者，及时在方中加用附子、黑锡丹、巴戟天等温阳固脱；并以牡蛎、龙骨、黄芪皮固表敛汗；射干、马勃、人中白等解毒利咽；木蝴蝶开音，从而挽救了无数的险证危候。

胡幼

风邪客肺，肺气不宣，热自昨起，微汗气急，鼻煽声嘶，苔白边剥，脉浮滑数，趋向白喉之可能，小溲清长，治拟宣肺温肾。

黄附片先煎，4.5g　活磁石先煎，30g　黑锡丹包，9g　蜜炙麻黄1.5g　象贝母9g　牛蒡子6g　广郁金6g　藿梗9g　橘皮3g　远志4.5g　炙百部4.5g　菟丝子9g

本案所谓"趋向白喉之可能"，一般指早期白喉而言。

根据辨证，乃属肺气失宣，肾阳不振。方以麻黄、象贝、郁金、牛蒡、远志等宣肺化痰；附片、磁石、黑锡丹、菟丝子温肾纳气；藿梗理气化湿。对于患儿气急鼻煽，咳痰不畅，先生每以郁金与牛蒡子合用，定名"金牛汤"，功能散结开痹。

张幼

一诊：发热无汗，咳呛不畅，气急音嘶，苔白，不渴，脉细数。属气管白喉，治以温培开肺。

黄附片先煎，6g　活磁石先煎，30g　生龙齿先煎，30g　生牡蛎先煎，30g　白杏仁12g　紫菀3g　炙苏子9g　炙百部4.5g　姜半夏9g　橘皮毛5g　炒白术12g　淡干姜3g　朱茯神9g

二诊：气管白喉，气促音嘶较昨略减，传染痧子，身热无汗，咳呛不畅，苔白，脉濡浮，大便溏薄。恐其下陷，证情复杂，当以两顾。

水炙麻黄2.4g　黄附片先煎，6g　活磁石先煎，30g　黑锡丹包，9g　白杏仁12g　紫菀4.5g　远志4.5g　姜半夏9g　橘红4.5g　益智仁12g　破故纸12g　粉葛根6g　朱茯神12g

本例患儿发热无汗，咳呛不畅，气急音嘶，乃由白喉白膜蔓延侵及气管，肺气痹阻，气阳不足，肾气失纳，非温培下元无以敛其浮越之气，故用附子配磁石、龙齿、牡蛎温肾扶阳；白术、干姜健脾温中；非开肺通痹无以遏其上逆之气，故以杏仁、紫菀、苏子、百部、半夏、橘皮化痰肃肺；又以朱茯神宁心安神。二诊证情虽有好转，但传染痧子，又见大便溏薄，深恐疫毒乘虚下陷，故再加麻黄宣肺达邪，葛根升清，合益智仁、破故纸温而止泻，黑锡丹温肾经气，治从表里并治，故云"两顾"耳。

杨幼

一诊：白喉白腐，气促声嘶，头汗涔涔，苔白，脉濡软。上盛下虚，证属棘手。

黄厚附片先煎，9g　黑锡丹包，9g　活磁石先煎，30g　生牡蛎先煎，60g　花龙骨先煎，30g　酸枣仁 12g　朱茯神 12g　仙半夏 9g　橘皮 4.5g　黄芪皮 12g　木蝴蝶 2.1g

二诊：白喉白腐渐退，气促音嘶亦减，头汗已止，咳呛转甚，苔白，脉濡缓。上盛下虚，再宗前法，以善其后。

黄厚附片先煎，9g　黑锡丹包，9g　生牡蛎先煎，60g　花龙骨先煎，30g　白杏仁 12g　象贝母 9g　炙百部 4.5g　酸枣仁 12g　朱茯神 12g　仙半夏 9g　橘皮 4.5g　黄芪皮 12g　木蝴蝶 2.1g

本例为疫毒内侵，肾阳不振，虚阳上浮，症见气促声嘶，头汗涔涔，证属上盛下虚，有厥脱之虑，故云"证属棘手"。方用黄附片、黑锡丹温肾纳气；磁石、牡蛎、龙骨、枣仁、茯神潜阳安神；黄芪益气固表；半夏、橘皮燥湿和中；木蝴蝶开音。二诊诸恙均减，酌减镇潜之磁石，因其咳呛转甚，于原方再加杏仁、象贝、百部以化痰止咳。咽喉者，肺胃之道路，肺气清肃则病情向愈有望，故云"以善其后"。

黄幼

白喉三日，咽喉有块状白腐，两项肿胀，面色灰白，口唇青紫，头汗涔涔，哮喘音嘶，气急鼻煽，四肢厥冷，心烦不安，舌苔白腻，脉细数。时行疫毒内陷，心阳不振，浮阳欲脱，急予回阳救逆，并佐清热祛腐之品。

黄厚附片先煎，9g　桂枝 6g　干姜 3g　生龙骨先煎，30g　生牡蛎先煎，30g　生龙齿先煎，30g　人中白 9g　马勃包，3g　甘草 6g　别直参另煎冲服，9g

1 剂。水煎服。

患儿系某医院院长之子，发病后曾用白喉抗毒血清治疗，因病势日笃而延先生会诊。先生抓住面灰、唇青、心烦、气急、头汗、肢厥、苔白腻、脉细数等症，认定是心阳不振，已濒浮阳欲脱之险境，放手应用四逆、参附、桂枝、龙牡辈以挽狂澜。一剂后心烦气急略减，头汗稍敛，四肢渐温，苔略化，脉较缓。守前方加射干 3g，继进一剂。三诊时咽喉白腐渐消，气平，烦躁已安，知饥索食。再守前法，原方去龙齿，加银花 15g。续服 2 剂后，诸症均除，惟面白、神疲、自汗，乃予玉屏风散加味以善其后。

方幼

一诊：咽喉白腐，气急声嘶，头汗涔涔，四肢厥冷，舌白，脉细数。证属白喉危证，治以回阳救逆，佐以解毒利咽。

黄厚附片先煎，9g　生牡蛎先煎，30g　生龙骨先煎，30g　黑锡丹包，12g　巴戟天 12g　黄芪皮 12g　射干 3g　马勃包，3g　甘草 3g　木蝴蝶 2.1g

2 剂。水煎服。

二诊：咽喉白腐渐退，气急声嘶亦减，头汗已止，肢冷转温，稍有咳呛，舌白，脉细数，再予前法。

黄厚附片_{先煎}, 9g　生龙骨_{先煎}, 30g　黑锡丹_包, 12g　巴戟天 12g　射干 3g　马勃_包, 3g　白杏仁 9g　炙百部 9g　甘草 3g　木蝴蝶 2.1g

3 剂。

本例属白喉危证，出现头汗、肢冷、脉细数，乃毒盛累及心阳，故合回阳救逆、解毒利咽于一方。

（陆鸿元　邓嘉诚　整理）

唐福安

暑兼寒湿证，诸葛行军散

唐福安（1917~　），杭州市中医院主任医师

唐福安主任医师善用诸葛行军散治疗暑兼寒湿证高热，常获极好效验。

诸葛行军散相传是蜀汉诸葛武侯所创。当时行军作战处在山岚瘴气弥漫，疾病丛生这种十分险恶的环境中。患有头昏头晕、身热恶心、胸闷腹胀、中恶泄泻者不计其数，甚有昏迷不省人事，幸得行军散及时治疗，才使他们转危为安。行军散曾为蜀军的防病治病作出过极大的贡献。

清·王士雄所著《随息居霍乱论》中载有行军散的方药组成：牛黄、硼砂、麝香、冰片、雄黄、珍珠、硝石、飞金。治疗霍乱痧胀、山岚瘴疠及暑热秽恶诸邪直干包络，头目昏晕，不省人事危急等症，并治口疮喉痛，点目去风热障翳，㗜鼻辟时疫之气。

唐老对行军散做了数十年的临床观察，用行军散治疗暑兼寒湿高热证。本病常发于农历夏至后到立秋前这一段时间，是暑、寒、湿三气交感而发病，症见头痛恶寒，身热无汗，胸闷心烦，四肢酸楚，舌苔薄腻，脉濡数，为暑湿被寒邪所遏，表里同病。其热象亦较顽固，患者虽经口服或静滴抗生素，肌注退热针，治疗一二日，无济于事；单纯中药汤剂新加香薷饮内服，亦非一二日所能奏效。唐老创用行军

散治疗，每日 1 支(0.6g)，分 2 次吞服，再加中药汤剂(香薷、淡豆豉、川朴、扁豆花、银花、连翘、鲜芦根)，其效速者往往在服药后一二小时汗出热退，十之八九能在一二天内热退并净，症状缓解。行军散退热治疗，热退停服，中病即止，孕妇忌用。方中牛黄、硼砂解毒泄热，祛暑热湿浊之气；麝香、冰片其性走窜，开窍醒神辟秽；雄黄辟秽解毒，珍珠重镇安神，硝石泻热。

余亦用此法，对外感高热者（体温在 38.5℃以上），按四季气候不同，辨证用药，加服行军散。设中药对照组观察，行军散组退热效果明显优于对照组。

（董明耀 整理）

姚荷生

夏季热案析

姚荷生（1911~1997），江西中医药大学教授

1970年暑期，江西省某医院病房2例患夏季热伴重度营养不良的患儿因西医疗效不佳，请我会诊。余观两儿之病，同发于夏季，其主症均有消渴、泄泻、尿多、久热不退。但其中一例形体消瘦，皮肤弹性较差，面色白，唇舌俱红，烦躁声高，张目不眠，渴喜冷饮，大便色深，指纹青紫。另一例形体稍胖，面色黄滞，轻微浮肿，唇舌俱淡，倦怠嗜睡，有时烦躁，音低弱，口渴不欲冷饮，大便如蛋花。前者诊断为暑热伤津，后者诊断为脾虚受暑（暑湿伤气）。治疗一则清热生津，用生脉散合清络饮；一则清暑益气，用李东垣清暑益气汤，均服5剂。处完方药，余对患儿家属交代饮食宜忌，前者可大量吃西瓜汁代茶，后者则不能吃西瓜、水果，可用陈仓米（或陈谷），灶心土煎水代茶。并对服药后症状改变及愈期作出预先判断。余告知西医同道及患儿家属，本病转归过程，第一是口渴改善，第二是小便次数减少，第三是大便转稠，第四才是发热见退，如果急于要求退热，甚至外用冰敷，内服退热药，那就难以达到理想效果。疾病愈期当在5~7日左右。但前者恢复较快，后者恢复可能稍慢。服药3天后，两个患儿病情均按我事先所说症状次序好转。服完5剂，发热均退。前者病已痊愈，嬉戏如常。后者下地不久即踡依母膝。复诊再给七味白术散

2剂，带药出院。

此次会诊，因为病房由西医对疗效进行观察，取得满意疗效，中西医同行赞许有加。其实我认为只要严格按照中医理论辨证论治，是可以取得预期效果的。夏季热一病，属中医"疰夏"范畴，然中医素来不太重视病名，认为应该治病求本，即辨求病因病机。病发于夏季，夏季为"少阴君火、少阳相火、太阴湿土"三气合行其气，火土交蒸，产生时令偏胜之气湿热相合的暑气，暑为病因，两儿相同，但一偏暑热，一偏暑湿。因两儿体质不同，一瘦一肥，一薄白一黄滞，白而瘦者，说明素质偏燥；黄而肥者，说明素质偏湿。尽管同受暑邪，前者则为燥化伤津，后者则从湿化而伤气，因此两儿的体态神色等症状截然不同。辨证既明，论治则应针对病因病机而调整机体功能，所谓补偏救弊，故一以甘寒清热生津，一以甘温清暑益气。至于饮食宜忌，口渴一症虽为津液不足，但前者之渴属热邪伤津，后者之渴为气不布津，西瓜甘寒俗称天然白虎汤，清热即可生津；陈仓米、灶心土甘温益脾助气而后津液得布，看似饮食宜忌，实与选方遣药一致。愈期的判断，乃根据中医理论，七日一来复，五日为一候而定。而愈期的先后，因前者病因为暑热，热为阳邪，热性急迫，其进速，其退亦快。后者病因为暑湿，湿为阴邪，湿性濡滞，其进缓，其退亦慢。理论如此，临床上亦多数如此。

由此可见，中医治病，必须要在中医理论指导下，严格掌握辨证论治的精神实质，才能发挥方药的应有作用，所谓"谨守病机，各司其属"就是这个道理。

（伍炳彩　汪栋材　刁军成　整理）

曹炳章

暑热蒙闭清窍

曹炳章（1878~1956），字赤电，近代大家

《内经》云："心者，君主之官也，神明出焉。"若心脑为实热所蔽，痰火所蒸，湿热迷蒙，瘀热所闭，火毒内攻，以致神明内乱，灵机顿失，或谵语如狂，或为痉为厥。因实热所闭，若胃热甚而神昏者，其外证必灼热烦躁，口渴引饮，揭去衣被，扬手掷足，循衣摸床，撮空理线，便秘溲短，舌质紫绛，苔焦或黑糙。其证当辨蒙与闭为两类。蒙则热邪夹湿、夹痰，熏蒸迷蒙心包；闭则直入心宫，更当辨痰迷、血瘀两因。如灼热初蒸心营，心烦多言，以泻营透热为主；若内陷心包则妄言妄见，其热渐深渐重，宜凉膈散调下万氏牛黄清心丸一二粒多效。若厥后犹不清，反昏厥不语，全不省人事者，邪热已直陷心宫，急服王氏新定牛黄清心丸。如见妄笑妄语，是热邪已入心脑，或安宫牛黄丸、瓜霜紫雪丹，皆可急救。如热毒内陷心宫及深入血室，犀珀至宝丹调灌，或可回生。若痰因火动，蒙蔽心窍而闭者，以神香苏合丸皆有特效。

1. 因痰火蒸蒙气机闭塞而神昏

其外证必面赤气粗，口噤不语，项强目张，手足握固，神志昏沉，身热便秘，舌苔黄腻。其治法先用卧龙丹嚏鼻取嚏，以通肺窍。次用导痰开关散六七分，开水调灌，以吐稠痰。便秘者礞石滚痰丸、

陆氏润字丸任服，以下痰垢。虽经吐下而神犹不醒，乃偏于热重夹痰内陷心宫者，宜叶氏神犀丹、瓜霜紫雪丹酌服，或以炼雄丹调服四五厘，渐渐冷灌，以吐出清痰、黏液数碗，而神志全清。后服严制川贝以去其痰，再用和胃二陈丸以善其后。

2. 因湿热迷蒙由湿秽而神昏

其证必壮热口燥，不喜饮水，脘闷懊侬，神识昏沉，如痴如醉，嗜卧懒动，好向壁卧，懒与人言，或眼喜闭，或开目不欲见光明。治以芳香辟秽，辛淡开闭，如藿朴二苓汤去蔻、朴，加细辛、白芥子、芦根、滑石，煎汤热饮；甚则调入太乙紫金丹一丸，轻则紫金片亦效，或以苏合香丸磨汁冲入，其效更捷。若湿夹热并重而蒙者，再调服清营神犀丹。

3. 因瘀热所闭

若其人素有血瘀，与时热相搏，阻遏机窍，神志昏迷，遂变如狂，此为蓄血也。蓄血在上焦者，属心包络证，必脉细、肢厥、胸痹痛，名血结胸。治宜横开旁达。蓄血在中焦者，属脾络证，必脘痛窜胁，脉涩，肢厥，宜逐瘀和营。蓄血在下焦者，属肝络证，必左脉弦涩，手足厥冷，大便溏黑，小便自利，神昏如狂。治宜宣气解结，透络通瘀。延久不治，变为肝胀血蛊，治宜开郁通络，皆当继服代抵当丸及大黄䗪虫丸，更效。

4. 因血毒攻心而闭

若血毒攻心而神昏者，名曰血闭，其证有三：一为温毒烁血，血毒攻心，法当峻下，如桃仁承气汤合代抵当汤。二为产后结瘀，血毒攻心，用回生至宝丹最灵验，黑神丸最稳而效。三为溺毒入血，血毒攻心，甚则血毒冲脑，其证更危，急宜通窍开闭、利溺逐毒等药调入犀珀至宝丹最效。其他如女子热结血室，男子热陷血分及产后瘀血冲心，小儿痘疹紫陷，犀珀至宝丹均有特殊效能。亦有因火、因痰、因瘀、因气、因血、因食，以致昏迷暴厥者，急服厥证返魂丹一二颗，立能厥回神醒。亦有因中痧暑，仓卒气闭，牙紧，便闭，上下格拒而神昏者，宜急服飞龙夺命丹一二分，或飞马金丹，以清热解毒，穿经透络，能立起危亡也。

（《近代浙东名医学术集》）

蒲辅周

时病的治疗经验

蒲辅周（1888~1975），著名中医学家

时病指的是春夏秋冬一般常见的急性发热性疾病，症见发冷发热，头痛身疼，古人统名之伤寒、热病，如《内经》云："今夫热病者，皆伤寒之类也。"

一切外感病，既称时病，也称六气为病，二者是统一的。外感热病必须掌握季节性，一年12个月，有6个气候上的变化，即风、火、暑、湿、燥、寒。

大寒、立春、雨水、惊蛰，这4个节气60天，叫作"初之气"，主厥阴风木。此时的外感病，称风温、春温。亦有应温反寒，而病寒疫。

《内经》云："冬伤于寒，春必病温。"有人说：有伏邪者叫春温，无伏邪者不叫春温。他们对《内经》这句话理解错了。我认为经文原意，应是指人的体质衰弱，冬天不能抵御寒冷，春天也不能适应天气的变化，必然要生病。

春分、清明、谷雨、立夏，为二之气，主少阴君火。吴鞠通《温病条辨》自序："来岁己未湿土正化，二气中温厉大行"指的就是这个节气，其病多属温热病范围。

小满、芒种、夏至、小暑，为三之气，主少阳相火，叫暑病。积

温成热，积热成火。到这个季节，外感病多在暑证范围。

大暑、立秋、处暑、白露，为四之气，主太阴湿土，叫湿温。这是多雨的季节，这时的外感病，多属湿温。

秋分、寒露、霜降、立冬，为五之气，主阳明燥金，叫秋燥。这个季节，雨水少了，自然界万物枝萎叶黄，干枯了，因谓之燥。

小雪、大雪、冬至、小寒，为终之气，主太阳寒水。这时候，伤寒病就多了。但冬阳偏胜，气候应寒反温，亦有冬温。

六气为病，年年如此。气候正常则发病少，反之则发病多一些。环境卫生好，可以减少四时的流行病。

春季时病

1. 风温

风为百病之长。风邪从口鼻或从皮毛侵入人体发生诸病。若春阳过盛，感受温风而病者，名曰风温。其症发热，微恶风寒，头痛目胀，有汗或无汗，口干或心烦口渴，或不渴，鼻干或塞，或胸闷，咽干或咽痛，或咳或不咳（咳者较轻，不咳者较重），身困或酸而不甚痛，脉象浮数，右大于左，或细数微浮，舌红，苔白或黄，小便黄。以上皆风温病之表现。病在上焦，属手太阴，法宜辛凉解表，宜银翘散、桑菊饮二方出入化裁为主。兼有微寒者略佐葱白、苏叶；夹湿者加滑石、芦根、通草。初起总以达邪外出为要，切勿过早使用寒凉，冰伏其邪，热不得外越而内陷，延长病程，甚则恶化。

银翘散加减

胸闷加藿香、郁金；渴甚加花粉；项肿咽痛加马勃、玄参；衄者去荆芥穗、豆豉，加白茅根、侧柏叶、栀子炭；咳者加杏仁；热渐入里加细生地、麦冬。

桑菊饮加减

小便短少加知母、黄芩、栀子;燥热在气分加生石膏、知母;入营加玄参、犀角(可用水牛角代之);在血分去薄荷、苇根,入麦冬、细生地、玉竹、丹皮;肺热加黄芩、花粉。

余在临床亦按此法加减,惟初起加入葱白,透邪外出,见效更捷。咽痛加僵蚕、射干;伤食加山楂、莱菔子;若心烦不用葱白,加栀子3枚,即合用栀豉宣解郁热,其效更速。

2. 寒疫

偶为暴寒所折,发为寒疫,其发病多与伤寒相似。临床症状憎寒、发热、头痛、身疼、胸闷不饥,或欲呕或泻,或口干不渴饮,脉浮弦而滑或紧,舌质色黯,苔白而秽,治法宜芳香温散和解,不宜辛凉、苦寒,一般可用香苏饮加味或十神汤化裁。头痛甚加川芎、僵蚕、白芷、蔓荆子;身痛加羌活、防风;项背痛加葛根;呕加半夏、生姜;若呕吐下利腹痛可用藿香正气加生姜;若无汗身痛兼胃肠不和,症状夹杂,可用五积散为末,每用15g,加生姜3片,水煎温服。

似寒非寒,似温非温,壮热烦躁,无汗头痛身疼,胸腹痞满,大便不利,小便短涩,目胀心烦,口苦不思食,渴不多饮,脉沉紧或浮弦,舌质黯,苔白腻或黄腻者,属内湿热,外感风寒,营卫失和,三焦郁滞,治宜两解,用增损双解散为末,每用15g,加生姜3片、葱白3枚,水煎热服,汗出热退,二便自和,当避风,以稀粥调养数日即愈。

夏 季 时 病

1. 温热病

先夏至为病温,一般称为温热。发病较速,历代医家治此病以存津液为主，因热甚则伤津。其症状初起即高热烦躁，口渴舌干，头痛微恶风，面赤目红，或有汗，或无汗，小便短赤，脉浮数或洪，初起有表证者，可酌用银翘散合栀豉以解之。若不效，心烦便秘者，可用凉膈散两解之；若表解里热盛，大烦渴，汗大出，脉洪大有力者，可用白虎汤清解之。脉大而芤，热甚津伤，可加沙参、玉竹，益气生津。

再者春夏之交，一般热病在三四天之后表证已罢，高热不退，烦渴引饮，或有时谵语，目赤气粗，或汗不出，因肺胃津伤不能达热外出，此时不能再用表剂重伤津液，然而又无里实证，不可用下药再伤正气，惟宜生津退热轻宣之法引热外出，可用二鲜饮生津退热。二鲜饮为余经验方。

二鲜饮

鲜芦根切，90g　鲜竹叶一握，约30g许

浓煎取汁，不拘冷热频频服之。

余在农村行医时用之屡效，若兼衄血加鲜茅根一握（约60g），煎成再加童便半杯兑服，屡获满意效果。此方看来平平无奇，在热病三四日之后，表证已罢，此方类似白虎汤的功用；在衄血者加茅根、童便，则类似犀角地黄汤之功用。丹溪谓降火最速莫过于童便。余临床数十年，凡热盛络伤之证，在对证方中加入童便，颇获速效。此方最宜于乡村缺药之地，就地取材，不花钱能治病。但须注意：童便必须取之于健康无病之儿童。

温毒者秽浊之气所致之病，四时皆有，春夏较多。其症微恶风寒，咽痛或不痛，耳前后肿，颊肿面赤，甚则头面全肿，耳聋，眼不能开，俗名大头瘟，亦名虾蟆瘟，其尤重者，喉中结塞，咯痰不出，声如曳锯，汤水难入，语言困难，亦名捏颈瘟。脉象多见浮沉俱盛，苔多秽腻，或白或黄，舌质赤黯。治法总以清热逐秽解毒为主，一般

以普济消毒饮治之，而杨栗山增损普济消毒饮有所发展。若舌苔白腻乃湿盛，宜酌加燥湿解秽之药，如佩兰、藿香、薏仁、豆卷；若苔黄腻乃湿热并盛，宜本方加栀子宣发郁热；若便秘腹胀满，酌加酒炒大黄，服法频频含咽，并常用热毛巾热敷患处，引热外达。或用赤小豆细末醋汤调，厚敷肿处，以拔其毒，稍凉即换。

2. 暑温病

后夏至为病暑。夏至后热盛于上而下迫，湿蒸于下而上腾，湿热交蒸，风行其中，人在气交之中感之而病者即为暑病。静而得之为中暑，即所谓"阴暑"；动而得之为中暍，即所谓"阳暑"。暑本热也，阴暑乃暑天贪凉受寒，非暑有阴也。

暑温、湿温都是季节流行病。暑和湿各居六气之一，在每年六气用事各主60日。但春分以后至秋分以前180日是君火、相火、湿土三气错综相互为用，所谓热、湿、火混合为一，故夏秋之间发病急，而见症不一。在夏至后至立秋前，所现症状多属热盛湿轻，宜暑温法治之；若夏至后三伏中多雨，则见热湿并重；立秋后多阴雨，多属湿重热轻，湿胜必以湿温法治之。但秋季往往少雨，秋阳亢盛，而多见燥症，须从燥治。在临床必先岁气，重视天候地气。

暑温致病，风、暑、湿三气夹杂，发病最骤，变化亦速，其症状不一，或高热、面赤、心烦、口渴，甚则昏厥、抽搐；或上吐下泻，四肢厥冷。因暑病急，伤元气最速，此举其大概。张凤逵先生著有专论，可重点参阅。脉象不一，或洪或芤，或细数，或濡缓，或隐而不显。舌色多赤，绛或紫，苔或白或黄，或无苔。治法可根据张凤逵先生所主张的首用辛凉，次用甘寒，终用甘酸。初起头痛身热，微渴，心烦有汗，脉右大于左，可用六一散。

六一散

滑石 180g　甘草 30g

为末，每服9g，温开水调下。胃阳弱者，绢包煎水服。或用二鲜饮。

热重者，脉洪大，身大热，大烦渴，大汗出，宜以辛凉重剂白虎汤主之。脉芤者加人参（以沙参代之，玉竹亦可用），此乃纯热不兼湿之证，名为中暍。若夹湿身重者，宜白虎加苍术。若兼暑湿闭滞，表实无汗，舌苔白秽，可用新加香薷饮。有呕吐加鲜藿香；若心烦，舌赤，苔黄加黄连；小便短涩加六一散。若汗多，脉散大，喘渴，欲脱者，急用生脉散；若暑邪入营，神昏谵语，可用清营、清宫加减酌用，至宝丹、牛黄丸、紫雪丹亦可随证选用。

若邪入厥阴，症见消渴烦躁，神昏谵语，时热时厥，或吐蛔者，可予连梅汤，或用椒梅汤。

连梅汤

黄连　乌梅肉　麦冬　生地　阿胶

椒梅汤

黄连　黄芩　干姜　白芍　川椒　乌梅　人参　枳实　半夏

善后调理以益胃生津为主，可与益胃汤或三才汤。

长夏受暑，过时而发者名伏暑。此病多发于秋后。其中偏于热者，多发于手太阴，宜清暑透邪；偏于湿重者为湿温，多发于足太阴，宜通阳利湿；湿热平等者两解之。初起症状头痛微恶寒，面赤，口渴，舌白，脉濡而数。无汗者宜银翘散去牛蒡子加杏仁、滑石，香薷可酌用，胸闷加藿香、郁金；若舌赤口渴无汗者，银翘散酌加细生地、丹皮、赤芍。以上皆表实之证，一兼气分，一兼血分。若舌红，口渴，有汗，宜银翘散去牛蒡子、芥穗，加石膏、杏仁、黄芩；若脉大，口渴甚，汗大出，仍用白虎汤。脉虚大则加人参，此邪在气分正虚之证；若舌赤、口渴、汗多宜生脉散加丹皮、生地黄，此邪在血分正虚之证。暑温、伏暑，病本一源，可前后互参，不可偏执。再者若初起恶寒，无汗，身疼，或有微汗而热不解，亦可采用香薷饮；若热甚无汗，心烦，舌赤，小便短涩者，亦可用黄连香薷饮加六一散或六一散加薄荷、葱白、豆豉，轻清宣透，以使汗出，热从表解。

3. 湿温病

湿温病发于夏秋之际。湿邪之害，不同于暑。盖盛暑之时必兼湿，湿盛之时不一定兼暑；暑邪只从外入，而湿邪兼于内外。暑邪为病骤而易见，湿邪为病缓而难知。湿热病四时皆有，湿温病则发于夏秋之间。外受之湿或从雨露而得，或从地气潮湿中而得，皆着于肌表，当用解肌法微汗之，兼风者微微疏散，兼寒者佐以温散，兼热者佐以清解，此乃外受湿邪之治法；若内生之湿，乃从饮食得之，凡过食膏粱厚味，甜腻水果，皆能内生湿热，或兼感外邪，分三焦论治。

湿温在上焦，其症状头痛，恶寒，身重疼痛，苔白不渴，胸闷不饥，面色淡黄，午后热盛，状若阴虚，脉弦细濡，湿邪黏滞，病难速已，其来也渐，其去也迟，忌汗与下，误汗则神昏耳聋，下之则洞泄，治宜芳香化浊，通阳利湿，以三仁汤灵活运用。喘促者宜用千金苇茎汤加杏仁、滑石。若邪入心包，神昏肢厥，清宫汤去麦冬之滞加银花、赤豆皮宣清降浊，并可予至宝丹、紫雪丹。以上属上焦治法，若出现中焦症状，当从中焦论治。

湿温之邪，由膜原直走中道，不饥不食，机窍不灵，宜三香汤。

三香汤

瓜蒌皮　桔梗　黑山栀　枳壳　郁金　香豉　降香末

若身痛脉缓，舌苔淡黄，渴不多饮，汗出热解，继而复热，徒清热则热不退，徒去湿则热愈炽，宜湿热两清，用黄芩滑石汤。

黄芩滑石汤

黄芩　滑石　茯苓皮　大腹皮　白蔻仁　通草　猪苓

若湿聚热蒸，蕴于经络，骨节烦疼，热炽寒战，舌苔灰滞，此属湿痹，宜用宣痹汤，加减木防己汤亦可选用。

宣痹汤

防己　薏苡仁　晚蚕沙　半夏　杏仁　赤小豆皮　滑石　连翘　栀子

加减木防己汤

防己　桂枝　石膏　杏仁　滑石　白通草　薏苡仁

若胸腹项背发现白㾦，可用薏苡竹叶散。

薏苡竹叶散

薏苡仁　竹叶　飞滑石　白蔻仁　连翘　茯苓　通草

寒湿多中于阳虚脾弱之人，寒湿之病，脉沉迟而濡，身无大热，口不渴，小便清，大便多溏，或身痛重着，手足肿痛，但头汗出，背强喜暖，治宜温中利湿，胃苓汤加木瓜、炮姜。寒盛者酌加川附子，脉浮虚而涩者宜桂枝附子汤。

秋 季 时 病

叶氏所谓秋燥一证，颇似春月风温，肺先受病；沈氏所谓燥乃微寒之气，秋气凉劲肃杀，感之而病者为凉燥；暑气未消，秋阳过盛，感之而病者，则为温燥。症状：秋感凉燥而病者，初起头痛，身微热，微恶寒，喉痒，呛咳，无汗鼻塞，形似风寒，惟唇干咽燥，脉浮细数，右大于左，舌红苔白而干燥，宜用杏苏散加味。若咽痛加马兜铃、射干、橄榄，头痛甚加僵蚕、蔓荆子，口干加花粉、麦冬，烦热加知母、生石膏，气促痰黏加苏子、桑皮，有食滞加山楂炭、麦芽，胸胁满加炒枳实、竹茹，呕者加枇杷叶、半夏。

如感温燥，微热不恶寒，头胀目胀，鼻干龈肿，唇干咽干，或咽痛呛咳，清窍不利，脉细数，舌红苔薄黄，小便数，大便干，可予吴氏翘荷汤。

翘荷汤

薄荷　连翘　生甘草　黑栀皮　桔梗　绿豆皮

耳鸣加苦丁茶、夏枯草，渴加花粉，咽痛加橄榄，咳甚加象贝母、瓜蒌、枇杷叶，咳痰带血加茅根、芦根、竹茹，目赤加菊花、夏枯草，口苦加枯黄芩。

若肺燥喘咳，痰黏咽干者，可酌用喻氏清燥救肺汤。

清燥救肺汤

石膏 9g　甘草 3g　霜桑叶 9g　沙参　杏仁去皮,各 6g　胡麻仁炒, 7.5g　阿胶烊化, 3g　麦冬 9g　枇杷叶去毛炙, 6g

痰多加贝母、瓜蒌，血虚加细生地，口渴加花粉，烦热加知母。以上加减化裁，必须根据患者强弱而施，用量不宜过大。

冬 季 时 病

1. 冬温

冬季应寒不寒，气候温暖，人感受其气而病者名冬温。冬温治法可与风温治法互参。其症状类似伤寒，但脉不紧，头痛发热，不恶寒或微恶寒，心烦，小便赤，口渴，有汗或无汗，脉浮数，舌红苔白燥或黄，古称外寒内火，宜凉解之法，可用麻杏石甘汤。咽痛加僵蚕、桔梗、射干，咳甚加前胡、象贝、枇杷叶，痰多气促加瓜蒌、莱菔子、苏子，头痛加薄荷、菊花、荆芥穗。若失治或治不适宜，邪气转化深入，则分入气入血随证施治。若脉浮紧，无汗烦躁，头疼身痛者，可予大青龙汤。桂枝量只须数分，切勿过重致衄。若四五日不解，气分大热，大烦大渴，汗出热不解，亦可用白虎汤，脉虚大者加沙参。若表热未解，里热又结，腹满便秘，心烦无汗，舌红苔黄，可用凉膈散表里两解之。若见少阳证，亦可予小柴胡汤去姜枣和之，或大柴胡汤下之。

2. 伤寒

四时皆有，冬日较多。张仲景著《伤寒论》，未分季节。柯韵伯说：中风之重者便是伤寒，伤寒之浅者便是中风。此说法颇客观，符合事实。中医学对于六淫为病，有中、有伤、有感、有冒，无非分别病之轻重，作出治法之缓急。伤寒诊治法详见《伤寒论》。

冬季感风寒轻者，头痛身痛不甚，微恶寒发热，咳嗽鼻塞声重，胸膈满闷。华盖散、九宝汤可以选用。

华盖散

麻黄　苏子炒　杏仁　桑皮　茯苓　橘红各3g　甘草1.5g　生姜3片　大枣1枚

水煎服。

九宝汤

薄荷　苏子炒　麻黄　杏仁　桂枝　陈皮　大腹皮　桑皮各3g　甘草1.5g　生姜3片　大枣1枚

水煎服。

暴寒伤肺，喘嗽鼻塞痰壅，宜三拗汤。

三拗汤

麻黄6g　杏仁6g　甘草3g

水煎服。小孩酌减。

外寒内火，肺气郁闭而喘甚者，越婢加半夏汤。

越婢加半夏汤

麻黄　石膏　生姜　甘草　大枣　法半夏

外寒内火，咳而微喘者，麻杏石甘汤。

外感风寒，内有寒饮，胸满喘嗽，宜小青龙汤，兼烦热者加生石膏。

水饮上逆，喘咳，面目浮肿，宜葶苈大枣泻肺汤。冬季感风寒兼伤食，肠胃失和，胸腹满闷或呕吐，或腹痛下利，宜藿香正气散。痛甚加吴茱萸，呕吐甚加白豆蔻，生姜引，水煎服。

冬感风寒，内夹湿痰，恶寒发热，头痛身疼，腹胀满，不思食，或呕，恶水不欲咽，大便不利，或关节痛、重，此乃表里皆病，症状复杂，宜用五积散，每服 15g，生姜 3 片，水煎服。

温病是随季节而命名的。病之来路有二：呼吸与皮毛；去路有三：汗、吐、利。温病最怕表气郁闭，热不得越；更怕里气郁结，秽浊阻塞；尤怕热闭小肠，水道不通，热遏胸中，大气不行，以致升降不灵，诸窍闭滞。治法总以透表宣膈，疏通里气，而清小肠，不使热邪内陷或郁闭为要点。并且人体有强弱，感受有轻重，伏邪有深浅，治法有缓急，用方有大小，辨证施治灵活运用，勿犯虚虚实实之戒。

蒲辅周

乙脑治疗八法

蒲辅周（1888~1975），著名中医学家

治疗"乙脑"不可胶执一法、一方、一药。"乙脑"患者，受邪有偏暑偏湿，感邪有轻重浅深，病有轻重表里，治有缓急，方有大小。立法方药，寒热温凉，各随病情而异。并结合气候、环境、年龄等情况全面分析，抓主要矛盾或矛盾的主要方面，给以恰当的治疗。

辛凉透邪

辛凉透邪是治疗"乙脑"的主要方法之一。前人经验有风淫于内，治以辛凉，在卫汗之可也。温热病初起，邪未深入，总宜辛凉透发，使其热邪外达而愈。否则，滥用苦寒或香窜之品，必致邪遏郁不解，或引邪深入，贻误病情。

1. 邪在卫分

临床症状可见头痛，微恶寒，发热无汗，或有汗不透，口渴，呕吐，脉浮数或滑数，舌质正常苔薄白。

治宜辛凉平剂银翘散（银花、连翘、苦桔梗、薄荷、竹叶、生甘草、荆芥穗、淡豆豉、牛蒡子），或银翘散合葱豉汤（葱白、淡豆豉）。若头痛，身微热，口微渴，但咳，则选用辛凉轻剂桑菊饮（桑叶、菊

760

花、杏仁、连翘、薄荷、苦桔梗、甘草、苇根）加减。咳与头痛重者，多用桑菊饮加减，身热重者多用银翘散加减。

2. 邪在气分

临床症状可见发热不恶寒、反恶热，大汗出，大烦渴，面赤头痛呕吐。脉浮洪数，舌质红苔黄。

治宜辛凉重剂白虎汤（生石膏、知母、生甘草、粳米）加减，脉芤甚者加参。

若夹湿身重者，用白虎加苍术汤；若表实无汗，面赤口渴，右脉洪大，左脉反小，则用新加香薷饮（香薷、鲜扁豆花、厚朴、双花、连翘）或黄连香薷饮（香薷、扁豆、厚朴、黄连）加减，或二香饮（苏叶、藿香、白茯苓、扁豆、厚朴、陈皮、半夏、甘草、大腹皮、桔梗、香薷、川连）加减。此外，还有凉膈散（连翘、黄芩、栀子、薄荷、酒大黄、芒硝、生甘草、竹叶）、六一散（滑石、甘草）、辰砂益元散（六一散加辰砂）、碧玉散（六一散加青黛）、芦根竹叶汤（芦根、竹叶）等方随证选用。

逐秽通里

临床治疗"乙脑"，若邪尚在卫在气，应以宣透达邪而从表解为原则。若暑秽内阻，热结阳明，治宜芳香以逐秽，清下以通里，里通表自和也。否则，热毒内陷，升降失司，三焦不利，诸窍闭滞。温病最怕表气郁闭，热不得越；更怕里气郁结，秽浊阻塞。就是说，当下则下，当通即通，随证施治，不可拘泥。

逐秽：暑秽弥漫三焦，逆传心包，诸窍闭阻，症见神志不清、昏迷谵语、烦躁不安、舌绛苔少、脉细数，急宜逐秽开窍，清热解毒，用安宫牛黄丸或紫雪丹。若三焦俱急，痰涎壅盛，酌用陷胸承气汤。

通里：症见面目俱赤，气粗声重，潮热谵语，舌苔老黄或者起刺，腹满便闭，脉沉数或沉实，治以峻下热结，常选用大、小承气汤（仲景方）或三一承气汤（即大承气汤加甘草）之类加减。若热结旁流，则选调胃承气汤（仲景方）加减。下后数日，热不退，口燥咽干，舌苔干黑，脉沉数有力，又以护胃承气汤（大黄、玄参、细生地、丹皮、知母、麦冬）加减。若喘促，痰涎壅滞，脉右寸实大，肺气不降者，则以宣白承气汤（生石膏、生大黄、杏仁、瓜蒌皮）加减。若小便赤痛，口渴，时烦，脉左牢坚，选导赤承气汤（赤芍、细生地、生大黄、黄连、黄柏、芒硝）加减。若邪闭心包，内窍不通，神昏舌短，饮不解渴，选牛黄承气汤（即安宫牛黄丸加大黄）加减。若津液不足，大便干燥，选增液汤（玄参、麦冬、细生地）加减，仍不下者，选增液承气汤（即增液汤加大黄、芒硝）加减。下之。

不通，邪实正虚，不能受药者，治宜攻补兼施，选新加黄龙汤（细生地、甘草、人参、生大黄、芒硝、玄参、麦冬、当归、海参、姜汁）加减。

逐秽通里，本为一法，临床互参，有机结合，灵活运用。若暑秽重而热结轻，可服安宫牛黄丸或紫雪丹，加服少量大黄汁；若热结重而暑秽轻，可在诸承气汤中加少量安宫牛黄丸或紫雪丹。同时，要脉证互参，抓主要矛盾，例如阳明温病，下利、谵语、右脉实或滑疾者，治宜通里清热为主，可选用小承气汤加减；若脉不实者，治宜开窍逐秽为主，可选用安宫牛黄丸或紫雪丹。

清 热 解 毒

暑邪，六淫之一。暑热伤人，其性最烈，热甚化火，火极而为毒，乃暑温发展所致，治宜采用清热解毒一法，急清其热，直泻其毒。临床应视热邪深浅，辨在营在血等，随证施治。

若表里俱热，气血两燔，发热恶寒，头痛剧烈，狂躁心烦，谵语不寐，或吐血衄血，脉浮洪数，或沉细数，治宜清热解毒。常用清瘟败毒饮（生石膏、细生地、乌犀角、川连、栀子、桔梗、黄芩、知母、赤芍、玄参、连翘、甘草、丹皮、鲜竹叶）加减。若表里三焦大热则喜用升降散（僵蚕、蝉蜕、大黄、姜黄）加减，若热邪伤厥阴，目常开不闭或喜闭不开，时有谵语烦渴舌赤，夜眠不安，脉虚者，或邪在血分，舌质绛，苔黄燥不渴者，用清营汤（犀角、生地、玄参、竹叶心、麦冬、丹皮、黄连、银花、连翘）加减。若热搏血分，并兼秽浊，神昏谵语，或其人表疏，发汗而汗出不止，神昏谵语者，选清宫汤（玄参心、莲子心、竹叶卷心、连翘心、犀角尖、连心麦冬）加减。若热羁血分，舌绛，烦热，八九日不解者，选犀角地黄汤（干地黄、生白芍、丹皮、犀角）加减。若温邪郁于肌表血分，热甚血燥，不能蒸汗，发斑者，选化斑汤（生石膏、知母、甘草、玄参、犀角、白粳米）加减。若热邪深伏阴分，热自阴来，夜热昼凉，热退无汗者，治宜搜邪透络，选青蒿鳖甲汤（青蒿、鳖甲、细生地、知母、丹皮）加减。真阴绝，壮火复炽而心中烦，不得卧者，治宜清热养阴，选黄连阿胶汤（黄连、黄芩、阿胶、白芍、鸡子黄）加减。

开窍豁痰

暑邪攻心，痰涎蒙蔽心包，三焦受阻，内外不通，神志昏迷，卒倒不省人事。必须遵循"急则治其标，缓则治其本"的原则，先开窍豁痰，后以清热祛暑之法进行治疗。若因热闭内窍，神志昏迷，谵语烦躁，治宜芳香开窍、以使深入的热邪，从而透出，可选安宫牛黄丸或紫雪丹之类芳香开窍、清热解毒之品。若因浊痰闭塞，神志昏迷，手足抽搐，口流涎沫等症，治宜开窍豁痰，清热安神并用，可选牛黄抱龙丸（牛黄、天竺黄、雄黄、辰砂、麝香）加减。若因痰厥气闭，牙关紧闭不开，神志昏迷，手足抽搐，或吐泻者，治宜辛温开达，可选苏合香丸或玉枢丹之类，于芳香开窍之中兼有祛寒逐秽之意。

镇肝熄风

痉厥、抽风，是"乙脑"的主要症状。临床凡因壮热不解，邪窜心包，神昏谵语，手足抽搐，角弓反张，舌苔黄焦，或兼痰热壅闭、脉络不通而抽风者，治以清热化痰，常选用《局方》至宝丹或钩藤息风散（钩藤、僵蚕、蜈蚣、全蝎、蝉衣、天麻、胆星、地龙）之类，热退痰清而风自熄。若热邪深入，津液被劫，或在少阴，或在厥阴，风动作搐者，则选加减复脉汤（炙甘草、干地黄、生白芍、麦冬、阿胶、麻仁）或加生牡蛎、生鳖甲、生龟甲之类阴复而风自平。若邪踞下焦，消灼真阴而为厥者，治以柔肝息风，选用小定风珠（鸡子黄、真阿胶、生龟甲、童便、淡菜）加减。若邪去八九，真阴仅存一二，或因误表，或因妄攻，神倦瘛疭，脉虚气弱，舌绛苔少，时时欲脱者，治以育阴潜阳，选用大定风珠（生白芍、阿胶、生龟甲、干地黄、麻仁、五味子、生牡蛎、麦冬、炙甘草、生鳖甲、鸡子黄）之类加减。

通阳利湿

通阳利湿一法，是治疗"乙脑"的重要一环。一般说来，秋前发病热多湿少，秋后发病湿多热少，这是言其常。若秋后天气炎热，则应以燥治之，这是言其变。暑必夹湿，治宜清暑利湿。必须注意临床上有湿热并盛、有热胜于湿、有湿胜于热等不同类型。治湿之法，宜用淡渗以通其阳，通阳不在温，而在利小便，即通阳利湿也。

湿热并盛：若暑温伏暑，三焦均受，舌灰白，胸满闷，潮热呕恶，烦渴自利，汗出溲短者，选用杏仁滑石汤（杏仁、滑石、黄芩、橘红、黄连、郁金、通草、厚朴、半夏）加减。若脉缓身痛，舌淡黄而滑，渴不多饮或竟不渴，汗出而解，继而复热，徒利湿则湿不退，徒清热则热愈炽，治宜清热利湿并进，可选用黄芩滑石汤（黄芩、滑石、茯苓皮、大腹皮、白蔻仁、通草、猪苓）加减。若阳明湿温，气壅为哕者，则选用新制橘皮竹茹汤（橘皮、竹茹、柿蒂、生姜）加减。若湿聚热蒸，蕴于经络，寒战热炽，骨节烦疼，舌色灰滞，面色萎黄，病名湿痹，则用宣痹汤（防己、杏仁、滑石、连翘、山栀、薏苡仁、半夏、晚蚕沙、赤小豆）加减。若三焦湿郁，升降失司，脘连腹胀，大便不爽，则以一加减正气散（藿香梗、厚朴、杏仁、茯苓皮、广皮、神曲、麦芽、绵茵陈、大腹皮）加减。若湿郁三焦，脘闷便溏，身痛舌白，脉象模糊，又需以二加减正气散（藿香梗、广皮、厚朴、茯苓皮、木防己、大豆黄卷、川通草、薏苡仁）加减。若秽湿着里，苔黄脘闷，气机不宣，久则酿热，则选用三加减正气散（藿香、茯苓皮、厚朴、广皮、杏仁、滑石）加减。若秽湿着里，邪阻气分，舌白滑，脉右缓，则选用四加减正气散（藿香梗、厚朴、茯苓、广皮、草果、楂肉、神曲）加减。若秽湿着里，脘闷便泄，选用五加减正气散（藿香梗、广皮、茯苓块、厚朴、大腹皮、谷芽、苍术）加减。

热胜于湿：若暑湿蔓延三焦，苔滑微黄，邪在气分，选用三石汤（滑石、生石膏、寒水石、杏仁、竹茹、银花、金汁、白通草）。

湿胜于热：若头痛恶寒，身重疼痛，舌白不渴，面色淡黄，胸闷不饥，午后身热，状若阴虚，选用三仁汤（杏仁、苡仁、白蔻、滑石、竹叶、白通草、厚朴、半夏）加减。若太阴湿温，喘促者，选用《千金》苇茎汤（苇茎、薏苡仁、桃仁、冬瓜仁）合杏仁滑石汤（杏仁、滑石、厚朴、半夏、橘红、郁金、黄芩、黄连、白通草）加减。若湿郁经脉，身热身痛，汗多自利，胸腹白痦，选用薏苡竹叶散（薏苡、竹叶、飞滑石、白蔻仁、连翘、茯苓块、白通草）加减。

生 津 益 胃

热性病未有不灼伤津液者，治疗当以存津液为要。前人有"撤热以保津液"的经验，就是这个原因。但是热性病末期，胃阴消烁，津液愈亏，治以生津益胃，可收到泽枯润槁之效，临床选方用药，当视病情而定。

若暑热伤气，汗多，脉散大，喘喝欲脱者，治宜酸甘化阴法，益气育阴固脱，选用生脉散（人参、麦冬、五味子）加味。若热伤胃阴，但热不寒，舌干口渴，或温病愈后，面微热，脉数，暮热，常思饮不欲食者，治宜甘寒救液法，选用五汁饮（梨汁、荸荠汁、鲜苇根汁、麦冬汁、藕汁）加减。若体质素虚，或误伤津液，不大便，偏于液涸多而热结少者，治宜养阴增液，选用增液汤（玄参、麦冬、细生地）加减。若阳明温病，下后汗出，或下后脉静，身不热，舌上津回，十数日不大便，选用益胃汤（沙参、麦冬、冰糖、细生地、玉竹）或益胃增液辈。

清 燥 养 阴

热性病初中期，一般则撤热以救阴，急下以存阴，选用白虎汤、承气汤之类。若津伤液耗，而致内燥，宜清凉甘寒之剂，才能收到养阴清燥之效。前人有"首用辛凉，继用甘寒"之法，即此意也。

若手太阴暑温，发汗后，暑证悉减，但头微胀，目不了了，余邪不清者，用清络饮（鲜荷叶边、鲜银花、西瓜翠衣、鲜扁豆花、丝瓜皮、鲜竹叶心）加减。若阳明温病，脉浮而促者，选用竹叶石膏汤（竹叶、石膏、麦冬、甘草）加减。若暑邪久热，睡不安，食不香，神昏不清，阴液元气两伤者，选用三才汤（人参、天冬、干地黄）加减。

以上三方，均可收到养阴清燥和余邪外达之效。

（高辉远　整理）

蒲辅周

麻疹之治，守机应变

蒲辅周（1888~1975），著名中医学家

麻疹出时有轻重之分，临床必须详察，若此时无其他病，虽感时气发疹，正气能制邪气，则发热和缓，微汗神清，二便调匀，饮食知味，咳嗽流涕，眼泪汪汪，常多喷嚏，眼胞浮肿，经过二三日或四五日，见点于皮肤上，形如麻粒，色若桃花，此初起之疹，渐次稠密，经过三四日，从头至足出透，收没不快不慢，此为轻证。护理适宜，不药可愈。若感风寒夹食滞，表里交杂，或正气虚不能制邪，轻则影响疹毒透发，重则麻毒内陷。

治法：凡麻疹出至透彻为好，先宣毒发表，使疹毒尽达于肌表。若早用或过用寒凉，冰伏其毒热，则必不能出透，多致疹毒内攻，喘闷难救。若疹已出，热甚不减，为毒邪壅遏，宜清热解毒；若已出透者，余热不净，当用清润之品，但仍不可过用苦寒，以免伤胃气；若疹后，须以益气生津养血之品。

（1）麻疹非发热不出，故出疹时必然先发热，无兼病者，其热必和缓，切勿用苦寒退热。若兼风寒、食滞，其热必壮，疹毒郁闭，难出难透，治以宣毒发表汤。有兼杂其他证者随证加减，引加胡荽，兼寒者加麻黄，夏月勿用。食滞加山楂，内热甚加黄芩，初起去竹叶加葱白。

（2）麻疹不透，需查原因，若风寒闭塞，必身热无汗，头痛，呕恶，疹色淡红而黯，宜用升麻葛根汤加苏叶、防风、牛蒡子、川芎升发之。因毒热壅滞者，表里郁闭，必身热，面赤，鼻煽，手足凉，无汗，谵语，烦渴，疹色紫赤暗滞，宜用三黄石膏汤，表里两解之。正气不足，不能驱毒外出者，必面色㿠白，身热微，精神倦怠，疹色不红，宜用人参败毒散扶正达邪。

（3）麻疹见点三日之后，当渐次散没，不疾不徐为正常。若一二日疹即收没，此为太速。或因护理失宜或为风寒所袭，以致毒反内攻，喘急痰涎壅滞，急宜内服荆防解毒汤。

荆防解毒汤

薄荷　连翘　荆芥穗　防风　牛蒡子　黄芩　黄连　大青叶　犀角　淡豆豉　芦根　灯心

煎服。

外用胡荽酒熏其衣被，使疹透出。

胡荽酒

胡荽 120g　黄酒 250g

同煎至香气出，或置床头，或放于被内蒸发使疹毒外出。

用胡荽酒遍擦周身，此法利小而害大，引起重感于风寒者多。而前法，有利无害，疗效满意。但蒸至疹点透出即撤出，勿过蒸发，以伤元气。

（4）若当回收而不回收，余热留滞于肌表，其症烦热，口渴，或咽干，切不可纯用寒凉之剂，以伤气液，宜柴胡四物汤和之，使气血和畅，疹毒皆除，疹即渐收。

柴胡四物汤

白芍　当归　川芎　生地　沙参　柴胡　黄芩　淡竹叶　地骨皮　知母　麦冬　生姜　红枣

（5）一般的疹毒出透，其热当减。仍大热者，此乃毒盛，热遏于肌表，宜化毒清表汤。

化毒清表汤

粉葛根2.1g　薄荷1.5g　地骨皮2.4g　牛蒡子炒，2.1g　前胡2.1g　连翘2.1g　防风1.5g　黄芩1.5g　黄连1.5g　玄参5.0g　知母2.1g　白木通1.5g　桔梗2.1g　生甘草1.5g　天花粉2.4g　淡竹叶3g

灯心水煎温服，加犀角0.9g更好。

（6）若疹已散没，而身仍热（即低温）不退者，此余热留滞表里之间，宜用柴胡清热饮。

柴胡清热饮

柴胡　黄芩　赤芍　生地　麦冬　知母　地骨皮　生甘草　生姜　灯心

（7）凡出麻疹烦渴者，乃毒热盛也。心为热扰则烦，胃为热灼则渴。未出透时烦渴者，宜用加味升麻葛根汤生津透毒外出；若已出透，烦渴、汗大出，宜用白虎汤或人参白虎汤扶正清热（人参可以沙参代之或与玉竹并用）；若疹收后，烦渴者，是气液不足，宜用竹叶石膏汤益气生津，除烦解渴。

加味升麻葛根汤

升麻　葛根　赤芍　生甘草　麦冬　天花粉　竹叶
水煎服。

（8）麻疹谵妄，是疹毒太盛，热甚神昏。疹未出而谵妄者，是疹毒壅遏，表里皆实，必烦躁无汗，宜用三黄石膏汤表里两解之；若疹已出谵妄者，是毒火过甚，必舌燥唇干，宜用黄连解毒汤，加银花、甘草。大便干结，稍加大黄。

（9）麻疹喘急，喘为危候，麻疹尤忌之。若初出疹未透，无汗喘急者，此表实，怫郁其毒，宜用麻杏石甘汤，发之清之。

（10）若疹已出，胸满喘急者，此疹毒内攻，肺气受阻，宜用清气化毒饮，清之、润之、宣之、泄之。若迟延失治，肺叶焦萎，则危重难救。

清气化毒饮

杏仁　前胡　桔梗　瓜蒌仁　连翘　桑皮　黄芩　黄连　玄参　麦冬　生甘草　芦根

（11）若疹已出，毒热内盛，或稍感冷风凉气，以致毒热壅遏，喘急昏闷，唇紫甲青，乃毒邪入肺危笃之候，急宜开之、泄之、透之，用加味麻杏石甘汤。

加味麻杏石甘汤

炒麻黄 2.4g　生石膏 12g　杏仁 6g　生甘草 1.2g　牛蒡子 4.5g　连翘 4.5g　黄芩 4.5g　象贝母 4.5g　薄荷 2.4g　桔梗 2.4g　犀角水牛角可代，2.4g　通草 3g　芦根 15~30g

水煎服。此为提透清化之救急方。

（12）麻疹咳嗽，麻疹发自脾肺，故多咳嗽。若咳嗽甚者，须分初、末治之。初起咳嗽甚者，乃风邪郁肺，宜升麻葛根汤加前胡、桔梗、苏叶、杏仁治之。疹已出透，咳嗽甚者，是肺为火灼，以清金宁嗽汤，清之、润之。

清金宁嗽汤

瓜蒌仁　浙贝母　橘红　前胡　杏仁　甘草　桑皮　黄连　桔梗　生姜　红枣

（13）疹后剧咳，舌质红者，病在血分，用童便 30ml，蜂蜜 1 汤匙，甘咸合用，卜利时用熟蜜，不下利时用生蜜。舌质淡者，病在气分，用诃子、鸡子白。

（14）喉痛，凡疹毒热甚，上攻咽喉，轻则肿痛，重则汤水难下，最为危急。表邪郁遏，疹毒不能舒发于外，咽喉作痛者，宜用玄参升麻汤。或疹已发于外，里热壅盛，而咽喉作痛者，以凉膈消毒饮治之。

玄参升麻汤

荆芥　防风　升麻　牛蒡子　玄参　生甘草

水煎服。加僵蚕、射干，见效大速。

凉膈消毒饮

荆芥穗　连翘　薄荷　黄芩　栀子　生甘草　牛蒡子　芒硝　大黄

灯心水煎服。

（15）失音，乃热毒闭塞肺窍，初起失音者，玄参升麻汤治之。疹已发出，失音者，加味凉膈散治之。

加味凉膈散

薄荷　连翘　玄参　栀子　生甘草　桔梗　麦冬　牛蒡子　黄芩

水煎服。加山豆根更佳。并以儿茶 9g，硼砂 4.5g，研细末，凉水调，每服 3g。疹后音哑，用诃子 3 枚，煎后入鸡子白同服，此为补肺阴之法。

（16）呕吐，由于火邪内迫，胃气冲逆，宜和中清热，竹茹石膏汤治之。

竹茹石膏汤

半夏　茯苓　陈皮　竹茹　石膏　生甘草　生姜

水煎温服。

（17）麻疹泄泻，乃火毒移入肠胃，故不可用温热止涩诸剂，用之则病加重。疹初腹泻者，以升麻葛根汤加茯苓、猪苓、泽泻治之。夹食者，加神曲、焦楂。疹已透而泻者，火毒盛也，以黄连解毒汤加茯苓、木通以清之。

（18）麻疹下痢赤白稠黏，因毒热移于大肠，有里急后重者，用清热导滞汤治之，不可轻投止涩之剂，以致肠腐难救。

清热导滞汤

当归　白芍　黄芩　枳壳　厚朴　黄连　槟榔　青皮　山楂　连翘　牛蒡子　生甘草

（19）麻疹衄血，乃毒热上冲，但衄中有发散之义，毒从外解不须止。如衄血甚者，以血余炭少许吹入鼻内，内服犀角地黄汤凉血解毒，稍加童便兑服，止血更速。

以上诸方乃透治麻疹顺证及转变为逆证的有效方剂。

1945年暑天，成都大雨连绵，街巷皆积水，老弱小孩，日夜坐在床上，数十天不敢下地。将近立秋，小孩发烧，麻疹皮下隐伏不透，宣透无功，曾与诸同道为之苦闷，昼夜深思，如何理此疾苦？默思二三日夜，恍然有悟，暑季多雨，热从湿化，按湿温法通阳利湿，俾温开热越，疹毒豁然而出，热退神清而愈。足证明祖国医学宝贵理论之细微，病有千变，法亦有千变，若死守教条，则难应变。

（高辉远　整理）

王少华

透热重香薷，息风别虚实

王少华（1929~　），江苏兴化市中医院主任医师，江苏省名老中医

透热擅用香薷

"乙脑"属中医学"暑病"范畴，在秋前发病者称暑温，秋后发病者称伏暑。暑为阳邪，火化最速，故往往发热伊始即"热入心包"而神识昏迷，"热极生风"而肢体抽搐，若再进一步发展，则热销肺气而呼吸衰微，热耗肾液而化源告竭。如能及时透热，使邪不里传而外达，趋向脉静身凉而告愈。可见透热实为治"乙脑"的关键。透热之法有三，并均以香薷为首选药。

一、发汗透热

绝大多数"乙脑"病例在发病之初，身虽壮热灼手而无汗，此时常用香薷，借其辛香之气，轻扬之体，以收辛能发散，轻可去实之效。对于初病发热无汗，头痛，项强，呕哕，神清，甚则多寐，惊跳，脉浮数，苔白腻者，为暑温夹湿，常以新加香薷饮出入，药用香薷、银花、连翘、佩兰、象贝母、葛根之属，意在宣上彻下，解暑利尿，使暑从外解，湿由下泄。

二、解肌清里

当暑热入里，邪在阳明时，往往很快可见壮热无汗或有汗，项强、惊跳、多寐，神尚清，或已昏迷，抽搐，脉数大有力，舌红，苔黄或薄白者治疗用香薷配石膏，时间宜早，用量宜重。诚如余师愚所云："重用石膏，直入肺胃，先捣其窠巢之害，而十二经之患，自易平矣"。石膏善清肺胃之热，肺热得清，在早期则不致"逆传心包"，在后期亦免于邪耗肺气，而致呼吸衰竭；胃热得清，一则截断胃热循经上入心包，再则防止里热炽盛，由中焦而入下焦，导致肝肾病变。石膏与香薷相合后，内清阳明之力不减，而解肌透邪之功尤胜。

三、通腑泄热

暑温热变最速，若热入阳明时，倘能及时通腑，则可收釜底抽薪、事半功倍之效。起病一二日，症见壮热，无汗或有汗，头痛，项强，面赤，惊搐，多寐，神欠清或昏迷，烦躁，谵语，腹微满，小溲黄赤，发病后大便未解，脉滑数，舌红，苔黄白相兼者，此乃表热未解，而暑邪已深入里之候，仍属表里同病，常仿凉膈散以下为清，且散表热之意，以香薷配宣白承气汤出入，其中香薷、石膏、大黄为常用之品，以冀邪热既有外散之机，又有清里、下泄之路。此外，凡有鼻煤、口秽熏人者，通腑后常能热减神清。

暑温用香薷，一是疏散表热之功优于藿香、佩兰，退热较速；二是江南地区，湿气较盛，叶天士谓"且吾吴湿邪害人最广"者是也。香薷气味芳香，可化湿浊；三是乙脑用苦寒、甘寒药较早，量亦较大，有冰伏、酿湿之患，合温性之香薷，一则可散热于外，再则能除凉遏之弊。暑为阳邪，故易耗液伤津，香薷又为阳药，为防副作用，使用香薷时，初起常与甘寒的银花为伍；若苔渐干，神渐昏时则配连心麦冬。似此用药，有热得散而阴不伤之功。

祛痰妙施雪羹、竹沥、菖蒲、郁金

乙脑病因以暑为主，并夹湿浊为病。暑热可以炼液成痰，湿浊也能聚而成痰。一旦痰火交炽，轻则痰阻舌根而致痴呆、失语后患，重则出现脱证险局。因而及时祛痰，乃治乙脑之另一要务。临证治痰，随证选用：若出现多寐、惊跳等神昏先兆，用雪羹汤：陈海蜇30g，大荸荠10枚，煎汤频频灌服。若神昏，谵语，烦躁不宁，痉厥，口噤，舌红，苔黄者，为痰火扰心，治宜清化，重用竹沥、蛤壳、黄连。若多寐，神昏，轻度抽搐，舌不干，苔黄腻者，为痰浊蒙闭清窍，治宜清燥并进，以半贝丸为常用方，菖蒲、郁金亦在选用之列。如见喉中痰声辘辘，则预示险局已成，可用竹沥合调胃承气以豁痰通下，药后常见下利夹痰涎状物而好转。若按上法治疗者，其神志易清，痉愈后少见后遗症。反之则神昏难复，变证丛生，预后不良。神志昏迷是乙脑病变过程中最重险候，倘处理不当，抢救不力，常由闭而脱，故除治痰以外，还应根据情况，选用清心泻火，或芳化痰浊，以及开窍之品，作正本清源、标本兼顾之计。痰去火清，其闭可开。

止痉，实宜清肝，虚宜毓阴

热极生风而抽搐痉厥，是乙脑的另一常见症状。患者壮热伊始，立即出现项强，并很快发生抽搐，最终形成昏迷。可见项强属于热胜风动，为痉厥之前奏。且乙脑传变迅速，在项强时，于清热泻火的同时，宜加入凉肝息风，柔筋止痉之品，如青黛、钩藤、葛根等，意在早灭星星之火，避免燎原之虞。若已见抽搐，则止痉散类方药仍不可少。若壮热未几，而见角弓反张，抽搐者，多为实风，用止痉散配清热息风之剂，如羚羊钩藤汤及地龙之属。若热已减大半而仍痉厥不止者，则除实风外，尚有热耗阴液、筋失所养之故，属虚宜毓阴。若身热已减或已基本控制，痉厥之势虽挫，而仍手足瘛疭，筋脉拘急，神昏，脉虚数无力，舌绛少苔者，为阴精大伤，血虚生风，非辛温刚烈之止痉散所宜，可重用大定风珠，或阿胶鸡子黄汤，滋填阴血而濡筋脉，另加地龙止痉。

王某 男，5 岁。1981 年 7 月 30 日入院。

昨暮发热，头痛，一度呕吐，便泻者再。诊时其热尤炽（体温 40.2℃），无汗，不时惊跳，多寐，呼之能应，予水则饮，项强。脉浮数，舌红，苔白腻，中心淡黄。

辨证：暑温，刻处邪湿交蒸，日渐入里之际。

治法：祛暑化湿，透卫清气，以防内陷神昏痉厥之变。

方用：陈香薷 9g　佩兰 9g　葛根 9g　象贝 9g　连翘 10g　银花 12g　钩藤后下, 12g　生石膏 30g　竹叶 30 片

另陈海蜇 30g，大荸荠 10 枚，煎汤代水，2 剂，6 小时服 1 次。同时用西药对症治疗。

治疗经过：复诊（7 月 31 日）：昨申酉之分，热势更壮（体温 40.7℃）无汗，角弓反张，抽搐频作，呼之不应，口噤，小溲自遗。舌边尖稍红，苔渐转黄，邪入厥、少二阴。再参泻心凉肝开窍止痉之品。前方去佩兰、象贝，加青蛤散（包）10g，石菖蒲 6g，川连 3g，石膏加至 60g。2 剂，6 小时鼻饲 1 次。另止痉散 20g，每 6 小时服 5g；至宝丹 3g，早晚 2 次分服。

三诊（8 月 1 日）：身热略减（体温 40.1℃），微汗，惟依然神昏抽搐，上方去连翘，加知母、地龙各 10g，剂数、服法同前。

四诊（8 月 2 日）：今晨汗渐多，身热已减（体温 39.1℃），抽搐

已停，仅见惊跳，舌苔黄腻，中心厚，入院 4 日尚未大便，再通其腑，以冀热得下行。处方：

生石膏 60g　知母 10g　带心连翘 10g　连心麦冬 10g　青蛤散包，10g　地龙 10g　川连 3g　九节菖蒲 6g　生大黄 后下，6g　钩藤 12g　竹沥冲服，1 调羹

2 剂，6 小时鼻饲 1 次。

上药服后大便两行，质略溏，体温降至 37.8℃，神清，且稍进糜粥，后以竹叶石膏汤出入调治而愈，无后遗症。

周炳文

详审湿、热、燥，随机以应变

周炳文（1916~2008），吉安地区医院主任医师

乙脑应分"暑秽湿淫""暑热亢盛""暑温化燥"等三大病因证型。其证型出现与不同运气客主变化及当令气候有关。

高热、昏睡、抽搐是"乙脑"三大主症，但随着湿、热、燥的偏重和兼挟其他种种因素，往往改变应有主症，或伴现多种兼症，用药亟需临机应变。

一般受邪愈重者，则热势愈高，昏迷痉厥也愈甚。但是，发病于湿秽偏盛之年的患者，暑秽湿浊互为遏郁，虽然深度昏迷，抽搐，或狂妄不宁，热势却不高，或仅微微发热。亦有暑温偏于亢盛者，耐受较强，虽高热达40℃，而神清不痉厥，即偶有抽搐，转瞬即止，一俟热退而病即痊愈。前者病程较长，多留后遗症，常夹有伏邪发病；后者热势虽高，纯属新感，故变证少，病程短，恢复快，即有后遗症亦甚轻微。

暑秽湿淫，蕴遏气分中焦

症状：初起发热（38℃~39℃，重症40℃以上），嗜睡，头痛，呕吐，睡时惊跳，或偶而抽搐，但神识尚清，颈项牵强；重型者高热神

糊，抽搐频作，舌苔糊腻白滑，脉濡滑数或细数。

病机：暑热挟湿，起自阳明，遏郁三焦膜原，内蒙心包，上入巅脑之病变。

治法：辛凉透解，清气化湿。

基本方药：生石膏 30~60g　知母 8g　甘草 5g　银花 15g　连翘 10g　大青叶 15g　佩兰叶 10g　薄荷 10g

上方为 3~5 岁量，每日 1 剂。

加减法：重型高热昏迷，加至宝丹 1 粒，或紫雪丹（鼻饲）；热势渐升，加黄芩、栀子；舌质淡，苔厚白滑，胸闷，呕恶，热为湿遏者，加苍术 8g，或加藿香、竹茹；呕甚加赭石、半夏；惊厥加钩藤、僵蚕；头痛加花粉；无汗加蝉蜕；汗闭加香薷；苔糙尿短加竹叶、芦根或滑石，便闭加大黄；湿遏痰鸣加郁金、石菖蒲；若舌转红粗，苔薄或变灰黑，即去苍术、佩兰、薄荷。

暑热亢盛，燔灼气营，深入中下焦

症状：壮热（39℃~40℃），谵语，头痛项强，烦渴，进而深度昏迷，痉厥，目窜，强直抽搐，舌苔薄白或粗白，渐变灰黄，酱黑，其灰黑先从舌根，次布全舌，如手足端厥冷，其热愈高，则脉洪大或滑数。

病机：此为阳明热盛，充斥内外，燔灼气营，逆入心包，热炽焚脑，动风之候。

治法：清热凉营，息风开窍。

基本方药：生石膏 50~100g　知母 9g　生地 20g　川连 5g　犀角粉冲，3g　丹皮 9g　赤芍 9g　桔梗 8g　玄参 15g　竹叶 10g　连翘 10g

上方为 5~8 岁量，每日 1~2 剂，鼻饲。

加减法：热盛闭窍，神志不清，加安宫牛黄丸 1 粒，如果暑伤气阴，气息短怯，脉芤虚数，气液欲脱者，即用红参 6~10g，炖汤送服安宫牛黄丸，清心开窍，益气固脱；抽搐加钩藤或全蝎、僵蚕、地龙；痰鸣气阻喉梗，加川贝、胆星、天竺黄，若用猴枣散效力更好；痰浊阻喉加射干、牛蒡、石菖蒲，配合吸痰器；喉梗阻不能吞咽，加六神丸 10 粒；痰热内陷，胸膈痞阻，痰涎上涌，加枳实、蒌仁；头痛加花粉；烦扰不宁加栀子、甘草。

高热之后，如神识昏愦汗多，口渴，脉散大或结代，烦热，手足厥冷，呼吸低微，心阳衰微，气液欲脱者，即停服上方，改投白参或红参（可用党参 10g 或北沙参代）、五味子、麦冬（脉微细可考虑加附子回阳）益气救津以固脱；热后神靡，舌红或糜烂，流涎，虚烦不宁者，玉女煎加玄参、沙参、玉竹、太子参、石斛、山药，益阳复津又清余热。

暑温化燥，直伤真阴

症状：高热起伏（39℃~40℃以上），谵语躁动，神识昏愦，日夜迷糊不清，牙关紧闭，角弓反张，身肢震颤，强直抽搐，或现斑疹，齿枯，唇焦干裂，舌绛起刺，苔燥灰黑，脉洪大滑数，或细数，或芤数。

病机：热盛化火，入血陷心，耗伤真阴而成燥，肝肾阴竭动风之证候。治法：凉血解毒，育阴潜阳。

基本方药：生地 15~20g　石膏 30~60g　知母 8g　甘草 5g　犀角 1~3g　丹皮 8g　赤芍 8g　龟甲 10g　鳖甲 30g　牡蛎 15g　鸡子黄药汤冲入，2 枚

热盛伤阴，阴虚火动，转为低热心烦，日夜躁扰不眠者，则暂改

用黄连阿胶汤（黄连、黄芩、白芍、鸡子黄、阿胶）加龟甲、鳖甲、牡蛎；痰热上涌，加川贝、石菖蒲；喉阻加桔梗、六神丸；久热真阴枯涸，风阳动荡，舌光无苔，脉大虚数，身肢震颤，手动发抖者，当纯用育阴潜阳，如大定风珠加减（龟甲、鳖甲、生牡蛎、白芍、阿胶、生地、麦冬、鸡子黄、玄参）；若气阴大伤，汗多口渴，以至昏愦，热势突落至常温以下，脉散或结代，气阳欲脱之际，即改投生脉散，加当归、熟地，另吞黑锡丹3g，日进2剂，追挽气阴。

治热为主，兼顾其他

以上基本方药是以治热为主，兼顾其他，分型论治要方，一般按方施用，不需变动。其方后随证加减药味和方剂变动极为重要，往往一二味药的增减能扭转病情，清除兼证。但是由于证候的虚实时有变化，轻重也有进退，分型并非固定不变，可在三类主药中依证斟酌变通。

本病以清热、解毒、养阴为主。一般规律：早中期以清为主，后期侧重养阴扶正，均可用白虎汤加味治之。

我院近年收治"乙脑"，邀中医治疗达138例，皆属重症，大都鼻饲进药，多能取得满意效果，且后遗症少而轻，但若没有西医各种抢救手段（如鼻饲、吸痰、吸氧、静脉点滴、物理降温），则难单独发挥中药作用。

关于"抽搐"取用虫类、定风珠问题。"乙脑"抽搐是"热极生风"，即由热闭产生的证候，如毒泄热解，不息风而风自平。蜈蚣用量不宜过大，否则必劫耗阴津，搜筋剔络，造成后遗症。数年前西医抄用1张流传"乙脑抽风验方"，蜈蚣每剂16条之多，天天照服，无不留下轻重不同之后遗症。

（周洪彬　整理）

张笃庆

邪伏募原须审的证

"邪伏募原"是温病常见证之一。临床表现为，初起先憎寒而后发热，继则但发热而不憎寒，日晡益甚，头身疼痛，胸闷脘痞，时作呕恶，舌苔白腻如积粉，脉象弦数等。

吴又可、薛生白认为"邪伏募原"乃湿热遏阻、表里交关之所，其症寒热如疟，舌上白苔如积粉。叶天士论此证，认为苔白如粉而滑，四边舌色紫绛，为温疫初入募原。

"邪伏募原"泛指温热夹湿或湿热之邪侵袭人体，郁阻气机，致使人体气机表里出入受阻，上下升降乖违，引起三焦所属脏腑（包括肺、脾、肾、膀胱、大小肠等）对水液代谢功能失司造成的综合征。纵横观之，它是人体表里、上下气机紊乱而出现半表半里证候的代名词，并非指某一特定脏腑功能障碍。对邪伏募原之诊断，须具备3个主要见症才能确立。

其一，有寒热如疟的半表半里见症；其二，有胸痞腹胀、小便不利的湿热郁阻三焦、气化行水功能紊乱见症；其三，有舌白如粉而滑，四边舌色紫绛的湿温热伏症。

辨"邪伏募原"，须同"邪留三焦""热郁胆腑"证相鉴别。三者在热型上都有"寒热如疟"的见症，但"邪伏募原"的热型与后二者不同。其热型寒甚热微，而后发热，继则但发热而不恶寒，且日晡益甚。而"邪留三焦"是寒热起伏，"热郁胆腑"是寒热往来。三者同具胸闷腹胀，呕恶，小便不利，苔腻等湿热郁阻三焦气机见症。但"邪留三焦""热郁胆腑"却无白苔滑腻厚如积粉、舌质白边紫绛的"邪伏募原"的特殊舌象。

邪伏募原证同上述类似证在特殊症状上的差异，决定了与其他证在治疗上的不同。邪留三焦证系湿热并重，郁阻少阳三焦，治宜清消并举，分消走泄。热郁胆腑证是热重于湿，邪郁少阳胆腑，枢机不利。既要清泄少阳邪热，又要分消三焦湿浊，以清为主，以消为辅。而邪伏募原证既波及表里，又牵扯上下，湿阻清阳，热闭气机，湿遏热伏，热蒸湿动。既要清热燥湿，疏利透达，又要芳香化浊，滋阴养血。须消、利、燥、化、透、润诸法熔为一炉。

本人常以吴氏达原饮为基础方加减治疗邪伏募原。本方厚朴、草果、槟榔辛温并用，辛开气机，苦降浊邪，开郁燥湿，行气破结，开达募原之湿浊；知母清热润燥；白芍养血敛阴，有防湿热化燥伤阴之功，又能制约草果、厚朴燥烈之弊；甘草调和诸药。用此方治疗邪伏募原证，必须注意剂量及加减变化。一般只投 1 剂再诊，常用：

厚朴 9g　草果 9g　槟榔 9g　白芍 9g　知母 9g　甘草 3g

湿邪蒙蔽胸中清阳而见胸痞重者，略参半夏泻心汤、小陷胸汤意，加瓜蒌、半夏、生姜，以增强开泄之功，升降脾胃而上下分消其湿；若病人系阴虚之体而患此病者，本方厚朴、草果不宜量大。或服药后苔略薄者，可去厚朴、草果加佩兰、藿香、白蔻等味，以恐苦温伤津，反致热盛湿动而致神昏。阳虚者，苦寒药不宜过重，否则伤阳气而湿不易化。

张某　女，29 岁，工人。1975 年 12 月 25 日初诊。

1 个月前，每日不定时发热恶寒，初期周身寒战，头痛，脘痞腹胀，恶心欲吐。约半小时后又高热，口渴不欲饮，身痛楚，汗出后又复恶寒。工厂卫生所按疟疾而服捕疟母星，服药多日未能奏效，每日仍不定时寒热发作。转陕西中医学院附院内科诊治，化验血液未找见疟原虫，用柴胡注射液治疗。次日适逢寒热复发，即抽血化验，仍未找到疟原虫而遂请中医会诊。诊时，除上述症状外，还见肢厥脉伏，舌苔白滑厚如积粉，舌质四边紫绛。

辨证：湿热伏于募原。

治法：疏利开达募原。

方用：达原饮加味。

厚朴 9g　草果 9g　槟榔 9g　黄芩 9g　白芍 9g　知母 9g　甘草 3g
生姜 3 片

治疗经过：二诊：服药 3 剂后寒热退净，脘痞腹胀亦减，苔较前转薄，舌质转红。倦怠乏力，不思饮食，脉象濡缓。上方去黄芩加半夏 9g，再进 3 剂。

逐渐痊愈出院。

吴安庆

湿温证治心得

吴安庆（1900~1972），江苏名医

江南，气候潮湿，是以六淫暂感之病，以余临证所得湿温恒居十之七八。而其为病，或从阴化，或从阳化，伤气伤血，灼津耗液，亦最为繁苛。若能循余所拟之医案而细玩之，亦可得治湿温病之梗概。至若曲折变化，神而明之，则存乎其人。

一、湿温病正局治法

湿温一候，身热有起落，汗出不彻，胸闷头重，人迎脉跳动，下利溲赤，渴不引饮，骨节酸痛，辗转难安，舌苔白腻，脉来沉糊。湿与热合，邪已攻蔓三焦，症有化疹、化痦、耳聋、神昏之变。治以辛淡合剂，透热渗湿。

光杏仁 10g　厚朴 3g　赤茯苓 12g　飞滑石包, 12g　薄荷后下, 3g　炒香豉 10g　青蒿梗 10g　梗通草 3g　青连翘 10g　生米仁 12g　白蔻仁后下, 1g　淡竹叶 10g

湿温病，湿为阴邪，热为阳邪，湿与热合，阴阳交混，如黾豆造酱，内外表里，茶饭不思，惰于动作而已。至一候后，诸恙始渐渐显露。湿与热争，热胜则身热起，湿胜则身热落，然其起落之热颇热。湿伤于外，致阳气被抑，故汗出不彻，上蒙清阳而头重特甚；

胸中为阴阳升降之道路，湿热不攘，清浊混淆，故痞闷窒塞，懊侬不宁；湿热每以肠胃为薮，肠胃受其浸淫而下利，溲少而赤；湿阻于中，津凝不布，故渴不引饮；湿性重着，善流关节，故骨节既酸且疼，辗转难安也；湿温将愈，势必化燥，当其化燥之际，或伤气而透痦，或伤荣而透痧，而于透痧透痦之际，邪每上蒙清阳，耳聋神昏，势所必致。

湿温初起之脉或细数，或大涩或沉糊，而指下总觉郁滞不畅；湿温舌苔无有不腻，湿胜则腻白，热胜则腻黄。至若初步治法，四字可以赅之，曰透热渗湿。盖湿温之为病，无非湿包热外，热郁湿中，湿热两分则病解，湿热两合则病剧。透热于湿中，渗湿于热外，使其分而不使其合，吴鞠通之三仁汤，可谓独具只眼矣。杏仁理肺，以宣上焦之湿，厚朴疏脾，以开中焦之湿，赤苓、滑石、梗通、米仁、竹叶以渗下焦膀胱之湿。东垣云：治湿而不利小便，非其治也。故渗利之药较多。薄荷、香豉、连翘之辛凉以透汗，蔻仁辛温芳香以逐秽，不欲其助热，故其量只用1g足矣。

二、湿温病之化燥而愈

投辛淡合剂后，汗出颇畅，胸次渐展，身体舒和，夜能安睡，下利已止，小便赤热，脉转浮缓，苔亦渐化。此热从外透，湿由下泄，不过余邪未清而已，疹痦可免矣。改予苦淡，以竟全功。

六一散 包, 12g　淡子芩 6g　生米仁 12g　净连翘 10g　白梗通 3g　焦山栀 10g　赤苓块 12g　淡竹叶 6g　活水芦根 去节, 33cm

此条所受之病本轻，而其人之正气尚充，得药之助力，湿热自难逗留，即由表里分消，为治湿温病之最顺手者。然亦百中仅得二三而已，不多见也。病湿热既合，湿之不去热难透达，热既不透，则湿亦难化，纠缠交混，朋比为奸，往往历尽波折，累月而始告痊，《难经》

五种伤寒，要以湿温为最难治疗。

畅汗之后，伏热透发殆尽，湿无所恋，势必随苓、滑之淡渗而自寻出路。湿热得分消，则清浊之升降自如而胸次得展，气血之运行无阻而身体舒和，湿浊化而下利止，胃气和而睡自安也。至于小便赤热，乃余邪下趋膀胱也。黄芩、连翘、山栀、竹叶、芦根之苦寒，用以廓清余热；六一、米仁、梗通、赤苓之味淡，用以渗利余湿也。

三、湿温将欲透痦

湿温病，两耳渐渐失聪，神志沉糊，身热不扬，胸脘痞满，日晡如疟状，苔腻脉数。湿蒸热郁，痦透在即。于前法加芳香之品，以宣浊启闭。

光杏仁 10g　鸡苏散包, 10g　赤茯苓 12g　制川朴 3g　青连翘 3g　炒全蒌 12g　姜半夏 6g　细川连 3g　蔻仁后下, 1g　广郁金 2g　省头草 2g　石菖蒲 6g　青梗 6g　鲜佩兰 6g

湿温病之耳聋，为湿热蒸腾，清阳蒙蔽而然，既不援液脱之例而予增液，又不可谓少阳枢机不利，妄投和解。热入心包，则为昏谵；热在阳明，则为狂妄，然皆知觉全失。至于湿温，乃湿热堵塞神明，每于假寐之际，手有妄动，口有妄言，呼之使醒，问犹能答，不过沉糊而已，又不可用清宫、承气之法也。湿温病之热，为热郁湿中，故身热而不扬，惟较常人为热耳。湿热相争，每有似疟之烦热，实非疟也。湿为有形之邪，一起即舌苔白腻，脉数，总觉不畅。凡此种种现象，无非湿蒸热郁、白痦将透之候。

故以六一、赤苓、川朴、光杏、连翘、青蒿通彻三焦表里之湿势；全蒌、姜夏、川连以开胸脘之痞塞；蔻仁、郁金、菖蒲、佩兰以启蒙蔽之神明，且气之香者，其性必燥，香燥之品，足以防腐。

四、分消湿热治法

昨得畅汗，痦布颇密，胸次渐开，神亦清朗，惟两耳尚聋，小便赤热，痛如淋状。盖伏热已泄，蕴湿趋于膀胱，再予宣化，因势利导之。

飞滑石包，10g　潼木通 5g　净连翘 10g　甘草梢 2g　山栀打，10g　鲜车前 1 棵　光杏仁 10g　鲜佩兰 10 片　鲜佛手 6g　淡竹叶 10g

湿温之欲解，不得不有此畅汗，惟欲得此畅汗，不若寒伤于表之用麻、桂、羌、防以取汗，必须先以芳淡之品，拨动其湿，解其外围之邪，而后热得透泄。白痦每见于汗后，形圆色白，其细如黍，外包薄膜，内贮清水，搔之即破，杳然无迹，系随汗而出之征象。故病之得痦而解者，非由痦而愈，实由汗而愈也。耳聋为清阳之未启，小便赤热，痛如淋状，乃湿热借膀胱为出路。《内经》曰："在下者引而竭之"。故用因势利导之法，如木通、连翘、滑石、甘草梢、鲜车前、山栀，引湿热从下而出，通其尿道；竹叶、佩兰、光杏、蔻仁，清宣上焦蒙蔽之邪，以聪其耳也。

五、湿温化燥伤荣透疹

湿温病，汗出遍体，身热尚炽，红疹已透，渴不引饮，咳引胸胁痛，痰稠带血，舌红脉数。湿已化燥，入荣而出。

治予肃肺清荣，化痰泄热。

大力子炒打，6g　霜桑叶 5g　玉桔梗 5g　生紫菀 5g　光杏仁 10g　象贝母 10g　瓜蒌皮 10g　橘络 3g　金银花 10g　赤芍药 6g　焦山栀 10g　侧柏炭 10g

湿温之在气分者，苟得畅汗，则热从外泄，透疹身凉而愈。若其人阳气素郁，荣分本热，感受湿温，最易化燥伤荣。邪既入荣，其热不为汗解而反为汗炽。邪入于荣，虽不从汗解，亦须出气还表，乃可告愈。肺主一身之气，外合皮毛，邪涉之故咳作，外达皮毛故痧透。肺为华盖，邪既涉之，则络伤而清肃不行，此胸胁之所以引痛，痰之所以带血也。治病贵在不失病机，前条湿趋于下，故借膀胱为出路，此条邪还于表，故借肺为出路。大力、桑叶、桔梗、紫菀肃肺透表；杏仁、象贝、蒌皮、橘络化痰止咳；银花、赤芍清荣热；焦栀、侧柏弭血络。若痧现不齐，胸闷不舒者，加皂角针 4g 以透之；若痧透紫暗不鲜，目赤，舌红碎，或中有黑苔者，血热已极，须加犀角尖 4g、紫草茸 5g、鲜生地 12g，凉血化毒。

六、湿温化燥伤津

湿温病，汗大出，烦热口渴，舌黄糙，脉洪大。湿骤化燥，阳明气分火燔。拟白虎汤法。

生石膏 30g　肥知母 10g　炙甘草 2g　麦冬 10g　西洋参 6g　淡竹叶 10g　粳米 1 合

前条为湿温化燥伤荣，此条为湿温化燥伤气。凡湿温病得畅汗后，邪之轻者，热退而愈；邪之重者，得汗之后，身暂渐凉爽，胸渐舒展，惟逾半日或一日后，热又陡增，胸腹窒闷，往往至一汗而汗，甚至四五汗而热退脉出，胸舒舌净而愈，正如剥茧抽丝，层出不穷。若投辛淡剂后，汗出，烦热不解，口之渴不引饮，一变而为渴饮；苔之白腻，一变而为黄糙；脉之细郁不扬，一变而为洪大，则为湿已化燥，邪归阳明，烁津耗液，非借"白虎"之威，不足以退此炎热。故以石膏、知母、竹叶清其热，麦冬、洋参保其津，炙草、粳米和其胃，务使热退之后，津不伤而胃气复振。倘舌苔尚白腻，未转黄糙，虽有口渴烦热之症，究仍热伏湿中，此方不可误投。盖甘寒之剂，宜于燥热，而不宜湿热，湿热得此，湿转盛而热更伏，每遭内陷之祸。

七、湿温化燥透瘢气血两燔

湿温病，汗大出，热不解，口渴，目赤，皮肤晕红，舌苔黄糙，底质鲜绛，脉滑数。湿温化燥，阳明气血两燔。宜化瘢汤加减。

生石膏 30g　肥知母 10g　鲜生地 12g　粉丹皮 10g　犀角尖 3g　京玄参 10g　炙甘草 2g

湿温虽须化燥而后告瘢，然燥化太过，有伤气、伤荣者，有气血两伤者。阳明为多气多血之脏，燥化太过，必归阳明。汗大出、热不解、口渴，燥伤阳明之气也；目赤、皮肤晕红，燥伤阳明之血也。证属气血两燔，故取化瘢汤之石膏、知母以清气；生地、犀角、丹皮、玄参以凉血；甘草调诸药以和胃。邪在气，故舌苔黄糙脉滑；邪在血，故舌质红绛脉数。必斯脉证，乃可用是方。他若阴绝如阳烦渴，劳伤正脱之阴瘢，脉虽洪大，按之杳然，面虽红总嫌娇嫩，则温补之不暇，此方误投，则误事矣。

皮肤晕红，连成片，是谓瘢；细如芥子，粒粒红点，谓痧。痧者高出于皮肤之上，瘢者隐现于皮肤之内。痧从肺治，故宜辛凉；瘢从胃治，故宜甘寒。痧而色紫，血沸热，须加犀角、生地，十中可治一二；瘢而色黑，热胃伤，较难治。

八、胃燥脾湿

湿温，汗大出，热不解，口渴，身疼重，苔中黄糙，两边白润，脉大而濡。此属胃燥脾湿。宜苍术白虎法。

生石膏 30g　肥知母 10g　炙甘草 2g　苍术 6g　姜夏 6g　生米仁 12g

汗大出、热不解、口渴，燥化太过，病在阳明，其不当疼痛，而今疼痛者，盖脾主肌肉，脾为湿困，则肌受病而痛也。今之苔中黄糙，两边白润，脉大而濡，胃燥者自燥，脾之湿者自湿，燥湿处于对立地位。

治其湿妨于燥，而胃汁竭；治其燥则碍于湿，而脾阳漓。惟脾喜燥而胃喜湿，脾恶湿而胃恶燥，阳明燥化，太阴湿化，病分水火，药有专功，治即在其中矣。故以石膏、知母、甘草之苦寒入阳明者，以救其燥；苍术、姜夏、米仁之苦温入太阴者，以祛其湿。投之中肯，收效亦速。

九、肺燥脾湿

湿温一候，身热不扬，胸闷泄利，干咳无痰，咽喉作痒，口燥不欲多饮，苔中白燥，两边白润，脉来濡数而涩，此属肺燥脾湿。宜润肺燥脾法。

光杏仁 10g　生紫菀 5g　京川贝 10g　款冬花 6g　霜桑叶 3g　赤茯苓 12g　生米仁 12g　飞滑石包, 12g　梗通草 3g　大豆卷 12g　白蔻仁包下, 10g　苍术片 3g　青蒿叶 6g

湿温至六七日之交，身热不扬，乃为热郁湿中之常态。若于此时而忽增咳嗽，则病虽重必轻，为因邪欲借肺以出路，方书谓之"还表"是也。然其咳声必扬，痰涎易吐。今乃胸闷而干咳无痰，咽喉咳呛，咳声不彻，此非还表之咳，乃肺燥而咳也。究其肺何以燥，盖因湿热困于中焦，肠气濡而下利，津液不能输脾归肺，于是肺系失润，清肃不行，其气逆而难降。肺燥欲饮水以自润，而脾湿又不能消水，故口虽渴而不引饮也。湿热淫于水中，故脉来濡数；燥又伤于肺，故脉又带涩。苔中干白为肺之燥，两边白润为脾之湿。故以光杏、款冬、川贝、紫菀、桑叶，辛润以宣肺，肺气清而咳自平。滑石、赤苓、米仁、梗通，淡渗以利其小便，小便长则下利自止。豆卷、青蒿、苍术、蔻仁，辛温芳香，透湿中之热，兼以化浊防腐也。

十、热胜于湿

湿温一候，发热头汗，渴喜热饮，身疼痛，小便赤浊，面有油垢，苔黄腻，此热胜于湿。拟泄热为主，渗湿佐之。

细川连 3g　淡子芩 6g　青连翘 10g　焦山栀 10g　苍术片 5g　青蒿尖 6g　六一散包, 12g　赤茯苓 12g　淡竹叶 10g　鲜车前 1 棵

湿温之为病，因其阴阳之进退，而为湿热之偏胜。偏于热者，其人阳气素盛，湿易化燥。其来骤者，其退亦速，较湿胜于热者，易于就痊。然于热胜之际，尚未化燥，尤当借泄热渗湿之剂，冀其邪之速达，以免劫伤津液，而为燥化太过之伤气伤血。热胜当渴而欲饮，湿为阴邪，须藉热以开，故渴欲热饮。热既胜于湿，其皮肤之发热，自亦较湿胜于热者为盛。湿包热外，不能外达而上越，故面有油垢，汗出齐颈，而身无汗也。以其无汗，身中之废料，无由发泄，致碍气血之运行而身疼痛。小便之赤浊，正证其湿热之盛，而为热胜于湿之候。故以川连、子芩、山栀、连翘之苦寒，以清湿中之热；苍术、青蒿之辛温芳香，以透热中之湿；滑石、赤苓、鲜车前之淡渗，不但用以利湿，抑且借以导热也。

凡人未病时，面不油垢，病而面始油垢者，纵为温病，亦必挟湿，无甚差忒者也。

十一、湿胜于热

湿温经旬，肢节酸痛，恶寒胸闷，下利无度，面色萎黄，苔白润，脉濡细。此湿胜于热。拟崇土燥湿法。

苍术 5g　蔻仁后下, 1g　姜夏 6g　广皮 5g　桂枝 3g　制川朴 3g　六一散包, 10g　赤白苓各 10g　米仁 12g　大腹皮 10g　广郁金 5g

湿温至旬日之后，病之顺者，能化燥而愈。若其人脾阳式微，热渐退伏，阴霾四布，湿气弥漫，流于关节则酸痛，外浸卫阳则恶寒，内扰膻中则胸闷；脾为湿困，肠气濡泄，故下利无度；热胜则面油垢，湿胜则面萎黄；苔白腻、脉濡细均为湿胜之象。故用苍术、蔻

仁、姜夏、陈皮，温以崇土；川朴、六一散、赤白苓、米仁，苦淡以燥湿；桂枝走表，以宣卫外之阳；郁金入里，以开膻中之浊。务使阳气重振，湿难蕴藉，以期化燥而愈。

病之热胜于湿，尚须化燥以愈，至于湿胜，则欲其化燥之切，尤甚于热胜也。盖湿为阴柔之邪，脾为后天之本，湿易困脾，而脾最恶湿，行见土德不及，阳光扫地，每致不易收拾。由此知治湿温者，无论其热胜湿胜，皆当以化燥为主。若叠进燥剂之后，苔之腻者化，舌之润者干，大便之溏泄转而为实，口之渴不引饮转为渴饮，脉之模糊不扬转为至数分明，则证已化燥，自当养胃生津，为善后之计。然往往数剂地、麦，而身热、胸闷、便溏、溲赤、苔腻又现，脉又沉糊，湿温之征象又呈。此时治法，不得因其已曾化燥，而有顾虑，当仍辨其湿热之孰盛，再予寒燥湿燥之剂，以宣化之。譬之淫雨为灾，虽用人工之戽水，一时暂告干涸，苟越一二日后，低洼之处，水又洋溢矣。此之化燥，只局部之胃肠，胃肠犹低洼之地，四肢筋络骨节中之余湿，复集于此也。

十二、阴液垂涸热入心脑

湿温，舌光红无苔，脉沉细而数。神昏谵语，手足妄动，湿温化燥，劫阴液而直犯心脑之候也。治宜清营养液，开窍泄热。

鲜生地 12g　鲜菖蒲 6g　鲜石斛 12g　京玄参 10g　原麦冬 10g　金银花 10g　西洋参 6g　连翘心 10g　紫雪丹冲服，3g

邪之中人，本无常经，病之变态，亦无定体。若其人肾中之真水本亏，心脏之蕴热炽盛，感受湿温，每易化燥伤阴，心君首蒙其害。舌为心苗，脉为血波，心主血，故细数为血热之脉，亦即为心热之脉；舌红为心热之舌，光面无苔，为心液垂涸也。心系上通于脑，脑为热淫，则知觉失而神志昏谵，手足妄动，势所必至。故须大队甘寒清火养阴，而着重者，尤在紫雪一味。盖热已深入心脑，非藉香窜灵动之品，不足以搜剔心脑之邪，而回复其知觉也。

十三、阳气不振湿从寒化

湿温，神转沉困，肢体疼重倦怠，恶寒无汗，舌苔水白色，脉沉细无力。证从阴化，湿寒浸淫。拟通阳化湿法。

熟附块 3g　淡干姜 6g　杜苍术 5g　晚蚕沙包, 6g　赤茯苓 12g　姜半夏 6g　嫩桂枝 3g　生米仁 12g

阳主动而阴主静，阳盛则躁烦骂詈，气粗面赤，起坐不安；阳微则倦怠声怯，少气嗜卧，面白无华，四肢懒于收持。无阳不能作汗，故无汗。三焦火用不宣，水气不化，故舌如水白色也。脉来沉细，又为湿胜阳微之征。姜附辛热，以益火用；术夏温燥，以理脾湿；桂枝、蚕沙通阳气以和营；赤苓、米仁渗三焦之湿，引从小便出也。

十四、汗多亡阳

湿温，汗出不止，四肢厥冷，面色㿠白，舌白润，脉濡细无力，卫气不固，腠理洞开，真阳欲亡之候也。亟予固表回阳。四逆加味。

淡附片 6g　干姜 5g　炙甘草 2g　大北芪 12g　西潞党 12g　花龙骨先煎, 12g　煅牡蛎先煎, 12g

湿温病，原以透汗为首要。汗透则湿中之热得泄，在外之湿自化。若有至深且盛之伏邪，犹非酸臭之大汗，不足以化其蕴崇。然此对于邪盛而正不衰者而言。倘其人肾阳不固，中气素馁，投辛淡剂后，汗出不止，四肢厥冷，则阳亡于外，气欠于中，至危至恶之候也。四肢者，诸阳之本，阳气盛，则手足絷絷汗出，躁扰不安；阳气衰，则四肢厥冷，甚者冷过肘膝。

是方也，以附子益其坎中之阳；姜、草生其中土之气；犹借参、芪之大力，致密其腠理；助以龙、牡之涩，佐参、芪以固表，协姜、附以守中。且汗为心液，神藏于心，故汗出过多，心神焕散，其神志未有不惝恍迷离者。龙牡为收神之要药，考大论之用龙牡，可以知矣。

前条为阳衰湿盛之治法，虚中有邪也。回阳剂中，不得不佐以通营卫、化湿浊之品。此条乃阳亡邪微之证，只顾其正，无问其邪。若前后倒易，则皆非其治。

此方所治，纯为亡阳而设。若阳亡于外，阴涸于内，汗多肢冷症中，复现妄笑烦渴，脉濡数，舌色干红无苔者，则宜参入甘酸之品，如生脉散之参、味、麦冬，兼护其阴。

十五、湿温病后余热扰荣

湿温病后，自汗盗汗，衣被常湿，脉细数，舌红无苔。此乃营为热扰，卫气不固，汗腺常开也。拟当归六黄汤法。

粉归身 6g　生地黄 10g　熟地黄 10g　生黄芪 10g　细川连 3g　川黄柏 3g　淡子芩 5g

此湿温病后，大邪已退，余热伏于血液之中，致营气不能内守，而卫气不固，故自汗盗汗，衣被常湿，脉现细数，舌红无苔。方以归地养营，黄芪实表，三黄清热也。三黄不能清血中之热，有归地以引之入血，三黄其味至苦，苦能坚，坚皮毛以止汗，苦从燥化，得归地之润，则三黄有清热之功，而无劫阴之弊矣。邪之所凑，其气必虚，热扰于营，其营血之不足可以想见，黄芪得当归，可大补营血，此古方之妙义也。

十六、湿温病邪涉少阳胆热

湿温病后，诸恙悉平，惟得寐则盗汗淋漓，汗气颇臭。此乃余邪未清，借少阳之枢机为出路，方书谓之胆热。拟小柴胡法。

软柴胡 5g　淡子芩 6g　西党参 10g　姜半夏 6g　炙甘草 2g　生姜 3 片
红枣去核，3 枚

湿温病后，得寐而出臭气之盗汗者，则为胆热。胆属少阳，为三阳之枢机，故取小柴胡之和解，往往一剂而其汗自收，效如桴鼓。方中柴胡和其半表，子芩清其半里，参草壮其枢纽，姜、枣和其营卫。半夏一味，不呕者可以去之，渴者宜去半夏加花粉，此乃仲景之成法。

十七、湿热腐肠

湿温经旬，两耳失聪，神志模糊，大便下紫红如败酱色之溏粪，脉沉细不扬，舌苔垢腻质红。此湿热上蒙下陷，而致肠膜腐败之候。宜逐秽宣窍，清肠化腐法。

细川连 3g　川柏片 3g　白头翁 10g　炒车前包，10g　青蒿尖 6g　石菖蒲 6g　飞滑石包，12g　净连翘 10g　广郁金 5g　晚蚕沙包，10g　赤茯苓 10g　省头草 5g

湿温病，或有误以为湿温忌表者，频予甘凉，其人胃肠中之垢浊盛，表又致密，即投以辛淡，不足以化其蕴崇邪，于是上蒙清阳，堵塞灵巧，而耳聋神糊，甚者昏谵；下淫于肠，肠膜炎腐，而粪如败酱，此乃湿温不外溃而内陷之候也。症属危险，故用川连、川柏、连翘、白头翁之苦寒者，苦以坚肠燥湿，寒以泄热防腐；青蒿、郁金、菖蒲、省头草之芳香者，化浊开窍；车前、滑石、赤苓之味淡者，利小便以浚其支流；蚕沙一味，以攻浊道之浊。若神昏谵语之甚者，紫雪、神犀丹等急当加入。

此时验舌，最为重要，质绛者邪热已炽，垢腻者湿浊弥漫，此方始为合拍。若舌光绛无苔，胃阴告涸，津液大伤，若仍投以此方，则几微之阴，岂有不随苦燥而竭者？当宗仲景白头翁加阿胶甘草汤，增入洋参、鲜斛、生地等，滋胃清肠。然病已至此，危险万分，不过冀其什一而已。

十八、湿垢胶闭肠间

病经二候，身热不扬，胸腹闷胀，小便赤浊，大便数日一行，所下者黏垢烂粪，急滞不爽，脉沉郁不扬，舌苔厚腐。此湿浊垢腻，胶闭肠间，因肠气之窒塞，致湿热之无由宣化透泄。拟宽肠化垢法。

炒枳壳 6g　姜半夏 6g　花槟榔 5g　制川朴 3g　赤茯苓 10g　皂荚子 3g　生大黄后下, 10g　光杏仁 6g　飞滑石包, 10g　晚蚕沙包, 10g

膏粱之体，日事于酒肉、炙煿之物，胃肠中之垢腻素盛，湿热蒸氲，里气遂壅，出现舌苔厚腐，脉郁不扬，大便虽溏，而所下者，尽是胶漆黏垢之物，急滞不爽。此时治法，不得因其身热，而一味透达。盖肠气不宽，则肌肉决难松动，郁伏于湿中之热，何由外泄？与痢疾之兼外感者，外邪不散，肠气不宽，用逆水挽舟法者，适得其反也。

是方以枳壳、杏仁开提肺气，肺气得开，肠气自承；姜夏、川朴疏中；槟榔、大黄达下；蚕沙以攻浊；皂荚子以涤垢；二苓、滑石之淡以利小便，迫肠中之垢腻下泄，则肌肉松而毛孔自疏，邪自外解矣。

十九、湿温成疸

酒客之湿热本盛，复感湿温，内外交蒸，面色泛黄，口甜，胸闷懊憹，脉数，苔黄腻。治宜清彻温热，两解表里。

淡豆豉 10g　生山栀 10g　厚川朴 3g　西茵陈 10g　姜半夏 6g　飞滑石包, 10g　海金沙包, 10g　赤茯苓 10g　广陈皮 5g　枳椇子 10g

酒客多湿，由里湿而后召外湿，内外合邪，如窨豆造酱，黄色外泛，而疸证成矣！虽然湿温发黄之证，不仅限于酒客，而总以酒客为多，故《金匮》特设酒疸之条也。酒客病此者，口味必甜，湿热遏郁于中，故胸闷懊侬。栀豉辛苦，用以通降胸中之浊气，以除懊侬；川朴、姜夏、陈皮开中焦之湿；苓、滑、金沙导湿下行；枳椇子解其宿醒；茵陈蒿化其黄液。若热胜色黄如橘子者，宜加大黄；湿胜色呈暗晦如烟熏者，宜加苍术；有积滞者，加山楂、麦芽；有痰浊者，加瓜蒌、枳实。此在临证时斟酌耳。

二十、湿热交混于血液之中

湿温经月，肌肉大削，皮肤甲错，神昏谵语，溲赤便溏，时下紫黑之浊物，四肢拘挛，引之则狂叫，舌紫罩有黑苔，脉沉细模糊。邪气深入，交混于血液之中，神明为之蒙蔽，经络因而痉强也。宜吴又可三甲散法，搜剔隐伏之邪。

穿山甲土炒, 5g　鳖甲醋炒, 15g　地鳖虫酒浸, 3只　净桃仁10g　当归须10g　大黄10g　犀角尖磨冲, 3g　细生地12g　赤芍药6g　炙甘草2g

湿温经久不解，邪气深入血脉之中，致血液之循环发生障碍，既失灌溉之职，又无营养之能，于是肌肉瘦削，皮肤甲错，四肢痉强而引痛。治当化其络中之瘀，务使瘀去新生，络中之血液恢复如故，则神志清、肌肉润也。方予吴又可之三甲散加大黄，合犀角地黄汤减丹皮为治。

二十一、湿温陷入肾脏

湿温二旬不解，腰痛如被杖，不能转侧，女子带下如注，男子精滑自出。此乃肾脏素亏，邪得乘虚陷入，拟补肾托邪法。

菟丝子 10g　炒杜仲 10g　川断肉 6g　怀山药 10g　甘杞子 10g　淡苁蓉 10g　炒车前包, 10g　蒸萸肉 5g　云茯苓 10g　怀牛膝 10g　威灵仙 10g　晚蚕沙包, 10g　韭菜根 3 根

邪之所凑，其气必虚，腰痛如被杖，不能转侧者，腰为肾府，肾虚而邪陷之。肾为藏精之脏，邪入之而精不藏，于是在男子则精滑自出，在女子则带下如注。故治此者，先当补充下焦之精血，稍佐祛湿化浊之品，菟丝、杜仲、川断、山药、苁蓉、杞子、萸肉、牛膝补下焦肾脏之精血；威灵仙能引药入腰际之间，用为向导；蚕沙、韭根化浊；云苓、车前祛湿，将陷入之邪，逐之外出也。

二十二、湿温余邪堵蔽心脑

湿温匝月，饮食锐进，二便如常，脉舌平正，惟言语不择，不避亲疏。此乃痰浊蔽于心窍，堵塞神明。拟清心化痰法。

天竺黄 10g　石菖蒲 6g　关西黄分冲 2 次, 1.5g　京川贝 10g　嫩双钩后下, 12g　苏薄荷后下, 2g　竹叶心 30 根　净连翘 10g　莲子心 10g　明玳瑁先煎, 6g

心为君主之官，神明出焉。痰浊蔽于心窍，堵塞其神明，故出现语言不择。药用竺黄、菖蒲、川贝、西黄化痰开窍；钩藤、薄荷、连翘、莲心、玳瑁、竹心清心宁神也。

二十三、脾阳衰弱之调理法

湿温已解，小便清长，舌白润，脉沉细，口淡不欲食，食即胀满，嗜卧。此脾阳不振，火用式微也。拟温理脾阳法。

西党参 12g　炒冬术 6g　云茯苓 10g　广陈皮 5g　砂仁后下, 1.5g　炮姜炭 3g　炙甘草 1.5g　黑枣 3 枚

本案良由湿热交蒸之际，恣进苦寒，或其人脾土素亏，邪热一

退，即见虚寒之象。方以四君以补中气，理中以益脾阳，砂仁、陈皮助其消化，务使卑监之土，转为敦阜，火用振而功能自复矣。

二十四、胃阴伤之调理法

湿温已解，舌色光红，脉来细数，溲黄便艰，不饥不食，夜难安眠。此胃阴伤也。拟甘酸化阴法。

原金斛 10g　原麦冬 10g　肥玉竹 12g　北沙参 10g　细生地 10g　生白芍 6g　炙甘草 2g　乌梅肉 2 枚

前条伤脾阳，阳衰则无火而不能化，故食即胀满；此条伤胃阴，阴虚则无水而不能运，故不饥不食。前条病从水化，故舌白润；此条病从火化，故舌光红。前条之脉沉，水流下也；此条之脉数，火性急也。溲黄便艰，液枯而余焰未熄也。夜难安睡，津伤而胃气不和也。辛甘具生阳益气之功，脾阳伤者宜之，前条是也；甘酸有生津化阴之妙，胃阴伤者宜之，此方是也。

二十五、湿温因气郁不解

湿温病，经旬不解，渴不引饮，无汗胸闷，妨于呼吸，懊㤆不宁，辗转难安，脉沉细而涩，此气郁也。当先理气，宜五磨饮法。

枳实　乌药　槟榔　沉香　广木香均水磨，各 1.5g

体实者开汤冲服，体虚者别直参 10g，煎汤冲服。

湿温因气郁而不解者，当先理气，气顺郁开，则湿热蕴伏之邪，从表里分消而愈。凡行气之品，不宜煎，煎则气泄，故须磨冲，以全其性。若其人正气已虚者，加用别直参煎汤冲入，庶郁气行而正不伤也。

二十六、湿温病后阳虚气陷

湿温病后，下午胸腹胀闷，至晚喘逆不能卧，天明则胀喘渐平，呼吸渐顺，脉浮细无力，此阳虚气陷也。宜补中益气法。

西党参 15g　炙黄芪 15g　炒白术 6g　云茯苓 10g　炙升麻 2g　炙柴胡 2g　广陈皮 5g　炙甘草 2g　当归 6g　生姜 2 片　大枣 3 枚

若湿温病，多服苦寒之剂，病虽退而阳气渐丧，平旦之后，身中几微之阳气，暂借天时之阳气以为助，故得喘平胀释，苟缓一时。午后天时之阳气渐衰，而人身之阳气亦因之而衰，阳衰则阴乃用事，故腹胀气喘而不能卧也。取参、芪、苓、术、甘草之补气，补气须防壅气，故加陈皮以利气，又借升、柴以举之，姜、枣以调之，当归以和之，即"塞因塞用"之法也。

二十七、湿温误服滋阴致疡毒

湿温误服滋阴甘凉剂，致邪无出路，逗留于络隧之间，遍体发疡毒。已溃宜托里排脓，未溃宜消毒软坚。

已溃方：

生黄芪 10g　全当归 10g　玉桔梗 6g　白术 10g　白芍 10g　败酱草 12g　冬瓜子 12g　炙甘草 3g　米仁 12g

未溃方：

全当归 12g　桃仁 10g　地丁草 10g　金银花 15g　角针 5g　连翘 12g　赤芍 12g　山甲 10g　蒲公英 15g　草节 3g

湿温初起，痿躄无力，脉来濡数，午后身热炽，两颧或赤，以为阴虚。用生地、麦冬、沙参、玄参、龟甲等大队养阴滋腻之品，以致湿热转遏转陷，逗留于络隧之间，发为脓疡。

二十八、湿温病肠出血

湿温二三候下血，或鲜或紫，舌苔黄腻，舌质鲜红者，白头翁加阿胶甘草汤主之。

若下血晦红如高粱色，脉濡细如丝，舌质淡红，四肢清冷，沉迷嗜卧者。桃花汤主之。

白头翁加阿胶甘草汤

白头翁 12g　细川连 3g　北秦皮 10g　东阿胶 10g　炙甘草 3g　川黄柏 6g

桃花汤

干姜 5g　赤石脂包煎，12g　粳米煎汤代水，30g

湿温二三候之间，大便一见败酱之粪，即为肠出血之症。于应用方中，加入清肠防腐、凉血败毒之品，作未雨之计，或可避免大出血；若已出血，辨其证之阴化阳化，投以的当之方，多能化险为夷。事实所告，非臆说也。

陈朗清

治温重达邪，用药稳狠准

陈朗清（1899~1991），江苏名医

先师擅长治疗温病，推崇叶天士、吴鞠通、薛生白、王孟英，以诸家学说融为一体，指出："卫气营血的证候分类，实际包涵着三焦辨证的基本内容"，强调"以卫气营血为纲，结合三焦所属脏腑的病理变化审证用药。"

先师认为，温病热变最速，务在早防早治，抓住时机，恰当处理，达邪外出，以冀阻断内传。凡邪在卫分，治宜开泄肺卫，透汗达邪，热势不甚常用葱豉汤加入牛蒡子、薄荷、杏仁、桔梗、甘草、炒蒌皮之属，宣疏肺卫，辛平解表；若卫分表热显著者，用药侧重凉散，以桑菊饮、银翘散随证加减。至于气分初热，身热口渴，心烦懊恼，常用栀豉汤加蒌皮、黄芩、连翘、银花、芦根、竹叶等随证加减，如用寒凉重剂，反过病所。若邪初入营，见有舌红绛而兼有黄白苔垢者，乃邪虽入营，气分之邪未罢的表现，治宜透热转气，导邪外达，以双交散（鲜生地、淡豆豉）为主方随证加味，确属透热转气较为理想的方药。

先师还指出：温病变证，大多由失治、误治而来，因此用药以稳、狠、准为原则。所谓"稳"，指温病初期，贵在早治，药宜轻灵，忌用辛温发汗，更忌寒凉遏伏，谨防药过病所，使风从表解，热从汗泄，轻可去实，每收佳效；所谓"狠"，指温病中期，热甚灼津，当清气分无形之热，涤肠中有形之垢，用药宜猛，不可姑息养奸，清热保津，用之得当，收效甚捷；所谓"准"，指在整个温病过程中，必须把握病机，辨清兼夹证候，辨证明，始能用药准。

一、春温误治，神昏厥逆

郭某 男，25 岁。务农为业，形伟体强。于 1937 年春诊。

春三月患温病，始属恶寒发热，头痛身疼，医投荆防羌独等辛温发表之剂，汗出淋漓而身热更炽，心烦口渴，改用生地、麦冬、知母、石斛等药，渐致神识昏蒙。病延旬日，竟至神志昏愦。急延家父往诊。

患者神昏不语，牙关紧闭，手足逆冷，而胸腹灼热，诊脉举之若无，重按则沉实有力，撬齿察舌，苔黑而干。示余曰："此证乃伏邪温病，新感触发，一误于辛温助阳，再误于滋腻恋邪，以致邪热深陷，内闭心包，阴阳格拒，营卫不通，乃热深厥深之候也。"当即立方，先以银花露调灌紫雪丹 4g，继服清营泄热，透邪外达煎剂，药用：淡豆豉、鲜生地、带心连翘、银花、生石膏、知母、川贝母、玄参、朱染滑石、石菖蒲、广郁金、活水芦根、竹叶卷心等。

翌日复诊，神志转清，四肢转温，但壮热烦渴，躁扰不宁，苔仍干黑无润，舌尖红绛起刺，脉弦滑数，右寸尤为洪大。病邪虽有外达之机，气阴伤残之象已着，虽有转机，未入坦途，改用人参白虎汤加味。药用：西洋参、生石膏、知母、川贝母、玄参、怀山药、天花粉、鲜石斛、川连、带心连翘、甘草、鲜生地、竹叶卷心、活水芦根等，另以雪梨汁频饮。

服药两剂，热渴均减，神志亦爽，舌润津回，黑苔亦退。继以原方去川连、连翘，加麦冬、竹沥、半夏；西洋参易北沙参。

又服 3 剂，诸恙递减，脉静神安，惟余热未清，胃纳不馨，倦乏无力，投以养阴醒胃之剂，调理匝月始瘥。

余对此证传变如此之速，而治验如此昭著，请示家父，其理安在？答曰："春温伏邪，新感诱发之证，起病之初，颇与伤寒相似，但必满面垢光，胸次窒闷，苔虽白薄，舌必红绛，治宜辛凉清解，达邪外出。叶天士云：若因新感外受，引动在里伏热，必先辛凉以解新邪，继进苦寒以清里热，实为治法之正鹄。此证由于辨治失误，以致神昏厥逆，病入险境，所幸年轻体实，仅厥不痉，肝风未动，故从热深厥深论治，清心开窍，泄热透邪，迅获神清厥回之效。汝临证时，对于外感热病，首宜分清寒温异邪，更须熟谙传变规律，在治疗上切记掌握'透邪'二字，尤为紧要。"

二、温病蓄血，神志如狂

袁某 男性，38 岁，住掘港镇。1937 年冬患热病。

始属恶寒发热，头痛身疼，继之但热不寒，入夜尤甚，神情烦乱，延医叠进辛凉清解，病势不减。病至旬日，神志如狂，哭笑无常，医用至宝丹、紫雪丹等清心开窍，亦无寸效。乃邀家父诊之。

脉象沉实有力，舌色深绛，苔焦黑而厚，按其少腹硬满，询知大便闭结，小便自利。断为邪入血分，热瘀搏结，血蓄下焦之候。拟方清热通下，凉血逐瘀。药用：犀角尖、生地黄、赤芍、丹皮、生大黄、桃仁、元明粉、当归、生甘草等。

药后腑行紫污如泥，极其臭秽，妄言哭笑已止，汗出热减，诸恙悉平，惟感倦乏殊甚，口干咽燥，苔仍灰黑少津，脉转弦细而数。此乃热结伤津，阴液受劫，改用玄参、生地、天麦冬、北沙参、生白芍、鲜石斛、川水连、生甘草、鲜藕汁等养阴生津，以清余热。

服药 3 帖，舌润津回，灰黑之苔渐退，脉静身凉，思饥欲食。病势已入坦途，继以益胃和阴以善其后，调理两周而康复。

余读《伤寒论》下焦蓄血一节，不少注家均谓太阳病邪热在经不解，随经入腑，血蓄膀胱，而通瘀攻下，则属急下肠中瘀热之法，甚是费解，家父指示曰：血结下焦，《伤寒论》太阳、阳明两篇均有记载，所谓下焦，乃泛指少腹部位，并非膀胱，前人已有论述，吴又可更明确指出："胃实失下，邪热久羁，无由以泄，血与热搏，而为蓄血。"吴鞠通亦云："下焦蓄血，小便自利，非膀胱气闭。"所以俞根初以仲景桃仁承气汤去桂枝，合犀角地黄汤、失笑散为一方，列为急下肠中瘀热法。此证乃温热之邪，由气入血，热与血结，蓄于下焦，脉证较为典型，故仿俞氏方加减而收立竿见影之效。

三、温热酿痰，内蒙清窍

1938 年，余已开业，曾治王姓商人，年逾不惑，患湿温证，起病一周，始则发热无汗，形寒肢痹，胸痞不渴，投以藿香正气散加减。药后汗出而热不退，入夜神志如蒙，时时谵语，苔转黄腻，脉滑而数，其病邪内陷，改用清中汤加至宝丹。连服两剂，身热仍炽，神志时明时昧，回禀家父，求其往诊。

视其苔黄垢腻，舌虽红而不绛，时或谵语，但问话则对答如常，自诉胸脘窒塞异常，口渴而喜热饮，训余曰：此证乃系湿热郁遏，酿蒸痰浊，内蒙清窍，神机为之弥漫，与热入心包之高热神昏，不可同日而语。病在气分，何得妄投清心开窍？尚未引邪内陷，亦云幸矣。宜多阅读温病专书及前人医案实录，自可领悟。当即处方，从清宣湿热、豁痰泄浊立法，药用：白蔻仁、杏仁、生苡仁、朱染滑石、石菖蒲、广郁金、炒香豉、焦山栀、带心连翘、生枳实、淡竹沥、玉枢丹等。

服药两剂，神识转为爽朗，肌热略减，汗出黏手，颈胸白痦已见，口渴不思多饮，苔黄厚腻，脉濡滑数。再予前方去玉枢丹、豆豉，加川水连、全瓜蒌。

又服两剂，汗出溱溱，热已挫降，腑行甚畅，胸腹白瘖透达，晶莹饱满，痰浊已得下达，湿热亦有出路。续予三仁汤加减。

调治一周，身热退净，白瘖渐回，胸闷已开，思饥能寐。仍投芳香淡化，以清余氛。嘱其避风寒，慎饮食，又旬日停药而愈。

诊余之暇，温读张聿青治张姓湿温一案，与此证大体相似，其证发热经旬，神志不清，曾用羚角、紫雪之类，未见效机，先生以开展气化，轻描淡写，服二剂即有松机，先后七诊而愈。进一步认识到湿温证湿重于热，酿生痰浊，弥漫三焦，蒙蔽清窍之神志时明时昧，与温邪入营，内陷心包之神昏谵妄或昏愤不语，确有宵壤之别。通过家父治愈此证，印象更为深刻。1949年余旅通开业，治南门望仙桥张某之妻，患湿温，湿热酿痰，神志昏蒙，前医亦从热入心包论治，病热日进，改延余诊，运用菖蒲郁金汤加减，清热化湿，豁痰开窍，应手取效，录之可以互证。

（陈继明　陈幼清　陈革　金群　整理）

陈朗清

勿囿三禁说，亦需汗下润

陈朗清（1899~1991），江苏名医

湿温病由于湿热熏蒸，病势发展缓慢，病程较长，所以湿温病卫分症状较少，而以湿热留恋三焦之证为多。病邪留恋三焦，气化失司，是湿热不能排泄的主要原因。对湿温病的治疗，先师指出：邪在三焦必须着眼分消上下，宣展气机，因势利导，达邪外出，常用蒿芩清胆汤为主方。热重于湿则用连朴饮以辛开苦降，湿重于热者则用三仁汤随证加减，芳香化浊，宣展气机。临床不少病例，经前医屡用清解凉润之剂，汗不畅达，蕴热不退，甚至神志昏蒙，时清时昧，先师以三仁汤为主方，伍入石菖蒲、广郁金、枳壳、桔梗、蒌皮、枇杷叶、芦根之属，往往诸证次第减轻，日趋向愈。至于湿热炽盛化火，则非黄连解毒汤、泻心汤之苦寒清热之剂不可。

湿温病有"汗下润"三禁之说，先师认为此指湿温病初起正局而言，在整个病情发展过程中，则应以辨证施治为原则，不可囿于"汗下润"三禁之说。

湿温初起，微微恶寒，发热汗出不畅，午后为甚，身重肢痹，胸闷不渴，头重如裹。脉濡缓，苔白腻。多属表里同病，湿重于热。先师对此每用芳香透表，宣气化湿，如藿、佩、杏、蔻、苡仁、桔梗、通草、豆豉、六一散等。无汗者加薄荷、牛蒡子；身重而痛去豆豉加豆卷、蚕沙；恶寒较甚，无汗身疼者加香薷、羌活以发汗。此举可收汗瘆两达，身热挫降之良效，实属宣气化湿而解表邪，乃湿温汗发之运用。

湿温禁下，并非一成不变，先师指出：在湿温病整个过程中，见有可下之证，亦须使用下法。邪归胃腑，湿气化热，热结独存，为湿温使用下法之标准；湿温中期，湿热挟滞，胶结胃肠，身热自汗，胸痞腹满，按之灼热，大便胶结，矢气极臭，小便短涩，舌苔黄糙，即须使用下法。

但只宜缓攻，不宜峻下。常用小陷胸汤加朴黄丸，改丸为汤，随证加减，务在下得其时，下得其法。

湿温后期，湿化燥，温化热，邪入营血，劫伤津液，养阴柔润在所必用。至若湿热胶结，长期缠绵不解，津液已伤，湿热不化，滋润养阴则有壅滞之害，化湿清热又有耗液之弊，"湿热伤阴，清燥两难"。先师遵王孟英苦寒甘寒合化，取黄芩、黄连、知母、银花，伍入石斛、玄参、麦冬、生地等甘寒滋液中，每获佳效。先师于湿温辨证用药之精微，于此可见一斑。

1938 年，余已开业，曾治王姓商人，年逾不惑，患湿温证，起病一周，始属发热无汗，形寒肢痹，胸痞不渴，投以藿香正气散加减。药后汗出而热不退，入夜神志如蒙，时时谵语，苔转黄腻，脉滑而数。疑其病邪内陷，改用清宫汤加至宝丹连服两剂，身热仍炽，神志时明时昧，回禀家父，求其往诊。视其苔黄垢腻，舌虽红而不绛，时或谵语，但问话则对答如常，自诉胸脘窒塞异常，口渴而喜热饮，内蒙清窍，神机为之弥漫，与热入心包之高热神昏，不可同日而语。病在气分，何得妄投清心开窍？尚未引邪内陷，亦云幸矣。多阅读温病专书及前人医案实录，自可领悟。当即处方，从清宣湿热，豁痰泄浊立法，药用：白蔻仁、杏仁、生苡仁、朱染滑石、石菖蒲、广郁金、炒香豉、焦山栀、带心连翘、生枳实、淡竹沥、玉枢丹等。服药两剂，神识转为爽朗，肌热略减，汗出黏手，颈胸白痦已见，口渴不思多饮，苔黄厚腻，脉濡滑数。再予前方去玉枢丹、豆豉，加川连、全瓜蒌。又服两剂，汗出溱溱，热已挫降，腑行甚畅，胸腹白痦透达，晶莹饱满，痰浊已得下达，湿热亦有出路。续予三仁汤加减，调治一周，身热退净，白痦渐回，胸闷已开，思饥能寐。仍投芳香淡化，以靖余氛。嘱其避风寒，慎饮食，又旬日停药而愈。

诊余之暇，温读张聿青治张姓湿温一案，与此证大体相似。其证发热经旬，神志不清，曾用羚角、紫雪之类，未见效机，先生以开展气化，轻描淡写，服二剂即有松机，先后七诊而愈。进一步认识到湿温证湿重于热，酿生痰浊，弥漫三焦，蒙蔽清窍之神志时明时昧，与温邪入营、内陷心包之神昏谵妄或昏愦不语，确有霄壤之别。通过家父治愈此证，印象更为深刻。

（陈继明　整理）

蒋士英

识常晓变，可汗下润

蒋士英（1918~　），浙江中医药大学教授

忌　汗

薛生白《湿热条辨》第 1 条："湿热证，始恶寒，后但热不寒，汗出，胸痞，舌白，口渴不引饮"。近代医家陈存仁也认为发病初期"恶寒身热……汗出寒热不退。"正因为湿温初起，即有微汗，但有汗而寒热不解。喻嘉言说："湿家不可发汗，以身本多汗，易致亡阳，故湿温之证，误发其汗，名曰重暍，故为深戒"。这确是言其常，盖证有常证，治有常法；证有变证，则治有变法。《湿热条辨》21 条，前论已有摘述，因为症见"始终无汗，腠理暑邪内闭"，所以用微汗的方法。吴氏在自注中说："湿温发汗，昔贤有禁，此不微汗之，病必不除，盖既有不可汗之大戒，复有得汗始解之治法，临证者，当知可变通矣。"薛生白之汗法，大有巧思，即前论所云："此轻清解表药与渗湿药同用，使表湿与里湿一同解除。"吴锡璜说："用泡汤，取其轻扬透汗。"章虚谷注："湿病仲景有法当汗出而解……固非一概禁汗者。"石念祖说："病有正变，变病之要药，即正病之禁药。"叶天士说："在卫汗之可也，"这是治疗温病四原则之一。

　　"汗"字的意义是广泛的，不仅辛温可以发汗，辛凉开肺，也有汗剂。温病亦喜汗解，故后来医家，往往寓汗于清暑、化湿、滋阴之中。以湿温来说，初起湿重于热，有微寒苔腻等证，近世每用藿朴夏苓汤为主方。何廉臣说："湿多者，湿重于热也，其病多发于太阴肺脾，其舌苔必白腻，或白滑而厚……症必啬啬恶寒……午后身热，状若阴虚……治法以轻开肺气为主。肺主一身之气，肺气化，则脾湿自化，即有兼邪，亦与之俱化，宜用藿朴夏苓汤，体轻而味辛淡者治之，启上闸，开支河，导湿下行，以为出路。湿去气通，布津于外，自然汗解。"藿朴夏苓汤虽为芳香宣化之剂，实寓汗于化湿之中，何氏方甚明。叶氏"随证变法"这句名言，是值得我们深思的。

忌　　下

　　汉·张仲景《金匮要略·痉湿暍篇》："湿家下之，额上汗出，微喘，小便利者死，若下利不止者亦死。"可见汉代已有湿家忌下之说。尤在泾曰："苟非湿热蕴结成实，未可遽用下法。"湿温忌下，也是言其常。湿温原有可下之证，笔者认为："忌下"应改作"忌大下"，叶天士云："湿邪内搏，下之宜轻"，因为湿温之用下法，不是肠中有燥矢，故不宜猛下。所谓下之宜轻而不厌频者，诚以浊邪黏腻，搏结不坚，到处可以留着，非猛鸷之力一击所能去也（陈光淞语）。石芾南说："如舌苔黄厚，脉息沉数，中脘按之微痛不硬，大便不解，此无形湿热与有形渣滓相搏，按之不硬，多似败酱色溏粪，宜兼用酒煮大黄为丸，缓化而行，重者可熟大黄、元明粉磨汤而行，设使大剂攻下，走而不守，则必宿垢不行，反行稀水，徒伤正气，变成坏证"。这均说明湿温在"下证"出现时，是可以用下法的，不过宜轻宜频耳！

　　湿温忌下，虽不以吴鞠通始，惟吴氏言之较具体，但他自己也不是死守这一治疗禁忌的。

《吴鞠通医案》湿温门，王，二十五日：面赤，舌黄大渴，脉沉肢厥，十日不大便，转矢气，谵语，下证也。议小承气汤。生大黄 24g，小枳实 15g，厚朴 12g，水 8 碗，煮成 3 碗，先服 1 碗，约三时得大便，止后服，不便再服第二碗。二十六日：陷下之余邪不清，仍思凉饮，舌微黄，以调胃承气汤小和之。生大黄 6g，元明粉 2.4g，生甘草 3g，头煎 1 杯，二煎 1 杯，分两次服。既云"忌下"，而又用下法，这是根据具体症状，具体分析，灵活应用，即变证变治。

《张聿青医案》湿温门，常用下剂，兹举一例：夏左，大邪已退，余蕴宿积未清，便不行而频频矢气，病已多日，本不敢浪用重药，叠为推荡，然以姑息为止，实蹈引虎自卫之弊，不可不察也。豆卷、广皮、枣仁泥、生米仁、通草、郁金、苦桔梗、赤猪苓、制半夏、枳实导滞丸（佛手通草汤下）。

又薛金楣案，八诊：用增液兼清下焦湿热，大便未行，小溲作痛，涓滴不爽，气粗颧红，懊烦不宁，脉沉，舌干苔黑，中心有断纹。邪热挟积，复聚阳明，劫燥津液，有昏厥之虞。拟调胃承气以抽釜薪。生大黄(后入)12g，生甘草 1.5g，天麦冬(去心)9g，元明粉(冲) 4.5g，滑石块 12g，黑玄参 9g，活水芦根（去节）30g，车前子 9g，青竹叶 20 片。

张氏诊夏案首诊便用轻下，薛案至八诊，而见"大便未行……脉沉实，舌干苔黑，中心有断纹"，而用增液承气，可见先贤用药，不拘成法，随证施治。

忌　润

湿为阴邪，其性黏滞，其最显著的病理反应，为苔厚腻，头重肢怠。临床凡见到上述症状，虽身体虚弱，一切滋补之剂，均宜让路，特别是柔润养阴剂，更不能妄投。盖二阴相合，锢结不解，病难速愈。然湿邪化燥，阴液受劫，症见舌红少苔，脉细数，则养阴亦所必需。湿温忌润，是吴鞠通提出来的，但《温病条辨》卷首"凡例"排次第十条中说："温病之兼湿者，忌柔喜刚，湿退热存之际，乌得不用柔哉？全在临证者善察病情，毫无差忒也。"所谓温病之兼湿者，即所谓"湿温"。华岫云："温热挟风为'风温'，挟湿为'湿温'。"湿温忌润，鞠通言之；湿温用润，亦鞠通言之。这是吴氏以"辨证论治"为准则，即证变法亦变。再以吴氏临床实践来印证：《吴鞠通医案》湿温门，王案："初九日，邪少虚多，仍用复脉法。大生地 18g，玄参 12g，生白芍 18g，生阿胶 12g，麦冬 24g，生鳖甲 18g，火麻仁 12g，丹皮 12g，炙甘草 9g。头煎 3 茶盅，二煎一茶杯，分四次服。

本案虽未提出脉舌，但已 13 诊，知是湿温后期，"邪少虚多"，已足说明患者阴液已亏，略有余邪，故用复脉柔润滋阴之剂。

《叶案存真》湿温门：目黄舌刺色赤，伏邪余热未尽。鲜生地、麦冬、川斛、蔗汁、竹叶心、花粉、鲜地骨皮、梨汁。

叶天士治湿温病亦不废润药，关键正如吴氏所说"全在临证者善察病情。"此外如王孟英等，治湿温后期，湿热化燥，劫燥津液，每用养阴柔润之剂，兹不赘述。

综上所述，均可证明，湿热化燥后，伤津劫液，不忌柔润，吴氏言忌润者，指湿热未化燥云耳！

吴半淞

流化清透，护虚扶正

吴半淞（1898~1966），江苏名医，擅治温病

吴半淞先生常说："湿温一证，见证虽多，究其本，湿与热耳。证虽百端，不出流化、清透、护虚而已"。

一、流化

流化系指流动气机而言，先生常说："治湿温当开展气机为第一，虽有温邪，切不可以寒凉遏之。"流化法的运用，由于临床表现不同，可分为下述三方面。

1.宣肺

湿的运行，离不开气化，叶天士有"开气分为除湿"之说，吴鞠通也认为："肺主一身之气，气化则湿亦化。"先生吸取了前人的精华，十分重视气化，认为"气滞则湿阻，气行则湿化。"如症见头痛而重，肢体困重，身热不扬，午后较甚，汗少，或初见恶寒，口不渴，面色淡黄，脉濡等湿遏卫气证，当宣肺气以化湿。药如杏仁、紫苏、薄荷、桔梗、豆蔻、藿香等品。

先生宣肺行气之法，并不局限于上述范围，由于肺总领一身之气，对湿邪蕴阻中焦，甚或陷入营分等证，惟见有湿存在者，每配以轻宣肺气之品。他说："惟气机流动，才能使遏伏之热、胶着之痰、停

滞之食得以推动荡涤。"

俞右 1947 年 6 月 13 日诊。

湿渐旬外，身热起伏，从未间断，热郁于里，外泄不畅，湿热蒸腾，口中甜腻，苔微黄腻，舌红，脉濡数。

治法：芳香轻解，流化气机。

方用：清水豆卷　鸡苏散　藿香　佩兰　焦山栀　杏仁　苡仁　蔻仁　青蒿　陈皮　梗通草　赤茯苓

复诊（6 月 15 日）：前方两剂，热淡，苔前化，根布薄板糙，脉小数。再当清理气分湿热。

杏仁　苡仁　藿香　佩兰　青蒿　沉香曲　滑石　半夏　赤苓　川通草　菱皮　焦栀　广郁金

2. 运脾

湿性黏腻，与热纠结，常致缠绵中焦，不易速解。由于湿热之偏胜，临床可见各种不同之见症，如胸闷腹胀，泛恶便溏，舌苔厚腻等属湿热内盛者，认为系中焦脾气壅闭，运化无权，以致水湿之气，不能外泄，必需行脾气以运转中州。他认为中焦乃病变之枢纽，是邪势从里出表、从表入里的转折点。临床上治之得法，往往能扼住病势，使湿热早日分消，病程缩短，有利于早日痊愈。先生此项论点系从叶天士学说中悟出，《临证指南医案》有"此湿蕴气中，是太阴之气，不为鼓动""湿邪内伏，足太阴之气不运"之说。叶氏治之以"开泄"，采用"轻苦微辛具流动之品"。先生于此等证候，常用厚朴、半夏、菖蒲、郁金、藿香、陈皮等行脾气，仍配以杏仁等利肺气，是真得叶氏三味者。

赵先生 住西门大街，1947 年 9 月 7 日诊。

湿温经旬，身热缠绵，日晡较盛，口甜腻，杳不思纳，胸腹痞满，泛恶涎沫，白㾦细小少绽，神情困顿，倦怠懒言，苔厚白腻，舌红，脉濡数。

辨证：湿阻中焦，热伏不撤，气窒失运。

治法：辛以流气，淡以渗湿。

方用：藿朴夏苓汤。

制川朴　藿香　姜半夏　佩兰　杏仁　苡仁　广郁金　蔻仁　赤茯苓　滑石　陈皮

3. 利三焦

湿温中焦证，如见胸腹胀闷而烦，恶心呕吐，身热炽盛，小便短赤，大便秘结或泻利，苔厚垢腻灰或黄，舌质红等症，此乃湿热两重，胶结于中，所谓"热处湿中，湿包热外"，叶、吴二氏称之为"三焦均受"或"弥漫三焦"。按此三焦并非实指，是一种泛称，指上有胸闷呕恶，中有膜闷，下有二便不利，言其湿热浸润之广泛也。主要病机，还属中焦气分。先生主张用苦降辛开法，拨动中焦气机，以利升降之路，认为："脾胃为三焦之枢，中州保运，气机流转，则热逐于外，湿化于下，上下分消矣。"

二、清透

温邪自口鼻而入，由外向里为病进，由里还出于表为病退。利用轻清透达的药物，使在里之邪还出于外，就是清透法的涵意。

凡湿温热入营血，先生尝用青蒿、白薇二药配伍于凉血清营药中，使热邪外透气分。凡遇热遏不扬，痦发不绽，懊侬烦躁等气分里热证，先生每于清气之中配用少量清水豆卷或炒枯豆豉，此二药已无发汗之力，而取其透表之用。

在先生医案中每可见到生地与连翘、黄芩同用，两清气营，更配青蒿、白薇以透营热。清水豆卷以泄气热，使内陷热邪，层层外出。他不主张纯用凉血清热之剂，以防邪不外达，愈陷愈深，即必需应用时，也参入透热转气及泄热透表之品，务使邪有出路，是先生治疗温病的一贯主张。在此前提下，注意运用不同方法领邪外出。除上述清透法外，对汗、痦、疹、衄、痰以及大小便等均相当重视，因为其中都包含着透邪的意义在内。

先生运用透法，救治了不少邪热深陷之变证、坏证，无怪当时同道辈誉之曰："吴老用药，轻灵活泼。"

闻右 住闸口桥，1941 年 7 月 22 日诊。

湿温两候，身热高亢，渴不欲饮，夜则谵语，胸膺布有红疹。病势正在张扬，已见入营趋势，尚在进食助邪，防其昏陷。

炒细生地 带心连翘 青蒿珠 鲜竹叶心 清水豆卷 杏仁 苡仁 薄荷 滑石 竹茹 半夏

三、护虚

湿温病程较长，久病之余，正气必疲，湿胜可伤脾阳，热盛可伤胃阴，病入下焦，可损肝肾之阴，或因体质素差，初病即露虚象，就要考虑在邪正消长的情况下相机使用扶阳、益气、养胃、育阴、填下等法以护虚。

护虚并不难，难在虚实夹杂证中如何攻补兼顾，适当地参用护虚药物。要做到护虚而不恋邪，扶阳不伤阴，育阴不碍湿，既利于正气之匡复，又利于邪机之外撤。先生治此等病，亦有其一定的功夫。

陶某

体温 39.2℃。湿温逾一候，身热燔灼，口燥，渴不多饮，唇干舌绛，苔中微黄，边白少润，脉小弦数。

辨证：湿热互结不解，阴津已见消亡。

治法：助正达邪，以冀透热转气。

方用：干沙参 10g 清水豆卷 6g 鲜金斛 15g 白薇 6g 鳖血拌

青蒿珠 10g　带心连翘 10g　碧玉散 12g　炒枯芩 6g　杏仁 10g　苡仁 10g　广郁金 6g　茯神 10g　通草 3g　鲜竹叶心 30 支

治疗经过：复诊：体温 37.6℃。助正达邪，疹瘔并见，邪机得以外泄，身热已淡，舌红少润，脉濡小数。邪在气营之交，病虽却而正不足，胜负关头，最虑变化。

金川石斛各 10g　炙鳖甲 18g　炒青蒿珠 10g　白薇 6g　黛蛤散 24g　滑石 12g　料豆衣 10g　杏仁 10g　苡仁 10g　辰茯苓神各 10g　广郁金 6g　鲜竹叶心 30 支

陆某　1947 年 8 月 25 日诊。

湿温已逾两候，身热缠绵，大便溏泄，白瘔尚绽，苔白腻，脉濡数，时有隐隐腹痛。

辨证：气机痹郁不行也，气不行则湿不化。

方用：疏理气机，分消湿热。

清水豆卷　制苍术　姜汁拌青蒿　广郁金　黄芩炭　煨木香　藿香梗　佩兰梗　通草　茯苓　荷梗

治疗经过：复诊（8 月 26 日）：疹瘔并布，身热依然，昨夜烦躁少眠，大便今日未泄，苔化灰黄糙边腻，舌红尖绛，脉右濡数左细弦。湿热之邪，内伏不撤，有逼营之象，前法略进一筹。

生熟葛根　炒黄芩　炒川连　生苍术　青蒿　白薇　藿香　佩兰　扁豆衣　荷梗　甘露消毒丹

三诊（8 月 28 日）：红疹已回，白瘔晶绽，身热已淡，苔大半化，根部薄灰糙，舌红，脉细数。大邪已退，前法改法，从养正和胃着手。

北沙参　川石斛　白扁豆　杏仁　苡仁　青蒿　白薇　藿香　通草　荷梗

上举护虚两例，方法各不相同。如陶案，以助正达邪为法，鼓邪外出；陆案，先祛邪，后护虚。总之，护虚之法，要以存正为前提，又务使邪有出路，临床机理不一，限于篇幅，略举一斑。

流化、清透、护虚三法各有专攻，而又可相互配合，其间某法为主，某法为次，要以临床辨证审因而定。

（王天如等　整理）

潘澄濂

重在气分，证病同辨

潘澄濂（1910~1993），著名临床家

湿温治疗应抓住病在气分阶段

湿温辨证，主要是对气分热重于湿，或湿重于热的辨证，关系到疗效和预后。由于热重于湿者易成阳明里结，伤津劫液，成痉成厥，变证蜂起。而湿重于热者病情进展虽稍缓慢，而浊邪久羁，脾运受阻，亦可导致胀满、泄利、黄疸、便血等症。当然还有湿热并重之证，"逆传心包"之证等。

对湿温的治疗，主要是化湿清热。治湿不外乎以厚朴、苍术、干姜等之燥湿；以藿香、半夏、佩兰等之化湿；以茯苓、泽泻、滑石等之渗湿。此外也有以羌活、独活、防风等之祛风以燥湿；以黄芩、黄连等苦寒以燥湿。它们的功能作用是有差异的。如厚朴、苍术、干姜为辛温健脾以燥湿；藿香、佩兰、半夏等为芳香化浊以醒胃；茯苓、泽泻、滑石等为淡渗，通调决渎以渗湿，宜于清三焦之湿热。

但是从三仁汤、藿朴夏苓汤等的方剂来看，往往是燥湿或渗湿之药复合组成，然各有其侧重。

湿温证不仅要治其湿，而且还有"热"的问题，不容忽视。所以

在燥湿、化湿、渗湿外，尚要清热。治湿与清热相互结合，才能达到治疗的目的。但是孰轻孰重，要根据病情而定。如系湿重于热，过分寒凉，则使邪湿裹滞，或戕阳气。凡此，临床上均需加以注意。

治疗湿温证的清热药，大致有黄芩、黄连、黄柏、银花、连翘、蒲公英等。湿重于热者，用燥湿化湿的同时，选用黄芩、黄连之类的苦寒药较为适宜；如系热重于湿，特别有热化伤津劫液的营分证者，选用银花、连翘或白虎加苍术汤之类较为适宜。但也有需两类药物配合应用者。如发展成为阳明里结之证者，宜用攻下，此亦是排毒驱邪之法。

对湿温证的治疗，必须使其能在气分阶段得以扭转或截断，若待其发展为营血分证时则治之非易。

湿温亦需证病同辨

湿温如以现代医学"病"的概念来衡量，它毕竟还是多种急性传染病发生和发展过程中的一种"证"，湿温证不只是一种病，这是可以肯定的。认为湿温就是现代医学的伤寒（包括副伤寒），是有一定局限性的。要做到正确诊断，寻找原因，证病同辨。

临床上处理温病应以六经为基础，卫气营血以定型，表里三焦以定位，辨偏热偏湿以定性，邪正胜负分主次，结合各个病的特点而施治。

一、伤寒

伤寒（包括副伤寒）的气分证，大都在第一或第二病周出现。但也有自始至终表现为气分证者。然亦有部分暴发型病例，一开始即很快出现营分证。这要视患者抗病力的强弱，细菌的轻重，甚至发病的季节，有否合并病等而决定。

　　至于湿温的气分证，从伤寒或副伤寒来说，它的热型可先由似阶梯型转变为弛张型，近似中医所称的"日晡所发潮热"，一般是晨低暮高。据观察，湿重于热者，体温多稽留在中等度，即俗称"温汤热"。伴见纳差，胸痞腹满，渴不引饮，大便多溏，舌苔白腻或黄腻尖红，脉象濡数，治宜燥湿化浊，佐以清热。药用厚朴、藿香、豆卷、山栀、柴胡、黄芩、茵陈、滑石、竹叶、甘草。呕者加半夏；大便溏泻者加葛根、蚕沙或黄芩；大便秘结者加制军。热重于湿者，身热，口渴欲饮，但不多饮，胸闷烦躁，大便秘结，舌苔黄浊而干，舌尖红，脉象滑数，治宜清热通腑。药用黄连、大黄、厚朴、枳壳、茵陈、黑山栀、芦根、甘草。有伤津劫液之象者，加鲜生地、麦冬或石斛；入夜有谵语者，加竹叶芯、连翘或菖蒲、远志，这种病例多在第二病周至第三病周间出现，及时荡涤邪热，即可急下以存阴，可收到事半功倍之效。

　　伤寒（包括副伤寒）热伤津液的营血证，是病情趋向严重的表现（大都在第三周后出现）。其热型多为弛张型，舌苔黄浊少津、质红绛、尖呈三角形，烦躁谵妄，也可伴随出现。此皆由于毒血症而并发肠出血。如肠鸣胀气，腹中热感，特别是右下腹触之有明显的过敏感可能是肠出血的预兆，要提高警惕。对此治疗，一般以清热解毒配合生津养液法，药用生地、玄参、麦冬、黄连、银花、石斛、丹皮、金汁等随证加减。亦须注意勿寒凉太过。

　　并发肠出血可有两种见症，一种是在肠出血的同时，体温降低，血压随之下降，精神倦怠而神识清楚，舌绛少津，苔少秽浊，脉象细数（不超过100次/分），这是血脱正虚之象。应在止血凉血的前提下，兼以益气养阴，常以复脉汤加减，药用西洋参、麦冬、生地、阿胶珠、赤芍、地榆炭、仙鹤草、陈皮等。症见四肢逆厥，脉缓弱者，加小量肉桂，或龙、牡以救逆。

另一种见症是血色紫黑恶臭，体温、血压并不因出血而明显下降。腹中热感，烦躁谵妄，舌苔黄糙，质干绛，脉弦数或滑数，是邪热鸱张，迫血妄行。宜大剂凉血止血，配合解毒，犀角地黄汤和清营汤加减，神昏者加用神犀丹。

若并有剧烈腹痛，往往因肠穿孔而引起腹膜炎，预后相当恶劣。

二、流行性感冒

对上呼吸道感染一般是依照风温的方法而治疗。但是也有恶寒发热、头痛、身痛，甚至肌肉挛急，运动不利的风湿型流感。以及突然寒热、胸痞，恶心呕吐，或大便溏泄的胃肠型流感。对这种类型，要在湿温证的范畴来探索其辨证治疗规律。薛生白《湿热病篇》说："湿热证，恶寒无汗，身重头痛，湿在表分，宜藿香、香薷、羌活、苍术皮、薄荷、牛蒡子等味，头不痛者，去羌活"。又第三条说："湿热证，恶寒发热，身重关节疼痛，湿在肌肉，不为汗解，宜滑石、大豆卷、茯苓、苍术皮、藿香叶、鲜薄荷、白通草、桔梗等味，不恶寒者入苍术皮"。这里薛氏所说的"湿在表分""湿在肌肉"，乃源于《金匮要略》的湿病，验诸临床确近似"风湿型"流感一类的病变。证之临床实践，宗薛雪上述方法，治疗这类流感疗效颇著。

张某 女，37岁。1978年4月就诊。

突然寒热，无汗头痛身痛，第二天起发现右下肢挛急，牵引作痛，不能行动，舌苔白腻，脉象浮数，化验白细胞 6.3×10^9/L，分类：中性粒细胞0.74，淋巴细胞0.25，嗜酸粒细胞0.01。

诊断：风湿伤于经隧，系"风湿型"流感。

方用：麻杏以甘汤加茯苓、忍冬藤等。

仅服3剂，病即痊愈。

至于胃肠型流感之属湿温者，多用芳香化浊法，药用藿香叶、苡仁、蔻仁、茯苓、佩兰、豆卷、黑山栀等治疗，常可获效。对发于五六月间梅雨季的胃肠型流感，症见中等度发热，肢体倦怠，胸腹痞闷，舌苔白腻或微黄而腻，脉濡细，即雷少逸《时病论》所谓"霉湿"之证，仿达原饮意加减，药用厚朴、槟榔、藿香、黄芩、知母等随证加减，不三四日即可使热解病却。

三、传染性肝炎

黄疸型肝炎或无黄疸型肝炎之属于湿温者可遵湿温论治。例如：急性期或迁延性肝炎的活动期，黄疸（或无黄疸），口苦，恶心，纳差，不同程度的脘腹痞满，大便溏等症状较为多见。这里须辨湿重于热抑或热重于湿，前者要重燥湿，而后者则重以清热。

临床对肝炎以山栀、郁金、茜草（或丹参）为基础方，热重于湿者配合半枝莲、黄柏或大黄，黄疸者加茵陈、过路黄。湿重于热者配合柴平汤。当然肝炎，特别是慢性肝炎尚有气滞、血瘀、阴虚、气虚等不同变证，不仅限于湿热。其演变规律，一般偏热者易使肝血瘀阻，导致伤阴；偏湿者多兼气滞而导致脾胃虚损，应根据具体病情抉择，对不同性质的矛盾以不同方法来处理。

曹永康

辛开苦泄，湿温大法

曹永康（1917~　），镇江医学院教授，江苏名医

湿温病用苦辛法，是湿温病治疗中的一个侧面，有其特定的治疗范围及适应标准。

湿温病用苦辛法，以"热重于湿，阳明为甚"的证候为临床指征。此时热蒸湿腾，胃失通降，浊邪上泛于舌，必见黄腻之苔。验苔首先要严格区别黄苔与白苔。湿甚之证，苔多白腻，只宜用辛开，不宜用苦泄。必须见到舌苔黄腻甚于舌本，舌质色红，才是"热甚于湿"的临床标准，也就是具备了应用苦辛法的条件。设或病起苔薄，一经高热，黄腻之苔渐生，为湿遏热伏而郁热勃发之证。再从苔垢的厚与薄、浮腻与揩贴，苔色的由黄而化灰化燥，以及舌质的红、绛等变化，加以辨析，则对湿与热的孰轻孰重，化燥化火，或夹痰水，或夹食滞等证情，可以获得初步印象。

湿温见痞者居多。湿热之邪蕴阻中焦，或平素痰湿偏盛之体，当外邪内传，气机阻滞，热聚气室，病灶在胃，常可出现痞烦形症。痞以内觉满闷，外无胀形，且不疼痛为特征。但亦并非绝对。若胃气郁滞较甚，或兼夹有形实邪，亦可见痞硬有形。故当辨痞、闷、烦、满、痛等不同程度，大致闷为气室，痞为湿阻，烦为热郁，满为浊壅，痛为燥实，循此以辨别病情的轻重缓急。

其次是辨脉及了解机体素质，亦很重要。如气窒热郁，其脉多濡涩不扬；湿热酿痰，或夹滞里结，可见滑数或沉数之脉；湿热化火动肝，则脉见弦数不静。若病邪内干，影响脏腑功能失调，阴阳消长变化，与湿热纠结，从而加重病情的复杂性。如湿从热化，病在阳明，易激动肝胆气火充斥肆逆；素禀痰湿之体，或积滞内停，湿热无形之邪，每藉有形为依附，而壅闭肠腑，资助邪势。再如病偏于表实，则阳气怫郁，可见热势起伏；病偏于里虚，则鼓托无力，可见热郁不扬。总之，由于本病是湿热合邪，病势纠缠，其病理演变湿与热交织相恃，有虚有实，因此辨证时必须从各方面综合分析，为临床运用苦辛相合之法选药和用量，提供依据。

苦辛法以三泻心汤为代表方，取芩、连之苦，姜、夏之辛，为适应临床随证加减之需，而与温胆、涤痰、凉膈等方相结合，组成各半汤，主以苦味泄降，而赖辛味为先导，宣展气机之郁滞，拨开湿邪而达热于外，贯彻了"胃以通降为须"的治则，是针对病机而有机结合的治疗措施。

热为湿郁，宣解泄化为先

热为湿郁，气分失展，常见热势有汗不解，或汗黏不畅，形体恶寒，肢节酸楚等表卫证，伴有胸闷懊侬，口渴不多饮，苔黄腻中厚，舌边尖色红，脉濡滑或数滞不调的二重脉。此证热郁于湿中，解热务在开湿。自订黄连栀豉各半汤，于苦辛中用少量桂枝以展表卫之气，独活以散在表之湿，意在透表达邪，湿开则热自解。如口中甜腻，脘痞恶心，舌苔黄腻边白，则加朴、杏、苡、蔻宣通三焦而分消之。

黄连栀豉各半汤

黄连　黄芩　桂枝　独活　豆豉　山栀　半夏　陈皮　茯苓　牛

旁子　生姜

湿热蒸腾，辛开苦泄允当

湿遏热郁，日久不解，或素体痰热内甚，或治疗偏于寒凉，使湿热交蒸互郁，清阳更失宣布，常见热势起伏，午后加重，胸中督闷，脘痞心烦，夜甚无寐，苔黄黏腻或罩灰，舌质底红，脉糊滑数，甚则出现神识昏蒙，呓语呢喃等症情。此乃浊邪害清，痰热扰心，与"热入心营"之证需作鉴别，法宜开豁痰浊，泄热醒神。自订泻心涤痰各半汤。方取干姜与黄连相合，赖辛开以伸展清阳，则浊邪之蒙蔽自开，郁热始得透泄。干姜能开浊闭之督闷，惟性味辛热，用量不宜过重，防其助热耗津。

泻心涤痰各半汤

黄连　干姜　黄芩　竹茹　胆星　郁金　菖蒲　连翘　山栀　制雄精

如神糊呓语则加牛黄抱龙丸，舌苔浊腻则加玉枢丹。

湿开热炽，苦泄辛凉并施

若湿宣而热转炽，症见热势持续，口渴心烦，腻苔化而苔黄欠润，舌边尖红赤，脉来弦滑数，此为湿开热炽之证。如热郁心胃，邪热涉营，身热夜甚，神烦不寐，间或谵语，小便短赤，舌尖红绛。自订导赤泻心各半汤清心泄热，和胃生津。如邪热内蒸，兼夹少阳风火上攻，可见头痛口苦，耳鸣耳聋，夜寐惊搐，苔黄舌红等症，治宜温胆蒿芩各半汤清胆泄热，平降风火。此证须注意识别苔、脉，如脉见劲急似数，此为弦象，乃热邪激动肝胆气火，辛凉中须佐潜降；如苔见厚腻，乃热炽而胃浊上泛，苦泄中当参微辛。不能一见高热，即纯用"热者寒之"之法。

导赤泻心各半汤

黄连　黄柏　木通　竹叶　玄参　川贝　橘皮　山栀　连翘心　珍珠母　益元散

温胆蒿芩各半汤

黄连　枳实　竹茹　丹皮　山栀　青蒿　黄芩　赤苓　碧玉散　钩藤　石决明

湿热夹积，缓下通泄攸分

湿热食滞互结胃脘，症见胸膈烦热，脘中按之微痛，满而不硬，大便不利，小溲黄赤，脉弦数，舌苔厚腻、根部深黄，只宜微微通下，需缓泻数次，才能积去热清。自订凉膈泻心各半汤，凉膈通腑，缓下泄热。如湿热化燥，与痰浊党援，壅闭肠腑，发热日晡为甚，经开泄而热终不解，腹内灼热痞满，按之有声，胀痛拒按不明显，大便秘结或溏泄不爽，粪多酱色如胶饴而奇臭，脉沉滑或沉数，舌苔老黄或焦腻，甚则唇焦齿垢，神昧谵语。宜与陷胸承气各半汤，泄化浊瘀垢污，以决壅闭；若舌苔焦糊如荔壳，则去川朴，加鲜生地、玄参、竺黄、胆星等甘寒合辛化，以涤垢滞。此等证与燥屎内结不同，不宜大剂攻下，否则反致宿垢不行，徒流稀水，变成坏证。

凉膈泻心各半汤

姜汁炒黄连　黄芩　枳实　大黄　半夏　青陈皮　山栀　连翘　焦曲

陷胸承气各半汤

黄连　半夏　瓜蒌　川朴　枳实　大黄　丹皮　川贝　郁金　败

酱草

伤阳须防，护中扶阳可安

湿温病蒸热汗多，热不为汗解，热甚伤阴，汗多伤阳。

阴伤易知，阳伤则每被高热掩盖而忽于隐微。要知热与汗交织，阳随汗泄，进而导致阳越发热，症见烘热颧红，躁扰不安，汗出肤冷。脉来虚大，重按不实（从高热中辨烘热，病人自觉热重心烦，而按其腹温相对地不甚灼热，甚或足冷不暖，时时烘然热起，阵阵面颧泛红，则烦热更甚，烘热暂退而面色转淡，神乏欲寐）。此种下虚上盛，下寒上热之证，最好结合腹诊，以探求"肾虚"本质。若诊得腹部板窒而艰，按之有声，小便量少或不行，则以真武五苓各半汤温振肾阳，暖土御寒，宣气化而祛中下之寒浊。若诊得腹部板窒，当脐动气，尿黄难解，则用桂枝龙牡汤平冲导潜，反佐黄柏，以泄下焦湿热相火。若脐跳上应虚里，心悸汗多，神思恍惚，呼之似醒，是虚极欲脱之象，急拟参附龙牡汤培元固脱，苟能阳回神定，方可转危为安。

李聪甫

达卫转气，利枢清营

李聪甫（1905~1989），湖南中医药研究院研究员

湿温病必须运用在六经辨证基础上发展而成的卫气营血辨证进行证治辨析。由于湿温病之"证"有卫、气、营、血的浅深传变之异，所以湿温病之"治"，则有达卫、转气、利枢、清营、凉血、散血、增液、培气之别。临证中，必须正确地掌握辨证论治的规律，准确地把握湿温病证治的主次与特点。

湿阻卫分，邪先传肺

一、湿阻肌表，卫阳被遏

湿温初起，即有恶寒发热、无汗、头痛身艰，颇似伤寒。但微恶寒后，继之发热汗出，口干渴不欲饮，胸中痞满，泛恶，小便黄，脉濡缓，舌苔白，身热日夜不清，午后热增。因为卫气既与太阳经主表不可分割，又与手太阴经"肺合皮毛"密切相关，所以卫分之病，极似伤寒太阳经表证。但是湿温病的热象源于湿邪，湿邪化热所成的温病，必具发热、口渴、不恶寒的特征。并且，应当指出，午后身热增高，微感恶寒，随即发热而渴，皆突出表现了湿遏热伏的征兆，因此

身虽发热，脉却濡缓。据上述脉证分析，是属湿郁热遏于卫分之证，当以治湿为本，湿除则热孤。如何驱湿？叶氏认为，"在卫汗之可也"，用辛凉轻剂加芦根、薄荷、牛蒡子等味以治"湿遏卫阳之表"，薛氏则用羌活、苍术皮之辛燥制湿，并有取汗之意。吴氏则认为湿温初起的"非若寒邪之一汗即解，温热之一凉即退"，若辨证不清，"汗之则神昏耳聋，下之则洞泄，润之则病深不解"，遂制三仁汤（杏仁、苡仁、蔻仁、滑石、通草、厚朴、半夏、竹叶）开肺化湿。综观三家之论，究以谁说为是？

权衡诸法，叶主辛凉取汗，但惜其轻，恐难胜湿；薛主羌苍取汗，更嫌其燥，恐蒙上窍；吴主宣化湿热，不取汗法，以三仁汤为治湿的主要方剂，惟其开散之力稍弱。为了开散卫分阳气而达表，使湿从汗化，热随温清，遂在长期临床实践中，合三家之论，定宣湿透表汤。

宣湿透表汤

香青蒿　淡黄芩　鲜竹茹　赤茯苓　姜半夏　生苡仁　西枳壳　藿香梗　炒六曲　广橘红　制厚朴　白蔻仁

湿邪在表不能发汗，发汗则湿从热化甚速。湿热熏蒸，必致神昏耳聋。然而，湿阻卫阳，不出汗又不足以解其困。方中青蒿、橘红透表宣湿以助汗，六曲、赤苓运脾渗湿，半夏、苡仁肃肺利湿，藿香梗、白蔻仁化浊祛湿，总以治湿为主。透表而不过汗，去湿而不伤津。

二、湿遏热郁，邪恋肺胃

"肺主卫"，湿阻卫分，首先犯肺。湿邪内迫于肺胃，郁而化热，致使肺失清肃，胃气上逆。症见舌苔灰白而腻，脉象弦滑，胸膈痞闷，咳嗽胸痛，痰黏气促，口苦泛恶，身热不退，小溲短赤。由于湿浊恋肺，郁蒸化热，热得湿则热愈张，湿得热则湿愈蔽。用自拟宣湿化热汤。

宣湿化热汤

香青蒿　淡黄芩　南杏仁　大豆卷　鲜竹茹　瓜蒌仁　赤茯苓　广郁金　佩兰梗　炒山栀　炒六曲　鲜芦根　益元散鲜荷叶包, 刺孔

此治湿热蕴结肺胃，邪壅难以宣泄者，因而，既主以青蒿、益元散宣湿化热，又辅以杏仁、瓜蒌、郁金、炒栀、黄芩降热之壅盛，再佐以豆卷、六曲、佩兰、竹茹、芦根、赤苓清胃降逆。肺主太阴之气，胃为阳明之腑，证兼表里。

肺清胃降，则邪从卫分而解，不致化热入气，滋蔓难图。

湿热在胃，流连气分

一、湿与温合，浊邪害清

湿邪从肺入胃，胃为阳明燥土，湿与温合，最易化热。邪恋气分，肺胃俱病。阳明气旺于"申"，故日晡则热增。湿与热蒸，蒙蔽"清明之腑"，因而头重耳聋，视昏目眩，口中发甜，咳嗽气促，呕恶烦闷。当壮热喘促之际，甚至鼻煽胸高，苔黄芒刺。此刻，病气鸱张，易犯营血。对此，务使病邪羁留气分，堵住入营之路，由气转卫，这是控制温病发展的关键。邪在气分有两条出路可以转化：一是开泄肺气，促使"白㾦出现（白㾦为胸腹部位皮肤出现的水晶状白疹，白㾦出现于发病第一周前后，示肺气开始挣脱湿热困扰的境地）；二是扭转枢机，促发"战汗"。

胸腹部出现白㾦（也可能同时发生战汗），渴减喘平，热降神清，

大便溏秽如酱色，小溲浑浊如滑石粉，知为病机转化，肺气解利，有助于肺胃正气的舒展。湿热清化，法当因势利导，自拟化痞清肺汤。

化痞清肺汤

香青蒿　淡黄芩　鲜石斛　鲜芦根　大豆卷　瓜蒌仁　鲜竹茹　生苡仁　北沙参　麦门冬　广郁金　牛蒡子　益元散鲜荷叶包，刺孔，

本方以助肺利湿，清热化痞为主。青蒿、黄芩为转枢退热的主药；苡仁、豆卷甘淡渗湿；石斛、麦冬甘寒生津；瓜蒌仁、豆卷、沙参清肺利气；芦根、滑石通阳降浊；郁金、牛蒡开肺郁以化痞；竹茹、甘草养胃气以培元，促使痞疹外透，肺胃清利。

如因热势极盛，烦躁不安，谵语口渴，胸中郁闷，陡然发生战汗，继之热增汗泄，肤冷沉睡，此必热耗津伤，胃气空虚，正邪相搏，邪从枢解的征兆，显示病机向愈转化。经治多数湿温病例，湿尽化热，气阴两伤，而用养肺气济胃阴法：西洋参、生粳米煎汁，开齿灌服，每获汗止肤温、神清体和的效果。

二、邪热入营，转热透气

如上所述，白痞或战汗可以转热透气，邪出卫分而病退；但亦可以因热势充斥，转入营分而病进，乃出现谵语或昏厥等"逆传心包"的症状。临证中，若发现邪热留恋气分，热未伤津，即使苔黄或浊，或现灰黑，舌质干绛，脉呈弦数，耳聋头重，胸满息粗，小便失禁，大便秘结，固有入营之势，尚可清气护营，用增液存阴汤。

增液存阴汤

鲜地黄　鲜石斛　麦门冬　润玄参　天花粉　绵纹大黄　玄明粉　牛石膏　益元散鲜荷叶包，刺孔

病在气分，如伤寒热甚之白虎汤证。而湿温之邪留滞气分，不但

胃津被劫，而且由于热邪燔灼，肾液亦伤。对此，不仅重用石膏辛寒直流气分之热，硝黄导热于大肠，益元散热于膀胱，石斛、麦冬、花粉救胃之津，而且要重用鲜生地、润玄参滋肾之液。叶氏指出："救阴不在血，而在津与汗"，故应既开生津之源，又节耗津之流。此时，湿尽热灼而燥生，不必存在润药滋湿以致"润之则病深不解"的顾虑。

倘若身热不清已10余日，伤津太甚，口渴苔黑，小便短赤，舌质光绛，脉呈细数，语言不清，肌肤出现斑疹，虽有热入营血的懊侬、抽搐现象，知其余邪尚留气分，"犹可透热转气"，自拟转枢透热汤。

转枢透热汤

香青蒿　淡黄芩　生知母　生石膏　鲜芦根　瓜蒌仁　连翘心　大豆卷　广郁金　益元散鲜荷叶包，刺孔，

所谓"转枢"退热，在伤寒则以柴胡、黄芩为主药，在温病则以青蒿、黄芩为主药。青蒿清香，利枢透表而不载浊上升，柴胡相反，服之必致耳聋。石膏、知母直清气分之热，助青蒿、黄芩以利枢机；瓜蒌、郁金开肺经痰郁之热；连翘心清包络逆转之热；芦根、益元散荡涤三焦余热而益元气；大豆黄卷滋养胃液。当此湿热互为转化之时，既不宜过用寒凉滋腻遏其邪而内逼营血，更不宜误投辛温燥烈助其热而灼营血。只有利其枢机，方获转危为安之效。

热入营血，邪传心包

湿温病邪入营，逆传心包，常因正虚邪陷所致。"心主营""诸邪之在于心者，皆在于心之包络"。因此，热邪犯营，多为包络受邪。温邪挟包络自身之相火，上乱精明之府，易发生痉厥，神识昏迷，手足抽搐，瘛疭谵妄，壮热不清，口噤不语，面赤唇焦，不知饥渴，小溲短涩，舌绛焦卷，甚至舌上白点满布如珍珠状。《疫证条辨》谓："较

之紫赤黄黑芒刺者更重"，断为热闭气营，内逼心包，热陷于阴，津液燥涸。法当清营救阴，自拟清温解营汤。

清温解营汤

生石膏　生知母　鲜竹茹　栝楼根　连翘心　润玄参　鲜芦根　鲜地黄　香青蒿　淡黄芩　广郁金　炒山栀　益元散鲜荷叶包，刺孔，

如察舌黑如煤，齿燥面垢，喘促痰鸣，痉挛肢厥，寻衣撮空，二便不和，脉来洪数。此属气阴两夺，津液欲竭之象，用清温滋液汤。

清温滋液汤

鲜地黄　润玄参　麦门冬　生石膏　生知母　连翘心　鲜竹茹　鲜芦根　鲜石斛　川贝母　紫雪丹　瓜蒌仁　栝楼根

前方旨在"透热转气"，后方旨在"清宫救液"。故均在石膏、知母、鲜地、鲜芦根、鲜竹茹、玄参、连翘心、瓜蒌仁、栝楼根等清热生津的基础上，前方配入青蒿、黄芩、炒栀、郁金、益元散以泄热运枢，后方配入石斛、麦冬、玄参增液之力，再佐以贝母助清痰之功，紫雪丹清营安宫，使"秽为芳变"而浊化神清。

热入血分，耗血动血

若热入血分，每迫血妄动。"阳络伤则血上溢"，多见衄血。如身热增高，鼻衄不止，名曰"动经血"。说明不是络伤出血而是经伤出血。"阴络伤则血内溢"，内溢之血在湿温病中亦多见，一见于斑疹，二见于大便下血。当此之时，何以为治？叶氏认为："入血就恐耗血动血，直须凉血散血，如生地、丹皮、阿胶、赤芍等物"。薛氏则谓："热证上下失血，或汗血，毒邪深入营分，走窜欲泄，宜大剂犀角、生地、赤芍、丹皮、紫草、连翘、茜根、银花等味"。二说相同，而

薛氏较为全面。分析血分"动血"之证，虽属热入阴分，而其主要伤害在少阴和厥阴。因手厥阴包络为心主之宫城，少阴心为主血之脏，二者为热所激，往往导致动血，溢于经络之外。

在诊治过程中，须注意出血部位。特别是湿温病后期营血亏损，经脉失荣，更须注意其大便下血，或如咖啡色，或如赤豆汁，兼见躁乱不安，体温下降，脉来细数。当暴下血时，汗出肢冷，形似胃气空虚、转枢战汗之时，但较其严重，亦当培元救阴。可见，热入血分之证，亦能因阴血增变而卫阳得振。顺逆关头，不容忽视。

若血分受病且历时甚长，则因长期发热出汗，往往兼见食纳减退，此不仅胃阴受损，而且全身机能亦因津液耗伤而衰退，抗御机能减弱，故必须注意体内津液精血的恢复和增长，定滋液养胃汤。

滋液养胃汤

西洋参　鲜石斛　麦门冬　杭白芍　当归身　生谷芽　川贝母　广陈皮　枇杷叶　粉甘草

此方滋养肺胃。血止之后，除用甘味滋养胃阴外，饮食亦以清淡调理为宜。食欲初旺时，仍须注意节制饮食，使胃气渐复。

郭谦亨

肠伤寒临证心得

郭谦亨（1920~　），陕西中医药大学教授

一、明湿热交混，察病机从化

此病发生，正变不一，缠绵反复。其所以如此，主要是毒邪所具有的湿热特性所致。因为湿性黏腻，易于困阳阻气；热性暴烈，气炎于上，易于灼津伤液。二者交混，则酝酿熏蒸，难化难解。"热得湿而愈炽，湿得热而愈横。"

湿热毒邪感人，每从口入，直走中道，伏于膜原。邪伏其间，郁久势张，发则外淫于经（太阴、阳明之经），内侵于腑（胃、肠、脾），病以中焦之脾、胃（肠）为中心。实则邪从燥化，病在阳明而热重于湿，虚则邪从湿化，病在太阴而湿重于热。其中弥漫三焦，充斥上下，内外蒸腾，无处不到，毒邪肆虐，正伤腑损。其蒙上则蔽阳阻窍，流下则二便失调；从燥化火，入血伤络，则迫血下溢；三焦气机痹阻，则热与湿外出路塞。如此湿热阻气，气郁邪滞，湿（热）与气辗转相因，则毒瘀交结，阴损阳伤而病变之险象丛生。

二、临证热易明，关键在辨湿

急性热病必多表现为热证，肠伤寒本不例外，然而由于邪属湿

热，其热的表现虽易察知，而临床上如何与其他热病区别，关键在于辨明有无湿的特点。对此，我是着眼于"重""浊""呆""闷""腻""缓"六个字。其中：重，即头身重痛，是湿遏清阳及湿郁体表的特征；浊，有面黄浊滞和汗黏味浊之分，前者是湿淫太阴、阳明之经，浊气上泛的表现，后者是湿热酝酿，郁蒸汗出，这种黏浊之汗，为该病所特有；呆，有纳呆和神呆，一是湿热中阻、胃纳呆滞，一是湿热阻滞气机、浊气上蒙之故；闷，即脘腹痞闷，脘腹为毒邪潜藏之所、出入之处，故闷是毒邪熏蒸、气机不畅必有之症；腻，即舌苔白腻或黄腻，是湿热内郁脾胃的一个特征；缓，指脉缓，在发热的同时而见缓脉，是湿热郁阻，气机不畅，脉象不利之象。此六者杂见于热证症状中，或仅见一二，即为湿热或夹湿。

杨志一

湿温阳证可攻下，阴证温阳每奏功

杨志一（1905~1966），江西名医，著名中医学家

湿温一证，在阳旺之体可化燥而成为实证，即阳明燥结之证，以下法为主，逐邪外出，清解肠热，这既可预防或减轻毒血症的产生，亦可预防因肠伤寒持久性便秘而引起肠出血甚至出现肠穿孔。在阴盛之体，湿温日久，又可寒化而入太阴和少阴两经，治疗又当扶阳温解，防止虚脱休克。至于温病家治疗湿温，有辛凉清解、芳香化湿、甘淡渗湿等法，方有三仁汤、甘露消毒丹等，一般湿温证可用，但若属肠伤寒的湿温证则早期可用，至中晚期则不一定适用，或只可作为辅助治疗方法。

湿温证燥化成阳明实证，一般有两种情况：一是阳明燥结，见腹满痛而拒按，大便闭结，潮热苔黄等，可遵照《金匮要略》"病才腹满，按之不痛为虚，痛者为实，可下之。舌黄未下者，下之黄自去"的方法，以大黄为主清解肠热和清热解毒，我们一般称此等证为湿温大黄证，或肠伤寒大黄证，或称为湿温阳证。二是以中焦胃脘症状为主，见心烦、心下痞满等症，同时兼有肠鸣便泄等，治当苦寒清热燥湿，以栀子厚朴汤加黄芩、黄连为主，虽不用下剂，而肠中宿垢可自动下行，热亦渐退。

湿温病之神昏谵语（"重伤寒状态"往往有此症出现），常在肠

胃湿热交蒸时或肠中燥矢不下时见之，并与潮热同时出现，依清肠逐邪之法施治，如响斯应。犀角、牛黄、至宝丹等，乃专作用于热入心包，症见高热神昏谵语者。而在湿温的病程中，除非误治之后，或有合并症发生，不可轻用。

雷某 女，19 岁。1951 年 12 月 18 日初诊。

患者初因发热，曾服中药 3 剂，无效，继而入某医院诊治，诊断为肠伤寒。服用氯霉素，热即退去，而停止服药。十余日后，又复发热，再服氯霉素。但 10 来天后，病又复发，因限于经济，改用中药，药前病程共经 50 来天。

患者症见高热不退，体温 40.2℃，面红唇焦，腹胀拒按，不大便，但频传矢气，胸痛心烦，咳嗽痰黄，但咯出不畅，苔黄而腻，脉象滑数，每分钟 116 次左右。

诊断：中焦湿温，阳明腑证，合并痰热阻肺。

治法：清解肠热，兼利肺气。

方用：小承气汤加味。

大黄 6g　枳壳 5g　厚朴 3g　杏仁 10g　黄连 3g　射干 5g　瓜蒌仁 10g　黄芩 6g　川贝母 3g　牛蒡子 10g　连翘 6g

复诊（12 月 20 日）：服药一剂，腑气频行，下宿垢甚多，腹胀见减，热度降为 38.6℃，仍苔黄口渴，烦咳胸痛，小溲短赤。仍守原方去枳壳、厚朴，加山栀 10g，木通 5g，天花粉 10g。

三诊（12 月 22 日）：发热续降，体温 38℃，二便已利，经水适来，唇焦脱壳，舌干少津，夜不安寐，此久热伤阴之候，改方如下：

北柴胡 3g　天花粉 10g　玄参 10g　牛蒡子 10g　黄芩 6g　川贝母 3g　丹皮 6g　射干 3g　山栀 10g　瓜蒌仁 10g　金银花 10g

四诊（12 月 24 日）：体温降至 37.5℃，不时出汗，面部潮红，口鼻觉有灼热感，舌燥胸痛，脉滑而不数，再以甘寒生津清热，方用：

地骨皮 10g 玄参 10g 瓜蒌仁 10g 生甘草 3g 桑皮 10g 天花粉 12g
牛蒡子 10g 丹皮 5g 川贝母 3g 金银花 10g

五诊（12月28日）：潮红灼热已平，体温降至正常，口舌回润，夜寐安静，略思饮食，惟食少大便难，按《伤寒论》脾约施治，遂以当归、白芍、麻仁、柏子仁、郁李仁、黑芝麻等滋养剂，并从饮食调养，渐复痊愈。

卢某 女，54岁。1951年12月26日初诊。

患者病初发热一周许，前医失于表散，误用洋参、石斛、犀角之类，以致神识昏迷，病势恶化，乃送至某医院诊治，诊断为肠伤寒，住院10天，经服用氯霉素，热退清，但出院后不到10天，因饮食失调而复发。

患者症见发热不退，体温 39.4℃，汗出而热不解，口渴，恶心呕吐，时吐白痰，心烦不得眠，腹胀便解不畅，小溲深赤。

诊断：中焦湿温燥证。

方用：栀子厚朴汤合小陷胸汤。

山栀 10g 法半夏 6g 全瓜蒌 10g 厚朴 3g 黄芩 6g 陈皮 5g 黄连 3g 枳壳 5g 茯苓 10g

复诊（12月28日）：热度无进退，呕逆未平，二便不利，胸烦腹满，口渴不多饮，苔白腻，脉濡而滑，仍守原方加蔻仁 10g，竹茹 5g。

三诊（12月29日）：呕逆渐平，烦热而渴，唇焦，腹满，大便难，小溲数，此为脾约，再以麻仁丸加味。

大黄 6g 火麻仁 10g 瓜蒌仁 10g 枳壳 5g 郁李仁 10g 杏仁 10g 厚朴 3g 白芍 5g 广陈皮 3g

四诊（12月31日）：热度见减，体温 38.5℃，腑气频行，仍觉里急，舌苔薄黄，处方如前。

五诊（1952年元月2日）：热度降低，体温 37.3℃，解黑色大便，腹部仍有胀满感，四肢欠温，胃纳未醒，口渴，但睡眠尚安，拟四逆散加味。

北柴胡 3g　枳壳 5g　天花粉 10g　白芍 5g　甘草 3g　杏仁 5g

六诊（元月 8 日）：前方连服 4 剂，中间停药 2 日，至本日症状又有改变，热度又增至 38.0℃，口渴频饮，小溲频数而黄浊，夜寐又感不安，苔薄腻，改以滋阴液清湿热为主：

葛根 6g　茯苓 10g　丹皮 6g　天花粉 10g　怀山药 10g　泽泻 6g　知母 6g　萆薢 10g　甘草 3g

此方服四剂，效果甚佳，余热退清，口渴渐减，小溲亦渐趋正常，遂停药调养而愈。

以上两肠伤寒病例，均属湿热燥化之证，两者虽程度有轻重之别，部位有中下之异，但都先后用了大黄。肠伤寒西医不主张或禁用下法，认为可促使肠出血或穿孔。但据个人经验，只要有阳明燥结证存在，仍可用下法，并未见出血、穿孔等危候出现，反而是下后热减，缩短了病程，提高了疗效，这和大黄具有清解肠热、清血排毒的作用是分不开的，也和下法的运用多在肠伤寒的极期而并非用在恢复期有关。

湿温阴证，温阳奏功

湿温病之属于虚性者，以扶正为先。而扶正之法，首当明辨阳虚阴虚。阳虚较多见，症见身热不扬，脉象软弱，舌苔白腻，汗多不渴，四肢不温或厥冷等，当用附子等扶阳温解，此等证称之为湿温附子证或肠伤寒附子证，或称为湿温阴证。阴虚者则较少见，为热盛伤阴所致，见舌光红无苔，脉象虚数，口渴多汗等症，法宜用生脉散等酸甘药救阴复脉。

小儿扶华 4岁，时余客上海。

初起病时身热不炽，呕恶，大便溏泄，苔白腻而滑，口渴不欲饮，以为感冒暑湿的肠胃病，投以香薷、厚朴、葛根、藿香、佩兰之类，约二三剂，呕逆虽渐平，但汗出热不解，入晚增高，精神疲倦，不思饮食，每日略进开水和米汤而已。因不见其燥化，但从湿化，用药不离乎芳香宣化，而芩连苦寒未尝用。时历一周半，发热持续不退。现症见身热而足胫冷，蜷卧，脉濡数，舌苔白腻，食欲全无，大便溏泄。余苦于经验不足，踌躇莫决，于是商诊于上海儿科名医徐小圃先生。徐先生凭着脉症，断为阳虚湿温，非扶阳温解不为功，径处方如下：

黄厚附片先煎，10g　粉葛根10g　仙半夏10g　活磁石先煎，30g　鲜藿梗10g　陈广皮6g　川桂枝5g　川厚朴3g　白蔻花5g　仙灵脾10g

水煎服，日一剂。

治疗经过：上方连服两剂，热度日减，神色亦佳。停药两日，啜以稀粥，并于原方中加鸡内金12g，炒白芍10g，再服3剂，热渐退清，后以稀粥、鸡汁、牛肉汤等调养而愈。

史某 女，14岁。1941年7月就诊。

诊前十余日，病者初期一度恶寒，持续发热，朝轻暮重，前医用银翘散等治疗，汗出而热不解。继因间作糊语，又投牛黄清心丸，仍常呈半昏迷状态，精神疲倦，发热仍不退。复延某西医诊治，断为肠伤寒，经注射握姆纳丁，每次2ml，亦无甚效果。某西医颇知中医对伤寒多有办法，即介绍余为之会诊。

余就诊时，患者体温39.5℃，耳聋，口不欲饮，肠鸣便泄，四肢厥冷，体重蜷卧，便溺时不能起立，卧病在床，扶起即觉头晕，脉数而濡弱，舌苔厚腻而润。

诊断：阳虚湿温。

治法：扶阳温解以撤热。

处方：川桂枝 5g　明附片 先煎，10g　制厚朴 g　炒白芍 10g　活磁石 先煎，30g　法半夏 6g　粉葛根 10g　藿梗 5g　正广皮 5g　仙灵脾 10g

水煎服，每日一剂。

治疗经过：服药后，体温逐日降低，脉搏次数亦渐减，至第四日体温 38℃，脉搏每分钟 85 至，按之仍弱，但神识清爽，便溺渐能起立，已有向愈机转。但大便数日未解，舌苔仍腻，即于前方除藿梗，加鸡内金 12g，全瓜蒌 12g，大便即解，由此热度减退，神色日佳，三周后以饮食调养获愈。

王某　男，44 岁。1939 年 7 月就诊。

患者病前行房，饮酒当风，未几，恶寒发热似感冒状，前医用一派辛凉清解药，汗多而热持续不退，精神衰惫，扶起便溺竟至晕倒。

当余就诊时，已历旬余，身热汗多，蜷卧不安，间作妄语，神色萎靡，听觉迟钝，不饮不食，肠鸣便泄，起则头眩、肢体震颤而至晕倒，脉象濡弱而数，舌苔厚腻黄润。

辨证：湿温，因阳气不足，湿邪留恋，而呈少阴病症状。

治法：温肾潜阳，解肌撤热。

方用：明附片 先煎，15g　朱茯神 12g　川桂枝 5g　活磁石 先煎，3g　远志肉 3g　炒白芍 10g　黑锡丹 布包，10g　法半夏 10g　藿梗 6g　制厚朴 3g　正广皮 6g

水煎服，一日一剂。

治疗经过：服两剂，身热即退，神色安静，睡眠较佳，扶起便溺亦能支持，而无晕倒现象。此虽阳气来复，而湿浊非易骤化，仍守原方去桂、芍，加仙灵脾 10g。

再服两剂，诸症渐减。再进真武汤合二陈，经治二周，诸恙就痊。

但因病后体元未复，仍以附子、白术、巴戟、菟丝、益智等味收功。

刘某 男，22 岁。1940 年 7 月 14 日初诊。

患者于诊前十余日，发热早轻暮重，不为汗解。前医认为是大热证，遍用三黄、石膏、犀角、芒硝等药，热仍不退。病家又磨犀角水及西瓜汁等与服，孰知药愈凉而烦热愈增，昼夜不眠，烦躁欲死，几经昏厥，已呈险象，而凉药却未一日停止。嗣经人介绍，乃邀余往诊。

余就诊时，正是长夏天气，只见患者仰卧地上，托以簟席，衣不蔽体，家人犹从旁挥扇，频与犀角水等。余诊视之，身虽热而不壮，面目赤而不匀，脉数而微，索饮而量极少，舌淡黄而润，烦躁不得眠已历数昼夜之久。诊毕即止前药，并停挥扇。

辨证：原属湿温，因过服清凉苦寒泻下之剂，致阴盛格阳，真阳外越，乃真寒假热之戴阳证。

治法：当从治，温潜元阳，兼解伏邪。

方用：明附片先煎，15g 川桂枝 5g 朱茯神 12g 活磁石先煎，30g 炒白芍 10g 法半夏 6g 黑锡丹布包，10g 粉葛根 6g 正广皮 5g 制厚朴 3g 仙灵脾 10g

午时服头煎后，略睡一小时，醒后仍觉不安，即进二煎，酣睡四小时，自称好过多了。连夜再煎服一剂，通宵入寐。

复诊（7 月 15 日上午）：患者神色安静，脉来应指较前有力，烦热目赤见减，转觉形寒而索衣，此元阳渐回、病机已转之象，嘱守原方续进二剂。

三诊（7 月 17 日）：脉静，晡热式微，口渴舌淡黄，微咳痰红，大便不解，再拟温润。处方：

明附片 10g 朱茯神 12g 巴戟天 10g 炙甘草 3g 活磁石 30g 炙

远志 3g　麦冬 6g　粉葛根 6g　川贝母 3g　火麻仁 10g

四诊（7月19日）：晡热已解，神疲喜睡，舌淡，略饮稀粥，自觉腰痛，肠鸣不大便。再以温润，外用甘油锭。处方：

明附片 10g　火麻仁 12g　制厚朴 3g　巴戟天 10g　淡苁蓉 10g　正广皮 5g　当归片 10g　仙灵脾 10g　炙甘草 3g

服此方后，大便已解，诸恙均退，惟体元未复，极需调补耳。

随访：后余又于8月9日前往诊视，患者由此病后体虚，腠理不固，营卫失调，寒热乍作，再予扶正祛邪。处方：

正西党 10g　白云苓 10g　川桂枝 5g　生姜 3g　正北芪 10g　法半夏 6g　炒白芍 10g　红枣 4枚　明附片 10g　正广皮 5g　炙甘草 3g

此方尽4剂，寒热即除，嗣后接服调补剂而愈。

20世纪30年代余客居上海，因小儿患湿温重证，得有机会见到徐小圃先生治疗湿温的经验。余二十年来，由于徐先生的启示，在临床上以附子等温药叠起湿温重证，足征徐氏不愧为一代儿科名医，其经验是可珍贵的，不仅适用于儿童，也适用于成人。

以上介结的4个湿温病案，其共同点均为湿温日久不解，加上服辛凉苦寒药物过度，湿温变化而为寒湿，且出现太阴、少阴阳气不足之症，如精神萎靡，蜷卧身重，四肢清冷，大便溏泄，舌淡润苔白腻，脉象软弱等。其治疗悉遵徐氏之法，以明附片、川桂枝、葛根扶正达邪，助阳温解；以仙半夏、厚朴、藿梗、陈皮等燥湿化浊；以活磁石、黑锡丹镇潜浮阳；以党参、茯苓、仙灵脾、巴戟天培补脾肾，等等。幸4例重证都能在服药后发热渐退，诸症悉减，最后用药物或饮食调理而安。

还必须介绍的是，徐小圃指出应用附子的指征有神疲，色㿠，肢冷，脉软，小溲清长，大便溏泄等，临床中只要见有一二主症，即可放手应用。他还认为，阳虚证，端倪既露，变幻最速，如疑惧附子之辛热而举棋不定，必待少阴证悉具而后用，则往往有噬脐莫及之悔。从本篇4个病例运用附子的情况来看，徐氏之说是颇有参考研究价值的。

（杨扶国　整理）

胡翘武

湿温夹虚，养阴温阳

胡翘武（1915~2002），安徽中医药大学附属医院主任医师，
著名临床家

清热祛湿法为治疗湿温习用之法，取效者固属甚多，但因未审阴阳偏虚之病体，少察病程中湿热之邪灼阴损阳之机理，及一味频投重施清热祛湿诸法，自觉或不自觉地导致阴耗阳伤，造成阴虚阳弱，正败邪恋，使病程迁延，病势转甚者也不少见。

素禀阴虚，慎投辛燥，须滋阴养液

素体阴虚，或久病阴精亏虚、阴液本亏之体，阳热相对偏亢，无论外感内生之湿，皆易趋于热化。湿为热化，互结不攘，遂发湿热病证。它既是导致由湿化热而成湿热病证之机因，又是留恋病邪，无以速愈的关键。张路玉谓："湿热而夹阴虚者，在膏粱辈每多患此。"可见阴虚之体是较易罹染湿热病证的。

湿热之邪重着淹滞，黏腻胶固，一旦染身，常稽留日久，难以速解。无论湿热之邪孰重孰轻，蕴蒸日久亦必化热化燥而伤阴耗液。

再者湿热之邪客着人体，所施之法不外乎清热祛湿。祛湿之药多是芳化、苦温、淡渗之味。按此法所择之药，又多辛散、香燥、泄利

850

之剂。若用之时久，或非其机而用其药，湿未去而阴先耗者，此乃人为药误所致，也常为湿热病证中耗阴劫液之一大机因也。

在湿温病证中如遇阴虚征象者，除慎投香燥辛利耗阴劫液之药外，滋阴养液之品必不可少。湿热之证投养阴滋液时，最难措手，总有顾此失彼之虑。用药不能恰到好处，即有助湿恋邪之弊。施治时务须详审阴虚之性质、程度、部位，或投以甘淡养津，或施以甘寒增液，或主以咸寒填精等不同的养阴法，务使润燥合宜，刚柔协济，俾滋阴既有助固正托邪，又不碍热清湿利，方可缩短病程，提高疗效。

李某 男，38岁。1982年12月18日初诊。

伏暑四候，高热持续不退，体温39℃~40℃，神志朦胧，时清时昧，胸前白痦晶莹，出之不透，面苍形瘦，两目深陷，纳差脘痞，口干苦且腻，饮而不甚，舌淡红苔薄黄腻，脉濡滑。虽经清热利湿，宣透气分郁邪之法，但湿温之邪始终留恋气分，且有入营之势。窃思伏暑之疾实为暑湿病毒之晚发也，叠进清热渗湿宣透气分郁邪之方，并无差错，何以收效不显？视其形瘦面苍，忽忆叶氏"面色苍者，须要顾其津液"之训，细察唇舌红艳多裂，口咽干燥而不甚引饮，脉虽濡滑但沉按颇觉细数。此营阴亏损之证。殆湿热久羁，津液暗灼，利湿之品又损阴耗液，亟拟原法佐以滋阴养液之品，宜避滋腻厚味。

鲜竹叶10g 薏米20g 通草6g 鲜梨切碎，1枚 南沙参20g 生地15g 川贝6g 鲜芦根2尺 鲜糯稻根30g 石膏30g

嘱其煎汤代茶，两日服完4剂，并以藕粉佐餐。药后热势大减，白痦晶莹饱满，成批外露，脘膈顿觉舒适，食纳亦增，脉舌同前。又予原方5剂，热退神清，惟感身倦神疲。后以清养胃肺之法又调理半月即瘥。

伏暑初起与感冒甚似，三五日后即高热稽留，以午后晚间为甚。身困首蒙，纳差泛恶，白痦约在半月左右始现，舌红苔黄腻，脉濡滑数等一派湿热蕴蒸，留恋气分之象暴露无疑。施以清泄消导湿热之法，冀其邪由气分外透，而达热清湿去之效。本属对证之法，岂知湿热久稽，热势肆张，温热之邪无不伤阴劫液，芳化宣透渗湿之品更耗阴液。营阴一亏，正气即弱，故邪非外透之机，而有内陷入营之势。转诊时，即去原方之茯苓、滑石、蔻仁、藿香、佩兰香燥渗利之品，复加生地、南沙参、芦根、糯稻根、鲜梨等甘寒甘淡、养阴生津之品。

湿热之邪蕴遏气分，日久者无不伤阴劫液，复加之燔灼高热，芳渗之燥利，更耗其不足之阴。阴亏之极，形体无不衰败，正气岂能振奋？正虚之体无力托邪，亏损之营易招邪入。欲拯救病患于重笃险恶之境，首应使医者从"湿温润之则病深不解"之桎梏中解脱出来，有斯证即用斯药。然滋阴养液之法不是养阴药物之堆砌，应有津、液、血、精之区别，当适其所用，有的放矢，务使养阴之品能充其不足之阴，又无助湿恋邪者，方为良工。本案之验即在养阴之品滋而不腻，凉而不寒，所选之药既无助湿冰遏之弊，且有滋养胃土、清润肺金之效。与它药合用，共奏养阴扶正，清泄湿热，热减瘄透，诸症缓解之验。

阳虚之体，勿过苦寒，宜扶助中阳

湿热之邪不但易感于阴虚之体，也为素本阳虚者常罹之疾。因阳虚之体，正气不固，御邪抗病能力低下，外邪有入侵之机，湿温病邪也乘虚而入。故尝曰："医者在寒湿病证中，责其阳虚者众，而在湿热病证中，知其阳虚者少矣。"

湿热之证久蕴不解，或湿邪偏重时，常可因湿邪之阴柔重着黏腻，或困遏中阳，或下损肾阳。中阳被困，脾失健运，湿热之邪无以下泄而瘀蓄为患，无以运化下泄之湿热病邪又可进而残损体阳。

在湿热病证中，常因湿热胶结不攘，充斥上中下三焦，病势弥漫，邪热燔灼，苦寒清热之品，虽能顿挫邪热之烈焰，但如久施重投，热势虽有得伏之效，但湿邪适逢阴寒之助而暗中滋蔓，且苦寒之味必伤中阳。如此中阳残伤，凉遏冰伏，皆为用药不当，苦寒过甚之弊，此乃湿热病证损伤阳气的一个重要因素。

因湿热病证不如温热病证那样纯系热邪为其致病之因，也非苦寒直折烈焰所能了事。故对湿温（热）病证的诊治，除苦寒清热之剂避免久施重投外，时刻注意顾护体阳，是疗阳虚湿热病证之关键。

姜某 男，26 岁。1971 年 7 月 11 日诊。

湿温之邪已由卫入气，蒸蒸发热（38.5℃左右），午后为甚，已半月余。伴头身困重，胸脘痞满，泛恶食减，口甘腻乏味。虽汗出热不衰，被褥汗腥味颇重，便烂津黄。虽用清宣气分湿热之三仁汤加减，但收效甚微。诊见：面色晦垢，神疲乏力，寡语懒言，面喜向里侧卧，口干不欲饮，苔虽黄腻，但舌质淡润，脉濡细滑。

辨证：阳虚之体又感湿温病邪，久恋气分无以外达，中阳困遏失于运化。

治法：清宣湿热方中亟需温运中阳之品，冀其中阳有振，庶可与清宣湿热之剂共奏扶正达邪之效。

方用：川连 4g　枳壳 10g　郁金 12g　通草 6g　藿香 10g　蔻仁 6g　杏仁 10g　荷梗 2 尺　干姜 3g　苡米 20g　淡竹叶 10g

嘱其两日服完 3 剂。

二诊时热减汗敛，困倦之头身也感舒泰。疾有转机，始见温助中阳之法，有建中扶脾，斡旋上下，转输湿热之能。又予原方 5 剂，热退病愈。

湿温之邪熏蒸气分，充斥上下，为时冗长，症情复杂。若素体阳虚或被药物所误，以致中阳伤残后，湿温之邪更少运化宣达之机。本案先按常法择方，不效之教训，促使反省辨证之不精。在细审评察后，方悟中阳失运，湿热之邪失脾阳之斡旋，无以下泄外达，遂在原法中辅以少量之干姜温阳建中，即获他医未收之效。可见助阳之法在阳虚之体湿温病证中的切实效用。诊治湿温病证，虽无阳虚之证，也应在清泄湿热方中佐以少量辛温助阳之姜桂，以振奋体内之阳气，共奏湿化热清之验。

（胡国俊　胡国荣　整理）

汤承祖

湿温临证见解

汤承祖（1907~1995），江苏省南通市中医院主任医师，江苏名老中医

湿温证治要点

汗、热、痞、兼夹症、肠中有无积滞是湿温病辨证必须注意之要点，故在诊查病人时，首先要察看皮肤是否有汗、手掌足心是否干燥、体温高低、胸腹部有无白痦红疹发现、肝脾是否肿大、有无积便在肠。然后进一步查问病之起始，观气色，询食欲、二便情况，有无宿疾，察舌苔、舌质和脉象之变化，再结合病程长短综合分析，采取相应的治疗措施。

湿温病虽然病程较长，病情变化较为复杂，但临床所见仍可分为"湿重于热"和"热重于湿"两种类型。

1. 湿重于热

临床表现：面色晦滞，舌苔厚腻而润或薄腻而白，头痛、头重，周身困倦，精神疲乏，胸脘痞闷，食欲不振或缺如，大便或泻或秘，从外表看不出热象，按之皮肤并不太热，但发热可达40℃以上。热虽高但口不渴，即使口渴亦不欲饮，欲饮时则喜热饮且不多。初期有恶寒现象，汗出之后恶寒即罢，但热则不退且朝轻暮重，早晚体温相差

可达2℃左右；脉象濡缓或濡弱。

病理机制：脾不胜湿，稽留不化。

治法及方药：湿重于热，湿为阴邪，阴盛则阳衰，故用药宜芳香辛燥为主，佐以淡渗，常以三仁汤合平胃散加减，重证加少量肉桂。

广藿梗 12g　白蔻仁 6g　陈皮 6g　炒苍术 9g　茯苓 12g　川朴 6g　佩兰梗 12g　焦苡仁 5g　制半夏 9g

本方可持续服用至体温正常，症状消失，药物无需多大变更，仅有时在用量上根据病情适当增减而已。例如：头疼头胀、胸脘痞闷消失，热势渐退，厚腻之苔渐宣化，则术、朴用量可减少。无明显泛恶现象，半夏即可不用。病程中即使舌底偏红，只要舌苔仍是厚白而腻，发热不渴者，仍应投以上述药物，切不可改用寒凉之药。临床常见，处方中增加苦寒药，甚至只有一味，就会大大降低疗效，甚至出现新的症状并使体温进一步上升。如疗效不显，邪气弥漫三焦，上蒙清窍，神昏迷蒙耳聋，只要脉苔无变，仍应以芳香燥湿、淡渗泄热之原方投之，或加九节菖蒲、郁金等宣窍开心气，切不可改弦易辙。如出现风动痉厥，但苔脉无变，渴不欲饮，或渴喜热饮，小便清淡，仍宜上法进治，并可加大剂量，配伍肉桂，若误作阴伤热甚治，往往造成坏证。

2. 热重于湿

临床表现：面色淡黄而有热色，舌苔薄腻、黄多白少，舌尖边糙红，小便短少色深黄，大便秘，气粗声亮，口腔秽臭，头痛目眩，胸痞脘闷，知饥但不欲食，渴欲饮水且喜凉饮，烦躁不安，肌肤灼热，初期恶寒轻微甚至无恶寒，汗出之后高热不解，日晡为甚。脉象濡数或弦细而数。

病理机制：湿邪久稽，邪从热化。

治法及方药：热重于湿，因湿邪久稽，素体脏腑阳气偏胜，邪从热化。故治疗以渗湿清热为主,药不宜燥,燥则伤阴。当湿热减轻,脾胃运化功能好转,白瘖透发即相应顺利。用药可效法王氏连朴饮,但不用其方。

杏仁 9g　苡仁 15g　生山栀 9g　青蒿梗 12g　佩兰梗 12g　连翘 12g　赤茯苓 12g　滑石 12g　陈皮 6g

如失治旷日,湿已化燥,温已化热,邪热入营,多汗,脉细数或弦数,舌绛苔黄糙,则宜清营泄热,药用清营汤。

青蒿梗 12g　天花粉 12g　粉丹皮 6g　生赤芍 12g　连翘壳 10g　碧玉散 12g　银花 12g　玄参 12g　活水芦根 60g　黄连 3g

夹滞者可加全瓜蒌、枳壳。神昏谵语,烦躁不寐,热传心包,则宜清营泄热,清心解毒,配合安宫牛黄丸或紫雪丹、至宝丹等。如热甚风动,神昏痉厥,脉细弦数,舌质紫绛,少苔或无苔,小便黄,宜用羚羊钩藤汤出入。此外,本病与气候因素关系较为密切,医者亦需重视。

临 证 见 解

1. 关于汗

湿温病初期发热有轻度形寒时,用芳香化浊兼以达表,得汗后形寒渐罢,但仅须微微有汗,而不可过汗。过汗,热虽一时挫降甚至退清,但不久仍会逐渐上升,甚至比前更高。湿温病汗出往往不能周遍全身,掌心足底经常比较干燥。常见积滞内阻,肠滞不清时,腹部及下肢往往无汗。宿滞清除后,腹部及下肢则有微汗。此外,表虚及体虚者则易汗出,用药应注意合理配伍。

2. 关于热

湿温病除"坏证"外,没有不发热的。且大多热型为朝轻暮重,从早到晚逐步上升，下午 4 时达最高点并维持这个热度，半夜开始下降，周而复始。故测量体温必须每 2 小时 1 次，并做好记录，以便从体温曲线的变化来观察病情的发展趋势。若每日同一时间体温下降 0.5℃左右，脉象相应好转，疗效多较满意。少数病例体温突然下降过多或上升过高，都是病势趋重的表现。其原因有正不胜邪、错投药物、新感外邪、饮食不节或不慎。

湿重于热的湿温病，多数病例无论给药与否，每日中午患者体温多下降 0.2℃~0.4℃，下午 2 时后则继续上升。因湿为阴邪，当中午阳气隆盛之时，机体化湿有利，故热降低。午后转入阳中之阴的阶段，天之阳已不足以助化湿之功，故热呈台阶式上升。

热重于湿的湿温病，多数病例每日中午的一次检温均见体温上升，与湿重于热形成鲜明的对照。因日中阳气隆盛之时，阳助热升之故。

湿重于热的湿温病，在对证服药后两小时内，体温有时会上升 0.5℃左右，两小时后再查体温，则低于先一日同一时间，这是正常现象。为什么服药后短时间内体温反高些？这是由于所服之药，性味类皆香燥而具有兴奋作用，药到胃尚未发挥效用，因此体温稍升高，当药物发挥了运脾化湿的作用，体温即下降。如果这一类型所服方药与证不合，偏于寒凉，因寒凉药利于热而不利于湿，常会在服药后短时间内体温下降 0.5℃左右，这是假象，两小时后当药物发挥了作用，湿得寒则凝，体温即高于先一日同一时间。

如一再误用辛寒、甘寒、苦寒药物，病势便加重，导致热去湿存，体温虽低于正常而目瞪口呆的"坏证"。这些机理是诊治湿温病极重要的关键所在，值得重视。特别是应该把服药后可能出现的情况，向病家说明，使其明了。

但湿温病除上述一般发热规律外，尚有特异热型。

汤某 男，6 岁。

病起已 10 余日，每日入暮时开始发热并逐渐增高，天明之后体温下降。经西医检查排除了伤寒及肺结核病，用中西药物治疗后均未见效。

患童形体消瘦，面无热色，语声如常。发热呈规律性。自入暮天黑起，体温由 37℃ 呈台阶式上升，至午夜 12 时达 40℃，午夜至天明保持在 40℃ 不再上升，天明后由 40℃ 逐渐台阶式下降，入暮前退至 37℃，入暮之后又复上升，白日如斯。不恶寒，身微汗，白㾦稀疏，不饥不食亦不渴，小便清而大便秘，脉细无力不数，舌苔薄腻白。

辨证："昼为阳，夜为阴"。此病日出之后热渐退，日落之后热渐升。是阳主气之时则热降，甚为明显。白㾦稀疏透发于胸膺之间与腹部，决非单纯为阳虚发热，是为湿重于热之湿温病特异型。运化功能失常，不饥不渴，小便清。

治法：爰投温阳化湿法。

方用：平胃散、藿朴二陈汤加减。

炒苍术 5g　陈皮 5g　厚朴 3g　茯苓 9g　广藿梗 6g　淡附片 3g　干姜 2g

治疗经过：服 1 剂后，入夜体温上升之时间推迟了两小时，但两小时后仍继续台阶式上升，至半夜时仍为 40℃，其余症情依旧。考虑到此非药不对证，乃力量不够也。遂将附片改用 6g，干姜改用 4g，余不变。自此，每服 1 剂，并每日以开塞露灌肠，排出黑如酱之大便后，体温均较先一日同一时间有所降低，1 周后热退清，知饥思食，调理旬余而愈。

因而认识到湿温病的热型有普遍性、特殊性。

3. 关于白㾦

白㾦的透发与汗有关，与肠中有无积滞有关，特别是与"气化"

有关。湿酿成温，蕴蒸于脾胃，漫布于三焦，气不化则湿留，湿留则气更滞，湿化气行则汗易出，白㾦也顺利透发，热则相应降低。

"背为阳，腹为阴"，湿为阴邪，故白㾦多见于胸腹部。"诸阳之气皆上于面"，故白㾦很少见于面部和背部。

4. 关于积滞

湿温病常夹有多少不等的积滞，积滞少者病较轻。湿重于热者往往大便溏而量少不爽，热重于湿者多大便秘。积滞不去，热则难退，湿温积滞之治，应适当配伍降气行滞之品，如枳壳、莱菔子，但忌苦寒下剂。如用苦寒下剂，既伤脾胃又助湿为虐，常见所行为水样便，热势可暂挫，终复升高。

湿温病积滞如多，常影响腰以下汗液放散，汗不能放散之部位，白㾦透发也不顺利。所以胸膜部的白㾦透发不畅与汗有关，与积滞更有关。然而，湿温证腹诊，积滞虽多但拒按不著，与《伤寒论》阳明腑实证拒按不同。因多系软便非燥矢，有积滞可行灌肠排便法，用开塞露最方便，或用1:1的硝酸甘油和蒸馏水混合液，每次20ml灌注肛门内，随即排便一次。由于病程中不进食，排出均为宿滞，黏腻如酱。尚有采用盐水或肥皂水灌肠者，往往仅排出灌入之水而无大便，效果不佳。

湿温与肠伤寒

《难经》五十八难曰："伤寒有几，其脉有变否？然，伤寒有五，有中风、有伤寒、有湿温、有热病、有温病，其所苦各不同。"一般习称"湿温伤寒"即"广义湿温"，盖宗于此。温病学中所指"湿温"，一般称"狭义湿温"。两种名称，实为一病。

现代医学之肠伤寒，系因伤寒杆菌而致病。伤寒发病过程中，血、尿、粪及骨髓的伤寒杆菌培养和血清凝集效价试验均为阳性，而湿温病则为阴性。但湿温与肠伤寒的临床表现极相似，运用湿温辨证施治的方法治肠伤寒不仅完全可以，而且有药物副作用少、"再燃"可能性小的优点。

但两病不能混为一谈。

顾某 男，9 岁。

因高热持续不退、头痛神疲已半月而就诊。病初起时头痛而重，发热有汗不解，肢体困倦，胸闷纳呆，泛泛欲呕，大便溏，小便色黄有灼热感。

检查：血常规：白细胞总数 5×10^9/L，嗜中性粒细胞比例 0.8，淋巴细胞比例 0.2，红细胞计数 3.0×10^{12}/L，血红蛋白 100g/L，血沉 55mm/ 小时；结核菌反应（－），肥达氏反应：伤寒杆菌凝集价 H1：1600，O 1：400，副伤寒杆菌（－），大便常规（－），大便培养：无细菌生长，胸透（－）。

方用：青蒿珠 9g 佩兰梗 6g 白薇 12g 香薷 5g 广藿梗 6g 白蔻仁 3g 炒苡仁 12g 益元散 12g 淡子芩 6g 车前草 12g

治疗经过：复诊：2 剂后发热如故，但头不痛，身不痛，口不渴，知饥纳少，食则腹胀，二便尚可。脉洪数，舌苔薄、舌质微红，有盗汗。因之疑为阴虚发热，改用清泄虚热为主，佐以和营法。

银柴胡 9g 青蒿珠 9g 白薇 9g 当归身 9g 鳖甲 15g 地骨皮 9g 肥知母 9g 生白芍 9g 乌梅 6g 粉甘草 5g

三诊：岂料服第 1 剂时，药全呕出，体温 39.6℃，再服 2 剂，诸症如故，遂邀会诊。诊见：热有汗不解，午后热甚，胸闷纳呆，大便三四日 1 次。舌质红、苔薄，脉弦数。患者肥达氏反应符合西医所指之伤寒病，而种种之症情均与中医热重于湿之湿温病吻合，遂以苦甘淡渗法投之。

川黄连 3g　连翘 9g　花粉 9g　香蒿 9g　白薇 9g　生苡仁 24g　丹皮 6g　益元散 12g　鲜芦根 30 寸

四诊：煎服 1 剂后热渐退，最高时体温 37.7℃，但仍神疲纳呆，口干不欲饮，夜间出汗较多，腹不胀。脉濡，舌质红已略转淡，苔薄白。原方续服 3 剂后诸症皆去，知饥思食，精神好转。肥达氏反应：伤寒杆菌凝集价 H 1∶640，O 1∶320。后经进一步调理数日而痊愈。

田嘉禾

瘀毒结滞，逐瘀清解

田嘉禾（1899~？），辽宁中医药大学附属医院主任医师

湿温是由于感受"湿热疫疠之气"（以下简称"湿热病邪"）而致病。其传变过程：一由皮毛而入卫表，渐传入分肉、腠理，从经络而入肺、胃；一由口鼻直入肺、胃，经胃络传脾（呈现脾肿大），并由胃入舍于小肠，渐生各种不同的病理变化。盖小肠迂曲迴叠，位于腹部、较为广阔，最宜为湿热病邪侵袭，且肠内"受盛水谷"，腐熟而成膏糜，适于病邪之增殖。且与性质黏腻之湿热病邪混合蒸化，互相黏着，遂有病邪不易速解之势。临证中不少患者可见右下腹部隐痛或便溏，经过 2~3 周卒然便血，继则腹痛，回肠部拒按。

历代医家在论述温病时，对湿热病邪侵踞小肠的"病所"均未能明确指出。然湿热病邪侵蚀小肠而致脉络损伤实为病机之关键。

湿温发病一般经过 3 周，由于湿热病邪灼伤小肠脉络，易致大便下血。每因对患者治疗失误或护理不善，遂在大便下血后继发腹部胀痛之候。此乃由于小肠灼伤之处形成溃疡，肠壁穿破，致使肠道瘀血和毒秽等溢于肠外膏膜血络之中，结于膜里。临床时可见"瘀毒结滞""瘀毒酿热"和"瘀毒久踞，血虚寒滞"三种病型。

一、瘀毒结滞

证候：大便下血之后，继发腹部剧痛，以右下方较重，触之则痛而拒按，呼吸短促，仅限于胸部。腹部胀满，腹筋强直，紧张如弦。患者面容紧蹙忧急，面色晦滞，常仰卧不动，腿股弯曲，以欲减少腹筋紧张。并现呕吐、呃逆，或大便秘结。舌色紫绛瘀暗而腻，脉弦细而数。

辨证：肠内瘀血毒秽，溢于肠外，结于腹里肓膜，阻碍气机升降，故令腹痛拒按，呼吸短促，仅限于胸部，而不能下达于脐下（气海）。瘀血毒秽充满于肓膜脉胳，鼓起腹筋向两端掣动，故令强直紧张。患者欲松缓其紧张局势，则腿股挛曲，不敢伸直。又因阻碍胃气下降，则呕吐、呃逆、便秘。瘀血结于腹里，反映于舌，则紫绛瘀暗而腻；瘀毒搏于气血，表现于脉，则弦细而数。治则宜化瘀解毒，行经通络。

验方

当归须 15g　泽兰 15g　金银花 30g　郁金 10g　赤芍药 10g　紫苏 10g　藏红花 10g　桃仁 7.5g　瓦楞子 25g　枳壳 7.5g　三七为细末，另包，分 3 次冲服，7.5g

水 5 杯，煎取 2 杯，渣再煎取 1 杯，日 3 服，每次均调服三七末 1 包（2.5g）。

归须、赤芍调营活血，逐瘀生新；银花、泽兰解毒除秽，散结消肿；郁金、枳、苏舒郁结，利升降，以消腹胀；瓦楞、桃、红化血瘀，通脉络，以舒紧张。调服三七则对溃疡损伤之处有止血散瘀、定痛生肌之效。

七厘散

血竭 50g　儿茶 10g　乳香 7.5g　没药 7.5g　藏红花 7.5g　辰砂 6g

麝香 0.6g　冰片 0.6g

共研为细末调匀，每服 2~2.5g，与前汤药可以交替服之。另外，再以烧酒调和为稠黏状，敷布腹部，用纱布包裹。

血竭行瘀止痛，儿茶清热收湿，两药皆有敛疮生肌之效；乳、没、红花通经定痛，逐瘀排脓；冰、麝、辰砂开窍辟秽，安神解毒。数药组成，既能化除肓膜脉络之瘀毒，又能收敛肠道病所之溃疡。

二、瘀毒酿热

证候：便血之后，继发腹痛拒按，呼吸短促，腹部胀满紧张，以及呕吐、呃逆、便秘等证，悉如上条。但以身发壮热，神识如狂，面色赤垢，舌色紫暗，脉象弦数等，为本病的特征。

辨证：本条腹部证候，与上条相同，但因瘀血毒秽酝酿成热，致全身壮热及神识如狂，这是与上一条有所不同之处。证以面赤而垢、舌色紫暗，实属瘀毒酿热的反映，脉象弦数，确系热搏血脉的表现。治宜逐瘀清热。

犀角地黄汤加味

犀角 10g　生地 40g　赤芍 10g　丹皮 10g　丹参 10g　郁金 15g　花粉 15g　桃仁 10g　生藕汁分 3 次冲，45g　失笑散炒灵脂、炒蒲黄各等份研末，分 3 次冲，15g

水 5 杯，煎取 2 杯，渣再煎取 1 杯，分 3 次服，每次均服 1 杯，并冲服生藕汁 15g、失笑散 5g。

犀角、生地解毒泄火，以清血中之热毒；丹参、郁金逐瘀散结而除胀满；花粉、桃、藕化瘀润燥而消浮肿；调服失笑散以奏通利血脉，散瘀止痛之效。

《局方》聚宝丹

木香 15g　沉香 15g　砂仁 5g　乳香 15g　没药 15g　元胡 15g　血

竭 15g　麝香 4g

共研为细末，糯米面浆糊为丸 4g 重，每服 1 丸，用童便、陈酒、藕汁各 1 匙，活蔗浆 1 小匙，炖温调服，与前汤药可以交替服之。

木香、沉香、砂仁行气开结，消胀除满，以降逆平喘；乳、没、元胡活血定痛、消肿排脓；血竭、麝香行瘀通经，开窍解毒。引用童便、陈酒、藕汁、蔗浆，使之入达血脉，通经续损。

外用消肿散

大黄 50g　黄柏 50g　煅石膏 50g　冰片 5g　麝香 0.5g

共为细末，香油调敷腹部，外以纱布包裹。

三、瘀毒久踞，血虚寒滞

证候：大便下血之后，约经一周时间，继发腹痛，时轻时重，腹虽痛而喜按，无拒按现象，腹部胀痛，腹筋紧张。患者神倦面晦，手足厥冷。舌色青紫而滑，脉细欲绝。

辨证：瘀毒久踞，阻碍化瘀生新作用，致血虚寒滞，阳气被阻，不能通行脉中，故见上述脉证。治宜养血通经，兼散寒邪。

当归四逆汤

当归 25g　桂枝 10g　赤芍 10g　细辛 2.5g　通草 10g　大枣 5 枚　炙甘草 10g

水 5 杯，煎取 2 杯，渣再煎取 1 杯，分 3 次服，每次均服 1 杯。

当归、赤芍养血化瘀；桂枝、细辛通阳温经；甘草、大枣调中扶正；藉通草入经通脉，以续脉绝而回厥冷。

总之，湿热病邪传入小肠，经过 2~3 周在出现便血后，继发瘀毒结于腹里肓膜，势必出现腹痛的危证。在临床实践中首先要辨别属实、属热和属虚寒的不同征象。因而有"瘀毒结滞""瘀毒酿热"和"瘀毒久踞，血虚寒滞"等证。

而在治则上有"化瘀解毒，行经通络""逐瘀清热"以及"养血通经，兼散寒邪"等各种不同的方剂。

常某　男，13 岁，学生。1948 年 9 月 12 日初诊。

在同年夏秋"湿热疫病"流行中，适以该生胃肠素有郁积，并好饮生水，喜食瓜果，以致病邪经口而入，遂感染本病。在发热逐渐增高，继至高热稽留不退时，曾经某西医诊断为"伤寒"，因本县无传染病院的设备，遂向患者家属嘱与："注意家庭护理工作，需要绝对卧床休息，节制饮食"。因该患不遵医嘱，竟随便活动，恣意饮食。迨至 3 周后，忽然发生大便下血，持续两日，便血已止，腹部骤起剧痛。又请某西医诊断为"肠穿孔、腹膜炎"，并斥责家属："不遵医嘱，致使病势危重。"遂推辞不治，故来求诊。

大便下血之后已及 2 日，腹部骤然发生剧痛，以右下方最为显著，触之痛而拒按，呼吸浅短而促迫，仅限于胸部。腹部臌胀，腹筋强直。大便下血消失，反现大便秘结，有时呕吐、呃逆。患者常仰卧不动，腿股弯曲，以欲减少腹筋紧张。神情焦急痛苦，面容紧蹙，面色晦滞。热势骤降，经过 1 日之后，又略渐增高。舌质紫绛，瘀暗而腻，脉象弦数而细劲。

治法：化瘀解毒，行经通络。

方用：验方、七厘散内服及外敷。

（1）验方：当归须 15g　泽兰 15g　银花 25g　郁金 10g　藏红花 10g　赤芍 10g　桃仁 10g　紫苏 10g　瓦楞子 25g　枳壳 7.5g　汉三七末包，分 3 次冲服, 7.5g

上方 2 剂，每剂水 5 杯，煎取 2 杯，渣再煎取 1 杯，每 6 小时服 1 杯，均冲服汉三七末 2.5g。

（2）七厘散：15g 分为 6 包，每 6 小时服 1 包（2.5g），与验方汤药交替服之。

（3）外敷：七厘散 50g，以烧酒调和稠黏状，敷布腹部，用纱布包裹。

治疗经过：复诊：腹痛逐渐减轻，胀满亦渐消散，腹肌紧张渐缓解，呼吸渐及深长。呕吐、呃逆全除，身热已解，降至常温。但腹部右下方仍有触痛拒按，并有时腹部发生刺痛，时现焦急痛苦的神情，不可名状。舌质转为红赤，脉象细数。

是乃瘀血毒秽，结滞腹里尚未尽除所致。宜照前方加味治之。

（1）按照前验方内，加乳香 7.5g，没药 7.5g，与 2 剂，服法同前。

（2）《局方》聚宝丹 6 丸，每 6 小时服 1 丸，用童便、陈酒、藕汁各 1 匙，活蔗浆半匙，炖温调服。

最后诊查：腹痛已除，胀满全消，腹肌柔软，宛如常人。呼吸深长，达于气海。触腹既无拒按，刺痛亦尽消失。

现在停止服药，需要依照恢复期的处理方法，避免起床过早及饮食不节，俟休养 1 个月后，方恢复正常活动。

肖俊逸

湿温主攻下，清肠赖三黄

肖俊逸（1900~？），江西吉安地区医院主任医师

清肠解毒，主用三黄

湿温病的发热是由肠中毒素而来，病变系肠黏膜红肿发炎。肠肿是局部病，发热是全身病。如果毒素不除，则发热不退；肠肿不消则溃烂出血，甚则肠壁穿孔而形成腹膜炎。根据上述病理机制，必须清除血中毒素和消退肠黏膜的红肿，红肿消退自然不会生疮溃烂，更不会发生肠出血、肠穿孔的危险，因此治疗必须清肠解毒。

清肠解毒的药物，以苦寒的大黄、黄连、黄芩为主。大黄可以始终服用，一直服至热退苔化为止。若能早期服用，不但可以防止肠出血，还能早日退热，缩短病程。吴又可治主"早下"，戴北山更推广其义曰："下不厌早"，确是砺炼之谈。有人认为湿温初起，在卫分期，有作寒热，不可用苦寒泻下。须知湿温病的机理在肠胃（胃亦包括肠在内，如《伤寒论》中所说："胃中有燥矢"之"胃"系指肠而言），初起本无卫分症状，其所以作寒热者，并非有表邪，亦非所谓湿邪外袭，表阳被遏，实出肠肿发炎之故。正如疮痈初起，多有作寒热者，亦非表邪所致。

使用大黄的目的，局部作用是清肠消炎，全身作用是清血解毒，非为攻泻肠中积滞而设。不可认为病人多日未食，无物可泻，因此不用大黄。吴又可说："应下之证，见下无结粪，以为下之早，或以为不应下，而错投下药。殊不知承气本为逐邪，而非专为结粪设也。如必俟其结粪，则血液为热所搏，变证叠起，是犹酿病贻害，医之过也。况多有溏粪失下，但蒸作极臭，如败酱，如藕泥，临死不结者，但得秽恶一去，邪毒从此而消，脉证从此而退，岂徒孜孜结粪而后行哉？"戴北山也曾说过："伤寒在下其燥结，时疫（古时湿温亦称时疫）在下其郁热。"湿温便秘及便溏者，不可认为便溏者即不可用大黄。吴又可说："其人平素大便不实，虽胃家热甚，但蒸作极臭，至死不结。应下之证，设引经论'初硬后溏，不可攻'之句，诚为千古之弊"。发热乃血中毒素作祟，毒素一日不除，则发热一日不退，故大黄须一直服至热退为度。若热虽退而黄苔未化，此是病邪尚未清除，亦须继续服用。否则，必有再燃之虞。

大黄含有鞣酸成分，有收敛和防腐作用，若服至肠炎完全消除的时候，虽用大黄亦不泻下，也就是肠中湿热完全清除的表现。

三黄是治疗本病的基本方，可以配伍枳实、厚朴或青蒿，组成三黄合剂。枳实有行气消胀的功效；厚朴有健胃燥湿、下气宽中之效，对伤寒杆菌有较强的抑制作用。青蒿苦寒，有清热作用，但非必用之品。若有脘闷嗳气则加芳香化浊如蔻仁、木香等；口渴加花粉、知母、芦根、茅根；阴虚则加生地、玄参、麦冬；正虚则加党参、北芪、当归。三黄合剂具有清肠解毒、健胃燥湿等作用，久服无流弊，且病人精神食欲日渐好转，恢复期不必另服其他调补剂。已证之"久服大黄败胃"之说，是没有根据的。

化浊渗湿，贻误不浅

有人认为："化浊渗湿如三仁汤是治疗湿温的正确方法，因为本病一般便溏、脘闷、嗳气者居多，岂能再用大黄？"不知本病的脘闷、嗳气、便溏、舌苔腻浊等症，都系毒邪郁积、肠肿气逆所致，若仅用化浊渗湿之剂，不仅不能解决问题，而且贻误不浅。陈存仁《湿温伤寒手册》说："湿温病注重'湿'字，固是时方派之特长，其实湿者均是宿滞未清，肠肿增甚之故"。化浊渗湿是姑息疗法，只能坐误病机，陷入亡阳下血之变。须知大便溏泻乃是肠中湿热已盛（即肠炎红肿之症），惟其便溏，所以适合三黄苦寒泻下，以祛湿热而解湿毒。

本病有湿热极重，大便一日泻下数十次者，俗叫"漏底伤寒"，此病最为危险。若平日临床经验不足，不但不敢用大黄，即芩连亦不敢用。然"漏底伤寒"来势急暴，若不急用三黄以清肠解毒，燥湿止泻，则很易酿成肠出血、肠穿孔。须重剂追服，每日2剂。但此种处方必须耐心向病家解释清楚，说明"漏底伤寒"是肠子红肿得厉害，所以泻下无度，非用强有力的清肠解毒之大黄，不足以止泻。

李某 男，19岁。1948年秋就诊。

患湿温七、八日，身热稽留不退，腹痛泄泻，日夜无度，口渴，尿赤，舌赤苔黄腻，脉濡滑。

辨证：湿热过盛，肠之炎肿剧烈，形成漏底伤寒。

治法：亟宜大剂清肠解毒，以防肠出血之危。

方用：三黄汤加味。

大黄 9g　黄连 9g　黄芩 9g　银花 18g　丹皮 9g　赤芍 9g

每日2剂追服，连服3日。

治疗经过：复诊：午后热较低，腹痛减轻，便泻减为每日7~8次。效不更方，再进3剂，每日1剂。

三诊：热呈弛张型，腹已不痛，便溏亦止，每日1次。

精神渐复，食欲日增。原方稍减剂量，加青皮、厚朴以和中健胃，再服旬余，始得热退苔化，一切恢复正常。

本例从其身热、口渴、舌赤苔黄等症来看，是热毒甚重、湿邪甚轻，乃气营两燔之证。热邪侵入营分，而气分之邪仍稽留不退。有诸内必形诸外，观其舌赤则肠壁已红赤炎肿，所以腹痛便泻频数，肠有迅速出血之势。紧急用银花、丹皮、赤芍以清肠消炎、清血解毒，防其肠溃烂出血。

方药虽仅6味，而效力不凡，一方守服到底，以及每日2剂追服的服法，都值得特别注意，不可忽视。

勿囿西法，随时可下

先哲对于治疗湿温，应下即下，不拘时间。但西法则至两周后，须禁泻下，以免增加肠部蠕动造成充血，发生肠出血的危险。证之中医临床实践，究非事实，这种框框应该彻底破除。本病两周前后，正值高热稽留，亦即肠炎红肿最剧烈的时候，此时若不急用大黄泻下，以清肠解毒，那就造成溃烂出血的机会。两周以前既失于下，两周以后因惧怕增加肠管蠕动充血，又不敢下，那么，只有任其肠溃出血，陷于危境。平日治疗本病，除患者正虚外，没有不采用大黄者。有时正虚邪实，必加用大黄者，也必设法辅以扶正之剂配合使用，从不拘泥时间，每获良效。聂云台云："观各家医案，多言下之即愈，亦有连下三四次而愈者（三四下而愈者，在本病是少见），其用下药而出血者方书多有之，用下药而致出血者，则各书中无所述，余耳目所见，亦复如是。"聂氏所述，并非虚语。

亡阳下血，误于失下

湿温失下多有亡阳下血之变，因湿热毒邪蕴结肠内，致使肠黏膜红肿溃烂，多在 3 周后溃烂出血。此时应注意检查大便，若便下稀稠黑粪或光亮色黑的硬便，这是肠出血的征象，不过出血的程度尚轻。若身热未退，舌苔黄或黄黑，此时肠虽出血，但肠中湿热炎肿仍然存在，还须用大黄清热解毒，以防肠管溃烂扩大。若出现心力衰竭，可配人参以强心扶正。苟仅凭理想，而谓肠既红肿溃烂，肠部的安静保护尚不暇，还用大黄以亢进肠的蠕动，而使溃者愈溃，那么，终不免于肠出血或肠穿孔的危候。

不知肠虽出血，而肠的炎热（红肿）尚未停止，此时须防其溃烂扩大，故必用大黄以清肠解毒、防腐生肌，用大黄正所以保护肠膜。只要肠内湿热邪毒彻底清肃，则肠的愈合是非常快的。比如痢疾下脓血，只要湿热清除，则肠溃自愈。痢疾剧者亦必用三黄，乃得速愈。

在临床上发现肠已出血，为人所不能觉察者，其症状神识不清，言语謇涩，身微热，也有体温骤然下降，肢厥脉微者，此乃亡阳下血之候。舌心多有黄黑苔堆积如疮痂，便秘，腹陷（舟腹）有压痛，脉象糊数，此时大便虽秘，但肠内溃烂出血，只要大便一通，即见乌黑血便。如发现上述情况，即当向病家说明，否则，服药后发现血便，必怨用药错误。

湿温病有身冷用重剂大黄而复生者。戴北山谓："诸病身冷皆阴证，时疫身冷属热证。"也即热深厥亦深。兹举例以供参考。

族兄秉彝，素体强壮，平时嗜酒，1919 年患湿温病，淹缠月余，病势日剧，神昏谵语，舌黑起刺，唇焦肢冷，脉伏。死而复苏者数次。一日通体冰冷，惟胸部尚温，目呆脉绝，殓服具陈，邻里相传，咸谓某某已死矣。但自午至酉，胸部犹温。先父认为热厥无疑，若得合理治法尚有生望，止勿急殓。嘱将生石膏末调井水频频灌服。至夜分，忽作呻吟，守护者咸吃一惊。察之，厥回脉起。缘病前有房事，族兄嫂未以告，心中常存夹阴伤寒之想，方中大黄皆秘密取出不用，有时或抓出半数。后以服石膏而肢冷复温，脉绝复起，始悔前此窃取大黄之误，遂将前情据实以告。嗣告每剂中之大黄，竟用至四两之多，人咸咋舌。计共服大黄数斤，病始痊愈。

通便排血，当与扶正并重

治疗的方法，当采用扶正开窍（强心醒脑）、清肠解毒复合疗法。扶正可用人参和六神丸，开窍则以紫雪丹或至宝丹为最妙，至于清肠解毒非三黄莫属。此时扶正固为要着，但肠中停留的毒血亦必须趁早排泄，以免侵蚀健康肠壁。诚以腐不去新不生，且毒血停留肠间，尤易自家中毒（神昏谵妄），故通便排血当与扶正并重。大黄不必考虑其泻下耗损正气（即衰弱心脏）。至于人参尽管放胆使用，不可为苔之黄黑而踌躇，须知苔虽黄黑，可是正气已因肠出血而陷衰弱之境，有立刻虚脱（亡阳）的危险。况人参配于清肠剂中，尤不需顾虑。大黄 6g 足够，只取其缓下而已。服后若得便通血泻，则不必再用大黄；清肠防腐，芩连已足胜任。此时清血解毒，银花、地榆也是要药。若舌黑无津，西洋参、阿胶和增液汤，亦必选用。脉细气虚加参芪，以助长肠壁生肌。

本病有出血过多，立呈神昏鼻煽，呼吸困难，脉微欲绝，冷汗肢厥亡阳者。此时宜急用回阳固脱止血疗法，纵有他症亦当缓议。处方：

人参 15g　北芪 24g　当归 12g　阿胶 12g　山茱萸 12g　龙骨 18g　牡蛎 18g

或用黄土汤加人参、黄芪，大剂追服。若汤剂一时配制不及，可先用六神丸 30 粒一次化服，亦可暂时强力救脱。

若腹痛下血水者，急用托里解毒剂。药用：

黄芪 15g　当归 12g　银花 24g　甘草 9g　黄芩 9g　黄连 9g

在临床上曾见本病出血后，服一二剂扶正止血药即从此痊愈。这是因为湿挟毒邪都从肠血一泻而净，当此出血之际，若能用药扶持正气（维持心力），得以度过虚脱关头，即可逐渐恢复健康。

湿热深伏，必须守法守方

本病湿热久稽，病邪深入，非短期泻下所能痊愈，必须有坚强识力，守法守方，才能大功竟成。

1947 年夏，吉安市一小孩患病近 1 月，久医未效。高热稽留不退，狂妄谵语，舌黑脉糊，病情危笃，诊为肠伤寒。清肠泄热，服三黄合剂 30 余日，始热退苔化而愈。

又如 1947 年秋，治刘某，教师。在吉安市患湿温病，嗣因病危，前医宣告不治，乃抬归水东乡村，人已昏迷，舌卷语謇，苔黄黑。服三黄合剂加减 3 月余，始热退苔化。

举此 2 例，藉明湿温之淹缠有如是之久者。此等病证，医者诊断既确，就必须大胆守法守方。若畏大黄之久泻，三四下即止，则不能达到痊愈希望。今 2 例守方久服，远超三四下而达数十下、甚至百余下，始获全治之功。

何炎燊

不囿寒温，中病是求

何炎燊（1921～　），东莞市中医院主任医师，著名临床家

太史公之作《史记》，乃"欲以究天人之际，通古今之变"。治疗外感热性病（伤寒、温病）亦应如此。时至今日，"温病学说乃伤寒学说之发展与补充"已成定论。故"寒温合流"不仅在理论上确定，而且在实践中，若不固执仲景经方，亦不拘泥轻清之时方，而是撷采两者之长，融汇贯通者，确能提高疗效，兹将临证一得之愚，简介如下。

柴胡饮加减善解卫分之邪

张景岳"新方八阵"有正柴胡饮，方用柴胡、防风、白芍、陈皮、甘草、生姜等。观其制方本义，乃从桂枝汤脱胎而来。解表主药，不用桂枝而用柴胡、防风。柴胡气味俱薄，具轻扬疏达之性，善能透邪外出；防风辛甘微温，乃太阳经表药，但不如桂枝之辛燥；两药合用较单用桂枝为优。方中不用大枣，而用陈皮之宣化，亦有巧思。六者合成辛苦微温解表之平剂。故景岳云："凡外感风寒，血气平和，宜从平散者，此方主之。"其意是本方可治单纯性之外感病而无兼夹者。若阴阳气血有所偏，景岳则化裁为三首柴胡饮。今师其意而不泥其方，

融汇温病学说，厘定两方以治温病邪在卫分者。

撤热柴胡饮

柴胡 12g　防风 9g　白芍 9g　陈皮 5g　甘草 5g　银花 12g　连翘 12g　黄芩 9g　栀子皮 9g　芦根 30g

吴鞠通治温病邪在卫分，用银翘散。因有表证，故解表之药不可少，银翘散中之荆芥、薄荷、豆豉，与柴胡饮中之柴胡、防风、陈皮类似，而以后者之解表力较强。吴鞠通说："银翘散乃从清心凉膈散加减而成，病从表起，去入里之黄芩，勿犯中焦，"则拘泥太过而不切实际。其实，一药有多能，黄芩亦入上焦，善清肺热，从未见其有犯中焦之弊。如银翘散之银花，既能治上焦风热，又能治大肠热痢，岂非直犯下焦乎？此方以正柴胡饮为基础，去生姜之温，既采银花、连翘之辛凉，又用黄芩、栀子皮之苦寒清热。叶天士云："温邪则热变最速"。既然"最速"，则勿等待其"到气才可清气"，而及早用苦寒清里热之品，以防患于未然。又加芦根之甘寒，清热保津，亦是治未病之旨。多年实践证明，此方疗效远胜银翘散也。

清肺柴胡饮

柴胡 12g　防风 9g　白芍 9g　陈皮 5g　甘草 5g　桑叶 9g　菊花 9g　牛子 9g　北杏 9g　桔梗 5g　鱼腥草 25g

风温犯肺，常有表证未解，身热未退而咳嗽频频者，吴鞠通用辛凉轻剂桑菊饮治之，但解表清肺之力皆薄。故仍用柴胡饮解表邪，加入桑叶、菊花、牛子、北杏、桔梗等理肺止咳；而重用苦辛寒清降之鱼腥草，则更增强其清肺，止咳之效。

败毒散加石膏，迅祛热疫

众所周知，人参败毒散乃辛温解表之剂，温病学家多畏忌不用。

然喻嘉言则极力推崇此方，说"热暑湿三气门中，推此方为第一"。余师愚擅用大寒之剂治热疫，犹谓"首用败毒散去其爪牙"。可知此方败毒之力甚强，运用得宜，能收捷效。1958 年春，流感肆虐岭南，多出现外寒束内热如大青龙汤证者，用人参败毒散加石膏治愈 1000 余例，皆一剂知，二剂已，疗效较其他中西方药为优。

1985 年 9、10 月间，广东登革热流行，经治 200 余例，全部治愈。病初起多振栗恶寒，重裘不温，壮热无汗，体若燔炭（40℃以上），头痛如劈，项强拘挛，面赤睛疼，骨节如被杖，腰背如折，烦躁口渴，脉浮洪数，舌不绛不燥，苔白黄欠润。此感受疫邪，卫气同病，表寒极盛而里热方炽也。若仅用辛凉之剂，病重药轻，病邪即迅速传变多端。急用人参败毒散重加石膏治之（以其项强面赤，以葛根易川芎）。

人参败毒散重加石膏方

党参 12g　羌活 10g　独活 10g　柴胡 12g　前胡 9g　葛根 20g　茯苓 12g　桔梗 9g　枳壳 9g　甘草 5g　生石膏 40~80g

水煎成大碗频服，两三小时后，即溱溱汗出，热随汗降，全身轻快。平均 1 天半热净，病亦速愈。可知辛温解表与辛寒撤热两法合用，确能顿挫病势，缩短病程也。

把好气分关，用下宜早

治疗温病，若能把好气分关，则热邪逆传营血之危证可大大减少。伤寒、温病学说皆有"邪留气分"，出现"阳明腑实宜下"之论述。然世有"下不厌迟"之告诫，必待腹胀拒按，便秘，痞满燥实俱全，而舌苔老黄或有裂纹者始可下之，未免为时已晚矣。下法不仅能加速机体排除有毒物质，且能使偏盛偏衰之阴阳趋于平衡，使逆乱乖戾之气机循于常度，从而使邪正消长向有利于机体方面转化。现以暑温、湿温为例。

一、乙型脑炎，急下可转危为安

流行性乙型脑炎属中医之暑温病中之"暑风""暑厥"。叶天士之《幼科要略》引述张凤逵《伤暑全书》之言："暑病首用辛凉，继用甘寒，终用酸敛酸泄，不必用下"。余师愚治暑热疫，更反对用下，曰："热乃无形之毒，而当硝黄之猛烈，热邪焉有不乘虚而入耶？"20世纪50年代，石家庄治疗乙型脑炎之经验介绍亦云："邪入心包，徒攻阳明，不能解决问题，且留后遗。"愚意，阳明乃五脏六腑之海，居中土而万物所归，伤寒温病之邪皆可传入胃腑。既然"夏暑发自阳明"（叶天士语）而热性又较伤寒温病为甚，岂有只传经而不入腑之理？若病人高热持续，深度昏迷，抽搐频繁，面赤唇焦，舌绛苔黄者，虽无痞满燥实之证，亦当本"六经实热，总清阳明"之旨，用凉膈散合白虎汤加入息风开窍之药，往往秽恶一下，尤如釜底抽薪，营热肝风渐渐随之平息。多年来，我院用此法治疗重型乙型脑炎30余例，皆获良效。

乙脑基本方（为6岁小儿量）

连翘10g　栀子10g　黄芩10g　竹叶6g　薄荷3g　甘草3g　大黄9g　元明粉9g　生石膏30g　知母9g　郁金6g　菖蒲5g　羚羊角3g　钩藤5g

和入安营牛黄丸或至宝丹，如无，用紫雪丹代之。

二、肠伤寒，早下可缩短病程

肠伤寒属中医湿温病范畴，吴鞠通之《温病条辨》论湿温，开宗明义第一章即云："下之则洞泄"。此书风行海内，世之宗吴氏者皆曰："湿温忌下。"殊不知吴氏之前辈薛生白所著之《湿热条辨》用下法者有三条。王孟英注云："湿热病原有可下之证，惟湿未化热，腑实未结者，不可下耳，下之则利不止。如已燥结，呕宜下夺，否则垢浊熏蒸，神明蔽塞，腐肠烁液。"12 个字描述肠伤寒失下误治而出现之严重毒血症及并发肠穿孔之机理亦颇精切。然王氏强调须已成燥结，始能下夺，未免太迟。吴又可谆谆告诫："注意逐邪，勿拘结粪"。且云："况有溏粪失下，但遂作极臭，如败酱、如藕泥、临死不结者。但得秽恶一去，邪毒从此而消，脉证从此而退，岂徒孜孜结粪而后行哉！"此实阅历有得之言。20 世纪 40 年代初，处沦陷区中，氯霉素尚未问世，经德国人在东莞所设之普济医院确诊为肠伤寒者，多淹缠委顿而死。而用达原饮加柴胡疏透，大黄推荡，施于初中期患者，竟收良效。后经多年实践，方中再加金银花清热解毒，地榆凉血涩肠，厘定为加减达原饮一方。1964 年在住院病人中，选择初中期肠伤寒患者 15 例进行疗效观察，平均 6 日热净身和，单用氯霉素组有 1/5 病例复发，中药组则无 1 例复发者。

加减达原饮

槟榔 20g　金银花 20g　地榆 20g　厚朴 15g　草果 15g　黄芩 15g　白芍 15g　柴胡 15g　大黄 12g

二三剂畅下后去大黄，改用黄连 15g。

何炎燊

加减达原饮，治疗肠伤寒

何炎燊（1921~   ），东莞市中医院主任医师，著名临床家

《温病条辨》论湿温，开宗明义第一章即云："下之则洞泄"。此书风行海内，世之宗吴氏者，皆曰"湿温忌下"。

殊不知吴氏之前辈薛生白所著之《湿热条辨》，用下法者有三条。王孟英注云："湿热病原有可下之证，惟湿未化燥，腑实未结者为不可下耳，下之则利不止。如已燥结，亟宜下夺，否则垢浊熏蒸，神明蔽塞，腐肠烁液，莫可挽回，较伤寒之下不厌迟，去死更速矣。"其言甚是。而"垢浊熏蒙，神明蔽塞，腐肠烁液"十二字，描述肠伤寒失下误治，以致出现严重毒血症及并发肠穿孔之机理亦颇精切。然王氏谓须待燥结已成，始行下夺，未免太迟。吴又可谆谆告诫："注意逐邪，勿拘结粪"，且云："况多有溏粪失下，但蒸作极臭，如败酱，如藕泥，临死不结者。但得秽恶一去，邪毒从此而消，脉证从此而退，岂徒孜孜结粪而后行哉！"此实阅历有得之言。20世纪40年代初，处沦陷区中，氯霉素尚未面世，经东莞普济医院确诊为肠伤寒者，多淹缠委顿而死。后用达原饮加柴胡疏透，大黄推荡，施于初中期患者，竟收良效。后经多年实践，方中再加银花清热解毒，地榆凉血润肠，厘定为加减达原饮一方，1954年在住院病人中，选择初中期肠伤寒患者15例进行疗效观察，平均6日退热，与氯霉素组不相上下。氯霉素组有

1/5 复发，而中药组无一例复发者。

加减达原饮方

槟榔 20g　银花 20g　地榆 20g　厚朴 15g　草果 15g　黄芩 15g　白芍 15g　柴胡 15g　大黄二三剂畅下后改用黄连，15g

夏奕钧

低热稽留，苦降辛开

夏奕钧（1913~2006），江苏江阴市名老中医，主任医师

一般来说，伤寒将愈，患者热退身凉而脉静，尤以苔净者，方是病解之兆。如果病程中见低热起伏，脉象有异，舌苔厚腻者，乃湿热余邪留滞为患。

一、病机有三

在病机上，笔者以为，可概括三条。

（1）邪留为实。湿热久经蕴蒸，余氛未消，其湿中伏热，热是主因，位在阳明胃与大肠。但湿邪相挟有多有少，热与湿合，每多缠绵。

（2）正伤邪恋。邪势已衰而正亦大伤，重伤其正，则虚证叠生，其虚多隐蔽于邪实之中。

（3）邪势起伏。病邪不因高热解除，一经感触，蕴烬燃而复发。

总之，本病以阳明湿热为病变中心，其邪滞气窒，郁热勃发，由此而低热稽留，这是病理的基本点。

二、治则有三

余治此证，以苦辛相合为治则。根据病邪留滞浅深轻重之不同，

区分三层。

一取微苦微辛，药用黄芩、蔻仁、杏仁、苡仁、青蒿、陈皮、枳壳、滑石等流气化湿，微苦热，适用于邪留气分之轻证。症见低热不楚，汗出不畅，胸脘气闷，脉濡数，而以舌苔黄滑，或黄白相兼为特征者。

二取苦泄微辛，药用芩、连相合，苦寒泄热，配温胆汤（陈皮、半夏、茯苓、枳实、竹茹）微辛走消，化浊通胃，佐六一散清热利湿，适用于湿热郁聚，热炽湿少之证。症见午后热起，向晚较重，至黎明则退，寐汗、口渴，胸烦脘痞，溲黄，大便不通或泄利，脉弦数，苔深黄中厚边尖红赤等，其中以苔、脉为辨证着眼处。

三取辛开，依据证情于苦泄微辛之中选配干姜、吴萸或桂枝辛热之品，适用于湿热中阻，胃阳不宣，或气机窒滞之证。若低热稽留，午后夜间热势较高（38℃以上），舌苔黄腻质白或上罩灰色，脉濡数，伴脘痞呕恶、腹鸣泄利者，配以干姜；兼见汗出恶寒者，配以桂枝；若热恋不楚，腹中胀滞不舒，干呕，大便不爽，苔黄中厚者，则配吴萸。至若湿多热郁之重证，苔呈黄白相兼或贴舌面者，上述辛热三药每可同时配合，以加强通阳辛开之力。

总之，苦辛合化，乃寓宣于泄，以分解湿热，虽证分三层，而治义则一，体现了辨证用药的科学性。但是这里必须加以说明，阳明湿热治以苦辛开泄，原为宣气达热而设，如辛泄太过，每可变而助热，一旦湿开热炽，又当苦寒清泄。

三、兼证和变局

本病病程较长，低热稽留每易见到兼证和变局。

1. 兼证

兼证有挟积、内动肝火及复感外邪等。

（1）其挟积者，乃因病趋恢复，胃纳渐旺，而肠中余邪未清，传化功能尚欠正常，饮食偶一不慎，易致积滞内停，资助病势，从而复燃，此即"食复"。宿垢不去，即邪热亦不易净，出现低热稽留，并伴见腹部不舒或隐痛，便秘或泄利垢黏，苔垢根部深黄或罩焦黑。以苦辛合化法中酌情加入山楂炭、莱菔子、瓜蒌仁、枳实、青皮等行气导滞之品。盖余热留积于肠中，用药之法，泄中能化，化而能行，冀其缓缓疏泄，切不可以硝黄攻夺，徒伤其正。

（2）其湿热郁蒸，内动肝火者，系肝阳内动，与伏热相翕相煽所致。症见低热时起，热势略重，并伴见头痛、耳痛、耳鸣、心烦、失寐、脉数等症状。治以苦泄微辛法中加入石决明、甘菊、黑山栀、丹皮等凉肝平阳，取效甚速。

设或苔垢黄腻，但其脉弦数而劲者，此系火热熏蒸、胃浊上泛的浮苔，切不可用辛燥芳开药物，以助火耗津，辨证宜舍苔从脉。

（3）其重感新邪而致低热不楚者，临证时，观其肺卫形证，分别主次，先治卒病，或两者兼治。

2. 变局

伤寒后期变局，因病势向善，一般较为少见。但以病中男子失精，妇女经行，或低热久羁伤阴，或汗多伤阳等因素，致使体内阴阳气血发生动变，则变端丛生。其证候表现常错综复杂，此决非单纯的苦辛法所能以一概全，宜"谨守病机，各司其属"，灵活辨治。临床所见，概之有四。

一是湿热中阻，下虚阳越。病由肾阴素亏，加之病中男子失精，或妇女经行，而重夺其虚，其湿热余邪虽留于中，而下焦先自徬徨，虚阳摇曳而动。除见低热、脘痞呕恶、舌苔黄腻之外，尚可伴有胸中躁扰，寐梦纷纭，心中悸荡，腹中动气，脉数等症状。治从湿热证例，用苦辛法以治实邪，加咸寒如玄精石或玄参坚阴安下，以宁虚阳。若邪及下焦，而肾阳衰馁，失于化达之力，其见症则以脐腹部窒痛，苔黄腻底白根厚，脉数按之无力等邪凝气窒相兼者为主。治以滋肾丸变丸为汤，药用知、柏滋肾坚阴泄热，肉桂（桂枝）温肾展气达邪。三药虽属苦辛相合，惟药力专治致于下，且有鼓阳托邪之力。这里还应指出的是，湿热实邪毕竟残留于中，疏中化湿之品如二陈、六一等方，应酌情参佐。至于辛燥芳化之药，要注意慎用。设或头晕、耳鸣、汗多，再配入龙、牡以敛浮阳。

二是中阳不振，邪留气分。此证每因中气素弱，或过用清泄治热，使邪机凝滞，中阳不伸，可见低热稽留，热起之先，微感形寒，或邪郁不达，热势较重，苔白中厚或黄白相兼，脉濡略数等症。投以杏、朴、苓、陈流气化湿，并须配用干姜辛热，振奋胃阳，宣开湿郁，达热于外。又如汗多、肤冷，卫阳亏损，可配桂枝、白芍以调营卫。厚朴苦温破气，则非所宜。若大便不通，腹无胀痛之苦，此乃胃津失于敷布，不克下润肠道所致，即《伤寒论》中所谓"阳微结"，不可视为积滞阻于肠中。

三是阴血耗伤，邪恋营阴。此证系患者素体阴血不足，加以高热持续时间较长，使阴血重伤，邪恋营阴。症见向晚低热，口渴不欲多饮，便难，舌淡红花剥，脉细数等，并可呈现贫血貌。治宜助阴托邪。药用生首乌、生白芍、稽豆衣、桂枝、青蒿、白薇、知母、六一散等。如舌深红光剥，为热灼阴伤较甚，宜去桂枝，酌加石斛、生地。或见于并发肠出血后，血虽止而阴血大伤，肠中伏热未清，可见低热口干，舌深红边沿光剥苔焦黄，大便利下垢黏，脉细弦数而劲等。治疗切忌滋腻碍中，宜以甘润生液，酸苦泄热。药用石斛、麦冬、生首乌、生白芍、乌梅、黄连、枳壳等即所谓"救阴不在血，而在津与汗"。

四是胃津耗伤，气热内蒸。此证因于辛燥过量，邪从热化，灼伤胃津。可见低热、午后略重，心烦，口渴，寐汗，气逆作咳，苔黄失润，脉数等症。治以行津清热。药用石斛、沙参、天花粉、黄芩、知母、郁金、枳壳、滑石、苡仁等。以其由湿热转变而来，生津清热法中宜参入畅利气分之品。

郑惠伯

湿遏热伏，达原柴胡

郑惠伯（1914~2003），重庆万县市医院主任医师

先生治疗湿温，每以达原饮合小柴胡汤化裁，名达原柴胡饮，以和解表里，开达膜原，辟秽化浊，清热燥湿。

达原柴胡饮 主治因湿热秽浊内蕴膜原，表气不通，里气不和，气机不畅所致的湿遏热伏夹秽浊内阻之证。症见寒热似疟，甚或憎寒壮热，胸痞呕恶，苔白厚腻如积粉，舌红或舌质正常等。

柴胡 15g　槟榔 15g　厚朴 10g　草果 10g　知母 12g　赤芍 15g　黄芩 15g　甘草 5g

水煎服，每日 1 剂。儿童患者，当根据其年龄、病情而变化剂量。

郑氏主张辨证辨病相结合。凡湿遏热伏夹秽浊内阻之证，均选用达原柴胡饮加减。如诊断为流感，加升降散、板蓝根；病毒性肺炎属湿热型者，合麻杏石甘汤加僵蚕、草河车；高热无汗加苇根；高热有汗重用石膏、知母；喘重加苏子、射干；痰多加葶苈子、莱菔子、冬瓜子；咳重加百部、枇杷叶；结核性胸膜炎，加白芥子、百部、夏枯草；胸胁痛甚加桃仁、元胡；咳嗽胸满、气急，加葶苈、桑白皮；潮热加青蒿、白薇、地骨皮；传染性单核细胞增多症，加大青叶、草河车、苡仁、虎杖；热毒重，加板蓝根、草河车、银花；呕吐加半夏、竹茹；痛甚加元胡、川楝子；便秘加大黄、玄明粉、虎杖；湿温伤

寒，加黄连、茵陈、藿香；胸痞呕吐加半夏，或藿香、佩兰；热重加鱼腥草、穿心莲、白花蛇舌草；便秘加大黄；急性肾盂肾炎，加龙胆草、海金沙、黄柏；畏寒重发热轻，头身痛，加防风、羌活；高热汗出重用知母，加石膏；呕恶加半夏；阿米巴痢疾，加白头翁、常山、鸦胆子；初起伴表证，加葛根、防风；热毒重加银花、黄连；湿浊重，胸闷恶心，加半夏、藿香。

本方系在《温疫论》达原饮的基础上，加柴胡而成。本方治疗多种疾病，常用于西医诊断为原因不明的发热，或虽诊断明确、但用抗生素无效的发热，郑氏根据中医湿疫、湿温辨证，采用此方加减，屡获良效。

葛某 男，40岁。

发热20余天，西医确诊为"传染性单核细胞增多症"，治疗无效，寒热如疟，倦怠乏力，头身重痛，上午体温38℃左右，午后39℃以上，咽部充血，颈淋巴结肿大，舌淡，舌苔白厚腻，舌质红，脉濡缓。

辨证：湿热秽浊，内蕴膜原。

方用：达原柴胡饮加大青叶、草河车、苡仁、僵蚕。

2剂热退，诸症减。

仍步前法，再服3剂而愈。

梁 申

湿温时疫，三姐妹汤

梁申（1907~？），广西中医药大学教授

三姐妹汤是梁申教授多年经验之效方，临床治疗湿温时疫、外感热病、流感、湿热泄泻、肠伤寒等病证，屡获良效。

三姐妹汤 清热解毒，化湿。用治湿温时疫。

三姐妹 15g 山芝麻 10g

用清水 600ml 浸药 15 分钟后煎成 200ml 药液，倾出用杯装好，药渣再加清水 500ml 煎取 150ml 药液，去渣后将 2 次煎取的药液混合后再煎煮浓缩成 200ml，分 3 次服。

湿温时疫因感受湿热病毒而引起，亦有因素蕴脾湿不化又复感外邪所致。薛生白说："太阴内伤，湿饮停聚，客邪再至，内外相引，故病湿热。"胃为水谷之海，脾为湿土之脏，所以湿温证总以脾胃为病变重心。正如章虚谷所说"湿土之气同类相召，故湿温之邪，始虽外受，终归脾胃。"故症见身热不扬，头痛恶寒，身重疼痛，脘痞，大便不爽或溏泄，口不渴，面色淡黄，舌苔三角型，脉濡缓。

三姐妹清热解毒，善解肌表及肠胃之邪毒；山芝麻解表清热，消肿解毒。二药合用，清热解毒化湿，善清脾胃湿热，化湿之力倍增，用治湿温时疫，屡有奇效。

此方用于防治现代医学的伤寒、副伤寒确有药到病除之功。

三姐妹又叫细叶香茶菜,《广西本草选编》有记载。

若头痛剧烈者，加菊花 10g，蔓荆子 10g；咳嗽痰黏者，加杏仁 10g，蚤休 10g，瓜蒌皮 5g；呕吐者，加黄连 3g，芦根 10g；湿热泄泻者，加槐花 5g，枳壳 5g；若大头瘟毒，加大青叶 15g，野菊花 20g；胸闷者加枳壳 5g。

覃某 男，28 岁。1991 年 5 月 15 日初诊。

自觉头痛恶寒 7 天，周身骨节肌肉酸痛乏力，胸闷不适，口干但不欲饮，大便溏烂，日解 2 次，小便黄，舌红，苔黄略腻，脉濡。曾在某医院打针服药（用药不详）未愈。

治法：清热解毒、化湿。

方用：三姐妹汤加味。

三姐妹 15g　山芝麻 10g　枳壳 5g

上药连服 3 剂，诸症消失。

吴安庆

伏暑晚发内陷

吴安庆（1902~1972），江苏名医

北清河袁性男　30岁。

于去冬患伏暑证，初只精神不振，恶寒便溏，溲少而赤，遂求医诊治，断为"脱力"小恙，进参、芪、归、芍等补剂两帖。药后辗转不安，目不交睫者两昼夜。来延余诊，脉沉细，舌苔薄白微腻，渴不引饮，大便日溏二三次。余曰：此伏暑晚发证，是大病，非脱力小恙。方拟三仁汤加川连、苍术为治。

治疗经过：复诊：脉仍沉细不扬，即知此病邪入已深，不肯遽泄，日后必多变端。仍照前方加黄芩一味。临行，谓其父曰：此病湿热潜伏已深，恐将上蒙清阳而耳聋，下腐胃肠而便血。倘湿热得宣化，伏邪由里外达，则必透白㾦，而透㾦之际，邪正交争，瞑眩特甚。其父似不甚信，改延某医诊，并将余方出示，某医亦断为伏暑，与余方药味出入无多。

翌晨即躁烦汗出，白㾦已透。检其粪，中败酱色，两耳渐聋，一一如余预言，病家乃深信余言之不谬。除夕日，再来邀余，诊其脉沉细而数，满口血糊。细检之，血从龈出，舌团肿，不能出口外，质嫩红，中苔焦黑，时时昏谵。

三诊：用犀角尖、贯众、白头翁、赤芍、丹皮、川连、黄芩、连翘、青蒿、白薇、赤苓、石菖蒲。3剂后，便溏见黄色，龈血亦止，脉尚细数，舌中黑苔已退，而现光红胖嫩之色。

四诊：用鲜铁皮石斛、鲜生地、鲜石菖蒲、西洋参、麦门冬、青蒿、白薇、玄参、淡竹叶。又2剂，舌上渐罩白苔，两耳仍聋不可闻，而骤增咳嗽。

五诊：用牛蒡子、川贝、前胡、光杏、桑叶、蒌皮、赤苓、连翘、米仁、郁金、佩兰梗。又服2剂后，咳嗽渐稀，薄粥能进一碗，惟得寐即盗汗淋漓，衣被为湿，汗气酸臭，小便赤热，痛如淋状。

六诊：用柴胡、姜夏、黄芩、赤苓、滑石、梗通草、车前草、炙甘草、生姜、红枣。又2剂而汗收身和，两耳顿聪。未予调理，匝月后即康复如常。

此病初起，恶寒，精神不振，溲赤便溏，舌白，脉沉细，渴不引饮，乃为寒邪束表，湿热郁中之现象。然何以知其为伏暑？盖暂感之寒湿，脉当浮涩，身必疼痛，今身不疼而脉反沉，大便溏泄，可知所受之外邪甚微，而蕴伏之湿热殊深。且发于隆冬，非伏暑晚发而何？既非劳伤而系伏暑，则补剂适足以助湿邪之滋蔓，故服后辗转不安也。既断为伏暑，故初方即予吴鞠通三仁汤加减，以杏仁、蔻仁宣上焦之湿，川朴、广皮开中焦之湿，赤苓、梗通、滑石、米仁利下焦之湿，川连清热中之湿，苍术透湿中之热也。

服三仁汤加减两剂后，在病之轻者，自然邪渐还表，身反热而脉渐浮，而今脉仍沉细不扬，下利不止，则知其伏暑之湿热，不肯外达，热必内陷。

故至三诊时，满口血糊，舌团肿不能出口外，质红，中苔焦黑，昏谵时作，知其邪已入营，血液燔灼。盖人身之血络最细而最薄者，惟牙龈。且手阳明入下齿龈，足阳明入上齿龈，凡湿热由肠胃而入营血者，则龈络先伤而衄。

故以犀角、贯众、白头翁、赤芍、丹皮凉血化毒，川连、黄芩、连翘苦寒清热，青蒿、白薇透血中之邪，赤苓渗湿，菖蒲芳香逐秽浊蒙蔽之邪。3剂后，营清热化，龈血止而粪转黄，昏谵不作，黑苔已退，而现光红娇嫩之色，则湿已化燥，阴液垂涸，颇有膏竭火灭之虞，不得不以救阴为急务矣。故四方用鲜铁皮石斛、鲜生地、鲜石菖蒲、西洋参、玄参、麦冬、淡竹叶等甘凉救阴之法。须湿已化燥，津液垂涸，舌质光嫩鲜红而无津者，方可用之。

方服两剂后，舌上罩有白苔，骤增咳嗽，知其阴液已回，伏邪经肺而还卫。故五方改予杏仁、川贝、牛蒡、前胡、桑叶、蒌皮辛凉以宣肺达表；赤苓、米仁、佩兰梗、广郁金、连翘芳淡以逐秽渗湿。2剂后咳嗽已稀，粥可进至一碗，肺胃之气，有渐苏之机。惟目合则盗汗淋漓，汗气酸臭，小溲赤热，痛如淋状。是蕴伏于膜原之邪，从表而出，弥漫于三焦之湿，由下而泄。夫膜原者，少阳之部位，半表半里之枢机。故六诊用仲景之小柴胡汤以达膜原之邪，加滑石、赤苓、梗通、车前草以利膀胱之湿。湿热既从表里分消，自无留恋余地，于是膜原清而自汗敛，湿热净而溲自长，清阳启而耳自聪，胃气和而饮食进，宜乎不匝月而即康复。

痦起自三方前至病愈止，胸腹部密布成片，然痦由湿热所化，湿热清则痦可自退，不必虑之。故自三方后未提及此者，非遗漏也。

麻瑞亭

猩红热与斑疹伤寒治验

麻瑞亭（1903~1997），陕西省名老中医

蛤蟆瘟（猩红热）

1931 年仲冬，山东省安邱，适值蛤蟆瘟流行。一王姓 8 岁女婴，得病未及 2 日即夭亡。另一王姓 5 岁女婴及李姓 1 岁男婴，均于得病 2 日夭亡。全村为之惊骇，惶惶不可终日。数日后，余 3 岁长侄突然高烧，体温 40℃（肛表），结喉两侧各有一肿块，大如杏核（颌下淋巴腺肿），气憋咳嗽，胸胁部出现猩红色疹子，哭闹不休。诊脉浮数，舌苔白腻（患儿哭闹，无法察喉）。见此险证，亦感棘手。无奈只得破釜沉舟，投射干麻黄汤加减与服。凉营泄热，利咽消肿，以期救挽。

射干 6g　苦桔梗 6g　黑玄参 9g　麦冬 9g　生杭芍 6g　粉丹皮 6g 生甘草 3g　麻黄绒 3g

一剂煎服后，半小时许，热稍退，咳嗽气憋亦减，哭闹已止，安然入睡。午夜后服二煎，次晨烧退，脉静身凉，气憋大减，偶有咳嗽，知表气已和，营热外透。原方去麻黄，1 剂，巩固疗效，以收全功。服后果如所望，疢愈如昔。

村人孩婴患此者，皆向余索此方疗治，竟治婴儿 30 有余，此后村

中再无夭折婴儿于此疫者。

本村药铺王掌柜，年60许，虽知医，但不精。前者所伤3婴，均经王先生诊视，服药无效夭折者。闻之，不予置信，曰："无须小子，焉能治病耶？！"问法出何典？方出何书？对曰：名为蛤蟆温，系温疫之邪感袭所致明矣。温疫为热，邪热入里，营血沸腾，故凉营泄热，利咽消肿，是疗治此证之法。冬月表卫密固，必佐辛温以开表，方能驱邪外出。此证《金匮要略》谓之"阳毒"，主之以升麻鳖甲汤，叶天士谓之"烂喉痧""烂喉痧疹"或"疫喉痧"。王孟英在其所著《温热经纬》中对此证论述颇详。吾师前哲之法，而不师其方，变通而用之，幸而中病。

韩某 男，11岁，西安市人。1933年早春，农历二月就诊。

感冒温疫之邪，高烧喘咳，体温40℃以上（肛表），全身起鸡皮样猩红疹子，胸胁密集成片。咽喉红肿，扁桃体极度肿大，遍布脓液，堵塞咽喉，致使气憋难忍，肿痛不已，两侧颌下淋巴结肿如鸽卵，喘鸣如水鸡声。西医诊为"猩红热合并喉炎"。因限于当时医疗水平及西药奇缺，故而治疗无效。又延请中医儿科大夫数人诊治，众说纷纭，莫衷一是。服药不惟不效，反而病情日加。延至4日，患儿滴水难下，神志不清，举家大哭。其父急求余往诊。诊脉弦、稍数、关寸大，舌苔黄腻，稍黏，舌质红，边尖无苔。曰："令郎所患，系蛤蟆瘟也，俗称卡脖子喉。"拟射干青萍汤加减与之，以凉营泄热，通经透表，使疫邪由表透出，以期救挽。

青浮萍9g　生杭芍9g　粉丹皮9g　大生地12g　射干9g　苦桔梗9g　黑玄参12g　寸麦冬12g　生甘草3g

时值下午4时许，嘱将药二煎并在一起，分4次服，于次晨服完。

次晨其父亲来寓告曰：服药以后，气喘减轻，已能入睡，能言，索食要水，已能食稀粥。复诊之，神志清醒，热势已减，T38.7℃（肛表）。全身疹点密布，胸胁部成片如云。咽喉及颌下淋巴结肿痛减轻，气憋已除，白睛发红，色鲜。诊脉细濡、较弦，关寸略显，舌苔白满黏腻。知疫邪已透表，气分燥热，原方加生石膏9g，1剂。

次日复诊：热已全退，全身疹片颜色浅淡，稍痒，脱白屑。扁桃体肿大明显减轻，色已正常，无脓液，不痛，颌下淋巴结肿缩小如枣核。已能下地活动，他症均减。诊脉细濡、关寸略显，舌白黏腻。知肺家尚有余热，原方加天花粉4钱，2剂，药尽疫愈。

温疫发斑（斑疹伤寒）

阎某　男，14岁，西安市人。1941年仲春就诊。

突然高烧，体温38.9℃~40.3℃（肛表），无汗，口干舌燥，食即呕吐。逐日加重，3日不大便，小便短涩红赤，甚至滴沥难下，全身发黄，精神萎靡，时躁动不安。曾赴西安市某医院就诊，西医诊为"斑疹伤寒"。先后延请中医7人诊治，有因其尿少而用五苓散、猪苓汤者，有因其呕吐而用平胃散者，更有因其无汗而用麻黄、苏叶发汗者。病不惟不减，反而与日俱增。延至17日，患儿已奄奄一息。

其父经友人推荐，来寓求诊。诊脉弦数，关寸较大，稍不匀，舌苔黄厚腻，起芒刺，舌边尖红。舌硬语謇，耳焦耳聋，口苦咽干，唇裂咳喘。室内生一火炉，炉火熊熊，患儿被中置一暖壶，门窗紧闭。

黄元御云："温病……肾阴枯则耳焦，脾阴灼则唇裂，肝阴涸则舌短，阴精竭流，则人死矣。"证属温疫，邪热伤营，营血沸腾。本应透发肌表，奈因前医发汗，利小便，重伤津液，致使营阴欲渴，神失所依，故病至危笃。遂告其父曰："此系温疫少阳发黄，先撤去暖壶，搬出火炉，开窗通气，以室内空气清新凉爽为度。"并为其开药1帖，清利肠腑，泄热存阴，凉营透表，以期救挽。遂拟大柴胡汤加减与之。

软柴胡 9g　枯黄芩 9g　全瓜蒌 9g　大生地 18g　天门冬 15g　麦门冬 15g　生甘草 6g　粉丹皮 9g　生杭芍 15g　青浮萍 9g

1 剂，急煎顿服。

药后大便 2 次，黑红黏稠，腥臭难闻。两颊及腋下透出斑疹，色红成片，身黄稍退，身热亦减，上午体温（肛表）38℃，下午体温 39℃，神志已清，语謇好转，能饮水及食稀粥，小便已利，色仍红赤，量少。呻吟不止，言其身痛。诊脉洪大有力，舌苔满腻，舌边尖仍红。知其阴液渐复，已有生望。遂拟养阴清肺汤化裁与之，以清肺泄热，养阴透表。

青浮萍 9g　生石膏 15g　大生地 15g　黑玄参 15g　麦门冬 15g　生杭芍 15g　粉丹皮 9g　生甘草 6g　鲜茅根为引，一撮

水煎温服。

中午服一煎后，下午 5 时许，全身起红疹，以胸、胁、颊、股内尤甚，连成红色斑片。身痛减轻，间或呻吟。大便 1 次，稍黏稠，色红褐。身热续减，体温 38.2℃（肛表），舌动自如，语謇已除，大渴喜冷饮，小便已利，量多黄赤。诊脉细濡稍洪，关寸较大，舌苔黄腻，舌面津回，舌边尖稍红。前方继服 1 剂。并嘱家人购梨罐头两筒，兑温开水服食。

次晨再诊，疹斑遍布全身，身黄已大减。大便一次，色红黄，较稀。热退身凉，体温 37.5℃（肛表），知饥索食，能自食面条、稀粥。小便量多，但仍红赤。知其阴液已复，疹透表解，下焦尚有湿热。前方去浮萍、石膏，加滑石粉 15g、山栀子 6g，1 剂。并嘱其家人，勿给患儿食腥荤之品，食纳不可过量，七至八成足矣，以防食复。

第四日晨再诊，患儿已能坐起，下床大便 1 次，色黄较稀，小便量多，色淡黄。身黄全除，疹点色暗隐退，脉静身凉，舌苔白满，舌心稍黄腻。停药一天观察。

第五日又诊，疹点继续隐退，口稍渴，微咳，脉静身凉。嘱家人取鲜白菜根 1 小捆，捣汁饮服，并嘱食橘汁、柑橘。

第九日其父来寓告曰："前几日一切均佳，昨日又发烧出汗，上身起白色疹子。"遂随其往视。但见患儿胸胁满布白痦，以手扪及，痦破流水，体温 38.9℃（肛表），脉细濡，稍数，舌白薄腻，质不红。惟全身脱麸皮样皮屑。

营热透发，则出红斑；红斑既出，卫郁亦解，故出白痦。白痦欲出之时，营卫郁隆，故尔发热。白痦既出，身热亦当自退，无需复方汤剂，仍服鲜白菜根汁清肺足矣，至晚热将自解。日落之时，白痦消退，脉静身凉，而告痊愈。

张某 男，年 30 许，宝鸡市人。1945 年春末就诊。

患斑疹伤寒，虽经西医确诊，但因西药奇缺，而延当地中医师程某诊治，程时年近 60，为宝鸡名医之一，治疗 14 日，病不但不减，反日渐加重。高热不退，T39℃ ~40.2℃（肛表），烦躁不安，甚至发狂，不识人，见人即吐之，不寐，烦渴喜冷饮，半月不大便，小便赤黄。诊脉细数，舌苔黄厚腻，少津。初见即吐余一身黏稠黄痰。时程医在坐，问余度其病若何？观程所出处方，多系养阴清肺汤加减，量甚轻，未有一味其量在 9g 以上者，杯水车薪，何能救之？答曰："老先生辨证无差，方也对证。惟药量过轻，力不胜邪，故而邪热日炽，今已成燎原之势，上扰神明，所以发狂。为今之计，惟有泄热导滞，荡涤肠腑，急下存阴，以达釜底抽薪之目的，别无他法。"程闻之，心中不以为然，面带尴尬之色，勉强答曰："所言甚是！"疏承气玄麦地黄汤与之。

鹅枳实 15g　川厚朴 15g　生大黄 15g　芒硝 15g　大生地 30g　黑玄参 30g　麦门冬 30g

1 剂。二煎并作一次顿服。

呈程视之，程见其量甚大，未置可否而告退。病家接踵而至程寓，问程此方可服与否？程答曰："试试看吧！"病家方抓药服之。

服后卧寐一个时辰，醒后仍狂闹不休，未泄。诊脉弦细稍数，舌苔黄厚黏腻，知系药力仍不足，遂倍承气剂量再服。

生枳实 30g　川厚朴 30g　芒硝 30g　生大黄 30g　黑玄参 30g　麦门冬 30g

1 剂，二煎并作一次顿服。

服后安然睡卧 2 个时辰，醒后仍狂，但较前似差，仍未泄。上方 2 剂，合并煎熬，顿服。

晚 9 时许服下，服后安然入睡。次晨 3 时许，家人至馆舍告曰："病人一宿安卧无它事，现已自醒，言其腹痛，请往视之。"余对曰：病人必欲大便。遂将便盆置于侧放之櫈下，抱病人坐于木櫈之上，并抱其腰，以助其用力，病人以手挽床头。移时便下黑红黏稠、若鱼肠之稀便，奇臭难闻。诊脉见有濡象，稍洪数，舌白厚腻，中心黄。知药能胜邪，驱之外出，嘱服二煎。服后酣睡昼夜，呼之方醒，旋即又睡。又大便 5 次，初仍黑红黏稠，末次混浊如水。次晨自醒，识人能言，索食。脉细濡，稍数，舌苔白满腻。知病已去十之有八，阴阳已和，以玄麦地黄汤加减，清肺滋润，以复其阴，并嘱服粳米稀粥，以养胃气。

生杭芍 15g　粉丹皮 15g　黑玄参 30g　麦门冬 30g　大生地 30g

服后脉静身凉，神志清醒，诸症悉减。知阴已渐复，上方加青浮萍 9g，3 剂，日服 1 剂，复其阴液，通经透表。5 日后，家人来西安告曰："药服 3 剂后，全身起刺，先腿后腹，色不红，痒甚，精神食纳均佳。"并请再赴宝鸡诊视。

诊脉细濡、稍弱、关寸较大，舌白腻。神志如常人，纳食、睡眠、二便均正常。全身疹子高起如芒刺，瘙痒。此为经络瘀浊，由汗孔透发使然。疏清肺理气，活血化瘀之剂，并嘱用白酒兑温开水擦洗。

生杭芍 12g　粉丹皮 9g　全当归 9g　老川芎 9g　大生地 15g　麦门冬 15g　黑玄参 15g　天花粉 15g　生甘草 15g　青浮萍 9g

1 月后，患者乘车来寓致谢，曰遵嘱如法擦洗，芒刺俱下，沉于盆底一层，痒亦随之减轻。5 剂药尽，诸症悉除，已工作多日矣。

刘选清

大头瘟证治见解

刘选清（1921~　），陕西汉中地区中医院主任医师

大头瘟一证，侵犯肺卫和肺胃气分较多，营血分少见。

然病变过程都经过肺卫阶段，所不同的是，有的极为短暂，来诊时已无表证存在，有的尚可见到卫分证。无论病位在卫在气，其主症皆为头面肿大，目不能开。只是肺卫证，伴见寒热；肺经气分证，则汗出而喘；阳明气分证，则烦渴欲饮。若能抓住以上见症，则分型并不困难。其治疗原则，当在清泄风温毒邪的前提下，分别予以清解、泻热、攻下，迫使风热毒邪从里出表，给邪以出路，病当自愈。值得注意的是，本病应与痄腮和水肿鉴别，前者病变在腮，可见一侧或双侧腮肿；后者当有肢体肿胀。惟独本证局限于头面燉肿，目不能开，很少合并全身证候变化。虽然迅猛，肿胀急骤，但治之得当，则收效迅捷，且预后良好，无后遗症。

风热上受，外袭肺卫

王孟英谓："温邪始从上受，病在卫分"，叶天士曰："温邪上受，首先犯肺""肺主气，其合毛皮，故云在表。"

治则当以外解，用辛散之品，透达表邪。使上攻头面的风热毒

邪，得以清解，则病邪悉平。

李某 男，28 岁。1965 年 3 月 12 日初诊。

头面肿大 2 日。2 日前上山打柴，返归途中，觉周身不适，回家后当晚即现寒热，头面肿大，似火熏状。口干自汗，纳食尚可，大小便均正常。诊见头面红肿，四肢如常，口气热臭。舌质偏红、苔薄黄，脉象浮数。

辨证：风温毒邪，外袭肺卫，肌表失疏，毒热向上攻窜头面。

治法：速解在表风热毒邪，直折火热之势。

方用：普济消毒饮加减。

荆芥 3g　防风 6g　薄荷 3g　银花 15g　连翘 15g　僵蚕 9g　马勃 6g　牛蒡子 9g　甘草 3g

治疗经过：二诊（3 月 14 日）：服 2 剂药后寒热解除，头面肿大明显减轻。守上方加板蓝根 9g，再进 2 剂，用法同前，药后诸症均除。

本例属风热毒邪，袭于肺卫，故现寒热。热毒上窜，故头面赤肿。今以普济消毒饮加减，疏散风邪，清热解毒。方中薄荷、僵蚕、牛蒡子辛凉宣透，以解卫表邪热；马勃、银花、连翘、板蓝根清热解毒，以消面目赤肿。加荆芥、防风者，因邪未结聚咽喉，故去升麻、桔梗。且病邪仅一二日，故去芩、连。《温病条辨》曰："……大头瘟，虾蟆温者，普济消毒饮去柴胡、升麻主之。初起一二日再去芩、连。"今遵其旨，加减化裁，药后果收良效。

温毒充斥，阳明热盛

陈平伯曰："风温证，身热咳嗽，自汗口渴，烦躁脉数，舌苔微黄者，热在肺胃也。"此言风温一般见症。今因热毒充斥头面，而面肿较剧，咽痛异常，故治当速泻热毒，给邪以出路，急祛上冲头面之毒邪，则为正治。

黄某 男，19 岁。1970 年 4 月 3 日初诊。

3 日前突然发病，症现寒热，继则但热不寒，汗出，口渴引饮，烦躁，头面及咽喉肿痛急剧加重，双目难睁，纳差，大便 2 日未行，欲便不能，小便黄赤。诊见除头面咽喉红肿较剧外，别无显著变化。舌质红、苔黄燥，脉象数而有力。

辨证：温毒热邪，由卫分深入肺胃，热蒸于里，气分热炽，毒热上攻，搏结头面及咽喉，故肿痛较甚。

治法：清热解毒，泻下毒热。

方用：清瘟败毒饮加减。

生石膏 60g 生地 15g 玄参 15g 黄连 6g 黄芩 15g 栀子 12g 连翘 15g 知母 15g 大黄 50g 桔梗 9g 山豆根 9g

治疗经过：二诊（4 月 5 日）：2 剂药后大便泻下数次，热退，肿势大减，咽痛不著，余症亦明显好转，脉较数，舌质红、苔转薄黄。继用上方加减。处方：

生石膏 15g 知母 12g 生地 12g 玄参 12g 黄连 6g 黄芩 9g 栀子 9g 连翘 9g 大青叶 9g 牛蒡子 9g 桔梗 9g

药后病瘥。本例乃大头瘟重证，为温热毒邪由卫分侵袭肺胃，不仅毒邪已深入阳明气分，而且温毒向上充斥头面，结聚咽喉。故治当迅即逐邪外出。今以大量生石膏，配芩、连、栀、翘清热解毒，并重用大黄峻下温毒热邪；以生地、玄参、知母滋养阴液，而救肺胃阴津；桔梗、山豆根、牛蒡专解咽喉之毒热结聚。诸药相合，上下分消而症自除。

毒热结聚，壅于肺经

风温邪毒，由肺卫肌表，入于气分，但尚未结于胃腑，而成弥漫无形之热，充斥头面。治当清气泄热，解毒消肿。

黄某 女，19 岁。1962 年 3 月 22 日初诊。

头面肿大，两目不睁，发热，有汗，气喘，口干，咽喉疼痛，纳呆，大便微干，小便黄少。诊见面目皆肿，色红赤，舌质偏红，苔薄黄，脉象数。

辨证：温热毒邪，侵犯肺胃，充斥头面咽喉，而肺经气分热盛。

治法：轻宣肺胃邪热。但由于当时医疗分队未备中药，遂予针刺双侧合谷穴，用泻法，得气后留针 20 分钟。

复诊（3 月 24 日）：面目肿胀已消退。

陈平伯曰："肺热则咳嗽汗泄，胃热则口渴烦闷"。今患者面赤焮肿，咽喉疼痛之症，无异于上述两型大头瘟，然口干不甚饮，汗喘较著，则与其有别，故该案断为属肺经气分热盛，较热入阳明气分之证轻浅。处以牛蒡、连翘、山栀、竹叶之类，凉泄里热即可。

（刘宗明 整理）

高濯风

温热病心肌炎的治疗时机

高濯风（1922~　　　），河北省人民医院主任医师，临床家

近年来病毒性心肌炎发病较多，一些人执《素问》"心主血脉""诸血者，皆属于心"之论，而认本病乃热邪伤阴，营血受耗，心君失养所致。邪伤营血，而心气不足，血脉空虚，则其人面色㿠白无华，脉道不通，脉象结代。喘息、心悸，胸痹或闷而短气等症丛生。因此，前人临床，每用炙甘草汤、复脉汤等，滋阴养心。但在实践中，采用上法治之，取效者有，不效者亦复不少。其原因为何？此病当属温病范畴，从温论治。

细味叶天士之书，论温病主张"温邪上受，首先犯肺"，说明温病初起在手太阴。肺主宣化，外合皮毛，发热恶寒，无汗或少汗，头痛咳嗽，口微渴，苔薄白，脉浮数或促，是温邪袭表，卫气被郁，开合失司的表征。斯时除辨证之法外，再结合心电图的描记改变，血沉的增快，X线检查心影之扩大，确认心肌受损无疑。处于初期表证，是邪束于外、热结于里之候。对是证多用辛散驱除外邪，佐以苦甘以解里热，单用轻剂解表效果不佳。《伤寒论》34条"太阳病……脉促者，表未解也；喘而汗出者，葛根黄芩黄连汤主之"，脉促、喘汗与证合，于此中增入银花、薄荷、板蓝根，效果明显。

如此措施，是中医辨证和西医辨病的有机结合。如脉促、喘息、

汗出、发热恶寒，尚属邪正相争之候，此时脉象是中医诊断的标准，促脉是数脉的时有歇止脉象，数脉主热，促脉是热之极，故有"促直泄热除蒸，误用温补立见危殆"的告诫。温邪初中，病位在表，一入于里，则变为热。"风淫于内，治以辛凉，佐以苦甘，以甘缓之"（《素问·至真要大论篇》)，葛根黄芩黄连汤加入银花、薄荷，佐葛根解表之力微，板蓝根助芩连清里热之势，相辅相成，症状自然消退。有不少患者，一二剂热退脉平。可惜这样的早期诊断，临床易于忽视。若能提高警惕，实为一个良好时机。

经过多年之实践揣摩，温病心肌炎，不论春夏秋冬四季都有发生。其临证表现，发热恶风、恶寒，或浅或深，或轻或重，皆有脉象的临床改变，短结或代，若发热重时，则有促脉的出现，这是该病的一个特点。若旁证心电图、血沉、X线的检查，就更为准确。采取前论之措施，无不收效者。若冬季用辛温解表之药，其效不一，虽证解，而脉象并不随证解得到复常，此乃屡次碰壁后之体会。此又其一特点也！"用药知四时"论，抑其对此证不适欤？有待进一步探求，并请教于贤者。

表证解后，治之得法，体温下降至正常，脉象恢复为一息四至，心肌炎可以痊愈。此时，必须注意，患者的体征，无任何明显不适，方可为瘥。若稍感疲倦，体力不如病前，医者不嘱，患者不重视，即参与工作，使未愈之身，死灰复燃，病情加重。再次就诊，则以缓脉、迟脉为多见，结脉和代脉继而发生（心电图可见房室交接性或室性早搏），气短，晨起时眼睑浮肿，胸闷隐痛，或盗汗，心悸，无力少神，面色无华，舌质淡红，是其主要症状。可以认为是阴虚火旺，气阴两伤，血不足以荣心之局面。此皆失于治疗不彻底及患者疏忽。再次就诊，尚非易事，必定要假以时日。从其证者，盗汗、心烦、舌红绛、脉虚数、结象频出，仍属于邪正分争，正未大虚之时机。以扶正祛邪，正邪兼顾为宜。曾读《证治准绳》治血虚盗汗，颇有启悟。寐则卫气行阴，阴虚有火之证，阳火与阴相争，故阴液失守，外走而汗出，采用当归六黄汤治之，其效颇捷，深感此方之妙。当归养血，二地滋阴，令阴液得其养；三黄清上中下三焦之火，使三火得平，黄芪治汗出荣卫之虚。用此方不数剂证去脉平，心肌炎可彻底痊愈。此时机必须紧抓，否则一瞬即逝，则邪愈盛正愈衰，呈气阴衰微之象矣。

病情迁延日久，气阴衰微，津液耗损而出现低热，且久延不去，舌质光红，口唇干燥，动辄气短，烦躁不安，脉象细数，间有结脉或代脉之证。"汗乃心之液"，阴血伤阳气必损，"气为血之帅"，气不足则血行不畅，故脉象结或代，为生脉散、复脉汤之主症，也是心肌炎后期心律失常主要症状。结脉说明阴虚气结，代脉说明脏气衰微，二方皆有益心气、养心血、复脉之功，但终感其腻。思"新病在经，久病入络"，活血之品，可制二方之滞。丹参有破宿血、生新血、活血而不滞之功，杏仁有利肺气之效，取《金匮要略·胸痹心痛短气病脉证治第九》茯苓杏仁甘草汤意，茯苓虽有安神养心补肾之功，总嫌其淡渗而不用，协同为二方之佐，可明显增强疗效。

此乃临证中的一些体会，殊感治疗此病，时机之掌握的重要，总结多年所治病例的治愈率达到81.9%。临床症状消失皆较理想，说明上述治疗方案对改善心肌炎症状，控制病毒与提高机体免疫功能，有一定的作用。

周仲瑛

流行性出血热之治疗

周仲瑛（1928~　），南京中医药大学教授，国医大师

流行性出血热因感受瘟邪疫毒致病，进而酿生热毒、瘀毒、水毒，"三毒"几乎贯穿于病变的整个过程，发热、低血压休克期以热毒、瘀毒为主，少尿期以瘀毒、水毒为主，多尿、恢复期则为正气亏虚，余毒未清。因此，治疗当以清瘟解毒为基本原则。结合中药药理研究，在清瘟解毒类方药中，选用具有抗出血热病毒作用的特异性药物，以加强针对性，同时根据各个病期的不同病理特点，辨证采用相应治疗大法，结合具体病情，有主次地综合应用。

发热期治以清气凉营法，到气即可气营两清

一般而言，对温热病气分证的治疗，必须遵循"到气才可清气"的原则，更不能妄投清营之品，以免凉遏太早，导致邪热内陷入里。但由于本病卫气营血传变过程极为迅速，在气分甚至卫分阶段，邪热多已波及营分，往往重叠兼夹，两证并见，而气营两燔证基本贯穿于发热、低血压休克、少尿三期，表现为"病理中心在气营"，为此，到气就可气营两清，只要见到面红目赤，肌肤黏膜隐有出血疹点，舌红等热传营分的先兆，即当在清气的同时加入凉营之品，以防止热毒

进一步内陷营血。实践证明，清气凉营法广泛适用于发热、低血压休克、少尿三期，而以发热期为主。临证所见，发热高低，热程长短，直接影响病情的进展与转归，应用清气凉营法及时控制高热，终止病势传变，是缩短病程，减少转证现象，提高疗效，降低病死率的关键。另一方面必须注意，即使邪热内传入营，亦应在清营药中参以透解，分消其邪，使营分之热转出气分而解，此即叶天士所谓"入营犹可透热转气"之论。我们在发热期应用清气凉营剂治疗 616 例，能使大多数病人越期而过，使病死率降至 0.63%，与对照组（402 例）9.2% 相比，有显著差异（$P<0.01$）。基本方药为：

大青叶 30g　银花 30g　青蒿 30g　白茅根 30g　赤芍 15g　知母 15g 生石膏 60g　大黄 10g

湿热偏盛，内蕴中焦，脘痞呕恶，便溏，苔黄腻，脉濡数，去大黄、知母，酌加法半夏、藿香、苍术各 10g，厚朴 6g，黄连 5g。

低血压休克期采用开闭固脱法，行气活血，扶正固脱

在本病发展过程中，因热毒过盛，阴津耗伤，阳气内郁，不能外达，可见热深厥深的厥证或闭证，进而正虚邪陷，阴伤气耗，内闭外脱，甚则由闭转脱，阴伤及阳，阳虚阴盛，阳不外达，成为寒厥、亡阳重证。在热厥闭证阶段，治当清热宣郁、行气开闭。药用：

柴胡 10g　大黄 10g　广郁金 10g　枳实 15g　知母 15g　鲜石菖蒲 15g

热盛加生石膏 60g，黄连、连翘心各 5g。出现内闭现象者，配用至宝丹或安宫牛黄丸。若邪热伤阴耗气，势已由厥转脱，出现气阴耗伤者，当养阴益气固脱，药用西洋参（或生晒参）、麦冬、山萸肉、玉竹各 10~15g，五味子、炙甘草各 5g，龙骨 20g，牡蛎 30g，石菖蒲 10g。阴阳俱脱者复入四逆汤意以回阳救逆，加制附子、干姜各

6~10g。同时必须注意，厥脱虽证多分歧，但俱有气滞血瘀的病理表现，而行气活血实为重要的基本治法，故在辨证论治的同时，应酌配青皮、陈皮、枳实、丹参、赤芍、丹皮、川芎等。我们据此原则研制成的两种方药，治疗136例，总有效率95.5%，病死率4.4%，而对照组（66例）的病死率为26%。

少尿期当用泻下通瘀法，疏泄下焦瘀热水毒

根据审证求因的原则，中医学认为本病系感受瘟疫热毒所致，故来势凶猛，发展极为迅速。在卫气营血传变过程中，临床表现为：卫分阶段甚为短暂，旋即以气分证为主，并迅速传至营分、血分，形成气、营或气血两燔之证。

而其病理中心主要在于气、营。通过辨证，结合辨病，分期对照观察，发热、低血压、少尿三期，多见气营两燔之证，其中尤以少尿期最为凶险，死亡率最高，病理变化极其复杂。现概要讨论如下。

1. 蓄血是主要的病理基础

温邪入里，热毒由气传及营血，火热煎熬，血液稠浊，热与血结，血脉运行不畅，热郁血瘀，则表现为瘀热在里的"蓄血"证候。同时可因瘀热阻滞，灼伤血脉，而致动血而出血。离经之血又可停积为瘀，症见少腹硬满急痛，身热暮甚，烦躁，谵语，神志如狂或发狂，肌肤斑疹深紫，甚则出现大片青紫瘀斑、衄、咯、吐、下血等。

临床所见，本病为瘀热内结的"蓄血"证，在病位方面，应注意辨别肠腑、腹腔、肾与膀胱的不同。如瘀阻肠腑，瘀热与有形积滞互结，腑气失于通降，可见腹部胀满急痛，便秘，或便色如漆而不结，此即吴又可所谓"血为热搏，留于经络，败为紫血，溢于肠胃，腐而为黑，其色如漆，大便反易。"

若热伤血络，血溢于腹腔之内，离经之血瘀结成形，腹部可触到明显癥块，胀急而有压痛。若瘀热壅阻肾脏和膀胱，肾关开合失常，下焦气化不利，可见少尿、尿闭，热损血络，可出现血尿。据文献记载，历来多认为蓄血与蓄水病位均在膀胱，前者是热入血分，故小便自利而有神志变化，后者是热在气分故小便不利，而无神志症状。但从实践来看，蓄血证之小便利与不利，实与病位有关，且可因病而异。凡蓄血在少腹、血室、肠道者，小便未必不利；如蓄血在肾与膀胱，肾关不通，膀胱热结，气化失司，小便又何以能利？故吴又可曾经指出："小便不利，亦有蓄血者，非小便自利便为蓄血也。"

妇女在经期发病者，其病情多较一般为重，易见暮则谵语，或清或乱等神志症状，表现为"热入血室"的病理变化。他如瘀热弥漫三焦，闭滞血络，灵气不通，神明失用则可见神昏谵语，如狂或发狂等症。

2. 蓄血与蓄水有互为因果的关系

津液和血液任何一方亏耗，都可互为影响。津枯则血少，血耗则津伤，故《灵枢·营卫生会篇》有"夺血者无汗，夺汗者无血"的说法。另一方面若水和血的输布运行涩滞，亦可互为因果，或血瘀而水停，或水停而血瘀，这就是《血证论·汗血篇》所说："水病而不离乎血""血病而不离乎水"。

就出血热少尿期而言，则多以蓄血为因，蓄水为果，但在病变过程中也可化果为因。一般多为瘀热壅阻下焦，肾和膀胱蓄血，气化不利，"血不利则为水"，瘀热与水毒互结，以致"血结水阻"，少尿甚至尿闭。或因热在下焦，水热互结，由蓄水而导致蓄血加重。如水毒内犯五脏，凌心则神昏心悸，犯肺则喘咳气迫痰鸣，侮脾逆胃则脘痞腹满呕恶，伤肝则肢痉抽搐。若水毒泛溢肌表，还可见面肤浮肿，形如尸胖之征，甚则水毒潴留，肾气衰竭，趋向不可逆转的危候。

从上可知，当蓄血发展至蓄水时，并不是单纯水蓄下焦，水毒还可侵犯五脏，久渗体表。同时值得注意的是，蓄水虽属肾和膀胱病变，但肺为水之上源，如肺热气壅，通调失司，可成为导致"蓄水"的病理环节之一。

3. 阴伤与蓄水可以并见

温病有余者火，不足者水。出血热"热入营血"，热与血结，既可致血瘀，同时也必然耗伤阴血，表现为"阴亏蓄血"的证候。若瘀热灼伤肾阴，肾的化源涸竭，不仅有阴津耗伤的全身症状，且可见尿少溲赤，甚至尿闭，故治疗当以救阴增液保津为要着，忌用分利、导泻、通瘀等法。但从临床实际来看，综合应用这些治法，其疗效又往往优于单纯滋阴生津。由此说明出血热少尿期虽有阴伤的一面，同时还有瘀热水毒的壅结，多属本虚与标实相错，有时且以标实为主要方面。因此，治疗也不能执一而论。

一般来说，阴伤为津液的亏耗不足，蓄水是体液的停聚潴留，在病理上本属对立的两种不同倾向，但在某些特殊情况下也可同时并见。因瘀热在里，弥漫三焦，热毒不但伤津耗液，同时也会影响三焦的气化功能，津液不能正常敷布，反而停积成为有害的"邪水"，以致阴液不足与水毒蓄结并呈。若血蓄下焦，或水热互结，瘀热水毒壅阻肾和膀胱，气化不利则可见下焦蓄水证；或因热与血搏，脉道不利，津液失于输化而水停肌肤之间，既表现为小便赤少不利，面肤浮肿，又见口渴，身热，舌质红绛，甚至卷缩，苔焦黑，脉细数等症。如吴又可即曾指出："时疫潮热而渴…外有通身及面目浮肿，喘急不已，小便不利，此疫兼水肿，因三焦壅闭，水道不行也"。

综上所述，出血热少尿期的病理机制，主要表现为三实一虚，三实指热毒、血毒、水毒的错杂为患，一虚指阴津的耗伤。因此治疗时，必须全面考虑，权衡主次，采取相应的处理。临证以泻下通瘀为主，兼以滋阴利水。基本方药：宗《温疫论》桃仁承气汤及《温病条辨》增液承气汤、导赤承气汤,《伤寒论》猪苓汤,《千金》犀角地黄汤等加减出入。

药以大黄泻下通便，凉血解毒，化瘀止血，便秘者可重用之；合芒硝、枳实以加强通腑泻热；伍生地、麦冬滋阴生津，配白茅根凉血止血，清热生津利尿，木通利水泄热，桃仁、牛膝活血化瘀。

水邪犯肺，喘咳气促不得卧，加葶苈子泻肺行水；血分瘀热壅盛，加用水牛角、丹皮、赤芍等凉血化瘀；津伤明显，舌绛干裂，口干渴，可合入玄参，取增液汤全方以滋阴生津；小便赤少不畅，可再加阿胶、猪苓、泽泻、车前子等滋阴利水。治疗组 202 例的病死率为 3.92%，而对照组 77 例为 21.18%（$P<0.01$）。

基本方药：

生大黄 30g　猪苓　芒硝分冲, 各 15g　枳实　桃仁各 10g

瘀热在下加丹皮、赤芍各 10g；水邪犯肺加葶苈子、桑白皮各 10g；热郁阴伤加生地、白茅根各 30g；麦冬、玄参各 15g。

实验表明，泻下通瘀药物有降低毛细血管通透性，减轻毛细血管中毒症状，增加血清白蛋白，增加肾血流量，降低内脏脂质过氧化物、尿素氮、肌酐，减轻肾脏损害等作用，故有利于肾功能的恢复。

出血者宜凉血化瘀止血

由于本病疫毒极易陷入营血，热毒炽盛则迫血妄行，火热煎熬又可导致血瘀，血热、血瘀、出血三者往往互为因果，贯穿于发热、低血压休克、少尿三期，并见于 DIC 所致的出血，表现为不同程度的循环障碍。因此，当取凉血散血法，清血分之毒，散血分之热，化血中之瘀，止妄行之血，通过凉血散血，达到活血止血的目的，适用于血热妄行之多腔道出血及发斑、低血压休克期之热厥夹瘀证、少尿期之下焦蓄血证等。药用水牛角片、紫珠草各15g，丹皮、赤芍、黑山栀各12g，鲜生地60g，丹参、煅人中白各10g，白茅根30g等。结合各期病机特点加减配伍。临床结果：治疗组药后出血者明显少于对照组（$P<0.01$）。研究表明，凉血化瘀方药对甲皱微循环障碍、血液流变学异常的恢复均明显短于对照组。提示有降低血细胞聚集性、凝固性，改善微循环作用。

各个病期均应采用滋阴生津法，顾护阴液

温病顾阴，早有明训，留得一分津液，即有一分生机，出血热热毒炽盛，传变迅速，故尤易伤阴耗液。临证所见，病人均有不同程度的口渴、舌干红甚至无津、唇齿枯燥等阴伤表现，故全过程均应养阴保津。从三期经过而言，发热期多为肺胃津伤，低血压休克期多见心肾阴虚，津气耗伤，少尿期为肾阴耗伤，热郁下焦。为此当分别采用养肺阴、增胃液、滋肾阴等不同方药以救阴。辨证选用北沙参、麦冬各12g，金钗石斛、玄参各15g，西洋参、阿胶各10g，生地、鲜芦根各30g，龟甲、鳖甲各15~30g等。本法为治疗出血热不可忽视的大法之一，可以起到重要的辅助支持作用，使阴伤程度迅速改善，加快病情好转。

此外，多尿期证见肾气不固、阴虚热郁，恢复期证见气阴两伤、脾虚湿蕴、肾阴亏虚者，当分别辨证论治。

（金妙文　整理）

万友生

流行性出血热的六经证候和湿热证候

万友生（1917~2003），江西中医药大学教授，著名中医学家

过去一般认为，西医所称的流行性出血热是温热毒邪伏于营血分所致，治法必须清热解毒，清营凉血，始克有济。但近些年来，我们在流行性出血热的临床观察中，发现本病不仅有温病的卫气营血证、三焦温热和湿热证，而且有伤寒的六经证，若夹湿，还见寒湿证。这里仅举经过临床与血清学诊断的病例数则，以说明之。

一、三阳合病兼太阳伤寒

熊某 女，41岁，已婚，农民。1986年12月12日就诊。

发病已3日，入院。起病即发热（37.9℃），恶寒如疟，头身腰痛，眼眶酸痛，少汗，鼻塞，咳吐稠白痰，胸闷，脘痞，纳差，腹部按痛，大便稀，日一二行，稍感里急后重，尿短赤灼热，面色萎黄，球结膜无水肿及出血点，全身皮肤亦无出血点，两肺呼吸音粗，右下肺有少许湿啰音，两肺有散在干啰音，舌质淡红，苔薄白润，脉浮濡数。询知素患中寒胃痛，遇寒即发，易于感冒。当即按常规予以输液，口服柴胡桂枝汤加平胃散合剂。次日诉输液后胃中及口舌发凉。

辨证：属三阳合病并兼太阴伤寒所致。

治法：当以桂麻各半汤合葛根汤发表和理中丸温里。

方用：桂麻各半汤合葛根汤、理中丸。

麻黄 10g　杏仁 10g　炙甘草 10g　桂枝 10g　白芍 10g　生姜 10g　法半夏 10g　陈皮 10g　丝瓜络 10g　橘络 6g　云苓 15g　红枣 6 枚　葛根 30g

水煎 2 次，上下午分服。理中丸 1 丸，日 3 次。

次日查房，表证明显减轻，右下肺呼吸音较低，只有少许散在干啰音，未闻及湿啰音。上方继服 1 剂，夜间痰量大减并转稀白，得安睡。

次日诸症基本解除，改用苓桂术甘汤加味，3 剂而安。

住院 9 天，痊愈出院。

本例证属三阳合病并兼太阴伤寒所致，故初投柴胡桂枝汤合平胃散无效，因前方只能治少阳病兼太阳，而难以治太阳病兼少阳，更不能治三阳合病；后方只能治脾胃湿滞证，而不能治脾胃虚寒证。其所以改用桂麻各半汤为主并合用葛根汤、理中丸者，是因初起即现以寒热如疟状为主症的太阳病兼少阳、阳明、太阴的表里俱寒之证，故以其方发表温里，药证吻合，故获显效。其所以输液后胃中及口舌发凉者，是因水之气为寒，一般不加温的输液，对阳虚内寒者来说，有如雪上加霜之故。又临床常见输液后发生的寒战反应，其理由或亦在此。

二、少阳病兼太阳伤寒

刘某　男，26 岁，已婚，农民。1988 年 12 月 18 日入院。

发病已 4 日，起病即发热（40.1℃）恶寒，寒热往来，头痛腰痛，恶心，纳差，渴喜热饮，小便短赤，大便数日未行，无"三红"症，球结膜轻度充血，咽部明显充血，可见针尖样出血点，全身皮肤未见出血点。舌红苔白厚润，脉弦细。

辨证：少阳病兼太阳伤寒。

治法：和解兼汗。

方用：柴胡桂枝汤。

柴胡 40g　桂枝 15g　白芍 15g　甘草 15g　黄芩 10g　法半夏 15g　生姜 15g　党参 15g　红枣 6 枚

水煎，直肠滴入 250ml，口服"出血热饮料"（以鲜茅根为主要成分），静滴"清开灵"20ml，补液 1000ml。经上述处理后，体温迅速由 40.1℃下降至 37.7℃，以至 35.6℃，并越过低血压与少尿期，而进入多尿期。

住院 5 天，痊愈出院。

本例为少阳病兼太阳的伤寒证，故用柴胡桂枝汤获得良效。由此可见，太阳、少阳同病之证，病偏太阳者，宜用麻桂合方，病偏少阳的，宜用柴桂合方，二者同中有异，不可混淆。

三、湿热证

吴某　男，28 岁，干部。1988 年 1 月 3 日入院。

发病 3 日，病起发热（40℃）微恶寒，全身酸痛，头昏痛，视物昏花，面红目赤，尿少便结，口苦，渴喜热饮，有"三红"症，无皮肤出血点，软腭可见散在出血点，舌红苔薄黄，脉弦数。初予柴胡桂枝汤合剂 250ml，次晨体温 39.4℃，软腭及舌下见我个出血点，心烦不寐，舌红苔黄，脉有洪象。遂改用加减清瘟败毒饮合剂 500ml 分 2 次直肠滴注，"清开灵"10ml 静注，银翘解毒合剂 200ml 口服。药后体温反升至 40.2℃，憎寒壮热，额汗量少，身重腰痛，恶心，口不渴，尿短黄赤，脉濡数。经细加辨析，知其证非温热，而是湿热，且湿重热轻所致。乃改投达原饮合剂 100ml，柴胡口服液 30ml，青蒿口服液 100ml，频频口服。药后，体温迅速降至 38℃，次晨继续下降至

37.4℃，诸症为之大减，从而直接进入恢复期。住院 8 天痊愈出院。

本例初用柴胡桂枝汤作少阳病兼太阳的伤寒证治固非，继用清瘟败毒饮作温热证治亦误。由于本例实属湿热证，且湿重热轻，故误投大剂寒凉清解，以致冰伏其邪，反使热势愈增。而一经改用祛湿为主、清热为佐的达原饮，即大建奇功（迅速退热，并越过低血压、少尿、多尿期，直接进入恢复期）。

流行性出血热，就我省疫区的大多数情况而言，以湿热证为最多，伤寒（多夹湿）证亦常见，但不夹湿的温热证则较少（约占总病例数的 14%），这可能与江西的地理气候条件有密切关系。尤应指出的是，本病在江西以"湿"为主因非常突出，治法必须时刻注意宣畅三焦气机。倘非纯属温热之证，切忌滥用寒凉之剂，以免冰伏其邪，助湿遏热，恶化病情，深陷休克和少尿的险境，而危及病人的生命。

仝小林

从流行性出血热看 "伤寒" 其病

仝小林（1956~　　），中国中医科学院广安门医院主任医师，博士生导师

　　笔者早年有幸在周仲瑛老师门下读博士，时值周老承担国家 "七五" 攻关课题，研究病毒性高热，作为他的博士生，3 年来我一直在苏北流行性出血热高发地区做该病研究，并以此作为我博士论文的方向。3 年的基层工作，使我有机会接触到大量流行性出血热病人的第一手资料。尤其在该病的治疗中，《伤寒论》六经辨证方法及所载方药的大量运用，使我对仲景 "伤寒" 其病的真实所指有了新的认识，然因当时缺乏临床实践，又对仲景著作的掌握不够全面，一时间未敢轻下结论。近 30 年来，随着实践经验的增多，经方的大量应用，使我更加确信了当初的认识，我认为仲景 "伤寒" 其病很类似流行性出血热。今搜集整理与之相关的文献，给读者以明证。

一、从发病季节看

　　流行性出血热为自然疫源性疾病，鼠为主要传染源，其发病有明显的高峰季节，其中黑线姬鼠传播者以 11 月至次年 1 月份为高峰，家鼠传播者 3~5 月为高峰。在我国北方地区 11 月至次年的 5 月的冬春季节，雨雪、霜冻、寒潮等寒性气象状况频发，而在仲景时代

的北方地区冬春季节会是怎样呢？据我国著名物候学家竺可桢考证：
"东汉时代即公元之初，我国天气有趋于寒冷的趋势，有几次冬天严寒，晚春国都洛阳还降霜降雪，冻死不少穷苦人民，……三国时代曹操在铜雀台种橘，只开花而不结果，气候已比前述汉武帝时代寒冷，曹操儿子曹丕，在公元225年到淮河广陵视察十多万士兵演习，由于严寒，淮河忽然冻结，演习不得不停止。这是我们知道的第一次有记载的淮河结冰，那时气候已比现在寒冷了"。东汉末年北方寒冷的气候条件，再加上流行性出血热以鼠为传播媒介，冬春季鼠类野外食源匮乏，多钻入人类居住的室内，使该病在冬春季节容易传染给人类，导致集中爆发。那时对引起此病的病原体尚未探明，仅能根据最原始直观的印象来解释命名该病，推求病因。由于该病多冬春寒冷季节发病，所以用"伤寒"这一原始的命名方式命名流行性出血热就成了顺理成章的事。

二、从传染性看

流行性出血热传播途径广泛，可通过呼吸道、消化道、接触、母婴、虫媒等侵害人体，且人群对此具有普遍易感性，易引起区域内流行。仲景所论"伤寒病"即有与之相似的特征，曾出现一定区域内的大流行。如《伤寒论·序》所载"余宗族素多，向余二百，建安纪年以来，犹未十稔，其死亡者三分有二，伤寒十居其七。"与之同期的曹植《说疫气》曰："建安二十二年，疠气流行，家家有僵尸之痛，室室有号泣之哀，或阖门而殪，或覆族而丧"，可见当时"伤寒"发病的面积之广，病死率之高。

"伤寒"发病具有病势急、症状重的特点。如《伤寒论·序》之"猝然遭邪风之气，婴非常之疾，患及祸至，而方震栗，降志屈节，饮望巫祝，告穷归天，束手受败。"。"猝然"表明"伤寒"发病之迅速，病势急，"非常之疾""震栗""束手受败"表明起病症状较重，亦说明当时多数人包括医生在内对"伤寒病"都缺乏全面的认识，治疗乏策，从而产生的恐惧和无奈。这与流行性出血热起病时特征一致。流行性出血热病毒侵犯人体后，常经过2周左右的潜伏期，急骤起病，出现39℃~40℃的高热，全身酸痛、头痛、腰痛等全身中毒症状。约1周左右发展为低血压休克期，若不及时治疗，多会危及生命。另外从病变的严重程度及传染性角度也可以证明仲景"伤寒"绝不是一般的外感病。

三、从疾病传变特点看

流行性出血热临床上以发热、休克、充血、出血和急性肾功能衰竭为主要表现，典型病例病程中有发热、低血压休克期、少尿期、多尿期和恢复期的五期经过。非典型和轻型病例可以出现越期现象，而重型患者则可出现发热期、休克期和少尿期之间互相重叠。20世纪七八十年代我国出现了一次流行性出血热的集中爆发，十几年间，大江南北多个地区均有发病的报告。中医药治疗流行性出血热的尝试始于20世纪70年代，至80年代末渐趋成熟。从当时我国南阳、大连、沈阳三地用中医药方法治疗该病的研究成果来看，这些地区的流行性出血热典型的五期病程经过，有符合六经传变规律之处，并发现了六经方证与流行性出血热典型临床经过有相互对应的关系，为仲景"伤寒病"乃今流行性出血热的论断提供了最有力的证据。

流行性出血热的临床典型病程经过遍历了从太阳到厥阴的全过程。在临床上，传变有四条经路：①按六经常序传变即首起太阳病—太阳少阳并病—少阳病—少阳阳明并病—阳明病—少阴病—厥阴病的传变过程。②从太阳循经入腑，表现为太阳蓄水，而多直传少阴或成结胸，不愈者，再传至厥阴。③太阳挟血分传经循经入腑而成蓄血。

蓄血证的出现可见于临床各期、各经病之间，因而认为太阳挟血分传经乃流行性出血热的突出特点。④太阳病之变局，由太阳经循经入腑为蓄水或蓄血之后，而成结胸，若在蓄血之后出现结胸者多为并发。

用六经的方法对流行性出血热进行辨证论治：

1. 发热期

所见脉证	六经归类	所选方药
头痛、畏寒或寒战继之高热全身肌肉、关节疼痛	太阳病	麻黄汤
发热恶寒，四肢烦痛，恶心呕吐，初即挟血分证，见皮肤、黏膜出血点及瘀斑者	太阳少阳并病	柴胡桂枝汤
若偏于胃肠道症状且湿胜于热者	太阳病上热下寒	黄连汤
上证中兼见小便不利，或兼烦渴或渴欲饮水（即口干）	太阳蓄水证	麻黄汤合五苓散
	太阳蓄血证	桃仁承气汤
大便下血，尿血，鼻血，呕血，身上可见大片瘀紫斑，伴神志改变	太阳病变证	半夏泻心汤
表证已解，消化道症状仍在，而具心下痞者	少阳病	小柴胡汤
寒热往来，口苦咽干，目眩，皮肤黏膜出血，或出血倾向加重	少阳阳明并病	大柴胡汤
往来寒热胸胁痞满或痛连两胁，呕吐不止，或兼微烦不安状	阳明病	白虎合调胃承气汤
但热不寒伴大渴、大汗、脉洪大，腹满腹痛，烦躁谵语		

2. 低血压休克期

所见脉证	六经归类	所选方药
病人出现手足不温，腹中痛、小便不利、脉细等症，同时收缩压低于100mmHg，脉压差小于25mmHg	少阴病热化证	四逆散
上证继续发展则出现手足逆冷，吐利不止，脉微细，但欲寐，同时收缩压小于90mmHg，脉压差小于20mmHg	少阴病寒化证	四逆加人参汤
消渴、气上撞心、皮肤青紫、四肢厥逆，甚至昏迷、谵妄、抽搐、烦躁无安时等症。同时血压进一步下降甚至为零，脉象细弱时续，时出现呼吸表浅或不规则	少阴厥阴并病	当归四逆汤、当归四逆加吴茱萸生姜汤
若患者出现欲寐，心悸气短，小便不利，应注意心衰情况	少阴厥阴并病	真武汤
体质壮实之休克患者患有腑实证	少阴厥阴并病	大承气汤

3. 少尿期

所见脉证	六经归类	所选方药
初期，患者小便不利，尿少，发热口渴，饮水即吐	太阳蓄水证	五苓散
若病人口渴心烦、热结于内，尿素氮明显升高为肾实质损害较重	少阴病水热互结	猪苓汤
皮肤出血点增多或有瘀斑，少腹急结严重者可有出血倾向此乃表邪随经深入下焦与血相结于少腹而成蓄血证，发热，喜凉饮，或漱水不欲咽，头痛如裂，结膜充血，舌下静脉瘀血，软腭部黏膜及皮肤见瘀斑、瘀点者有出血倾向。	太阳蓄血证	桃核承气汤
其人如狂或发狂，少腹急结，腰痛难伸，小便自利或不利、其色黄，大便秘结，其色黑，舌质红或紫暗，苔黄，脉沉弦有力或兼滑象	太阳蓄血证	抵当汤
病情进一步发展蓄于下焦之病邪上行而至胸中，病人出现胸痛、气短、不能平卧、面色晦暗，从心下至少腹胀满而痛（类急性肺水肿），舌红，苔薄，脉沉滑	太阳病大结胸证	大陷胸汤
心下满闷、按之则痛或呕恶，舌苔黄，脉浮滑	太阳病小结胸证	小陷胸汤
心下硬满，口渴而不欲饮，手足冷，舌淡，苔白，脉沉迟	太阳病寒实结胸	三物白散

多尿期及恢复期患者虽属伤寒，但多属杂病辨治范畴，此时肾阴肾阳俱虚，多以金匮肾气丸治之，并多注意调养；脚挛急疼痛，甚则不能步履，则投用芍药甘草汤；高热伤阴，胃阴不足出现精神萎靡、恶心、烦渴引饮、饮则欲吐无物、似饥而不欲食、口燥咽干、大便干结则用竹叶石膏汤调理善后。

流行性出血热的传变特点，同时也很好地解释了《伤寒论》六经病独以太阳病阶段变证最多的疑问。因流行性出血热发病初具有很长的发热期，表现为稽留热和弛张热，热程多为3~7天，甚有达10天以上者。一般体温越高，热程越长，则病情越严重。长期的高热使食物在体内代谢加快，从而加重人体内各系统的工作负担；且发热可使人体热量产生增多，心率增快，从而加重心脏负担；又可使大脑皮层兴奋，从而出现烦躁不安、头痛、惊厥，也可对大脑皮层产生抑制，出现谵语、昏睡、昏迷等；高热还可影响人体消化功能，或出现食欲不振、腹胀、便秘或腹泻；持续高热最终导致人体免疫力下降，诱发各种疾病。由此可见，流行性出血热无疑是研究《伤寒论》六经辨证的经典模型。

四、从疾病演变史看

从疾病的演变史看，流行性出血热在东汉时期已由西域传入我国，为一古老疾病。早在 12 世纪的俄国东南部（今塔吉克斯坦）就曾有记述。此后中亚地区出血热曾以不同的名称命名，如急性传染性出血热、乌孜别克斯坦出血热等。我国在 1965 年首先发现于新疆的巴楚地区，故称为新疆出血热（XHF）。塔里木河流域两岸为本病的自然疫源地，以上游较为严重，在北疆和南疆地区经常出现新的自然疫源地，说明本病在中亚包括我国西北地区存在着较广泛的自然疫源地。唐青等人对新疆疫区分离到的病毒蛋白和基因进行分析比较显示，我国分离的 XHF 病毒在遗传学上有自己的独特性，有明显的地理区域特点。这些原本在西域出现的传染病，随着汉代内地与西域通商、战争等出现了大量的人口流动，流行性出血热从西域传入中原地区就成了很自然的事了。然伤寒一病为什么到了东汉以后在我国的医学古籍中就很少有大范围爆发的记载了呢？如明代张景岳《伤寒典》云："盖自余临证以来，凡诊伤寒，初未见有单经挨次相传者，亦未见有表证悉罢，止存里证者，若欲依经如式求证，则未见有如式之病，而方治可相符者，所以令人致疑，愈难下手，是不知合病并病之义耳。"足以说明其未见过真正的伤寒病。其实这是与我国古代气候的变迁有着紧密关系的，据竺可桢的考证，我国自唐代始，气候回暖，客观上使伤寒的发病失去了气候条件。

仝小林

SARS 肺毒疫的临证见解

仝小林（1956~　　），中国中医科学院广安门医院主任医师，
博士生导师

2003年春夏之交，SARS流行，北京为重灾区。中日友好医院
3月下旬接收了第一例SARS病人，4月成立了急诊SARS病区及发
热门诊，4月27日改为临时SARS专病医院，先后收治SARS病人
236名。当时我所在中日友好医院先后承担了国家中医药管理局（1
项）、科技部863（2项）、WHO共（1项）中医课题，主要任务是观
察SARS的中医证候及其演变规律以及中医、中西医结合治疗的效
果。课题组30多天团结协作，废寝忘食，冒着生命危险，在病区里
收集临床科研资料。在拍摄舌象、测眼压，做心电图、彩超、望诊、
问诊、切诊时，长时间与病人零距离接触，获取了大量的十分珍贵
的第一手资料。

通过360多份病例中（包括卫生部中日友好医院和对口支援的酒
仙桥医院的部分病例）对SARS的首发症状、证候类型、演变规律及
主症特征进行了细致深入的研究、分析和总结，并通过我们用中药治
疗的16例以及中西医结合治疗的200多例病人的治疗结果来印证我们
的观点，最终形成了我们的邪伏气络学说。

肺毒疫乃邪伏气络

一、关于病名

中医病名是对疾病的高度概括，它对指导临床具有十分重要的意义。SARS 是一种全新的烈性呼吸道传染病，人类对它的认识尚处在初级阶段。我们认为,SARS 的中医病名应当包括以下内涵：一是病位，二是病程，三是病性。根据以上原则，将 SARS 命名为"肺毒疫"，具体内涵如下：病位在肺，病性为毒（包括热毒、湿毒、血毒），属于瘟疫范畴，具有极高的传染性。

二、关于病因病机

肺毒疫由嗜肺之疫毒所引起，邪从口鼻而入，伏于肺之气络，酿热蕴毒，浮越于表，起病形式多样，但以太阳经证居多（十之六七），其次为卫分证或卫气同病（十之二三），热毒渐盛，气分壮热，不已则热毒炽盛，气营两燔。热毒盘踞气络，气血交换受阻，气不利则血不利，血不利则为水，生湿生浊，热毒、湿毒、血毒交炽，气络阻塞，喘憋凸现，进一步发展为气络大伤而至喘脱，宗气外泄，阴阳之气不相顺接，终至元气外脱。

三、关于病位

从广东及北京其它医院的报道来看，会强烈提示一个问题，即同为 SARS，有按卫气营血辨证的，有按三焦辨证的，有按温疫辨证的，有按六经辨证的；有强调湿的，有强调热的，有强调湿热的，有强调热毒的。那么究竟什么是"肺毒疫"的本质和临床特征，究竟哪种辨证更符合"肺毒疫"的辨治规律？我们认为，无论卫气营血、三焦、六经或温疫辨证，都是对当时流行的那一种或几种疾病演变规律的真实客观的总结。"肺毒疫"是一种全新的疾病，应当从实际出发，在深入考察的基础上找出其演变过程和规律，而不必被经典的框架束缚。我们采取了以下三种方法来考察"肺毒疫"的首发症状、发病证候类型、证候演变规律和主症特征：一是由临床医生在病区内问病人、查体（包括舌脉）填写临床证候观察表格；二是由病人自己在病区内完成关于首发症状及主要症状及其变化的调查量表；三是当病人出院后电话随访。通过对死亡病例的全过程各阶段观察和数据分析，计算出病期的时日并归纳出喘脱的证候类型，再通过治疗验证各阶段的主要方证类型。下面就邪伏气络学说做如下说明。

1.气络为邪伏之所

吸入之大气和水谷之精微所化生的营卫之气汇聚胸中而为宗气。宗气有两大功能，其一是上循喉咙以司呼吸，其二是下贯心脉以行血气。而呼吸之气与心脉之血交换的场所我们称之为气络。气络中气血的有效交换是生命的基本保证。肺毒疫之疫毒是一种嗜肺疫毒，它由口鼻而侵入人体，客居气络。其潜伏期的长短取决于禀赋之强弱、毒力之大小、年龄之长幼，潜伏时间短者1~2天，长者可达2~3周，而潜伏期可没有症状。

2.气络为邪发之所

潜伏期酿热蕴毒，终成待发之势。根据机体抵抗能力的强弱和反应类型的不同，初起发病的形式可有多种：热毒之气浮越于表，或浮越于太阳（恶寒、发热、头项痛、腰背痛、肌肉疼痛、骨节疼痛、咳嗽等），或浮越于少阳（寒热往来、口苦、呕恶、胁胀），或浮越于阳明（发热，目痛，眉棱骨痛，汗出，口渴，鼻干），或是太阳与少阳并病，或是太阳与太阴并病，或出现卫分证、卫气同病，或出现脘满呕恶、食欲减退为主要表现的甘草泻心汤证，或出现湿热郁阻、表里同病的上焦湿热证。但总以太阳经证和卫分、卫气同病居多。据我们统计的 118 例病人，以太阳经证起病的占 69%，以卫分或卫气同病起病者 26%，这种初起发病形式多样正是瘟疫的特点之一。

3. 气络为邪阻之所

热毒深重，邪伏气络，气血交换受阻（气不利则血不利），水湿产生（血不利则为水）。热毒、血毒、湿毒互结，阻于气络，吸气不畅，气机壅塞，而喘咳凸显，喘憋而咳，越咳越喘，喘多咳少，很少有痰，正说明病不在气管而在于气络。

4. 气络为邪伤之所

热毒、血毒、湿毒的共同作用，终至气络大伤，宗气外泄，喘憋加重而出现喘脱之症。呼吸浅促，脉细而数，汗多神疲气滞，此为喘脱之轻证——宗气外脱。若疾病进一步发展，宗气大伤，上不能司呼吸，下不能行血气，阴阳失衡，不相维系，阴阳之气不相顺接，而出现喘脱重证——元气外脱。若气络大伤，气血交换受阻，心身失养，心神失明，心不敛神，可致心阳暴脱；若气络大伤，气血失调，阴阳不相维系，阴阳之气不相顺接，可致厥脱，最终导致阴阳离决而死亡。

四、关于病期划分

根据病情演变的全过程分析，我们将肺毒疫分为 5 期：潜伏期、发热期、喘咳期、喘脱期、恢复期。轻症可由发热期径入恢复期，重症则可两期甚或三期重叠。根据对 26 例死亡病例的分析和对 360 例病人主要症状出现和消失时间的计算，病期大致以"8"为期数，即发热期 8 天，喘咳期 8 天，喘脱期 8 天。由发病到死亡的时间平均为 24.6 天，小于 50 岁者平均为 29.16 天，大于 50 岁者平均为 21.78 天，病期长短主要取决于被感染的病毒的毒性强弱，基础病变的性质和程度、年龄等。基础病严重者的死亡，常不是死于 SARS 本身，而是死于 SARS 引发的基础病加重。

五、关于主症特征

1. 发热的特征

（1）阶梯热。主要分为 3 个阶段：典型的发热，在发热初期（1~3 日）多在 37℃~38℃；壮热期（3~5 日）多在 38℃~39℃，；热毒期（>5 日）>39℃。呈阶梯式上升热型，午后热甚。但与毒性强弱和体质年龄相关，有毒性强者，发病即为高热；有体弱多病年老者，始终无壮热。

（2）双峰热或三峰热。即吴又可所言"表而又表，甚或三表者。"开始发热 1~3 天热退，过 3~4 天，发热又起，偶见再次退热，再次热起。尤其是应用激素退热者，激素速减则发热复起。说明仍有余邪，根本未去，我们用纯中药治疗的 16 例，无一例出现双峰或三峰热，说明逐邪彻底，较之激素退热有明显优势。

（3）热不为汗衰，汗后热更进。与普通感冒一汗而解，脉静身凉不同，肺毒疫用发汗之剂，热虽可小退，但脉仍数，汗后热更高，呈间歇性上升。病人和医生都会感觉到，普通的发汗方法无效。

（4）热虽高但热感不显。有的患者发热至 40℃仍不觉热，战汗仍有恶寒，面色不红不赤，反而发白。

（5）恶寒多始终伴随发热。恶寒一旦停止，第二天即热退。

2. 喘的特征

热退而喘憋凸现。典型病例发热期与喘咳期界线清楚，热退 1~2 日喘咳凸现，气促喘憋，或咳或不咳。有肺喘与心喘之分。

（1）肺喘。气促喘憋吸不进气，自觉前胸后背憋闷，平卧减轻，侧卧或坐位加重。

（2）心喘。表现为气上不来，从咽至腹如压石块，动则气喘，心憋闷乏力。

肺喘因肺络损伤而呼吸困难，心喘很像病毒性心肌炎之引发的左心功能衰竭。

3. 咳的特征

干咳较多，多与喘同时出现，也有发病即咳者。重者咳剧、胸痛，不能入睡，多因喘憋而咳，越咳越喘。

4. 舌的特征

早期舌色红但苔不黄，苔白而腻，甚或积粉，舌色之热象与苔不成比例，苔黄为热深的标志；舌质暗者肺片显示病变重，用激素后舌红齿痕更明显，与激素为火毒之品加重热势及水钠滞留有关。

发病初期至中后期，苔黄腻舌胖大有齿痕者居多，此为瘟疫特点，非由外湿，实由疫邪入胃伤脾而产生之内湿所为，故发病多有纳差，脘痞甚或恶心呕吐、腹泻等。

六、关于治则治法

1. 除热务尽，瘀湿并治

发热是SARS的早期突出症状，随着SARS病毒复制，高峰载量第10天达到峰值，热毒症状逐步加重，面色、唇色、舌色深红。由发热初期（约1~3天），发展到壮热期（约3~5天），再发展为热毒期（>5天）。曾有资料显示，SARS急性期耐热内毒素血症明显，而同期感冒的病人内毒素检测阴性。这强烈提示内毒素血症以及由其引起的炎性介质的释放参与肺及多脏器损伤的过程。因此，中医在治疗发热时，必须要除热务尽，瘀湿并治。具体做法是：将发热期分为3个阶段，即发热初期、壮热期、热毒期，分别用芦根汤、麻杏石甘汤、清瘟败毒饮加减施治。热退至正常仍宜每日 1 剂，巩固 3 天。据病情变化可一日而药三变。三黄汤清热解毒抗炎作用强，早期即可配合应用，壮热期、热毒期宜配凉血解毒之品。

2. 活血化瘀，贯彻始终

SARS 热毒深重。热毒入血，则为血毒。热、毒、瘀互结，重点损肺，旁及心、肝、肾。肺络、心络、肝络、肾络的损伤是热毒、血毒损害的主要靶器官。因此，早期介入、全程使用活血化瘀药物可以大大减轻络脉的损伤。具体应用方法是：发热后期，可加用凉血活血之品，如赤芍、生地、丹皮、白茅根等。喘咳期、喘脱期可加用凉血活血通络之品，如地龙、水蛭、红花、赤芍等。如血小板减少或因应用激素有出血倾向者可用三七粉、生蒲黄、血竭粉等活血止血。可静点丹参注射液、川芎嗪注射液等，以改善循环，减轻络损。

3. 通腑泻肺，下不厌早

通腑可以泄热。热毒阶段，通腑可以减少肠道内毒素的吸收，减轻内毒素血症，减少炎性介质的释放，从而使毒热症状减轻。通腑可以平喘。肺与大肠相表里，腑气通则减少水湿浊毒的潴留。通腑可以活血。所谓"大气一转，其气乃散""六腑通则气血活"。因此，SARS 的治疗，宜早用通腑，下不厌早。逐邪勿拘结粪。

4. 中药配合撤减激素

激素的早期大量过久应用，导致病性复杂、病期拖延，出现继发感染、继发消化道出血、精神症状以及水钠潴留等一系列副作用已经引起了临床的高度重视和强烈的反思。我们的原则是：除非肺片显示渗出明显，发展较快，决不用激素去退烧，如果用了激素也当短期应用，不主张早期大量应用。因应用激素后，打破了原有疫病自然发展的进程，中医的证型也发生了转变。激素引起的阴虚火旺、水湿潴留将上升为主要矛盾。此时的治疗，应滋阴降火、活血通络、解毒化湿，可用知柏地黄丸、抵挡丸、当归芍药散加减成方。我们应用此法配合撤减激素治疗百余例，效果良好。

5.预防截断发于机先

SARS 的自然发展过程为热、喘、脱，所以要预知其发展进程，提前阻断。截断总的原则是：在表即可清气，到气即可凉营，咳喘下不厌早，喘憋即需固脱。SARS 除肺的损伤外，大多都有肝功能损害，部分有心肌酶的改变，肾功能的异常，其原因可能有病毒的直接作用。内毒素血症及炎性因素的释放攻击，也可能有抗病毒药物、抗生素、激素等对细胞的损伤。已有突然死亡病例显示，心肌病变导致致死性心律失常不容忽视。我们已建立了预警系统，从临床及实验室两个方面监测肺、心、肝、肾的动态变化，以便及时提出预报。对心肌酶高的心悸、气短、乏力者，静点参麦注射液、黄芪注射液、凯时注射液、维生素 C，FDP 等，口服补心气口服液等；对肝酶高者，静点苦黄注射液或茵栀黄注射液，口服复方益肝灵等；对肾功能 BUN 增高、尿微量白蛋白增加者，静点黄芪注射液、丹参注射液，口服百令胶囊等，早期用药截断病机。

通过临床治疗实践我们观察到，SARS 的病程阶段相对清楚，根据病情演变的全过程分析，可将 SARS 的发展过程分为 5 期，即潜伏期、发热期、喘咳期、喘脱期和恢复期，其中发热期又分发热初期、壮热期、热毒期 3 个阶段；喘咳期分使用激素治疗和未使用激素治疗两种情况。重症 SARS 临床可见两期或三期重叠。据此我们拟定了 12 个口服中药方剂（分别为 SARS 一号方到 SARS 十二号方），同时配合静点中药进行治疗。

发热期的治疗

发热是 SARS 的早期突出症状，本病系嗜肺之疫毒由口鼻而入，疫毒之邪强悍，传变迅速，一般只有短暂的卫分受邪阶段，旋即转入毒犯阳明，进入高热期。本病的发热多表现为阶梯热、双峰热或三峰热，随着 SARS 病毒复制高峰载量的递增，热毒症状逐步加重。由发热初期（约 1~2 天），发展至壮热期（约 3~5 天），由壮热期发展至热毒期（5 天以上）。曾有资料显示，SARS 急性期耐热内毒素血症明显，这提示内毒素血症以及由其引起的炎性介质的释放参与肺及多脏器损伤的过程。因此，中医药在治疗发热时，要除热务尽，瘀湿并治。具体做法是：将发热期分为 3 个阶段，即发热初期、壮热期、热毒期。分别用芦根汤、麻杏石甘汤、清瘟败毒饮加减施治。热退后体温正常仍宜每日一剂，巩固三天。三黄汤清热解毒抗炎作用强，早期即可配合应用，壮热期、热毒期宜配凉血解毒之品。

一、发热初期（邪在肺卫）

发热 1~2 天，症见发热、咳嗽、头痛、全身酸痛，舌红、苔白或白腻，脉滑数。治宜疏风清热，解毒化湿。

SARS 一号方

芦根 30g　金银花 30g　蝉蜕 6g　僵蚕 6g　杏仁 10g　生薏苡仁 30g　佩兰 6g

静脉输液：可选用双黄连注射液，鱼腥草注射液等。

发热是 SARS 的首发症状。初热期一般指发热 1~2 天，初热之时，邪未深入，尚在肺卫之表，病情较轻，病邪尚浅。治疗应予疏风清热、解毒化湿之法。SARS 一号方以芦根汤为基础方，轻清发散，透邪外达，以使疫邪从外而解。对初热期治疗，强调要除热务尽，毒炎并治。热退至正常时，仍宜继续服中药每日一剂，巩固三天。三黄汤清热解毒抗炎作用强，早期即可配合应用。

二、壮热期（邪热壅肺）

发热 3~5 天，症见高热，咳嗽，口渴，多汗，舌红，苔黄厚或黄腻，脉滑数。治宜清热宣肺，解毒活血。

SARS 二号方

炙麻黄 6g　生石膏 30g　杏仁 10g　金银花 30g　芦根 30g　黄芩 10g
桑白皮 30g　赤芍 30g

静脉输液：可选用清开灵注射液，鱼腥草注射液，丹参注射液等。

壮热期一般在发热 3~5 天，属邪热壅肺，常见热不为汗衰，汗后热更进的现象。SARS 二号方以麻杏石甘汤为基本方，清热宣肺，解毒活血。生石膏并非大寒之药，之所以把它别为寒药，因其发汗作用强，汗出而身凉，故临床上用生石膏应把它当作发汗药，而不要把它仅当作寒凉药。生石膏可应用至 30~120g，最多可用至 300g，不必先煎。配麻黄则发汗更速、更猛。

三、热毒期（气营两燔、毒瘀互结）

发热 5 天以上，症见持续高热，面红赤，咳嗽，气促，舌深红或红绛、苔黄厚而干或黑，脉滑数或沉弦数。治宜清气凉营，解毒活血。

SARS 三号方

生石膏 60g　芦根 60g　黄芩 15g　生地 30g　水牛角先煎, 60g　生大黄 6g　赤芍 30g　红花 10g

静脉输液：可选用醒脑静注射液，鱼腥草注射液，丹参注射液等。

通腑可以泄热。热毒阶段，通腑可以减少肠道内毒素的吸收，减轻内毒素血症，减少炎性介质的释放，从而使毒热症状减轻。通腑可以平喘。肺与大肠相表里，腑气通则减少水湿浊毒的潴留。通腑可以活血。所谓"大气一转，其气乃散""六腑通则气血活"。因此，SARS的治疗，宜早用通腑，下不厌早。

喘咳期的治疗

疫毒是 SARS 的发病之源，疫毒淫肺是本病的病机要点。在本病的演变过程中，疫毒之邪既伤肺卫又伤肺体。肺主气，司呼吸，疫毒袭肺，肺络瘀滞，热毒瘀浊，化湿生痰，留聚于肺，痰浊交结，则致喘咳或喘憋。SARS 的典型病例一般是热退而喘憋凸显，发热期与喘咳期界线清楚。临床表现干咳较多，咳与喘常同时出现，患者多因憋而咳，越咳越喘。喘咳期多是继发热期之后，很多患者在发热期已接受较大剂量激素治疗，所以在喘咳期证候表现有所不同，我们在临床治疗上亦采用分证论治。

一、阴虚火旺，水热互结

多见于应用大剂量激素治疗后。症见咳嗽，气短，喘憋，手足心热，多汗，口干舌燥，舌红少苔，脉细数。治宜滋阴清火，活血利水。

SARS 四号方

生地黄 30g 黄柏 15g 知母 15g 生甘草 10g 地龙 10g 赤芍 30g 泽兰 30g 太子参 15g

静脉输液：可选用丹参注射液等。

喘咳期多继发热期之后，很多患者在发热期已接受较大剂量激素治疗。喘咳期患者除见咳嗽，气短，喘憋等症状外，还常因应用肾上腺皮质激素后出现手足心热，多汗，口干舌燥等一系列阴虚火旺症状。用中药 SARS 四号方治疗，一方面可滋阴清火，另一方面可减轻激素的副作用，有利于尽快停用激素。由于很多患者在发病初期都用了大剂量激素，出现了许多合并症，激素的早期大量过久应用，会导致病情复杂，病期拖延，出现继发感染、继发出血、精神症状以及水钠潴留等一系列副作用。应用激素后，打破了原有疫病自然发展的进程，中医的证型也发生了转变。激素引起的阴虚火旺、水湿潴留已上升为主要矛盾。此时的治疗，应滋阴降火、活血通络利水，可用知柏地黄丸、抵挡丸、当归芍药散加减成方。我们应用此法配合撤减激素治疗百余例，效果良好。因此在 SARS 系列方中，SARS 四号方是应用最多的一个处方，临床效果较好。

二、肺热壅盛，痰瘀互结

见于未用激素治疗的患者。症见喘憋，咳嗽，胸闷气短，舌红，苔白或黄而黏，脉数有力。治宜泻肺平喘，通腑活血。

SARS 五号方

黄芩 15g　桑白皮 30g　全瓜蒌 30g　葶苈子 15g　杏仁 15g　地龙 10g　赤芍 30g　生大黄 6g

静脉输液：可选用复方苦参注射液，丹参注射液等。

喘脱期的治疗

喘脱期是 SARS 的极期，可发生于病程的 2 周以后。SARS 的自然发展过程为热、喘、脱，临床的突出表现是气促喘憋，呼吸频数、心率加快，汗出肢冷。临床要预知其发展进程，提前阻断。截断病程的总原则是：在卫即可清气，到气即可凉营，喘咳下不厌早，喘憋即需固脱。肺主气司呼吸，而肾主纳气，肺肾两损，则浊毒、痰湿壅阻肺络，致使疫毒炽张，邪盛正虚，气闭阳脱而成内闭外脱之证。根据喘脱期的不同表现，我们将其分为宗气外脱和元气外脱两种证候类型，分证论治。

一、宗气外脱

呼吸频数，心率加快，汗多，神疲，舌质红或淡红，苔薄白，脉细数无力。治宜益气固脱，活血化瘀。

SARS 六号方

太子参 30g　黄芪 30g　山萸肉 15g　麦冬 30g　地龙 10g　红花 10g

静脉输液：可选用丹参注射液，参麦注射液等。

二、元气外脱

呼吸浅促，心率加快，大汗出，四肢凉冷，舌淡红或淡紫，脉疾数无力。治宜温阳固脱，活血化瘀。

SARS 七号方

吉林人参 15g　淡附片 10g　黄芪 30g　山萸肉 30g　桃仁 10g　红花 10g

静脉输液：可选用丹参注射液，参附注射液等。

恢复期的治疗

恢复期多在发病 2 周以后，病机以正虚邪恋、营卫不足为主要特点。主要证候表现为心脾两虚证、心肾不交证、肝经湿热证、毒火伤阴证等。对于恢复期的治疗应针对不同的证候，采取相应的治疗法则，尤其强调扶正祛邪、益气养阴，并重视化湿、活血等治法的应用。

一、心脾两虚证

心悸心慌，气短乏力，自汗，神疲，食欲不振，舌淡红，苔薄白，脉细数，停用激素后心率仍快。治宜益气健脾，养心安神。

SARS 八号方

黄芪 30g　太子参 15g　茯苓 15g　炒白术 10g　远志 10g　麦冬 30g　生地 15g　紫石英先煎, 30g　五味子 10g　丹参 15g

我们在临床观察到，SARS 病人在停用激素后，大部分会出现心率加快、汗多、食欲下降等症状，有的患者会出现心电图改变或心肌酶的异常，应用 SARS 八号方治疗后，上述症状普遍得以改善。

二、心肾不交证

失眠心烦，急躁易怒，心悸不宁，手足心热，夜间口干明显，多汗，舌红，苔白而干，脉细数。实验室检查可见心肌酶增高。治宜交通心肾，养血安神。

SARS 九号方

黄连 3g　阿胶烊化, 10g　黄芩 10g　白芍 30g　生百合 30g　生地 20g　炒枣仁 30g　五味子 10g

SARS 患者很多都经历过失眠、焦虑，甚至恐惧，伴心悸、乏力，很多患者出现心肌酶的异常，还有的患者出现心电图的改变。应用镇静剂治疗往往无效，用中药 SARS 九号方治疗确有一定疗效。

三、肝经湿热证

两胁胀满，脘痞不舒，食欲不振，倦怠乏力，汗出黏腻，舌质偏红，苔黄厚腻，脉沉滑数。实验室检查可见肝功化验异常。治宜清肝泄热，解毒化湿。

SARS 十号方

草河车 20g　土茯苓 30g　蛇舌草 15g　垂盆草 15g　茵陈 15g　五味子 10g　炒白术 10g　焦三仙各 10g

SARS 除肺的损伤外，大多都有肝功能损害，部分有心肌酶的改变，肾功能的异常，其原因可能有病毒的直接作用如内毒素血症及炎性因素的释放攻击，也可能有抗病毒药物、抗生素、激素等对细胞的损伤。对心肌酶升高、心悸、气短、乏力者，静点参麦注射液、黄芪注射液、凯时注射液、维生素 C、FDP 等，口服补心气口服液等；对肝酶升高者静点苦黄注射液或茵栀黄注射液，口服复方益肝灵等疗效较好。

四、毒火伤阴证

面红目赤，手足心热，心烦不安，咽干口渴，便干尿黄，舌深红，少苔或苔白厚而干，脉细数。多见于应用激素后血糖升高。治宜清热解毒，滋阴降火。

SARS 十一号方

黄柏 10g　知母 10g　生地 20g　生甘草 10g　黄连 3g　天花粉 20g
南沙参 30g　石榴皮 20g

因为 SARS 是发热性疾病，与以往治疗糖尿病不同的是，大多数 2 型糖尿病患者经历郁、热、虚、损四个阶段，病程长，伴有不同并发症者病情复杂，但短期内病情不会有巨大变化。很多 SARS 病人曾有一段时间的高热，热邪伤津，热伤气阴，用药时要注意清热和养阴生津的火候与力度，清得一分邪热，便存得一分阴津，而存得一分阴津，便留得一分生机。整个治疗过程中，要注意调节病人的脏腑功能，使气血阴阳达到平衡。由于病人大多应用静脉点滴液体，一些病人无明显的阴液虚损表现，甚至有腻苔等湿象，最好用芳香化湿的藿香、薏苡仁等平和之品调理，避免用过于温燥的药物以防损伤阴津。应用激素的病人可以有一些热象，以选用赤芍、丹皮、知母、黄柏之类的药物养阴血、清内热为好，尽量不过用寒凉直折之品。

五、肺络癥积证

咳嗽气喘，动则尤甚，胸闷太息，疲乏无力，舌暗红，苔白，脉沉细。胸片或 CT 示肺纤维化。治宜益气润肺，化痰通络。

SARS 十二号方

太子参 20g　北沙参 30g　五味子 10g　浙贝母 10g　地龙 10g　水蛭 30g　三七 3g　天竺黄 10g

SARS 所致肺纤维化以气短为主要症状，其特点以气不接续为主，以肺的气阴虚为主要证候，与其他原因导致的肺纤维化的肺肾两虚为主的证候有所不同。其他原因造成的肺纤维化多呈慢性经过，而 SARS 所致者则为短期内形成。产生气促的原因，多是肺间质损害，或病愈后发生肺纤维化遗留改变所致。即使症状完全缓解后，仍有部分患者出现局灶性或广泛性肺纹理粗乱、条索状纤维化改变。且肺实质、间质同时受累。故而激素的使用是有必要的。考虑到此次治疗 SARS 使用糖皮质激素的因素，给予具有滋阴降火、活血通络、解毒化湿功能的 SARS 四号方。根据我们的临床观察，SARS 的发生主要是邪伏气络，故而会出现喘多咳少的情况。这与疾病发生的部位密切相关。因 SARS 所致的喘多是在疾病中后期出现，且直接进入气短乃至气脱阶段。这与本病的病因病机特点有直接的关系，即病邪由口鼻而入，直伏气络，造成肺络癥瘕。

总之，肺毒疫是一个全新的疾病，其治疗的有效方法有待于进一步探索，根据前期中西医结合治疗 SARS 的临床实践，我们认为：在发热期和恢复期应以中药治疗为主，喘咳期和喘脱期应以西药治疗为主，中西医结合。依据这一原则而制定出系统的中西医结合方案，可能对 SARS 的治疗具有重要的指导意义。

（刘文新　整理）

高仲山

治疗烂喉丹痧与温毒发疹的两首效方

高仲山（1907~1986），黑龙江中医药大学教授

自拟喉痧汤治烂喉丹痧

烂喉丹痧又称时疫喉痧，沿门阖境，传变迅速。此乃天时寒暖不定，秽霉浊气发为温毒，从口鼻内侵肺胃之气分，肺胃热毒上攻，乃发为本病。发热4~5天，疹痧始见于颜面，继之躯干、四肢。其疹点颜色、分布与麻疹不同。

麻疹色似桃红，疹点颗粒分清，疹点之间有好皮肤；而烂喉丹痧疹点颗粒界限不清，融合成片，疹点之间无好皮肤，如涂一片红墨水。尤以胸背为甚，惟口唇四周呈灰白色而无疹点。出疹为温毒达表之象，一般来说出现疹点较多为好，体弱之人不易出疹。伴随疹点的出现，症见高热神昏，谵语，耳聋狂躁，干呕不眠，口干喜冷饮，脉象洪数，舌起芒刺，舌苔赭腻，黑干如胶皮。用压舌板检查则粘连脱皮。此乃温毒之邪由气入营，当以清热解毒透痧为治，否则温毒内闭不透。切不可纯用滋阴之药，用之则化为湿热而发黄疸，陷于危亡。必辛凉清解，清内热而攘痧毒，痧透热解喉烂随之而愈。病程约为14天。喉痧汤主之。

喉痧汤

连翘 15g 银花 15g 菊花 20g 牛蒡子 10g 芦根 15g 黄芩 10g
生地 20g 玄参 15g 寸冬 15g 竹茹 15g 栀子 10g

水煎服，每 5 小时服 1 次，可以连续服用，直至痧透热解。

丹痧未透不宜攻下，如大便严重秘结者，可加大黄 10g，服药后大便得通，即减之。若配合牛黄安宫丸 1~2 丸，以凉黄酒调化，随汤药同服，效果更为显著。温热之病，因邪热内陷，症见高热神昏谵语者，常在原方治疗基础上，辅以凉黄酒调服安宫牛黄丸，往往收效迅速，此法有透解毒热，清心利窍，发内陷温毒之功。

消斑青黛饮治温毒发疹

温毒发疹，多为西医之斑疹伤寒。1932 年哈尔滨市大流行，死者甚多。当时用消斑青黛饮加减治疗，得救者不计其数。

本病初起有表证，治用银翘败毒汤。汗出热仍不解，四五日后出现烦躁口渴，皮肤隐现红色斑点疹粒，其疹点特征为不突起，颗粒不甚清楚，色暗红或浅红，与麻疹之鲜红不同。分布疏散，胸背比较密集，头面、四肢、腹部则稀疏散见。高热持续不退，多数患者于 10 天左右出现神昏谵语，耳聋目赤，烦躁喜冷，舌质鲜红、苔黄、赭厚腻。脉见浮、大、滑、数诸阳脉者，多吉；脉见沉、弦、涩、弱、迟诸阴脉者，多凶。此病高热缠绵 20 日以上，方能痊愈。

法当泄火解毒透疹，治用消斑青黛饮。

消斑青黛饮

犀角 5~10g 青黛 10g 知母 15g 黄连 10g 生石膏 20g 栀子 7.5g
玄参 1.5g 生地 20g 柴胡 10g 生甘草 10g 人参 10g 鲜姜 10g 大枣 10g

药煎好后加入米醋一匙,煎服,隔 5 小时服 1 次,可连续服用 4~5 剂。大便秘结者去参加大黄 20g。神昏谵语者,同服安宫牛黄丸,每次 1~2 丸,日 3 次,用凉黄酒调服。

（李敬孝　整理）

徐丽洲

麻疹重开肺

徐丽洲（1892~1962），沪上儿科名医

徐公精治幼科，尤对痧子（即麻疹）的诊治独具心得，辨证施治和处方用药别开生面，自成一家。平素常谓：医者除深究《内经》《难经》《伤寒论》诸经典之旨外，亦须博览诸家之说，以收集思广益之效。据古书"痧发于阳而喜清凉""痘疹之发显系天行时气"之说，徐公认为痧痘之因是由天行时气从口鼻而入袭肺所致，治疗应着重"开肺透达"，以此作为大法，提出治麻"三透"的独到之见，即出疹前要透，疹未出齐亦要透，变证逆证仍要透。但也决不限于一法一方，而应"谨守病机，各司其属"。批阅他的痧痘验案，经治病例多为痧痘肺闭，即类似西医所谓的并发肺炎是也。探其治疗方法，相同之处在于"开肺"，但根据辨证，同中又有异，细经分析，不出四法。

一、祛邪开肺

其辨证为风邪外袭，邪痰互阻，肺气不宣，慎防喘厥。适用于痧子尚未出或疹子刚出，身热、形寒、头疼、鼻塞、咳呛不畅、鼻煽气促、舌白或舌腻等症。

生麻黄、苦杏仁、熟牛蒡、象贝母、玉桔梗、炙紫菀、福橘络为其习用之药。如咳呛不畅甚者，则加天浆壳；如伴呕恶者可加姜竹

茹、鸡苏散。

二、生津开肺（亦称生津达邪）

其辨证为邪从热化，劫烁津液，慎防昏厥。适用于痧子（或时痘）已回，或痧回太速而壮热未退，烦躁、咳呛不畅、咬牙夏齿、痰红音哑、哭泣无泪、呓语不清、脉数、舌绛等症。常以鲜生地为方中之君，重用至50g，配以象贝母、熟牛蒡、苦杏仁宣畅肺气，伍入净连翘、鲜茅根清热生津，再参生龙齿、石决明平肝息风防厥，妙用1.5g生麻黄拌以生熟地以退热而不伤阴。如身热已退，又易生麻黄为水炙麻黄。若伴咽喉白腐肿疼、口唇腐烂，常选用山豆根、挂金灯、板蓝根、马勃、薄荷、赤芍等清热解毒，利咽凉血之品。全方组合配伍，确切而得当，育阴不滞邪，透邪不伤正，从而使邪热能由里达表。

三、温阳开肺

其辨证为阳气衰微，慎防阳脱厥逆。适用于面青、肢冷、舌白、脉细，常伴有身热绵延、咳呛、鼻煽气促、哭泣无泪等症。乌附块、川桂枝、淡干姜为徐公必用之品，配以葶苈子泻肺平喘，生麻黄宣肺透达，干菖蒲化痰开窍，通草、生苡仁淡渗利湿，炙僵蚕、石决明、嫩钩藤豁痰平肝息风防厥。

四、和胃开肺

其辨证为脾阳不运，中焦不和，肺气闭塞，慎防惊厥。适用于纳下呕吐，大便溏泄，或痢下杂色、里急后重，伴有身热不扬、咳呛不畅等症。煨葛根、姜川连、姜半夏、伏龙肝、淡干姜、楂肉等为经常施用之品。又参以生麻黄、熟牛蒡等开肺达邪。徐公指出："痧子以哭声扬而泪涕多为顺。大凡三日起病，再三日回头。若四日左右隐去，便是痧回太速，必再助其透邪"。又常不厌其烦地告诫后学：如遇正虚体弱，又有表不和、气不足之证者，必须在透达开肺之中加用大剂人参扶正益气，若此时过用寒凉，必致毒气内攻，喘闷而死。

（周佩青　整理）

陈耀堂

治疗麻疹肺炎的验方

陈耀堂（1897~1980），上海中医药大学龙华医院主任医师，临床家

一位3岁男孩，因患麻疹后并发肺炎，住某医院，虽经多种抗生素治疗，但病情日重，身热不扬，呼吸急促，痰声辘辘，口唇发紫。医院已通知病危，遂自动出院，请余往诊。看舌苔白腻，边尖舌质青紫，诊为肺风痰喘，疹毒内陷，所幸尚未见肝风内动等厥阴变证。当务之急，促其咯出气管内之黏痰。施方：

净麻黄 9g　凤凰衣 4.5g　桔梗 9g　枳壳 9g　白矾 6g　鱼腥草 30g
鸭跖草 30g

淡竹沥冲入，浓煎灌服。

仅服1剂，患者果然呕吐出大量黏痰，呼吸即感通畅，面色也有好转。第2天于原方中去白矾，加入黄芩9g，以清肺热。3天后，热退，气急也平，咳嗽大减，已能进食，乃改以肃肺化痰、养阴益气善后调理。又1周后，诸症悉除，其父抱患儿再至医院作胸部透视，肺炎已大部吸收。当时有医不解余拟方为何用凤凰衣、白矾、枳壳、麻黄等药？余谓此方来自一草药医，余年前其子亦患麻疹后肺炎，当时尚无抗生素，即用中药治疗。但经数名医诊治均效微，病况日重，呼吸急促，面色发青，奄奄一息。此时有一友人介绍一草药医，处方仅4味：生麻黄9g，凤凰衣4.5g，桔梗9g，鱼腥草30g。仅服一剂，呼吸即感

通畅，以后通过调理逐渐恢复。此后即以此方加减救治过不少麻疹后肺炎、大叶性肺炎、支气管肺炎等病人。方中麻黄必须生用，量必须9g，才能宣肺达邪；凤凰衣取其柔润，有祛风利咽之功，《本草》载其可治久咳结气；枳壳、桔梗为枳桔汤，可治胸闷，痰咯不爽，《本草》载枳壳善能破气，气顺则痰行喘止，临床用于无力咯痰，痰积于肺，而致气喘、胸闷者有效；加上白矾、竹沥清化热痰；鱼腥草、鸭跖草清肺热，对肺炎或肺脓疡很有效果。

（陈泽霖　裘端堂　整理）

谢仁甫

清金一贯饮治疗麻疹合并肺炎喘嗽

谢仁甫（1911~？），重庆第一中医院主任医师

清金一贯饮为解放前重庆著名中医补一老人常用验方。治小儿咳喘，尤其是小儿麻疹后咳喘甚佳。原方组成：

枯芩 4.5~12g　桔梗 1.5~6g　牛蒡 1.5~6g　荆芥 1.5~4.5g　白前 1.5~9g　青皮 1.5~6g　木通 1.5~6g　甘草 0.8~2g　白芍 1.5~6g

以上为 1~7 岁小孩的剂量。为 1 日量。可按体重增减剂量。

火盛、大便结，3 日不便，加大黄 1.5~9g；血热、出疹赤黑，加生地 1.5~9g；3 日后麻疹红活，加玄参 1.5g；高热、大渴，加石膏 6~15g；呕吐，加竹茹 1.5~6g，藿香 1.5~4.5g；伤食、纳差，加山楂、神曲、谷芽各 1.5g；咳嗽无汗，加重荆芥；一有喘促，可用麻黄 3~10g。

小儿麻疹咳喘，其证凶险，极易变坏转危，临证抓住寒、热、痰、滞，用"清金一贯饮"加减变化，屡试屡验。

然而还须注意如下几条：

（1）寒凉之药不可太过，否则便要碍脾胃阻肺气，导致无效。

（2）大便不通，即当下之，不可手软。但以通为度，切忌大下伤正。

（3）嘱病孩避风，但要注意空气清新。

（4）忌辛辣食物及酸甜食物，宜鲜淡饮食。

（5）保持病孩口腔清洁，宜少量频饮开水。

（6）小孩不宜穿戴过多，以免生热。

（7）煎药时，嘱先用冷开水将药泡透，一沸即用筷子拌合，5~10分钟即可取汁，不宜久煎，久煎反而无效。

如能仔细诊查，并按中医辨证无误，且能依照上述加减法和遵守注意事项，则能收到桴鼓相应之效。否则，会大大影响疗效。

所以，检查要细致，诊断要精确，辨证要确切，医嘱交待要详尽，严重后果要讲明，促使医患双方紧密配合，才能药到病除，疗效卓著。

刘某 男，两岁半。住重庆归元寺后街。1952年5月上旬到患孩家中诊治。

初诊：高热不退已3日，身面出现不均匀斑点，有与麻疹病孩接触史。今晨发热加剧，部分麻疹点子出现发黑凹陷，并渐次收点，伴咳喘频仍，干渴饮冷。

检查：发育中等，疹子稀少，色黑凹陷，面赤晦暗，目赤，眼泪汪汪，体若燔炭，体温39.6℃，张口抬肩，咳声嘎哑，指纹细黑、紫色直冲命关。

诊断：小儿麻疹，邪火灼金之重证（麻疹合并肺炎）。始劝病家速送医院，因病孩母亲坚决恳求中医治疗，并说西医院告诉病危且拒不收治。既如此，则勉为其难，尽力为之，速以救治。

方用：外用合内服。

（1）外用方：嘱病家急用紫色浮萍300g煎水一大浴盆，紧闭门窗，生火盆，使室内保持20℃左右，忌风。乘热用竹席围绕浴盆成一圈，将病孩全身先熏蒸后浸泡，重点浸泡胸背部。再三嘱咐切勿烫伤。

（2）内服方：清金一贯饮合麻杏甘石汤加味。

白芍 4.5g 枯芩 9g 桔梗 3g 牛蒡 3g 荆芥 3g 白前 6g 桑皮 4.5g 杏仁 4.5g 麻黄 2g 生石膏 10g 青皮 3g 木通 3g 生甘草 4.5g 侧耳根 15g

1 剂。水煎取汁频服，日 3 次，夜 2 次。

患孩当晚午夜时分高烧退下，咳喘稍减。

翌晨复诊：病孩由其母抱来诊所，检查体温 37.4℃，患孩微露笑容，神情静，咳喘大减，疹子已出齐，苔白，指纹细并退至风关。处方：将原方麻杏甘石汤，加建曲 6g，再服 2 剂，日 1 剂。并嘱加强口腔卫生，食后即用消毒药棉签蘸冷开水拭口腔。

再诊：隔 3 日。患孩咳喘已止，体温 36.8℃，苔薄白，指纹细。至此已患病第 8 天，疹子渐退渐消，呈散在分布。

复诊方加生地 9g，丹皮 6g，蝉蜕 4.5g。2 剂。

半月后，其母本人来诊所就诊，并告诉药服完后病孩的咳喘即告痊愈。

（谢之林 整理）

王静斋

痧疹皆毒热，清解重透邪

王静斋（1883~1953），天津名医

王氏对温病尤为特长，每年活人无数，津市人多称其为伤寒专家。温病发病急，变化快，病死率高，每遇此证，即以猛剂峻剂，不但药味多，而且剂量重，每剂药中生石膏有用至 90~120g 者，甚或有用生石膏煎水作饮料者，故药下即效。并谓治温病如擒虎，稍一放松，回噬伤人，故必用大剂量，使病邪无反袭之力。所谓治外感，如大将之用兵，兵贵神速，除恶务尽也。病愈后，仍须彻底清理，以免死灰复燃。但当时天津人最怕生石膏，以为石膏大寒，入胃后，误为做豆腐者用石膏之点卤，患者既不敢服，医者也不敢用，如用之也是用煅者，相习成风，医患皆然。殊不知生石膏辛凉，体重气轻，体重可泻胃，气轻可解肌表。

丹溪谓其："味辛甘，其甘也，能缓脾益气，止渴去火；其辛也，能解肌发汗，上行至头。"近人张锡纯对石膏论述极精，可资参考。生石膏主要功能大清阳明之热，解肌表而发汗，为治温病之特效药，不似芩连苦寒凝滞也。因而王氏与药肆中相识者洽商，嘱其煎好，名之曰"清热露"，使病人不知为石膏制剂，可以放心服之。当时津市有一名医某君，素不用石膏，见王氏用清热露颇有疗效，故亦大量用之，盖其不知即石膏也。

王氏对儿科有较深的研究，尤其对麻疹更有独到之处。曾著有"疹科心法"一卷，附于《养生医药浅说》之中。

王氏认为古人著痘疹之书，皆精于痘而略于疹，因往昔种痘者少，而痘之伤人亦最烈，故痘有专科，疹则附之而已，实无治疹之专书。按，麻疹一证，只要护理得当，用药不误，则十全十，百全百，其死者，非护理不当，即调治失宜也。王氏在"疹科心法"中首先指出疹有麻疹、痧疹之分。麻疹之原虽系胎毒，未有不由于感疠气而发者。痧疹之原虽系后天所伏之热毒，亦由感天地之厉气而发。其原虽异，其毒则同。麻疹为先天之正毒，由血分而入气分；痧疹为后天之变毒，由气分而入血分。按，痧疹古人谓之烂喉丹痧，即现代医学之猩红热，较之麻疹尤深一层。治疗之法皆宜辛凉清解，轻者化无，重者转轻。如误投辛温燥热之剂，则热愈炽，毒愈盛，将变成紫黑痧痘，轻者重，重者危矣。治法与温病同者，喜凉而恶燥热；其与温病异者，温病见里证，便用承气攻下排毒。所谓温病下不厌早也。痧麻虽有里证，而治之必以双解法。大便燥者加酒炒大黄及元明粉微利之，但不可加枳实、厚朴峻攻，恐伤中气，致在腠理之邪内陷发生变证。古人治疹，有主可汗者，有主不可汗者，王氏认为麻疹服药后宜微微取汗，俾麻疹易于透出，所谓火郁发之也。痧疹药后不必强之出汗，顺其自然，有汗不可剧止，但二者均忌大发汗。用药切忌温补、酸收、固涩、燥热、峻攻、升提等，盖温补、酸收、固涩皆能固邪于中，使毒热不得外达。燥热则毒热愈炽，易使神昏谵语，峻攻则邪陷，升提则咽喉肿痛，且能衄血。总之，宜辛凉解毒，清热化痧为主，药宜轻清透邪，疹以透出为顺。

麻疹初起与感冒相似，鼻流清涕，眼珠光亮色赤如有泪水，眼倦难睁，困顿不起，咳嗽食少，烦躁不安，甚则发颐，咽喉肿痛。小儿见此征象，勿认为感冒，验其中指凉，耳轮凉，睾丸凉，再验其口唇内及颊黏膜上有麻疹黏膜斑，即为麻疹先兆，应以桑菊饮辛凉解表，清热解毒。轻者，发烧一二日即隐隐现于皮肤之下，红若丹朱。其出也，疏疏朗朗，颗粒匀停。毒盛者，发热三四日后始见点，当此之时，居处宜暖，万勿透风。饮食宜清淡，勿多食以助胃热，致使小儿烦躁不安。倘被风寒所袭，疹立回，疹毒内陷，上则结胸喘息，下则泄利，肺为邪所遏，不能行治节之气，再加以口舌生疮，津液枯竭，咽痛声嘶，则病危矣。自出疹之日起，护理非常重要，勿伤风，勿伤食，虽有咳嗽，不可过于止咳，因咳嗽则毛孔开而疹易出。三日后，徐徐收回为顺证。至于疹后痢疾，口渴心烦，乃余毒不净，宜养阴清解为主，切不可辄用补剂，留邪于中。如发烧七八日而疹不出者，为毒邪郁闭，可用芫荽1握，黄酒煮烂，遍身搓之，使毛孔开而疹出矣。如一出即回者，即为疹毒内陷，非为风寒所袭，即为泻利气弱，输送力薄。风寒所袭者，急以解肌透毒，如僵蚕、蝉蜕、薄荷、牛蒡子、生山甲、生鳖甲、䗪虫、地龙、西河柳、大青叶等。如神昏谵语加安宫牛黄丸。如泻利气弱者，少用补托之剂，如西洋参、茯神、当归、生地、蝉蜕、天麻、僵蚕、麦冬、甘草、西河柳等，使其复出。民间有一验方：用癞蛤蟆1个，煎好徐徐服之，疹可立转红活，无论风寒气弱皆效。但切勿多饮，物虽至贱，功极宏伟。如气促喘急，是合并肺炎，亟宜宣肺透表，泻热解毒，麻杏石甘汤加葶苈子、苏子、银花、连翘、苇根等。如疹出七八天尚不回收，或按期收回仍发烧不退，皆是毒热不净，宜育阴清热解毒，如石斛、生地、玄参、麦冬、银花、羚羊角、犀角等。疹已回而低烧不退加生鳖甲、地骨皮。

痧疹初起，亦与麻疹相似，起病有高烧，头痛，咽喉肿痛，发病较麻疹为急，故发烧一日即出现弥漫性朱红皮疹。先见头面，次及胸腹四肢。凡皮肤褶皱之处，更为明显，惟口唇周围无疹，呈苍白色。毒盛者瞀闷，泻利，唇焦，神昏谵语，呕吐厥逆。查其耳后筋红者轻，紫青者重，黑者危。治法亦用辛凉解肌，清热透毒，误用辛温危险立至。

1925 年王氏在济南行医时，曾到大连出诊。患者为一小儿，年四五岁，患麻疹已濒于危，王氏到时，见发烧气喘，二便俱无，全家啼哭，已备后事。王氏临行时，曾带鲜苇根一握，遂亲与煎药，徐徐饲之。少顷，见其小便如注，遂谓其母曰：小儿已有生机，勿事啼哭也。继与清肺透邪而愈。

此例病人为疹毒内陷于肺，肺失清肃之令，且肺为水之上源，而与大肠相表里，故二便俱无。苇根甘寒，清肺利水，且能透疹，一药而表里两解。药虽至微，而兼清肺、通利、透疹三用。

1932 年春，天津姜某患瘟疫，遍身密布黑痧，色如乌枣，粒大如黄豆。初得时，某医误用苏梗、生姜，遂寒噤战栗，神昏谵语。延王氏诊时，六脉皆闭。先以《局方》至宝丹芳香以开之，似稍有转机，复以清瘟败毒饮，重用生石膏，一剂而痧痘全出，但音哑神昏未减也。仍以前方加羚羊角、犀角、安宫牛黄丸之属，频频与饮，并以西瓜汁代茶饮之。如是者四日，其神志亦渐清晰，但音哑不能语，要纸笔自书吃西瓜、解小便等事。其父与舅在旁看护，以王氏治法太缓，另延专门痘疹之某医诊视，处方：荆芥、生地、防风、麦冬等，一剂而复失知觉，三剂而夭。

一误于前，再误于后，致使功败垂成。夫疠气为害，热毒内炽，五脏如焚，咽喉与胃皆有痧痘，此病清凉救阴之尚不遑，何能再用辛温滋腻之品？终至祸不旋踵，悔恨莫及，实可叹也。

刘云山

斑蝥灸治疗久热

刘云山（1916~　），陕西宝鸡市中医院主任医师

刘老在儿科病房会诊一位 5 岁男孩。该患儿因疑诊"结核""疟疾"而收住院。午后发热 40 余天，每天下午 3 时先冷后热，至午夜热达 39℃~40℃，凌晨自退，无盗汗、咳嗽，无肝脾肿大。经多次抽血化验，找疟原虫，拍胸片等检查，均无阳性体征。抗痨、抗疟治疗效差。刘老看后，施一绝招，使 40 余天的顽疾告愈。

在至阳穴点刺放血后压一斑蝥。

操作方法：患儿取端坐低头位，医者捏起至阳穴（第七胸椎棘突下凹陷处即是）皮肤，局部消毒后用消毒过的三棱针迅速刺破，然后又用拇指从大椎顺下连推三次放血少许，取中药斑蝥一个按压在针眼上（至阳穴），用胶布固定即可。

注意事项：①施术必须在发热前 2 小时进行；②斑蝥固定后保留 10~12 小时即应去掉，如局部红赤或起水泡，无妨，可自愈；③贴药前将斑蝥足翅去掉并捏扁；④对较大患儿可隐瞒所用药物斑蝥，以免产生恐惧心理，影响疗效。

刘老曾说，此法属秘招。20 世纪 30 年代他多用于截疟，治愈者不计其数。解放后，随着卫生保健、预防医学的发展，疟疾发病率逐年减少，他大胆地将此法用于无名发热，久热不退，假性疟疾等病，

均收到了意想不到的疗效。刘老认为：至阳为督脉腧穴，督脉为阳脉之海，诸阳经脉均与之交会，故有调节全身正气之作用。热为阳邪，久热不退、正不胜邪，在至阳穴点刺放血，是毒热随血排出，加之性寒大毒的斑蝥外贴，以毒攻毒。方法简便、痛苦小，取材料容易疗效好，真不愧为一绝招。

跋

余有幸受教于经方家洪哲明先生，耳提面命，启迪良多。并常向陈玉峰、马志诸先生请益，始悟及古今临床家经验乃中医学术之精粹，舍此实难登堂入室。

自1979年滥竽编辑之职，一直致力于老中医经验之研究整理。以编纂出版《吉林省名老中医经验选编》为开端，继之编纂出版《当代名医临证精华》丛书，并对整理方法进行总结，撰写出版了《老中医经验整理方法的探讨》一书。1999年编纂出版《古今名医临证金鉴》，寝馈于斯，孜孜以求，已30余年矣……登门请益，开我茅塞；鱼素往复，亦如亲炙，展阅名师佳构：一花一世界，千叶千如来；真知灼见，振聋发聩；灵机妙绪，启人心扉……确不乏枕中之秘，囊底之珍，快何如之！

《古今名医临证金鉴》出版后为诸多中医前辈所嘉许垂青，得到了临床界朋友们的肯定和关爱，一些朋友说：真的是与丛书相伴，步入临床的，对于提高临床功力，功莫大焉！其中的不少人已成为医坛翘楚，中流砥柱，得到他们的高度评价，于心甚慰！

《古今名医临证金鉴》出版已16年了，一直无暇修订。且古代医家经验之选辑，乃仓促之举，疏欠砥砺，故作重订以臻于完善，方不负同道之厚望。这次修订，由原来22卷重订至36卷，妇、儿、外、五官科等卷，重订均以病名为卷，新增之内容，以古代、近代医家经验为主。囿于篇幅之限，现代医家经验增补尚少。

蒙国内名宿鼎力支持，惠赐大作，直令丛书琳琅满目，美不胜收。重订之际，一些老先生已仙逝，音容宛在，手泽犹存，不尽萦思，心香一瓣，遥祭诸老。

感谢老先生的高足们，探赜得珠，筚路蓝缕，传承衣钵，弘扬法乳，诸君奠基，于丛书篇成厥功伟矣！

著名中医学家国医大师朱良春先生为丛书作序，奖掖有加，惓惓于中医事业之振兴，意切情殷，余五内俱感！

《古今名医临证金鉴》丛书是1998年应余之挚友吴少祯先生之嘱编纂完成的，八年前少祯社长即要求我尽快修订，出版家之高屋建瓴，选题谋划，构架设计，功不可没。中国医药科技出版社范志霞主任，主持丛书之编辑加工，核正疏漏，指摘瑕疵，并鼓励我把自己对中医学术发展的一些思考，写成长序，于兹谨致谢忱！

我的夫人徐杰编审，抄校核勘，工作繁巨，感谢她帮助我完成重订工作！

尝见一联"徐灵胎目尽五千年，叶天士学经十七师"，与杜甫诗句"别裁伪体亲风雅，转益多师是汝师"异曲同工，指导中医治学切中肯綮。

文章千古事，得失寸心知。相信《重订古今名医临证金鉴》不会辜负朋友们的厚望。

单书健
二〇一六年孟夏于不悔书屋